# 10. Kongreß der DGII

Springer
*Berlin*
*Heidelberg*
*New York*
*Barcelona*
*Budapest*
*Hongkong*
*London*
*Mailand*
*Paris*
*Santa Clara*
*Singapur*
*Tokio*

# 10. Kongreß der Deutschsprachigen Gesellschaft für Intraokularlinsen-Implantation und refraktive Chirurgie

22. bis 23. März 1996, Budapest

Herausgegeben von

D. Vörösmarthy G. Duncker Ch. Hartmann

Mit 260 zum Teil farbigen Abbildungen
und 90 Tabellen

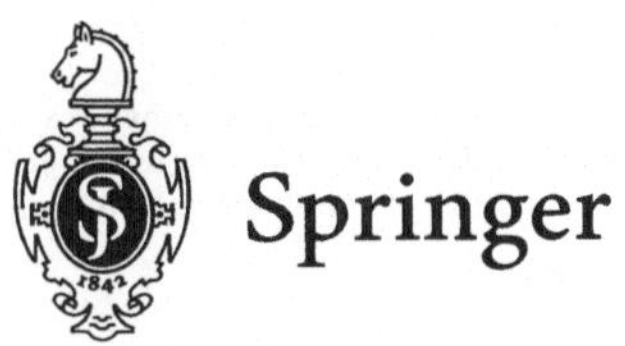

Springer

Prof. Dr. med. DANIEL VÖRÖSMARTHY
St. Rochus Hospital
Gyulai Pal U. 2
H-1085 Budapest

Prof. Dr. med. GERNOT DUNCKER
Klinik für Ophthalmologie der Universität Kiel
Hegewischstraße 2
D-24105 Kiel

Prof. Dr. Dr. med. CHRISTIAN HARTMANN
Augenklinik im Virchow-Klinikum
Medizinische Fakultät der Humboldt-Universität zu Berlin
Augustenburger Platz 1
D-13353 Berlin

ISBN-13: 978-3-642-64455-9 e-ISBN-13: 978-3-642-60558-1
DOI: 10.1007/978-3-642-60558-1

Die Deutsche Bibliothek - CIP-Einheitsaufnahme
Deutschsprachige Gesellschaft für Intraokularlinsen-Implantation und refraktive Chirurgie:
... Kongress der Deutschsprachigen Gesellschaft für Intraokularlinsen-Implantation und refraktive Chirurgie. -
Berlin; Heidelberg; New York, London; Paris; Tokyo; Hong Kong; Barcelona; Budapest: Springer.
Bis 4 (1991) u. d. T.: Deutsche Gesellschaft für Intraokularlinsen-Implantation: ... Kongress der Deutschen Gesellschaft für Intraokularlinsen-Implantation
ISSN 0941-6609
10. 22. bis 23. März 1996, Budapest. - 1996
ISBN-13: 978-3-642-64455-9


Softcover reprint of the hardcover 1st edition 1997



Satz: Schneider-Druck GmbH, D-91541 Rothenburg ob der Tauber
SPIN: 10514019 26/3134 - 5 4 3 2 1 0 -

# Inhaltsverzeichnis

**Intraoperative Komplikationen**

**Komplikationen flexibler Linsen**

**Viskoelastika**



**Sekundärimplantationen**

## Komplizierte Situationen



## Neue Techniken

## Refraktive Chirurgie

## Poster

## Videos

# Mitarbeiterverzeichnis

ABARCA, A., Dr. med.
CECOM Edificio
Professional Delta
Av. la Clinica 2520
Monterrey, Mexico

AMM, M., Dr. med.
Klinik für Ophthalmologie
Universitäts-Augenklinik
Hegewischstraße 2
24105 Kiel

ANDERS, N., Dr. med.
Augenklinik im
Virchow-Klinikum
Medizinische Fakultät
der Humboldt-Universität
zu Berlin
Augustenburger Platz 1
13353 Berlin

APPLE, D.J., Prof. Dr. med.
Center for Research
on Ocular Therapeutics
and Biodevices
Storm Eye Institute
Department of Ophthalmology
Medical University of
South Carolina
Charleston, SC 29425-2236,
USA

ARENS, B., Dr. med.
Universitäts-Augenklinik
Robert-Koch-Straße 40
37075 Göttingen

AUFFARTH, G.U., Dr. med.
Augenklinik der
Ruprecht-Karls-Universität
Heidelberg
Im Neuenheimer Feld 400
69120 Heidelberg

AUST, W., Prof. Dr. med.
Städtische Kliniken Kassel
Möncheberger Straße 41-43
34125 Kassel

BÁNKUTI, H., Dr. med.
Krankenhaus der
Komitatsselbstverwaltung
Tolna
Béri B. á. u. 5-7
H-7101 Szekszárd/Ungarn

BARLINN, B., Dr. med.
Städtische Augenklinik
Moltkestraße 90
76133 Karlsruhe

BAUER, F., Dr. med.
szemész föorvos
Radnóti M. u. 56
H-8300 Tapolca, Ungarn

BECK, R., Dr. med.
Universitäts-Augenklinik
Doberaner Straße 140
18057 Rostock

BERRY, M.J., Dr. med.
Sunrise Technologies, Inc.
47257 Fremont Boulevard
Fremont, CA 94538, USA

BIRNGRUBER, R., Prof. Dr. rer. nat.
Medizinisches Laserzentrum
Lübeck
Peter-Monnik-Weg 4
23562 Lübeck

BLECKMANN, H., Prof. Dr. med.
Augenabteilung der
Schloßparkklinik
Heubnerweg 2
14059 Berlin

BOHLENDER, T., Dr. med.
Augenklinik und Poliklinik
Universität des Saarlandes
Oscar-Orth-Straße 1
66421 Homburg/Saar

BÖHNKE, M., Prof. Dr. med.
Universitäts-Augenklinik Bern
Inselspital
CH-3010 Bern

BÖMER, T.G., Dr. med.
Augenabteilung der
Schloßparkklinik
Heubnerweg 2
14059 Berlin

BOROS, A.S., Dr. med.
Augenklinik der
Albert-Szent-Györgyi
Universität Szeged
PF 407
H-6701 Ungarn

BRANDSTETTER, M., Dr. med.
Hanusch-Krankenhaus
Augenabteilung
Heinrich-Collin-Straße 30
A-1140 Wien

BRAUN, M., Dr. med.
Augenklinik mit Poliklinik der
Universität Erlangen-Nürnberg
Schwabachanlage 6
91054 Erlangen

BRAUWEILER, P., Dr. med.
Klinik Dardenne
Friedrich-Ebert-Straße 23-25
53177 Bonn-Bad Godesberg

BRINKMANN, R., Dr. med.
Medizinisches Laserzentrum
Lübeck
Peter-Monnik-Weg 4
23562 Lübeck

BURGMÜLLER, W., Dr. med.
Hanusch-Krankenhaus
Augenabteilung
Heinrich-Collin-Straße 30
A-1140 Wien

CADEZ, R., Dr. med.
Universitäts-Augenklinik Bern
Inselspital
CH-3010 Bern

COSMAR, E., Dr. med.
Augenklinik des
St. Johannes-Hospitals
Johannesstraße 9-13
44137 Dortmund

DAMMS, T., Dr. med.
Department of Ophthalmology
Duke-University
North Carolina, USA

DANIEL, J., Dr. med.
Probst Hellmich Promenade 28
44866 Bochum

DICK, B., Dr. med.
Universitäts-Augenklinik
Langenbeckstraße 1
55131 Mainz

DITTMER, K., Dr. med.
Universitäts-Augenklinik
Robert-Koch-Straße 40
37075 Göttingen

Dornbach, G., Dr. med.
Augenklinik des
St. Johannes-Hospitals
Johannesstraße 9-13
44137 Dortmund

Draeger, J., Prof. Dr. med.
Universitäts-Augenklinik
Eppendorf
Martinistraße 52
20246 Hamburg

Drews, R.C., Prof. Dr. med.
211 North Meramec Avenue
Clayton, Missouri 63105, USA

Duncker, G., Prof. Dr. med.
Klinik für Ophthalmologie Kiel
Universitäts-Augenklinik
Hegewischstraße 2
24105 Kiel

Duzanec, Z., Prof. Dr. med.
Universitäts-Augenklinik
Josef-Schneider-Straße 11
97080 Würzburg

Eckhardt, M., Dr. med.
Universitäts-Augenklinik Graz
A-8036 Graz

Eisenmann, D., Dr. med.
Universitäts-Augenklinik
Friedrichstraße 18
35385 Gießen

El Zarka, A., Dr. med.
Augenklinik und Poliklinik
Universität des Saarlandes
Oscar-Orth-Straße 1
66421 Homburg/Saar

Emmerich, K.-H.
Priv. Doz. Dr. med.
Augenklinik
Klinikum Darmstadt
Heidelberger Landstraße 379
64297 Darmstadt

Engelbrecht, F.-D., Dr. med.
Augenklinik
Klinikum Darmstadt
Heidelberger Landstraße 379
64297 Darmstadt

Faller, U., Dr. med.
Augenklinik der
Ruprecht-Karls-Universität
Heidelberg
Im Neuenheimer Feld 400
69120 Heidelberg

Faulborn, J., Prof. Dr. med.
Universitäts-Augenklinik Graz
A-8036 Graz

Fetscher, M., Dr. med.
Städtische Augenklinik
Moltkestraße 90
76133 Karlsruhe

Fischer, A., Dr. med.
Universitäts-Augenklinik
Josef-Schneider-Straße 11
97080 Würzburg

Förtsch, M., Dr. med.
Universitäts-Augenklinik
Eppendorf
Martinistraße 52
20246 Hamburg

Freudenthaler, N., Dr. med.
Universitätsklinik Göttingen
Abt. f. Klinische
Neurophysiologie
Robert-Koch-Straße 40
37075 Göttingen

Fries, U., Dr. med.
Universitäts-Augenklinik
Theodor-Stern-Kai 7, H8b
60590 Frankfurt/M

FROHN, A., Dr. med.
Sandstraße 47
57076 Siegen

FRÜH, B., Dr. med.
Universitäts-Augenklinik Bern
Inselspital
CH-3010 Bern

FÜST, A., Dr. med.
Augenklinik der
Semmelweis Universität
Tömo u. 25-29
H-1083 Budapest/Ungarn

GEERLING, G., Dr. med.
Augenklinik der Medizinischen
Universität zu Lübeck
Ratzeburger Allee 160
23538 Lübeck

GERKE, E., Prof. Dr. med.
Klinikum Wuppertal GmbH
Augenklinik
Heusnerstraße 40
42283 Wuppertal

GRAUPNER, A., Dr. med.
Augenklinik der
Ernst-Moritz-Arndt-Universität Greifswald
Rubenowstraße 2
17487 Greifswald

GREGOR, P., Dr. med.
Diakoniewerk Kaiserswerth
Immermannstraße 10
40210 Düsseldorf

GROßKOPF, U., Dr. med.
Universitäts-Augenklinik
Friedrichstraße 18
35392 Gießen

GROSS, A., Dr. med.
Augenarztpraxis
Burghausen

GUTHOFF, R., Prof. Dr. med.
Universitäts-Augenklinik
Doberaner Straße 140
18057 Rostock

HÄBERLE, H., Dr. med.
Augenklinik im
Virchow-Klinikum
Medizinische Fakultät
der Humboldt-Universität
zu Berlin
Augustenburger Platz 1
13353 Berlin

HAGENAH, M., Dr. med.
Augenklinik der Medizinischen
Hochschule Hannover
Konstanty-Gutschow-Straße 8
30625 Hannover

HAIGIS, W., Prof. Dr. rer. nat. Dipl.
Universitäts-Augenklinik
Josef-Schneider-Straße 11
97080 Würzburg

HÄNDEL, A., Dr. med.
Augenklinik mit Poliklinik der
Universität Erlangen-Nürnberg
Schwabachanlage 6
91054 Erlangen

HANSELMAYER, H., Dr. med.
Universitäts-Augenklinik Graz
A-8036 Graz

HARRER, S., Univ.-Doz. Dr. med.
Hanusch-Krankenhaus
Augenabteilung
Heinrich-Collin-Straße 30
A-1140 Wien

Hartmann, Ch.
Prof. Dr. med. Dr. (F)
Augenklinik im
Virchow-Klinikum
Medizinische Fakultät der
Humboldt-Universität zu Berlin
Augustenburger Platz 1
13353 Berlin

Heine, A., Dr. med.
Universitäts-Augenklinik
Doberaner Straße 140
18057 Rostock

Heinz, A.K., Dr. med.
Zentrum der Augenheilkunde
Universitätsklinik Frankfurt a.M.
Theodor-Stern-Kai 7
60590 Frankfurt/Main

Helm, F., Dr. med.
Hygienisches Institut
Marckmannstraße
20539 Hamburg

Henekes, R., Prof. Dr. med.
Universitäts-Augenklinik VUB
Laarbeeklaan 101
B-1090 Brüssel

Hermeking, H., Dr. med.
Klinikum Wuppertal GmbH
Augenklinik
Heusnerstraße 40
42283 Wuppertal

Hille, K., Dr. med.
Augenklinik und Poliklinik
Universität des Saarlandes
Oscar-Orth-Straße 1
66421 Homburg/Saar

Hinkelmann, L., Dr. med.
Klinik und Poliklinik
für Augenheilkunde der
Martin-Luther-Universität
Halle-Wittenberg
Magdeburger Straße 8
06097 Halle/S.

Höh, H., Prof. Dr. med.
Augenklinik am Klinikum
Neubrandenburg
Akademisches
Lehrkrankenhaus der
Ernst-Moritz-Arndt-Universität Greifswald
Pfaffenstraße 24
17033 Neubrandenburg

Höhn, A., Dr. med.
Augenklinik am Klinikum
Neubrandenburg
Akademisches
Lehrkrankenhaus der
Ernst-Moritz-Arndt-Universität Greifswald
Pfaffenstraße 24
17033 Neubrandenburg

Höing, Ch., Dr. med.
Augenklinik der Universität
München
Mathildenstraße 8
80336 München

Holschbach, A., Dr. med.
Augenklinik im
Virchow-Klinikum
Medizinische Fakultät
der Humboldt-Universität
zu Berlin
Augustenburger Platz 1
13353 Berlin

Holzwig, D.H., Dr. med.
Marien-Hospital
Rochusstraße 2
40479 Düsseldorf

Hübner, D., Dr. med.
Augenklinik der
Ernst-Moritz-Arndt-
Universität Greifswald
Rubenowstraße 2
17487 Greifswald

Isaacs, R., Dr. med.
Center for Research
on Ocular Therapeutics
and Biodevices
Storm Eye Institute
Department of Ophthalmology
Medical University of
South Carolina
Charleston, SC 29425-2236,
USA

Jacobi, K.W., Prof. Dr. med.
Universitäts-Augenklinik
Friedrichstraße 18
35385 Gießen

Jähne, M., Priv.-Doz. Dr. med.
Augenklinik
Klinikum Aue/Sa.
Gartenstraße 6
08280 Aue

Jonas, J.B., Prof. Dr. med.
Augenklinik mit Poliklinik der
Universität Erlangen-Nürnberg
Schwabachanlage 6
91054 Erlangen

Jung, K.W., Dr. med.
Augenklinik und Poliklinik
Universität des Saarlandes
Oscar-Orth-Straße 1
66421 Homburg/Saar

Kammann, J.,
Priv.-Doz. Dr. med.
Augenklinik des
St. Johannes-Hospitals
Johannesstraße 9-13
44137 Dortmund

Kampik, A., Prof. Dr. med.
Augenklinik der
Ludwig-Maximilians-
Universität München
Mathildenstraße 8
80336 München

Kaschube, H., Dr. med.
Augenklinik des
St. Johannes-Hospitals
Johannesstraße 9-13
44137 Dortmund

Kent, D.G., Dr. med.
Center for Research
on Ocular Therapeutics
and Biodevices
Storm Eye Institute
Department of Ophthalmology
Medical University of
South Carolina
Charleston, SC 29425-2236,
USA

Khangoli, D., Dr. med.
Augenklinik und Poliklinik
Universität des Saarlandes
Oscar-Orth-Straße 1
66421 Homburg/Saar

Kia, A.R., Dr. med.
Diakoniewerk Kaiserswerth
Immermannstraße 10
40210 Düsseldorf

Klemen, U.M.,
Univ.-Prof. Prim. Dr. med.
Augenabteilung
Krankenhaus St. Pölten
Propst-Führer-Straße 4
A-3100 St. Pölten

Klos, K.M., Dr. med.
Zentrum der Augenheilkunde
Universitätsklinik Frankfurt
a.M.
Theodor-Stern-Kai 7
60590 Frankfurt/Main

Kloss, A., Dr. med.
Augenklinik der Medizinischen
Hochschule Hannover
Konstanty-Gutschow-Straße 8
30625 Hannover

KNÜLLE, A., Dr.med.
Probst Hellmich Promenade 28
44866 Bochum

KOCH, D. D., Dr. med.
Cullen Eye Institute
Department of Ophthalmology
Baylor College of Medicine
6501 Fannin, NC-200
Houston, TX 77030, USA

KOCH, M., Dr. med.
Universitäts-Augenklinik
Theodor-Stern-Kai 7
60590 Frankfurt/M.

KOCH, H.-R., Prof. Dr. med.
Klinik Dardenne
Friedrich-Ebert-Straße 23-25
53177 Bonn-Bad Godesberg

KOHNEN, S., Dr. med.
Klinik Dardenne
Friedrich-Ebert-Straße 23-25
53177 Bonn-Bad Godesberg

KOHNEN, T., Dr. med.
Cullen Eye Institute
Department of Ophthalmology
Baylor College of Medicine
6501 Fannin, NC-200
Houston, TX 77030, USA

KOOP, N., Dr. med.
Medizinisches Laserzentrum
Lübeck
Peter-Monnik-Weg 4
23562 Lübeck

KOOTZ, D., Dr. med.
Augenklinik und Poliklinik
Universität des Saarlandes
Oscar-Orth-Straße 1
66421 Homburg/Saar

KRASTEL, H., Prof. Dr. med.
Augenklinik der
Ruprecht-Karls-Universität
Heidelberg
Im Neuenheimer Feld 400
69120 Heidelberg

KREINER, CH.F., Dr. med.
Augenklinik des
St. Johannes-Hospitals
Johannesstraße 9-13
44137 Dortmund

KREMMER, S., Dr. med.
Universitäts-Augenklinik Essen
Abt. 1
Hufelandstraße 55
45122 Essen

KREY, H.F., Dr. med.
Zentralklinikum Augsburg
Augenklinik
Stenglinstraße 2
86156 Augsburg

KRUMEICH, J.H., Dr. med.
Propst Hellmich Promenade 28
44866 Bochum

KÜCHLE, M., Prof. Dr. med.
Augenklinik mit Poliklinik der
Universität Erlangen-Nürnberg
Schwabachanlage 6
91054 Erlangen

LAMBERT, R.J., Dr. med.
Alcon Laboratories. Inc.
6201 South Freeway
Ft. Worth, TX 76134, USA

LAQUA, H., Prof. Dr. med.
Augenklinik der Medizinischen
Universität zu Lübeck
Ratzeburger Allee 160
23538 Lübeck

LAUBE, T., Dr. med.
Klinik Dardenne
Friedrich-Ebert-Straße 23-25
53177 Bonn-Bad Godesberg

LERCHE, R.-C., Dr. med.
Universitäts-Augenklinik
Eppendorf
Martinistraße 52
20246 Hamburg

LIEKFELD, A., Dr. med.
Augenklinik im
Virchow-Klinikum
Medizinische Fakultät
der Humboldt-Universität
zu Berlin
Augustenburger Platz 1
13353 Berlin

LÖW, M., Dr. med.
Augenklinik der
Bundesknappschaft
An der Klinik 10
66280 Sulzbach/Saar

LUDWIG, K., Dr. med.
Augenklinik der
Ludwig-Maximilians-
Universität München
Mathildenstraße 8
80336 München

MAKK, S., Dr. med.
Universitäts-Augenklinik Graz
A-8036 Graz

MATH, G., Dr. med.
Hanusch-Krankenhaus
Augenabteilung
Heinrich-Collin-Straße 30
A-1140 Wien

MCDONNELL, P.J., Dr. med.
Doheny Eye Institite
Department of Ophthalmology
University of
Southern California
1450 San Pablo Street
Los Angeles, CA 90033, USA

MENAPACE, R.,
Univ.-Prof. Dr. med.
Universitäts-Augenklinik
Abteilung B
Währinger-Gürtel 18-20
A-1090 Wien

MENEFEE, R.F., Dr. med.
Sunrise Technologies, Inc.
47257 Fremont Boulevard
Fremont, CA 94538, USA

MESTER, U., Prof. Dr. med.
Augenklinik der
Bundesknappschaft
An der Klinik 10
66280 Sulzbach/Saar

MEYER, C., Dr. med.
Augenklinik der Medizinischen
Universität zu Lübeck
Ratzeburger Allee 160
23538 Lübeck

MICHELSON, G., Dr. med.
Augenklinik mit Poliklinik der
Universität Erlangen-Nürnberg
Schwabachanlage 6
91054 Erlangen

MITSCHISCHEK, E., Dr. med.
Augenabteilung KKH
Virchowstraße 84
31221 Peine

MOHR, J., Dr. med.
Städtische Kliniken Kassel
Möncheberger Straße 41-43
34125 Kassel

MÜLLER-JENSEN, K.,
Prof. Dr. med.
Städtische Augenklinik
Moltkestraße 90
76133 Karlsruhe

NAGY, Z. Z., Dr. med.
Augenklinik der
Semmelweis Universität
Tömo u. 25-29
H-1083 Budapest/Ungarn

NAUMANN, G.O.H., Prof. Dr. med.
Augenklinik mit Poliklinik der
Universität Erlangen-Nürnberg
Schwabachanlage 6
91054 Erlangen

NAWROCKI, J., Dr. med.
Augenklinik der Medizinischen
Universität Lódz
ul. Kopcinskiego 22
90-153 Lódz/Polen

NÉMETH, J., Dr. med.
Augenklinik der
Semmelweis Universität
Tömo u. 25-29
H-1083 Budapest/Ungarn

NIEDERSTADT, C., Dr. med.
Augenabteilung der
Schloßparkklinik
Heubnerweg 2
14059 Berlin

NISHI, O., Dr. med.
Nishi Eye Hospital
Higashinari-ku
Nakamichi 4-14-26
537 Osaka/Japan

NOVÁK, J., MUDr.Csc.
Universitäts-Augenklinik
Sokolská 1
50036 Hradec Králóve
Tschechische Republik

OHRLOFF, C., Prof. Dr. med.
Universitäts-Augenklinik
Theodor-Stern-Kai 7, H8b
60590 Frankfurt/M

OMULECKI, W., Dr. med.
Augenklinik der Medizinischen
Universität Lódz
ul. Kopcinskiego 22
90-153 Lódz/Polen

PAVLOVIC, S., Dr. med.
Universitäts-Augenklinik
Friedrichstraße 18
35385 Gießen

PENG, Q., Dr. med.
Center for Research
on Ocular Therapeutics
and Biodevices
Storm Eye Institute
Department of Ophthalmology
Medical University of
South Carolina
Charleston, SC 29425-2236,
USA

PHAM, D.T., Prof. Dr. med.
Augenklinik im
Virchow-Klinikum
Medizinische Fakultät
der Humboldt-Universität
zu Berlin
Augustenburger Platz 1
13353 Berlin

PIEH, S., Dr. med.
Universitäts-Augenklinik
Währinger-Gürtel 18-20
A-1090 Wien

QUENTIN, C.D., Dr. med.
Universitäts-Augenklinik
Robert-Koch-Straße 40
37075 Göttingen

RADO, G., Dr. med.
Augenabteilung
A.ö. Krankenhaus der
Landeshauptstadt
Propst-Führer-Straße 4
A-3100 St. Pölten

RAINER, G., Dr. med.
Universitäts-Augenklinik
Währinger-Gürtel 18-20
A-1090 Wien

REICH, M.E.
Ass. Prof. Dr. med.
Universitäts-Augenklinik
Auenbruggerplatz 4
A-8036 Graz

RICHARD, G., Prof. Dr. med.
Universitäts-Augenklinik
Eppendorf
Martinistraße 52
20246 Hamburg

RICHTER, R., Dr. med.
Zentrum der Augenheilkunde
Universitätsklinik Frankfurt a.M.
Theodor-Stern-Kai 7
60590 Frankfurt/Main

RIES, M., Dr. med.
Augenklinik der
Ruprecht-Karls-Universität
Heidelberg
Im Neuenheimer Feld 400
69120 Heidelberg

RIGAL, K., Dr. med.
Hanusch-Krankenhaus
Augenabteilung
Heinrich-Collin-Straße 30
A-1140 Wien

ROIDER, J., Dr. med.
Augenklinik der Medizinischen
Universität zu Lübeck
Ratzeburger Allee 160
23538 Lübeck

ROSENOW, S.-E., Dr. med.
Universitäts-Augenklinik
Doberaner Straße 140
18057 Rostock

ROSSMANN, M., Dr. med.
Hanusch-Krankenhaus
Augenabteilung
Heinrich-Collin-Straße 30
A-1140 Wien

RUPRECHT, K.W., Prof. Dr. med.
Augenklinik und Poliklinik
Universität des Saarlandes
Oscar-Orth-Straße 1
66421 Homburg/Saar

SAMMANN, A., Dr. med.
Hygienisches Institut
Marckmannstraße
20539 Hamburg

SCHILDBERG, P., Dr. med.
Gemeinschaftspraxis
Springestraße 6
45894 Gelsenkirchen

SCHLÖRICKE, E., Dr. med.
Institut für Mikrobiologie
Rostock

SCHLOSSHARDT, S., Dr. med.
Augenklinik des Städtischen
Krankenhauses Stade
Haus 1
Bremervörder Straße 99
21682 Stade

SCHMIDBAUER, J.M., Dr. med.
Augenklinik am Klinikum
Neubrandenburg
Akademisches
Lehrkrankenhaus der
Ernst-Moritz-Arndt-Univer-
sität Greifswald
Pfaffenstraße 24
17033 Neubrandenburg

SCHMIDT, H., Dr. med.
Institut für Mikrobiologie
Rostock

SCHMIDT-ERFURTH, U., Dr. med.
Augenklinik der Medizinischen
Universität zu Lübeck
Ratzeburger Allee 160
23538 Lübeck

SCHÖNHERR, U.
Priv.-Doz. Dr. med.
Augenklinik mit Poliklinik der
Universität Erlangen-Nürnberg
Schwabachanlage 6
91054 Erlangen

SCHROEDER, P., Dr. med.
Augenklinik und Poliklinik
Universität des Saarlandes
Oscar-Orth-Straße 1
66421 Homburg/Saar

SCHRÖER, F., Dr. med.
Medizinisches Laserzentrum
Lübeck
Peter-Monnik-Weg 4
23562 Lübeck

SCHULZE, H.A., Dr. med.
Institut für Mikrobiologie
Rostock

SCHUHMANN, G., Dr. med.
Universitäts-Augenklinik
Auenbruggerplatz 4
A-8036 Graz

SCHUMANN, M., Dr. med.
Augenabteilung der
Schloßparkklinik
Heubnerweg 2
14059 Berlin

SIROULANI, I., Dr. med.
Universitäts-Augenklinik
Theodor-Stern-Kai 7, H8b
60590 Frankfurt/M

SPALLEK, G., Dr. med.
Park Drive Manor
600 W. Harvey Street
Appartment B 1004
Philadelphia, PA 19144, USA

SPANG, S., Dr. med.
Augenklinik und Poliklinik
Universität des Saarlandes
Oscar-Orth-Straße 1
66421 Homburg/Saar

STEINBACH, P.-D., Prof. Dr. med.
Marien-Hospital
Rochusstraße 2
40479 Düsseldorf

STRENN, K., Dr. med.
Universitäts-Augenklinik
Währinger-Gürtel 18-20
A-1090 Wien

STRUCK, H.G., Prof. Dr. med.
Klinik und Poliklinik
für Augenheilkunde der
Martin-Luther-Universität
Halle-Wittenberg
Magdeburger Straße 8
06097 Halle/S.

SÜVEGES, I., Prof. Dr. med.
Augenklinik der
Semmelweis Universität
Tömo u. 25-29
H-1083 Budapest/Ungarn

SZIKLAI, P., Dr. med.
Augenklinik der
Albert-Szent-Györgyi
Universität Szeged
PF 407
H-6701 Szeged/Ungarn

TETZ, M.R., Priv.-Doz. Dr. med.
Augenklinik der
Ruprecht-Karls-Universität
Heidelberg
Im Neuenheimer Feld 400
69120 Heidelberg

TIBOLDI, E., Dr. med.
Semmelweis Krankenhaus
Augenabteilung
Csabai Kapu 9
H-3529 Miskolc/Ungarn

TORNAI, I., Dr. med.
Semmelweis Krankenhaus
Augenabteilung
Csabai Kapu 9
H-3529 Miskolc/Ungarn

TRIESCHMANN, W., Dr. med.
Gemeinschaftspraxis
Springestraße 6
45894 Gelsenkirchen

ULLRICH, S., Dr. med.
Augenklinik der
Ludwig-Maximilians-
Universität München
Mathildenstraße 8
80336 München

VASS, C., Dr. med.
Universitäts-Augenklinik
Währinger-Gürtel 18-20
A-1090 Wien

VASTAG, O., Dr. med.
Krankenhaus der
Komitatsselbstverwaltung
Tolna
Béri B. á. u. 5-7
H-7101 Szekszárd/Ungarn

VILLARREAL, R., Dr. med.
CECOM Edificio
Professional Delta
Av. La Clinica 2520
Monterrey, Mexico

VOGEL, A.
Priv.-Doz., Dr. rer. nat.
Medizinisches Laserzentrum
Lübeck
Peter-Monnik-Weg 4
23562 Lübeck

VÖLCKER, H.E., Prof. Dr. med.
Augenklinik der
Ruprecht-Karls-Universität
Heidelberg
Im Neuenheimer Feld 400
69120 Heidelberg

VOLKMER, C., Dr. med.
Augenklinik im
Virchow-Klinikum
Medizinische Fakultät
der Humboldt-Universität
zu Berlin
Augustenburger Platz 1
13353 Berlin

VON DER LIPPE, I., Dr. med. Zentralklinikum Augsburg
Augenklinik
Stenglinstraße 2
86156 Augsburg

WAGNER, R., Dr. med.
Universitäts-Augenklinik
Friedrichstraße 18
35392 Gießen

WALKOW, T., Dr. med.
Augenklinik im
Virchow-Klinikum
Medizinische Fakultät
der Humboldt-Universität
zu Berlin
Augustenburger Platz 1
13353 Berlin

WEDRICH, A., Dr. med.
Universitäts-Augenklinik
Währinger-Gürtel 18-20
A-1090 Wien

WEGHAUPT, H., Dr. med.
Universitäts-Augenklinik
Währinger-Gürtel 18-20
A-1090 Wien

WEINAND, F., Dr. med.
Universitäts-Augenklinik
Friedrichstraße 18
35385 Gießen

WEINDLER, J., Dr. med.
Augenklinik und Poliklinik
Universität des Saarlandes
Oscar-Orth-Straße 1
66421 Homburg/Saar

WENZEL, M.,
Priv.-Doz. Dr. med.
Augenklinik RWTH
Pauwelsstraße
52057 Aachen

WERNER, J., Dr. med.
Institut für Biomedizinische
Technik
Rostock

WETZEL, W., Priv.-Doz. Dr. med.
Bismarckstraße 4
69469 Weinheim/Bergstr.

WILHELM, F.,
Priv.-Doz. Dr.med.
Augenklinik der
Ernst-Moritz-Arndt-Univer-
sität Greifswald
Rubenowstraße 2
17487 Greifswald

WINTER, R., Prof. Dr. med.
Augenklinik der Medizinischen
Hochschule Hannover
Konstanty-Gutschow-Straße 8
30625 Hannover

WINTER, M., Dr. med.
Klinik für Ophthalmologie Kiel
Hegewischstraße 2
24105 Kiel

WIRBELAUER, CH., Dr. med.
Grossbeerenstraße 24
10963 Berlin

WOLFF, J., Dr. med.
Augenklinik des
St. Johannes-Hospitals
Johannesstraße 9-13
44137 Dortmund

WOLLENSAK, J., Prof. Dr. med.
Augenklinik im
Virchow-Klinikum
Medizinische Fakultät
der Humboldt-Universität
zu Berlin
Augustenburger Platz 1
13353 Berlin

ZENZ, H., Dr. med.
Universitäts-Augenklinik Graz
A-8036 Graz

ZÖLLER, C.-C., Dr. med.
Augenklinik der Medizinischen
Hochschule Hannover
Konstanty-Gutschow-Straße 8
30625 Hannover

# Qualitätsstandards, Multifokallinsen

# Zwei führende Multifokallinsen im Vergleich

A. Liekfeld, D. T. Pham, N. Anders und J. Wollensak

**Zusammenfassung.** Zwei unterschiedliche Multifokallinsenmodelle verschiedener Wirkmechanismen (diffraktives und refraktives Prinzip) wurden retrospektiv hinsichtlich ihrer funktionellen Ergebnisse an jeweils 50 Augen verglichen. Beide Linsenmodelle zeigten zufriedenstellende Ergebnisse ohne signifikante Unterschiede hinsichtlich Fernvisus, Kontrastempflindlichkeit, Kontrastsehschärfe und Blendungssehschärfe. Ein signifikant besserer Nahvisus wurde mit der diffraktiven Linse (bei stärkerem Nahzusatz des Linsenmodells) erreicht. Bei der Defokussierung zur Bestimmung der Tiefenschärfe zeigten sich in jeweils unterschiedlichen Bereichen bessere Ergebnisse zugunsten beider Linsenmodelle.

**Summary.** Two different types of multifocal intraocular lenses (diffractive und refractive principle) were investigated retrospectively concerning their functional results. In each group, a multifocal lens was implanted in 50 eyes. All patients in both groups showed satisfying results. Distance visual acuity, contrast sensitivity, low contrast visual acuity and glare visual acuity did not show significantly different results. Near visual acuity was statistically significantly better with the diffractive type of multifocal lens (because of a stronger near add power). Testing depth of focus by curves of defocus, both lenses had better results within different areas of defocus.

## Einleitung

Grundsätzlich lassen sich zwei verschiedene Prinzipien des Wirkmechanismus von Multifokallinsen unterscheiden: das Prinzip der Diffraktion und das der Refraktion.

Ein führendes Modell einer diffraktiven Multifokallinse stellt die PMMA-Bifokallinse 811E (Fa. Pharmacia) dar. Ein führender Vertreter der refraktiven Multifokallinsen ist die Intraokularlinse (IOL) SSM26NB (Fa. Pharm Allergan) aus Silikonmaterial. Beide IOL-Typen haben sich bisher im klinischen Alltag und in klinischen Studien bewährt [1, 3, 5, 8].

Nachdem sich die Multifokallinsen generell als Alternative zur Monofokallinse etabliert haben [2, 6, 9, 11], bleibt es weiterhin zu klären, welcher Typ von Multifokallinse die besten funktionellen Ergebnisse für welche Bedürfnisse des Patienten zeigen. Bisher liegen keine entsprechenden vergleichenden klinischen Untersuchungen vor.

Um einer entsprechenden Entscheidungsfindung für den klinischen Alltag näher zu kommen, haben wir in der vorliegenden Arbeit die beiden aufgeführten Linsenmodelle in ihren funktionellen Ergebnissen verglichen.

D. Vörösmarthy et al. (Hrsg.)
10. Kongreß der DGII 1996

## Material und Methoden

In die retrospektive Untersuchung gingen jeweils 50 aufeinanderfolgend operierte Augen von jeweils 50 Patienten mit implantierter diffraktiver bzw. refraktiver Multifokallinse (also insgesamt 100 Patienten) ein.

Bei der diffraktiven Bifokallinse 811E handelte es sich um eine bikonvexe One-Piece-Hinterkammerlinse aus PMMA mit einem Optikdurchmesser von 6,0 mm und einem Gesamtdurchmesser von 12,0 mm bei einem Haptikwinkel der „Capsular-C"-Haptiken von 6°. Ihr Nahzusatz betrug 4,0 dpt.

Bei der hier untersuchten refraktiven Multifokallinse handelte es sich um eine Hinterkammerlinse aus faltbarem Silikonmaterial, bestehend aus fünf konzentrischen refraktiven Zonen, mit einem Nahzusatz von 3,5 dpt. Die bikonvexe IOL besaß einen Gesamtdurchmesser von 13,0 mm bei einem Optikdurchmesser von 6,0 mm und einem Haptikwinkel der PMMA-Haptiken von 10°.

Als Operationstechnik wurde einheitlich die Phakoemulsifikation in Verbindung mit der No-Stitch-Technik angewandt.

Das Alter der Patienten mit diffraktiver IOL lag bei durchschnittlich 67,5 (± 11,2) Jahren, das der Patienten mit refraktiver IOL bei 72,3 (± 9,3) Jahren und war somit vergleichbar. Neben der Katarakt wiesen die Patienten keine pathologischen Augenveränderungen auf.

Der Nachuntersuchungszeitraum lag bei 6–12 Monaten. Neben den üblichen ophthalmologischen Untersuchungen wurden Fern- und Nahvisus jeweils mit und ohne Korrektur, Kontrastempflichkeit (Pelli Robson Charts), Kontrastsehschärfe (Humphrey-Autorefraktometer 570) und Blendungssehschärfe (Humphrey-Autorefraktometer 570), sowie Tiefenschärfe (Defokussierkurven) getestet.

Die statistische Auswertung erfolgte nach Prüfung auf Normalverteilung mit dem *t*-Test.

## Ergebnisse

Der *Fernvisus* zeigte für beide Gruppen sowohl mit als auch ohne Korrektur keine signifikanten Unterschiede (Abb. 1): Ohne Korrektur betrug der Fernvisus mit diffraktiver IOL durchschnittlich 0,67 (± 0,27), mit refraktiver IOL 0,69 (±

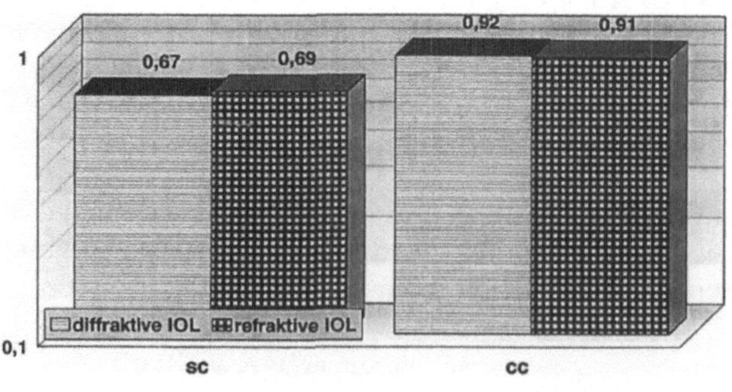


**Abb. 1.** Fernvisus ohne und mit Korrektur nach Implantation einer diffraktiven oder refraktiven Multifokallinse. Keine signifikanten Unterschiede zwischen den Gruppen

**Tabelle 1.** Nahvisus nach Implantation einer diffraktiven oder refraktiven Multifokallinse. Alle Ergebnisse mit $P \leq 0{,}01$ signifikant besser für die diffraktive IOL

| | Diffraktive IOL | Refraktive IOL |
|---|---|---|
| Ohne Korrektur | Nd I–II | Nd III |
| Mit Fernkorrektur | Nd I–II | Nd II-III |
| Nieden I ohne Nahzusatz | 83% | 57% |
| Zusätzliche Addition für Nieden I | 0,64 dpt | 1,16 dpt |

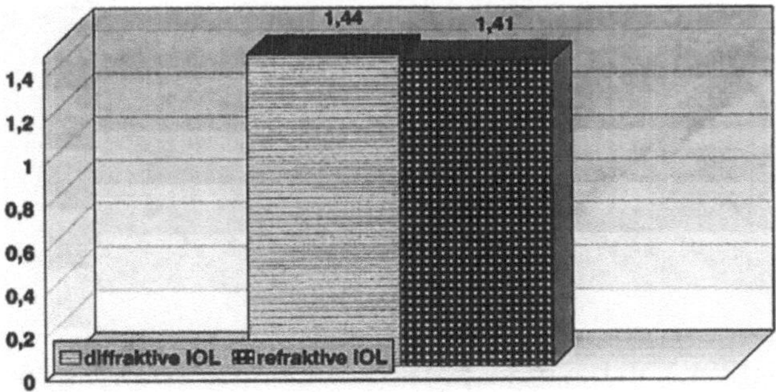


**Abb. 2.** Kontrastempfindlichkeit anhand der Pelli-Robson-Charts. Kein signifikanter Unterschied zwischen den Gruppen mit diffraktiver bzw. refraktiver IOL

0,18); mit Korrektur lag der durchschnittliche Fernvisus mit diffraktiver IOL bei 0,92 (± 0,17), mit refraktiver IOL bei 0,91 (± 0,16).

Der *Nahvisus* wurde ohne Korrektur, mit entsprechender Fernkorrektur und mit gegebenenfalls notwendiger Addition geprüft. Auf dem Signifikanzniveau von $P \leq 0{,}01$ zeigten sich signifikante Unterschiede zwischen den beiden Gruppen (Tabelle 1): Der durchschnittliche Nahvisus ohne Korrektur lag mit diffraktiver IOL bei Nieden I–II, mit refraktiver IOL bei Nieden III; mit entsprechender Fernkorrektur lasen die Patienten mit diffraktiver IOL durchschnittlich Nieden I–II, mit refraktiver IOL Nieden II–III; ohne zusätzliche Addition lasen 83% der Patienten mit diffraktiver IOL Nieden I, in der Gruppe der Patienten mit refraktiver IOL erreichten das 57%; bei den Patienten, die Nieden I nicht ohne zusätzliche Addition erreichten, wurde bei diffraktiver IOL eine zusätzliche Addition von durchschnittlich 0,64 (± 0,12) dpt, bei refraktiver IOL von 1,16 (± 0,23) dpt benötigt.

Die *Kontrastempfindlichkeit* zeigte für beide Gruppen keinen signifikanten Unterschied (Abb. 2): 1,44 (± 0,18) für die diffraktive IOL, 1,41 (± 0,16) für die refraktive IOL.

Ebenfalls ohne signifikante Unterschiede zwischen beiden Gruppen waren die Ergebnisse für *Kontrastsehschärfe* und *Blendungssehschärfe* (Abb. 3): Die Kontrastsehschärfe mit diffraktiver IOL lag durchschnittlich bei 70 (± 15)%, mit re-

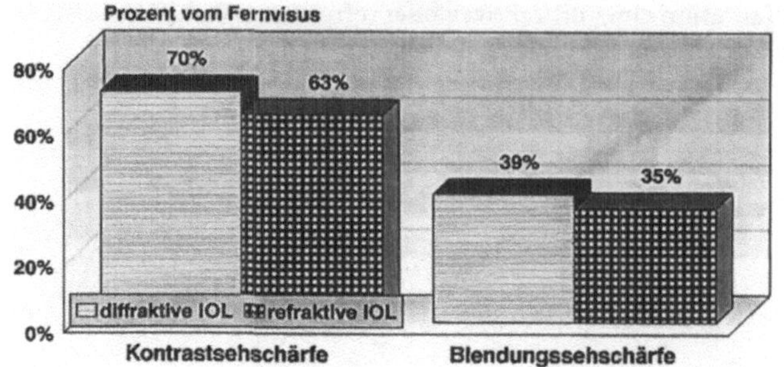


**Abb. 3.** Kontrastsehschärfe und Blendungssehschärfe geprüft mit dem Humphrey-Autorefraktometer 570. Für die diffraktive und refraktive Multifokal-IOL keine signifikanten Unterschiede

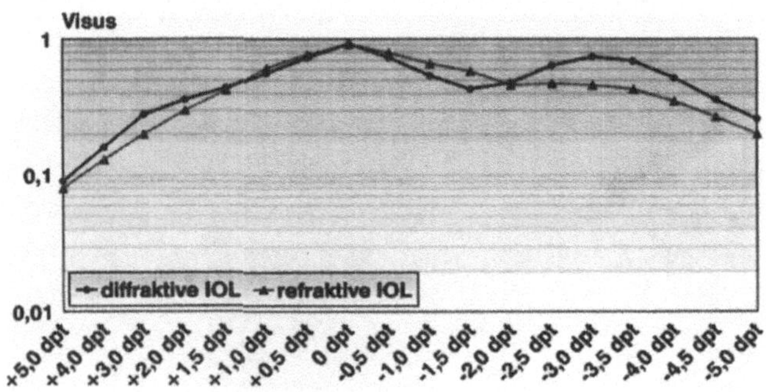


**Abb. 4.** Defokussierkurven zur Ermittlung der Tiefenschärfe nach Implantation einer diffraktiven oder refraktiven IOL

fraktiver IOL bei 63 (± 20)%. Die Blendungssehschärfe nach Implantation einer diffraktiven IOL betrug durchschnittlich 39 (± 14)%, nach Implantation einer refraktiven IOL 35 (± 13)%.

Die *Tiefenschärfe*, dargestellt als sog. Defokussierkurven (Abb. 4) zeigte bei einer Defokussierung von −1,5 dpt eine signifkant bessere Sehschärfe für die refraktive Multifokallinse, während die Sehschärfe im Bereich von −2,5 dpt bis −4,0 dpt Defokussierung signifikant besser mit diffraktiver IOL ausfiel (jeweils $P \leq 0{,}05$).

Befragte man die Patienten nach störenden *optischen Phänomenen* (z. B. Halos und Blendungserscheinungen), so wurden sie von 6% der Patienten mit diffraktiver IOL und von 4% der Patienten mit refraktiver IOL angegeben. Dabei handelte es sich allerdings ausschließlich um subjektiv nicht beeinträchtigende Erscheinungen. Auch nach der *Brillentragezeit* wurde gefragt. Dabei gaben 75% der Patienten mit diffraktiver IOL und 52% der Patienten mit refraktiver IOL an, ohne jegliche Brillen im täglichen Leben auszukommen.

## Diskussion

In dieser Arbeit konnten wir bestätigen, daß die beiden hier beschriebenen führenden Multifokallinsenmodelle insgesamt zufriedenstellende funktionelle Ergebnisse im klinischen Alltag gewährleisten. Dies konnte bisher sowohl für die diffraktive Bifokallinse 811E [5] als auch für die refraktive multizonale IOL

SSM26NB [3, 8] beschrieben werden. Erstmalig in der vorliegenden Studie ist allerdings ein Vergleich dieser beiden Linsenmodelle. Dabei zeigten sich bezüglich der untersuchten Parameter jedoch nur geringfügige Unterschiede. Lediglich Nahvisus und Tiefenschärfe zeigten statistisch signifikante Differenzen zwischen den beiden Linsenmodellen. Da die beiden verschiedenen Multifokallinsen unterschiedliche Nahzusätze besitzen, entsprechen die Ergebnisse dem theoretischen Wirkprinzip mit stärkerer Betonung des Nahfokus bei der diffraktiven IOL. Ein Unterschied bezüglich des Fernvisus ließ sich jedoch nicht feststellen, obwohl die hier beschriebene refraktive Multifokallinse mit ca. 60% (im Vergleich zu 50%) stärker fernfokusgewichtet ist. Auch auf die Kontrastempflindlichkeit scheint dies keine Auswirkung zu haben. Die Unterschiede im Bereich der Tiefenschärfe sind mit der Theorie der beiden unterschiedlichen Designs zu vereinbaren: Ein deutlich biphasischer Kurvenverlauf für die diffraktive Bifokallinse, ein eher kontinuierlicher Verlauf für die refraktive multizonale IOL. Klinisch zeigte sich jedoch für die refraktive IOL, die häufig als sog. „echte“ Multifokallinse bezeichnet wird, im Intermediärbereich keine deutliche Überlegenheit.

Ein weiterer Unterschied zwischen den beiden Linsentypen besteht neben dem unterschiedlichen Wirkprinzip im Material: Die hier beschriebene refraktive Multifokallinse besteht aus Silikon (im Gegensatz zu PMMA), und damit ist sie faltbar und läßt sich durch eine kleinere Inzision implantieren. Dies kann einen Vorteil in bezug auf einen niedrigen postoperativen Astigmatismus und damit einen besseren postoperativen Fernvisus ohne Korrektur haben. Dieser Aspekt ist hinsichtlich der Multifokallinsen besonders zu beachten, da hier möglichst ein geringer postoperativer Astigmatismus für eine volle Funktion anzustreben ist. Auch in dieser Arbeit wurde die Faltbarkeit der SSM26NB genutzt, so daß sie durch eine Inzision von durchschnittlich 3,5 mm implantiert wurde. Da an unserer Klinik jedoch auch bei größeren Inzisionsbreiten (z. B. bei PMMA-Linsen) astigmatismusneutrale oder -korrigierende Operationstechniken angewandt werden [10], kam dieser Vorteil nicht zum Tragen: In beiden Gruppen zeigten sich befriedigende Ergebnisse des Fernvisus ohne Korrektur.

Um individuellen Patientenbedürfnissen (z. B. Arbeiten am Computer oder Lesen in geringem Abstand) möglichst gerecht zu werden bei der Wahl des Multifokallinsenmodells, bedarf es weiterer Studien, die prospektiv und mit größeren Patientenzahlen angelegt sind. Da außerdem bereits gezeigt wurde, daß bei der Beurteilung einer Multifokallinse die binokularen Untersuchungsergebnisse wesentlich sind [4, 7], wäre auch ein Vergleich nach bilateraler Implantation anzustreben.

In Zukunft sollte nicht mehr die Entscheidung „Multifokallinse oder Monofokallinse“, sondern vielmehr die Entscheidung für das geeignete Multifokallinsenmodell bei entsprechenden Patienten im Vordergrund stehen.

## Literatur

1. Eisenmann D, Jacobi KW (1993) Die Array-Multifokallinse – Funktionsprinzip und klinische Ergebnisse. Klin Monatsbl Augenheilkd 203 : 189–194
2. Hessemer V, Eisenmann D, Jacobi KW (1993) Multifokale Intraokularlinsen – eine Bestandsaufnahme. Klin Monatsbl Augenheilkd 203 : 19–33
3. Jacobi FK, Eisenmann D (1996) Klinische Ergebnisse der AMO Array Multifokallinse. Spektrum Augenheilkd 10/2 : 53–55
4. Krzizok T, Eisenmann D, Jacobi KW (1994) Binokularfunktionen mit Multifokallinsen. In: Wollensak et al. (Hrsg) 8. Kongreß der DGII. Springer, Berlin Heidelberg New York Tokyo. S 230–237
5. Liekfeld A, Pham DT, Anders N, Wollensak J (1995) Eine neue diffraktive Bifokallinse als Routinelinse im klinischen Alltag. In: Rochels et al. (Hrsg) 9. Kongreß der DGII. Springer, Berlin Heidelberg New York Tokyo. S 190–197
6. Liekfeld A, Pham DT, Wollensak J (1994) Funktionelle Ergebnisse einer neuen diffraktiven Bifokallinse versus Monofokallinse. In: Wollensak et al. (Hrsg) 8. Kongreß der DGII. Springer, Berlin Heidelberg New York Tokyo. S 247–253
7. Liekfeld A, Pham DT, Wollensak J (1995) Funktionelle Ergebnisse bei bilateraler Implantation einer faltbaren refraktiven multifokalen Hinterkammerlinse. Klin Monatsbl Augenheilkd 207 : 283–286
8. Lorger CV, Knorz MC, Seiberth V, Liesenhoff H (1994) Die faltbare AMO-Array Multifokal-IOL: Ergebnisse einer prospektiven Studie. In: Wollensak et al. (Hrsg) 8. Kongreß der DGII. Springer, Berlin Heidelberg New York Tokyo. S 254–259
9. Percival SPB, Setty SS (1993) Prospectively randomized trial comparing the pseudoaccomodation of the Amo Array multifocal lens and a monofocal lens. J Cataract Refract Surg 19 : 26–31
10. Pham DT (1994) Lokalisation der selbstschließenden Wundöffnung und korneale Stabilität. In: Wollensak et al. (Hrsg) 8. Kongreß der DGII. Springer, Berlin Heidelberg New York Tokyo
11. Wollensak J, Pham DT, Wiemer C (1991) Klinische Ergebnisse nach Implantation einer multifokalen diffraktiven Hinterkammerlinse. Klin Monatsbl Augenheilkd 199 : 91–95

# Kontrastschwellenmessung bei Patienten mit beidseitigen monofokalen und Array-multifokalen Intraokularlinsen

N. Freudenthaler, B. Arens und C.-D. Quentin

**Zusammenfassung.** Ziel unserer Studie war der Vergleich der Kontrastschwellen bei 21 Patienten mit beidseitiger Implantation von monofokalen Intraokularlinsen (IOL) versus 16 Patienten mit beidseitigen refraktiven, multifokalen Array-IOL. Die Bestimmung der mono- und binokularen Kontrastschwellen erfolgte mit einem computergesteuerten Monitorsystem. Binokular konnte eine niedrigere Kontrastschwelle bei Patienten mit multifokalen IOL im Vergleich mit monofokalen IOL nachgewiesen werden. Monokular wurde kein Unterschied zwischen den Linsentypen festgesellt. Bei Verwendung von refraktiven multifokalen IOL empfiehlt sich daher die bilaterale Implantation, da hierdurch eine bessere Kontrastempfindlichkeit im Vergleich mit monofokalen IOL erreicht werden kann.

**Summary.** The aim of the study was to compare the contrast threshold in 21 patients with bilateral implantation of monofocal intraocular lenses (IOL) versus 16 patients with bilateral refractive multifocal Array-IOL. Contrast sensitivity was examined monocularly and binocularly by a computer-generated monitor system. Patients with multifocal IOL achieved binocularly a lower contrast threshold than patients with monofocal IOL. The monocularly measurement of the contrast thresholds established no differences between the IOL types. In the case of implantation of multifocal IOL, a bilateral implantation should be preferred in order to achieve a better contrast sensitivity in comparison with monofocal IOL.

## Einleitung

Klinische Studien haben monokular einen Kontrastempfindlichkeitsverlust der multifokalen Intraokularlinsen (Mu-IOL) im Vergleich mit monofokalen Linsen (Mo-IOL) bei niedrigen Kontrasten und hohen Ortsfrequenzen nachgewiesen [1, 2, 3]. Diese Herabsetzung der Kontrastempfindlichkeit wird dadurch erklärt, daß Reflexionen an den Grenzflächen der refraktiven Zonen auftreten. Neben das scharfe Bild fallen auf die Netzhaut mehrere, stark gestreute Bilder. Die vergrößerte Schärfentiefe von multifokalen IOL ist daher mit einem Verlust an Bildkontrast verbunden. Ob dieser Nachteil auch bei bilateraler Implantation und auch für Farbkontraste vorhanden ist, soll in der vorliegenden Studie überprüft werden.

## Material und Methoden

Wir untersuchten 36 Patienten mit beidseitiger Pseudophakie, 21 Patienten mit bilateral implantierten refraktiven multifokalen Array-Hinterkammer-

D. Vörösmarthy et al. (Hrsg.)
10. Kongreß der DGII 1996

**Tabelle 1.** Alter und Visus der Probanden und Patienten (Mittelwerte und Standardabweichungen)

| | Anzahl (*n*) | Alter (MW ± SD) | Visus mit Fernkorrektur binokular | monokular |
|---|---|---|---|---|
| Pat. mit multifokalen IOL | 21 | 60,05 ± 14,06 | 0,85 ± 0,19 | 0,82 ± 0,12 |
| Pat. mit monofokalen IOL | 16 | 64,84 ± 10,12 | 0,82 ± 0,23 | 0,79 ± 0,17 |
| Probanden | 15 | 55,38 ± 11,78 | 0,98 ± 0,06 | 0,92 ± 0,19 |

linsen (Allergan), 16 Patienten mit monofokalen Intraokularlinsen der Firma ORC. Als Vergleichskollektiv wurden 15 gesunde, normalsichtige Probanden getestet (Tabelle 1). Der Fernvisus mit der besten Korrektur wurde ermittelt, und diese Korrektur für die weiteren Untersuchungen eingesetzt. Zum Einschluß in die Studie mußte beidseits mindestens ein Fernvisus von 0,63 erreicht werden.

Da der Farbkontrast geprüft werden sollte, wurde zuvor mit dem Roth-28-Test eine Farbfehlsichtigkeit der Patienten ausgeschlossen.

Der Luminanzkontrast eines Testmusters wird durch die Michelson-Formel definiert:

Luminanzkontrast [%] = (Lmax–Lmin)/(Lmax + Lmin) × 100

Bei der *Bestimmung der Kontrastschwellen* wird der Kontrast gemessen, der nötig ist, um ein Muster erkennen zu können. Zwischen der Kontrastschwelle und der Kontrastempfindlichkeit besteht eine negative Korrelation.

Die Kontrastempfindlichkeit wurde mit einem computergesteuerten Verfahren der Firma Vision Research (99A Madbury Road, Durham, New Hampshire, USA 03824) untersucht. Dabei wurden auf einem hochauflösenden 20“-Monitor in 1 m Abstand farbige oder monochrome (Graustufen) Testreize angeboten. Der Patient fixierte ein schwarzes Zielkreuz in der Mitte des Monitors. Randomisiert blinkte ein Testobjekt parafoveal, in einem Quadranten des Monitors in 5,4° Abstand vom Zielkreuz auf. Die Helligkeit des grauen Hintergrundes betrug 20 $cd/m^2$, die Testreizdauer war 4 s. Der Patient mußte entscheiden, in welchem Quadranten er den Reiz wahrgenommen hat. Die Kontrastschwellen wurden sowohl mono-, als auch binokular bestimmt.

Mit einem überschwelligen Anfangskontrast von 40% wurde mit der Forced-Choice-Staircase-Meßmethodik die Kontrastschwelle ausgerechnet.

Zur Bestimmung der Kontrastschwellen wurden zwei verschiedene Muster benutzt: Gaußpunkte und Gratingmuster. Um den Randkontrast aufzuheben, verwendeten wir zweidimensional gaußgefilterte, 5° große Reize.

Das Sinusgitter-Muster hatte eine durchschnittliche Helligkeit von 20 $cd/m^2$ und eine räumliche Auflösung von 1 Zyklus/Sehwinkelgrad. Es wurde stationär und mit 4 Hz Flickerbewegung gemessen.

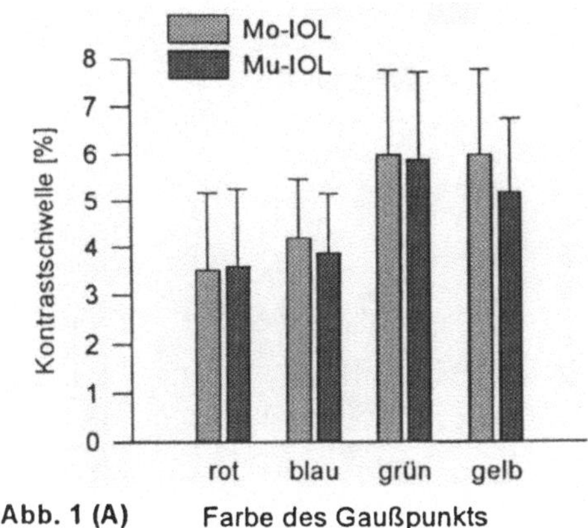

**Abb. 1 (A)**

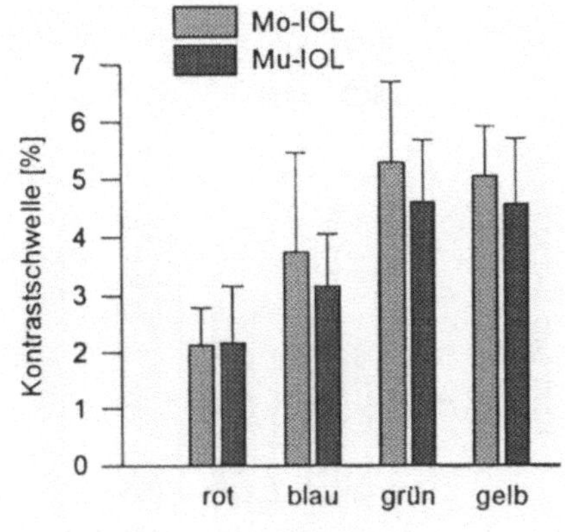

**Abb. 1 (B)** Farbe des Gaußpunkts

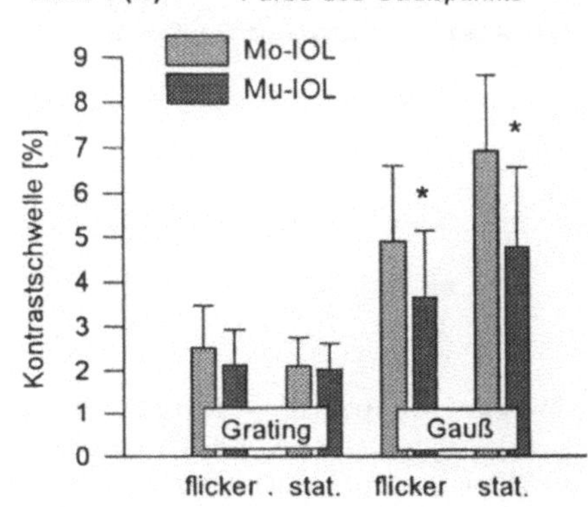

**Abb. 1 (C)**

**Abb. 1 a–c.** Kontrastempflindlichkeit der Patientengruppen. **a** Mittelwert und Standardabweichung der Kontrastschwellen nach monokular durchgeführten Messungen mit farbigen Testreizen, **b** nach der binokularen Untersuchung, **c** Kontrastschwellen nach binokular durchgeführten Messungen mit monochromen Testobjekten. Sterne (*) markieren die *p*-Werte unter 0,05 gemäß durchgeführtem *t*-Test

Für die Kontrastschwellenmessungen mit farbigen Objekten wurden Farben der gleichen Sättigung und subjektiv wahrgenommenen Helligkeit gewählt, um eine Beeinflussung der Wahrnehmungsunterschiede durch diese Faktoren auszuschließen.

## Ergebnisse

Der *Roth-28-Test* ergab zwischen den beiden Patientengruppen keinen signifikanten Unterschied im Farbsehen ($P = 0{,}18$). Kein Patient zeigte eine spezifische Farbfehlsichtigkeit, die ihn aus den weiteren Messungen ausgeschlossen hätte.

Die *monokular* durchgeführten Messungen der *Kontrastschwellen* mit farbigen Testobjekten ergaben keinen Unterschied zwischen den Linsentypen (Abb. 1 a).

*Binokular* hatten die Patienten mit multifokalen IOL bei farbigen Testreizen ein tendenziell besseres Kontrastsehvermögen; die Unterschiede waren jedoch nicht signifikant (Abb. 1 b).

Abbildung 1 c zeigt die Kontrastschwellen nach binokular durchgeführten Messungen mit monochromen Testmustern. Was bei den farbigen Testreizen nur

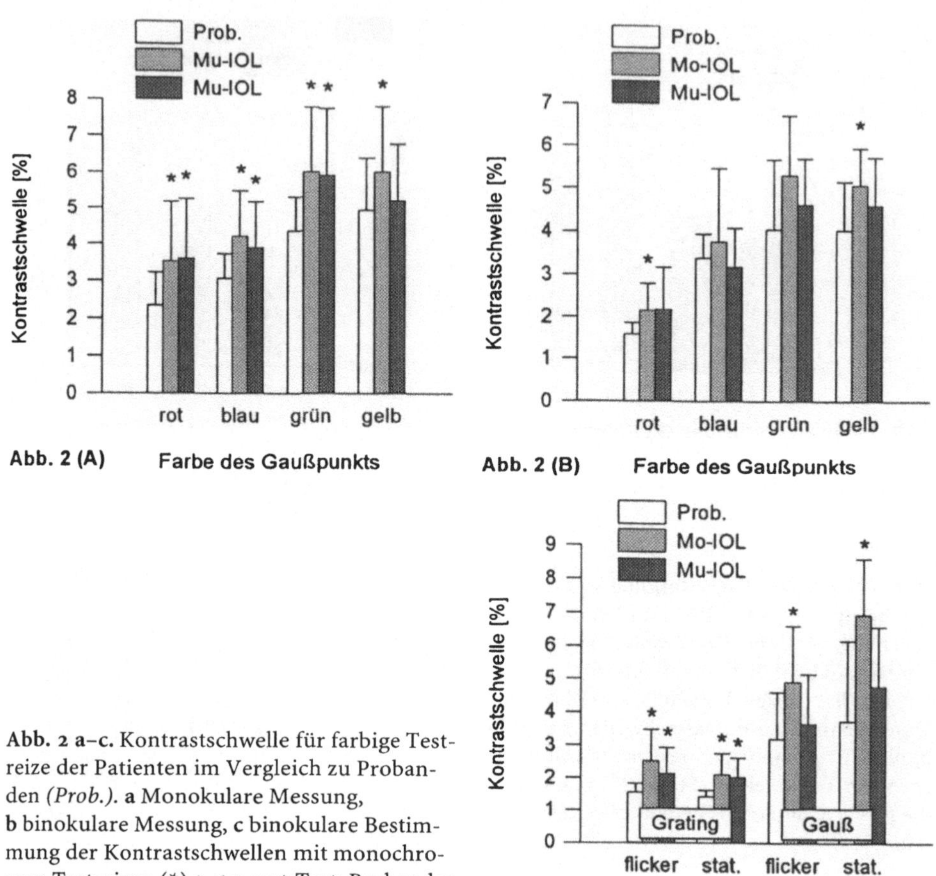


**Abb. 2 a–c.** Kontrastschwelle für farbige Testreize der Patienten im Vergleich zu Probanden *(Prob.)*. **a** Monokulare Messung, **b** binokulare Messung, **c** binokulare Bestimmung der Kontrastschwellen mit monochromen Testreizen (*) $p < 0{,}05$ *t*-Test: Probanden vs. Patienten

eine Tendenz war, wird hier zu einem deutlichen Unterschied. Die Patienten mit beidseitigen multifokalen IOL wiesen besonders bei den Gaußpunkten eine signifikant niedrigere Kontrastschwelle auf. Die Gratingmuster ergaben keine signifikanten Differenzen.

Probanden zeigten im Vergleich zu Patienten mit bilateralen monofokalen IOL bei allen monochromen Meßbedingungen eine signifikant erhöhte Kontrastschwelle, bei der multifokalen IOL ist der Kontrastempfindlichkeitsverlust nur teilweise signifikant (Abb. 2).

## Diskussion

Bisherige Ergebnisse zeigten bei Patienten mit multifokalen IOL monokular einen Kontrastempfindlichkeitsverlust im Vergleich zu monofokalen IOL oder keine wesentlichen Differenzen [1, 2, 3]. Im Vergleich zu den in diesen Arbeiten verwendeten Untersuchungsmethoden erlaubt das von uns benutzte computergestützte Meßverfahren mittels eines hochauflösenden Monitorsystems eine sensitivere Bestimmung der Kontrastschwellen [4]. Unsere Ergebnisse der *monokularen* Bestimmung der Kontrastschwellen zwischen mono- und multifokalen IOL stimmen mit den früheren Beobachtungen überein. Im Gegensatz hierzu zeigten Patienten mit *binokular* implantierten multifokalen IOL eine höhere Kontrastempfindlichkeit im Vergleich zu Patienten mit monofokalen IOL. Bei Verwendung von refraktiven multifokalen IOL empfiehlt sich daher die bilaterale Implantation, da hierdurch eine bessere Kontrastempfindlichkeit im Vergleich zu monofokalen IOL erreicht werden kann.

## Literatur

1. Eisenmann D, Jacobi KW (1993) Die ARRAY-Multifokallinse – Funktionsprinzip und klinische Ergebnisse. Klin Monatsbl Augenheilkd 203 : 189–194
2. Eisenmann D, Jacobi KW, Krzizok T, Reiner J (1994) Theoretische und klinische Abbildungseigenschaften refraktiver 3-Zonen-Multifokallinsen mit unterschiedlicher Gewichtung von Fern- und Nahfokus. Klin Monatsbl Augenheilkd 205 : 289–297
3. Hessemer V, Eisenmann D, Jacobi KW (1993) Multifokale Intraokularlinsen – eine Bestandsaufnahme. Klin Monatsbl Augenheilkd 203 : 19–33
4. Rüther K, Eisenmann D, Zrenner E, Jacobi KW (1994) Der Einfluß diffraktiver Multifokallinsen auf Kontrastsehen, Gegenlichtsehschärfe und Farbsinn. Klin Monatsbl Augenheilkd 204 : 14–19

# Einfluß des Hornhautastigmatismus auf die Kontrastempfindlichkeit bei mono- und multifokaler Pseudophakie – eine theoretische Studie am physikalischen Auge

R. Wagner, D. Eisenmann, B. Dick und K. W. Jacobi

**Zusammenfassung.** *Hintergrund*: Mehrere klinische Studien weisen darauf hin, daß das Vorliegen eines Astigmatismus die visuelle Funktion von Augen mit multifokaler Intraokularlinse (MIOL) beeinträchtigt. Mittels einer „optischen Implantation" physikalischer Augen mit verschiedenen Intraokularlinsen (IOL) soll der Einfluß definierter Astigmatismen auf die Kontrastempflindlichkeit (KE) theoretisch untersucht werden.

*Methoden:* Mit einem exakt justierten Videoobjektiv läßt sich die virtuelle Abbildung physikalischer Augen mit der IOL in einem Wasserbad und einem 40-dpt-Achromaten als künstliche Hornhaut auf die Netzhaut eines gesunden jungen Probanden projizieren. Silikonlinsen mit einem definierten Astigmatismus (+1; +2; +4; + 6 dpt) wurden vor dem Achromaten angebracht (+ Achse bei 90°), um einen künstlichen Astigmatismus zu erzeugen. Folgende IOL wurden eingesetzt: eine monofokale Standardlinse (Pharmacia 811 B), eine multizonal progressive MIOL (AMO Array SSM-26 NB), eine diffraktive MIOL (Pharmacia 811 E). Die Kontrastemp-flindlichkeit durch diese IOL wurde an jeweils 10 normalsichtigen Probanden (Durchschnittsalter 27,4 J.) mit dem B-VAT II-SG Video-Acuity-Tester untersucht.

*Ergebnisse:* Ohne künstlichen Astigmatismus verliefen die KE aller MIOL im altersentsprechenden Normbereich; die monofokale IOL war den MIOL jedoch für 3 Ortsfrequenzen signifikant überlegen. Ab einem Astigmatismus von +2 dpt verlief die KE aller IOL unterhalb des Normbereichs; für alle Ortsfrequenzen bestand kein signifikanter Unterschied zwischen den einzelnen IOL.

*Schlußfolgerung:* Die Kontrastempfindlichkeit von MIOL wird durch einen unkorrigierten Astigmatismus weniger beeinträchtigt als die monofokaler IOL. Somit ist auch das Vorliegen eines höheren präoperativen Astigmatismus nicht als absolute Kontraindikation zur Implantation eines MIOL anzusehen.

**Summary.** *Background:* Several cinical studies indicate that the visual function of multifocal IOLs (MIOL) is impaired by corneal astigmatism. To assess the influence of uncorrected corneal astigmatism on the contrast sensitivity function (CSF) of mono- and multifocal IOLs, an "optical implantation" of physical eyes with astigmatic corneas and IOLs was performed in younger subjects.

*Methods:* The virtual image of physical eyes with a 40 dpt achromate as artificial cornea and the (M)IOL in a water bath was projected on the retina of the observer by means of an exactly adjusted video lens. Silicone lenses with defined astigmatisms (+1; +2; +4; +6 dpt) were put in front of the achromate to produce an artificial corneal astigmatism. We compared results of a standard monofocal IOL (Pharmacia 811B), a multizone progressive MIOL (AMO Array SSM-26NB) and a diffractive MIOL (Pharmacia 811E). CSF through these IOLs in the physical eyes was measured in ten healthy subjects (mean age, 27.4 years) with the B-VAT II-SG Video Acuity Tester (Mentor O & O), which uses sine wave gratings of five different spatial frequencies (1,5; 3; 6; 12; 20 cpd).

D. Vörösmarthy et al. (Hrsg.)
10. Kongreß der DGII 1996

*Results:* Without astigmatic lenses, all IOLs showed a mean CSF within the age-related norm, but the monofocal IOL yielded significantly better results than both MIOLs at three spatial frequencies (3; 6; 12 cpd). With additional astigmatic lenses of 2 dpt and more, mean CSF of all IOLs was below normal range, but there was no difference in the performance of the three lens styles.

*Conclusion:* CSF of MIOLs seems to be less sensitive to uncorrected corneal astigmatism than CSF of the monofocal IOL. This suggests that a higher preoperative astigmatism does not severely affect the image quality through a multifocal IOL.

## Einleitung

Der Einfluß eines höheren Astigmatismus auf die Kontrastempfindlichkeit von multifokalen Intraokularlinsen wird in neueren klinischen Studien unterschiedlich eingeschätzt [3, 5].

Mittels eines von Reiner und Jacobi [8] beschriebenen optischen Systems, das im wesentlichen künstliche physikalische Augen benutzt, welche mit der zu prüfenden IOL durch das optische System in das Auge des Betrachters abgebildet werden, untersuchten wir die Kontrastempfindlichkeit mono- und multifokaler IOL bei definiertem Hornhautastigmatismus an jungen augengesunden Probanden.

## Methoden

An 10 normalsichtigen, jungen Probanden (Durchschnittsalter 27,4 J.), die alle einen Fernvisus von > 1,2 aufwiesen, wurde der Einfluß des unkorrigierten und korrigierten Astigmatismus auf die Kontrastempfindlichkeit anhand eines von uns mehrfach beschriebenen [2, 4, 9] optischen Systems, der physikalischen Augen mit IOL (Strahlengang siehe Abb. 1), untersucht. Um den Einfluß des unkorrigierten und korrigierten Hornhautastigmatismus auf die Abbildungseigenschaften der (M)IOL zu untersuchen, wurden die physikalischen Augen mit einem „künstlichen Astigmatismus" versehen. Hierfür wurden Silikongläser (Durchmesser 2,0 mm) mit genau definiertem Astigmatismus (Sonderanfertigung Perfa Tor Einstärkensilikat, Fa. Rodenstock, Regen) vor dem Achromaten angebracht. Im ersten Untersuchungsgang wurde zunächst die Kontrastemp-

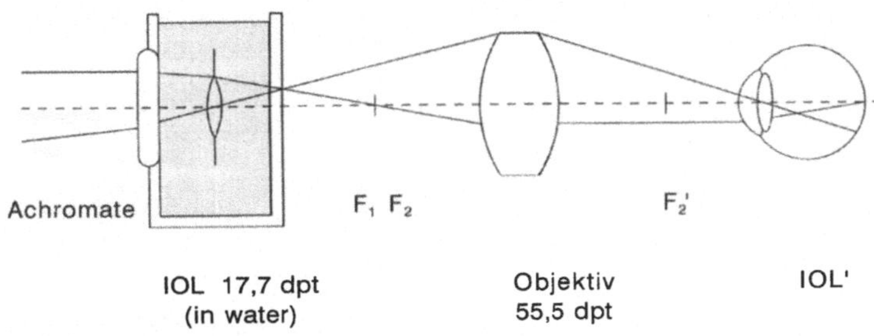


**Abb. 1.** Strahlengang, physikalisches Auge

findlichkeit ohne Astigmatismus untersucht; anschließend wurden den Probanden zylindrische Gläser in den Stärken +1, +2, +4 und +6 dpt ohne Korrektion angeboten. In einem weiteren Untersuchungsgang wurde dann der Einfluß des korrigierten Astigmatismus auf die Kontrastempfindlichkeit überprüft, wobei der im ersten Untersuchungsteil induzierte Astigmatismus durch Vorschalten zylindrischer Gläser der entsprechenden Stärke wieder ausgeglichen wurde.

Zur Untersuchung der Kontrastempfindlichkeit benutzten wir den B-VAT II-SG Video-Acuity-Tester (Mentor O&O). Dieses Gerät bietet computergesteuert Gitternetzmuster in 3 unterschiedlichen Ausrichtungen mit variablem Kontrast auf einem hochauflösenden Monitor an. Insgesamt können über 20 verschiedene Kontraststufen und 16 verschiedene Ortsfrequenzen dargestellt werden. In unseren Versuchsreihen setzten wir die Ortsfrequenzen 1,5, 3, 6, 12 und 20 cpd ein. Eingesetzt wurden folgende IOL:

1. Pharmacia 811 B (monofokale IOL),
2. AMO-Array SSM-26 NB (multizonal progressive MIOL) und
3. Pharmacia 811 E (diffraktive MIOL).

## Ergebnisse

Abb. 2 stellt zunächst die vom Astigmatismus unbeeinflußte Kontrastempfindlichkeitsfunktion der Array-MIOL, der diffraktiven MIOL sowie einer monofokalen Standardlinse dar.

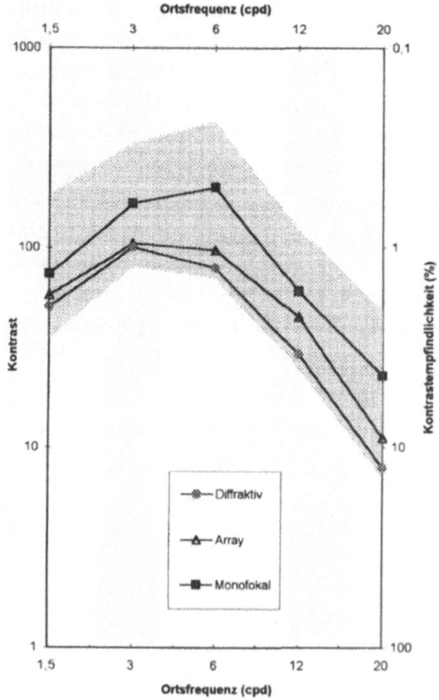


**Abb. 2.** Kontrastempfindlichkeit von IOL ohne Astigmatismus

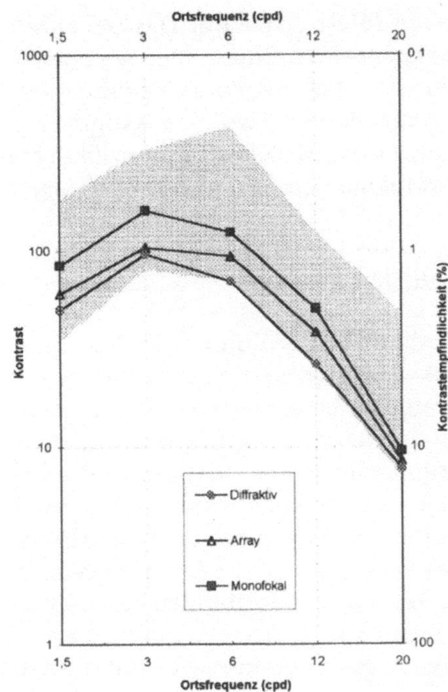


**Abb. 3.** Kontrastempfindlichkeit von IOL bei 2 dpt, Hornhautastigmatismus, korrigiert

Der Kurvenverlauf aller untersuchter Linsen liegt in dem von Corwin et al. [1] ermittelten Normbereich für Probanden diesen Alters (in der Abbildung grau unterlegt). Bei zunehmendem Hornhautastigmatismus verschlechtert sich die Kontrastempfindlichkeitsfunktion aller untersuchter Linsen und liegt schließlich für alle Linsen außerhalb des Normbereichs. Die statistische Auswertung (*t*-Test) ergibt für die vom Astigmatismus unbeeinflußte Kontrastempfindlichkeit eine signifikante Überlegenheit der monofokalen IOL gegenüber den beiden multifokalen IOL bei den Ortsfrequenzen 3, 6 und 20 cpd.

Bei einem unkorrigierten Astigmatismus von 2 dpt sowie bei allen höheren Werten besteht für keine untersuchte Ortsfrequenz ein statistisch signifikanter Unterschied zwischen monofokaler IOL und den beiden MIOL. Es fällt auf, daß sich die Kurven bei zunehmendem Astigmatismus immer mehr annähern: ab einem Astigmatismus von ca. 2 dpt besteht bezüglich der Kontrastempfindlichkeitsfunktion nahezu kein Unterschied mehr zwischen mono- und multifokaler IOL. Der unkorrigierte Hornhautastigmatismus wirkte sich somit nicht etwa auf die Kontrastempfindlichkeit der Multifokallinse stärker aus als auf die einer monofokalen IOL. Vielmehr beeinträchtigte ein hoher Astigmatismus die Kontrastempfindlichkeit der monofokalen IOL stärker als diejenige der MIOL. Korrigiert man nun den künstlichen Hornhautastigmatismus durch Vorschalten von Testgläsern der entsprechenden Stärke, so kommt es zwar bei zunehmendem Astigmatismus mit entsprechender Korrektion ebenfalls zu einer Verschlechterung der Kontrastempfindlichkeit aller untersuchter Linsen. In dieser Untersuchungsreihe bleibt jedoch die Überlegenheit der monofokalen Linse gegenüber beiden MIOL konstant. Das bei zunehmendem unkorrigierten Astigmatismus beobachtete Nivellieren der Kontrastempfindlichkeitskurven läßt sich beim korrigierten Astigmatismus also nicht beobachten (Abb. 3, 4).

Bei einem korrigierten Astigmatismus von 6 dpt ist die monofokale IOL der Array noch für 2 Ortsfrequenzen (3 cpd, 6 cpd) und der diffraktiven MIOL für 3 Ortsfrequenzen (3, 6 und 12 cpd) signifikant überlegen.

## Diskussion

Ein signifikanter Einfluß des Hornhautastigmatismus auf die Kontrastempfindlichkeit wurde erstmals von Mannis et al. [6] bei Patienten mit penetrierender Keratoplastik nachgewiesen. Später konnten Knorz et al. [5] bei refraktiven 3-Zonen-MIOL eine signifikante Reduktion des Kontrastvisus mit zunehmendem Astigmatismus nachweisen. Jacobi und Konen [3] fanden bei der Array-MIOL keine signifikanten Unterschiede im Kontrastvisus von zwei Patientengruppen mit einem Astigmatismus ≤ 1,25 dpt und ≥ 1,25 dpt; bei zusätzlicher Blendquelle fiel der Kontrastvisus der Patienten mit Astigmatismus jedoch signifikant ab. Masket [7] sieht schließlich bei multifokaler Pseudophakie einen Astigmatismus von 1 dpt als höchsten zu tolerierenden Wert an, während er bei monofokaler IOL einen Astigmatismus von 2 dpt für akzeptabel hält. Auch die Ergebnisse unserer Untersuchung dokumentieren den negativen Effekt des Astigmatismus auf die Kontrastempfindlichkeit mit (M)IOL. Ab einem unkorrigierten Astigmatismus

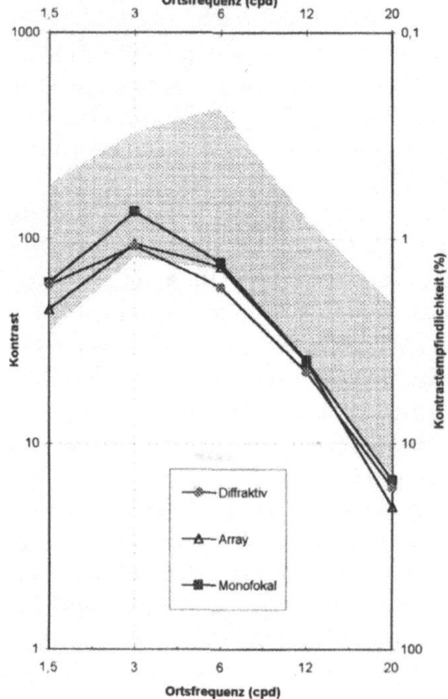


**Abb. 4** Kontrastempfindlichkeit von IOL bei 2 dpt, Hornhautastigmatismus, unkorrigiert

von 2 dpt ist die Kontrastempfindlichkeit für mittlere und hohe Ortsfrequenzen unterhalb des Normbereichs (Abb. 4). Erstaunlich ist dabei, daß sich bei diesem sowie bei jedem höheren Astigmatismus praktisch kein Unterschied zwischen mono- und multifokaler IOL nachweisen läßt. Die monofokale IOL scheint also stärker durch den unkorrigierten Astigmatismus beeinträchtigt als die MIOL. Dies könnte daran liegen, daß die Modulationsübertragungsfunktion generell durch den höheren Astigmatismus so stark reduziert wird, daß der Typ der eingesetzten MIOL letztendlich keine Rolle mehr spielt. Ein präoperativer Astigmatismus über 1–1,5 dpt ist also nicht als absolute Kontraindikation für eine MIOL anzusehen. Auch bei zunehmendem korrigierten Astigmatismus reduziert sich die Kontrastempfindlichkeit. Dies mag durch Abbildungsfehler (chromatische Aberration, anamorphotische Verzerrung) des Systems Korrektionsglas-Hornhaut-IOL erklärt werden.

Dennoch verlaufen die Kontrastempfindlichkeitsfunktionen aller (M)IOL bis zu einem korrigierten Astigmatismus von 2 dpt noch im Normbereich, wobei es allerdings im Gegensatz zum unkorrigierten Astigmatismus nicht zu der beschriebenen Nivellierung der Kurven von monofokaler und MIOL kommt.

## Literatur


1. Corwin TR, Carlson NB, Berger E (1989) Contrast sensitivity norms for the Mentor B-VAT II-SG Video Acuity Tester. Optometry Vis Sci 66 : 864–870
2. Eisenmann D, Jacobi KW, Reiner J (1992) Beurteilung der Abbildungsqualität bi- und multifokaler Intraokularlinsen durch ein neues optisches System. Klin Monatsbl Augenheilkd 201 : 381–387
3. Jacobi PC, Konen W (1995) Effect of corneal astigmatism on the AMO Array multifocal intraocular lens. J Cataract Refract Surg 221 : 556–561
4. Jacobi KW, Reiner J (1993) „Physikalische Augen" zur Prüfung verschiedener introkularer Linsen. Klin Monatsbl Augenheilkd 203 : 433–435
5. Knorz MC, Koch DD, Martinez-Franco C, Lorger CV (1994) Effect of pupil size and astigmatism on contrast acuity with monofokal and bifocal intraocular lenses. J Cataract Refract Surg 20 : 26–33
6. Mannis MJ, Zadnik K, Johnson CA (1987) The effect of penetrating keratoplasty on contrast sensitivity in keratokonus. Arch Ophthalmol 102 : 1220–1223
7. Masket S (1991) Control of corneal astigmatism in regard of multifocal lens implants. In: Maxwell A, Nordan LT (eds) Current concepts of multifocal intraocular lenses. Thorofare Slack. pp 153–164
8. Reiner J (1992) Gerät zur Darstellung der Seheindrücke durch monofokale und bifokale intraokulare Linsen. Klin Monatsbl Augenheilkd 200 : 51–53
9. Wagner R, Eisenmann D, Jacobi KW, Reiner J (1995) Abbildungseigenschaften der AMO-Array-Multifokallinse nach optischer Implantation „physikalischer Augen". In: Rochels R et al. (Hrsg). 9. Kongreß der DGII. Springer, Berlin Heidelberg New York Tokyo. S 208–211

# Eingeschränkte Nachtfahrtauglichkeit bei mono- und multifokaler Pseudophakie

U. Grosskopf und D. Eisenmann

**Zusammenfassung.** *Hintergrund:* Bei Patienten mit multifokalen Intraokularlinsen (MIOL) wurde im Vergleich zu Patienten mit monofokaler Intraokularlinse eine reduzierte Kontrastempfindlichkeit und das Auftreten optischer Phänomene (Halos) beschrieben. Ziel unserer Studie war es, die Nachtfahrtauglichkeit von Patienten mit multizonal-progressiver MIOL zu prüfen und mit den Ergebnissen einer monofokalen Kontrollgruppe zu vergleichen.

*Methoden:* Bei 44 Patienten mit MIOL (AMO Array SSM-26NB) und 55 Patienten mit monofokaler IOL (AMO Si-30NB) wurde am Mesoptometer II das Kontrastsehen bei den Umfeldhelligkeiten 0,1 bzw. 0,032 cd/m² sowie die Blendempflindlichkeit (Blendquelle 0,35 lux bei Umfeldhelligkeit 0,1 cd/m²) untersucht. Die Ergebnisse wurden anhand der DOG-Richtlinien für die Nachtfahrtauglichkeit beurteilt.

*Ergebnisse:* Die Anforderungen an das Kontrastsehen wurden von 43% der Patienten mit MIOL (19/44) und 51% der Patienten mit Monofokallinse (28/55) erfüllt. Den Richtlinien an die Blendempfindlichkeit entsprachen 34% der Patienten mit MIOL (15/44) und 38% der monofokal Pseudophaken (21/55). Nachtfahrtauglichkeit (beide Kriterien erfüllt) bestand bei 30% der Patienten mit MIOL und bei 35% der Patienten mit monofokaler IOL. Sowohl das Kontrastsehen als auch die Blendempflindlichkeit zeigten eine ausgeprägte Abhängigkeit vom Lebensalter.

*Schlußfolgerungen:* Das Kontrastsehen und die Blendempfindlichkeit der Mehrzahl pseudophaker Patienten reicht – unabhängig vom Typ der IOL – nicht aus, die Richtlinien der DOG an die Nachtfahrtauglichkeit zu erfüllen.

**Summary.** *Background:* A reduced contrast sensitivity and an increase in glare sensitivity may be observed in patients with cataract and in pseudophakic persons. By means of Mesoptometer II, we examined the night-driving ability according to the recommendations of the German Opthalmological Society (DOG) in patients with monofocal or multifocal pseudophakia.

*Methods:* Altogether 99 patients were included in the study: 55 patients (mean age, 67.3 years) with a monofocal standard IOL and 44 patients (mean age 65.6 years) with a multifocal IOL type AMO Array SSM-26NB. The corrected visual acuity of all patients was 0.7 or better. Contrast acuity was examined at luminance settings of 0.1 and 0.32 cd/m²; glare sensitivity was measured at a luminance of 0.1 cd/m² with additional glare source.

*Results:* The requirements for contrast acuity were fulfilled by 51% (28/55) of patients with monofocal IOL and 43% of patients (19/44) with multifocal IOL. A total of 38% (21/55) with monofocal IOL and 34% (15/44) with multifocal IOL accomplished the recommendations for glare sensitivity. Night-driving ability (both criteria accomplished) was found in 35% of patients with monofocal IOL and 30% of patients with multifocal IOL.

*Conclusion:* Contrast sensitivity and glare sensitivity of elderly pseudophakic patients are not sufficient to fullfill the actual criteria for night-driving ability. It seems to be indispensable that the parameters mentioned are carefully examined and that patients are informed that night driving may be impaired, even if visual acuity is sufficient.

D. Vörösmarthy et al. (Hrsg.)
10. Kongreß der DGII 1996

## Einleitung

Bei Patienten mit multifokaler Intraokularlinse wurde im Vergleich zu Patienten mit Monofokallinse eine reduzierte Kontrastempfindlichkeit und eine erhöhte Blendempfindlichkeit beschrieben. Unter diesem Aspekt stellte sich die Frage, welchen Einfluß das optische Prinzip der Intraokularlinse auf die Nachtfahrtauglichkeit pseudophaker Patienten ausübt. Ziel unserer Studie was es, mittels der Untersuchungen am Mesoptometer II die Nachtfahrtauglichkeit von Patienten mit multizonal-progressiver MIOL zu prüfen und mit einer monofokalen Kontrollgruppe zu vergleichen.

## Methodik und Patienten

Gemäß den aktuellen Richtlinien der DOG besteht Nachtfahrtauglichkeit, wenn folgende Kriterien bei der Untersuchung am Mesoptometer II erfüllt werden:

1) Bei der Prüfung des Kontrastsehens muß bei der Umfeldleuchtdichte von 0,032 cd/m² mindestens die Kontraststufe 7 (Kontrastverhältnis 1 : 5) erkannt werden.

2) Bei zusätzlicher Blendung durch eine Lichtquelle mit 0,35 lux aus 3° und einer Umfeldleuchtdichte von 0,1 cd/m² muß ebenfalls die Kontraststufe 7 (Kontrastverhältnis 1 : 5) erkannt werden.

Wir untersuchten am Mesoptometer II (Fa. Oculus) 44 Patienten mit Multifokallinse (ARRA SSM-26NB) und 55 Patienten mit monofokaler Standardlinse hinsichtlich ihres Kontrastsehens (Umfeldhelligkeit 0,1 bzw. 0,32 cd/m²) und ihrer Blendempfindlichkeit (Umfeldhelligkeit 0,1 cd/m²).

Alle Patienten, die an der Studie teilnahmen, erfüllten folgende Voraussetzungen: Lebensalter 75 Jahre und jünger, korrigierter Fernvisus 0,7 und besser sowie keine weiteren okulären Pathologien. Das postoperative Intervall betrug mindestens 3 Monate.

Die Patienen mit Multifokallinse waren durchschnittlich 65,6 Jahre (SD 5,4) alt, das Durchschnittsalter der Patienten mit Monofokallinse lag mit 67,3 Jahren (SD 8,0) geringfügig höher. Der korrigierte Fernvisus betrug bei den Patienten mit multifokaler Pseudophakie im Durchschnitt 0,95; bei den Patienten mit Monofokallinse lag er durchschnittlich bei 0,9.

## Ergebnisse

Bei der Prüfung des Kontrastsehens (Umfeldhelligkeit 0,032 cd/m²) erkannten insgesamt 43% der Patienten mit Multifokallinse (19/44) die geforderte Kontraststufe 7. Im Vergleich dazu erfüllten 51% (28/55) der Patienten mit Monofokallinse die Anforderungen an das Kontrastsehen (Abb. 1).

Sowohl bei den Patienten mit Multifokallinse als auch bei den Patienten mit monofokaler Pseudophakie nahm das Kontrastsehen mit zunehmendem Lebensalter deutlich ab (Tabelle 1).

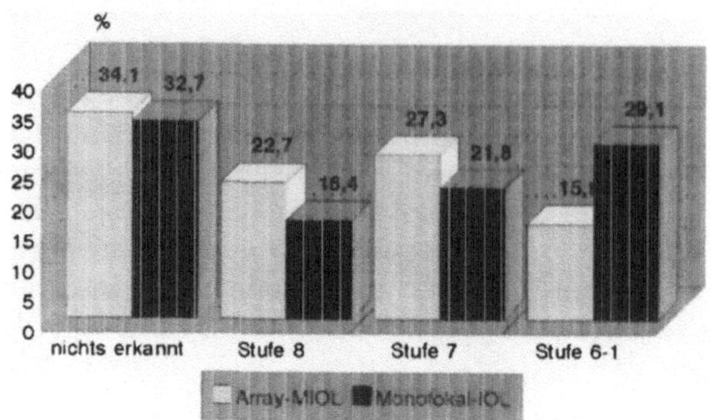


**Abb. 1.** Untersuchung des Kontrastsehens bei der Umfeldhelligkeit 0,032 cd/m²

**Tabelle 1.** Kontrastsehen in Abhängigkeit vom Alter (%-Anteil der Patienten, der die Anforderungen an das Kontrastsehen erfüllt)

| Alter | ARRAY-MIOL | Monofokallinse |
|---|---|---|
| ≤ 60 J. | 90,0% | 100,0% |
| ≤ 70 J. | 38,5% | 47,8% |
| > 70 J. | 0,0% | 37,5% |

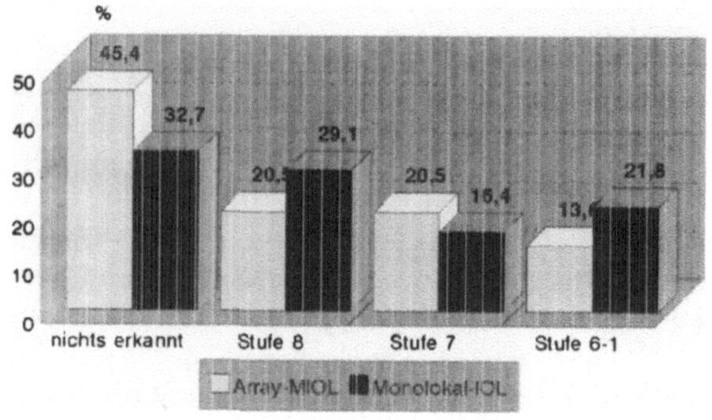


**Abb. 2.** Untersuchung der Blendempfindlichkeit bei der Umfeldhelligkeit 0,1 cd/m² und Blendung mit 0,35 lux aus 3°

**Tabelle 2.** Blendempfindlichkeit in Abhängigkeit vom Alter (%-Anteil der Patienten, der die Anforderungen an die Blendempfindlichkeit erfüllt)

| Alter | ARRAY-MIOL | Monofokallinse |
|---|---|---|
| ≤ 60 J. | 60,0% | 87,5% |
| ≤ 70 J. | 34,6% | 34,8% |
| > 70 J. | 0,0% | 25,0% |

Bei der Untersuchung der Blendempfindlichkeit erfüllten 34% der Patienten mit Multifokallinse (15/44) die geforderten Kriterien. Der Anteil in der Patientengruppe mit monofokaler Linse war mit 38% (21/55) geringfügig höher (Abb. 2).

Die Ergebnisse der Blendempfindlichkeit zeigten ebenfalls eine ausgeprägte Altersabhängigkeit (Tabelle 2).

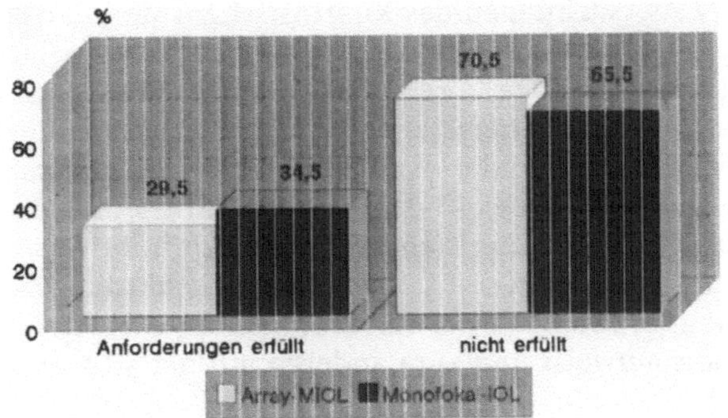


**Abb. 3.** Prozentualer Anteil der Patienten, der die DOG-Richtlinien zur Nachtfahrtauglichkeit erfüllt

**Tabelle 3.** Nachtfahrtauglichkeit in Abhängigkeit vom Alter (%-Anteil nachtfahrtauglicher Patienten)

| Alter | ARRAY-MIOL | Monofokallinse |
|---|---|---|
| ≤ 60 J. | 60,0% | 87,5% |
| ≤ 70 J. | 26,9% | 30,4% |
| > 70 J. | 0,0% | 20,9% |

Insgesamt waren 30% der Patienten mit Multifokallinse (13/44) nach den oben aufgeführten DOG-Richtlinien nachtfahrtauglich. In der Gruppe mit monofokaler Pseudophakie waren 35% (19/55) der Patienten nachtfahrtauglich (Abb. 3).

Aufgrund der gezeigten Abhängigkeit des Kontrastsehens und der Blendempfindlichkeit vom Alter nahm auch die Nachtfahrtauglichkeit mit zunehmendem Lebensalter ab (Tabelle 3).

## Diskussion

Die hier vorgelegten Ergebnisse zeigen, daß sowohl Patienten mit multifokaler Pseudophakie als auch Patienten mit monofokaler Pseudophakie ein verringertes Kontrastsehen und eine erhöhte Blendempfindlichkeit aufweisen [2, 4, 5]. In beiden Patientengruppen war die Mehrzahl der Patienten – 70% bei multifokaler Pseudophakie und 65% bei monofokaler Pseudophakie – gemäß den DOG-Richtlinien nicht nachtfahrtauglich. Auffahrt et al. [1] kamen bei Untersuchungen am Mesoptometer zu vergleichbaren Ergebnissen. Demnach bestand bei 70% der Patienten mit diffraktiver Multifokallinse und bei 56% der Patienten mit Monofokallinse keine Nachtfahrtauglichkeit. Da es sich in beiden Studien um selektierte Patienten handelte, ist davon auszugehen, daß der Anteil nicht nachtfahrtauglicher Pseudophaker wesentlich höher anzusetzen ist. Lachenmayr et al. kamen zu dem Ergebnis, daß bei 96% unselektionierter Pseudophaker keine Nachtfahrtauglichkeit bestand [6].

Untersuchungen des Kontrastsehens und der Blendempfindlichkeit wurden bereits mehrfach bei Multifokallinsen unterschiedlichen optischen Prinzips durchgeführt. Der direkte Vergleich der Ergebnisse gestaltete sich jedoch häufig aufgrund der differierenden Untersuchungsmethoden als schwierig [4, 7, 8, 9].

In unserer Studie waren die Unterschiede zwischen den Patienten mit Monofokallinse und ARRAY-Multifokallinse im Hinblick auf die Nachtfahrtauglichkeit geringer als in Vergleichsstudien mit diffraktiven Multifokallinsen [5, 9]. Die im Vergleich zu den diffraktiven Multifokallinsen günstigeren Ergebnisse erklären wir zum einen mit der Tatsache, daß die ARRAY-MIOL eine Betonung des Fernfokus aufweist und zum anderen mit der stufenlosen asphärischen Oberfläche der Linse, die weniger Streulicht erwarten läßt.

Eine bedeutende Rolle bei der Untersuchung der mesopischen Sehfunktionen kommt dem Lebensalter der Patienten zu [2, 3]. Sowohl das Kontrastsehen als auch das Sehvermögen bei Dauerblendung nahmen mit zunehmendem Alter der Patienten deutlich ab, so daß insbesondere Patienten höherer Altersstufen sorgfältig auf ihre Nachtfahrtauglichkeit untersucht werden sollten.

## Literatur


1. Auffahrt GU, Hunold W, Breitenbach S, Wesendahl Th A, Mehdorn E (1994) Nachtfahrtauglichkeit pseudophaker Patienten. Ophthalmologe 91 : 454–459
2. Auffahrt GU, Hunold W, Hürtgen P, Wesendahl Th A, Mehdorn E (1993) Langzeitergebnisse für Kontrastsehvermögen und Blendungsempfindlichkeit bei Patienten mit diffraktiven Multifokallinsen. Klin Monatsbl Augenheilkd 203 : 336–340
3. Aulhorn E, Harms H (1970) Über die Untersuchung der Nachtfahreignung von Kraftfahrern mit dem Mesoptometer. Klin Monatsbl Augenheilkd 157 : 843–873
4. Eisenmann D, Jacobi FK, Dick B, Jacobi KW, Pabst W (1995) Untersuchungen zur Blendempfindlichkeit phaker und pseudophaker Augen. Klin Monatsbl Augenheilkd 207 : 1–6
5. Hessemer V, Frohloff H, Eisenmann D, Jacobi KW (1994) Mesopisches Sehen bei multi- und monofokaler Pseudophakie und phaken Kontrollaugen. Ophthalmologe 91 : 465–468
6. Lachenmayr B, Patera N (1987) Dämmerungssehvermögen und Blendempfindlichkeit bei Pseudophaken. Fortschr Ophthalmol 84 : 173–179
7. Schmidt FU, Häring G, Rochels R (1994) Funktionelle Ergebnisse nach Implantation von refraktiven multifokalen Intraokularlinsen vom Typ ARRAY. Ophthalmologe 91 : 469–472
8. Teping C, Oran E, Backes-Teping C (1994) Dämmerungssehschärfe und Kontrastsehvermögen bei Trägern von Bifokal-IOL. Ophthalmologe 91 : 460–464
9. Wenner M, Deppe W, Teping C (1991) Dämmerungssehen und Blendempfindlichkeit bei Trägern monofokaler und diffraktiver bifokaler Intraokularlinsen. In: Wenzel et al. (Hrsg) 5. Kongreß der Deutschen Gesellschaft für Intraokularlinsen Implantation. Springer, Wien New York. S 233–239

# Inzisionen

# Aktuelle Wundkonstruktionen: Indikation, Technik, Deformationsresistenz und Hornhautkurvaturänderung

R. Menapace

**Zusammenfassung.** Selbstdichtende Ventilinzisionen sind in der Kataraktchirurgie von heute Standard. Seit ihrer Einführung wurde eine Reihe von Varianten entwickelt. Sie unterscheiden sich in der Form des Tunneleinganges (gerade, „frown"), in dessen Lagebeziehung zum Limbus (skleral, posterolimbal, limbal, anterolimbal oder limbokorneal, rein oder „clear" korneal), und, bei anteriorem Zugang, in der Tiefe des Vorschnitts, so vorhanden („beveled", „stepped", „hinged"). Bei gegebener Inzisionsweite definieren diese Merkmale die Deformationsresistenz der Wunde (postoperative Sicherheit) wie auch die Veränderung der Hornhautkurvatur (Astigmatismusneutralität). – In einer Übersicht werden aufgezeigt: die architektonischen Details gängiger Inzisionen, Empfehlungen bezüglich Instrumentar und Präparationstechnik, maximal zulässige Schnittweite und Eignung für die derzeit verfügbaren Linsen (PMMA- und Faltlinsen), sowie Deformationsresistenz und Hornhautkurvaturänderung. Um letztere erfassen zu können, wurden die Topogramme konsistenter klinischer Serien mit Hilfe einer vor Ort entwickelten Statistiksoftware ausgewertet. Dies ermöglichte 1. die Bestimmung der für die jeweilige Inzision charakteristischen Veränderung der Hornhautkurvatur, 2. die exakte Beschreibung der Krümmungsveränderungen im Pupillarbereich und 3. die Darstellung auch geringster Unterschiede zwischen den Inzisionen durch die Möglichkeit statistischer Differenzwertbildung.

**Schlüsselwörter:** Kleinschnittkataraktchirurgie, selbstdichtende Inzisionen, Faltlinsen, Instrumentar, Techniken, Deformationsresistenz, Hornhautkurvaturänderung.

**Summary.** Self-sealing valve incisions have become standard in today's cataract surgery. Since their introduction, various types have been developed. These differ in the shape of the tunnel entrance (e.g. straight, "frown"), in the localisation with respect to the limbus (scleral, "posterior limbal", limbal, anterolimbal or limbocorneal, "clear corneal") and, when anteriorly located, in the depth of the precut, if present ("beveled", "stepped", "hinged"). At a given wound width, these parameters define the resistance of the wound to external deformation (postoperative safety) as well as the change of the corneal shape (astigmatic neutrality). This overview describes the architecture of current incisions as well as the instrumentation and techniques recommended. It defines the maximum wound width for the various incision types and consequently their aptitude for the various lens types currently available (PMMA and foldables). Finally, deformation resistance and impact on corneal curvature are addressed. In order to define the latter, the topographic data of consistent clinical series were evaluated using custom-designed statistical software. The results allowed us: (1) to define the specific changes in corneal curvature with special regard to pupillary zone encroachment; and (2) to specify even minute differences between the various incisions by means of statistical difference mapping.

**Key words:** small-incision cataract surgery, self-sealing incisions, foldable lenses, instrumentation, techniques, deformation resistence, corneal shape changes.

D. Vörösmarthy et al. (Hrsg.)
10. Kongreß der DGII 1996

## Einleitung

Die letzten Jahre der Kataraktchirurgie waren gekennzeichnet durch zahlreiche Detailverbesserungen, die den Eingriff noch rascher, sicherer und atraumatischer gemacht und Erholungszeit und Komplikationsrate nach erfolgter Operation weiter verringert haben. Unser besonderes Interesse galt unter anderem dem Kataraktschnitt als solchem. Der Euphorie der Clear-cornea-Inzision (M. S. McFarland, „Surgeon undertakes phaco, foldable IOL series sans sutures", Ocular Surgery News, March 1, 1990, S 15, [8]; M. Piovella, "Lateral clear-corneal incision and 5-mm optic PMMA lens implantation with topical anesthesia", Ocular Surgery News, International Edition, October 1993, S 58–59, 62; N. F. Taillanter, „Self-sealing three-step clear corneal incision allows implantation of 5 mm optic PMMA lens through 5 mm wound", Ocular Surgery News, International Edition, March 1994, S 28–31), war Skepsis hinsichtlich deren Sicherheit gefolgt (P. Koch, „Why I stopped using clear cornel incisions", 3rd American-International Congress on Cataract, IOL and Refractive Surgery, Seattle, Mai 1993, M. S. McFarland, „Clear corneal incisions: Rx for the patient or the doctor?", Ophthalmology Times, June 15, 1993, S 10). Dies galt vor allem für Inzisionsweiten von 3,5 mm und mehr, wie sie für die meisten der jüngst eingeführten Faltlinsen erforderlich sind. Vor dem Hintergrund dieser Unsicherheit und der weiterhin rasch zunehmenden Verbreitung von Faltlinsen und Kleinschnittechnik [14, 15] hat der Autor den Versuch unternommen, eine Systematik aktueller Wundkonstruktionen zu entwerfen. Die Wundarchitektur soll dabei so beschaffen sein, daß sie ausreichend resistent gegenüber externer Deformation ist. Der Einfluß auf die Hornhautkrümmung wird genau definiert. Über die für die Implantation erforderliche Schnittweite läßt sich so für jede Linse die jeweils optimale Wundarchitektonik ableiten. Auf klinischen Erfahrungen basierende Überlegungen zum Schneideverhalten der verschiedenen Lanzentypen werden angestellt, woraus auf deren Eignung für verschiedene Inzisionen geschlossen werden kann. Der Leser soll damit in die Lage versetzt werden, für eine gegebene Faltlinse bestimmter Stärke, aber auch für herkömmliche PMMA-Linsen unterschiedlichen Optikdurchmessers die optimale Wundkonstruktion, das geeignete Instrumentar sowie auch die zu erwartende Hornhautkurvaturänderung abzuleiten.

## Inzisionstypen

Die „Inzision" hat sich vom einfachen Schnitt mit Nahtverschluß weg zum selbstdichtenden Tunnel hin entwickelt. Integraler Bestandteil ist die korneale Lippe, die sich bei Erhöhung des Augendruckes ventilartig schließt. Die Inzisionen unterscheiden sich im Verhältnis Breite zu Länge sowie im Verhältnis von kornealem, limbalem und skleralem Anteil, so letztere vorhanden. Je nach Lage der äußeren Inzision in bezug auf den Limbus unterscheidet man sklerokorneale (SCI), posterolimbale (PLI), limbale (LI), anterolimbale oder limbokorneale (LCI) und rein korneale („clear cornea") Inzisionen (CCI, Abb. 1). CCI und LCI können durch einen vertikalen Vorschnitt resistenter gegenüber externer Deformation gemacht werden. Inzisionen ohne Vorschnitt werden als Single-plane – (SP-) Schnitte (auch Beveled, Stab oder Paracentesis-Inzision) bezeichnet, solche mit Vorschnitt als Two-plane-Schnitte. Bei letzteren unterscheidet man eine Stepped- (ST-) sowie eine Hinged- (HI-) Inizision [11]. „Stepped“ bedeutet, daß der Tunnelschnitt von der Basis eines seichten Vorschnittes von etwa 0,3 mm Tiefe aus nach vorne geführt wird. “Hinged” bedeutet, daß ein tiefer Vorschnitt bis auf 0,6 mm und mehr angelegt, der Tunnelstich jedoch oberflächennah angesetzt wird. Während der Vorschnitt bei der ST-Inzision ein Auslaufen der Schnittränder beim Tunnelstich mit einer Lanze verhindern soll (s. u.), bezweckt die HI-Inzision eine Steigerung der Wundresistenz gegenüber Deformation durch erhöhte Beweglichkeit der Hornhautlippe im Scharnier.

## Deformationsresistenz

Unter Deformationsresistenz einer Inzision versteht man deren Widerstandsfähigkeit gegenüber der öffnenden Wirkung einer umschriebenen Depression der Sklera im Bereich des Tunneleinganges. Sie ist ein wichtiges Sicherheitskriterium. *Ernest* hat die Deformationsresistenz verschiedener Wunden im Experiment systematisch untersucht und qualifiziert [1–4]. Aus seinen Ergebnissen zog er den Schluß, daß nur Inzisionen mit einem quadratischen Design ausreichend deformationsstabil und damit sicher seien.

Unnötig lange Tunnel bedeuten vermeidbaren Präparationsaufwand mit Eröffnung von Bindehaut und Tenon, was vermehrten Aufwand an Zeit und Anästhesie wie auch erhöhte Blutungsgefahr bedeutet. Zudem schränken sie die Bewegungsfreiheit des Phako/I&A-Instrumentariums ein und erschweren die Passage der gefalteten Linse. Postoperativ werden Kosmetik, Fremdkörpergefühl, Restitution der Blut-Kammerwasser-Schranke und möglicherweise die Inzidenz eines zystoiden Makulaödems [9] negativ beeinflußt. Die klinische Gültigkeit des Ernest-Axioms wurde daher – abgesehen von theoretischen, auch aus rein praktischen Gründen – in Zweifel gezogen [7, 16]. Folgende Argumente wurden dagegen angeführt:

1. Ernest hatte seine Versuche an Leichenbulbi mit einem Druckwandler von nur 1,5 mm Stempeldurchmesser durchgeführt. In der Realität erfolgt eine entwaige Eindellung jedoch durch die Fingerkuppe, indem der Patient am Auge reibt. Ihr weit größerer Durchmesser erzeugt eine Eindellungsfront, die mit wachsendem Impressionsdruck immer gerader wird. An den Kanten der äußeren Inzision wird sie gebrochen, so daß sie nicht tiefer in den Tunnel eindringen kann (Abb. 2). Sie vermag nicht den Tunnelboden zentralwärts einzudrücken, um an der inneren Lippe angelangt, diese zu eröffnen.
2. Der Turgor von Lebendgewebe ist deutlich höher als der von Leichengewebe, und
3. sorgt wie bei der nahtlosen LASIK-Prozedur auch bei kornealen Stichinzisionen die Endothelpumpe für eine Adhäsion der Tunnelschnittflächen.

Infolge ausbleibender Komplikationen mit kurzen Tunnelschnitten hat *Ernest* selbst die Übertragbarkeit seiner Schlußfolgerungen auf die Klinik relativiert und seine Empfehlungen revidiert. Vielmehr betont er jetzt die Notwendigkeit der Einbeziehung des Limbus, da die irreguläre geflechtartige Anordnung der

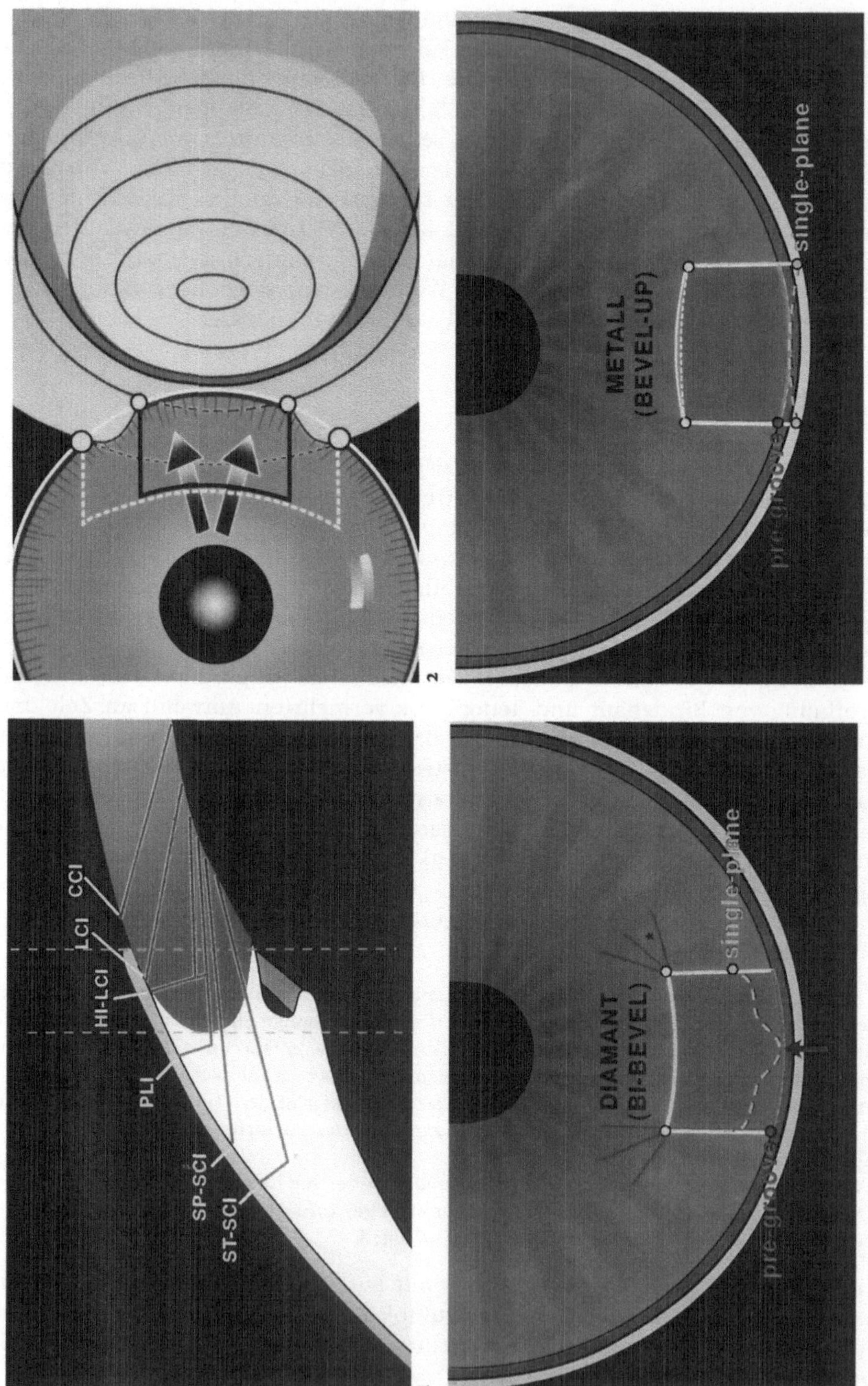
1
CCI
LCI
HI-LCI
PLI
SP-SCI
ST-SCI
2
3
DIAMANT
(BI-BEVEL)
single-plane
pre-groove
4
METALL
(BEVEL-UP)
single-plane
pre-groove

Fasern in diesem Abschnitt im Gegensatz zur regulären, vorwiegend radiären und schichtweisen Anordnung in der Hornhaut die Deformationsstabilität deutlich erhöht [5].

Als generelle Leitlinie gilt somit, für jede Inzisionsweite jene Wundkonstruktion zu wählen, die wenn überhaupt so einen möglichst kurzen Skleralanteil aufweist, dabei jedoch eine ausreichende und unter den gegebenen Voraussetzungen optimierte Deformationsresistenz aufweist. Dabei ist es wichtig, die für eine gegebene Linse, ihre Dioptrienzahl (Mittendicke) und das verwendete Implantationsinstrumentar (Injektor, Pinzette) erforderliche Schnittweite zu kennen, um gezielt die dafür optimale Inzisionsarchitektur wählen zu können.

## Einfluß des Lanzenschliffes

Auch die für den Tunnelstich gewählte Lanze beeinflußt die Deformationsresistenz der Wunde nicht unerheblich. Zwei Lanzentypen werden eingesetzt. Dies sind zum einen Diamantlanzen mit beidseitigem, symmetrischen Anschliff („bibevel"), und zum anderen Metallanzen mit einseitigem, nach oben weisendem Anschliff („bevel-up").

Diamentmesser erzeugen bei schräg nach unten geführtem Einstich in die Bulbuswand eine nach vorne auslaufende äußere Inzision (anterior-konkav, „smile"). Im Gewerbe verhält sich die Klinge dagegen neutral ohne Tendenz zu steigen oder abzutauchen. Beim Eintritt in die Kammer entsteht eine limbusparallele innere Lippe. Die für die Deformationsresistenz entscheidende, „effektive" Tunnellänge ist definiert durch die Strecke zwischen den Eckpunkten der äußeren und inneren Inzision. Durch das Auslaufen der äußeren Inzision nach vorne wird diese verkürzt. Ein Vorschnitt verhindert das Auslaufen des Schnittes. Zur Gewährleistung einer möglichst optimalen Deformationsresistenz ist für Diamantlanzen daher ein Vorschnitt sehr empfehlenswert (Abb. 3).

Demgegenüber erzeugen Metallmesser mit nach oben weisendem Anschliff beim schrägen Einstich in die Bulbuswand selbsttätig eine posterior-konkave („frown") Inzision. Eine limbal angesetzte Stichinzision läuft dadurch seitlich nach hinten in den Ansatz von Bindehaut und Tenon aus. Um ein konsekutives Balooning während der Phako/I & A zu vermeiden, sollte nach erfolgter Stichinzision die Anschnitte von Bindehaut und Tennon an den äußeren Eckpunkten mit der Lanzenspitze peripherwärts verlängert werden. Im Gewebe zeigen oben angeschliffene Lanzen eine Tendenz zum Abtauchen, wodurch der Tunnel tendenziell verkürzt wird. Das Eintauchen in die Kammer ist erleichtert und gut

◀ **Abb. 1.** Die verschiedenen Inzisionen im Querschnitt

**Abb. 2.** Die von der Fingerkuppe erzeugte breite Eindellungsfront wird an den äußeren Eckpunkten der 3-mm-CCI gebrochen; bei größeren CCIs kann sie jedoch den Tunnelboden eindrücken und das Ventil öffnen

**Abb. 3.** Bei Verwendung einer beidseits angeschliffenen Lanze (Diamant) laufen die Flanken der äußeren Inzision zentralwärts aus; ein Vorschnitt ist deshalb angezeigt

**Abb. 4.** Eine nur oben angeschliffene Lanze (Metall) erzeugt automatisch ein Frowning der äußeren Inzision; ein Vorschnitt sollte bewußt vermieden werden

steuerbar. Auch die innere Hornhautlippe erhält eine posterior-konkave Form. Durch Kränken oder Anheben oder Absenken der Lanzenspitze können Tunnellänge, Eintauchpunkt in die Kammer sowie Form der äußeren und inneren Lippe beeinflußt und korrigiert werden. Ein Vorschnitt ist hier nicht nötig, ja tunlichst zu vermeiden, da das Frowning des Tunneleinganges zu einer Vergrößerung der effektiven Tunnellänge und damit der Deformationsresistenz führt. Einem zu starken Frowning der inneren Lippe soll jedoch entgegengewirkt werden, da diese wiederum zu einer Verkürzung des Tunnels führen würde; zudem kann sich eine derart gestaltete Hornhautlippe im Apexbereich einrollen und das Ventil dadurch klaffen (Abb. 4).

## Rolle des Vorschnittes

Der Vorschnitt kann somit auf zweierlei Weise die Deformationsstabilität erhöhen:

1. Bei der Verwendung einer Diamantlanze, indem er das Auslaufen der äußeren Inzision verhindert.
2. Bei CCI und LCI indem ein entsprechend tief geführter Schnitt (0,6 mm und tiefer) die Beweglichkeit der Hornhautlippe erhöht (Abb. 5) [11].

## Faltlinsenspezifische Inzisionen

Die für eine bestimmte Linse bestgeeignete Inzision ergibt sich aus der Inzisionsweite, die für die streßfreie Insertion der Linse erforderlich ist.

1. Silikonlinsen: Die Optik dieser Linsen ist weich und komprimierbar. Die geringsten Schnittweiten erfordern hochbrechende Offenschlingenlinsen mit degressiver Optikgeometrie (Allergan SI30/40) sowie Plattenlinsen, die durch eine Kartusche injiziert werden (STAAR AA4203/Chiron C10). Aufgrund der annähernd konstanten Mittendicke sind zudem Querschnitt und damit die erforderliche Inzisionsweite von der Dioptrienstärke unabhängig. Mit geeigneten Pinzetten (z. B. Fine II) oder Injektoren (z. B. Passport-System) können sie durch eine Öffnung von 3 mm Breite implantiert werden. Für diese Schnittweite eignet sich eine limbokorneale, aber auch eine rein korneale Inzision, single-plane geführt, wenn mit der Metallanze oder mit seichtem Vorschnitt, wenn mit der Diamantlanze vorgenommen. Andere Silikonlinsen mit niedrigerem Brechungsindex und Full-size-Optik erfordern insbesondere bei hoher Dioptrienstärke Schnittweiten bis zu 3,5 mm. Für diese empfiehlt es sich, den Tunneleingang an die hintere Begrenzung des Limbus zu verlagern (ST- oder SP-PLI).

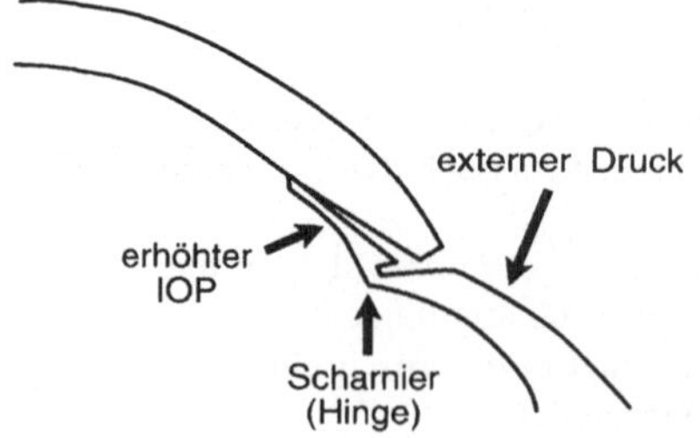


**Abb. 5.** Wirkungsmechanismus der Hinge-Inzision: Bei Impression der Tunnelbasis dreht sich das bewegliche Hornhautventil um das Scharnier nach oben und wird gegen das Tunneldach gepreßt

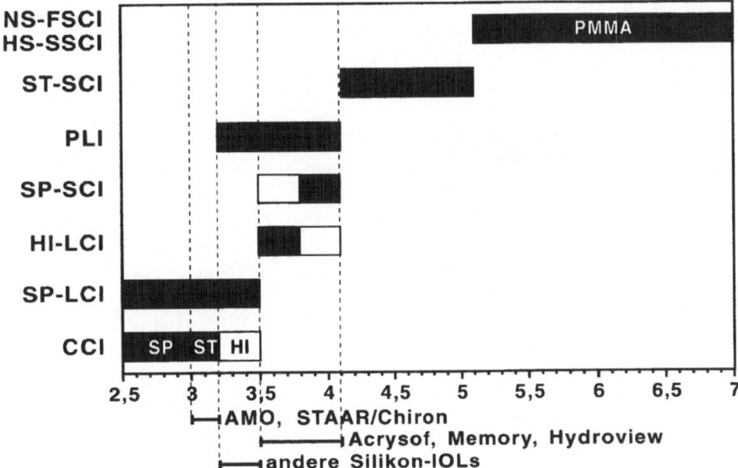


**Abb. 6.** Das Schema zeigt, für welche Schnittweiten und damit Linsen die verschiedenen Inzisionstypen geeignet sind

2. Faltlinsen aus Acryl oder Hema-Copolymeren (Acrysof MA60, Hydroview H60M, Memory U940A): Die Optik dieser Linsen ist wohl verformbar, aber vergleichsweise steif und nicht komprimierbar. Die gefaltete beziehungsweise vorgerollte Optik paßt sich nicht so wie die einer mit Pinzette gefaßten Silikonlinse dem Wundquerschnitt an (kein Sanduhrphänomen, kein Triplefolding). Trotz des hohen Brechungsindex ist daher die erforderliche Inzisionsweite größer als bei Silikonlinsen der letzten Generation und wegen des Full-size-Optikdesigns zudem abhängig von der Dioptrienstärke. Linsen bis 20 dpt können durch 3,5 mm implantiert werden, solche über 20 dpt erfordern 3,8 mm. Für 3,5 mm eignet sich eine limbokorneale Inzision, stepped wenn mit dem Diamanten oder single plane wenn mit dem Metall geschnitten (ST-/SP-LCI). Für eine Wundweite von 3,8 mm empfiehlt sich eine korneale oder besser limbokorneal angelegte hinged Inzision mit 600 Mikron tiefem Vorschnitt (0,6 HI-3, 8 LCI/CCI). Will man den Tiefschnitt, der sich in einer umfangreichen Serie des Autors als völlig problemlos erwiesen hat, vermeiden, muß der äußere Schnitt hinter den Limbus zurückverlegt werden (Sklerokornealtunnel). Aufgrund der größeren Länge muß der Tunnel dann auch etwas breiter dimensioniert werden (4 mm). Wiederum wird je nach bevorzugter Lanze mit (stepped: Diamant) oder ohne Vorschnitt (single plane: Metall) gearbeitet (0,3 ST-4SCI bzw. SP-4SCI).

Der Zusammenhang zwischen verwendeter Linsensorte und Dioptrienstärke, erforderlicher Inzisionsweite und empfohlenem Inzisionstyp ist in Abb. 6 graphisch dargestellt.

## Inzisionen für PMMA-Linsen

Fälle von verzögert aufgetretenen Irisvorfällen und Infektionen haben die Bedeutung einer ausreichenden Deformationsresistenz unterstrichen. Wunden von mehr als 4 mm Breite müssen einen zunehmend langen skeralen Tunnelanteil aufweisen und sich zusehens einem quadratischen Design annähern. Für Wunden bis 5 mm Breite haben wir erfolgreich einen Tunnelschnitt eingesetzt, der

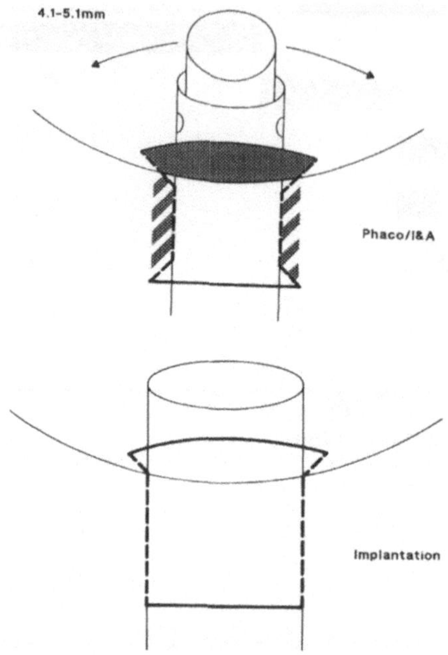


**Abb. 7.** Selbstdichtende Inzision für Schnittweiten zwischen 4,1 und 5,1 mm: Diese extrem deformationsresistente Inzision wird zunächst sanduhrförmig gestaltet, um schließlich erweitert zu werden

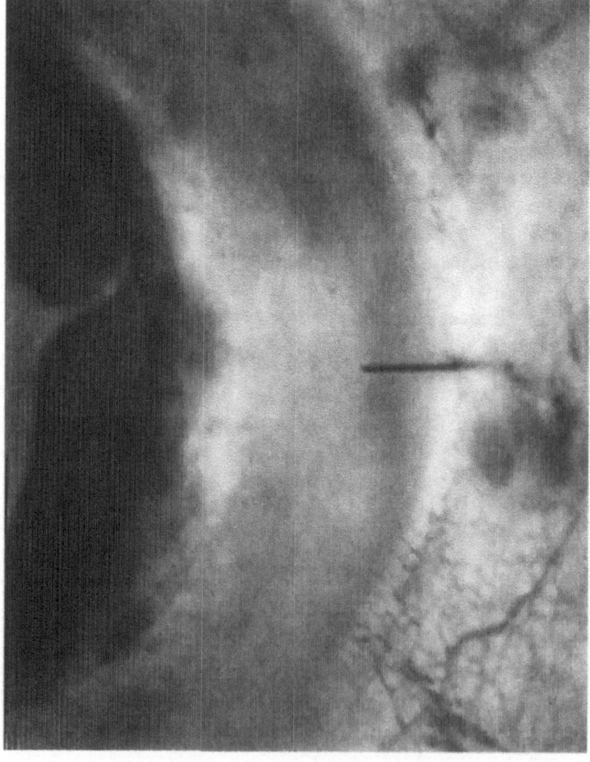

**Abb. 8.** Zur Gewährleistung einer ausreichenden Deformationsresistenz muß bei einer 5-mm-CCI eine spannungsfreie radiäre Stütznaht gelegt werden

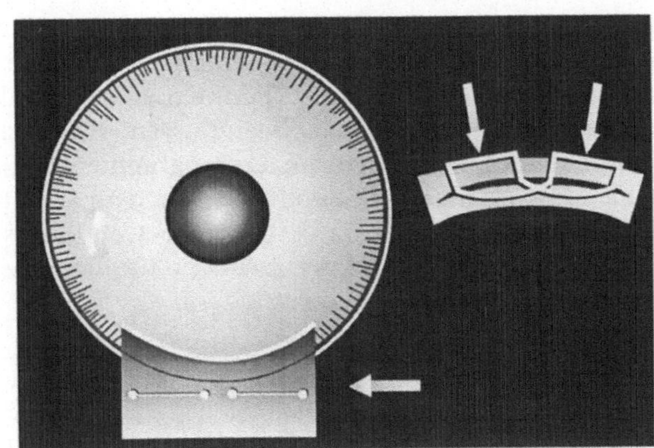

**Abb. 9.** Alternative zur Frown-Inzision für PMMA-Linsen mit großer Optik: gerader Tunneleingang, aktive Ventiladaptation durch limbusnahe Infinity-Naht

durch seine zunächst sanduhrförmige Konfiguration und die leicht bogenförmige Hornhautlippe Dichtigkeit und Mobilität während der Phako/I&A gewährleistet, um nach sekundärer Erweiterung das Implantat leicht passieren zu lassen und danach maximale Deformationsresistenz aufzuweisen (Abb. 7) [17].

Sollte sich der Operateur infolge einer intraoperativen Komplikation gezwungen sehen, von einer geplanten Faltlinse beispielsweise auf eine heparinbeschichtete Ein-Stück-PMMA-Linse für eine Sulkusimplantation umzusteigen, so muß die korneale oder limbale Inzision nach entsprechender Erweiterung mit einer (möglichst spannungsfrei angelegten) radiären Stütznaht deformationsstabil gemacht werden (Abb. 8).

Für PMMA-Linsen mit 6 mm oder noch größerer Optik ist ein quadratisches Design nicht mehr praktikabel. Aus diesem Grund hat sich die Frown-Inzision durchgesetzt [21]. Der posterior-konkave Tunneleingang erleichtert Zugang und Mobilität, seine zurückverlagerten Eckpunkte gewährleisten dagegen ausreichende effektive Tunnellänge und damit Deformationsresistenz. Als Alternative hat sich in unseren Händen eine Variante mit geradem Tunneleingang bewährt, wobei eine nahe am sklerokornealen Übergang angelegte, spannungsfreie Horizontalnaht (Infinity-Suture [6]) für die notwendige Deformationsstabilität sorgt (Abb. 9) [18, 19]. Vorteile gegenüber der Frown-Inzision sind: erleichterte Präparation mit besserer Erreichbarkeit der Tunnelflanken und insbesondere der dortigen Hornhautlippe, besserer Zugang für einen Nahtverschluß in diesem Bereich, sollte ein solcher einmal notwendig werden, verminderte Blutungsgefahr aus Emissarien durch die geringere Präparationsfläche, ausreichende Deformationsresistenz und aktiver Ventilschluß, der auch bei etwaigem Zusammenbruch des Druckgefälles vorhält.

## Einfluß auf die Hornhautkrümmung

Die betragmäßig großen Krümmungsveränderungen nach herkömmlichen Kataraktoperationen mit großen, durch Nähte verschlossenen Wunden wurden mittels Keratometrie erfaßt. Dabei wird die Krümmung in den beiden Hauptschnitten durch zwei 3 mm voneinander entfernte Reflexbilder bestimmt. Gemessen wird somit an nur 4 Punkten außerhalb der optischen Achse. Selbstdichtende Mikroinzisionen beeinflussen die Hornhautkrümmung nur noch minimal, und, wie die Hornhauttopographie zeigt, asymmetrisch (Abflachung: fehlendes/verringertes Coupling in dem dem Schnitt gegenüberliegenden Halbmeridian, Ansteilung: non-orthogonales Coupling; s. unten und Abb. 13). Die Keratometrie ist damit aus zwei Gründen für die Erfassung des induzierten Astigmatismus nicht mehr geeignet:

1. Die Krümmungsänderungen nähern sich ihrem Betrag nach der Meßgenauigkeit der Methode so sehr an, daß keine exakte und reproduzierbare Quantifizierung mehr möglich ist.
2. Die Krümmungsänderung wird mit abnehmender Schnittweite immer asymmetrischer; die der Keratometrie zugrundeliegende Annahme, daß die Krümmung zwischen den Meßfiguren sphärisch und der Übergang zwischen den beiden Hauptschnitten regulär ist, trifft nicht mehr zu.

Mit der Keratometrie verlieren auch die auf ihr basierenden Vektoranalysen ihre Gültigkeit. Mit der computerisierten Hornhauttopographie ist es jedoch möglich geworden, die Hornhautkrümmung adäquat zu beschreiben. Mit der derzeit verfügbaren Software (Difference Mapping) lassen sich induzierte Krümmungsveränderungen beschreiben, jedoch nur für jeweils einen Fall (Case-by-case-Analyse). Um die für eine Inzision typische Kurvaturänderung erfassen zu können, wurde daher eine Software (Batch Mapping) entwickelt, mit der analog der Vektoranalyse keratometrischer Daten durch statistische Auswertung von Patientenkollektiven die inzisionsspezifischen Krümmungsänderungen der gesamten Hornhaut ermittelt werden können (Batch-by-batch-Analyse, [23, 28]). Zu diesem Zweck wurden die jeweils 6144 Meßpunkte des Tomey-Gerätes in 225 konzentrisch um die Hornhautmitte angeordnete Areale zusammengefaßt und ein stastistisches Auswertprogramm (Wilcoxon-Test) integriert. Die für die einzelnen Felder errechneten Werte werden farbkodiert und signifikanzgewichtet ausgedruckt (Abb. 10–12). Die Software erlaubt auch den statistischen Vergleich von Patientenkollektiven mit unterschiedlicher Inzision und damit den Vergleich der Inzisionen untereinander [25, 29].

In einer prospektiven Studie wurden die gängigen Mikroventilinzisionen systematisch mit dem Tomey-Gerät vermessen und mit dem Batch-Mapping-Pro-

**Abb. 10.** Induzierte Krümmungsänderung nach 3-mm-CCI (temporal, 0,3 mm Vorschnitt): Abflachung auf Sektor innerhalb des Schnittes beschränkt, Zentrum frei, kein Coupling ▶

**Abb. 11.** 5-mm-CCI ohne Naht: temporale Abflachung tiefer und ausgedehnter, Zentrum erfaßt, deutliches Coupling zur nasalen Seite, non-orthogonale Ansteilung temporal-oben und temporal-unten

**Abb. 12.** 6-mm-SCI (superior, mit Infinity-Naht): Abflachung in der Senkrechten, orthogonale Ansteilung in der Horizontalen; aufgrund der Symmetrie können die Krümmungsveränderungen mittels herkömmlicher Keratometrie ausreichend exakt beschrieben werden

**Abb. 13.** Schematische Darstellung der Kurvaturänderung mit zunehmender Schnittweite: zunehmende Abflachung im Schnittbereich, kontralaterales Coupling, zunächst non-orthogonale Ansteilung temporal-oben und -unten, schließlich orthogonale Ansteilung im normal auf der Schnittachse stehenden Meridian (Schnitte temporal)

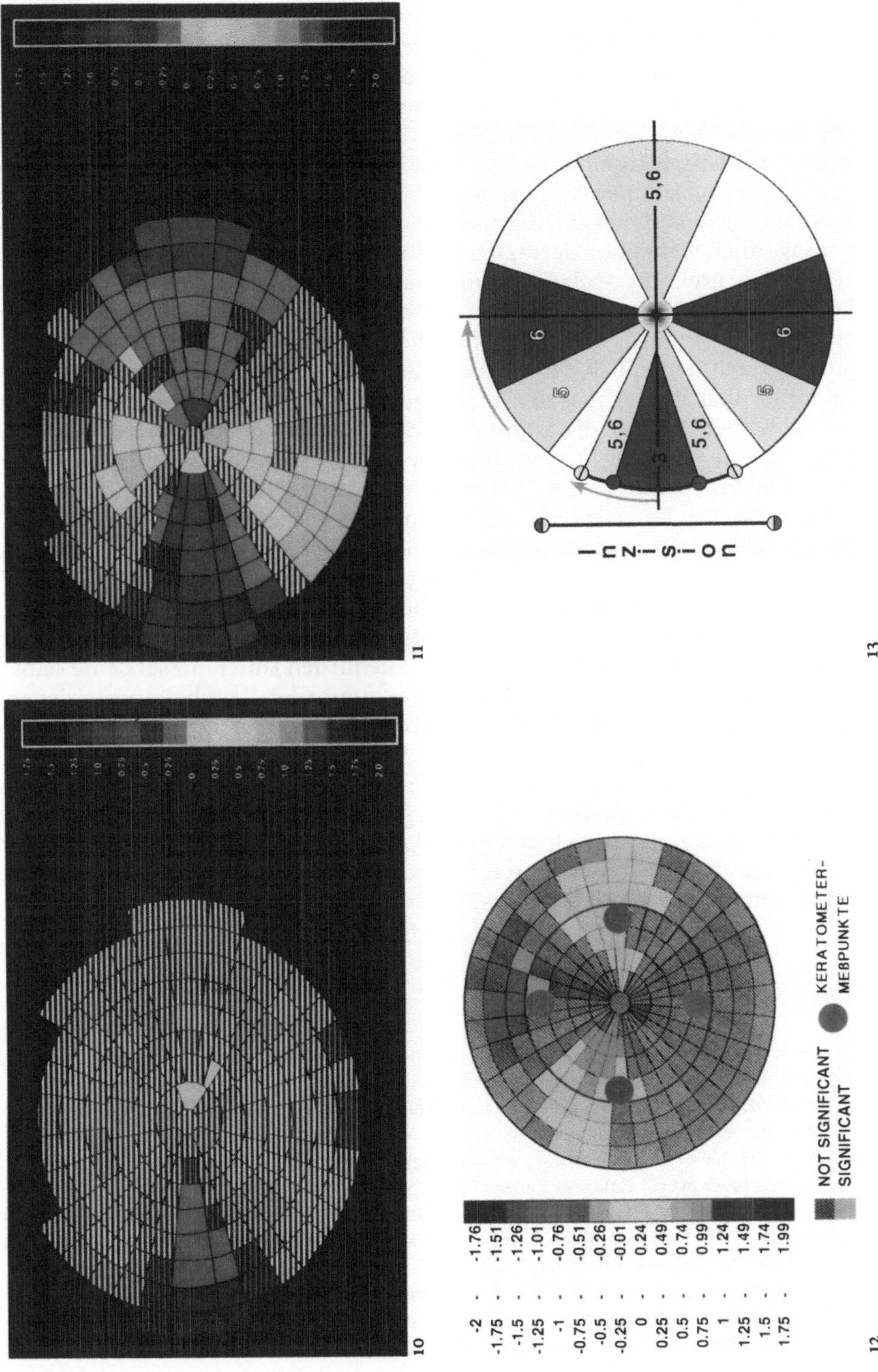
10
11
12
13
-2 . -1.76
-1.75 . -1.51
-1.5 . -1.26
-1.25 . -1.01
-1 . -0.76
-0.75 . -0.51
-0.5 . -0.26
-0.25 . -0.01
0 . 0.24
0.25 . 0.49
0.5 . 0.74
0.75 . 0.99
1 . 1.24
1.25 . 1.49
1.5 . 1.74
1.75 . 1.99
NOT SIGNIFICANT
SIGNIFICANT
KERATOMETER-MEßPUNKTE
Inzision
5,6
6
5
3

gramm ausgewertet. Die Ergebnisse lassen sich wie folgt zusammenfassen: Limbusnahe Miniinzisionen bewirken eine sektorförmige Abflachung, die bei temporaler (von der Hornhautmitte damit am weitesten entfernter) Lage erst bei einer Weite jenseits von 3 mm das Hornhautzentrum miteinbeziehen (s. Abb. 10) [23]. Ein tiefer Vorschnitt vergrößert die Abflachung wenn auch nicht gravierend, so doch statistisch signifikant [29]. Eine radiäre Stütznaht wirkt ihr entgegen [27]. Oblique oder superior angelegte Schnitte beeinflussen die Hornhautkurvatur analog, jedoch betragmäßig signifikant stärker als bei temporaler Positionierung (noch nicht publizierte Daten). Nimmt der (temporal angelegte) Schnitt an Breite zu, greift die Abflachung auch zunehmend auf den nasalen Sektor über (kontralaterales Coupling). Zudem tritt eine sektorförmige Ansteilung in den temporal-oberen und -unteren Meridianen auf (non-orthogonaler Astigmatismus), die sich schließlich der Vertikalachse zu drehen [22]. Bei (superior angelegten) großen sklerokornealen Inzisionen (für 6 mm-PMMA-Linsen) fanden wir schließlich das für die früheren nicht selbstdichtenden Schnitte typische symmetrische Coupling in der normal zur Inzision stehenden (in diesem Fall der Horizontalen): orthogonaler Astigmatismus [24, 26], so daß für diese und größere Schnitte Keratometrie und Vektoranalyse wiederum Gültigkeit gewinnen (s. Abb. 12). Der Verlauf mit zunehmender Schnittweite ist schematisch in Abb. 13 veranschaulicht. Die Veränderungen waren durchwegs unmittelbar nach der Operation (1-Wochen-Kontrolle) sichtbar und in weiterer Folge stabil.

Zusammenfassend läßt sich sagen, daß sich für jede der heute gängigen Faltlinsen wie auch für PMMA-Linsen unterschiedlichen Durchmessers eine selbstdichtende Inzision definieren läßt, die bei minimaler Gewebetraumatisierung ein Maximum und den praktischen Anforderungen genügendes Ausmaß an Deformationsresistenz gewährleistet. Bei Inzisionsweiten über 4 mm und somit bei allen PMMA-Linsen ist ein skleraler Tunnelanteil oder aber eine Nahtsicherung vonnöten. Die inzisionsspezifischen Veränderungen der Hornhautkrümmung konnten mittels eines speziell dafür entwickelten statistischen Auswertprogrammes topographischer Daten exakt beschrieben werden. Mit zunehmender Schnittweite folgen sie einem charakteristischen Muster.

## Literatur


1. Ernest PH, Fenzl R, Lavery KT, Sensoli A (1995) Relative stability of clear corneal incisions in a cadaver eye model. J Cataract Refract Surg 21 : 39–42
2. Ernest PH, Lavery KT, Kiessling LA (1993) Relative strength of scleral tunnel incisions with internal corneal lips constructed in cadaver eyes. J Cataract Refract Surg 19 : 457–461
3. Ernest PH, Lavery KT, Kiessling LA (1994) Relative strength of cataract incisions constructed in cadaver eyes. J Cataract Refract Surg 20 : 626–629
4. Ernest PH, Lavery KT, Sensoli AM (1995) Incision structure versus location on wound strength. XIII[th] Congress of the European Society of Cataract and Refractive Surgeons. Amsterdam, October 1–4, Abstract
5. Ernest PH, Neuhann Th (1996) Posterior limbal incision. J Cataract Refract Surg 22 : 78–84
6. Fine IH (1990) Infinity suture. Modified horizontal suture for 6.5 mm incisions. In: Gills GP, Sanders DR (eds) Small-incision cataract surgery. Slack, Thorofare. pp 191–196

7. Fine IH (1995) New thoughts regarding self-sealing clear corneal incisions. XIIIth Congress of the European Society of Cataract and Refractive Surgeons. 1.–4.10.1995, Amsterdam, Abstract
8. Fine IH, Fichman RA, Grabow HB (eds) (1993) Clear corneal cataract surgery and topical anesthesia. SLACK, Thorofare
9. Kaburaki T, Shimizu K (1994) The incidence of pseudophakic cystoid macular edema, compared corneal incision and limbal incision. Symposium on Cataract, IOL and Refractive Surgery, April 9–13, 1994, Boston, Abstract 103.
10. Koch P (1993) Why I stopped using clear corneal incisions, 3rd American-International Congress on Cataract, IOL and Refractive Surgery, Seattle, Mai 1993. Abstract
11. Langerman DW (1994) Architectural design of a self-sealing corneal tunnel, single-hinge incision. J Cataract Refract Surg 20 : 84–88
12. McFarland MS (1990) Surgeon untertakes phaco, foldable IOL series sans sutures. Ocular Surgery News, March 1, 1990. p 15
13. McFarland MS (1993) Clear corneal incisions: Rx for the patient or the doctor? Opthalmology Times, June 15 : 10
14. Menapace R (1992) Intraokularlinsen für die Implantation durch kleine Inzisionen. In: Neuhann Th, Hartmann Ch, Rochels R (Hrsg) 6. Kongreß der Deutschsprachigen Gesellschaft für Intraokularlinsen-Implantation. Springer, Berlin Heidelberg New York Tokyo. S 51–70
15. Menapace R (1994) Neue Schnitt-Techniken und Implantationssysteme. In: Pham DT, Wollensak J, Rochels R, Hartmann C (Hrsg) 8. Kongreß der Deutschsprachigen Gesellschaft für Intraokularlinsen-Implantation. Springer, Berlin Heidelberg New York Tokyo. S 57–68
16. Menapace R (1995) Delayed iris prolapse with non-sutured clear corneal incisions and its management. J Cataract Refract Surg 21 : 353–357
17. Menapace R, Radax U, Amon M, Papapanos P (1994) No-stitch small-incision cataract surgery with flexible lenses. Evaluation of 100 consecutive cases. J Cataract Refract Surg 20 : 534–542
18. Menapace R, Vass C, Hirsch U, Strenn K (1996) Straight entrance sclerocorneal valve incision with horizontal suture reinforcement for large PMMA lens implants. J Cataract Refract Surg (accepted), in press
19. Menapace R, Vass C, Radax U, Strenn K (1996) Eine einfache, sichere und stabile Alternative zur „Frown-Inzision" für die Implantation von PMMA-Linsen mit großer Optik. Spektrum Augenheilkd (im Druck)
20. Piovella M (1993) Lateral clear-corneal incision and 5-mm optic PMMA lens implantation with topical anesthesia. Ocular Surgery News, International Edition, October 1993. pp 58–59, 62
21. Singer JA (1991) Frown incision for minimizing induced astigmatism after small incision cataract surgery with rigid optic intraocular lens implantation. J Cataract Refract Surg 17 (Suppl) : 677–688
22. Taillanter NF (1994) Self-sealing three-step clear corneal incision allows implantation of 5 mm optic PMMA lens through 5 mm wound. Ocular Surgery News, International Edition, March 1994. pp 28–31
23. Vass C, Menapace R. (1994) Computerized statistical analysis of corneal topography for the evaluation of changes in corneal shape after surgery. Am J Ophthalmol 118 : 177–184
24. Vass C, Menapace R (1994) 6 mm sklerokornealer Tunnelschnitt: Untersuchung der durchschnittlichen induzierten kornealen topographischen Veränderungen. In: Pham DT, Wollensak J, Rochels R, Hartmann Ch (Hrsg) 8. Kongreß der Deutschsprachigen Gesellschaft für Intraokularlinsen-Implantation. Springer, Berlin Heidelberg New York Tokyo. S 11–15
25. Vass C, Menapace R, Rainer G (1996) Surgically induced corneal topographic changes following frown and suture-reinforced straight sclerocorneal valve incisions for 6 mm PMMA implants. J Cataract Refract Surg, in press

26. Vass C, Menapace R, Strenn K (1995) Induzierte korneale topographische Veränderungen nach „Frown Inzision". In: Rochels R, Duncker G, Hartmann Ch (Hrsg) 9. Kongreß der Deutschsprachigen Gesellschaft für Intraokularlinsen-Implantation. Springer, Berlin Heidelberg New York Tokyo. S 346–350
27. Vass C, Menapace R, Amon M, Radax U, Youssef A (1996) Batch-by-batch analysis of corneal topographic changes induced by sutured and sutureless clear corneal incisions. J Cataract Refract Surg 22 : 324–330
28. Vass C, Menapace R, Rainer G, Schulz H (1996) An improved algorithm for statistical analysis of corneal topographic changes. J Cataract Refract Surg, in press
29. Vass C, Menapace R, Rainer G, Strenn K (1996) Vergleich der hornhauttopographischen Veränderungen nach 3-mm-Clear-cornea-Inzision mit und ohne 0.7 mm tiefem Vorschnitt. 10. Kongreß der Deutschsprachigen Gesellschaft für Intraokularlinsen-Implantation. (in diesem Buch)

# Vergleich der hornhauttopographischen Veränderungen nach 3-mm-Clear-corneal-Inzision mit und ohne 0,7 mm tiefem Vorschnitt

C. Vass, R. Menapace, G. Rainer und K. Strenn

**Zusammenfassung.** Wir untersuchten an 50 Augen die induzierten kornealen topographischen Veränderungen nach Kataraktoperation mit einer 3 mm breiten temporalen Clear-corneal-Inzision (CCI). Bei je 25 Augen wurde vor der Präparation der CCI ein perpendikulärer 0,7 mm tiefer Vorschnitt bzw. kein Vorschnitt gemacht. Die korneale Topographie wurde mittels TMS-1 (Tomey) präoperativ sowie nach 1 Woche und 3 Monaten aufgezeichnet. Nach Datenreduktion auf 225 korneale Felder wurden Differenzbilder für je 2 Untersuchungen jedes Patienten errechnet, und dann für beide Gruppen durchschnittliche Differenzbilder aller Patienten gebildet. Beide Gruppen zeigten nach 1 Woche temporal eine deutliche Abflachung sowie eine geringere Ansteilung unten und oben. Die temporale Abflachung war in der Gruppe mit Vorschnitt etwas stärker ausgeprägt (0,4–0,8 dpt) als in der ohne Vorschnitt (0,2–0,6 dpt). Bis zum 3. postoperativen Monat kam es zu einer geringen Regression der temporalen Abflachung auf 0,2–0,6 dpt (mit Vorschnitt) bzw. auf 0,1–0,5 dpt (ohne Vorschnitt). Eine statistische Analyse wurde mittels gepaartem Wilcoxon-Test sowie mit Wilcoxon-Gruppenvergleich durchgeführt. Der gepaarte Test ergab für beide Gruppen nach 1 Woche sowie nach 3 Monaten Signifikanzen im Bereich der temporalen Abflachung und der unteren Ansteilung. Im Gruppenvergleich ergab sich eine signifikant stärkere temporale Abflachung der Gruppe mit 0,7-mm-Vorschnitt nach 1 Woche, nicht jedoch nach 3 Monaten. Wir konnten zeigen, daß kurz postoperativ die operativ induzierten kornealen topographischen Veränderungen einer 3-mm-CCI durch einen 0,7 mm tiefen Vorschnitt signifikant, jedoch nur um ca. 0,2 dpt, verstärkt werden. Dieser Unterschied bildet sich bis 3 Monate postoperativ weitgehend zurück. Für den Vorteil einer besseren Wundstabilität einer CCI mit tiefem Vorschnitt muß man nur eine geringfügig größere operativ induzierte korneale Formveränderung in Kauf nehmen.

**Summary.** In 50 eyes, we evaluated the mean corneal shape changes induced by cataract surgery with 3 mm clear corneal incision (CCI). In 25 eyes, a 0.7-mm deep vertical precut was made; in 25 other eyes a single plane CCI without precut was performed. Corneal topography was recorded with a TMS-1 system (Tomey Inc.). Measurements were taken preoperatively and 1 week and 3 months postoperatively. After data reduction to 225 corneal fields, difference maps between every two investigations were calculated for each patient. Then we calculated group averages of topographic changes. One week postoperatively, both groups exhibited a distinct temporal corenal flattening and some steepening of the lower and upper corneal regions. The temporal flattening was more pronounced in the group with precut (0.4–0.8 D) than in the single-plane group (0.2–0.6 D). By 3 months postoperatively, the temporal flattening regressed to 0.2–0.6 D (with precut) and 0.1–0.5 D (single plane). Statistic analysis was performed with paired Wilcoxon tests as well as with Wilcoxon group comparison. The paired test resulted in a significant temporal corneal flattening and a significant lower corneal steepening of both groups 1 week as well as 3 months postoperatively. Group comparison proved the deep precut CCI to induce significantly more temporal flattening 1 week postoperatively than the single plane CCI. Three months postoperatively, this difference was no longer significant. We could

D. Vörösmarthy et al. (Hrsg.)
10. Kongreß der DGII 1996

prove that surgically induced corneal shape changes following 3 mm CCI are significantly enhanced by a 0.7-mm deep precut. However, the enhancement amounted to only 0.2 D increase of temporal flattening and was statistically significant only in the early postoperative period. Three months postoperatively, the difference between the groups had almost disappeared. The price for a better postoperative wound stability, achieved by the deep precut, is only a minor and negligible increase in surgically induced shape changes.

## Einleitung

Der operative Zugang zur Kataraktoperation mittels CCI bietet die Vorteile einer wenig aufwendigen Präparation sowie eines nahtlosen Wundverschlusses mit geringen operativ induzierten Astigmatismuswerten. Die CCI ist zwar ohne Naht dicht, läßt sich aber prinzipiell durch lokalisierten Druck von außen, peripher der Inzision öffnen. Um die Wundstabilität zu verbessern, hat Langerman die sog. „Single-hinge-Inzision" [3] vorgeschlagen. Der dabei zusätzlich durchgeführte 0,7 mm tiefe perpendikuläre Vorschnitt kann die Wundstabilität bezüglich äußerer Krafteinwirkung verbessern [1, 2]. Das Ziel der vorliegenden Studie war, den Einfluß des tiefen Vorschnittes auf die induzierten kornealen topographischen Veränderungen zu untersuchen.

## Material und Methoden

In die Studie waren 50 Augen eingeschlossen. Alle Augen wurden von ein und demselben Operateur operiert (Menapace). Bei allen Augen wurde eine 3 mm breite CCI mit einer oben angeschliffenen Metallanze (Fa. Alcon) präpariert. Bei 25 Augen wurde zuvor ein 0,7 mm tiefer perpendikulärer Vorschnitt mittels kalibriertem RK-Messer angelegt, bei 25 Augen nicht. Es folgten Kapsulorhexis, Phakoemulsifikation, Aspiration der Rinde und Implantation einer Intraokularlinse mit 6-mm-Silikonoptik in den Kapselsack (SI-30, Allergan) mittels Faltpinzette. Die CCI verblieb ungenäht. Die korneale Topographie wurde mittels TMS-1 (Fa. Tomey) präoperativ, sowie 1 Woche, 1 Monat und 3 Monate postoperativ gemessen.

Die Zahlenwerte der TMS-1-Bilder wurden in ASCII-Code umgewandelt, auf einen Apple transferiert und in dem Programm „Microsoft Excel" mit Hilfe von eigens entwickelter Software weiterverarbeitet. Zunächst wurden die Bilder mit einem Algorithmus zur Fehlererkennung und Ausbesserung bearbeitet. Von den so ausgebesserten Bildern wurden für jeden Patienten Differenzbilder (1 Woche-präoperativ, 3 Monate-präoperativ) errechnet. Aus den jeweils 25 Differenzbildern der beiden Zeitintervalle wurden dann für beide Gruppen je 2 mittlere Differenzdateien errechnet. Um die Datenmenge einer statistischen Bearbeitung zugänglich zu machen, haben wir die Topographie in 225 Felder in 7 konzentrischen Ringen eingeteilt und das so reduzierte Datenmaterial für weitere Analysen benutzt. Es wurden wiederum pro Gruppe 2 Differenzbilder mit je 225 Segmenten errechnet: 3 Monate-1 Woche, 3 Monate-präoperativ. Diese haben wir einer statistischen Analyse unterzogen. Um Areale mit statistisch signifikanter induzierter, topographischer Veränderung abzugrenzen, haben wir einen gepaarten Wilcoxon-Test für jedes Segment durchgeführt. Zweitens haben wir die Daten dieser Differenzbilder einem Wilcoxon-Gruppenvergleich zugeführt.

## Ergebnisse

Abbilung 1 zeigt die reduzierten Differenzdaten. Jedes der 225 Felder gibt farbkodiert die durchschnittliche Veränderung des entsprechenden kornealen Segmentes zwischen präoperativ und 1 Woche postoperativ (s. Abb. 1 a und b) bzw. 3 Monaten (s. Abb. 1 c und d) wieder. Nach 1 Woche zeigten beide Gruppen in der kornealen Topographie eine deutliche Abflachung temporal und eine Ansteilung oben und unten. Das Ausmaß der temporalen Abflachung war in der Gruppe mit Vorschnitt (s. Abb. 1 b) mit 0,4–0,8 dpt deutlich größer als in der Gruppe ohne Vorschnitt (s. Abb. 1 a; 0,2-0,6 dpt). In der Gruppe mit Vorschnitt kam es auch zu einer Kopplung der Abflachung nach nasal, allerdings nur mit 0,1–0,2 dpt (s. Abb. 1 b). Nach 3 Monaten waren die operativ induzierten topographischen Veränderungen sehr ähnlich, aber etwas weniger ausgeprägt. Die temporale Abflachung betrug in der Gruppe mit Vorschnitt (s. Abb. 1 d) 0,2–0,6 dpt, ohne Vorschnitt (s. Abb. 1 c) 0,1–0,5 dpt.

Die Ergebnisse des gepaarten Wilcoxon-Testes ($P < 0{,}05$) sind in Abb. 2 dargestellt. Auf einer farbkodierten Differenzkarte mit 225 Segmenten sind nur die Areale mit signifikanten induzierten topographischen Veränderungen abgebildet, nicht signifikant veränderte Areale wurden weggelassen. Die zuvor beschriebene temporale Abflachung sowie die untere Ansteilung waren in beiden Gruppen statistisch signifikant.

Der Gruppenvergleich ergab nach 1 Woche eine signifikant stärkere temporale Abflachung in der Gruppe mit Vorschnitt (Abb. 3 a). Das größere nasale Areal mit stärkerer Abflachung der Gruppe mit Vorschnitt nach 1 Woche resultiert daraus, daß zu diesem Zeitpunkt nur diese Gruppe dort eine Abflachung zeigt, während die Gruppe ohne Vorschnitt in demselben Areal tendenziell ansteilt. Nach 3 Monaten besteht kein signifikanter Unterschied zwischen den Gruppen in der temporalen Abflachung (s. Abb. 3 b). Lediglich im Randbereich der unteren Ansteilung (bei ca. 225°) steilt die Gruppe mit Vorschnitt signifikant mehr an.

## Diskussion

Wir konnten mittels statistischer Analyse topographischer Bilder eine statistisch signifikante temporale Abflachung sowie eine signifikante untere vertikale Ansteilung in beiden Gruppen nachweisen. Das Ausmaß der temporalen Abflachung war in der Gruppe mit Vorschnitt 1 Woche postoperativ signifikant größer als ohne Vorschnitt. Nach 3 Monaten bestand nur mehr eine Tendenz in diese Richtung, jedoch kein signifikanter Unterschied. Der mittlere Unterschied der temporalen Abflachung zwischen den beiden Gruppen betrug nach 1 Woche ca. 0,2 dpt, nach 3 Monaten nur mehr 0,1 dpt.

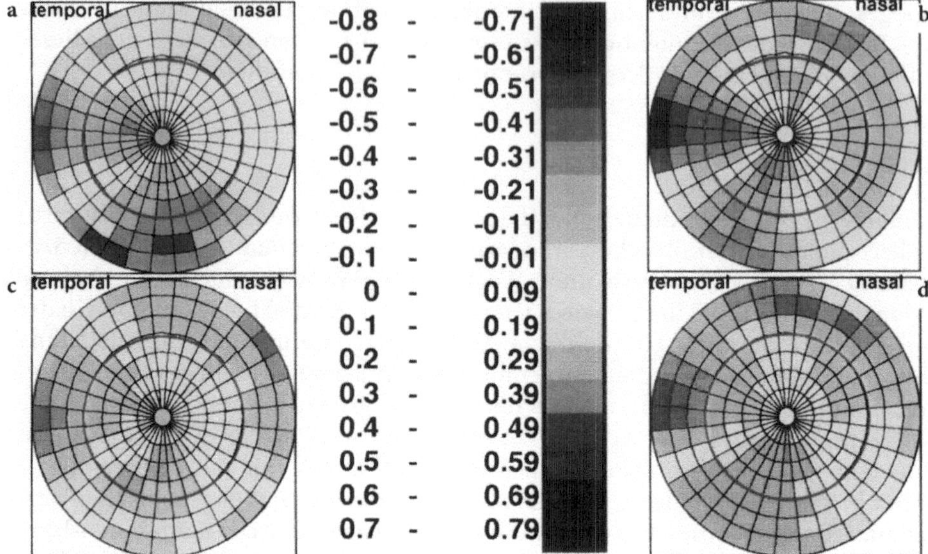


**Abb. 1 a–d.** Durchschnittliche korneale topographische Veränderungen im Vergleich mit präoperativ: **a** ohne Vorschnitt, 1 Woche postoperativ; **b** tiefer Vorschnitt, 1 Woche; **c** ohne Vorschnitt, 3 Monate; **d** tiefer Vorschnitt, 3 Monate. Der rote Ring symbolisiert die zentrale 4-mm-Zone

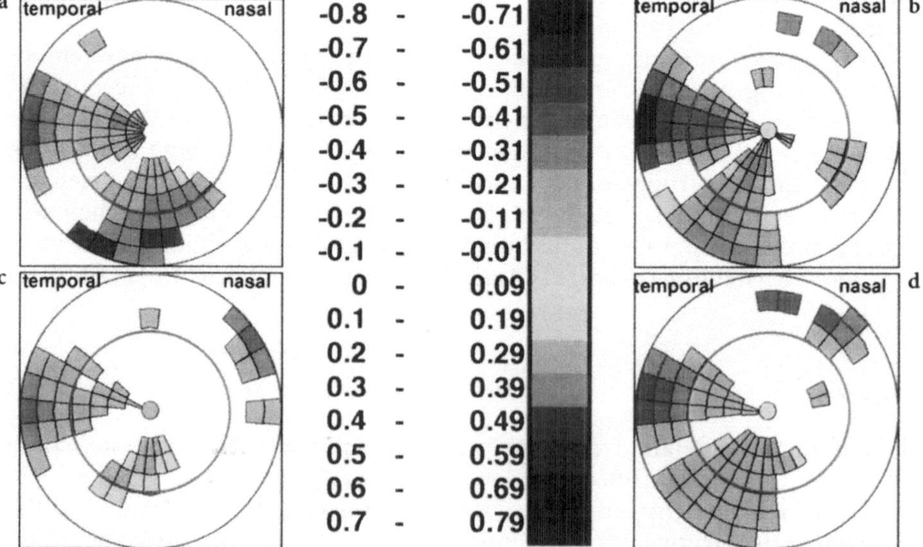


**Abb. 2 a–d.** Gepaarte Wilcoxon-Teste der topographischen Veränderungen im Vergleich mit präoperativ: **a** ohne Vorschnitt, 1 Woche postoperativ; **b** tiefer Vorschnitt, 1 Woche; **c** ohne Vorschnitt, 3 Monate; **d** tiefer Vorschnitt, 3 Monate. Der rote Ring symbolisiert die zentrale 4-mm-Zone. Nur die Felder mit statistischer Signifikanz ($P < 0{,}05$) sind abgebildet

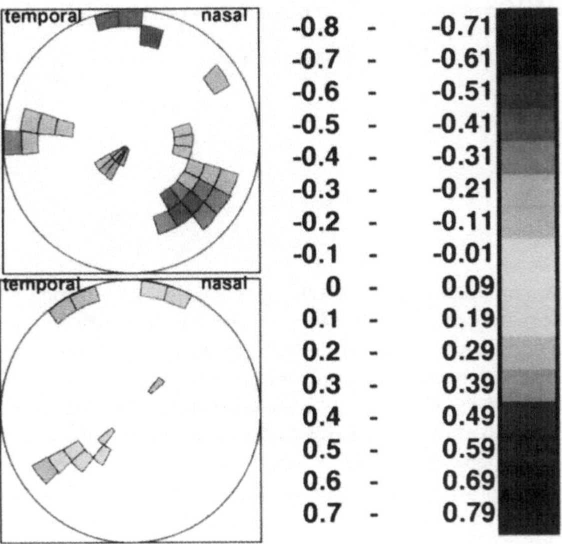


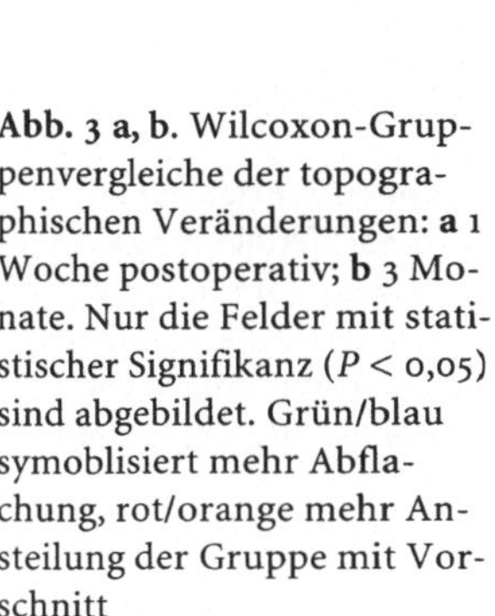
**Abb. 3 a, b.** Wilcoxon-Gruppenvergleiche der topographischen Veränderungen: **a** 1 Woche postoperativ; **b** 3 Monate. Nur die Felder mit statistischer Signifikanz ($P < 0{,}05$) sind abgebildet. Grün/blau symoblisiert mehr Abflachung, rot/orange mehr Ansteilung der Gruppe mit Vorschnitt

Die Resultate der Gruppe mit 0,7-mm-Vorschnitt sind gut vergleichbar einer zuvor von uns untersuchten Gruppe mit 0,3 mm tiefem Vorschnitt [4], bei der die temporale Abflachung ebenfalls signifikant war und 0,4–1,0 dpt betragen hatte. Die damals verwendete Schnittechnik war zwar etwas unterschiedlich (CCI mit Die Resultate der Gruppe mit 0,7-mm-Vorschnitt sind gut vergleichbar einer zuvor von uns untersuchten Gruppe mit 0,3 mm tiefem Vorschnitt [4], bei der die temporale Abflachung ebenfalls signifikant war und 0,4–1,0 dpt betragen hatte. Die damals verwendete Schnittechnik war zwar etwas unterschiedlich (CCI mit Diamantmesser), dennoch scheint die Vertiefung des Vorschnittes von 0,3 auf 0,7 mm keine wesentliche Zunahme der temporalen Abflachung hervorzurufen.

Wenngleich eine 3-mm-CCI mit tiefem Vorschnitt verglichen mit einer CCI ohne Vorschnitt zumindest früh postoperativ signifikant mehr topographische Veränderungen induziert, so ist der Unterschied schon primär so gering und nimmt im Verlauf auch noch weiter ab, daß man ihn für einen Zugewinn an Sicherheit in Kauf nehmen kann.

## Literatur

1. Ernest PH, Lavery KT, Kiessling LA (1994) Relative strength of corneal and clear corneal incisions costructed in cadaver eyes. J Cataract Refract Surg 20 : 626–629
2. Ernest PH, Fenzl R, Lavery KT (1995) Relative stability of clear corneal incisions in a cadaver eye model. J Cataract Refract Surg 21 : 39–42
3. Langermann DW (1994) Architectural design of a self-sealing corneal tunnel, single hinge incision. J Cataract Refract Surg 20 : 84–88
4. Vass C, Menapace R (1994) Computerized statistical analysis of corneal topography for the evaluation of changes in corneal shape after surgery. Am J Ophthalmol 118 : 177–184

# Konstruktion und Eigenschaften von 2–2,5 mm breiten kornealen Tunnelinzisionen zur Implantation faltbarer Linsen von 6 mm Durchmesser

R. Henekes

**Zusammenfassung.** Drei Arten von nahtlosen kornealen Tunnelinzisionen wurden auf ihre klinische Brauchbarkeit hin getestet, ein invers U-förmiger, äußerer, korneoskleraler Eingang von 2,0 und 2,5 mm Breite und ein invers L-förmiger von 2,5 mm Breite, jeweils kombiniert mit einem inneren, etwa 4,5 mm breiten U-förmigen Ausgang. Die minimale korneale Tunnellänge betrug 1,5–2,0 mm. Durch diese schmalen Inzisionen konnten Silikon-, Akryl- oder Hydrogellinsen von 6 mm Durchmesser und Brechkräften bis zu 27 dptr. ohne Schwierigkeiten implantiert werden.

Der induzierte korneale Astigmatismus lag am Rande des Meßbaren. Aus klinischer Sicht schien die L-förmige Wundkonstruktion am vorteilhaftesten.

**Summary.** Three types of no-stich corneal tunnel incisions were tested for their clinical applicability: an inverse U-shaped external corneoscleral entrance of 2 and 2.5 mm in width and an inverse L-shaped entrance of 2.5 mm, each combined with an internal U-shaped exit of about 4.5 mm in width. Minimal corneal tunnel length amounted to 1.5–2 mm. Silicone, acrylic and hydrogel lenses of 6 mm diameter and up to 27 dptr. could pass the openings without difficulty. Wound-induced corneal astigmatism was near measurable limits.

From a clinical point of view, the L-shaped wound construction seemed to be the most favourable.

## Einleitung

Bei kornealen Tunnelinzisionen wird nach der Phakoemulsifikation und Rindenaspiration die Inzision üblicherweise symmetrisch nach beiden Seiten zu erweitert, um die faltbare Linse zu implantieren. Sieht man einmal von speziellen Linsentypen ab, so ist in der Regel eine Erweiterung auf ca. 4 mm nötig. Diese relativ breite Wunde kann zwar durch eine spezielle Lippenkonstruktion (Singlehinge-Inzision [2]) auch ohne Naht relativ druckbeständig gemacht werden, erzeugt aber einen nicht immer erwünschten Astigmatismus gegen die Wunde. Demgegenüber wissen wir von der skleralen Frown-Inzision, daß eine Radialisierung von Schnittkomponenten die effektive Wundbreite relativ schmal halten, den induzierten Astigmatismus verringern und postoperativen Wundverschiebungen entgegen wirken kann [3]. Wir haben nun versucht herauszufinden, ob das Frown-Prinzip, d. h. Radialisierung von Schnittkomponenten, auch bei einer kornealen Tunnelinzision anwendbar ist.

D. Vörösmarthy et al. (Hrsg.)
10. Kongreß der DGII 1996

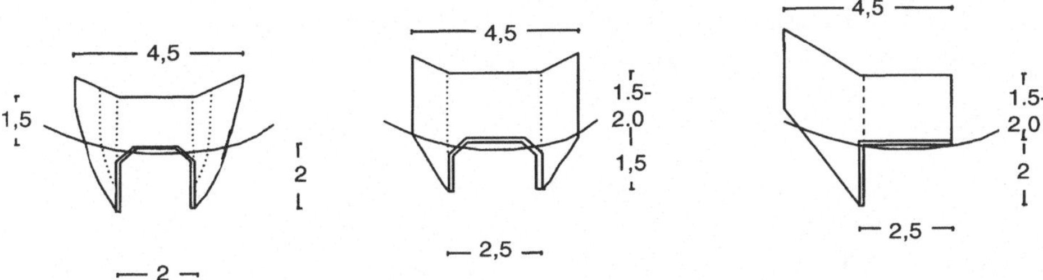


**Abb. 1.** Abmessungen der drei kornealen Wundtypen. Die Doppellinie symbolisiert die äußere Inzision. Die daran anschließenden Linien deuten die Tunnelfläche und die innere Öffnung zur Vorderkammer hin an.

## Material und Methode

Es wurden 3 Schnittkonfigurationen getestet: eine 2 und eine 2,5 mm breite korneale Frown- und eine 2,5 mm breite korneale L-Konfiguration (Abb. 1). Die minimale Tunnellänge variierte zwischen 1,5 und 2,0 mm. Die innere Öffnung zur Vorderkammer wurde im Sinne einer internen Anti-frown-Konstruktion nach zentral hin konkav gestaltet.

Der horizontale limbusparallele Teil der äußeren Öffnung, vor der kornealen Arkade gelegen, wurde in allen Fällen mit tiefer Vorinzision ausgeführt.

Die radiäre Erweiterung nach hinten erfolgte durch die Konjunktiva hindurch ohne Kauterisation. Bei den in der Abbildung angegebenen Maßen gelang es bei allen Schnittypen ohne Schwierigkeiten, Silikon-, Hydrogel- oder Akryllinsen zu implantieren. 36 Augen wurden operiert, pro Wundtype 12 Augen. Die Qualität der Schnittführung wurde intraoperativ klassifiziert, und die jeweils 10 besten Fälle der weiteren Auswertung zugeführt. Diese umfaßte die übliche postoperative Routineuntersuchung, Photographie und eine sorgfältige Messung des kornealen Astigmatismus mittels automatischer Keratometrie (Nidek ARK 2000).

## Resultate

Die klinische Praktikabilität differierte sehr stark zwischen den drei Typen. Bei der 2-mm-U-Inzision mußte bereits für die Phakoemulsifikation (mit 2,5- oder 3,0-mm-Tip) die Erweiterung des primären 2-mm-Tunnels erfolgen. Abgesehen von der Tatsache, daß ein 2 mm breites Keratom schwierig zu finden ist, führte dies zu gelegentlichem Aufblähen der Bindehaut und intraoperativer kornealer Hydratation. Diese Komplikationen entfielen bei der 2,5-mm-Inzision, weil man hier durch den glatten kornealen Teil der Inzision mit einem 2,5-mm-Phakotip arbeiten kann, und dann erst, am Ende der Operation, für die Linsenimplantation die Erweiterung vornehmen muß. Eine noch weitergehende Vereinfachung stellte die L-Inzision dar.

Blutungen aus den angeschnittenen konjunktivalen Gefäßen traten in praktisch allen Fällen auf. Die Linsenimplantation wurde deshalb unter kontinuierli-

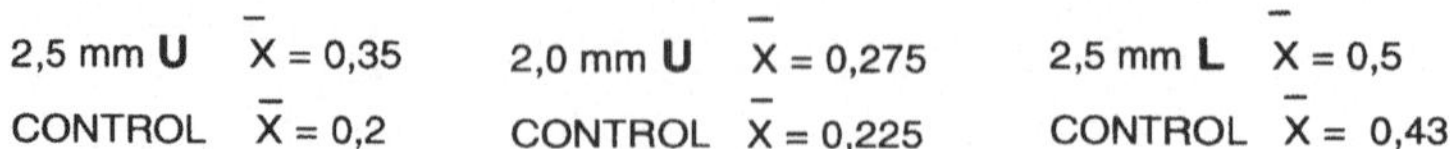


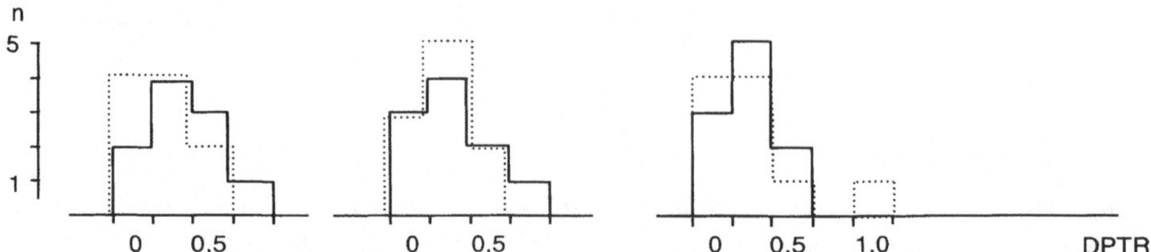


**Abb. 2.** „Induzierter Astigmatismus" der drei Wundtypen. Es ist jeweils die Differenz zwischen prä- und postoperativem Astigmatismus (je 5 Messungen) bei 10 Patienten (beste Fälle) angegeben. Als Kontrollmessung diente das jeweils andere, nicht operierte Auge. Es ergibt sich kein signifikanter Unteschied zwischen operierten und nicht operierten Augen. — operierte Augen, ..... nicht operierte Augen (Kontrolle), praeop. Ast. < 1 dptr.

cher BSS-Spülung vorgenommen. Postoperative Komplikationen traten in keinem der Fälle auf, insbesondere keine Wundundichtigkeiten, intraokulare Entzündungen oder Epithelimplantationen. Die Wunden heilten reizlos und schnell ohne zu klaffen.

Die Messung eines operationsinduzierten Astigmatismus war nicht signifikant. Die Abb. 2 zeigt die Werte nach 1 Woche. Angegeben sind für jeden Patienten die Differenz des gemittelten kornealen Astigmatismus (5 Messungen) post- und präoperativ ohne Beachtung der Zylinderachse. Als Kontrolle diente das kontralaterale nichtoperierte Auge Die Verteilungsmuster von operierten und nichtoperierten Augen überlappen sich, was anzeigt, daß die drei Wundtypen trotz fehlenden Nahtverschlusses keinen größeren Astigmatismus induzieren.

## Diskussion

Diese vorläufigen Ergebnissen haben folgendes gezeigt:

1. Es ist möglich, eine Art korneale nahtlose Tunnelinzision von effektiv 2 mm Breite zu konstruieren, durch die gängige faltbare Linsen implantiert werden können.
2. Bei effektiven Wundbreiten von 2 oder 2,5 mm am Limbus entsteht kein klinisch relevanter kornealer Astigmatismus.

In noch nicht veröffentlichten Voruntersuchungen an Leichenaugen hatte sich gezeigt, daß die Wundkonstruktionen eine hohe Resistenz intraokular und extraokular applizierten Kräften gegenüber aufweisen.

Gründe dafür sind sicher, daß bei der geringen effektiven Breite die Tunnelfläche eher dem idealen quadratischen Verhältnis [1] entspricht als eine konventionelle lineare Inzision. Hinzu kommt, daß bei externem Druck auf den hinteren skleralen Teil der Wunde die interne korneale Lippe einen besseren

Wundverschluß gewährt, weil sie nicht nur von der Sklerabewegung durch die Scharnierinzision ([2], siehe Methodik) abgekoppelt ist, sondern zusätzlich noch an einer internen konkaven „Aufhängung" befestigt ist (siehe Hängebrückenprinzip, [3]).

Diese Stabilisierungsprinzipien müssen nicht unbedingt in einer symmetrischen Anordnung verwirkt werden. Eine asymmetrische Konfiguration wie die L-Inzision hat deutliche klinische Vorteile. Effektive Breite und minimale Tunnellänge bleiben die gleiche wie bei einer symmetrischen Konstruktion. Es ist jedoch nur noch ein Erweiterungsschnitt nötig, der auch besser zu standardisieren ist.

Wir denken, daß die L-Konfiguration für eine korneale No-stich-Tunnelinzision so vorteilhaft ist, daß sie mit den heutigen linearen Techniken zumindest konkurrieren kann. Darüber möchten wir später berichten.

## Literatur


1. Ernest PH, Lavery KT, Kiessling LA (1994) Relative strength of scleral corneal and clear corneal incisions constructed in cadaver eyes. J Cataract Refract Surg 20 : 626–629
2. Langerman DW (1994) Architectural design of a self-sealing corneal tunnel, single-hinge incision. J Cataract Refract Surg 20 : 84–88
3. Singer JA (1991) Frown incision for minimizing induced astigmatism after small incision cataract surgery with rigid optic intraocular lens implantation. J Cataract Refract Surg 17 [Suppl] : 677–688

# Astigmatismusentwicklung 2 Jahre nach nahtfreier kornealer Kataraktchirurgie

K. Müller-Jensen, B. Barlinn und M. Fetscher

**Zusammenfassung.** Langzeitergebnisse nach Clear corneal cataract surgery sind von großem Interesse, da sie über Wert und Unwert dieser von Howard Fine 1992 eingeführten genialen Methode entscheiden.

*Patienten und Methoden:* Aus einer Gesamtzahl von 2800 Staroperationen mit nahtfreier Schnittführung und Implantation einer 5-mm-PMMA-Linse durch einen kornealen Schnitt von 4,0–4,1 mm langer äußerer und 6,5–7,0 mm langer innerer Öffnung (Stretch incision) wurden die ersten 100 Patienten vergleiched nach 1 Woche, 1 Jahr und 2 Jahren im Hinblick auf die Entwicklung des chirurgisch induzierten Astigmatismus (IA) und des absoluten Astigmatismus (AA) ophthalmometrisch und topographisch untersucht. 50 Patienten wurden mit oberem Schnitt und 50 Patienten mit seitlichem Schnitt operiert. Die statistische Analyse erfolgte mit dem Wilcoxon-signed-ranks-Test.

*Ergebnisse:* Der *obere Schnitt* führte im Gesamtkollektiv ($n = 50$) nach 1 Jahr zu einem IA von 1,18 +/– 0,79, nach 2 Jahren zu einem IA von 1,53 +/– 0,95; bei präoperativem Astigmatismus mit der Regel ($n = 15$) lag der AA nach 1 Jahr bei 0,62 +/– 0,57, nach 2 Jahren bei 0,93 +/– 0,56. Der *seitliche Schnitt* führte im Gesamtkollektiv ($n = 50$) nach 1 Jahr zu einem IA von 0,85 +/– 0,69 nach 2 Jahren zu einem IA von 0,64 +/– 0,50; bei präoperativem Astigmatismus gegen die Regel ($n = 15$) lag der AA nach 1 Jahr bei 0,66 +/– 0,70, nach 2 Jahren bei 0,52 +/– 0,65. Die Unterschiede der Astigmatismen beim oberen und beim seitlichen Schnitt waren in den vergleichbaren Kollektiven nach 2 Jahren statistisch signifikant.

*Schlußfolgerung:* Die Schnittlegung im steileren Meridian führte nach 2 Jahren beim oberen Kornealschnitt zu einem statistisch nicht signifikanten Anstieg, beim seitlichen Korenalschnitt zu einer statistisch signifikanten Reduktion des präoperativen Astigmatismus. Die nahtfreie korneale Schnittführung kann unseres Erachtens weiterhin als Routinemethode für die Kataraktchirurgie empfohlen werden.

**Summary.** Long-term follow-ups after clear corneal cataract surgery are of great interest, since they provide decisive information as to the relative advantages and disadvantages of this ingenious method introduced by Howard Fine in 1992.

*Patients and Methods:* Out of a total of 2800 cataract procedures with self-sealing incision and implantation of a 5-mm PMMA lens through a corneal opening measuring 4.0–4.1 mm in external diameter and 6.5–7.0 mm in internal diameter (stretch incision), the first 100 patients undergoing the operation were examined for surgically induced astigmatism (IA) as well as for absolute astigmatism (AA) 1 week, 1 year, and 2 years following surgery using the methods of keratometry and corneal topography. The statistical analysis was based on the Wilcoxon signed ranks test.

*Results:* For the total cohort ($n = 50$), the IA after 12-o'clock incisions was determined to amount to 1.18 +/– 0.79 after 1 year and 1.53 +/– 0.95 after 2 years; for cases of preoperative astigmatism with the rule ($n = 15$), AA was found to be 0.62 +/– 0.57 after 1 year and 0.93 +/– 0.56 after 2 years. Lateral incisions were calculated, on the basis of the entire group ($n = 50$), to pro-

D. Vörösmarthy et al. (Hrsg.)
10. Kongreß der DGII 1996

duce an IA of 0.96 +/- 0.74 after 1 year and 0.64 +/- 0.50 after 2 years; for cases of preoperative astigmatism against the rule ($n = 15$) the AA was seen to average 0.66 +/- 0.70 after 1 year and 0.52 +/- 65 after 2 years. The differences in the degrees of astigmatism observed between the comparative groups following 12-o'clock or lateral incisions attained statistical significance after a period of 2 years.

*Conclusion:* Incisions on the steeper axis using the 12-o'clock technique were associated with a statistically insignificant increase in preoperative astigmatism 2 years after surgery, while a statistically significant decrease was observed following lateral incisions. Our current understanding is that the clear corneal incision may still be used on a routine basis in cataract surgery.

## Einleitung

Die Einführung der Clear corneal cataract surgery durch H. Fine [4] war eine wertvolle Erweiterung des vielfältigen Operationsspektrums der Kataraktchirurgie im Rahmen der Phakoemulsifikation, weil sie eine sichere refraktive Beeinflussung der Hornhautwölbung erlaubt und damit gezielt zur Reduktion eines präoperativen Astigmatismus eingesetzt werden kann. Allerdings fehlen noch Langzeitergebnisse, wie sie z. B. für die radiale Keratotomie vorliegen [8, 12]. Hier muß bei 22% bis zu 5 Jahren mit einer zunehmenden Relaxation und Hyperopisierung gerechnet werden. Vergleichbare Entwicklungen beim kornealen Starschnitt würden den Wert dieser Methode erheblich einschränken.

## Patienten und Methoden

Aus einer Gesamtzahl von 2800 Operationen mit rein kornealem Starschnitt wurden die ersten 100 Fälle mit über 2jähriger Beobachtungszeit ausgewertet. Die operative Technik entsprach der von uns angegebenen Modifikation [9] mit einem stufenfreien 1,5–2,0 mm langen Hornhauttunnel, der eine äußere Weite von 4,0–4,1 mm und innere Weite von 6,5–7,0 mm aufweist. Die nach der Phakoemulsifikation durchgeführte starke innere Aufweitung des Schnittes [5] erlaubt aufgrund der jetzt ausreichenden Elastizität (Sretch incision) die Implantation von 5-mm-PMMA-Linsen ohne anschließende Naht. Vor der Implantation wurde die Schnittweite mit einem 4-mm-Fechner-Spatel geprüft, nach der Implantation mit einem Osher-caliper gemessen.

Bei 50 Patienten wurde der Kornealschnitt bei 12 Uhr, bei weiteren 50 Patienten bei 3 Uhr bzw. 9 Uhr angelegt. Die kornealen Refraktionsmessungen erfolgten präoperativ, nach 1 Woche, nach 1 Jahr und nach 2 Jahren mit dem Rodenstock-Ophthalmometer und dem Mastervue-Ultra-Topographiegerät von Humphrey Instruments. Der absolute Astigmatismus (AA) und der chirurgisch induzierte Astigmatismus (IA) wurden bestimmt und für die verschiedenen Kollektive mit dem Wilcoxon-signed-ranks-Test vergleichend ausgewertet. Als Astigmatismus mit der Regel galt, wenn die höherbrechende Achse zwischen 75° und 105°, als Astigmatismus gegen die Regel, wenn die höherbrechende Achse zwischen 0° und 15° bzw. 165° und 179° lag. Wegen zu kleiner Fallzahl (> 10) innerhalb der beiden Hauptkollektive wurden die Patienten mit präoperativem Astigmatismus und schräger Achsenlage (16°–74°/106°–164°) statistisch nicht separat ausgewertet.

## Ergebnisse

Der *12-Uhr-Schnitt* führte im Gesamtkollektiv ($n = 50$) nach 1 Woche zu einem IA von 1,67 +/– 1,22, nach 1 Jahr von 1,18 +/– 0,79 und nach 2 Jahren von 1,53 +/– 0,95. Die Zunahme des IA nach 2 Jahren gegenüber 1 Jahr lag knapp oberhalb des Signifikanzniveaus (Abb. 1). Der IA beim *seitlichen Schnitt* lag im Gesamtkollektiv ($n = 50$) nach 1 Woche bei 0,89 +/– 0,74, nach 1 Jahr bei 0,85 +/– 0,69, nach 2 Jahren bei 0,64 +/– 0,50. Die Astigmatismusreduktion nach 2 Jahren war statistisch signifikant (Abb. 2). Der 2-Jahres-Unterschied des IA zwischen oberem und seitlichem Schnitt im Gesamtkollektiv ($n = 100$) war hoch signifikant ($n = 0{,}005$).

Der AA bei Schnittführung im steilen Meridian lag beim 12-Uhr-Schnitt und präoperativem Astigmatismus mit der Regel nach 1 Jahr knapp unterhalb, nach 2 Jahren knapp oberhalb des präoperativen Astigmatismus (Abb. 3). Wegen der geringen Fallzahl und relativ großen Streubreite bestand jedoch keine statistische Signifikanz für die zeitliche Änderung des Astigmatismus. Beim seitlichen Schnitt und präoperativem Astigmatismus gegen die Regel wurde bereits nach 1 Woche eine stabile, statistisch signifikante Astigmatismusreduktion ($P = 0{,}05$)

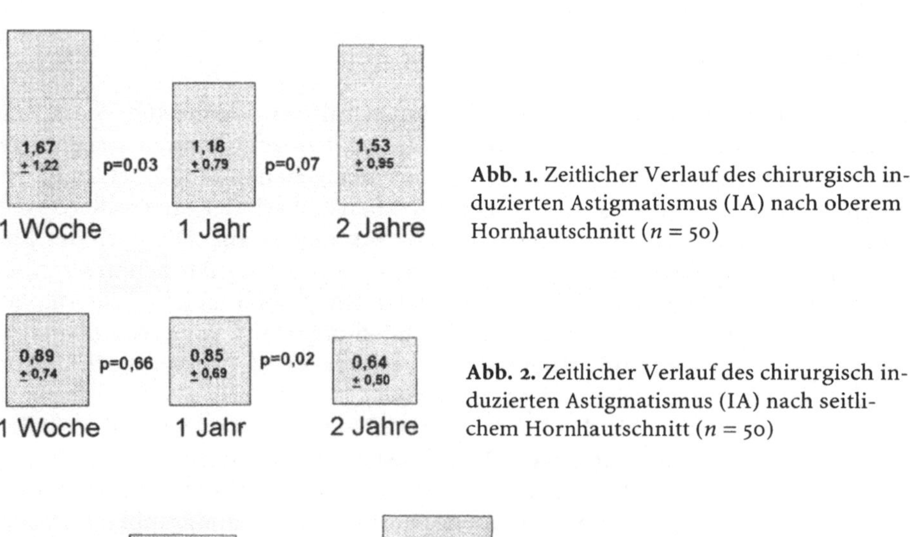


**Abb. 1.** Zeitlicher Verlauf des chirurgisch induzierten Astigmatismus (IA) nach oberem Hornhautschnitt ($n = 50$)

**Abb. 2.** Zeitlicher Verlauf des chirurgisch induzierten Astigmatismus (IA) nach seitlichem Hornhautschnitt ($n = 50$)

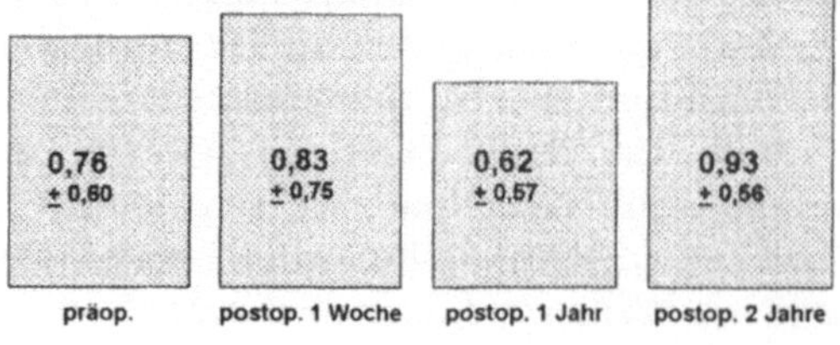


**Abb. 3.** Zeitlicher Verlauf des absoluten Astigmatismus (AA) bei präoperativem Astigmatismus mit der Regel nach oberem Hornhautschnitt ($n = 15$)

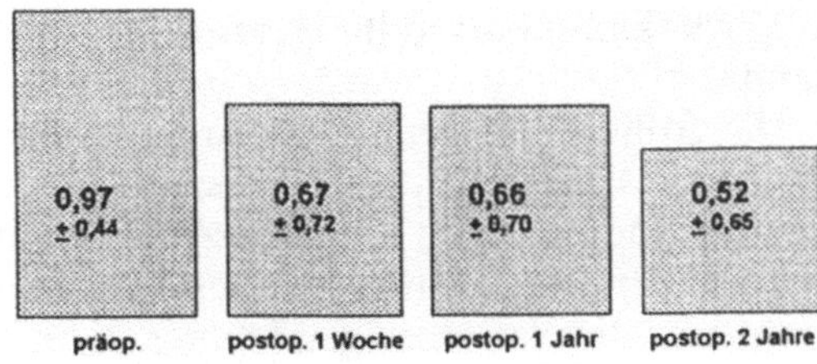


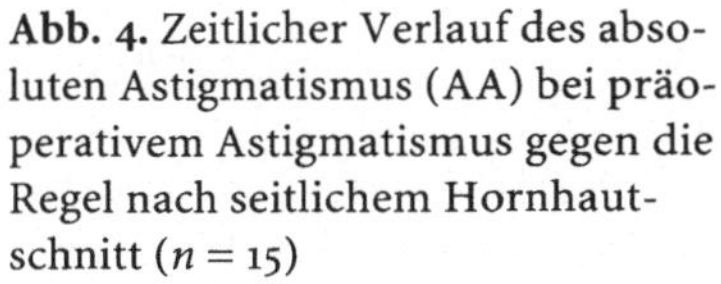

**Abb. 4.** Zeitlicher Verlauf des absoluten Astigmatismus (AA) bei präoperativem Astigmatismus gegen die Regel nach seitlichem Hornhautschnitt ($n = 15$)

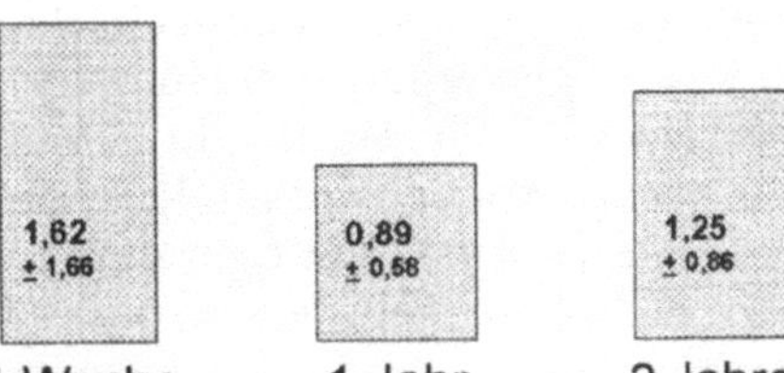


**Abb. 5.** Zeitlicher Verlauf des chirurgisch induzierten Astigmatismus (IA) bei präoperativ sphärischer Hornhaut nach oberem Hornhautschnitt ($n = 17$)

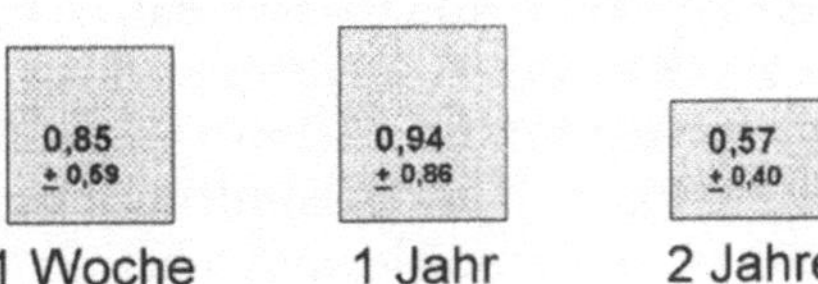


**Abb. 6.** Zeitlicher Verlauf des chirurgisch induzierten Astigmatismus (IA) bei präoperativ sphärischer Hornhaut nach seitlichem Hornhautschnitt ($n = 25$)

erzielt, die sich auch nach 2 Jahren praktisch nicht mehr veränderte (Abb. 4). Der statistische Vergleich des AA beider Schnittführungen im steilen Meridian war nach 2 Jahren statistisch signifikant ($P = 0{,}12$).

Bei präoperativ sphärischer Hornhaut betrug der IA = AA nach 2 Jahren beim oberen Schnitt ($n = 17$) 1,25 +/- 0,86, beim seitlichen Schnitt ($n = 25$) 0,57 +/- 0,40 (Abb. 5 und 6). Dieser Unterschied war hoch signifikant ($P = 0{,}001$).

Eine Zylinderachsendrehung von mehr als 30% fand nach oberem Hornhautschnitt und präoperativem Astigmatismus mit der Regel bei 82%, nach seitlichem Hornhautschnitt und präoperativem Astigmatismus gegen die Regel bei 45% statt.

## Diskussion

Der nahtfreie korneale Tunnelschnitt von 4,0–4,1 mm Länge mit maximaler innerer Aufweitung [9] erlaubt die Implantation von 5-mm-PMMA-Linsen ohne die Gefahr einer Wundsprengung, wie sich aus unserer Erfahrung an 2800 Operationen erkennen läßt. In der Regel wird beim Kornealschnitt über 3,5 mm eine Sicherheitsnaht empfohlen, während sklerale Tunnelschnitte bis zu 7 mm Länge auch nahtfrei als stabil angesehen werden [11]. Eine Sicherheitsnaht beim Kornealtunnel wurde unsererseits nur in wenigen Fällen (3%) gelegt, wenn bei straffer Vorderkammerauffüllung durch die Parazentese ein Verdacht auf Leckage bestand.

Die größere Problematik der rein kornealen Schnittechnik sahen wir in der auf längere Sicht nicht sicher auszuschließenden Astigmatismuszunahme, weil Langzeitstudien [3, 13] mit anderen Kataraktechniken dies ergeben hatten und speziell korneale Schnitte, z. B. im Rahmen der radialen Keratotomie, eine zunehmende Relaxation zeigen können [8, 12]. Bisher gibt es nur einen derartigen Hinweis auf den temporal oberen Kornealschnitt von 3,5–4,5 mm Länge bei 20 Patienten, bei dem eine Zunahme des IA von 0,85 auf 1,26 zwischen dem 1. und dem 2. postoperativen Jahr beobachtet wurde [7]. Aus den von uns durchgeführten Messungen ergibt sich eine vergleichbare Situation bei größerer Fallzahl ($n$ = 50) lediglich für den 12-Uhr-Schnitt. Bei seitlicher Schnittführung kam es bereits nach 1 Woche zur Stabilisierung der Refraktion (s. Abb. 2). Der durch die querovale Hornhautkonfiguration zwangsläufig zentrumnähere obere Schnitt zeigte zwischen dem 1. und 2. postoperativen Jahr noch deutliche refraktive Änderungen. Statistisch lag bei den vergleichbaren Kollektiven des 12-Uhr-Schnitts und des seitlichen Schnitts ein signifikanter Unterschied für das 2-Jahres-Intervall vor. Eine Erklärung für das unterschiedliche Verhalten des oberen und seitlichen Schnittes könnte evtl. darin liegen, daß der obere Schnitt dem kontinuierlichen Oberliddruck ausgesetzt ist und dadurch „nicht zur Ruhe“ kommt, während der seitliche Schnitt bei geöffneten Lidern unbelastet ist. Die Hypothese des Einflusses des Oberliddrucks wurde auch schon zur Erklärung der zunehmenden Hyperopisierung nach radialer Keratotomie herangezogen [8, 12]. Schließlich dürfte auch die Länge des Schnittes und seine Entfernung vom Hornhautzentrum bei der Astigmatismusentstehung eine wichtige Rolle spielen. Je länger und zentrumnäher ein Starschnitt angelegt wird, desto höher ist seine refraktive Wirkung [1, 6, 11]. Ein 7 mm langer rein kornealer Tunnelschnitt induziert einen Astigmatismus von 3 dpt, ein 7 mm langer korneoskleraler Tunnelschnitt nur einen Astigmatismus von 1,5 dpt [11]. Dieses Phänomen dürfte auch der Grund dafür sein, daß in unserem Krankengut der IA beim zentrumnäheren 12-Uhr-Schnitt nach 2 Jahren statistisch signifikant höher lag als beim zentrumferneren seitlichen Schnitt. Die Erfahrung, daß sich der seitliche Hornhautschnitt schnell stabilisiert und nur einen geringen Astigmatismus auslöst, wurde auch schon anderweitig gemacht [2].

Aufgrund der vorliegenden Ergebnisse wenden wir den kornealen Tunnelschnitt bei 12 Uhr nur noch bei höherem präoperativem Astigmatismus mit der Regel von über 1 dpt an, wo eine starke refraktive Wirkung zur Astigmatismusreduktion erwünscht ist. Bei einem Astigmatismus mit der Regel zwischen 0,5 und 1,0 dpt weichen wir nach korneoskleral aus, weil hier die Astigmatismusinduktion wesentlich geringer ist [1, 10]. Bei einem Astigmatismus mit der Regel von 0,5 dpt und weniger, bei einem Astigmatismus gegen die Regel und bei sphärischer Hornhaut führen wir nach wie vor den seitlichen kornealen Tunnelschnitt durch. Der somit relativ selten (< 10%) zur Anwendung kommende *korneosklerale Tunnelschnitt* hat bekanntlich den Nachteil der längeren, nicht blutfreien Präparation, die aufgrund der häufig notwendigen Kauterisation mit Gewebeschrumpfung eine unerwünschte, nicht exakt einzuschätzende refraktive

Wirkung besitzt. Dagegeben zeichnet sich der *korneale Tunnelschnitt* durch eine extrem kurze Operationszeit, Schonung der Limbusregion und sehr schnelle Rehabilitation der Patienten aus.

Nach unserer Meinung stellt die rein korneale Schnittführung mit einem 4-mm-Schnitt und Implantation einer 5-mm-PMMA-Linse eine zeitlich und finanziell äußerst ökonomische, refraktiv günstige und sichere Methode dar, die nach wie vor in den meisten Fällen (etwa in 90%) als Routineverfahren eingesetzt werden kann.

## References


1. Armeniades CD, Boriek A, Knolle GE (1990) Effect of incision length, location, and shape on local corneoscleral deformation during cataract surgery. J Cataract Refract Surg 16 : 83–87
2. Dick B, Kohnen T, Jacobi FK, Jacobi KW (1995) Hornhauttopographieänderungen und chirurgisch induzierter Astigmatismus durch die 3,5 und 4 mm temporale Tunnelinzision nach einem Jahr. In: Rochels R, Duncker G, Hartmann Ch (Hrsg) 9. Kongr DGII Kiel, Springer, Berlin Heidelberg New York Tokyo. S 330–340
3. Drews RC (1995) Astigmatism after cataract surgery: Nylon versus Mersilene five-year data. J Cataract Refract Surg 21 : 70–72
4. Fine IH (1992) Selfsealing corneal tunnel incision for small-incision cataract surgery. Ocul Surg News 9 : 38–39
5. Freeman JM (1991) Scleral stretch incision for cataract surgery. J Cataract Refract Surg 17 : 696–701
6. Haubrich T, Knorz MC, Seiberth V, Liesenhoff H (1996) Vektoranalyse des chirurgisch induzierten Astigmatismus bei Kataraktoperation mit 4 Tunnel-Schnitt-Techniken. Ophthalmologe 93 : 12–16
7. Kammann J, Dornbach G, Cosmar E (1995) 2 Jahre korneale Kleinschnittchirurgie. Ophthalmologe 92 : 266–269
8. Lindstrom RL, Lindquist Th D (1995) Radial keratotomy. In: Duane's Clinical Ophthalmology, Vol VI. Lippincott-Raven, Philadelphia New York
9. Müller-Jensen K, Barlinn B (1995) PMMA-Linsen-Implantation in der nahtfreien kornealen Kataraktchirurgie. Ophthalmologe 91 : 446–449
10. Pfleger T, Menapace R, Amon M, Pappannos P (1992) Postoperativer Astigmatismus. Ophthalmologe 89 : 329–337
11. Pham DT (1995) Kataraktchirurgie mit kontrolliertem Astigmatismus – Eine neue Herausforderung. In: Rochels R, Duncker G, Hartmann Ch (Hrsg) 9. Kongr DGII Kiel, Springer, Berlin Heidelberg New York Tokyo. S 302–308
12. Waring GO, Lynn MJ, Nizam A (1991) Results of the evaluation of radial keratotomy (PERK) study five years after surgery. Ophthalmology 98 : 1164
13. Werblin TP (1992) Astigmatism after cataract extraction: 6-year follow-up of 6.5 and 12 mm incisions. Refract Corneal Surg 8 : 448–458

# Geplante ECCE mit Tunnelschnitt und Hydro-, Visko-expression des Kerns

D. T. PHAM

**Zusammenfassung.** Die geplante ECCE mit manueller Kernausleitung hat einen festen Platz neben der Phakoemulsifikation in der modernen Kataraktchirurgie. Die aktuelle Entwicklung zeichnet sich durch Verfeinerung der Wundarchitektur und des Nukleusmanagements aus.

Im folgenden werden verschiedene Techniken demonstriert, bei denen der Linsenkern mit oder ohne Fragmentation durch einen skleralen Tunnelschnitt mit einer Breite von 6–11 mm extrahiert werden kann. Intraoperative Vorteile und Risiken sowie postoperative Komplikationen und Astigmatismusentwicklung werden dargestellt.

Durch den Tunnelschnitt kann die Operation in einem praktisch geschlossenen System erfolgen, was vor allem bei Zwischenfällen durch Unruhe des Patienten oder akuten Druckanstieg einen eindeutigen Vorteil gegenüber der klassischen ECCE mit nicht selbstschließendem Starschnitt hat. Tunnelbreiten von weniger als 8 mm sollen nur nach ausreichenden Erfahrungen vorgenommen werden, da bei großen Kernen eine Nukleofragmentation erforderlich ist und ein Endothelzellenverlust von über 10% entstehen könnte. Die routinierte ECCE mit Hydro- und Viskoexpression des Kerns ist für Hornhautendothel und Zonula schonend. Das Risiko einer Kapselruptur oder Zonuladialyse liegt unter 1%. Postoperative Komplikationen, besonders im Zusammenhang mit dem Wundverschluß, wie Irisprolaps, Wunddehiszenz und Hypotonie, liegen zwischen 1,2–1,6%. Der induzierte Astigmatismus hat einen stabilen Verlauf und liegt unter der 2,0-dpt-Grenze.

Das geplante e.c.-Verfahren mit manueller Kernextraktion mit dem Tunnelschnitt und unter Anwendung der Hydro- bzw. Viskoexpression stellt einen weiteren Fortschritt dar, der entscheidende Vorteile der Phakoemulsifikation beinhaltet.

**Schlüsselwörter:** ECCE, Nukleofragmentation, Astigmatismus, selbstschließende Wundkonstruktion.

**Summary.** Modern ECCE is characterized by a self-sealing wound architecture and new modifications of nucleus management. Several techniques of manual ECCE with 6–11 mm scleral tunnel incisions are presented. The nucleus could be delivered following hydroexpression or viscoexpression from capsular bag. Due to the self-sealing mechanism, the operation can be performed in a closed system. Intraoperative complications caused by suddenly increasing IOP could be avoided. With an incision up to 8 mm, nucleus fragmentations should be performed. The routine manual ECCE performed by experienced surgeons has an endothelial cell loss of less than 10%. Capsular rupture and zonular dialysis occurred in about 1%, further postoperative complications of the wound closure (iris prolapse, wound dehiscens and passagere hypotony) in 1.2%–1.6%. The induced astigmatism was under 2% D. The planned manual ECCE with scleral tunnel incision and hydro- or viscoexpression of the nucleus is a reliable procedure in cataract surgery with comparable advantages to the phacoemulsification technique.

**Key words:** ECCE, nucleofragmentation, astigmatism, self-sealing wound construction.

D. Vörösmarthy et al. (Hrsg.)
10. Kongreß der DGII 1996

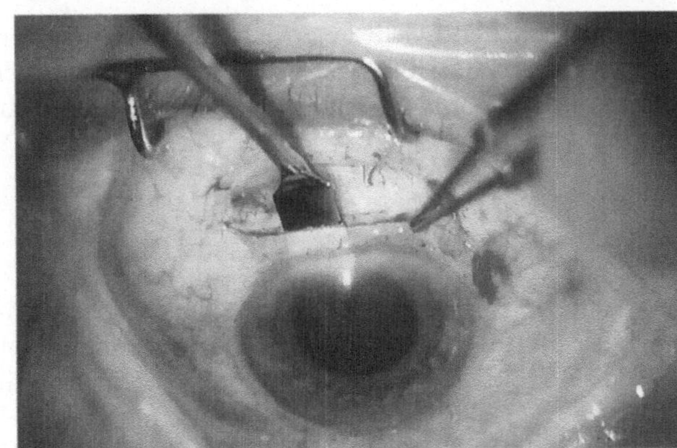

**Abb. 1.** Sklerale Tunnelpräparation mit einer Phakolanze mit einer radiären Tunnellänge von mindestens 2 mm

## Einleitung

Die geplante extrakapsuläre Kataraktextraktion mit manueller Kernausleitung (ECCE) hat trotz der Verbreitung der Phakoemulsifikation weiterhin einen festen Platz in der modernen Kataraktchirurgie. Der Anteil der Operateure, die die ECCE als Routineeingriff in den meisten Fällen bei ihren Kataraktpatienten durchführten, machte nach den Statistiken ca. 20–40% aus [5, 10]. Die ECCE hat auch in den letzten Jahren wichtige Fortschritte erfahren. Diese bestehen hauptsächlich in der Verfeinerung der Wundarchitektur und des Nucleusmanagements. Im folgenden werden unterschiedliche Techniken dargestellt. Die eigene Technik basiert auf einer 4jährigen Erfahrung seit 1991 in unserer Klinik.

## Chirurgische Technik

### Wundkonstruktion

Die selbstschließende Wundkonstruktion mit einer kornealen Lamelle als Verschlußventil wurde 1991 im Rahmen der Kleinschnittchirurgie (Small incision technique) eingeführt. Experimentelle Untersuchungen haben gezeigt, daß dieses Prinzip auch für eine breitere Inzision möglich ist. Als maximale Größe haben wir die 11-mm-trapezförmige, selbstschließende Wundkonstruktion präsentiert, die einen mühelosen Durchtritt jeder Kerngröße ermöglicht [9]. Hierbei wird im 2-mm-Abstand vom kornealen Limbus die äußere Inzision gelegt (Abb. 1). Die prospektive klinische Untersuchung hat gezeigt, daß diese Wundkonstruktion entscheidene Vorteile im Vergleich zum bisherigen klassischen Starschnitt hat, bei dem ein selbstschließender Mechanismus nicht besteht. Auch wenn inzwischen verschiedene Konfigurationen der äußeren Inzisionsformen eingeführt sind, hat sich der selbstschließende Tunnelschnitt auch für ECCE durchgesetzt. Die Entwicklung zeigt jedoch eine Tendenz der Verkleinerung solchen Tunnelschnitts. Die Inzisionsbreite kann von einigen Kataraktchirurgen bis auf 4 mm [2] verkleinert werden. So wird auch von einer Kleinschnittechnik der ECCE gesprochen. Bezüglich der Wundkonstruktion unterscheidet sich insofern die manuelle ECCE nicht von der Phakoemulsifikation und somit kommt ebenfalls eine Implantation einer faltbaren intraokularen Linse in Frage.

## Kernmanagement

Bei der modernen geplanten manuellen ECCE nimmt das Kernmanagement eine zentrale Stellung ein. In diesem Zusammenhang soll die Technik der Mobilisation des Linsenkerns aus dem Kapselsack näher erläutert werden, nachdem dieser durch eine Kapsulorhexis eröffnet wurde. Es stehen zwei Möglichkeiten zur Verfügung: Durch eine Hydrodissektion oder eine Viskodissektion, bei der entwender in der Position 3 oder 9 Uhr der Kern partiell oder komplett aus dem Kapselsack mobilisiert werden sollte. In diesem Punkt soll noch erwähnt werden, daß ggf. durch Hydrodelineation nach Spaltung des Epinukleus ein wesentlich kleinerer Nukleus erreicht werden kann, der dann durch eine kleinere Tunnelbreite dann schließlich extrahiert wird [1].

Zur Extraktion des Nukleus kann wiederum mit Hilfe von Infusionsdruck (mit dem sog. Anterior chamber maintaining system, Blumenthal) oder von einer viskoelastischen Substanz durch einen separaten Zugang (Viskoexpulsionstechnik nach Metgé [6]). Die Viskocat-Technik nach Friedburg [3] hat einen prinzipiellen Unterschied. Hierbei wird ausschließlich viskoelastische Substanz benutzt, die in den Kapselsack injiziert wird und so primär durch intrakapsuläre Volumenverdrängung den Linsenkern exprimiert.

Die Kernzerteilung zwecks Extraktion durch einen kleinen Tunnelschnitt kann in der Vorderkammer oder im Tunnelbereich erfolgen, daß der Kern entweder in 2 (mit dem Bisektor), 3 (mit dem Trisektor) (Methode nach Kansas und Bucher [2]) oder in kleinere Stücke mit Hilfe einer Schlinge zerkleinert wird.

Sehr verbreitet dürfte jedoch die Linsenextraktion mit einer Schlinge sein. Unter Verwendung einer viskoelastischen Substanz läßt sich der Kern je nach dessen Größe bzw. dem Alter des Patienten durch eine Inzisionsbreite von 8–11

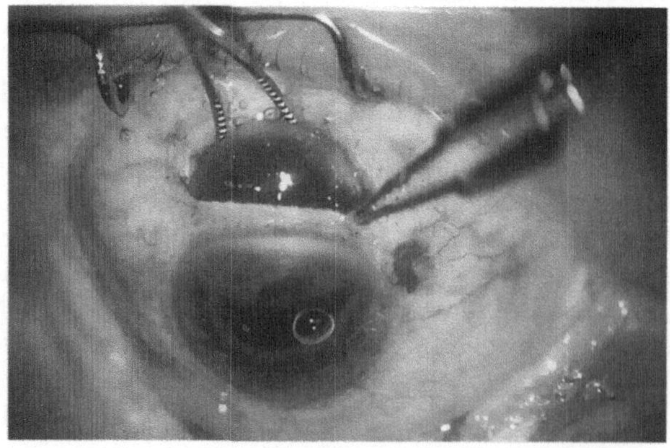

**Abb. 2.** Mit 11 mm Tunnelbreite läßt sich jede Kerngröße mühelos mit einer Schlinge extrahieren

mm ohne Nukleusfragmentation ausleiten (Abb. 2). Unsere eigene Technik besteht darin, daß wir bei maturen Linsentrübungen bzw. Cataracta nigra routinemäßig eine Tunnelbreite von 11 mm präparieren. Bei kleineren Kernen führen wir einen 8-mm-Schnitt durch. Sollte hierfür die Kerngröße unterschätzt werden, kann dieser durch die Schlinge im Tunnel fragmentiert werden.

## Klinische Ergebnisse

### Intraoperativ: Kapsel- und Zonulaläsionen

Um eine intakte Hinterkapsel zu erhalten, ist eine vorausgegangene intakte Kapsulorhexis von großer Bedeutung. Die radiären Risse des vorderen Kapselblattes können dazu führen, vor allem bei der Kernmobilisation, daß eine Fortsetzung des Risses über den Äquator und somit eine Hinterkapselruptur zustandekommt. Sollte jedoch ein radiärer Riß nicht vermieden werden können, ist es angeraten, möglichst den Kern ohne Epinukleus zu mobilisieren. Der Epinukleus und die Kortexschicht dienen dann als Schutz für die Hinterkapsel. Eine Zonuladialyse bei 12 Uhr oder 6 Uhr kann hervorgerufen werden, wenn man mit der Schlinge ungezielt manipuliert. Man sollte beachten, daß bei 12 Uhr der Linsenkern durch die viskoelastische Substanz mindestens bis zur Hälfte aus dem Kapselsack angehoben wird und das vordere Kapselblatt bzw. die Kapsulorhexis deutlich unterhalb des Linsenäquators zu liegen kommt. Dazwischen soll die Schlinge eingeführt werden, um dann den Kern komplett aus dem Kapselsack und aus dem Starschnitt zu extrahieren. Hierbei sollte die Schlinge knapp über die Kernmitte vorgeschoben sein, was in der Regel unter Sichtkontrolle erfolgen kann. Wenn man in dieses Manöver eingeübt ist, läßt sich in der Tat eine Kernextraktion bei extrem schwacher Zonula oder sogar bei Subluxatio lentis auch komplikationslos durchführen. Unseres Erachtens wird die Zonula durch diese Technik erheblich geringer belastet als bei dem „Schlittenmanöver", bei dem ein Druck bei 6 Uhr ausgeübt wird, so daß der Kern in Richtung des geringeren Widerstands aus dem Starschnitt heraustritt.

Die beschriebene geplante ECCE-Technik wird bei uns vor allem für die jüngeren Kollegen zum Anlernen der Kataraktchirurgie zugeteilt. Dennoch kommt eine Kapselruptur bzw. eine Zonuladialyse in nicht höher als 1% der Fälle vor. Diese Komplikationsrate ist vergleichbar mit der bei Phakoemulsifikation.

### Postoperativ

Weitere postoperative Komplikationen, besonders in Zusammenhang mit dem Wundverschluß, wie Irisprolaps, Wunddehiszenz und Hypotonie, liegen bei 1,2–1,6%. In diesen Fällen war ausschließlich eine nicht adäquate Wundpräparation bei der Wundrevision zu eruieren. Eine Infektion nach der geplanten ECCE, darunter auch die ersten 220 Operationen mit 11 mm Tunnelbreite ohne Naht, die in der Anfangsphase im Jahre 1991 durchgeführt wurden, ist bisher nicht beobachtet worden.

### Astigmatismus-Wundverschluß

Die operative Astigmatismusinduktion wird bekanntlich durch Verkleinerung der Tunnelbreite minimiert. Auch bei einer Inzisionsbreite von 11 mm liegt der induzierte Astigmatismus auch um die 2-dpt-Grenze. Dieses wurde von unserer Arbeitsgruppe eingehend studiert und publiziert [4]. An dieser Stelle soll jedoch betont werden, daß ein präoperativer inverser Astigmatismus stets beachtet werden sollte. In diesem Fall kann man bei der geplanten ECCE auch einen lateralen Zugang wählen, wodurch eine Astigmatismusinduktion von ca. 1,5 dpt zu erwarten ist. Die hohe Stabilität des postoperativen Astigmatismus kann auch bei einem größeren Tunnelschnitt beobachtet werden. Man kann sagen, daß der postoperative Astigmatismus vom Zeitpunkt 4 Wochen bis 3 Jahre nahezu unverändert bleibt [4] - vorausgesetzt, daß der Tunnelschnitt tatsächlich zuverlässig präpariert wurde. Es soll auch erwähnt werden, daß der Versuch, durch eine oder mehrere radiäre Nähte bzw. durch eine Kreuzstichnaht einen Astigmatismus gegen die Regel zu beeinflussen, nur einen vorübergehenden Effekt hat. Hierbei kann man feststellen, daß unmittelbar nach der Operation eine Zylinderachsenumkehr zu einem Astigmatismus nach der Regel beobachtet werden kann. Dieser nimmt dann im Verlauf der postoperativen Phase an Größe ab, um dann schließlich wieder zu dem ursprünglichen inversen Astigmatismus umzuschlagen, solange die Nahtwirkung nachgelassen hat. Bei 11 mm Tunnelbreite legen wir eine einzige radiäre Naht, wobei der Bulbus tonisiert wird. Damit kann man erreichen, daß die Wundlamellen in dem Adhäsionszustand gehalten werden, um so die Wundheilung zu fördern. Wir erwarten dadurch weder eine höhere Wundstabilität noch einen wesentlichen Korrektureffekt des Astigmatismus. Eine Tunnelbreite von 8 mm bedarf keiner Nahtfixation. Hierüber haben wir umfangreiche Erfahrungen, vor allem bei der Phakoemulsifikation, bei der wir eine Tunnelbreite von 7 mm routinemäßig durchführen und die No-stitch-Technik in über 15.000 Operationen angewendet haben.

## Diskussion

Die moderene ECCE hat im Vergleich zu der bisherigen Technik zwei entscheidene Fortschritte: Der selbstschließende Tunnelschnitt sowie die damit in Zusammenhang stehenden verschiedenen Techniken der Kernextraktion. In der letzten Zeit zeigte sich der Trend zur weiteren Verkleinerung des Starschnitts, auch für die geplante ECCE, wobei sich die selbstschließende Wundkonstruktion als Technik der Wahl durchgesetzt hat. Für die Beginner mit dieser neuen Technik ist es sinnvoll, den Tunnelschnitt lieber zu groß als zu klein zu gestalten, um Schwierigkeiten bei der Kernausleitung aus dem Starschnitt zu vermeiden. Hierdurch könnte vor allem eine Kapselruptur oder eine Endothelschädigung entstehen. Die Tunnelbreite kann man bis 11 mm erweitern, so daß die Kernextraktion mühelos erfolgen kann und dabei der selbstschließende Mechanismus voll erhalten bleibt. Durch mehr Erfahrungen läßt sich die Kerngröße besser abschätzen. Die Tunnelbreite könnte dann verkleinert werden. Wir haben mit 8 mm

Tunnelbreite in den meisten Fällen eine Kernextraktion ohne Fragmentation durchführen können. Als Ausnahme zählen Cataracta nigra oder Hypermaturenkatarakt, bei der die Kerngröße nicht eindeutig zu erkennen ist. Bei weiterer Verkleinerung des Tunnelschnitts auf 6 mm bzw. noch kleiner muß eine Nukleofragmentation vorgenommen werden. Diese Kleinschnitt ECCE gehört u. E. nur in die Hände der erfahrenen Operateure. Sie können in der Tat die manuelle Kernextraktion durch eine „Phakoinzision" mit sehr guten Ergebnissen erzielen [2]. Wenig erfahrene Operateure können jedoch durch Nukleofragmentation hohe Endothelzellenverluste hervorrufen, die bis zu 39% berichtet wurden [7]. Das Anterior chamber maintaining system nach Blumenthal hat sicherlich den wichtigen Vorteil, daß die Operation gänzlich ohne viskoelastische Substanz erfolgen kann und der gesamte Operationsverlauf stets unter einem konstanten intraokularen Druck gehalten wird. Während bei den Methoden nach Blumenthal sowie Metgé der Linsenkern durch einen separaten Zugang mit Infusionszufuhr bzw. durch Injektion von viskoelastischer Substanz einen positiven Druck erzeugt, stellt das Prinzip Viskocat von Friedburg ein anderes Prinzip dar. Durch Injektion von viskoelastischer Substanz intrakapsulär wird primär eine Raumverdrängung innerhalb der Linsenkapsel hervorgerufen, die die Kernexpression, aber auch Kortexentfernung ermöglicht. In diesem Fall kann der Linsenkern auch bei bestehender Zonuladialyse extrahiert werden.

Die Kernextraktion mit der Schlinge unter Healonschutz, wie wir es routinemäßig durchführen [8], ist einfach durchzuführen, vor allem für Operateure, die die ECCE bisher immer als Routineverfahren benutzt haben und mit der Schlinge vertraut sind. Voraussetzung für eine komplikationslose Schlingenextraktion ist eine zuverlässige Kernmobilisation aus dem Kapselsack, so daß dieser bei 12 Uhr nach anterior aus dem Kapselsack gekippt ist.

Für den absoluten Anfänger müssen jedoch in mehreren Schritten Schwierigkeiten überwunden werden, die zweifellos anspruchsvoller als die bisherigen ECCE-Techniken sind: die lamellierende Präparation des Tunnelschnitts, wobei eine intakte innere korneale Lamelle in der gesamten Breite gewährleistet werden muß. Die Kapsulorhexis muß präzise durchgeführt werden. Dann kommen die Kernmobilisierung durch Hydro- bzw. Viskodissektion, die ganz entscheidend für die Kernextraktion ist. All dieses stellt an den Operateur eine hohe Herausforderung, wobei das Erlernen zur Perfektion nicht wesentlich einfacher als die Phakoemulsifikationstechnik ist. Dafür hat man aber eine manuelle ECCE mit allen Vorzügen einer Phakoemulsifikation.

## References

1. Assia E, Blumenthal M, Apple DJ (1992) Hydrodissection and viscoextraction of the nucleus in planned ECCE. Eur J Implant Refract Surg 4 : 3–8
2. Bucher P (1995) Manual Phaco-fragmentation through 4 mm incision or less in routine cataract cases. XIIIth congress of the European Society of Cataract and refractive Surgeons. Abstracts p 74
3. Friedburg D (1996) Die Viscocat-Operation. Ophthalmo-Chirurgie 8 : 11–18

4. Häberle H, Anders N, Antoni HJ, Pham DT, Wollensak J (1996) Dreieinhalb Jahre Erfahrung bei ECCE mit Tunnelschnitt (Ophthalmologe – im Druck)
5. Leaming DV (1995) Tenth-annual survey of ASCRS members. Ocular Surgery News 6, Nr. 7 : 24–25
6. Metgé P (1995) Viscoexpulsion technique: another alternative to phaco. Ocular Surgery New 6, Nr. 9 : 42
7. Morselli S (1995) Endothel cells count after manual fragmentation and after phacoemulsification of the nucleus. XIIIth congress of the European Society of Cataract and refractive Surgeons. Abstracts p 104
8. Pham DT, Wollensak J, Drosch S (1995) ECCE mit selbstschließendem Starschnitt. Ophthalmologe 92 : 256–260
9. Pham DT, Wollensak J, Seiler T (1994) Eine standardisierte Wundkonstruktion für No Stitch Kataraktchirurgie mit maximaler Inzision bis 12 mm. Experimentelle und klinische Ergebnisse. Opthalmologe 91 : 429–433
10. Schein OD Bass ER, Sharkeye P et al. (1995) Cataract Surgical Techniques. Arch Ophthalmol 113 : 1108–1112

# Druckanstieg nach extrakapsulärer Kataraktextraktion – Korneoskleralschnitt versus sklerokornealer Tunnel

T. G. Bömer, M. Schumann und H. Bleckmann

**Zusammenfassung.** *Hintergrund:* Frühere Untersuchungen [2, 6] ergaben, daß der Druckanstieg nach Phakoemulsifikation über einen Korneoskleralschnitt und Naht ausgeprägter ist als nach Phakoemulsifikation mit Tunneltechnik. Die vorliegende prospektive Studie wurde durchgeführt, um zu klären, ob der postoperative Druckanstieg auch bei der extrakapsulären Kataraktextraktion durch Verwendung eines Tunnelzugangs im Vergleich zum Korneoskleralschnitt mit Naht vermindert werden kann.

*Patienten und Methoden:* Bei jeweils 20 Patienten führten wir eine extrakapsuläre Kataraktextraktion mit Korneoskleralschnitt und Naht oder mit sklerokornealem Tunnel durch. Der Augendruck wurde einen Tag vor sowie 5–7 und 22–24 Std. nach der Operation mit einem Tag vor sowie 5–7 und 22–24 Std. nach der Operation mit einem Goldmann-Tonometer gemessen.

*Ergebnisse:* Verglichen mit dem Ausgangswert (Naht: 17,6 ± 3,2 mm Hg, Tunnel: 16,5 ± 2,5 mm Hg) war der mittlere Augendruck sowohl nach 5–7 Std. (Naht: 21,5 ± 6,5 mm Hg, Tunnel: 18,2 ± 7,2 mm Hg) als auch nach 22–24 Std. (Naht: 17,7 ± 7,7 mm Hg, Tunnel: 15,8 ± 4,7 mm Hg) nur geringfügig und nicht signifikant erhöht. Der Druckanstieg war in der Naht-Gruppe mit 3,8 ±7,1 mm Hg etwa doppelt so hoch wie in der Tunnel-Gruppe (1,7 ± 7,3 mm Hg); der Unterschied war jedoch ebenfalls nicht signifikant ($P = 0{,}43$). Druckwerte ≥ 30 mm Hg traten in beiden Operationsgruppen jeweils 2 mal auf.

*Schlußfolgerungen:* In der Tendenz war bei der Tunneltechnik der postoperative Druckanstieg geringer als bei der Nahttechnik. Im Vergleich zu früheren Studien war der Druckanstieg auch bei der Nahttechnik erstaunlich gering. Wir führen dies auf eine unterschiedliche Adaptationstechnik der Schnittränder zurück.

**Schlüsselwörter:** Kataraktextraktion, intraokularer Druckanstieg, Operationstechnik.

**Summary.** *Background:* Previous studies [2, 6] showed a more pronounced rise in intraocular pressure (IOP) after phacoemulsification with corneoscleral incision and suture than after phacoemulsification with sclerocorneal sutureless tunnel. In this prospective study we evaluate whether the tunnel technique can also diminish the rise in IOP after extracapsular cataract extraction.

*Patients and methods:* IOP was measured the day before as well as 5–7 and 22–24 h after uncomplicated extracapsular cataract extraction with either tunnel ($n = 20$) or suture technique ($n = 20$).

*Results:* Compared with the preoperative values (suture, 17.6 ± 3.2 mm Hg; tunnel, 16.5 ± 2.5 mm Hg), the IOP was only slightly and insignificantly elevated 5–7 h (stuture, 21.5 ± 6.5 mm Hg, $P = 0.053$; tunnel, 18.2 ± 7.2 mm Hg; $P = 0.46$) after surgery. The IOP rise in the suture group (3.8 ± 7.1 mm Hg) was approximately twice as high as in the tunnel group (1.7 ± 7.3 mm Hg), but the difference was not significant ($P = 0.43$). 22–24 h postoperatively, the IOP (suture, 17.7 ± 7.7 mm Hg; tunnel, 15.8 ± 4.7 mm Hg) had approximately reached the preoperative values. An IOP rise ≥ 30 mm Hg occurred twice in each group.

D. Vörösmarthy et al. (Hrsg.)
10. Kongreß der DGII 1996

*Conclusions:* The results indicate that the IOP rise after extracapsular cataract extraction is higher when combined with a corneoscleral incision and suture than with a sclerocorneal sutureless tunnel. However, when compared with previous studies, the IOP rise in the suture group was also very moderate. This may be due to a different incision technique and a weak tightening of the suture.

**Key words:** Cataract extraction, intraocular pressure rise, surgical technique.

## Einleitung

Ein intraokularer Druckanstieg nach Kataraktoperation ist häufig [4, 7, 8, 9]. Neuere Studien ergaben, daß der postoperative Druckanstieg erheblich von der operativen Technik abhängt: Bei der extrakapsulären Extraktion (Kernexpression, korneoskleraler Nahtverschluß) war der Druckanstieg wesentlich ausgeprägter als bei Phakoemulsifikation und nach Phakoemulsifikation über eine sklerokornealen Tunnel nur etwa halb so groß wie nach Phakoemulsifikation mit Korneoskleralschnitt und Naht [2, 4, 6]. Es lag daher die Vermutung nahe, daß die Tunneltechnik im Vergleich zur Nahttechnik auch bei der extrakapsulären Extraktion zu einem geringeren postoperativen Druckanstieg führen könnte. Die vorliegende prospektive Studie wurde durchgeführt, um zu klären, ob der postoperative Druckanstieg bei extrakapsulärer Technik durch Verwendung eines Tunnelzugangs im Vergleich zum Korneoskleralschnitt mit Naht vermindert werden kann.

## Patienten und Methoden

Bei insgesamt 40 Patienten wurde eine extrakapsuläre Kataraktextraktion durchgeführt. 20 Patienten wurden über einen 10 mm breiten sklerokornealen Tunnel und 20 Patienten über einen korneoskleralen 10-mm-Schnitt mit Nahtverschluß operiert. Ausgeschlossen wurden Patienten mit Glaukom, Pseudoexfoliationssyndrom, vorangegangenen intraokularen Operationen oder Entzündungen, Kapselruptur und einer positiven postoperativen Seidelprobe. Die Entscheidung über den operativen Zugang (Tunnel oder Naht) war zufällig. Die Eingriffe wurden von zwei erfahrenen Operateuren (mehr als 2000 Kataraktoperationen) durchgeführt.

Die Patienten wurden am Tag vor der Operation 3 mal im Abstand von 1 Stunde jeweils mit Gentamycin 0,5%, Indomethacin 10% und Scopolamin 0,25% vorbehandelt. Am Operationstag wurden die Tropfen 3 mal im halbstündlichen Abstand zusätzlich zu Phenylephrin 10% gegeben.

Die Operation erfolgte in Retrobulbäranästhesie mit ca. 6 ml Scandicain 2% und Hyalase. Alle Patienten erhielten eine 10 minütige Okulopression. Nach Vorlegen eines lamellären korneoskleralen Schnittes bzw. Präparation des Tunnels wurde die Vorderkapsel über eine 3-mm-Öffnung durch Kapsulorexis oder mit der Can-opener-Technik eröffnet. Für die Kernexpression wurde die Inzision bzw. der Tunnel auf 11 mm erweitert. Nach Entbindung des Kernes durch Expression oder Spülung wurden die Rindenreste abgesaugt. Anschließend wurde unter Gabe von Metocel und Acetylcholin eine Hinterkammerlinse in den Kap-

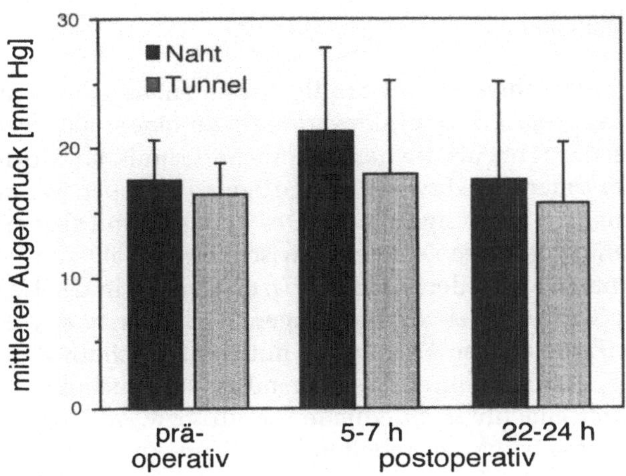


**Abb. 1.** Mittlerer Augendruck (die Fehlerbalken entsprechen der Standardabweichung). Der mittlere Druckanstieg 5 bis 7 Stunden nach der Operation war in der Naht-Gruppe mit 3,8 mm Hg etwa doppelt so hoch wie in der Tunnel-Gruppe (1,7 mm Hg). Der Unterschied war nicht signifikant

selsack implantiert. Der Korneoskleralschnitt wurde durch 6–8 9-0-Nylon-Einzelknopfnähte verschlossen, der Tunnel mit 2–3 9-0-Nylon-Einzelknopfnähten gesichert. Alle Nähte wurden sehr locker geknüpft, so daß die Dichtigkeit der Naht zum Stellen der Vorderkammer gerade ausreichte. Am Ende der Operation wurden jeweils 1 ml Gentamycin und Betamethason subkonjuktival gegeben und ein Verband mit 1%iger Pilocarpin Salbe angelegt.

Der Augendruck wurde 1 Tag vor der Operation jeweils in Miose sowie 5–7 und 22–24 Stunden nach der Operation mit einem Goldmann-Applanationstonometer gemessen.

Die Daten wurden mit dem Wilcoxon-Test für Paardifferenzen und dem exakten Vier-Felder-Test nach Fischer analysiert.

## Ergebnisse

Der präoperative Mittelwert war in der Naht-Gruppe mit 17,6 ± 3,2 mm Hg geringfügig höher als in der Tunnel-Gruppe (16,5 ± 2,5 mm Hg, Abb. 1). 5–7 Stunden nach der Operation war der mittlere Augendruck in der Naht-Gruppe auf 21,4 ± 6,5 mm Hg ($P = 0{,}053$) und in der Tunnel-Gruppe auf 18,2 ± 7,2 mm Hg ($P = 0{,}46$) angestiegen. Der Druckanstieg war in der Naht-Gruppe mit 3,8 ± 7,1 mm Hg etwa doppelt so hoch wie in der Tunnel-Gruppe (1,7 ± 7,3 mm Hg), der Unterschied war jedoch nicht signifikant ($P = 0{,}43$). 22–24 Stunden nach der Operation entsprach der mittlere Augendruck praktisch den präoperativen Werten (Naht-Gruppe: 17,7 ± 7,7 mm Hg, Tunnel-Gruppe: 15,8 ± 4,7 mm Hg). Ein Druckanstieg ≥ 30 mm Hg trat in der Tunnel-Gruppe 2 mal bei der 5–7-Stunden-Messung auf. In der Naht-Gruppe kam es jeweils 1mal 5–7 und 1mal 22–24 Stunden nach der Operation zu einem Druckanstieg ≥ 30 mm Hg. Das Auge mit der Tonuserhöhung 22–24 Stunden nach der Operation wies eine leichte Vorderkammerblutung auf.

## Diskussion

Die Ergebnisse dieser Studie deuten an, daß die Tunneltechnik auch bei der extrakapsulären Kataraktextraktion zu einem geringeren postoperativen Druckanstieg führt als die herkömmliche Technik mit Korneoskleralschnitt und Naht. Der Unterschied zwischen den beiden Gruppen war mit 2,1 mm Hg allerdings gering und nicht signifikant. Der Vergleich mit früheren Untersuchungen ergibt, daß die geringe Differenz zwischen der Naht- und der Tunnel-Gruppe im wesentlichen auf den geringen Druckanstieg in der Naht-Gruppe zurückzuführen ist: während bei vorangegangen Studien [1, 2, 4, 5, 6] der Druckanstieg bei der extrakapsulären Extraktion mit Nahtverschluß zwischen 8,4 und 20,2 mm Hg lag, betrug er in der vorliegenden Untersuchung nur 3,8 mm Hg. Dies könnte durch eine unterschiedliche Schnitt- bzw. Adaptationstechnik erklärbar sein. In unseren früheren Arbeiten [2, 6] kam ein teilweise selbstabdichtender korneoskleraler Stufenschnitt zur Anwendung. In der jetzigen Studie wurde jedoch durch eine steilere Positionierung der Scherenbranchen eine eher senkrechte Schnittführung erreicht. Außerdem wurde die Naht in dieser Studie im Gegensatz zu den vorangegangenen nur so fest gezogen, daß der Schnitt gerade dicht war.

## Literatur


1. Anmarkrud N, Bergaust B, Bulie T (1992) The effect of healon und timolol on early postoperative intraocular pressure after extracapsular cataract extraction with implantation of a posterior chamber lens. Acta Ophthalmol 70 : 96–100
2. Bömer TG, Lagrèze WD, Funk J (1995) Intraokularer Druckanstieg nach Kataraktextraktion – Einfluß von Operationstechnik, Operationserfahrung und medikamentöser Prophylaxe. Klin Monatsbl Augenheilkd 206 : 13–19
3. Calissendorff BM, Hamberg-Nyström H (1993) Intraocular pressure after extracapsular cataract extraction with implantation of posterior chamber lenses. Acta Ophthalmol 7 : 377–381
4. Gross JG, Meyer DG, Robin AL, Filar AA, Kelley JS (1988) Increased intraocular pressure in the immediate postoperative period after extracapsular cataract extraction. Am J Opthalmol 105 : 466–469
5. Haimann MJ, Phelps CD (1981) Prophylactic timolol for the prevention of high intraocular pressure after cataract extraction. A randomized prospective double-blind trial. Opthalmology 88 : 233–238
6. Lagrèze WDH, Bömer TG, Funk J (1996) Effect of surgical technique on the increase in intraocular pressure after cataract extraction. Ophthal Surg Lasers 27 : 169–173
7. Noske W, Pahlitzsch T, Kirchner J (1988) Postoperatives Augendruckverhalten bei Risikopatienten nach Phakoemulsifikation und extrakapsulärer Kataraktextraktion – Doppelblindstudie über den Einfluß von Acetazolamid. Fortschr Ophthalmol 85 : 492–494
8. Rich WJ, Radtke ND, Cohan BE (1974) Early ocular hypertension after cataract extraction. Br J Opthalmol 58 : 725–731
9. West DR, Lischwe TD, Thompson VM, Ide CH (1988) Comparative efficacy of the β-blockers for the prevention of increased intraocular pressure after cataract extraction. Am J Ophthalmol 106 : 168–173

# Endothelzelldichte nach ECCE mit No-stitch-Technik

H. Häberle, N. Anders, D. T. Pham und J. Wollensak

**Zusammenfassung.** Seit 1991 wird die Wundöffnung bei geplanter ECCE mit manueller Kernausleitung routinemäßig mit dem skleralen Tunnelschnitt im Sinne der No-stitch-Technik durchgeführt. Die Tunnelbereite beträgt 11 mm. Nach Kapsulorhexis, Hydrodissektion und Luxation des Kerns mit viskoelastischer Substanz erfolgt die Schlingenextraktion. Es wird eine Standard-PMMA-Hinterkammerlinse mit 6,5 mm optischer Zone implantiert. Bei 30 konsekutiven Augen wurde die Endothelzellzahl mittels Nonkontaktspekularmikroskopie (Konan Noncon Robo-ca SP 8000-Kamera) prä- und 4 Wochen postoperativ bestimmt und die Zellmorphologie beurteilt. Der mittlere zentrale Endothelzellzahlverlust betrug 7% ($P < 0{,}05$). Die mittlere Zellfläche nahm um 8% zu ($P > 0{,}05$). Die geplante extrakapsuläre Kataraktextraktion mit No-stitch-Technik und minimiertem chirurgisch induziertem Astigmatismus stellt besonders bei harten Kernen eine wichtige und für das Hornhautendothel schonende Alternative zur Phakoemulsifikation dar.

**Summary.** No-stitch technique is established as a routine procedure for cataract extraction with manual nucleus expression since 1991. Scleral tunnel width of 11 mm provides minimized surgically induced astigmatism. After capsulorhexis, hydrodissection and luxation of the nucleus by viscoelastics, the nucleus is extracted by the loop. A standard PMMA posterior chamber intraocular lens with 6.5 mm optical zone is implanted. For 30 eyes, corneal endothelial cell density and endothelial cell morphology was evaluated by noncontact specular microscopy (Konan Noncon Robo-ca SP 8000 camera) preoperatively and 4 weeks postoperatively. Mean central endothelial cell loss was 7% ($P < 0.05$). Average cell area increased by 8% ($P > 0.05$). Planned extracapsular cataract extraction with no-stitch technique and minimized surgically induced astigmatism is an important alternative to phaco and a safe procedure for the corneal endothelium, especially for hard nuclei.

## Einleitung

Hornhautdekompensationen durch hohen Endothelzellzahlverlust nach Kataraktextraktion werden heute nur noch ganz selten beobachtet. Seitdem die Endothelzellspekularmikroskopie 1975 für den klinischen Gebrauch eingeführt wurde, hat sich die Aufmerksamkeit sehr auf die Faktoren gerichtet, die prä-, intra- und postoperativ die Morphologie und die Dichte des Hornhautendothels beeinflussen [3, 4, 5, 7]. Die intraoperative Verwendung von viskoelastischen Substanzen ist Routine geworden; das Trauma durch die Operation selbst wurde minimiert. An unserer Klinik ist seit dreieinhalb Jahren die No-stitch-Technik die Standardmethdoe der Kataraktextraktion [13]. Die geplante ECCE behält ihre Bedeutung bei als sicheres und schonendes Verfahren insbesondere zur Entfer-

D. Vörösmarthy et al. (Hrsg.)
10. Kongreß der DGII 1996

nung harter and großer Nuklei. Zudem ist die ECCE mit geringerem technischen Aufwand kostengünstiger durchzuführen und global betrachtet immer noch die am häufigsten angewandte Operationsmethode. Gegenstand der Arbeit war die Auswirkung der geplanten extrakapsulären Kataraktextraktion mit No-stitch-Technik und Schlingenextraktion des Kerns bei relativ harten Kernen auf die Endothelzelldichte und die Endothelmorphologie.

## Patienten und Methoden

In die prospektive Studie wurden von 30 konsekutiven Patienten 30 Augen aufgenommen. Es bestand entweder eine dunkelbraune Kernsklerose bis hin zur Cataracta rubra oder nigra oder eine mature Katarakt. Ausschlußkriterien waren vorangegangene Operationen, Endotheldystrophien oder Trübungen im Bereich der Hornhaut. Bei allen Augen wurde die geplante extrakapsuläre Kataraktextraktion des harten Kerns mit der No-stitch-Technik durchgeführt. Dazu wurde in 2 mm Limbusabstand die Sklera etwa zur Hälfte ihrer Dicke 8 mm horizontal in 12-Uhr-Position inzidiert. Diese sklerale Inzision wurde dann um je 2 mm trapezförmig nach posterior im 45°-Winkel erweitert. Anschließend wurde lamellierend bis zur Vorderkammer präpariert. Nach Kapsulorhexis, Hydrodissektion und Luxation des Kerns mit viskoelastischer Substanz konnte die Kernextraktion durch den 11 mm breiten Tunnel mit der Schlinge erfolgen. Das Saug-Spül-Verfahren wurde in der Regel ohne provisorische Nähte anschließend an die Kernextraktion vorgenommen. Es wurde danach unter Viskoelastikaschutz eine Standard-PMMA-Hinterkammerlinse mit 6,5-mm-Optik-Durchmesser implantiert. Als Modifikation des nahtlosen Wundverschlusses wurde in der Mitte der Inzision bei etwa 12 Uhr eine radiäre Einzelnaht (Nylon 10-0) gelegt. Neben der ophthalmologischen Routineuntersuchungen wurde prä- und 4 Wochen postoperativ die Endothelzelldichte mit der Nonkontaktspekularmikroskopie (Konan Noncon Roba-ca SP 8000-Kamera) im Bereich der zentralen Hornhaut ermittelt und die Endothelmorphologie beurteilt und fotodokumentiert [1]. Der Endothelzellzahlverlust wurde prozentual von der präoperativen Endothelzelldichte angegeben. Die statistische Analyse erfolgte mit dem Wilcoxon- und dem Mann-Whitney-U-Test; das Signifikanzniveau lag bei 5%.

## Ergebnisse

Das mittlere *Patientenalter* lag bei 79 ± 9 Jahren; der jüngste Patient war 59 Jahre, der älteste 94 Jahre alt. Der intra- und postoperative Verlauf war bei allen Patienten komplikationslos. Die durchschnittliche präoperative zentrale *Endothelzellzahl* betrug 2333 ± 371 Zellen/mm$^2$ und 4 Wochen postoperativ 2170 ± 411 Zellen/mm$^2$ (Abb. 1). Dies entspricht einem mittleren Endothelzellzahlverlust von 7% ($P < 0{,}05$).

Die mittlere *Zellfläche* lag präoperativ bei 441 ± 84 µm$^2$ und 4 Wochen postoperativ bei 477 ± 120 µm$^2$, gleichbedeutend mit einer mittleren Zunahme der

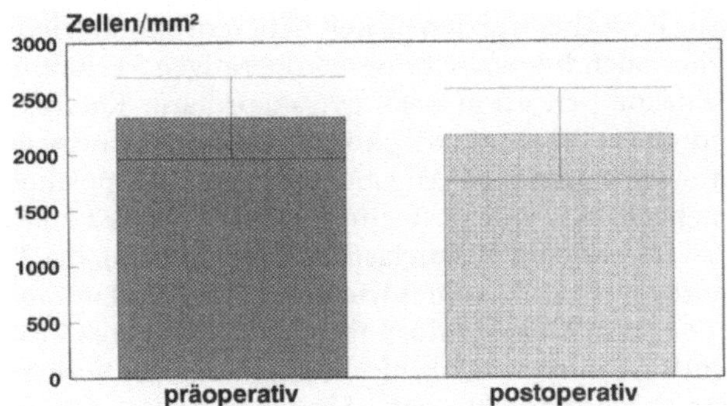


**Abb. 1.** Mittlere Endothelzelldichte nach geplanter ECCE mit No-stitch-Technik prä- bzw. 4 Wochen postoperativ mit Angabe der Standardabweichung

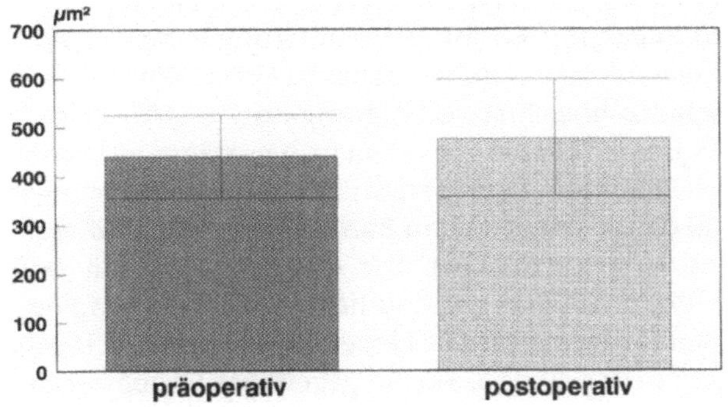


**Abb. 2.** Mittlere Zellfläche prä- und 4 Wochen postoperativ mit Angabe der Standardabweichung

Zellfläche um 8% ($P > 0{,}05$, Abb. 2). Der Anteil der *hexagonalen Zellen* veränderte sich postoperativ im Vergleich zu präoperativ nicht signifikant von 59 auf 57% postoperativ.

Wurden die Ergebnisse in Abhängigkeit der präoperativen Endothelzelldichte ausgewertet, so ergab sich kein signifikanter Unterschied im Endothelzellzahlverlust oder der Endothelmorphologie zwischen den beiden Gruppen mit präoperativ 1500–2500 Zellen/mm$^2$ und über 2500 Zellen/mm$^2$.

## Diskussion

Die No-stitch-Technik mit lamellierender Wundöffnung gilt inzwischen als äußerst sichere Routinemethode in der Kataraktchirurgie [8, 13]. Die Vorteile der Tunneltechnik sind offensichtlich. Bereits intraoperativ ist die Wunde selbstschließend und bei auftretenden Komplikationen sofort dicht. Eine Naht ist nicht erforderlich. Der induzierte Astigmatismus ist bereits frühpostoperativ stabil und durch die gezielte Lokalisation des Wundverschlusses minimierbar [12, 14]. In unserem Patientengut wurden seit 1991 über 18.000 Kataraktoperationen mit der No-stitch-Technik, und von diesen seit 1992 etwa 10% zur schonenden Entfernung härterer und großer Linsenkerne als geplante extrakapsuläre Kataraktextraktionen durchgeführt. Die Auswirkungen dieser Operationsmethode auf das korneale Endothel wurden bisher nicht morphometrisch untersucht. Klinisch wurde bisher auch bei schwierigeren operativen Verhältnissen praktisch keine Endotheldekompensation nach extrakapsulärer Kataraktextraktion beobachtet. Die Endothelzelldichte und -morphologie ist dafür verantwortlich [11]. In der Literatur schwanken die Angaben über den frühpostoperativen Endothelzellverlust erheblich [2, 3, 9, 10]. Beeinflussende Faktoren sind zahlreich, wie etwa die Art der verwendeten Viskoelastika, die Erfahrung des Operateurs, das Ausmaß des intraoperativen Traumas wie Berührung des Endothels oder Menge und Qualität der verwendeten Spüllösung [7, 9]. Ein höheres Risiko zum Endothelverlust besteht zusätzlich bei chronisch-entzündlichen Vorerkrankungen, Voroperationen oder vorbestehenden pathologischen Endothelveränderungen [1, 11]. Inwieweit bei harten Kernen oder vorbestehender Endotheldystrophie die ECCE schonender als die Phako sein kann, bleibt noch zu untersuchen. In unserer Studie waren Augen mit Endothelveränderungen bereits präoperativ von der Auswertung ausgeschlossen und der sonstige Verlauf komplikationslos. Der gefundene Endothelzellzahlverlust von signifikant 7% stellt keine Bedrohung für die Funktion des Endothels dar, auch nicht bei präoperativ geringeren Endothelzelldichten. Die gefundenen nichtsignifikanten Veränderungen der Endothelmorphologie und damit seiner vollen Funktion bestätigen dieses. Anhand unserer Ergebnisse sind jedoch zunächst nur Aussagen über die frühpostoperative Entwicklung möglich. Aus Langzeitstudien zur Entwicklung der Endothelmorphologie nach Kataraktoperation mit Linsenimplantation ist bekannt, daß der Endothelzellverlust um das 2,5- bis 8fache gegenüber unoperierten Augen höher ist [6, 10]. Wir gehen davon aus, daß bei vorbestehender dichter Kernsklerose und großem Kern mittels geplanter ECCE elegant und auf einfache Weise gerade bei weniger erfahrenen Operateuren eine unnötig lange Phakoemulsifikationsdauer mit hoher Leistung und damit hoher Belastung für das Endothel vermieden werden kann.

## Literatur


1. American Academy of Ophthalmology (1991) Corneal endothelial photography. Ophthalmol 98 : 1464–1468
2. Azen S, Hurt A, Steel D, Wilson J, Reinig J, Bernstein J, Bedi M, Smith R (1983) Effects of the shearing posterior chamber intraocular lens on the corneal endothelium. Am J Ophthalmol 95 : 798–802
3. Bourne W, Kaufmann H (1976) Cataract extraction and the corneal endothelium. Am J Ophthalmol 82 : 44–48
4. Bourne W, Kaufmann H (1976) Specular microscopy of human corneal endothelium in vivo. Am J Ophthalmol 81 : 319–326
5. Bourne W, Kaufmann H (1976) Endothelial damage associated with intraocular lenses. Am J Ophthalmol 81 : 482–485
6. Bourne WM, Nelson LR, Hodge DO (1994) Continued endothelial cell loss ten years after lens implantation. Ophthalmology 101(6) : 1014–1022
7. Edelhauser H, van Horn D, Schultz R, Hyndiuk R (1976) Comparative toxicity of intraocular irrigating solutions on the corneal endothelium. Am J Ophthalmol 81 : 473–481
8. Fry L (1990) Planned extracapsular extraction through a 7.5 mm incision. In: Gills JP, Sanders DR (eds) Small incision cataract surgery. Slack, Thorofare

9. Kaufmann H, Katz J (1976) Endothelial damage from intraocular lens insertion. Invest Ophthalmol 5 : 996–999
10. Liesegang T, Bourne W, Ilstrup D (1984) Short- and long-term endothelial cell loss associated with cataract extraction and intraocular lens implantation. Am J Ophthalmol 97 : 32–39
11. Mishima S (1982) Clinical investigations on the corneal endothelium. Am J Ophthalmol 93 : 1–29
12. Parker WT, Clorffeine GS (1989) Long term evolution of astigmatism following planned extracapsular cataract extraction. Arch Ophthalmol 107 : 353–357
13. Pham DT, Wollensak J (1992), „No-Stitch"-Kataraktchirurgie als Routineverfahren. Technik und Erfahrung. Klin Monatsbl Augenheilkd 200 : 639–643
14. Pham DT, Wollensak J, Drosch S (1992) Frühpostoperativer kornealer Astigmatismus. Vergleich verschiedener Nahttechniken. Ophthalmologe 89 : 305–309

# Korneale Veränderungen bei der Kataraktchirurgie – Phako versus Non-Phako-Hydrofragmentation

CH. HÖING, S. ULLRICH, K. LUDWIG, und A. KAMPIK

**Zusammenfassung.** Nachdem zunächst Tunnelschnittechniken bei der Phakoemulsifikation der Katarakt genutzt wuden, ist auch die extrakapsuläre Technik in Richtung Hydrofragmentation so verfeinert worden, daß Tunneltechniken ohne Naht ohne Phako angewendet werden können.

Gegenwärtig werden jedoch unterschiedliche Veränderungen der Hornhaut durch diese beiden Methoden diskutiert.

Wir führten eine prospektive Studie mit 96 Patienten durch. 48 Patienten wurden mittels Hydrofragmentation durch einen 6,0-mm-Tunnel (Frown) mit Implantation einer 6,5-mm-PMMA-IOL operiert (Gruppe 1). Bei 48 wurde eine Phakoemulsifikation durch einen 4,5-mm-Skleratunnel (Frown) mit Implantation einer 6-mm-PMMA-IOL (Gruppe 2) durchgeführt. Die Hornhautgeometrie wurde praeoperativ, postoperativ und nach 8 Wochen mittels Hornhauttopographie (TMS-1) vermessen. Der induzierte Astigmatismus wurde nach Jaffe berechnet. Die Endothelzellzahl wurde mit einem automatischen Endothelzellmikroskop (Konan Noncon Robo SP 6000) bestimmt. Ein postoperatives Hornhautödem wurde mittels Pachymetrie (Fa. Frazer, Technology) quantifiziert.

Es konnten keine signifikanten Unterschiede zwischen beiden Gruppen gefunden werden. Die größere Inzision bei der Hydrofragmentation scheint keine relevant größere Astigmatismusinduktion zu bedingen.

**Summary.** Tunneling incisions were first used for cataract surgery with the phacoemulsification technique. With further development of extracapsular technique, called hydrofragmentation, it is possible to use these self-sealing incisions without phacoemulsification. Changes in corneal geometry as well as loss of endothelial cells in these techniques were the topics of this study. A total of 48 patients were operated on with a 6.0 mm frown tunnel incision using hydrofragmentation of the lens and implantation of a 6,5 mm PMMA IOL (Group 1). Forty-eight patients were operated on with a frown 4,5 mm tunnel incision using phakoemulsification and implantation of a 6.0 mm PMMA IOL (Group 2). Corneal geometry was measured with computerized corneal topography (TMS-1) preoperatively, 2 days and 8 weeks postoperatively. Jaffe's induced astigmatism was calculated. Corneal edema was quantified with ultrasound pachymetry (Fa. Frazer, Technology).

Loss of endothelial cells was measured with an automated microscope (Konan Noncon Robo SP 6000).

Until now, we have found no significant differences between the methods used. The larger tunnel incision necessary for hydrofragmentation does not seem to cause more changes in the geometry of the cornea than other techniques.

## Einleitung

Seit Einführung der Phakoemulsifikation durch Kehlmann ist diese Technik der Kataraktchirurgie ständig verfeinert worden; die Ergbnisse wurden immer bes-

D. Vörösmarthy et al. (Hrsg.)
10. Kongreß der DGII 1996

ser, so daß sich die Phakoemulsifikation als Standarttechnik durchgesetzt hat. Ein Meilenstein der Entwicklung, der sicher von gleicher Bedeutung war wie die Etablierung von im Kapselsack fixierten Intraokularlinsen, war sicher die Entwicklung des Tunnelschnittes. Mit dieser Technik verringerte sich die postoperative Heilungszeit erheblich; typische Komplikationen wie z. B. der Irisprolaps wurde seltener. Die alte extrakapsuläre Technik mit großem Schnitt und den nicht selten hohen postoperativen Astigmatismen konnte mit der neuen Technik nicht mithalten und wurde über lange Zeit auch nicht weiterentwickelt.

Seit einigen Jahren jedoch werden mechanischen Non-Phako-Techniken zur Zerkleinerung der Katarakt beschrieben. Mit diesen Techniken, die Hydrofragmentation, Viscojet-Technik o. ä. bezeichnet werden, sind die modernen Tunneltechniken mit nahtlosem Verschluß des Tunnelschnittes ebenso anwendbar wie mit der Phakoemulsifikation. So sind auch mit diesen modernen Non-Phako-Verfahren sehr geringe Astigmatismen und schnelle visuelle Rehabilitation möglich.

Diesen Methoden wird jedoch von Kritikern vorgeworfen, daß der postoperative Astigmatismus größer sei und daß das Hornhautendothel sicher stärker geschädigt würde. Da zu diesem Komplex der postoperativ veränderten Hornhaut praktisch keine wissenschaftlichen Daten existieren, bei denen die Phakoemulsifikation mit der Non-Phako-Hydrofragmentation verglichen wird, stellen wir mit dieser Arbeit eine prospektive Studie vor, in der wir die relevanten Daten beider Techniken gegenüberstellen.

Auf die geringen postoperativen Astigmatismen mit der Hydrofragmentation haben wir vor 3 Jahren auf dem Kongreß der DGII in Zürich schon hingewiesen [3].

## Material und Methoden

In eine prospektive Studie wurden 100 Patienten aufgenommen, die zwischen März und Mai 1995 an der Augenklinik der Ludwig-Maximilians-Universität, München, an einer Katarakt operiert wurden. Je nach angewandter Operationsmethode wurden die Patienten in zwei Gruppen eingeteilt. 50 Patienten wurden der Gruppe 1 Non-Phako-Phakoemulsifikation zugeordnet, und 50 wurden der Gruppe 2 Phakoemulsifikation zugeordnet.

Das Durchschnittsalter betrug in Gruppe 1 70,6 Jahre (38–90) und in Gruppe 2 71,2 Jahre (46–90); die Geschlechterverteilung war in beiden Gruppen ausgeglichen.

Die Patienten wurden präoperativ, am 2. postoperativen Tag sowie 8 Wochen nach der Operation untersucht. Neben der normalen Routineuntersuchung mit Bestimmung der bestkorrigierten Sehschärfe wurden bei allen Patienten an allen Untersuchungszeitpunkten zur Erfassung der operationsinduzierten Veränderungen der Hornhaut folgende zusätzliche Untersuchungen durchgeführt:

Zur Erfassung der Änderung der Geometrie und zur objektiven Messung des Astigmatismus wurde eine computergeschützte Hornhauttopographie (TMS-1, Computed Anatomy) durchgeführt.

Der induzierte Astigmatismus wurde mittels Vektoranalyse nach Jaffe berechnet [4].

Ein eventuell unterschiedliches postoperatives Hornhautödem wurde mittels Ultraschallpachymetrie vermessen (Fa. Frazer, Technology).

Das Ausmaß der Endothelzellveränderung wurde mit einer automatischen Non-Kontakt-Mikroskopkamera bestimmt (Noncon-Robo SP-6000, Fa. Konan).

In jeder Gruppe konnten 48 Patienten zu allen Zeitpunkten untersucht werden, so daß die Ergebnisse dieser 96 Patienten ausgewertet wurden.

Zur statistischen Auswertung wurde der Student *t*-Test berechnet.

## Operationsmethoden

### Non-Phako-Hydrofragmentation

Nach Eröffnung der Bindehaut wurde ein 6 mm langer und am Scheitelpunkt 3 mm vom Limbus entfernter Tunnelschnitt in Frown-form vorgeritzt und bis in die klare Hornhaut präpariert. Nach Eröffnung der Vorderkammer folgte unter viskoelastischem Schutz die runde Kapsulorhexis. Mit einer abgeflachten Spülkanüle wurde der innere Linsenkern unter vorsichtiger BSS-Injektion vom Rest der Katarakt separiert und in die Vorderkammer luxiert. Die Prozedur wurde ohne vorherige Hydrodissektion der gesamten Katarakt durchgeführt.

Abschließend wurde der kleine innere Kern mit einer Spülschlinge unter BSS-Injektion durch den 6-mm-Tunnelschnitt in toto entfernt. Nun folgte die Hydrodissektion der verbliebenen Rinden- und Linsen-Kortex-Reste, die dann ebenso mit der Spülschlinge entfernt wurden. Nach Absaugen von Rindenresten mit einer Irrigations-Aspirations-Maschine erfolgte die Implantation einer 7-mm-Optik-PMMA-IOL in den Kapselsack. Die Implantation der 6,5-mm-Optik durch den 6-mm-Tunnelschnitt war aufgrund der bogenförmigen Tunnelöffnung (Frown) möglich.

### Phakoemulsifikation

Nach Präparation der Bindehaut wurde ein 4,5 mm langer und am Scheitelpunkt 2,5 mm vom Limbus entfernter Tunnelschnitt in Frown-form angelegt. Wie oben beschrieben erfolgte die Präparation, Eröffnung und die Kapsulorhexis. Dann wurde in „Devide-and-conquer-Technik" die Phakoemulsifikation nach Hydrodissektion (also Lösung der gesamten Linse von der Kapsel) durchgeführt und eine 6-mm-Optik-PMMA-IOL in den Kapselsack implantiert.

## Ergebnisse

### Absoluter Astigmatismus

In der Gruppe 1 (Non-Phako-Hydrofragmentation) änderte sich der Astigmatismus von präoperativ -1,27 dpt (±0,81) auf –1,63 dpt (±0,89) nach 2 Tagen und auf –1,22 dpt (±0.9) nach 8 Wochen. Postoperativ hatte er also im Durchschnitt um

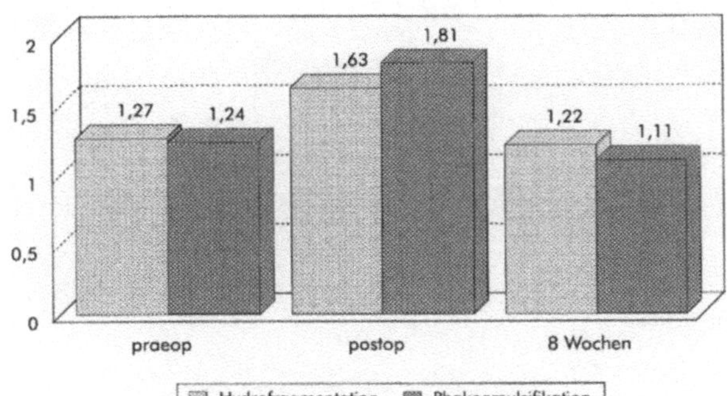


**Abb. 1.** Ergebnisse absoluter Astigmatismus

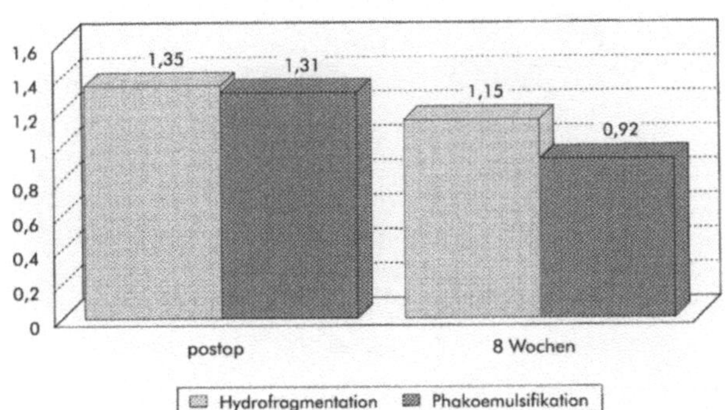


**Abb. 2.** Ergebnisse induzierter Astigmatismus

eine halbe Dioptrie zugenommen, nach 8 Wochen war im Durchschnitt keine Erhöhung mehr meßbar. Auf die Verschiebung der Achslage wird in dieser Arbeit nicht eingegangen.

In der Gruppe 2 (Phakoemulsifikation) änderte sich der Astigmatismus von präoperativ −1,24 dpt (±8,81) auf −1,81 dpt (±0,98) nach 2 Tagen und auf −1,11 dpt (±0,79) nach 8 Wochen. Ähnlich wie in Gruppe 1 war der Astigmatismus im Durchschnitt direkt postoperativ eine halbe Dioptrie höher; nach 8 Wochen war keine Erhöhung mehr meßbar (Abb. 1).

## Induzierter Astigmatismus

In Gruppe 1 betrug der induzierte Astigmatismus postoperativ 1,35 dpt (±0,8) und nach 8 Wochen 1,15 dpt (±0,78).

In Gruppe 2 betrug der induzierte Astigmatismus postoperativ 1,31 dpt (±0,75) und nach 8 Wochen 0,92 dpt (±0,75).

Die Veränderungen des Astigmatismus sind in beiden Gruppen nicht signifikant unterschiedlich.

Die Reduktion des induzierten Astigmatismus in Gruppe 2 ist jedoch statistisch signifikant ($p < 0,001$) (Abb. 2).

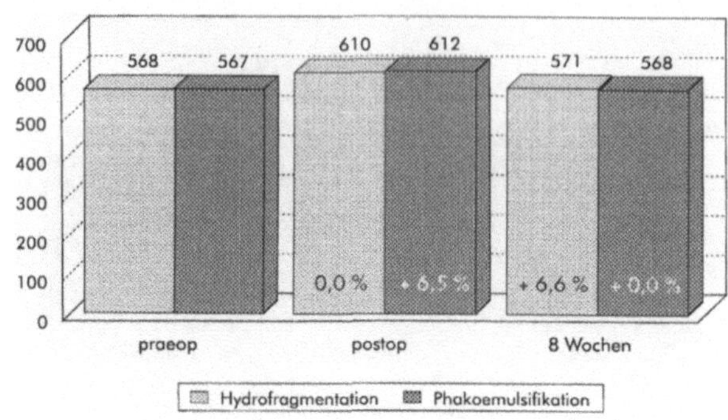


**Abb. 3.** Ergebnisse Ödempachymetrie

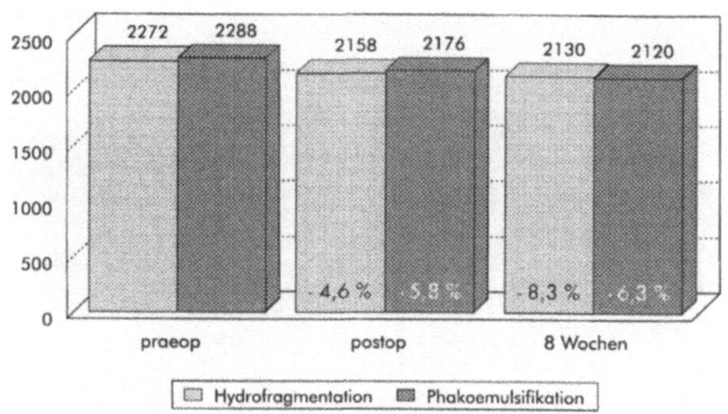


**Abb. 4.** Ergebnisse Endothelzellverlust

## Hornhautödem

In Gruppe 1 (Hydrofragmentation) änderte sich die Dicke der Hornhaut von präoperativ durchschnittlich 569 μm (±44) auf 619 μm (±68) +6,5% am 2. postoperativen Tag und erreichte nach 8 Wochen wieder die normale Dicke von 571 μm (+45) ±0,0%.
In Gruppe 2 (Phakoemulsifikation) wurde die Dicke der Hornhaut präoperativ mit 567 μm (±38), am 2. postoperativen Tag mit 612 μm (±58) +7,2% gemessen. Nach 8 Wochen war auch in dieser Gruppe die Dicke der Hornhaut wie präoperativ mit 569 μm (±38) +0,0% gemessen worden.

In beiden Gruppen war die Dickenzunahme signifikant ($P < 0{,}001$); ein signifikanter Unterschied zwischen den beiden Gruppen bestand jedoch nicht (Abb. 3).

## Endothelzellverlust

Es konnte in beiden Gruppen ein Verlust an Endothelzellen gefunden werden. Dieser war signifikant ($P < 0{,}001$).

In Gruppe 1 (Hydrofragmentation) veränderte sich die gemessene Endothelzellzahl von präoperativ 2272 (±367) auf 2158 (±372) nach 2 Tagen und auf 2130

(±313) nach 8 Wochen. Dies bedeuet einen mittleren Verlust von 4,6% nach 2 Tagen und von 8,3% nach 8 Wochen.

In Gruppe 2 (Phakoemulsifikation) waren die Endothelzellen von 2288 (±270) auf 2176 (±286) am 2. postoperativen Tag reduziert und auf 2120 (±272) nach 8 Wochen reduziert.

Dies bedeutet einen mittleren Endothelzellverlust von 5,8% nach 2 Tagen und von 6,9% nach 8 Wochen (Abb. 4).

Zwischen beiden Gruppen war der Unterschied nicht signifikant.

## Diskussion

Bei der Kataraktchirurgie hat es in den vergangenen 10 Jahren dramatische Veränderungen gegeben. Die Einführung der Phakoemulsifikation und die Verbreitung der Tunneltechniken hat die Weiterentwicklung der sog. extrakapsulären Techniken eher verlangsamt, da die Vorteile der Tunneltechniken offensichtlich waren. So ist durch sehr niedrige postoperative Astigmatismen und durch den selbstschließenden Tunnelschnitt mit dem dadurch stabileren Bulbus die optische Rehabilitation der Patienten beschleunigt.

In der letzten Zeit ist jedoch auch die extrakapsuläre Technik weiterentwickelt worden, so daß die Vorteile des Tunnelschnittes und der Kapsulorhexis auch ohne Phakoemulsifikation angewendet werden können. Dazu ist jedoch eine intraokulare, am besten im Kapselsack stattfindende mechanische Zerkleinerung des Kernes notwendig, da nur so ein Schnitt von 6 mm zur Ausleitung des Kernes ausreichend ist.

In der vorgelegten Studie konnte gezeigt werden, daß es keine signifikanten Differenzen in den für die optische Rehabilitation relevanten meßbaren Befunden gibt. Auf die niedrigen postoperativen Astigmatismen haben wir schon hingewiesen, aber auch der direkte Vergleich der beiden Techniken ergab keinen signifikant unterschiedlichen absoluten Astigmatismus. Ebensowenig war der nach Jaffe berechnete induzierte Astigmatismus unterschiedlich.

Ein postoperatives Hornhautödem ist bei beiden Operationstechniken nachweisbar; auch in diesem Untersuchungsparameter unterscheiden sich die Techniken jedoch nicht.

Ein ganz besonders wichtiges Ergebnis ist die geringe Endothelzelländerung. Mit beiden Techniken wird weniger als 10% Endothelzellverlust erreicht. Gerade in diesem Punkt war vermutet worden, daß bei der Hydrofragmentation der mechanische Kontakt des inneren Kernes bei der Ausleitung durch den relativ kleinen Tunnel eine Schädigung des Endothels bedingen könnte.

Auch bei der Phakoemulsifikation kommt es zu Schädigungen des Endothels. Es wird eine Schädigung durch umherwirbelnde Teilchen ebenso vermutet wie auch eine direkte Schädigung durch die Ultraschalleistung [5].

Der Verlust an Endothelzellen war in beiden Gruppen nicht signifikant unterschiedlich, wir erreichen bei der Phakoemulsifikation Daten, die mit früher veröffentlichten Daten übereinstimmen [2]. Für die Hydrofragmentation gab es solche Daten bisher nicht.

Zusammenfassend konnten keine mit objektiven Verfahren meßbare signifikanten Unterschiede zwischen der Non-Phako-Hydrofragmentation und der Phakoemulsifikation gefunden werden.

## Literatur

1. Bourne NS, Clayman HM (1975) The pathology of corneal astigmatism after cataract extraction. Trans Am Acad Ophthalmol Otolaryngol 79 : 615–630
2. Hayashi K, Nakao F, Hayashi F (1994) Corneal endothelial cell loss after phacoemulsifikation using nuclear cracking procedures. J Cat Refr Surg 20 : 44–47
3. Höing C, Schönfeld C-L, Kampik A (1993) Extrakapsuläre Kataraktextraktion mit Kleinschnittechnik ohne Naht. Robert YCA, Gloor B, Hartmann CH, Rochels R (Hrsg) 7. Kongreß der Deutschsprachigen Gesellschaft für Intraokularlinsen Implantation. Springer, Berlin Heidelberg New York Toyko S 126–131
4. Jaffe NS, Clayman HM (1975) The pathophysiology of corneal astigmatism after cataract extraction. Trans Am Acad Ophthalmol Otolaryngol 79 : 615–30
5. Koch DD, Lir JF, Glasser DB (1993) A comparison of corneal endothelial changes after use of Healon or Viscoat during phacoemulsification. Am J Ophthalmol 115 : 188–201

# Inzisionsgrößen für faltbare Intraokularlinsen

T. Kohnen, R. J. Lambert und D. D. Koch

**Zusammenfassung.** Ziel dieser Studie war, die kleinste Inzision für die Implantation verschiedener faltbarer Intraokularlinsen (IOL) zu bestimmen. In frisch enukleierten Autopsieaugen wurden limbale Hornhauttunnelinzisionen angelegt und randomisiert sieben verschiedene IOL-Typen, alle mit einer Stärke von 20,5 dpt, implantiert: (1) Alcon SH30BC, (2) Alcon MA60BM, (3) Alcon MA30BA, (4) Allergan SI-30NB, (5) IOLAB LI41U, (6) Chiron C10UB, (7) Staar AA-4203. Für jeden IOL-Typ wurden sechs Implantationen durch jeweils neue Tunnelschnitte mit den empfohlenen Implantationsinstrumenten durchgeführt. Eine einheitliche Hornhautdicke wurde durch hyperosmolare Dextranlösung erzielt und der intraokulare Druck während den Versuchen zwischen 10–20 mm Hg gehalten. Mittels Meßzirkel wurde die äußere und innere Inzisionsbreite vor und nach Implantation der IOL bestimmt. Die kleinsten Inzisionen konnten bei der Injektorimplantation von Silikon-IOL erzielt werden, jedoch wurden die Wunden während der Implantation um ca. 11% aufgeweitet. Die Inzisionen nach Injektorimplantation hatten somit ähnliche Breiten wie nach Pinzettenimplantation von Silikonlinsen mit hohem refraktivem Index, 5,5-mm-Optik-Acryl-IOL und Hydrogel-IOL. Die größten Inzisionen wurden für die 3stückigen Silikonlinsen mit niedrigem refraktivem Index gefunden. Faltbare IOL benötigen verschiedene Inzisionsgrößen in Abhängigkeit von Material und Implantationsinstrumentarium. Alle Inzisionen wurden bei der Implantation durch die kleinstmögliche Öffnung um 5–11% erweitert. Die Ergebnisse dieser Untersuchung sind für die Wahl einer adäquaten Inzisionsbreite zur atraumatischen Implantation von Faltlinsen durch selbstschließende Tunnelschnitte von Nutzen.

**Summary.** The purpose of this study was to determine the minimal incison sizes required for implantation of a variety of different IOL models with a variety of different insertion techniques. In fresh human cadaver eyes, limbal corneal tunnel incisions were created and seven different foldable intraocular lenses (IOL) of 20.5 diopter were implanted in a randomized fashion: (1) Alcon SH30BC, (2) Alcon MA60BM, (3) Alcon MA30BA, (4) Allergan SI-30NB, (5) IOLAB LI41U, (6) Chiron C10UB, (7) Staar AA-4203. For each IOL type, six insertions through different incisions were performed with the recommended implantation device. A uniform corneal thickness was achieved using hyperosmotic dextran solution, and intraocular pressure was maintained in the range of 10–20 mm Hg. Internal and external measurements of the tunnel incisions were obtained pre- and postinsertion using internal and vernier calipers. The smallest incisions before implantation were achieved with an inserter system, but the incisions enlarged postinsertion by almost 11% and were then similar to the incision sizes found for forceps implantation of the high-refractive-index silicone, the 5.5-mm optic acrylic, and the hydrogel IOLs. The largest incisions occurred for the three-piece low-refractive-index silicone IOL. Foldable

* Unterstützt durch Forschungsstipendien von Alcon Laboratories, Inc., Ft. Worth, Texas, USA und der Deutschen Forschungsgemeinschaft DFG-Ko 1595/1-1 und 1-2.

D. Vörösmarthy et al. (Hrsg.)
10. Kongreß der DGII 1996

IOL implantation required different incision sizes depending on material and insertion systems. All incisions enlarged between 5% and 11% following implantation through the smallest possible incision. The results found in this study can be useful in choosing an adequate incision size for atraumatic foldable IOL implantation through self-sealing tunnel incisions.

## Einleitung

Die Vorteile der Kleinschnittchirurgie, wie reduzierter postoperativer Astigmatismus und schnelle visuelle Rehabilitation, kommen durch die Anwendung faltbarer IOL zur Geltung. Obwohl eine Vorstellung über die Inzisionsgröße verschiedener faltbarer IOL mit verschiedenen Implantationssystemen besteht [1, 3–12, 13, 15, 16], liegt noch keine systematische Untersuchung über die genauen Maße vor und nach Implantation von Faltlinsen vor. Ziel dieser Studie war es, die kleinste Inzision für die Implantation verschiedener faltbarer IOL zu bestimmen.

## Material und Methoden

42 Autopsieaugen wurden für diese Studie von unterschiedlichen Augenbanken der Vereinigten Staaten bezogen, wobei vorhergegangene ophthalmologische Operationen oder Vorderabschnittserkrankungen Ausschlußkriterien darstellten. Alle Bulbi wurden über den gesamten präexperimentellen Zeitraum bei 4°–8° C gelagert und vor den Versuchen in unserem mikrochirurgischen Labor erneut einer ophthalmopathologischen Untersuchung unterzogen. Alle chirurgischen Eingriffe und Messungen wurden innerhalb der ersten 48 Stunden post mortem durchgeführt.

Unmittelbar vor den Versuchen wurden die Spenderaugen in einer hyperosmotischen Dextranlösung [2] für ca. 30 min gelagert, um die Hornhautdicke zu reduzieren (< 650 μm). Dies wurde durch pachymetrische Messungen verifiziert. In toto wurden die Augen in einer künstlichen Halterung befestigt und durch den Nervus Opticus eine BSS-Infusion zur Tonisierung der Bulbi instilliert. Der in-

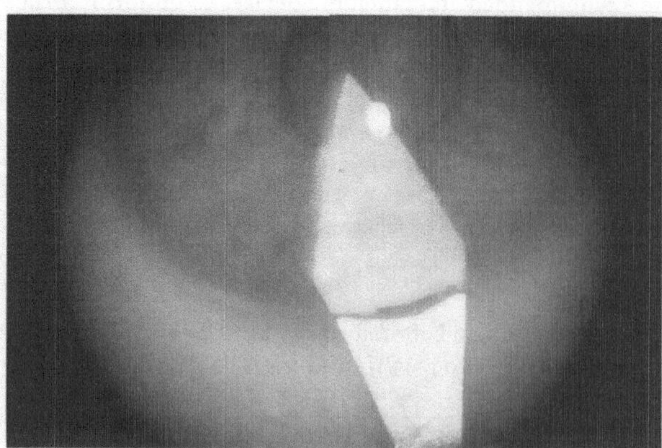

**Abb. 1.** Anlegen einer Hornhauttunnelinzision mittels Keratom in einem menschlichen Spenderauge

**Tabelle 1.** Faltbare Intraokularlinsen und die entsprechend verwendeten Implantationsinstrumente

| IOL | Implantationsinstrument |
|---|---|
| IOLAB LI41U (Silikon) | Livernois-McDonald Implantationspinzette (Katena) |
| Allergan SI-30NB (Silikon) | Fine Universal II Folder (Rhein Medical) |
| Chiron C10UB (Silikon) | Passport Foldable Lens Placement System Syringes (Chiron) |
| Staar AA-4203 (Silikon) | Microstaar Injector + Softtrans Injector I-ICS (Staar) |
| Alcon MA60BM (Acryl) | Buratto Implantationspinzette, J2186.2 (e.janach) |
| Alcon MA30BA (Acryl) | Buratto Implantationspinzette, J2186.2 (e.janach) |
| Alcon SH30BC (Hydrogel) | Iogel Implantationspinzette, INS400 (Alcon) |

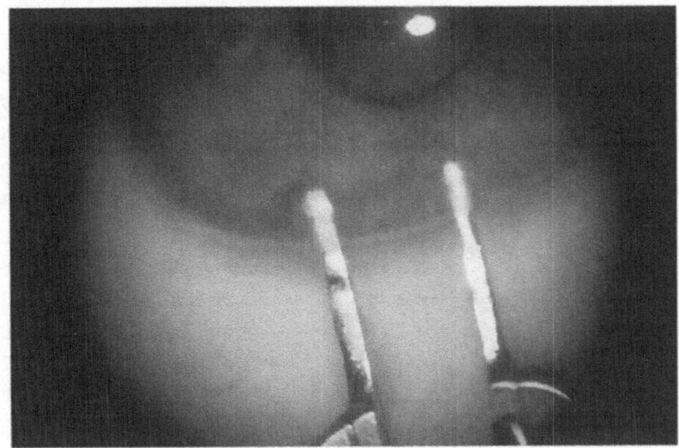

**Abb. 2.** Bestimmung der äußeren Inzisionsgröße einer Hornhauttunnelinzision nach IOL-Implantation mittels modifiziertem Meßzirkel

traokulare Druck wurde präoperativ über diese Infusion in einem Bereich zwischen 10–20 mm Hg eingestellt.

Die operative Vorgehensweise beinhaltet das Anlegen eines initialen limbusparallelen Vorschnittes (300 µm) mit einem Schnittiefendiamanten, eine Hornhauttunnelinzision von 1,5–2 mm Länge mit verschiedenen breiten Keratomen (Abb. 1), das Auffüllen der Vorderkammer mit Viskoelastikum (Viscoat) und die Implantation der Faltlinse mit dem empfohlenen Implantationsinstrumentarium (Tabelle 1). Für die Versuche standen uns Keratome mit einer Breite von 2,0, 2,25, 2,5, 2,75, 3,0, 3,2 3,5, 3,7 und 4,0 mm zur Verfügung (die Keratombreite wurde vor der Verwendung gemessen, und es fand sich eine Abweichung von ±0,05 mm). Sowohl vor als auch nach der Implantation wurde die äußere und innere Inzisionsbreite mit einem Meßzirkel gemessen (Abb. 2) und die exakte Größe über eine Schieblehre ermittelt.

In einem Vorversuch (3 Inzisionen pro IOL) wurde die Inzisionsbreite für jede IOL und ihr Implantationssystem annäherungsweise bestimmt und dann die kleinst mögliche Inzision (beginnend mit 0,5 mm geringer als zu den Vorversuchsergebnissen) ermittelt. Jede Messung wurde 3 mal wiederholt und dann das arithmetische Mittel gebildet. Die statistische Auswertung der ermittelten Daten erfolgte mittels multifaktorieller Varianzanalyse (ANOVA).

## Ergebnisse

Faltbare IOL benötigen verschiedene Inzisionsgrößen in Abhängigkeit vom Linsenmaterial, Linsendurchmesser und Implantationsinstrumentarium (Tabelle 2). Die kleinsten Inzisionen konnten bei der Injektorimplantation von Silikon-IOL erzielt werden, jedoch wurden die Schnitte während der Implantation um ca.

**Tabelle 2.** Äußere und innere Inzisionsbreite vor und nach Implantation verschiedener faltbarer Intraokularlinsen ($n = 6$/IOL)

| IOL | Inzision | Präoperativ | Postoperativ | Post-Prä |
|---|---|---|---|---|
| IOLAB LI14U | extern | 3,71 (±0,04) | 3,87 (±0,10) | 0,16 |
| (Pinzette) | intern | 3,70 (±0,02) | 3,79 (±0,07) | 0,09 |
| Allergan SI-30NB | extern | 3,13 (±0,10) | 3,33 (±0,11) | 0,20 |
| (Pinzette) | intern | 3,04 (±0,09) | 3,27 (±0,14) | 0,23 |
| Chiron C10UB | extern | 3,06 (±0,18) | 3,37 (±0,05) | 0,31 |
| (Injektor) | intern | 2,97 (±0,21) | 3,27 (±0,04) | 0,30 |
| Staar AA-4203 | extern | 2,98 (±0,18) | 3,32 (±0.07) | 0,34 |
| (Injektor) | intern | 2,90 (±0,17) | 3,22 (±0,10) | 0,32 |
| Alcon MA60BM | extern | 3,66 (±0,11) | 3,80 (±0,06) | 0,14 |
| (Pinzette) | intern | 3,62 (±0,12) | 3,75 (±0,10) | 0,13 |
| Alcon MA30BA | extern | 3,19 (±0,13) | 3,41 (±0.09) | 0,22 |
| (Pinzette) | intern | 3,10 (±0,20) | 3,34 (±0,10) | 0,24 |
| Alcon SH30BC | extern | 3,26 (±0,09) | 3,38 (±0,03) | 0,12 |
| (Pinzette) | intern | 3,23 (±0,09) | 3,34 (±0,05) | 0,11 |

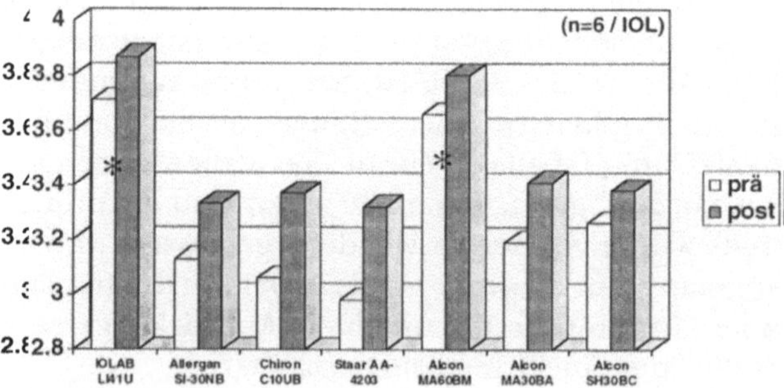


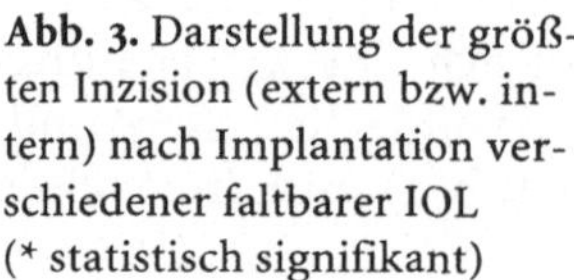

**Abb. 3.** Darstellung der größten Inzision (extern bzw. intern) nach Implantation verschiedener faltbarer IOL (* statistisch signifikant)

10% aufgeweitet. Die Inzisionen nach Injektorimplantation hatten somit ähnliche Breiten wie nach Pinzettenimplantation von Silikonlinsen mit hohem refraktivem Index, 5,5-mm-Optik-Acryl-IOL und Hydrogel-IOL. Die größten Inzisionen wurden für die 6-mm-Optik-Acryl-IOL und die 3stückigen Silikonlinsen mit niedrigem refraktivem Index (ca. 3,8 mm) gefunden. Diese beiden IOL-Typen unterschieden sich sowohl in der präoperativ benötigten als auch in der postoperativ erzielten Inzisionsbreite statistisch signifikant von den anderen fünf faltbaren Intraokularlinsen unterschiedlicher Materialien (Abb. 3).

## Diskussion

Aufgrund der bekannten Vorteile der Kleinschnittchirurgie besteht ein weiteres Bestreben die Inzisionsbreite zur Kataraktextraktion und IOL-Implatation zu verkleinern. Einerseits werden Phakoemulsifikationstips mit geringerem Durchmesser verwendet, die nur noch eine Inzisionsbreite von 2,5 mm benötigen, anderseits werden faltbare IOL aus weicheren Kunststoffen und hochrefraktiven Materialen (mit daraus resultierender geringerer Mittendicke) entwickelt.

In den meisten wissenschaftlichen Publikationen wird die Breite des verwendeten Keratoms mit der postoperativen Inzisionsbreite bei der Kleinschnittchirurgie gleichgesetzt. Steinert konnte zeigen, daß nach Phakoemulsifikation die bestehende Inzisionsbreite (Keratombreite 2,8 mm) um 0,25 mm an Größe zunimmt [15]. Die Implantation einer faltbaren IOL (SI-30NB) mittels Pinzette und die Injektion einer Silikon-IOL mit Plattenhaptik (C10UB) führten ebenfalls zu einer weiteren Aufdehnung der Inzision um 0,25 mm. Steinert stellte heraus, daß es nicht zu einer reversiblen elastischen Deformität der Inzision, sondern eher zu einer irreversiblen Inzisionsdehnung oder -zerreißung kommt.

Unsere Untersuchung an menschlichen Autopsieaugen hat gezeigt, daß je nach vewendetem IOL-Material und -Design und Implantationsinstrumentarium Inzisionsgrößen von 3,2–3,8 mm für faltbare IOL benötigt werden. Die kleinstmögliche Inzisionsbreite bei der Faltlinsenimplantation stellt nicht gleichzeitig zwingend die endgültige Inzisionsbreite dar. Um eine atraumatische Implantation unter Schonung des Gewebes durchführen zu können, sollte eine entsprechende Inzisionsbreite vor Implantation von faltbaren IOL gewählt werden. Unsere klinische Erfahrung hat gezeigt, daß eine während der Implantation zu stark gedehnte Tunnelinzision eine schlechtere selbstschließende Funktion hat und eher eine Naht zum Verschluß des Schnittes erforderlich ist.

## References


1. Barrett GD, Beasley H, Lorenzetti OJ, Rosenthal A (1987) Multicenter trial of an intraocular hydrogel lens implant. J Cataract Refract Surg 13 : 621–626
2. Duffey RJ, Tchah H, Lindstrom RL (1989) Human cadaver corneal thinning for experimental refractive surgery. J Refract Corneal Surg 5 : 41–42
3. Koch DD, Haft EA, Gay C (1993) Computerized videokeratographic analysis of corneal topographic changes induced by sutured und unsutured 4 mm scleral pocket incisions. J Cataract Refract Surg 19 : 166–169

4. Koch HR, Fromberg G, Weber F et al. (1990) Klinische Ergebnisse nach Implantation von FV-II-Silikon-Intraokularlinsen in die Hinterkammer. In: Freyler H, Skorpik C, Grasl M (Hrsg) 3. Kongreß der Deutschen Gesellschaft für Intraokularlinsen Implantation. Springer, Berlin Heidelberg New York. S 148–156
5. Koch HR (1993) Phakotechnik mit Clear-Cornea-Inzision und Implantation von Silikonlinsen. Ophthalmo-Chirurgie 5 : 117–130
6. Kohnen T, Dick B, Jacobi KW (1995) Comparison of induced astigmatism after temporal clear corneal tunnel incisions of different sizes. J Cataract Refract Surg 21 : 417–424
7. Kohnen T, Morszeck M, Klump P, Schütte E (1996) Ergebnisse nach Implantation einer 3stückigen, faltbaren Silikon-IOL mit Prolene-Haptik über eine selbstschließende Hornhauttunnelinzision. In: Dunker G, Rochels R, Hartmann C, Menapace R (Hrsg) 9. Kongreß der Deutschsprachigen Gesellschaft für Intraokularlinsen Implantation und refraktive Chirurgie. Springer, Berlin Heidelberg New York Tokyo. S 217–225
8. Menapace R (1994) Neue Techniken und Implantationssysteme. In: Pham DT, Wollensack J, Rochels R, Hartmann C (Hrsg) 8. Kongreß der Deutschsprachigen Gesellschaft für Intraokuarlinsen Implantation. Springer, Berlin Heidelbeg New York Tokyo. S 57–68
9. Menapace R, Papapanos P (1994) Eignung einer faltbaren Offenschlingen-Linse Phacoflex SI-30 für die Kapselsackimplantation durch selbstdichtende sklerokorneale Tunnelinzisionen. Klin Monatsbl Augenheilkd 204 : 111–120
10. Menapace R, Amon M, Radax U (1992) Evaluation of 200 consecutive IOGEL 1103 capsular-bag lenses implanted through a small incision. J Cataract Refract Surg 18 : 252–264
11. Neuhann T, Neuhann T, Braig R, Adler I, Haindl-Maierhoier E, Sierck G (1993) Phakoemulsifikation mit Linsenimplantation – unsere gegenwärtige Technik. Ophthalmo-Chirurgie 5 : 77–89
12. Samuelson SW, Koch DD, Kuglen CC (1991) Determination of maximal incision length for true small-incision surgery. Ophthalmic Surg 22 : 204–207
13. Steinert RF, Brint SF, White SM, Fine IH (1991) Astigmatism after small incision cataract surgery. A prospective, randomized, multicenter comparison of 4- and 6.5 mm incisions. Ophthalmology 98 : 417–423
14. Steinert RF, Bayliss B, Brint SF, Giamporcaro JE, Hunkeler JD (1995) Long-term clinical results of AMO Phacoflex model SI-18 intraocular lens implantation. J Cataract Refract Surg 21 : 331–338
15. Steinert RF, Deacon J (1996) Enlargement of incision width during phacoemulsification and folded intraocular lens implant surgery. Opthalmology 103 : 220–225
16. Zehetmayer M, Skorpik C, Weghaupt H, Pfleger T, Scholz U (1994) Langzeitergebnisse nach Implantation einer Plattenhaptik-Silikonlinse in den Kapselsack. Klin Monatsbl Augenheilkd 204 : 220–225

# Korneale Topographie beim Astigmatismus obliquus nach korneoskleralem Tunnelschnitt bei 12 Uhr, temporaler und schräger Position

CH. WIRBELAUER, N. ANDERS, D. T. PHAM, A. HOLSCHBACH und J. WOLLENSAK

**Zusammenfassung.** Bei selbstschließender Tunnelinzision kann der Meridian in der Eingriffsachse abgeflacht werden. Anhand der kornealen Topographie sollte objektiviert werden, ob bei einem Astigmatismus obliquus über 0,5 dpt, definiert als ein 30°-Winkelsegment um die 45°- und 135°-Achse, über die Zugangswahl der operativ induzierte Astigmatismus minimiert oder der präoperative Astigmatismus korrigiert werden kann.

*Patienten und Methoden:* Prospektiv wurden 50 Patienten randomisiert den Eingriffsachsen bei 12-Uhr-, temporaler und schräger Position zugeordnet. Alle Patienten wurden standardisiert über einen trapezförmigen selbstschließenden 7 mm korneoskleralen Tunnelschnitt mit Phakoemulsifikation und HKL-Implantation behandelt. Videokeratoskopisch (EyeSys CAS, Ver. 3.03) wurden am 1. postoperativen Tag, nach 4 Wochen und nach 5 Monaten der mittlere Astigmatismus, die mittleren Brechkraftänderungen sowie der chirurgisch induzierte Astigmatismus über die Vektoranalyse in der zentralen 3 mm optischen Zone bestimmt. Zu allen Meßpunkten wurden die Mittelwerte der simulierten K-Werte aus Doppelbestimmungen ausgewertet.

*Ergebnisse:* Nur bei schräger Eingriffsachse nahm der mittlere Astigmatismus nach 5 Monaten postoperativ um 0,38 dpt signifikant ($P < 0{,}01$) ab. Es kam zu einer Abflachung der Hornhautbrechkraft im steilen Meridian um 0,27 dpt ($P < 0{,}05$), aber auch zu einer geringfügigen Aufsteilung des flacheren Meridians um 0,09 dpt ($P < 0{,}05$). Eine Wundöffnung bei 12-Uhr- oder in temporaler Position führte zu keiner relevanten Abnahme des Astigmatismus, wobei allerdings ein temporaler Zugang durch eine frühe Stabilisierung einen günstigeren Einfluß auf den postoperativen Verlauf hatte. Der chirurgisch induzierte Astigmatismus lag nach 5 Monaten bei 12-Uhr-Zugang mit 1,0 ± 0,27 dpt etwa doppelt so hoch wie bei temporalem (0,44 ± 0,16 dpt) oder schrägem Zugang (0,53 ± 0,38 dpt).

*Schlußfolgerung:* Die korneale Topographie zeigt, daß beim Astigmatismus obliquus der refraktive Effekt auf den Hornhautastigmatismus bei schräger Tunnelinizison insbesondere durch eine Abflachung des steilen Meridians im postoperativen Heilungsverlauf bedingt ist. Bei 12-Uhr- und temporalem Zugang kommt es zu keiner relevanten Abnahme des Astigmatismus. Beim Astigmatismus obliquus wird ein schräger Zugang im Bereich des steileren Meridians empfohlen.

**Summary.** To evaluate the effect of incision location by corneal topography on preoperative oblique astigmatism greater than 0.5 D with an axis ranging from 30° to 60° and from 120° to 150°.

*Patients and Methods:* Fifty prospectively studied patients had a standardized 7-mm trapezoidal self-sealing scleral tunnel incision with phacoemulsification and posterior lens implantation. Each patient was randomly assigned to one of three incision locations: Group A, conventional superior incision; Group B, temporal incision; Group C, modified bent incision. On the first postoperative day, after 4 weeks, and after 5 months, analysis of the mean astigmatism, the mean corneal power changes and the surgically induced astigmatism in the central 3 mm optical zone was carried out using the mean of double measurements performed by corneal topography (EyeSys CAS, Version 3.03).

D. Vörösmarthy et al. (Hrsg.)
10. Kongreß der DGII 1996

*Results:* Only in the modified bent-incision group was a significant astigmatism reduction of 0.38 D ($P < 0.01$) achieved. In the postoperative period, marked flattening of 0.27 D ($P < 0.05$) occurred in the steeper meridian, but also a low degree steepening of 0.09 D ($P < 0.05$) in the flatter meridian. No decrease was found with a wound incision in the 12 o'clock or temporal position, however, there was an earlier stabilisation during the postoperative period in the temporal incision group. The surgically induced astigmatism by vector analysis 5 months postoperatively was 1.0 ± 0.27 D in the superior incision group, 0.44 ± 0.16 D in the temporal incision group, and 0.53 ± 0.38 D in the modified bent-incision group.

*Conclusions:* Corneal topography revealed that in oblique astigmatism only using a modified bent incision in the steeper meridian effectively and predictably reduced preoperative astigmatism. The refractive effect was primarily due to flattening in the steeper meridian during the postoperative wound healing. A superior or temporal approach did not reduce the astigmatism significantly. In preoperative oblique astigmatism a modified bent incision placed in the steeper meridian is recommended.

## Einleitung

Die kontrollierte Reduktion eines klinisch signifikanten präoperativen Astigmatismus und die Minimierung des chirurgisch induzierten Astigmatismus sind aktuelle Konzepte der modernen refraktiven Kataraktchirurgie [13, 15]. Hierbei wurde die Wundkonstruktion und die Lokalisation der Inzision in früheren Arbeiten gezielt modifiziert [13]. Neben dem üblichen Zugang bei 12 Uhr hat sich eine temporale Schnittführung bei inversem Astigmatismus etabliert [1, 3, 5, 13].

Wir untersuchten in dieser Arbeit die Anwendung einer schrägen, selbstschließenden korneoskleralen Inzision im steileren Meridian bei präoperativem Astigmatismus obliquus. In dieser prospektiven und randomisierten Studie wurde eine schräge Inzision gegenüber einem Zugang bei 12 Uhr oder in temporaler Position in bezug auf die Abnahme des Astigmatismus verglichen. Veränderungen der Hornhautkrümmung wurden anhand der sich bei Planung und Dokumentation von refraktiven Operationen bewährten Methode der kornealen Topographie analysiert.

## Patienten und Methoden

In einer kontrollierten prospektiven klinischen Studie wurden 50 Patienten untersucht (s. Tabelle 1). Einschlußkriterien waren ein präoperativer Astigmatismus obliquus, definiert als ein 30°-Winkelsegment um die 45°- und 135°-Achse, von über 0,5 dpt. Ausschlußkriterien waren pathologische Hornhautveränderungen, vorangegangene Operationen oder letztes Auge.

Ein vollständiger ophthalmologischer Status wurde präoperativ bei jedem Patienten erhoben. Die Ermittlung des Astigmatismus erfolgte über die computerisierte korneale Topographie (EyeSys Corneal Analysis System Version 3.03, Eye Sys Technologies, Houston, TX). Änderungen der kornealen Kurvatur wurden im keratometrischen Äquivalent gemessen, d. h. der zentralen sphärischen 3-mm-Zone. Präoperativ sowie einen Tag, 4 Wochen und 5 Monate postoperativ wur-

**Tabelle 1.** Präoperative Patientendaten*

| | Gruppe A (12 Uhr) | Gruppe B (temporal) | Gruppe C (schräg) |
|---|---|---|---|
| Patienten | 17 | 15 | 18 |
| Alter (Jahre) | 75 ± 10,4 | 74 ± 7,6 | 74 ± 8,6 |

* Mann-Whitney-U-Test: $P > 0{,}05$ für alle Gruppen

den der mittlere Astigmatismus, die mittleren Brechkraftänderungen und der vektoranalytisch berechnete chirurgisch induzierte Astigmatismus [10, 17] bestimmt. Zu allen Meßpunkten wurden die Mittelwerte der simulierten K-Werte aus Doppelbestimmungen ausgewertet [21].

Vor der Untersuchung wurde eine Kalibrierung des Instruments nach den empfohlenen Richtlinien des Herstellers durchgeführt. Die Untersuchungen erfolgten standardisiert, wobei alle Messungen durch den gleichen Untersucher (C. W.) durchgeführt wurden. Vor jeder Messung wurde der Patient zum Blinzeln und zur erneuten Fixation aufgefordert. Die Annahme der Messung erfolgte bei ausreichender Fokussierung mit horizontaler und vertikaler Zentrierung der Kornea und einem kompletten inneren Ring [4, 6, 7]. Eine ausreichende Fixation des Patienten und die Bildqualität, insbesondere bei unregelmäßigen Oberflächen, wurden ebenfalls notiert. Die Meßgenauigkeit liegt im Bereich von 0,25–0,5 dpt [7, 12, 19].

Alle Patienten wurden standardisiert über einen trapezförmigen selbstschließenden 7 mm breiten korneoskleralen Tunnelschnitt mit 2 mm Abstand vom Limbus, kontinuierlicher Kapsulorhexis, Phakoemulsifikation und One-Piece-Hinterkammerlinsen(PMMA)-Implantation nur durch erfahrene Operateure (N. A., D. T. P.) behandelt [14, 15]. Die Bindehaut wurde am Ende der Operation in allen Fällen durch Bipolarkauterisation verschlossen.

Nach der Einverständniserklärung wurden die Patienten randomisiert einer der drei Gruppen entsprechend den unterschiedlichen Eingriffsachsen zugeordnet, d. h. bei 12 Uhr (Gruppe A), temporal (Gruppe B) oder schräge Schnittlokalisation (Gruppe C). Die Operationstechnik war in allen Gruppen identisch und unterschied sich demzufolge nur im Inzisionsort. Nur die Lokalisation eines schrägen Zugangs wurde jeweils in 90° zur Achse, d. h. im steileren Meridian, gelegt. Der Inzisionsort war in dieser Gruppe somit variabel und erfolgte je nach präoperativer Achsenlage superotemporal oder superonasal bzw. alternativ bei tiefliegenden Bulbi inferotemporal.

Statistische Unterschiede zwischen den drei Gruppen bezüglich Alter, prä- und postoperativem, mittlerem sowie induziertem Astigmatismus wurden mit dem Mann-Whitney-U-Test für unverbundene Stichproben analysiert. Veränderungen innerhalb der einzelnen Gruppen wurden anhand des Wilcoxon-Tests für verbundene Stichproben untersucht. Statistische Unterschiede mit einem P-Wert unter 0,05 wurden als signifikant gewertet.

## Ergebnisse

Die Anzahl der vollständig über 5 Monate untersuchten Patienten ist in Tabelle 1 zusammengefaßt. Es ergaben sich keine statistisch signifikanten Unterschiede bezüglich Alter (Tab. 1) oder präoperativem Astigmatismus (Tab. 2).

Ein schräger Zugang (Abb. 1) wurde in den meisten Fällen superotemporal ($n$ = 10; 56%) oder superonasal ($n$ = 7; 39%) vorgenommen. In einem Fall wurde bei tiefliegendem Auge ein schräger Zugang inferotemporal angelegt.

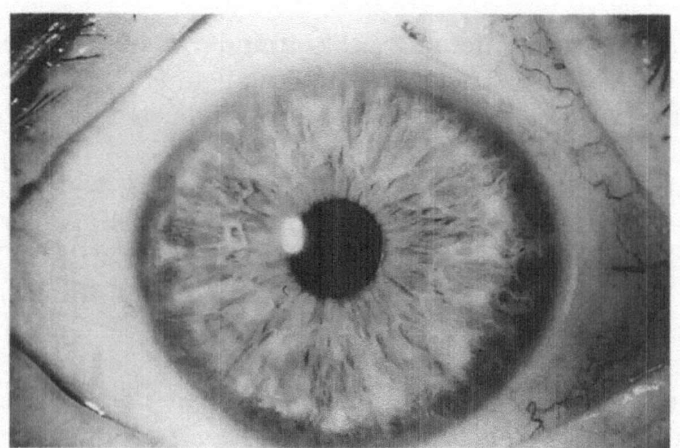

**Abb. 1.** Beispiel eines biomikroskopischen Befundes bei schrägem Zugang

**Tabelle 2.** Zeitlicher Verlauf des mittleren Astigmatismus (± Standardabweichung) in dpt*

| Intervall | Gruppe A (12 Uhr) | Gruppe B (temporal) | Gruppe C (schräg) |
|---|---|---|---|
| Präoperativ | 1,45 ± 0,52 | 1,33 ± 0.59 | 1,30 ± 0,43 |
| 1. postop. Tag | 1,82 ± 0,92 (n.s.) | 1,40 ± 0,62 (n.s.) | 1,23 ± 0,50 (n.s.) |
| 4 Wochen | 1,63 ± 0,57 (n.s.) | 1,40 ± 0,54 (n.s.) | 0,99 ± 0,50 (0,0025) |
| 5 Monate | 1,50 ± 0,43 (n.s.) | 1,33 ± 0,57 (n.s.) | 0,92 ± 0,43 (0,0023) |

* $P$-Wert in Klammern. (n.s.: nicht signifikant)

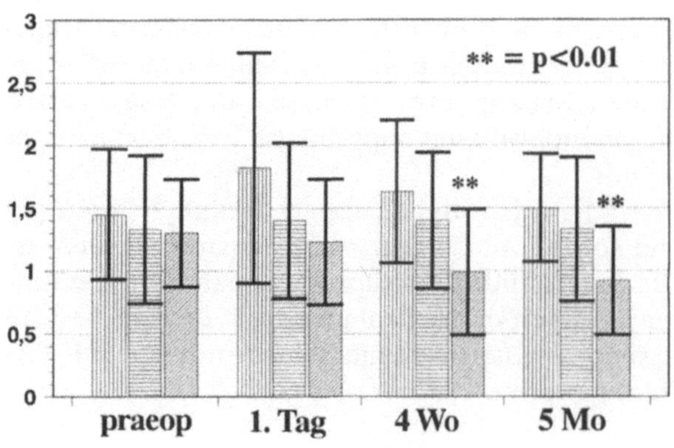


**Abb. 2.** Vergleichende Darstellung des mittleren Astigmatismus (± Standardabweichung) in den einzelnen Gruppen im Verlauf (*vertikale Streifen* 12 Uhr, *horizontale Streifen* temporal, *Querstreifen* schräg)

Wie in Tabelle 2 und Abb. 2 zu erkennen ist, führte eine Wundöffnung bei 12 Uhr am 1. postoperativen Tag zu einer videokeratoskopischen Zunahme des mittleren Astigmatismus um 0,37 dpt auf 1,82 ± 0,92 dpt, mit nachfolgender Stabilisierung nach 5 Monaten auf annähernd präoperative Werte. Bei temporalem Zugang blieb der mittlere Astigmatismus weitestgehend konstant. Bei schräger Eingriffsachse nahm dagegen der mittlere Astigmatismus nach 5 Monaten bei über 85% aller Patienten im Mittel um 0,38 dpt signifikant ($P < 0{,}01$) ab. Die maximale Abnahme lag bei 1,30 dpt. Hochsignifikante Gruppenunterschiede ergaben sich insbesondere zwischen einer schrägen Schnittlokalisation und einem Zugang bei 12 Uhr. Im Vergleich hierzu waren die Unterschiede zwischen schrägem und temporalem Zugang mit nur schwacher Signifikanz geringer (Tabelle 3).

Die mittleren Brechkraftänderungen (Tabelle 4) zeigten bei schräger Schnittlokalisation eine Abflachung der Hornhautbrechkraft im steileren Meridian um 0,27 dpt ($P < 0{,}05$), aber auch eine geringfügige Aufsteilung des flacheren Meri-

**Tabelle 3.** Vergleich des mittleren Astigmatismus in den einzelnen Gruppen*

| Intervall | A und B | A und C | B und C |
|---|---|---|---|
| Präoperativ | n.s. | n.s. | n.s. |
| 1. postop. Tag | n.s. | n.s. | n.s. |
| 4 Wochen | n.s. | 0,0044 | 0,03 |
| 5 Monate | n.s. | 0,0034 | 0,045 |

* Mann-Whitney-U-Test

**Tabelle 4.** Mittlere Brechkraftänderungen (± Standardabweichung) in dpt*

| Intervalle | Gruppe A (12 Uhr) | | |
|---|---|---|---|
| | Flacher Meridian | Steiler Meridian | Gesamtbrechkraft |
| Präoperativ | 42,53 ± 1,16 | 43,98 ± 1,34 | 43,25 ± 1,23 |
| 5 Monate | 42,56 ± 1,12 (n.s.) | 44,06 ± 1,37 (0,01) | 43,31 ± 1,23 (0,02) |
| | Gruppe B (temporal) | | |
| | Flacher Meridian | Steiler Meridian | Gesamtbrechkraft |
| Präoperativ | 43,39 ± 1,02 | 44,72 ± 1,24 | 44,06 ± 1,10 |
| 5 Monate | 43,54 ± 1,16 (0,05) | 44,87 ± 1,35 (0,04) | 44,21 ± 1,23 (0,03) |
| | Gruppe C (schräg) | | |
| | Flacher Meridian | Steiler Meridian | Gesamtbrechkraft |
| Präoperativ | 43,19 ± 1,17 | 44,48 ± 1,28 | 43,84 ± 1,20 |
| 5 Monate | 43,28 ± 1,17 (0,03) | 44,21 ± 1,25 (0,01) | 43,75 ± 1,19 (n.s.) |

* *P*-Wert in Klammern.

**Tabelle 5.** Zeitlicher Verlauf des mittleren, chirurgisch induzierten Astigmatismus (± Standardabweichung) in dpt, berechnet nach Seiler und Wollensak

| Intervall | Gruppe A (12 Uhr) | Gruppe B (temporal) | Gruppe C (schräg) |
|---|---|---|---|
| 1. postop. Tag | 1,13 ± 0,46 | 0,49 ± 0,22 | 0,64 ± 0,28 |
| 4 Wochen | 1,03 ± 0,39 | 0,47 ± 0,25 | 0,58 ± 0,36 |
| 5 Monate | 1,0 ± 0,27 | 0,44 ± 0,16 | 0,53 ± 0,38 |

**Tabelle 6.** Vergleich des chirurgisch induzierten Astigmatismus in den einzelnen Gruppen*

| Intervall | A und B | A und C | B und C |
|---|---|---|---|
| 1. postop. Tag | 0,0000 | 0,0018 | n.s. |
| 4 Wochen | 0,0002 | 0,0030 | n.s. |
| 5 Monate | 0,0000 | 0,0029 | n.s. |

* Mann-Whitney-U-Test

dians um 0,09 dpt ($P < 0,05$) bei unveränderter Gesamtbrechkraft. Bei 12-Uhr- und temporalem Zugang kam es zu einer Verschiebung hin zu höheren Werten der Brechkraftparameter.

Der induzierte Astigmatismus (Tabelle 5) war bei 12-Uhr-Zugang nach 5 Monaten mit 1,0 ± 0,27 dpt etwa doppelt so hoch wie bei temporalem (0,44 ± 0,16 dpt) oder schrägem (0,53 ± 0,38 dpt) Zugang ($P < 0,01$; Tabelle 6).

## Diskussion

Der postoperative Astigmatismus schränkt die funktionellen Ergebnisse der Kataraktchirurgie ein. Modifikationen der Operationstechnik sollten den chirurgisch induzierten Astigmatismus minimieren und auch einen präoperativen Astigmatismus kontrolliert reduzieren.

Eine schräge Schnittlokalisation (sog. Bent incision – „Between nine and twelve o'clock") erwies sich in retrospektiven Studien unter Anwendung unterschiedlicher Schnitt- und Nahttechniken im Vergleich zu einem 12-Uhr-Zugang als vorteilhafter auf die Astigmatismusentwicklung. Ein niedrigerer, mittlerer und ein niedrigerer, chirurgisch induzierter Astigmatismus, aber auch eine frühere Stabilisierung der postoperativen Refraktion wurden beobachtet [8, 9, 11, 18]. Allerdings wurde in diesen Arbeiten die Schnittlokalisation unabhängig von der präoperativen Achse in allen Fällen entweder superotemporal oder superonasal gelegt.

Wir modifizierten das Konzept eines schrägen Zugangs zur Anwendung bei klinisch relevantem präoperativem Astigmatismus obliquus. Die schräge Schnittführung wurde hierbei im Bereich des steileren Meridians gelegt. Anhand der kornealen Topographie konnten wir zeigen, daß beim Vorliegen eines präoperativen Astigmatismus obliquus ein schräger Zugang im Bereich des steileren Meridians im Gegensatz zu einem 12-Uhr- oder temporalen Zugang die Hornhautverkrümmung kontrolliert verringerte.

Im postoperativen Verlauf kam es hauptsächlich zu einer Abflachung im Meridian der Inzisionsachse. Beim Tunnelschnitt ist die Wirkung durch eine Relaxation der Wunde mit konsekutiver Abflachung der Hornhaut bedingt [13, 16, 20]. Direkt postoperativ war der refraktive Effekt möglicherweise durch ein lokalisiertes Hornhautödem im Schnittbereich vermindert. Erst nach den ersten 4 Wochen der Heilungsphase kam es zu einem Abfall des mittleren Astigmatismus. Die korrigierende Wirkung scheint jedoch bei korneoskleraler Präparation im Bereich von 0,5 dpt limitiert zu sein. Insbesondere bei höheren Astigmatismen von über 2,0 dpt sollte deshalb eine korneale Schnittführung [13] oder gleichzeitig eine lamellierende Keratotomie durchgeführt werden [2].

Eine Veränderung der Gesamtbrechkraft der Hornhaut mit Beeinflussung der Dioptrienstärke der implantierten Kunstlinse wurde bei schrägem Zugang im Vergleich zu den beiden anderen Gruppen nicht beobachtet. Die temporale korneosklerale Tunnelinzision zeigte ebenfalls eine frühe postoperative Wundstabilität. Wie von anderen Autoren gezeigt wurde [3, 5, 13], hat dieser Zugang eine geringere refraktive Aktivität mit einem chirurgisch induzierten Astigmatismus von unter 0,7 dpt. Bei 12-Uhr-Zugang zeigte sich eine deutlichere Instabilität im postoperativen Verlauf. Hierbei ist zu beachten, daß der korneale Astigmatismus nach Kataraktoperation auch durch die mechanischen Kräfte der Lider und der extraokulären Muskeln auf den Bulbus beeinflußt wird [9, 11]. Die kontinuierliche Bewegung des Oberlides verursacht einen gewissen Druck auf der superioren korneoskleralen Wunde [5, 9, 11].

Die schräge Präparation ist ähnlich wie bei temporaler Schnittlokalisation mit einer kurzen Lernkurve behaftet. Es kam jedoch bei keinem der Patienten zu intraoperativen Komplikationen. Der schräge Zugang verbesserte sogar die operative Exposition bei Patienten mit tiefliegenden Augen oder prominenten Augenbrauen. In diesen Fällen wurde ein inferotemporaler Zugang gegenüber einem superonasalen vorgezogen.

Zusammenfassend zeigte die korneale Topographie, daß beim Vorliegen eines Astigmatismus obliquus der refraktive Effekt bei schräger Tunnelinzision vor allem durch eine Abflachung der Hornhautkrümmung im steileren Meridian, aber auch durch eine geringfügige Aufsteilung des flacheren Meridians während der postoperativen Wundheilung bedingt ist. Beim Astigmatismus obliquus wird deshalb ein schräger Zugang im Bereich des steileren Meridians bei früher postoperativer Stabilisierung und verzögerter Brillenanpassung empfohlen.

## Literatur

1. Anders N, Pham DT, Wollensak J (1995) Wunstabilität mit der "No-stitch"-Technik bei verschiedenen Schnittlokalisationen und -tiefe. Klin Monatsbl Augenheilkd 206 : 442–445
2. Anders N, Pham DT, Linke C, Huebscher HJ, Wollensak J (1995) Bogenförmige lamellierende Keratotomie zur Astigmatismuskorrektur – Klinische Ergebnisse. In: Rochels R, Duncker G, Hartmann Ch (Hrsg) 9. Kongreß der Deutschsprachigen Gesellschaft für Intraokularlinsen Implantation. Springer, Berlin Heidelberg New York Tokyo. S 309–318
3. Axt JC, McCaffery JM (1993) Reduction of postoperative against-the-rule astigmatism by lateral incision technique. J Cataract Refract Surg 19 : 380–386
4. Bogan SJ, Waring III GO, Ibrahim O, Drews C, Curtis L (1990) Classification of normal corneal topography based on computer-assisted videokeratography. Arch Ophthalmol 108 : 945–949
5. Cravy TV (1991) Routine use of a lateral approach to cataract extraction to achieve rapid and sustained stabilization of postoperative astigmatism. J Cataract Refract Surg 17 : 415–423
6. Dingeldein SA, Klyce SD (1989) The topography of normal corneas. Arch Ophthalmol 107 : 512–518
7. Douthwaite WA (1995) EyeSys corneal topography measurement applied to calibrated ellipsoidal convex surfaces. Br J Ophthalmol 79 : 797–801
8. Hayashi K, Nakao F, Hayashi F (1994) Corneal topographic analysis of superolateral incision cataract surgery. J Cataract Refract Surg 20 : 392–399
9. Hayashi K, Hayashi H, Nakao F, Hayashi F (1995) The correlation between incision size and corneal shape changes in sutureless cataract surgery. Opthalmology 102 : 550–556
10. Jaffe NS (1981) Postoperative corneal astigmatism. In: Jaffe NS (ed) Cataract surgery and its complications. Mosby, St. Louis. S 92–110
11. Kawano K (1993) Modified corneoscleral incision to reduce postoperative astigmatism after 6 mm diameter intraocular lens implantation. J Cataract Refract Surg 19 : 387–392
12. Koch DD, Wakil JS, Samuelson SW, Haft EA (1992) Comparison of the accuracy and reproducibility of the keratometer and the EyeSys Corneal Analysis System Model I. J Cataract Refract Surg 18 : 342–347
13. Pham DT (1995) Kataraktchirurgie mit kontrolliertem Astigmatismus – eine neue Herausforderung. In: Rochels R, Duncker G, Hartmann Ch (Hrsg) 9. Kongreß der Deutschsprachigen Gesellschaft für Intraokularlinsen Implantation. Springer, Berlin Heidelberg New York Tokyo. S 301–308
14. Pham DT, Wollensak J (1992) "No-stitch"-Kataraktchirurgie als Routineverfahren – Technik und Erfahrung. Klin Monatsbl Augenheilkd 200 : 639–643
15. Pham DT, Wollensak J, Liekfeld A (1996) Selbstschließender korneoskleraler Tunnelschnitt in der Kataraktchirurgie. Ophthalmologe 93 : 8–11
16. Rowsey JJ (1983) Ten caveats in keratorefractive surgery. Ophthalmology 90 : 148–155
17. Seiler T, Wollensak J (1993) Über die mathematische Darstellung des postoperativen regulären Hornhautastigmatismus. Klin Monatsbl Augenheilkd 203 : 70–76
18. Suzuki R, Kurimoto S (1992) Astigmatism after phacoemulsification and aspiration procedures: bent versus standard incisions. Ophthalmologica 205 : 131–137
19. Tennen DG, Keates RH, Montoya C (1995) Comparison of three keratometry instruments. J Cataract Refract Surg 21 : 407–408
20. Van Rij GV, Waring III GO (1984) Changes in corneal curvature induced by sutures and incisions. Am J Opthalmol 98 : 773–783
21. Walkow T, Anders N, Wollensak J (1996) Fehler bei der kornealen Topographie und deren Einfluß auf klinische Studien. In: Vörösmarthy D, Duncker G, Hartmann Ch (Hrsg) 10. Kongreß der Deutschsprachigen Gesellschaft für Intraokularlinsen Implantation. Springer, Berlin Heidelberg New York Tokyo. (s. dieses Buch)

# Extrakapsuläre Kataraktextraktion bei Kleinschnittchirurgie

R. C. Drews

In den Anfängen der Phakoemulsifikation wurde der Kern mit unglaublichem Kraftaufwand in kleine Teilchen zerlegt, die dann abgesaugt werden konnten [2]. Bei den heutigen Phako-Techniken geschieht dies mit weniger Kraftaufwand und verfeinerter Technik. Bei extrakapsulärer Kleinschnittechnik wird die Linse in größere Fragmente zerlegt, die durch die Wundöffnung entfernt werden, ohne daß ein Einsatz von Ultraschall erforderlich ist. Der Grund für die fortgesetzte Popularität der ECCE ist die einfache Instrumentation und die beträchtliche Kostenersparnis.

All dies kann man als „knife and fork“, also Messer und Gabel – Technik bezeichnen. Statt einem Messer nehmen die meisten Operateure einen PKE-Tip, eine Kanüle, einen Haefliger-Phakocleaver etc., um den Kern einzuschneiden. Leider braucht man für alle diese Instrumente auch einen „Teller”, auf dem man arbeiten kann. Im Auge ist dieser „Teller“ die empfindliche hintere Linsenkapsel.

Es ist ein geringerer Kraftaufwand erforderlich, wenn man beim Spalten des Kerns oder beim Abheben von Schichten den anatomischen radialen und lamellaren Spaltungslinien folgt [1]. Selbst in älteren Augen besitzt der Kern noch einen lamellaren und radialen Aufbau. Beim Abspalten von Keilen oder Lamellen sollten die Kräfte quer zu den Spaltungsebenen eingesetzt werden, damit die Kernteile möglichst effektiv gelöst werden. Bei einer exzentrischen Kraftanwendung kann es leider zu einem Wegkippen des Kerns kommen. Nach hinten wirkende Vektorkräfte können den Kern durch die hintere Linsenkapsel in den Glaskörper drücken. Ein Anheben kann den Kern nach vorne bewegen gegen das feine, vitale Hornhautendothel.

Das Separieren der Schichten kann mechanisch oder hydraulisch erfolgen. In beiden Fällen müssen Instrumente in den Kern eingebracht werden, um die notwendigen Kräfte zu entwickeln. Das kann sehr schwierig sein. Eine Ausnahme bildet der YAG-Laser, dessen optischer Breakdown unter extremem Druck eine kleine Luftblase bildet. Die Richtung des entstehenden Risses folgt dabei automatisch den Ebenen mit dem geringsten Widerstand.

Die Verringerung der Kerngröße ist möglich durch Abtragen der Oberfläche, um den Kern dünner zu machen, durch Entfernen des Randes, so daß der Durchmesser kleiner wird und durch Aufteilen des Kerns in zwei Hälften oder in Sektoren. Einer dieser Teile kann dann entfernt werden und das restliche Teilstück durch die Wundöffnung spiralförmig herausgedreht oder herausgezogen werden – eine Technik, die auch schon bei spiralförmigen Intraokularlinsen angewendet wurde.

D. Vörösmarthy et al. (Hrsg.)
10. Kongreß der DGII 1996

Nach Kapsulorhexis oder Can-opener-Kapsulotomie wird das Innere des Kerns mit Hilfe eines Cystotoms oder eines Moria-Haefliger-Phakocleaver radial gespalten. Danach verwende ich einen Sinskey-Spülkerndissektor von Visitec – eine abgeflachte 25 er Kanüle mit gezahmtem Rand, die einer Art Gabel ähnelt – um die vordere Rinde und den Epinukleus Schicht für Schicht abzutragen. Die hintere Rinde fungiert als eine Art Polster, das die Dissektion unterstützt, wobei jedoch im hinteren Bereich nur ein Minimum an Kraft eingesetzt werden darf. Wenn ein ausreichend großer Teil des Inneren des Kerns freiliegt, kann dieser Teil in die Vorderkammer gezogen werden. Um dieses Kerninnere vom Endothel und der hinteren Rinde fernzuhalten, wird zusätzlich noch Healon GV injiziert. Wenn das Kerninnere zu groß ist, wird der Rand ein- oder mehrmals mit einer Vannas-Schere eingeschnitten. Dieses Kernstück bricht auf, wenn es mit einem Spüllöffel herausgenommen wird, falls dies nicht schon vorher geschehen ist. Nun wird der große, zusammenhängende Rest aus hinterer und peripherer Rinde mit einer Faust-Spülkanüle vorwärts rotiert und mit dem Spüllöffel entfernt. So kann basierend auf genauen Kenntnissen der lamellaren und radialen Anatomie des Kerns, der Kern durch umfassende Hydrodissektion zerteilt und sanft, sicher und preiswert durch eine 5 oder 6 mm große Wundöffnung entfernt werden.

Je härter der Kern, desto schwieriger gestaltet sich die Technik bei allen Kleinschnittverfahren. Oft ist es besser, die Inzision zu vergrößern, statt intraoperative Komplikationen in Kauf zu nehmen. Auch für geübte Kataraktchirurgen ist die Entfernung eines sehr harten Kerns durch einen kleine Schnitt eine große Herausforderung.

Zusammenfassend kann man sagen, daß die verfeinerte Technik, die beim Entfernen des Kerns zur Anwendung kommt, auf dem angewandten Wissen über die lamellare und radiale Anatomie des Kerns beruht.

## Literatur

1. Drews RC (1992) YAG laser demonstration of the anatomy of the lens nucleus. Ophthal Surg 23 : 822–824
2. Krey H (1989) Ultrasonic turbulences at the phacoemulsifikation tip. J Cat Ref Surg 15 : 343–344

# Intraoperative Komplikationen

# Kapselfärbung zur Vermeidung von Kapselkomplikationen bei der Phakoemulsifikation

I. von der Lippe und H. F. Krey

**Zusammenfassung.** *Hintergrund:* Für eine komplikationsfreie Kapsulorhexis muß die vordere Linsenkapsel für den Operateur gut sichtbar sein. Dies ist bei maturen und intumeszenten Katarakten häufig nicht der Fall. Das von uns beschriebene Färbeverfahren kann vor allem dort zum Einsatz kommen, wo die Prävalenz maturer Katarakte hoch ist.

*Methodik:* Zur selektiven Anfärbung der vorderen Linsenkapsel bei maturen Katarakten verwenden wir Methylenblau und vermischen es mit Methylzellulose.

*Ergebnis:* Mit dem Verfahren konnten wir bisher in 12 Fällen bei fehlendem Fundusrotreflex eine kreisrunde Kapsulorhexis komplikationsfrei durchführen. Vorübergehende endotheltoxische Effekte sahen wir in 2 Fällen.

*Schlußfolgerung:* Die Kapsulorhexis wird bei maturen bzw. intumeszenten Katarakten durch die blau gefärbte Kapsel wesentlich erleichtert und die Operation somit sicherer gemacht. Mittels entsprechener Technik läßt sich ein Farbstoff-Endothel-Kontakt leicht vermeiden.

**Summary.** *Background:* To perform capsulorrhexis perfectly, the anterior capsule should be clearly visible to the surgeon. Frequently, this is not the case in mature and intumescent cataracts. Our staining procedure may be useful particularly in those areas where eye surgeon are dealing with numerous mature cataracts.

*Method:* We mix methylene blue with a viscoelastic substance to stain the anterior lens capsule selectively in mature cataracts.

*Result:* In 12 eyes we succeeded in obtaining a circular capsulorrhexis, two of them showed temporary signs of endothelial decompensation because of unintentional endothelial dye contact. During the instillation/aspiration the dye was removed completely.

*Conclusion:* Capsulorhexis in mature cataracts is faciliated substantially by the blue capsule staining which therefore makes the procedure safer. Endothelium dye contact can easily be avoided by an adequate technique.

## Einleitung

Die Kapsulorhexis ist heute das Standardverfahren in der modernen Kataraktchirurgie. Sie setzt voraus, daß der Operateur einen Rotreflex vom Fundus sehen kann, gegen den sich die Rißkante der durchsichtigen vorderen Linsenkapsel dunkel abhebt (Durchlichtverfahren). Dies ist bei maturen und intumeszenten Katarakten häufig nicht der Fall, weil das verflüssigte, milchige Linsenmaterial kaum Licht passieren läßt. Dies erschwert die Kapsulorhexis unter Umständen erheblich oder macht sie sogar unmöglich, so daß z. B. auf die Can-opener-Technik zurückgegriffen werden muß. In diesen Fällen kann man das Durchlichtverfahren durch ein Auflichtverfahren ersetzen, wenn es gelingt, die vordere Lin-

D. Vörösmarthy et al. (Hrsg.)
10. Kongreß der DGII 1996

senkapsel zu färben. In Gebieten, wo mature Katarakte häufig sind, könnte dieses Verfahren von Nutzen sein. In Polen ist die Frequenz maturer Katarakte beispielsweise höher als in Deutschland und kann sich auf bis zu 40% der zu operierenden Augen belaufen. In Nepal und Indien sind mature Katarakte ebenfalls sehr häufig anzutreffen.

## Material und Methode

Wir haben 12 nichtselektionierte Augen von 12 Patienten mit maturer Katarakt operiert. Zur selektiven Anfärbung der vorderen Linsenkapsel verwendeten wir Methylenblau, als Alternative bietet sich Fluoresceinlösung an, wie sie zur Fluoreszenzangiographie verwendet wird. Um die Viskosität der Farbstofflösung zu erhöhen, vermischen wir sie mit Methylzellulose und füllen damit lediglich die Spitze einer Enzymkanüle, um die Instillation einer zu großen Menge Farbstoffes in die Vorderkammer des Auges zu vermeiden. Nach Eröffnung der Vorderkammer wird zunächst das Kammerwasser durch Luft ersetzt und dann eine sehr geringe, kurz zuvor aspirierte Menge Farbstoffgemisches auf die Mitte der Linsenvorderfläche aufgetragen und leicht in der Umgebung verteilt. Danach wird weiteres, ungefärbtes Viskoelastikum (z. B. Methylzellulose) überschichtet und die Luft wieder verdrängt.

## Ergebnis

Man erhält so eine kräftig gefärbte Linsenkapsel und kann unter Auflichtbedingungen eine kontrollierte Kapsulorhexis ausführen. Schon nach kurzer Zeit diffundiert der Farbstoff in das überschichtete Viskoelastikum, was jedoch den starken Kontrast zwischen blauer Kapsel und hellweißem Kortexmaterial nicht wesentlich beeinträchtigt. Gelegentlich muß nach der Kapselpunktion zunächst austretender verflüssigter Kortex abgesaugt werden, weil er die Sicht behindert.

Mit dem Verfahren der „Kapsulochromie“ konnten wir in 12 Fällen bei fehlendem Fundusrotreflex eine kreisrunde Kapsulorhexis komplikationsfrei durchführen. Endotheltoxische Effekte beobachteten wir in 2 Fällen, bei denen eine zu große Menge Methylenblau in die Vorderkammer gelangte und Kontakt mit dem kornealen Endothel eintrat. Während des Saugspülvorganges wurde die Farbe in allen Fällen mikroskopisch restlos ausgewaschen.

## Schlußfolgerung

Verwendet man nur eine sehr kleine Menge Farbstoff und achtet man weiterhin darauf, daß dieser nicht mit dem kornealen Endothel in Berührung kommt, sind keine toxischen Effekte zu befürchten. Die Kapsulorhexis wird bei maturen bzw. intumeszenten Katarakten durch die blau gefärbte Kapsel wesentlich erleichtert und die Operation somit sicherer gemacht.

# Erste Erfahrungen mit einem neuentwickelten Pupillendilatator aus PMMA als reversibles Implantat bei der Phakoemulsifikation komplizierter Katarakte mit enger Pupille zur Vermeidung von intraoperativen Komplikationen

S. Schlosshardt

**Zusammenfassung.** Es wird über einen neuentwickelten Pupillendilatator aus PMMA berichtet. Dieser wird während der Phakoemulsifikation implantiert und anschließend nach Durchführung des Saug-Spül-Vorganges wieder explantiert. Die Im- und Explantation des Pupillendilatators kann mit üblichen Instrumentarium durchgeführt werden und ist bei allen Schnittechniken möglich. Indikation für das Einsetzen des Pupillendilatators waren enge Pupillen bzw. hintere Synechien.

Der Pupilledilatator, der in Zusammenarbeit mit einem Kunstlinsenhersteller entwickelt wurde, wurde bisher bei 25 Patienten klinisch angewendet. Dabei ergab sich, daß der Pupillendilatator die Durchführung der Phakoemulsifikation bei komplizierten Katarakten erheblich vereinfacht. Intraoperative Komplikationen, insbesondere Beschädigungen des Pupillarsaumes durch das Implantat oder den Phakotip, wurden nicht gefunden. Die Ergebnisse zeigen, daß der Pupillendilatator im Routineoperationsbetrieb bei komplizierten Katarakten einsetzbar ist.

**Summary.** A newly developed pupil dilator made of PMMA is described. This dilator has to be implanted during phacoemulsifikation and removed again after irrigation-aspiration procedure.

In- and explantation is possible with common implantation instruments and all incision techniques.

Indications for the use of the new pupil dilator were narrow pupils or posterior synechiae. The pupil dilator, which was developed in cooperation with an IOL manufacturer, has been used for the treatment of 25 patients with cataract and narrow pupils.

The results demonstrate that the pupil dilator eased the accomplishement of phacoemulsification of complicated cataracts considerably. Intraoperative complications, especially damage to the pupillar margin of the iris by the implant or the phaco-tip have not occurred.

These clinical results indicate that the pupil-dialator can be introduced into the routine surgical procedure for complicated cataracts.

## Einleitung

Augen mit Katarakt und enger Pupille können den Operateur bei der Phakoemulsifikation vor Probleme stellen. In der Literatur werden verschiedene Methoden der operativen Vorgehensweise beschrieben [1–17].

Neben der medikamentösen Behandlung durch Gabe von intraokularem BSS, Adrenalin oder Vorderkammervertiefung durch viskoelastische Substanzen werden chirurgische Iridotomien evtl. in Kombination mit Irisnaht [1, 4], sowie verschiedene Instrumente wie Irisspatel und Irisretraktoren angewendet [4, 7, 11, 13].

D. Vörösmarthy et al. (Hrsg.)
10. Kongreß der DGII 1996

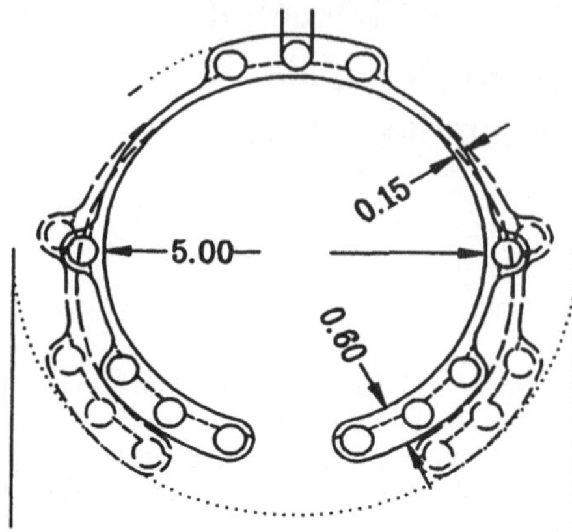


**Abb. 1.** Schematische Darstellung des Pupillendilatators 5 S

In letzter Zeit ist die Erweiterung der Pupille durch Irisnähte oder durch Stretching bzw. durch Pupilloplastik populär geworden [3, 4, 5, 6, 14, 17].

Zusätzlich werden Retraktoren und Häkchen verschiedener Materialen wie Gold, Metall, Nylon oder Prolene angewendet [4, 10, 12, 13, 15, 16]. Als neue Methode wird hier ein PMMA-Implantat vorgestellt, daß in Zusammenarbeit mit der Firma *MORCHER* in Stuttgart zur Pupillenerweiterung entwickelt wurde.

## Material und Methodik

Es handelt sich bei dem neuen PMMA-Implantat (Pupillendilatator 5 S Fa. *MORCHER*, Stuttgart) um einen dreiviertelkreisförmigen bis hufeisenförmigen PMMA-Ring mit 0,4 mm großen Positionierungslöchern (Abb. 1).

Durch die Herstellungsweise kann der Ring komprimiert werden und steht so unter Spannung, daß er nach Einsetzen in die Pupille, diese auf 6,5 mm Durchmesser erweitert.

Hierdurch entsteht eine ausreichend große Pupillenfläche, die ein komfortables Arbeiten während der Phakoemulsifikation in allen Arbeitsstufen der Operation ermöglicht.

Es wurden bisher 25 Augen bei 23 Patienten mit Katarakt und enger Pupille verschiedener Ursachen behandelt.

Die wichtigsten Ursachen waren Glaukompatienten mit Miotica-Langzeittherapie, postentzündliche Synechien sowie idiopathische, senile Miosis mit Sklerose oder Atrophie des Irisgewebes.

### Operative Vorgehensweise

Das Implantat kann in jeder Phase der Operation eingesetzt werden. Es sind keine zusätzlichen Hilfsinzisionen notwendig, so daß es üblicherweise durch die Phakoinzision eingeführt wird.

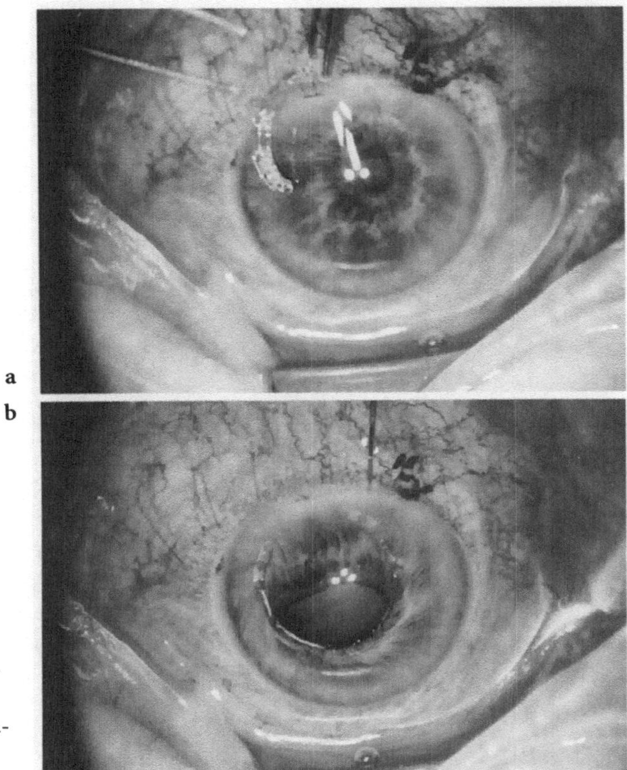


**Abb. 2 a, b.** Einführen des Pupillendilatators unter Viskoelastik in die Vorderkammer und Erweiterung der Pupille durch Einhaken in den Pupillarsaum

Unter Viskoelastik wird das Implantat vertikal durch den Schnitt eingedreht, der Bogen des PMMA-Ringes sinnvollerweise zuerst bei 6 Uhr unter den Pupillarsaum geschoben, dann unter Zuhilfenahme von Positionierungsinstrumenten über die Positionierungslöcher der offenen Schlaufen auf jeder Seite in den Pupillarsaum eingehakt. Der Ring sollte so implantiert werden, daß der offene Teil im Bereich der Inzision bei 12 Uhr bzw. temporal zu liegen kommt. Durch die leichte Spannung wird die Iris im Bereich bei 12 Uhr vom Phakotip weggezogen, so daß dieser einfach über den offenen Ring hinter der Pupille positioniert werden kann (Abb. 2 und 3 b).

Es sind sämtliche Phasen der Operation von der Kapsulotomie über die Phakoemulsifikation bis zum Saugspülvorgang ohne Behinderung durchzuführen (Abb. 3 a–c).

Wird eine Faltlinse implantiert, kann der Kapselring bis nach dem Implantationsvorgang positioniert bleiben.

Wird eine PMMA-Linse bei einem Durchmesser von über 5,5 bzw. 6 mm implantiert, sollte der Kapselring vor dem Implantationsvorgang wieder explan tiert werden, um die Implantation der IOL nicht zu behindern.

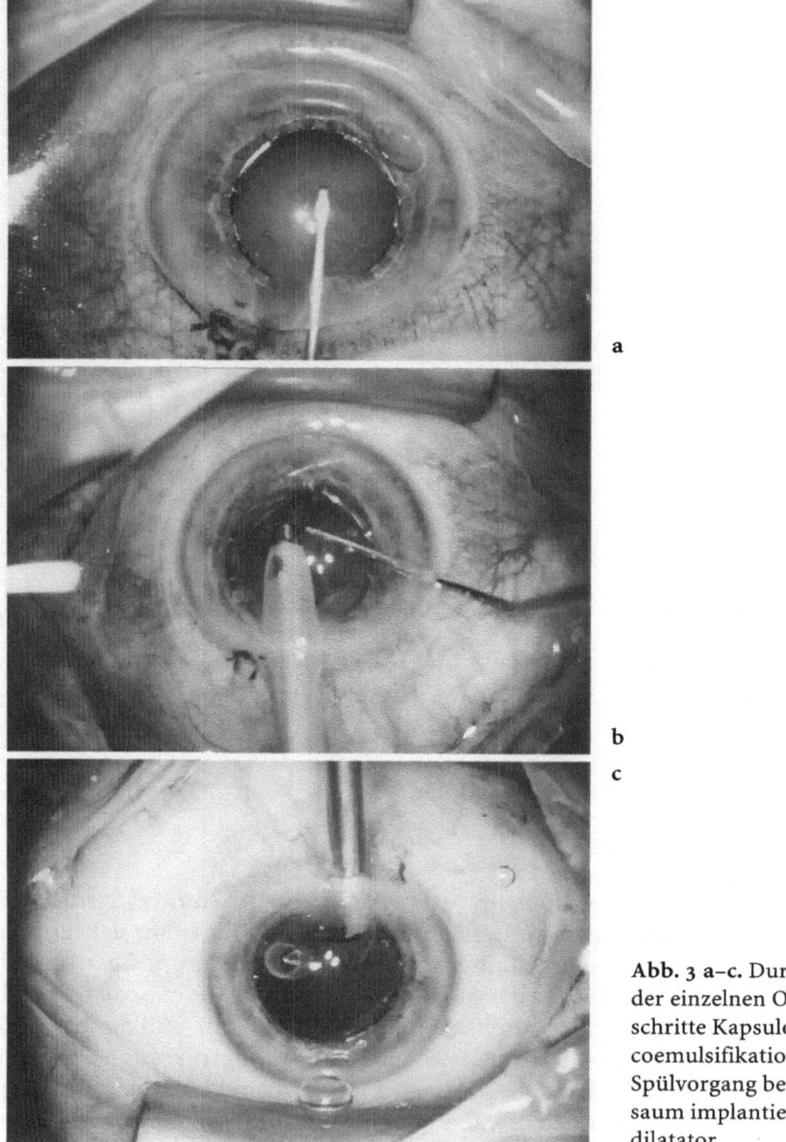


**Abb. 3 a–c.** Durchführung der einzelnen Operationsschritte Kapsulorhexis, Phacoemulsifikation und Saug-Spülvorgang bei im Pupillarsaum implantierten Pupillendilatator

Im- und Explantation des Pupillendilatators 5 S lassen sich üblicherweise mit dem gängigen vorhandenen IOL-Implantationsinstrumentarium bewerkstelligen (Abb. 4).

Die Anwendung des Pupillendilatators ist bei allen Schnittechniken sowohl korenal wie korneoskleral möglich. Nicht anzuwenden ist der Pupillendilatator bei der extrakapsulären Kataraktchirurgie; er ist für die Phakoemulsifikation entworfen worden.

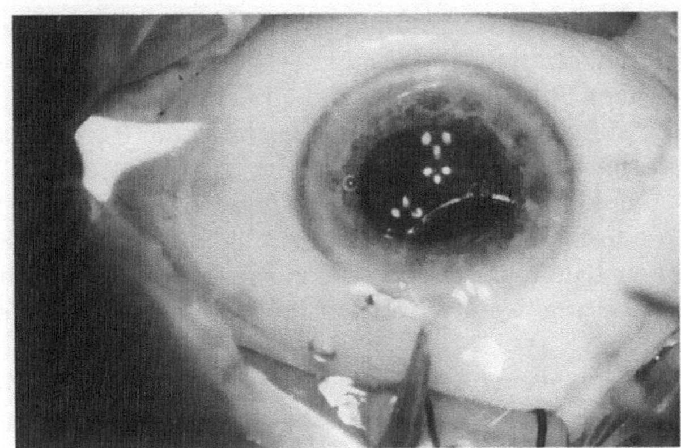

**Abb. 4.** Explantation des Pupillendilatators nach Implantation einer flexiblen Hinterkammerlinse

## Ergebnisse

Die bisherige Anwendung bei 25 Patienten zeigt, daß der Pupillendilatator 5 S einfach und problemlos mit dem üblichen Instrumentarium zu implantieren wie zu explantieren ist.

Intraoperative Komplikationen waren Pigmentausschwemmung der Iris sowie feine sichtbare Spinktereinrisse des Pupillarrandsaumes nach Entfernung des Dilatators. Während des Einsetzens kommt es manchmal zu stretchingähnlichen Verziehungen der Pupille, die nach Implantation bzw. Explantation nicht mehr nachweisbar sind. In einem Fall entwickelte sich eine Kapselruptur, deren Ursache nicht auf die Anwendung des Pupillendilatators zurückzuführen war.

Postoperativ waren in 5 Fällen ein passageres Hornhautödem zu sehen, wobei es sich überwiegend um harte Kerne bzw. Patienten mit entsprechender Hornhautdegeneration handelte.

Ein verlängerter postoperativer Reizzustand war in 4 Fällen, eine Pupillendeformation in 3 Fällen, eine anhaltende Mydriasis und Atonie in 3 Fällen nachweisbar.

Eine kosmetisch runde und mehr oder minder enge Pupille fand sich in 19 Fällen.

## Diskussion

Bei der Verwendung anderer Operationsmethoden wird teilweise über erhebliche intra- wie postoperative Komplikationen berichtet. Dies sind Beschädigungen des Pupillarsaumes durch den Phakotip oder die eingesetzten Erweiterungsinstrumente, ein verlängerter postoperativer Reizzustand, fibrinöse Reaktionen und Blutungen, ebenso Pupillendeformation bzw. verzogene Pupillen und bleibende Mydriasis bei Pupillenatonie [1, 2, 4, 11, 13, 16].

Demgegenüber zeigt die Verwendung des Pupillendilatators 5 S eine physiologisch gleichmäßige Dehnung und Erweiterung der Pupille auf 6,5 mm, ein relativ geringes Iristrauma, die bisher festgestellten intra- und postoperativen Komplikationen sind gering.

Feine Sphinktereinrisse, die in einem überwiegenden Teil nachweisbar sind, sind auf gleiche Wirkung, die auch bei der Pupilloplastik und Stretching der Pupille berichtet werden [4–6, 14, 17] zurückzuführen.

Pupillendeformationen sind jedoch nicht in dem Maße durch die relativ physiologische Erweiterung der Pupille aufgrund der Form des Pupillendilatators festzustellen. Da auch keine zusätzlichen Hilfsinzisionen wie bei anderen Methoden angewendet werden müssen, ist der Pupillendilatator einfacher anzuwenden.

Die bisherige Anwendung bei 25 Augen zeigt, daß der Pupillendilatator 5 S im Routineoperationsbetrieb bei Katarakt und enger Pupille einsetzbar ist.

## Literatur


1. Beluci R, Morselli S, Pucci V (1995) Small pupils an indication of phacoemulsification. Eur J Implant Ref Surg 7 : 236–239
2. Blum M, Faller U, Auffarth T, Tietz M, Völcker HE (1995) Kataraktextraktion und Hinterkammerlinsen-Implantation bei Mikroophthalmus anterior. In: Rochels R et al. (Hrsg) 9. Kongreß der DGII. Springer, Berlin Heidelberg New York Tokyo. S 131–135
3. Eckhart C (1985) Pupillary stretching. A new procedure in vitreous surgery. Retina 5 : 235–238
4. Engels Th (1995) Intraoperative Pupillendehnung zur Sichtverbesserung bei der Kataraktoperation. Ophthalmo-Chirurgie 7 : 69–78
5. Fine JH (1991) Pupilloplasty. In: Koch PS, Davison JA (eds) Advanced phacoemulsification. Slack, Thorofare, pp 91–97
6. Fishkind W, Koch PS (1991) Managing the small pupil. In: Koch PS, Davison IA (eds) Advanced phacoemulsification. Slack, Thorofare, pp 79–90
7. Fuller OG, Nilson DL (1990) Translimbal iris hook for pupillary dilatation during vitreous surgery. Am J Ophthalmol 110 : 577
8. Gimbel HV (1992) Nucleofractis phacoemulsification through a small pupil. Can J Ophthalmol 27 : 115–119
9. Joseph J, Wang HS (1993) Phacoemulsification with poorly dilated pupils. J Cataract Refract Surg 19 : 551–556
10. de Juan E, Hickingsbotham D (1991) Flexible iris retractor. Am J Ophthalmol 111 : 776–777
11. Knorz MC, Welt R, Neuhann Th (1995) Phacoemulsifikation. Ophthalmo-Chirurgie 7 : 59–68
12. Mackool RJ (1992) Small pupil enlargement during cataract extraktion. A new method. J Cataract Refract Surg 18 : 523–526
13. Maskat S (1996) Avoiding complications associated with iris retractor use in small pupil cataract extraction. J Cataract Refract Surg 22 : 168–171
14. Miller KM, Keener GT (1994) Stretch pupilloplasty for small pupil phacoemulsification. Am J Ophthalmol 117 : 107–108
15. Nichamin LD (1993) Enlargement of the pupil for cataract extraction using flexible nylon iris retractors. J Cataract Refract Surg 19 : 793–796
16. Novak J (1995) Irishäkchen ELLA. In: Rochels R et al. (Hrsg) 9. Kongreß der DGII. Springer, Berlin Heidelberg New York Tokyo. S 147–151
17. Shepherd DM (1993) The pupil stretch technique for miotic pupils in cataract surgery. Ophthal Surg 24 : 851–851

# Sphinkterektomie. Ein Beitrag zur Verhinderung der intra- und postoperativen Komplikationen in der Kataraktchirurgie

D. T. PHAM, N. ANDERS, C. VOLKMER und J. WOLLENSAK

**Zusammenfassung.** Die enge Pupille stellt eine der wichtigen Ursachen für die intra- und postoperativen Komplikationen dar. Als chirurgische Möglichkeiten zur Pupillenerweiterung können entweder eine Iridotomie mit oder ohne Irisnaht, Sphinkterotomie oder mit Pupillenretraktoren vorgenommen werden. Unsere Technik besteht darin, daß intraoperativ mit einer Mikroschere der M. sphincter pupillae partiell exzidiert wird.

*Patienten und Methodik:* Bei Kataraktpatienten mit einer engen Pupille (Durchmesser weniger als 3 mm) kam die Sphinkterektomie in Frage. Hierbei wurde nach der evtl. Synechiolyse der zentrale Anteil des M. sphincter mit einer Glaskörperschere zirkulär exzidiert. Mindestens 4 Wochen postoperativ erfolgten die Photodokumentation und Prüfung der Pupillenmotorik.

*Ergebnisse:* Insgesamt wurde die Sphinkterektomie in dem Zeitraum von Januar bis November 1995 bei 24 Patienten durchgeführt. Intraoperativ konnte unmittelbar nach der Sphinkterektomie und Applikation von Suprarenin (in Konzentration von 1 : 6.000) eine weitere Erweiterung der Pupille erzielt werden. So ließ sich bei allen Patienten eine Kapsulorhexis von ca. 5 mm Durchmesser zuverlässig durchführen. Auch die Phakoemulsifikation sowie Kortexabsaugung und die IOL-Implantation konnten kontrolliert vorgenommen werden. Postoperativ kam es in 2 Fällen zu einer heftigen fibrinösen Reaktion. Durch Intensivierung der antiphlogistischen Therapie war in allen folgenden Fällen ein fibrinfreier postoperativer Verlauf zu verzeichnen.

Bei Kontrolluntersuchungen bis zu 3 Monaten postoperativ zeigte sich ein Pupillendurchmesser von durchschnittlich 4 mm. Eine Pupillenmotorik konnte zum Teil wieder hergestellt werden und betrug ca. 2 mm.

*Schlußfolgerung:* Durch gezielte partielle Exzision des M. sphincter pupillae konnte eine ausreichende Pupillenerweiterung erreicht werden, die eine erhebliche Erleichterung in allen Arbeitsabschnitten während des Operationsverlaufs darstellt. Von großem Interesse dürfte auch die zum Teil wiederhergestellte Pupillenmotorik anzusehen sein.

**Schlüsselwörter:** enge Pupille, Sphinkterektomie, Phakoemulsifikation, Komplikation

**Summary.** The constricted pupil is one of the most important causes of intra- and postoperative complications in cataract surgery. A number of different techniques are available for opening small pupils: iridotomy, sphincterotomy or using iris retractors. Our pupilloplasty technique is a partial excision (PE) of M. sphincter with microscissors.

*Methodic:* The PE was used in patients with pupils smaller than 3 mm. Following synechiolysis, a circular cut of the central part of M. sphincter was performed. Physiologic function of the pupil was examined at least 4 weeks postoperatively.

*Results:* Twenty-four cases of glaucoma miosis were prospectively selected. After the PE and application of Suprarenin (1 : 6.000), an increase in pupil size was observed intraoperatively. A reliable capsulorhexis of about 5 m could be performed. The dilated pupil facilitated significantly the phacoemulsification, cortex removal and the IOL implantation. In two cases, a severe fibrin exudation occurred postoperatively. However, the reactions could be controlled with to-

D. Vörösmarthy et al. (Hrsg.)
10. Kongreß der DGII 1996

pical corticosteroids. Up to 3 months postoperatively, the pupils normally showed a diameter of approximately 4.0 mm. In 22 cases, the pupils responded physiologically to light. The pupillary reflex was about 2 mm.

*Conclusions:* The partial sphincterectomy helps to turn difficult cases into routine procedures. The technique could recover the physiologic function of the pupil in the most cases.

**Key words:** mitotic pupil, sphincterectomy, phacoemulsification, complication

## Einleitung

Die enge Pupille stellt einen höheren Schwierigkeitsgrad für die Kataraktchirurgie dar. Auch für erfahrene Kataraktchirurgen kann eine enge Pupille mit weniger als 3 mm Durchmesser dazu beitragen, Komplikationen bei der Kapsulorhexis, Phakoemulsifikation und Kortexabsaugung sowie Linsenimplantation hervorzurufen. Eine Reihe der chirurgischen Techniken wurden vorgestellt, um eine Erweiterung der Pupille, zumindest während der Operation, zu ermöglichen. Die bisher am häufigsten durchgeführte Iridotomie mit oder ohne Irisnahtlegung hat sich bisher wenig von dem durch Emmerich (1957) eingeführten Prinzip geändert [4, 7]. Durch Einführung der Tunneltechnik kann jedoch solche Iridotomie durch den Tunnelschnitt einige Schwierigkeiten hervorrufen. Eine weitere Möglichkeit besteht im passageren Pupillenstretching mit einem Irishäkchen. Auch für dieses stehen zur Zeit eine Reihe von verschiedenen Modellen zur Verfügung [6, 11]. Wir möchten unsere Technik der Pupillenerweiterung vorstellen, bei der der fibrosierte M. sphincter pupillae partiell mit einer Mikroschere exzidiert wird und somit intraoperativ ein besserer Operationssitus und auch postoperativ eine teilweise Wiederherstellung der Pupillenmotorik erreicht werden kann.

## Methodik und Patienten

### Operationstechnik

Nach dem Legen von zwei Parazentesen bei 10 und 2 Uhr sowie Eröffnung der Vorderkammer durch den skleralen Tunnelschnitt mit einer 3-mm-Phakolanze, wie routinemäßig bei der Kataraktchirurgie in unserer Klinik durchgeführt wird, werden unter Verwendung einer viskoelastischen Substanz (Healon) die meist vorhandenen ausgedehnten hinteren Synechien gelöst. Mit einer gebogenen Glaskörperschere wird der fibrosierte Rand des M. sphincter so knapp wie möglich, ggf. einschließlich des membranösen Pupillarsaumes zirkulär exzidiert (Abb. 1). Nun wird Suprarenin 1 : 6.000 in die Vorderkammer gegeben. Dann folgt eine erneute Auffüllung der Vorderkammer mit viskoelastischer Substanz. Durch diese Maßnahmen läßt sich die Pupille nun auf ca. 5 mm Durchmesser erweitern. Auch die eingetretenen Hämorrhagien aus dem Sphinkter können dadurch zum Stillstand gebracht werden. Nach der Linsenimplantation wurde

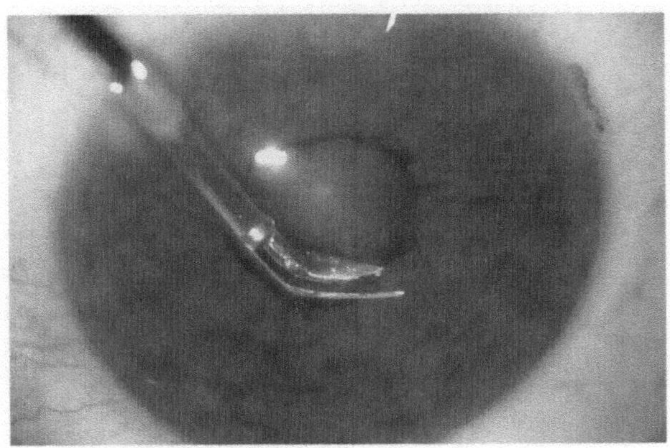

**Abb. 1.** Exzision des fibrosierten Randes des M. sphincter. Durch die seitliche Parazentese und den skleralen Zugang läßt sich die partielle Sphinkterektomie zirkulär durchführen

Azetylcholin in die Vorderkammer gegeben, um die evtl. Wiederherstellung der Pupillenfunktion zu überprüfen. Postoperativ erhält der Patient lokale Therapie mit 1stündiger Applikation von Prednisolonazetat (Inflanefran forte). Bei Auftreten von fibrinösen Reaktionen wurden zusätzlich Mydriatika gegeben (Atropin 2% Augensalbe).

Die Indikation kam nur bei Patienten mit einem Pupillendurchmesser von weniger als 3 mm in Frage. Es handelte sich um 24 Patienten, die im Zeitraum von Januar bis November 1995 zur Katarakt-OP kamen. Die Pupillenverengung war ausschließlich aufgrund des langjährigen Gebrauchs von Miotika zustandegekommen. Der Augeninnendruck war bei allen Patienten präoperativ mit oder ohne drucksenkende Medikation reguliert. In 4 Fällen war eine fistulierende Operation vorausgegangen. Präoperativ, vor Entlassung und mindestens 4 Wochen postoperativ erfolgte die Photodokumentation, Prüfung der Pupillenmotorik und Messung des Pupillendurchmessers.

## Ergebnisse

Intraoperativ kam es ausnahmslos zu einer Vorderkammerhämorrhagie, die nur vorübergehend war und in keinem Fall an weiteren chirurgischen Manipulationen hinderte. In jedem Fall war zum Schluß der Operation keine aktuelle Blutung aus dem Sphinkter zu beobachten. Unmittelbar nach der partiellen Sphinkterektomie und durch Applikation von Suprarenin war eine weitere Erweiterung der Pupille erzielt worden. Es war immer erforderlich, daß die Schere sowohl durch den Tunnelzugang als auch durch die beiden seitlichen Parazentesen, die jedenfalls mit einem Diszisionsmesser von vornherein auf eine Breite von ca. 1,0 mm eröffnet wurden, durchzuführen. So ließ sich bei allen Patienten eine runde Pupille mit einer Größe von 4–5 mm gestalten. Dieses erlaubte, eine Kapsulorhexis von ca. 5 mm Durchmesser zuverlässig durchzuführen. Auch die Phakoemulsifikation sowie Kortexabsaugung und die HKL-Implantation konnten kontrolliert vorgenommen werden. In diesem Patientenkollektiv kam es in keinem Fall zu ei-

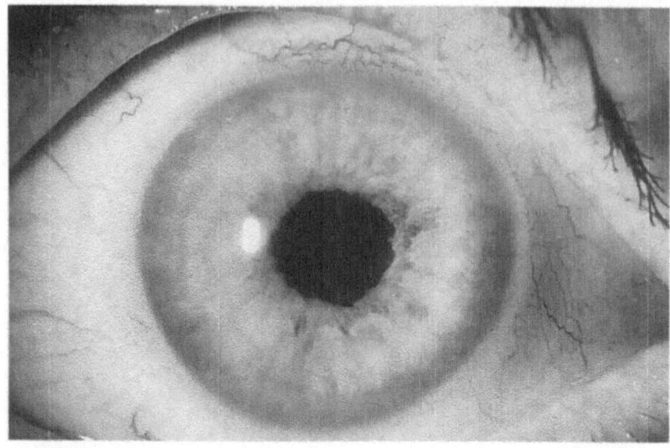

**Abb. 2.** Zustand nach Sphinkterektomie (ca. 3 Monate postoperativ) in normalem Zustand (Pupillendurchmesser ca. 4 mm)

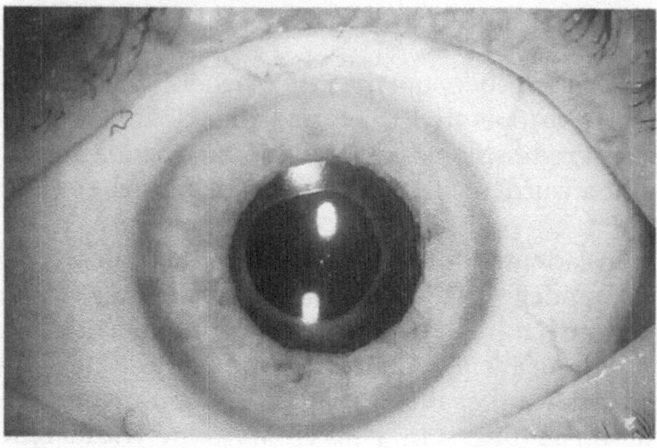

**Abb 3.** Gleiches Auge wie Abb. 2 nach medikamentöser Pupillenerweiterung (Pupillendurchmesser ca. 7 mm)

ner Kapselruptur oder unkontrollierten Läsion des Irisgewebes durch den Phakoansatz. Postoperativ wurde bei 2 Patienten eine heftige fibrinöse Reaktion mit Bildung einer Fibrinmembran auf der IOL festgestellt. Es handelte sich um die ersten Patienten in dieser Studie, bei denen die postoperative Therapie mit 5× Dexamethason behandelt wurde. Durch Modifizierung der Therapie (wie oben erwähnt) war in allen folgenden Fällen ein fibrinfreier postoperativer Verlauf zu verzeichnen.

Bei Kontrolluntersuchungen, frühestens 4 Wochen bis zu 3 Monaten postoperativ, zeigte sich ein durchschnittlicher Pupillendurchmesser von 4 mm. 2 Patienten hatten hintere Synechien von über 1 Quadranten. Bei 22 Patienten war eine Pupillenmotorik von 2 mm nachweisbar (Abb. 2 und 3).

## Diskussion

Eine Reihe der okulären Erkrankungen rufen eine enge Pupille hervor. Bei chronischer miotischer Therapie, bei Pseudoexfoliationssyndrom, nach chronischer Uveitis, aber auch nach verschiedenen operativen Eingriffen. Wenn die Pupille auf ca. 3 mm erweitert werden könnte, wäre eine chirurgische Maßnahme zur Erweiterung der Pupille meistens nicht erforderlich. Bei noch engerer Pupille sollte doch eine zusätzliche chirurgische Intervention vorgenommen werden, um eine Erleichterung für den gesamten operativen Verlauf zu schaffen. Liegt eine ringförmige membranöse Pigmentsynechie vor, könnte diese mit einer Pinzette komplett entfernt werden [1]. Aktuell ist der flexible Irisretraktor verbreitet. Dieser wird im Bereich der korneoskleralen Grenzen in die Vorderkammer eingegangen und die Pupille mechanisch so fixiert, daß man unterschiedliche Pupillendilatation temporär erreicht. Zeitlich wesentlich schneller und auch weniger kostenintensiv ist die von Shepherd [12] und Miller [10] vorgestellte Technik, bei der man mit 2 Häkchen (Push-Pull-Iriskhäkchen) an symmetrischen Stellen den M. sphincter nach peripher stretcht. All diese Techniken setzen zum Ziel, eine intraoperative Erweiterung der Pupille zu erreichen. Postoperativ lag meist eine entrundete Pupille vor. Neuerdings wurde diese „Stretchtechnik" weiter modifiziert von Dinsmore [2], wobei an 3 oder mehr Achsen die Pupille gestretcht wird, um eine gleichmäßige Dehnung des Sphinkters zu ermöglichen. Die Einrisse des Sphinkters mit der dadurch bedingten Entrundung der Pupille sowie der Schmerzempfindlichkeit sollen somit vermieden werden. Uns fiel die Pupilloplastik von Fine [5] auf, die zwei prinzipielle Vorteile hat: die postoperative funktionelle Wiederherstellung der Pupillenmotorik sowie der intraoperative kontrollierte Eingriff an M. sphincter unter Verwendung einer intraokularen Schere. Der Autor beschrieb eine „dramatische Zunahme der Pupillenweite", wenn die bisher bekannte Sphinkterotomie symmetrisch an 8 Positionen um 0,5–0,75 mm mit der Mikroschere angeschnitten wird [5]. Die multiple Sphinkterotomie ruft allerdings ein „Zahnradphänomen" hervor, das nicht immer gut aussieht. Unsere Technik besteht darin, daß wir ebenfalls die Mikroschere benutzen, wobei der fibrosierte Anteil des M. sphincter zirkulär exzidiert wird. Wir gehen davon aus, daß der M. sphincter in den meisten Fällen nur am Pupillarsaum fibrosiert ist, wobei der größte Teil noch funktionstüchtig ist. Dieser fibrosierte Ring ist dafür verantwortlich, daß die Pupille verengt ist und vor allen Dingen die Motorik der Pupille ausgeschaltet wird. Histologische Schnitte bestätigen diese Annahme, die wir nun systematisch untersuchen. Es hat sich darüberhinaus gezeigt, daß mit entsprechenden Instrumenten diese Sphinkterektomie rasch und durchaus einfach durchzuführen ist. Man sollte beachten, daß der Sphinkter nicht zu breit exzidiert wird, um postoperativ eine übermäßig große Pupille nicht zu erzeugen. Auch dadurch kann die Pupillenmotorik eingeschränkt werden. Masket hat 1992 daraufhingewiesen, daß die Blendung an pseudophaken Augen mit der Größe der Pupille zunehmen kann [8]. Bei 22 von unseren Patienten konnte eine partielle Wiederherstellung der Pupillenmotorik erreicht werden. In 2 Fällen war hintere Synechie zustandegekommen, die offensichtlich durch eine nicht ausreichende postoperative Therapie bedingt war. Bei diesen Patienten wurden keine spontanen Beschwerden aufgrund der Blendung geäußert. Dieser zumindest ästhetisch wenig befriedigende Befund könnte u. E. durch intensive antiphlogistische Therapie und engmaschigere Kontrollen vermieden werden. Hierbei muß man bedenken, daß die Ausgangssituation dieser Augen bereits eine erhebliche Störung der Blut-Kammerwasserschranke aufweist. Die klinischen Ergebnisse zeigen, daß die beschriebene partielle Sphinkterektomie nicht häufiger Fibrinreaktionen hervorruft wie man mit Pupillenstretching durch Irisretraktor oder nach der bisherigen Iridotomie mit Irisnahtlegung auch hätte erwarten können.

## Literatur


1. Buratto L (1995) Treating pupillary pigment deposits promotes increase in mydriasis. Oculo Surg News 6(5) : 4–5
2. Dinsmore SC (1996) Modified stretch technique for small pupil phacoemulsification with topical anesthesia. J Cataract Refract Surg 22 : 27–30
3. Eckardt HB, Utemann D (1986) Chirurgische Pupillenerweiterung im Rahmen komplizierter Amotiooperationen. Klin Monatsbl Augenheilkd 188 : 118–121
4. Emmerich K (1957) Die Irisnaht. Klin Monatsbl Augenheilkd 131 : 350
5. Fine IH (1994) Pupilloplasty for small pupil phacoemulsification. J Cataract Refract Surg 20 : 192–196
6. Fuller DG (1990) Translimbal iris hook for pupillary dilatation during vitreous surgery. Am J Ophthalmol 110 : 577
7. Lisch W, Thiel HJ (1987) Iridotomie und Irisnaht bei ECCE mit HLK-Implantation, Indikation und Ergebnisse. In: Jacobi KW, Schott K, Gloor B (Hrsg) 1. Kongreß der Deutschsprachigen Gesellschaft für Intraocularlinsen Implantation. Springer, Berlin Heidelberg New York Tokyo. S 66–70
8. Masket S (1992) Relationship between postoperative pupil size and disability glare. J Cataract Refract Surg 18 : 506–507
9. Masket S (1996) Avoiding complications associated with iris retractor use in small pupil cataract extraction. J Cataract Refract Surg 22 : 168–171
10. Miller KM, Keener GT (1994) Stretch pupilloplasty for small pupil phacoemulsification. Am J Ophthalmol 117 : 107–108
11. Novak J (1995) Irishäkchen ELLA. In: Rochels R, Duncker G, Hartmann Ch (Hrsg) 9.Kongreß der Deutschsprachigen Gesellschaft für Intraokularlinsen Implantation. Springer, Berlin Heidelberg New York Tokyo. S 147–151
12. Shepherd DM (1993) The pupil stretch technique for miotic pupils in cataract surgery. Ophthalmic Surg 24 : 851–852

# Zonulafasernschutz während der Phakoemulsifikation – eine neue Methode

J. Novák

**Zusammenfassung.** *Problemstellung:* Die partielle Beschädigung der Zonulafasern ist manchmal mit den Augenverletzungen, mit dem Marfan-Syndrom oder Pseudoexfoliationsglaukoma verbunden. Die Phakoemulsifikation bringt in solchen Fällen eine Gefahr von weiterem Zonulafasernverlust mit sich.

*Neue Operationstechnik:* Für die Linsenkapselstabilisierung kann auch Irishäkchen ELLA verwendet werden. Im Bereich der Schwalb-Linie werden 4 Parazentesen angelegt. Die zirkuläre anteriore Kapsulorhexis darf nicht mehr als in dem 5–6 mm Durchmesser durchgeführt werden. Nach der Einführung von 4 Irishäkchen ELLA ist die Kapsulorhexis verbreitet, und so ist die ganze Linse stabilisiert. Die nötigen Operationsleistungen (Hydrodissektion, Phakoemulsifikation, vordere Vitrektomie und Implantation der IOL) können dann mit dem minimalen Risiko durchgeführt werden.

*Ergebnisse:* Die neue Methode wurde bei 2 primären traumatischen, 4 nichttraumatischen Linsenkapsellockerungen verwendet. Die Methode wurde auch in 5 Fällen der schmalen Pupille bei dem Pseudoexfoliationsglaukoma und 10 Fällen der schmalen Pupille nach Miotiken mit der Pupillendehnung kombiniert. Da dient die Methode für Prävention der Zonulabeschädigung. Keine Operationsprobleme wurden beobachtet.

*Schlußfolgerungen:* Die neue Methode erleichtert die Durchführung der schwierigsten Phakofälle.

**Summary.** *Problem:* The method of phacoemulsification during ECCE can be complicated in the cases of zonula damage or its partial absence (lens subluxation after trauma, connate syndrom and exfoliation syndrome).

*Method – a new surgical technique:* Circular capulorrhexis enlargement (and enlargement of the pupil if necessary) using "ELLA" iridocapsular hooks prevents anterior capsule damage with phacotip and has a stabilizing effect on the lens and zonule fibres.

*Results:* The new method was used in two cases of traumatic cataract with partial zonule absence, in another four cases of cataract with a nonspecific zonule release, in five cases of cataract combined with exfoliation glaucoma and a small pupil, and in the next ten cases where cataract was combined with glaucoma and small pupil. No substantial surgical problems were recorded with this method.

*Conclusion:* The new method of zonule protection is quite reproducible and can be included in routine practice.

## Einleitung

Partielle Beschädigung der Zonulafasern ist manchmal mit den Augenverletzungen, dem Marfan-Syndrom oder Pseudoexfoliationsglaukoma verbunden.

D. Vörösmarthy et al. (Hrsg.)
10. Kongreß der DGII

Die extrakapsuläre Kataraktextraktion bringt in solchen Fällen eine Gefahr von weiterem Zonulafaservverlust mit sich.

Präzise Ermittlung vor der Operation und ein erfahrener Chirurg steigern die Wahrscheinlichkeit des Erfolgs. Aber auch durch spezielle Instrumente kann das Risiko der Komplikationen herabgesetzt werden.

In Kiel haben wir einen Videofilm über Irishäkchen ELLA für die schmale Pupille präsentiert [1]. Das Häkchen kann uns nicht nur im Fall der schmalen Pupille, sondern auch beim Zonulafasernschutz (in der kapsulären oder iridokapsulären Position) helfen.

## Methodik – eine neue Operationstechnik

Die Idee des Zonulafasernschutzes ist ganz einfach. Sie ist in der Verwendung der (irido) kapsulären Häkchen „ELLA" begründet. Die Hauptvarianten der Operationstechnik werden am Bild anschaulich gemacht (Abb. 1).

Die Methode des Irishäkcheneinlegens durch die Hornhaut wurde schon früher beschrieben [1]. Nachdem entstehen zwei Grundsituationen:

1. Eine Kombination der schmalen Pupille mit dem nötigen Zonulafasernschutz. Die Pupille ist hier zu klein. Nach der Pupillenverbreiterung mit den Häkchen ist die zirkuläre Kapuslorhexis geschaffen. Die Häkchen werden dann in die iridokapsuläre Position eingesteckt.
2. Nötiger Zonulafasernschutz mit der verbreiterten Pupille. Die Pupille hat eine optimale Größe für die Phakoemulsifikation, aber die Zonulafasern sind beschädigt. Die Häkchen werden in die kapsuläre Position gerade eingeführt. Später, wenn sich die Pupille während der Operation verengt, hält sie auf den Häkchen ohne weitere Probleme.

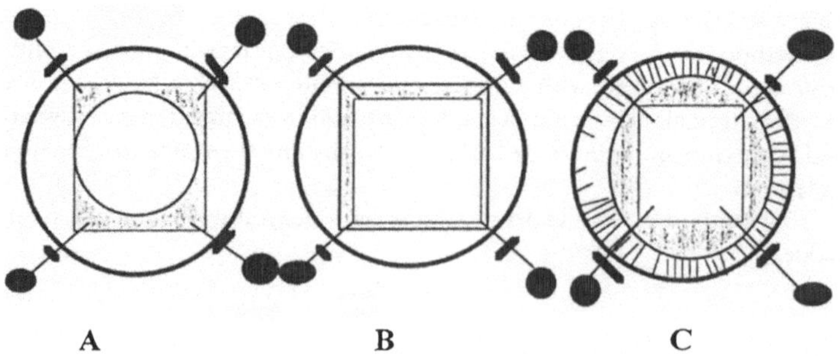


**Abb 1 a–c.** Zwei Grundsituationen liegen bei der Methode Zonulafasernschutz mit den iridokapsulären Häkchen ELLA vor: 1. Die schmale Pupille und die manifeste oder vorausgesetzte Zonulalockerung. **a** Nach der Pupillenverbreitung mit den Häkchen ist die zirkuläre Kapsulorhexis geschaffen **b** Die Häkchen werden dann in die iridokapsuläre Position eingesteckt. 2. Die große Pupille und Zonulalockerung. **c** Die Häkchen werden in die kapusläre Position gerade eingeführt

Nach der Einführung von vier iridokapsulären Häkchen ist die Kapsulorhexis verbreitet, die ganze Linse oder der ganze Linsenkapselsack ist stabilisiert und die Zonulafasern sind geschützt.

## Ergebnisse

Die oben beschriebene Operationstechnik verwenden wir seit September 1995. Die operierten Patienten (21) werden in fünf Gruppen verteilt:

1. Glaukomaaugen mit der schmalen Pupille nach Miotiken (10 Fälle).
2. Fünf Augen mit der schmalen Pupille und Exfolationsglaukoma.
3. Drei Augen mit der normal verbreiterten Pupille aber Risikofaktoren: (eine hohe Myopie mit freigelegten Zonulafasern, zwei Fälle des Exfoliationssyndroms mit dem harten Linsenkern.
4. Primäre posttraumatische Subluxation der Linse (2 Fälle).
5. Beschädigte Zonulafasern während der Phakoemulsifikation (ein Fall).
   Komplikationen mit der Verwendung der neuen Methode kommen selten vor.

Bei der Einführung der Methode haben wir eine 4-mm-Kapsulorhexisruptur (in die „Key-hole-Form) während der Operation durchgeführt. Gewöhnliche spätere Komplikationen von der beschädigten Pupille nach ihrer Verbreiterung, z. B. posteriore Synechias oder plegische mydriatische Pupille in den beiden ersten Gruppen, haben wir in 5 Fällen beobachtet.

In den vier anderen Gruppen haben wir keine speziellen Komplikationen während der Operation beobachtet. Interessant ist, daß es zu keinem Ausgleiten des Häkchens gegenüber der theoretischen Voraussetzungen gekommen ist. Gewöhnliche Probleme sind jedoch später durch Fibrosis des freigelegten Kapselsacks mit der IOL entstanden. In einem Fall der IOL-Dezentration durch eine Kapselsackfibrosis 3 Monate nach der Operation haben wir eine erfolgreiche YAG:Laser-Diszision des fibrotischen Kapsulorhexisrandes durchgeführt.

## Diskussion

Die Verwendung der Methode ist für erfahrene Chirurgen angeraten. Nur die zirkuläre anteriore Kapsulorhexis darf nicht mehr als 5–6 mm oder zu klein im Durchmesser durchgeführt werden. Erstens können die Häkchen ausfallen oder die Kasulorhexis kann zerrissen werden. Der Aufhebungseffekt der Linsenkapsel nach ihrer Dehnung dient nicht nur der Linsenstabilisation, sondern auch dem Schutz der vorderen Kapsulorhexis vor dem Phakotip während der Phakoemulsifikation. Dann können auch nötige Eingriffe wie Hydrodissektion, Phakoemulsifikation, wenn es nötig ist auch vordere Vitrektomie (falls die Methode bei der Subluxation der Linse oder in der Mitte der Phakoemulsifikation bei den Problemen mit Zonulafasern verwendet wird) und IOL-Implantation in den Kapselsack mit minimalem Risiko von weiterem Zonulafaserverlust durchgeführt werden. Wir brauchen keine Mydriatiken während der Operation (wichtig bei den Patienten mit Herzerkrankungen), weil Pupille auf den Häkchen hält.

Eine Kombination unserer Methode mit der Verwendung des Kapselspannringes ist möglich.

## Schlußfolgerung

Die neue Methode des Zonulafaserschutzes mit den iridokapsulären Häkchen ist aufgrund unserer Erfahrungen als gut reproduzierbar anzusehen. Sie erleichtert die schwierigsten Phakofälle.

## Literatur

1. Novák J (1995) Irishäkchen ELLA. In: Rochels R, Duncker G, Hartmann Ch (Hrsg) 9. Kongreß der DGII. Springer, Berlin Heidelberg New York Tokyo. S 147–151

# Abflachung der Lernkurve bei Kataraktoperationen

U. M. Klemen und G. Rado

**Zusammenfassung.** In einer retrospektiven Studie wurden insgesamt 5695 Kataraktoperationen der Jahre 1992 bis 1995 bezüglich intraoperativer Komplikationen ausgewertet. Dabei wurden die Zahl der Komplikationen auf erfahrene Chirugen und Neueinsteiger aufgeteilt, wobei auch die präoperative Situation („Problemfälle") in die Bewertung einbezogen wurde. Die Analyse der Ergebnisse ergab eine Qualitätszunahme der vorderen Kapseleröffnung (Kapsulorhexis) bei Anfängern und eine Reduktion der Fälle mit hinterer Kapselruptur auf etwa die Hälfte innerhalb von 4 Jahren. Ursachen dafür liegen sowohl im vermehrten präoperativen Training („wet labs") als auch in einer adäquateren Patientenselektion.

**Schlüsselwörter:** Kapsulorhexis, hintere Kapselruptur, Glaskörperverlust, Neueinsteiger, Operationsqualitätssteigerung.

**Summary.** Intraoperative observations and postoperative complications in 5695 eyes operated on by phacoemulsification and pc IOL implantation by experienced surgeons and beginners between 1992 and 1995 are described and evaluated. Typical complications such as anterior or posterior capsule ruptures with vitreous loss could be gradually decreased in residents by preoperative training (wet labs), adequate patient selection and experienced assistance.

**Key words:** Capsulotomy, capsule ruptures, vitreous loss, residents, increased quality of surgery.

## Einleitung

Die ständig steigenden Kataraktoperationszahlen resultieren aus erweiterter Indikationsstellung und erfordern eine Optimierung der Operationsergebnisse. Die Lernkurve von Neueinsteigern muß demnach den aktuellen Erfordernissen angepaßt werden, um die hohe Erwartungshaltung der Patienten zu erfüllen und auch Qualitätserfordernissen zu entsprechen.

### Krankengut und Untersuchungsmethodik:

In dieser Studie wurden insgesamt 5695 Kataraktoperationen der Jahre 1992 bis 1995 einbezogen und intraoperative Komplikationen auf insgesamt 8 Chirurgen aufgeteilt, welche je nach Erfahrung in drei Gruppen unterteilt wurden:

Gruppe A (mehr als 500 Kataraktoperationen),
Gruppe B (mindestens 150 Kataraktoperationen) und
Gruppe C (Beginner).

D. Vörösmarthy et al. (Hrsg.)
10. Kongreß der DGII 1996

Zur weiteren Beurteilung wurde zwischen komplizierten und unkomplizierten Operationen unterschieden, wobei zur ersten Gruppe Augen mit Pupillenweiten unter 4 mm, komplizierte und traumatische Katarakte, präexistente Zonulodialysen, Pseudoexfoliationssyndrome, intumeszente und hypermature Linsentrübungen sowie dichte braune Kernsklerosen gerechnet wurden.

## Ergebnisse

### 1. Anstieg der jährlichen Kataraktoperationszahlen (Abb. 1).

Die Gesamtoperationszahl hat sich innerhalb des Beobachtungszeitraumes kontinuierlich gesteigert.

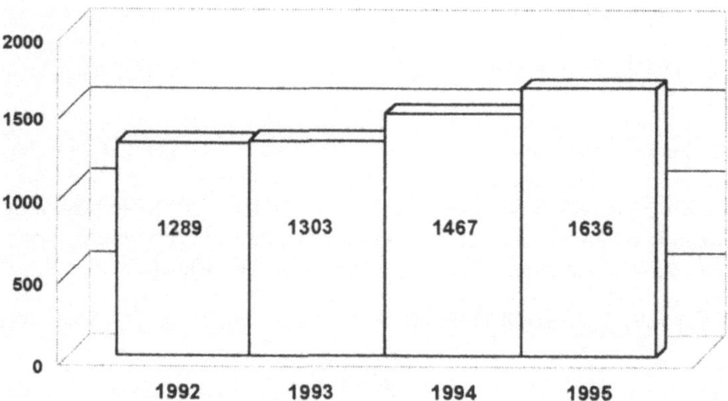


**Abb. 1.** Anstieg der Zahl der Kataraktoperationen

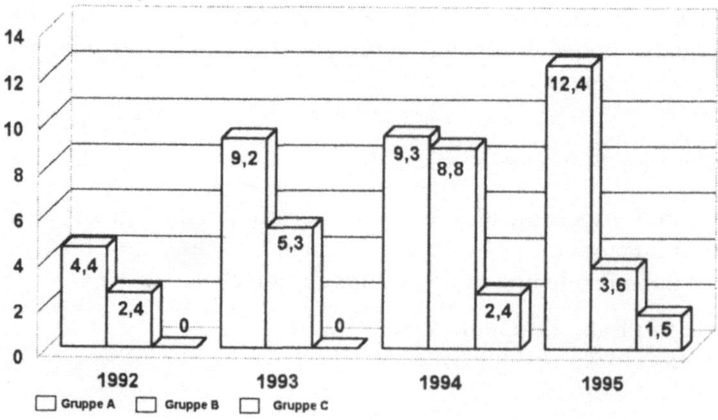


**Abb. 2.** Verteilung der Kataraktoperationen auf die Operateurgruppen

## 2. Anteilsmäßige Verteilung der Kataraktoperation auf die Chirurgengruppen (Abb. 2).

Innerhalb der letzten 2 Jahre wird etwa jeder 5. Patient von Chirurgen der Gruppe C operiert; die Hauptlast bleibt der Gruppe A.

## 3. Verteilung der „Problemfälle" auf die Chirurgengruppen (Abb. 3).

Infolge schwer voraussehbarer, intraoperativ entstehender Probleme werden immer mehr Neueinsteiger mit schwierigen Operationssituation konfrontiert.

## 4. Anteil der Augen mit zufriedenstellender Kapsulorhexis bei unterschiedlichen Operateuren (Tabelle 1).

Die 1992 noch deutliche Differenz in der Qualität der Vorderkapseleröffnung zwischen Operateuren der Gruppe A und C konnte 1995 fast ausgeglichen werden.

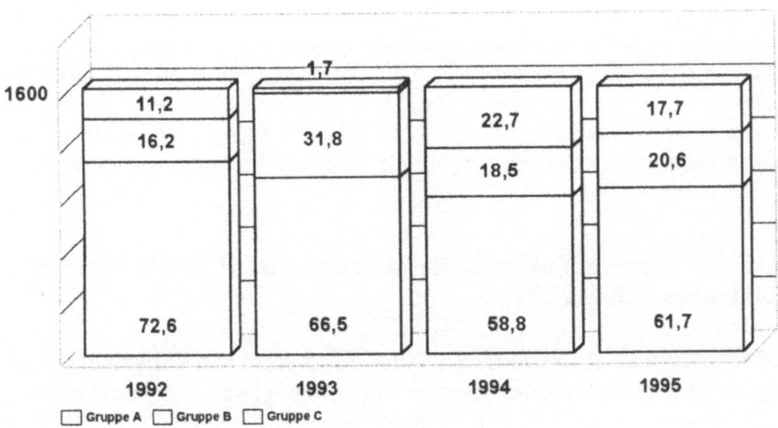


**Abb. 3.** Verteilung der „Problemfälle" auf die Operateurgruppen

**Tabelle 1** Anzahl der Fälle mit zufriedenstellender Kapsulorhexis

| Operateurgruppen | 1992 | 1993 | 1994 | 1995 |
|---|---|---|---|---|
| Gruppe A | 91,5 | 93,3 | 93,1 | 94,2 |
| Gruppe B | 93,3 | 93,8 | 94,5 | 93,6 |
| Gruppe C | 69,2 | 73,6 | 86,3 | 93,2 |

**Tabelle 2** Hintere Kapselrupturen mit Glaskörperproblemen

| Operateurgruppen | Kompl. | 1992 | 1993 | 1994 | 1995 |
|---|---|---|---|---|---|
| | hintere KARU | 6,9 | 5,1 | 4,6 | 4,5 |
| Gruppe A | Glaskörperentfernung | 2,8 | 2,3 | 1,5 | 1,1 |
| | hintere KARU | 9,3 | 6,2 | 5 | 4,9 |
| Gruppe B | Glaskörperentfernung | 8,7 | 5,8 | 1,8 | 1,7 |
| | hintere KARU | 11,5 | 9,8 | 7,5 | 6,8 |
| Gruppe C | Glaskörperentfernung | 10,9 | 9,6 | 5 | 3,1 |

**Tabelle 3** Funktionelle Ergebnisse - Anteil der Augen mit bestkorrigierter Sehschärfe von mind. 0,5

| Operateurgruppen | 1992 | 1993 | 1994 | 1995 |
|---|---|---|---|---|
| Gruppe A | 90,2 | 94,6 | 91 | 92,9 |
| Gruppe B | 89,4 | 94,2 | 90,6 | 91,2 |
| Gruppe C | 91 | 92,1 | 91,3 | 90 |

## 5. Anteil der Augen mit hinterer Kapselruptur bei unterschiedlichen Operateuren (Tabelle 2).

In allen 3 Gruppen ist die Zahl der Augen mit hinterer Kapselruptur innerhalb des Beobachtungszeitraumes deutlich zurückgegangen, bemerkenswert ist jedoch die Tatsache, daß bei erfahrenen Chirurgen damit verbundene Glaskörperprobleme deutlich geringer angetroffen werden.

## 6. Funktionelle Ergebnisse (Tabelle 3).

Nach Remission aller intra- und postoperativer Komplikationen erreichten mehr als 90% aller Augen eine bestkorrigierte Sehschärfe von mindestens 0,5 für die Ferne, bei Exklusion aller nichtoperationsbedingten Ursachen für Sehschärfenverminderung (präoperativ vorhandene Netzhaut- und Sehnervenveränderungen) erreicht dieser Anteil 95,3%.

## Diskussion

Die Verantwortung des Operateurs ist im gleichen Maße mit der Operationsindikationserweiterung und der subjektiven Erwartungshaltung des Patienten gestiegen. Die Ausbildungspflicht vieler Fachbabteilungen bedeutet insofern ein Problem, da bei Neueinsteigern vermehrt intraoperative Komplikationen erwartet werden können [1–6].

Aufgrund unserer Erfahrungen können wir zur Ausbildung beginnender Operateure folgende Empfehlungen ausgeben:

1. Operationsassistenz bei Operateuren der Gruppen A und B in mindestens 300 Eingriffen;
2. Videodokumentation aller intraoperativen Probleme und deren Management durch erfahrene Chirurgen!
3. Wet labs zur Erlernung der Eröffnung, der Kapsulorhexis und der Kunstlinsenimplantation;
4. geeignete Patientenselektion;
5. zielführende Assistenz und auch danach noch geeignetes Standby eines erfahrenen Chirurgen.

Durch diese Maßnahmen konnten wir in unserem Krankengut die Zahl intraoperativer Komplikationen beginnender Operateure deutlich reduzieren und für die überwiegende Mehrzahl aller betroffenen Patienten durchaus befriedigende subjektive und objektive Operationsergebnisse bewerkstelligen.

## Literatur

1. Allison RW, Metrikin DC, Fante RG (1992) Incidence of vitreous loss among third-year residents performing phacoemulsification. Ophthalmology 99 : 726–730
2. Cotlier E, Rose M (1976) Cataract extraction by the intracapsular methods and by phacoemulsification: the results of surgeons in training. Trans Am Acad Ophthalmol Otolaryngol 81 : OP 163–OP 182
3. Cruz OA, Wallace GW, Gay CA et al. (1992) Visual results and complications of phacoemulsification with intraocular lens implantation performed by ophthalmology residents. Ophthalmology 99 : 448–452
4. Pearson PA, Owen DG, Van Meter WS, Smith T (1989) Vitreous loss rates in extracapsular cataract surgery by residents. Opthalmology 96 : 1225–1227
5. Straatsma BR, Meyer KT, Bastek JV, Lightfoot DO (1983) Posterior chamber intraocular lens implantation by ophthalmology residents; a prospective study of cataract surgery. Opthalmology 90 : 327–335
6. Tarbet KJ, Mamalis N, Theurer J, Bradley DJ, Olson RJ (1995) Complications and results of phacoemulsification performed by residents. J Cataract Refract Surg 21 : 661–665

# Das Katapultphänomen und dessen Ursachen bei Hinterkammerlinsenimplantation

F. BAUER

**Zusammenfassung.** Anhand von Serienuntersuchungen von Menschenaugen hohen Alters wurden Involutionserscheinungen an Linsenkapsel, Corpus ciliare, Processus ciliares festgestellt. Die Processus ciliares und der Sulcus sind zurückgebildet, was als Ursache der Luxation der Hinterkammerlinsen in den Glaskörper gelten kann.

**Summary.** It has been found that the posterior chamber lenses catapulted in the vitreous and the involutional phenomena have a decisive role in relation to old age. The causes of the catapultation of posterior chamber lenses into the vitreous can be the easily torn lenscapsule, the regressed processus ciliaris, and the disappearance of sulcus.

## Implantation

Anhand von fünf in den Glaskörper katapultierten Hinterkammerlinsen wurde die Frage gestellt, welche Umstände bei dieser unangenehmen Komplikation eine Rolle spielen könnten. Es war auffallend, daß Patienten die ein hohes Alter erreicht haben, die Leidtragenden waren. Es wurde geprüft, in wiefern das hohe Alter verantwortlich sein könnte. Die meisten Patienten waren in einem Alter von etwa 80 Jahren. Könnte vielleicht das hohe Alter einen Risikofaktor bedeuten? Aus diesem Grunde wurde eine Serie von histologischen und histochemischen Untersuchungen von Kadaveraugen verschiedenen Alters unternommen. Aus den histologischen Präparaten geht eindeutig hervor, daß altersbedingte Involutionserscheinungen an der Linsenkapsel und an den Processus ciliares festzustellen sind (Abb. 1). Der M. ciliaris weist ebenfalls degenerative Erscheinungen auf, die den Halt des Corpus ciliaris beeinträchtigen können. Exfoliative Prozesse an der Linsenkapsel sind auch mitverantworlich für die Festigkeit des Kapselsackes.

Wenn unter solchen Umständen Einpflanzungen mit Kapselsackfixation vollzogen werden, kann folgendes geschehen: Die in den Kapselsack eingepflanzte Linse stemmt sich durch die federnden Stützschlingen in den peripheren Teil des Kapselsackes. Ist die Festigkeit der Linsenkapsel an irgendeiner Stelle geschwächt, schneidet die Schlinge durch ihre Federkraft die Linsenkapsel durch, nachdem die gegenüberliegende Stützschlingenhälfte sich an die festere Kapselwand stemmt und somit die Druckkraft der Stützschlingen verstärkt. Das Ergebnis ist die Katapultierung der Linse aus dem Kapselsack in den Glaskörper. Ähnliches geschieht bei der Sulkusfixation. Durch die erhöhte federnde Kraft der

D. Vörösmarthy et al. (Hrsg.)
10. Kongreß der DGII 1996

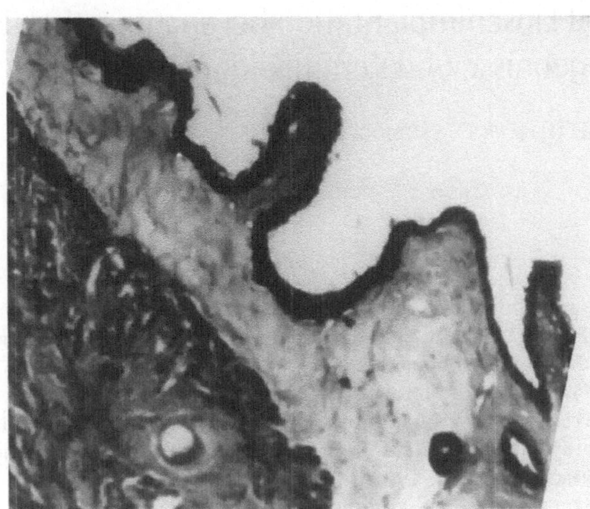

**Abb. 1.** Abflachung des Sulkus, Zurückbildung der Processur ciliares, 67 ×

Schlingen, gleitet die eine Schlingenhälfte über den atrophisierten Processus ciliaris hinweg, nachdem die entgegengesetzte Schlingenhälfte sich an einer fixen Stelle des Sulkus anlehnt und die Linse regelrecht in den Glaskörper katapultiert.

Wie kann das Katapultphänomen verhindert werden? Durch Prüfung der Linsenkapsel mit der Spaltlampe, ob exfoliative Erscheinungen zu entdecken sind und durch Prüfung der Festigkeit der Linsenkapsel mit einer Kapselpinzette. Wird die Kapsel durch das Erfassen mit der Pinzette durchgerissen, haben wir es mit einer geschwächten Linsenkapsel zu tun. Das ist eine einfache und zuverlässige Methode zur Beurteilung der Linsenkapsel. In diesem Falle ist die Einpflanzung einer typischen Kapsellinse mit einem geringen Krümmungsradius oder eine Linse mit Schlingen geringer Federkraft zu empfehlen. Es soll entschieden werden, ob nicht lieber eine Vorderkammerlinse eingepflanzt werden oder Sulkusnaht erfolgten sollte. Gleitet die Linse in den Glaskörper, darf man nicht in Panik geraten. Man darf auf keinen Fall im Glaskörper herumwühlen. Die Linse kann sekundär mittels Pars plane-Vitrektomie entfernt werden. Sie kann aber auch ruhig im Glaskörper gelassen werden, denn englische Piloten des vergangenen Krieges haben Jahrzehnte lang Akrylatfremdkörper ohne irgendwelche Folgen im Auge getragen, die aus der Flugzeugkanzel stammten. Ich habe eine Patientin, die seit mehreren Jahren zwei Kunstlinsen im Auge trägt, die eine im Glaskörper, die andere in der Vorderkammer, mit einer Sehschärfe von 0,8.

Es ist übrigens von großer Bedeutung, die adäquate technische Ausführung neuer Linsentypen bezüglich der Ausbildung der Stützschlingen zu verwenden. Diese letzte Bemerkung soll nicht unterschätzt werden.

# Intra- und extrakapsuläre Kataraktextraktion mit Linsenimplantation bei anamnestisch bekannter Uveitis – Ergebnisse und Komplikationen

F. Wilhelm, D. Hübner und A. Graupner

**Zusammenfassung.** Die Katarakt ist eine häufige Komplikation der Uveitis. Im Falle einer Operation mit Linsenimplantation stellt sie besondere Anforderungen an den Ophthalmochirurgen und an den Nachbehandler.

Wir analysierten retrospektiv die in den Jahren 1986–1991 an der Greifswalder Augenklinik durchgeführten Kataraktoperationen hinsichtlich Uveitisanamnese, Komplikationen und postoperativem Verlauf. Neben der Krankenblattanalyse wurden die nachbehandelnden Ärzte angeschrieben.

Im analysierten Zeitraum wurden 28 Augen mit anamnestisch bekannter Uveitis (von insgesamt 2109) kataraktoperiert und mit intraokularen Linsen versorgt. Eine Besserung des Sehvermögens konnte in allen Fällen erzielt werden, wobei Einschränkungen bei präoperativ bestehenden Augenhintergrundsveränderungen hingenommen werden mußten. Die Visusgewinne waren nach ECCE deutlicher als nach ICCE. Dabei besserte sich der Fernvisus auch im längeren postoperativen Verlauf. Bei der Implantation von Irisklipinsen bestand ein höheres Dislokationsrisiko. Neue Sekundärglaukome traten postoperativ nur bei Augen mit einer Heterochromiezyklitis auf.

Den Patienten mit Katarakt und einer Uveitis in der Anamnese kann die extrakapsuläre Kataraktoperation mit Implantation einer Hinterkammerlinse empfohlen werden.

**Summary.** Cataract is a well-known complication of uveitis. Surgery with lens implantation presents special problems for the surgeon and for outpatient treatment.

We analysed the follow-up of surgical procedures in patients with cataract and uveitis from 1986 to 1991 with regard to uveitis duration, complications, and postoperative period. We studied both clinical documents and contacted the colleges from the outpatient departments to get results after a longer postoperative period. In this period, we performed 28 cataract procedures with IOL implantation in eyes with known uveitis (from a total of 2109). Increased visual acuity was obtained in all cases, increasing more after extracapsular cataractextraction than after intracapsular cataractextraction. In cases of iris clip lenses, the risk of pseudophacos dislocation was increased. New secondary glaucoma were seen only in eyes with heterocyclitic inflammation.

We concluded that extracapsular cataractextraction with posterior chamber lens implantation shows acceptable results.

## Einleitung

Die Katarakt ist eine häufige Komplikation der Uveitis. Die Angaben zur Inzidenz schwanken bei Fuchs – Heterochromiezyklitis (FHC) zwischen 15–75% [2]. Hooper u. Mitarb. geben nach Zusammenfassung der 3 Uveitissyndrome FHC,

D. Vörösmarthy et al. (Hrsg.)
10. Kongreß der DGII 1996

Uveitis assoziiert mit juveniler Rheumatoidarthritis u. Pars planitis, die Kataraktinzidenz mit 50% an [3].

Die Ausbildung einer Katarakt wird beeinflußt von Lokalisation, Dauer und Rezidivhäufigkeit der Entzündung sowie der therapeutischen Anwendung von Steroiden. So führen schleichende Entzündungen häufiger als kurze akute zu einer Trübung [3]. Außerdem ist die Entstehung von Linsentrübungen abhängig von der Intensität biochemischer Veränderungen [6].

Entzündungsverlauf und -erscheinungen variieren bedeutend zwischen den einzelnen Uveitisformen. Aus diesem Grund wird sowohl bezüglich der Indikationsstellung für eine Kataraktoperation mit Linsenimplantation als auch hinsichtlich der Auswertung postoperativer Resultate eine differenzierte Betrachtung der einzelnen Uveitisformen bevorzugt, auch wenn so die Zahl der Augen je ausgewerteter Gruppe klein bleibt.

Mit dem Übergang von der intrakapsulären zur extrakapsulären Vorgehensweise bei Kataraktextraktion und zunehmender Anwendung kapselsackgestützter Linsen berichteten zahlreiche Autoren über gute Ergebnisse nach Entfernung einer durch intraokulare Entzündungen bedingten Cataracta complicata.

Aus diesem Grunde interessierte, welche Resultate nach intra- bzw. extrakapsulärer Kataraktextraktion mit Linsenimplantation bei Patienten mit Heterochromiezyklitis und anderen Uveitisformen im Vergleich dazu an der Augenklinik Greifswald zwischen 1986–1991 erreicht wurden.

So sollte es Anliegen dieser Studie sein, mögliche Ursachen für unbefriedigende Visusergebnisse sowie Risikofaktoren für ein postoperatives Absinken des ursprünglich erreichten Visus aufzuzeigen und anhand eigener Ergebnisse, Angaben in der Literatur sowie im Vergleich von beiden Empfehlungen für das Vorgehen bei der operativen Behandlung entzündungsbedingter Cataracta-complicata-Fälle herauszuarbeiten.

## Material und Methoden

Von den im Zeitraum 01.01.1986 bis 31.12.1991 an der Augenklinik Greifswald durchgeführten Kataraktextraktionen mit Linsenimplantation wurden diejenigen Augen ausgewertet, bei denen zu irgendeinem Zeitpunkt vor der Linsenimplantation eine Uveitis diagnostiziert worden war. Dabei konnte es sich um primäre oder sekundäre Uveitiden handeln. Ausschlußkriterium waren Operationen, bei denen zusätzlich eine Rekonstruktion vorderer Augenabschnitte erfolgt war.

Die Kataraktextraktion mit IOL-Implantation wurde erst empfohlen, wenn der Fernvisus $\leq$ 0,1 betrug. Für die Wahl des Operationszeitpunktes war ausschlaggebend, daß

- eine akute Entzündung längere Zeit zurücklag,
- eine klinische manifeste, chronische Entzündung medikamentös beherrscht,
- ein bestehendes Sekundärglaukom eingestellt war.

Diagnosen, die eine IOL-Implantation ausschlossen, waren folgende:

- eine zum Operationszeitpunkt akute Uveitis,
- eine zu häufigen Rezidiven neigende, chronische Uveitis,
- ein nicht zu beherrschendes Sekundärglaukom.

Für diese Sudie wurde jedes Auge einer der folgenden vier Gruppen zugeordnet:

1. Heterochromiezyklitis Fuchs 15 Augen
2. Uveitis anterior 9 Augen
3. Uveitis posterior 3 Augen
4. Panuveitis (UGH-Syndrom) 1 Auge

Aus vorliegenden anamnestischen Daten wurden das *Geschlecht* der Patienten und das *Alter* zum Operationszeitpunkt erfaßt. Außerdem interessierte, wie lange die Uveitis zur Operation der Katarakt bekannt war (Uveitisdauer). Das *Alter bei Uveitismanifestation* konnte aus dem Alter zum Zeitpunkt der Operation und der Uveitisdauer errechnet werden.

Folgende *klinische Daten* wurden präoperativ ausgewertet:

- Fern- und Nahvisus,
- intraokularer Druck (IOD) und ggf. Glaukomtherapie,
- Entzündungszustand und antiphlogistische Therapie.

## Uveitisdauer

Sowohl bei Patienten mit Heterochromiezyklitis als auch bei solchen, deren okulare Vorerkrankung einer anderen Uveitisform zuzuordnen war, lag die Erstdiagnose der Entzündung mindestens 1 Jahr bis hin zu etwas mehr als 30 Jahren zurück. Durchschnittlich betrug der Zeitraum zwischen Feststellung der chronischen Entzündung und Notwendigkeit der Kataraktentfernung in beiden Gruppen 11 Jahre. Daß zwischen Uveitis- und Heterochromiezyklitis-Gruppe Unterschiede bestanden, zeigt die folgende Abb. 1.

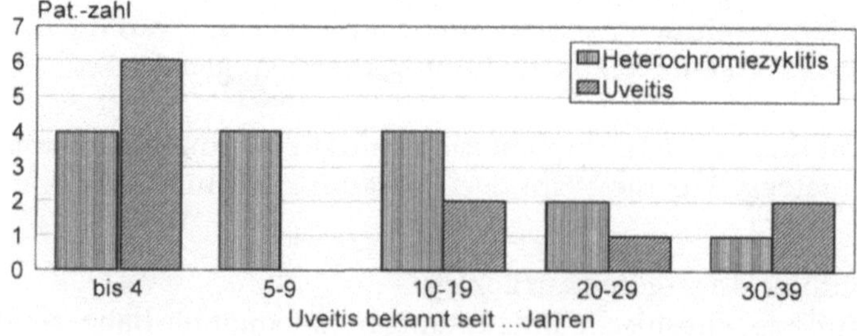


**Abb. 1.** Aufschlüsselung der Patienten anhand der Uveitisdauer (in Jahren)

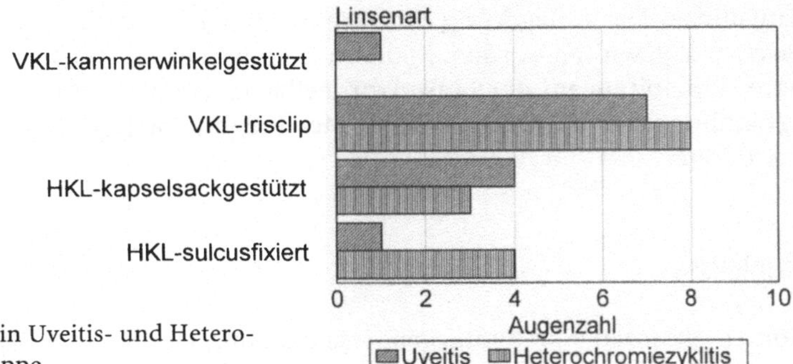


**Abb. 2.** Linsenarten in Uveitis- und Heterochromiezyklitis-Gruppe

## Operationstechnik

Eine intrakapsuläre Kataraktextraktion wurde an 16 Augen (je 8 aus der Heterochromiezyklitis- und der Uveitis-Gruppe) und eine extrakapsuläre an 12 Augen (davon 7 aus der Heterochromiezyklitis- und 5 aus der Uveitis-Gruppe) vorgenommen. Das Auge der Uveitis-Gruppe, bei dem man die Phakoemulsifikationstechnik anwandte, wurde der ECCE-Gruppe zugerechnet.

## Intraoperative Komplikationen

Bei 3 Augen kam es während der Operation zu Komplikationen, die in der Tabelle 1 aufgeführt sind.

Eine am 1. p.o.-Tag immer nachweisbare, mehr oder minder ausgeprägte Opaleszenz des Kammerwassers mit Zellvermehrung dürfte nach Böke in aller Regel Folge des unvermeidlichen Operationstraumas sein [1]. Sie sei harmlos und unter entsprechender Behandlung meist schnell rückläufig [1]. Regelmäßig kommt es nach einer Implantation zu sichtbaren zellulären Reaktionen auf der Oberfläche der Kunstlinse und um deren Bügel [1]. In zytologischen Studien haben Wolter und auch andere Autoren nachgewiesen, daß die Implantation intraokularer Linsen immer zelluläre Reaktionen nach sich zieht und daß diese schließlich zur Ausbildung einer feinen Membran um Linse und Haptik führen [7]. Wolter bezeichnet diese Vorgänge als Ausdruck einer chronisch-entzündlichen Reaktion und wertet sie als einen wichtigen Teil der Adaptation des Auges an die

**Tabelle 1.** Intraoperative Komplikationen

| Komplikation | Augenzahl | Fall-Nr. |
|---|---|---|
| Blutung | 2 | 7/22 |
| Kapselriß und Vitrektomie | 1 | 28 |

Kunstlinse. Die Ablagerung von Fremdkörperriesenzellen kann biomikroskopisch nachgewiesen werden. Manchmal kommt es zur Ausbildung deutlich sichtbarer Präzipitate auf der Linsenvorderfläche. Ansätze, durch eine Oberflächenbehandlung der Linse das Ausmaß der Präzipitatablagerungen zu minimieren, existieren.

## Ergebnisse

Von 21 Patienten sind Spätergebnisse bekannt. Der Nachbeobachtungszeitraum betrug zwischen 4 und 87 Monaten. Entsprechend der Entwicklung der Operationstechnik lagen die ICCE zum Kontrollzeitpunkt durchschnittlich länger zurück (48 Monate) als die ECCE (33 Monate).

### Fernvisus

Für die 14 von 21 Augen (67%) war der beste Fernvisus bei ambulanter Kontrolle besser als zum Zeitpunkt der Entlassung. Bei 2 dieser 14 Augen war die Sehschärfe als Folge von Spätkomplikationen in der Nachbeobachtungszeit wieder gesunken, lag aber immer noch höher als zum Zeitpunkt der Entlassung. Bei 2 weiteren Augen wurde keine Veränderung des Visus vom nachbehandelnden Augenarzt festgestellt. Die 5 restlichen Augen zeigten eine Abnahme des Visus unter den Entlassungswert. Das Ansteigen der Sehschärfe im Nachbeobachtungszeitraum ist mit $p < 0{,}05$ statistisch gesichert.

Somit erreichten die meisten Augen ihren besten postoperativen Visus während der ambulanten Nachbetreuung. Da nicht von allen 28 Fällen ein Kontrollwert mitgeteilt wurde, liegen dem folgenden Diagramm die besten Fernvisuswerte zugrunde, die entweder zum Zeitpunkt der Entlassung oder später erhoben wurden. Auch hier wurde zwischen ECCE/ICCE bzw. Heterochromiezyklitis- und Uveitis-Gruppe unterschieden.

Die Fernvisuswerte von 0,1 gehörten zu den Fällen 4 und 14, bei denen anamnestisch bekannte pathologische Netzhautveränderungen eine geringe Visus-

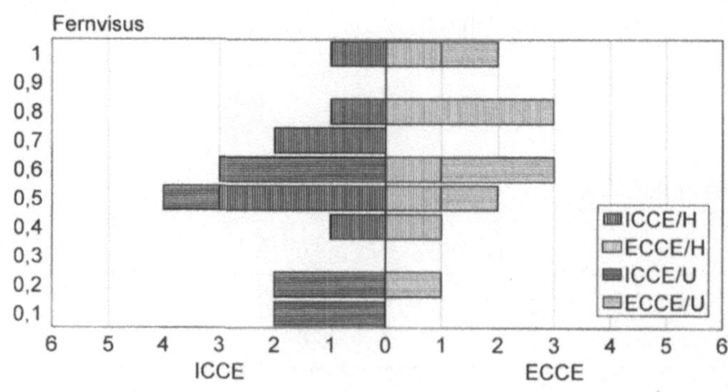


**Abb. 3.** Bester bekannter Fernvisus nach der Operation in Abhängigkeit von Uveitisform und Operationstechnik

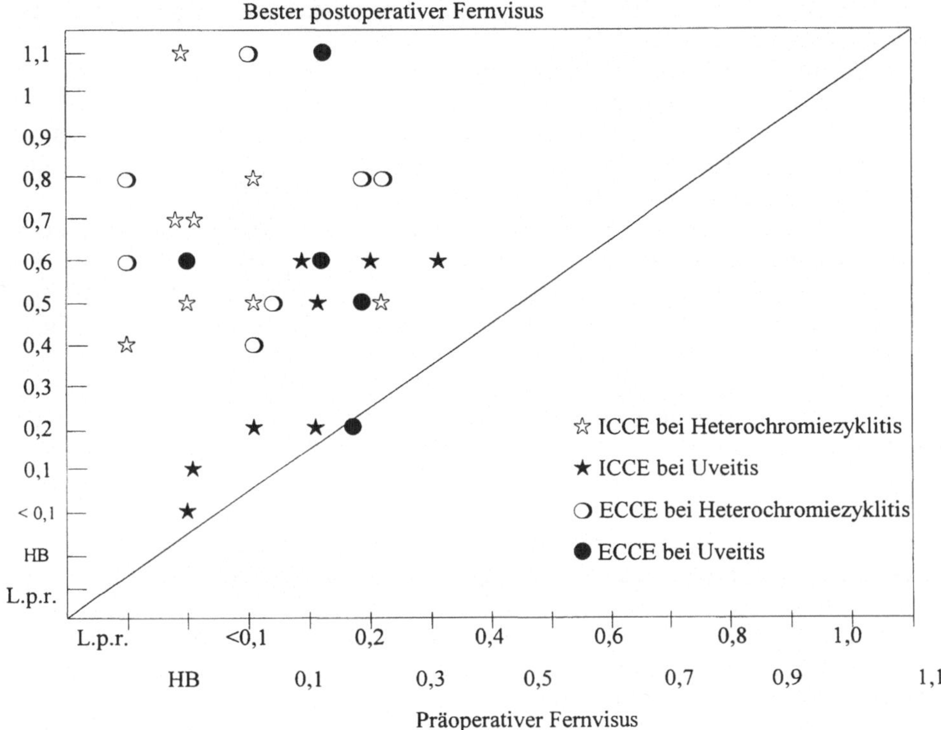


**Abb. 4.** Vergleich prä- und bester postoperativer Fernvisus

besserung nach der Kataraktextraktion erwarten ließen. Ebenso waren 2 intrakapsulär operierte Augen (Ff. 3/26), die als Bestwert einen Fernvisus von 0,2 aufwiesen, dieser Gruppe zuzurechnen. Bei einem 3. extrakapsulär operierten Auge betrug der Entlassungsvisus 0,2.

Allgemein wurden von Heterochromiezyklitisaugen bessere Ergebnisse erreicht als von den Uveitisaugen. Nach ECCE waren bessere Visuswerte als nach ICCE festzustellen (Abb. 3 und 4).

## Diskussion

Die Auswertung des besten postoperativ erreichten Fernvisus ergab, daß 87% der Augen mit Heterochromiezyklitis und 78% der Augen mit der Diagnose Uveitis anterior Werte von ≥ 0,5 erreichten. 3 von 4 Augen, deren Diagnose Uveitis posterior oder UGH-Syndrom lautete, wiesen Bestwerte kleiner oder gleich 0,1 auf, das 4. Auge einen Visus von 0,2. Nachdem diese 4 Augen, deren präoperative Befunde ein schlechtes postoperatives Sehvermögen erwarten ließen, von einem Vergleich ausgeschlossen worden waren, unterschieden sich die besten erreichten Fernvisuswerte nach intra- bzw. extrakapsulärer Vorgehensweise im Mittel nicht mehr. Eine deutliche Differenz bestand zugunsten der extrakapsulär operierten Augen für das Nahvisus.

Eine auffällige Visusminderung mußte im Nachbeobachtungszeitraum für Fälle, in welchen postoperativ mehrere Komplikationen auftraten, festgestellt werden. Nur in Heterochromiezyklitisaugen kam es zur Ausbildung von Sekundärglaukomen, die später Ursache einer Visusminderung waren. Ein präoperativ erhöhter Augendruck stellte dabei keinen Risikofaktor dar.

Ebenso hatten präoperative Zeichen einer chronischen Entzündung keine Auswirkungen auf den postoperativen Verlauf. Auffällig war die Häufigkeit von Visusminderungen bei mit Iriskliplinsen versorgten Augen zu früh oder spät postoperativem Zeitpunkt sowie die Dislokationsneigung dieser Linsen. Durch Reposition konnten die Visusminderungen zum Teil behoben werden.

Bezüglich des postoperativ zu erwartenden Sehvermögens sollten Patienten mit Uveitis posterior nach eingehender Untersuchung, insbesondere des Augenhintergrundes, auf eine möglicherweise nur geringe Besserung des Visus hingewiesen werden. Für Augen mit rezidivierenden, medikamentös leicht beherrschbaren Entzündungsschüben ist die Prognose einer Kataraktextraktion mit Intraokularlinsenimplantation, auch in Übereinstimmung mit der aktuellen Literatur [4, 5], als gut zu bezeichnen, wenn der Eingriff im entzündungsfreien Intervall erfolgt. Einschränkungen werden für die mit HLA-B27 bzw. junveniler Rheumatoidarthritis assoziierten Uveitiden von einigen Autoren formuliert.

Inzwischen fand mit der Phakoemulsifikation ein neues Operationsverfahren Anwendung und die zu implantierenden Linsen wurden weiterentwickelt. Es ist zu vermuten, daß sich dadurch auch die Operationsergebnisse bei Cataracta complicata weiter verbessern lassen.

## Literatur


1. Böke W (1987) Intraokulare Entzündungsreaktionen nach Implantation einer retropupillaren Linse. Klin Monats Augenheilkd 190 : 393–402
2. Daus W, Faude F, Völcker HE (1992) Zur extrakapsulären Kataraktextraktion mit Hinterkammerlinsenimplantation nach Uveitis und bei Heterochromiezyklitis Fuchs. In: Wenzel et al. (Hrsg) Kongreßberichte des 4. DGII. Springer Berlin Heidelberg New York Tokyo
3. Hooper PL, Rao NA, Smith RE (1990) Cataract extraction in uveitis patients. Surv Ophthalmol 35 : 120–144
4. Jones NP (1996) Cataract surgery in Fuchs' heterochromic uveitis: Past, present, and future. J Cataract Refract Surg 22 : 261–267
5. Rohrbach JM, Zierhut M, Thiel H-J (1995) Cataract extraktion in uveitis. Eur J Implant Ref Surg 7 : 342–346
6. Schmidt FU, Schnell S, Duncker G (1992) Hinterkammerlinsenimplantation bei Uveitispatienten. In: Wenzel et al. (Hrsg) Kongreßberichte des 5. DGII. Springer, Berlin Heidelberg New York Tokyo
7. Wolter JR (1985) Cytopathology in ocular lens implantations. Ophthalmology 92 : 135–142

# Früh- und Spätkomplikationen nach extrakapsulärer Kataraktextraktion bei Patienten mit Cornea guttata

W. Aust und J. Mohr

**Zusammenfassung.** Wir untersuchten an 73 Patienten (100 Augen) mit Cornea guttata Visus und Hornhautbefund vor dem Eingriff und am 2. postoperativen Tag sowie durchschnittlich 15 Monate später. Der präoperative Visus betrug im Mittel 0,17 und stieg 2 Tage nach der Operation auf 0,4 an; bei der Spätuntersuchung ließ sich noch einmal eine Visusverbesserung auf 0,54 feststellen, trotz zusätzlicher anderer Augenerkrankungen bei 17 Augen, wie senile Makuladegeneration, Retinopathia diabetica oder Optikusatrophie bei primär chronischem Offenwinkelglaukom. Bei 2 Augen bestand ein Nachstar. Bei 28% der Augen entwickelte sich postoperativ innerhalb der ersten 8 Wochen, meist schon am 2. Tag, ein Hornhautödem, das sich in 60% spontan zurückbildete. Nur bei 2 Augen mußten wir wegen eines schlechten Sehvermögens eine Keratoplastik durchführen. Das Hornhautödem trat nach schwierigen Operationen mit vermutlich stärkerem Endotheltrauma nicht häufiger auf als bei normalem Operationsverlauf.

**Summary.** We investigated in 73 patients (100 eyes) the visual acuity and the corneal findings before and 2 days after surgery as well as on an average of 15 months later. The preoperative visual acuity of 0.17 increased after the cataract extraction and the lens implantation to an average of 0.4 2 days after the operation and at the late investigation to an average of 0.54 in spite of additional eye diseases in 17 eyes such as senile macula degeneration, diabetic retinopathy, and optic nerve atrophy in cases of chronic glaucoma. Two eyes had an after-cataract. In 28% of the eyes, an edema of the cornea developed during the first 8 weeks postoperatively, mostly on the second day after surgery; 60% of the corneal edemas disappeared spontaneously. Only in two eyes was a perforating corneal transplantation necessary because of the reduction in visual acuity. After intraoperative difficulties, no more corneal edemas occurred than after operations without problems.

## Einleitung

Die Cornea guttata ist eine bei älteren Patienten immer wieder zu beobachtende Hornhautveränderung. Sie kann mit zunehmender Schwere ohne äußere Einflüsse zur Endotheldekompensation mit nachfolgendem Hornhautödem im Sinne einer Fuchs-Dystrophie führen.

In der Kataraktchirurgie mit Kunststofflinsenimplantation stellt die Hornhautendotheldekompensation bereits bei Augen ohne vorbestehende Hornhautschäden eine seltene, aber gefürchtete Komplikation dar. Nach Robin und Mitarbeitern [2] ist sie heute mit die häufigste Indikation zur Keratoplastik.

D. Vörösmarthy et al. (Hrsg.)
10. Kongreß der DGII 1996

## Fragestellung

Wir verfolgten bei 100 Augen von Patienten mit Cornea guttata den postoperativen Verlauf nach extrakapsulärer Kataraktextraktion mit Hinterkammerlinsenimplantation. Uns interessierte die Visusentwicklung und der Hornhautbefund vor und nach der Operation sowie bei einer Spätkontrolle. 82 Augen konnten nach durchschnittlich 15 Monaten nachuntersucht werden (2 Monate bis 6,5 Jahre).

## Patienten

Die Patienten waren im Durchschnitt 76,7 Jahre alt; Frauen waren mit 63% häufiger vertreten. Nur bei 1 Auge bestanden vor der Operation diskrete Zeichen einer Endotheldekompensation mit umschriebenem peripheren Hornhautepithelödem.

## Ergebnisse

Der Visus betrug präoperativ im Durchschnitt 0,17 und hatte sich am 2. postoperativen Tag auf im Mittel 0,4, (Abb. 1) und bei der Nachuntersuchung auf durchschnittlich 0,54 verbessert (Abb. 2).

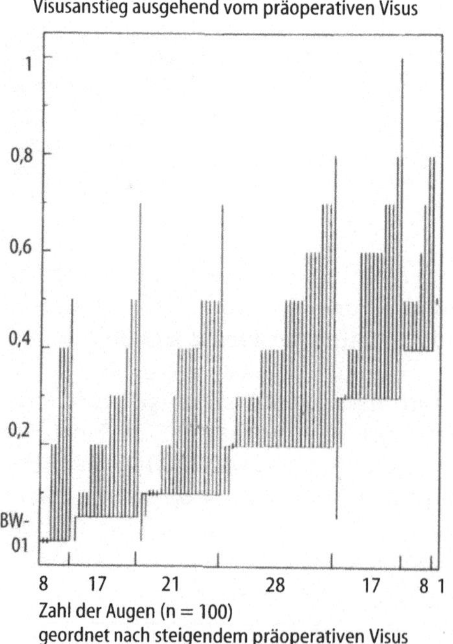


**Abb. 1.** Visusverbesserung bei 100 Augen mit Cornea guttata am 2. postoperativen Tag nach extrakapsulärer Kataraktextraktion mit Implantation einer Hinterkammerlinse. *Abszisse* Gruppierung nach dem präoperativen Visus, *Ordinate* postoperativer Visusanstieg

Bei 17 Augen minderten bei den postoperativen Untersuchungen zusätzliche Augenkrankheiten die Sehschärfe, wie senile Makuladegeneration, Retinopathia diabetica oder Optikusatrophie bei primär chronischem Offenwinkelglaukom. 2 Augen hatten bei der Spätuntersuchung einen unbehandelten Nachstar.

Am 2. postoperativen Tag war bei 26% der Augen ein Hornhautödem unterschiedlich starker Ausprägung festzustellen, bei 2 Augen entwickelte sich zwischen dem 2. Tag und 8 Wochen nach der Operation zusätzlich ein Hornhautödem.

Von den 28 Augen mit Endotheldekompensation wurden 25 Augen nachuntersucht. In 15 Fällen hatte sich das zunächst vorliegende Hornhautödem zurückgebildet, so daß von den 82 nachuntersuchten Augen nur noch bei 10 Augen (12%) ein unterschiedlich starkes Hornhautödem vorhanden war. Wegen erheblicher Visusminderung wurde bei 2 dieser Augen eine durchgreifende Keratoplastik notwendig.

19 der 100 durchgeführten Operationen waren erschwert durch eine intraoperativ enge Pupille nach langjähriger Miotikatherapie oder senile Sphinktersklerose (13), erhöhten intraoperativen Augeninnendruck (4), Vorderkammerblutung nach Iridektomie (1), Kapselruptur mit vorderer Vitrektomie (1). Trotz anzunehmender vermehrter Endoteltraumatisierung kam es mit 26,3% in diesen Fällen durchschnittlich nicht häufiger zu Hornhautödemen als nach normal verlaufenden Operationen (25,9%). Auch bei der Nachuntersuchung nach durchschnittlich 15 Monaten zeigten 16 Augen nach komplizierter Operation nur in 2 Fällen Hornhautödeme (12,5%). Sie waren damit nicht häufiger zu beobachten

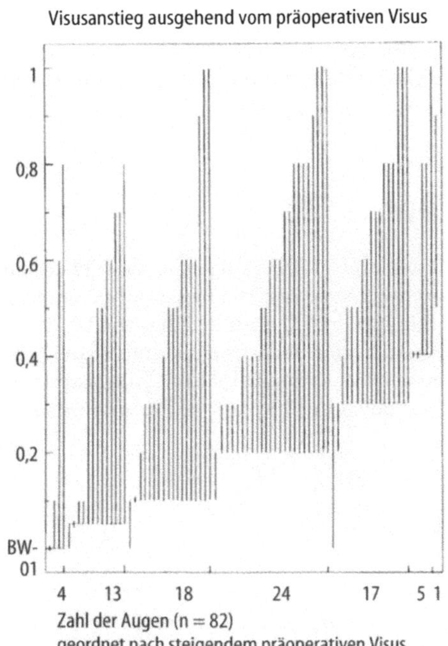


**Abb. 2.** Visusanstieg bei 82 Augen mit Cornea guttata nach extrakapsulärer Kataraktextraktion mit Implantation einer Hinterkammerlinse bei der Nachuntersuchung im Durchschnitt 15 Monate nach dem Eingriff. *Abszisse* Gruppierung nach dem präoperativen Visus, *Ordinate* bei der Spätkontrolle erreichter Visus

als bei den 66 Augen mit normalem Operationsverlauf, von denen 8 Hornhautödeme (12,1%) aufwiesen.

## Diskussion

Die Visusergebnisse sind nach Kataraktoperation bei Patienten mit Cornea guttata befriedigend. Das Sehvermögen ist bei der Nachuntersuchung noch besser als kurz nach der Operation. Endotheldekompensationen im Sinne einer Fuchs-Endothel-Epithel-Dystrophie traten in der Regel innerhalb der ersten 8 Wochen nach der Operation auf, meist waren sie schon am 2. postoperativen Tag festzustellen. Schwierige Operationen führten nicht häufiger zu Endotheldekompensationen als Operationen mit normalem Verlauf. Von den 28%, bei denen sich postoperativ eine Hornhautdekompensation gezeigt hatte, bildete sich bei 60% das Hornhautödem spontan zurück. Nur bei 2 Augen mußten wir wegen eines schlechten Sehvermögens eine Keratoplastik durchführen.

Mitteilungen über den postoperativen Verlauf und über Spätresultate nach Hinterkammerlinsenimplantation bei Cornea guttata sind in der Literatur selten. Sinskey und Mitarbeiter führten bei 23 Augen mit Cornea guttata die Kataraktoperation mittels Phakoemulsifikation durch und implantierten 21 Hinterkammer- und 2 Vorderkammerlinsen [3]. Nach durchschnittlich 13 Monaten zeigten 2 der 23 operierten Augen eine Endotheldekompensation. Liesenborghs und Mitarbeiter [1] operierten 217 Augen, überwiegend mittels Phakoemulsifikation, und implantierten Hinterkammerlinsen. 15 Augen entwickelten unmittelbar postoperativ ein Hornhautödem, das sich in allen Fällen innerhalb von 4 Wochen zurückbildete, wie Spätuntersuchungen 2–7 Monate nach dem Eingriff zeigten. Diese positiven Erfahrungen decken sich mit unseren Ergebnissen und bestätigen, daß eine Cornea guttata keine Kontraindikation zur Kataraktoperation mit Hinterkammerlinsenimplantation ist.

## Literatur

1. Liesenborghs LF, Hennekes R (1991) Phacoemulsification and IOL implantation in eyes with cornea guttata. Bull Soc Belge Ophthalmol 242 : 11–18
2. Robin JB, Gindi JJ, Koh K, Schanzlin DJ, Rao NA, York KK, Smith RE (1986) An update of the indications for penetrating keratoplasty. Arch Ophthalmol 104 : 87–89
3. Sinskey RM, Fatith K (1989) Cataract extraction and lens implantation in patients with Fuchs' dystrophy. Eur J Implant Ref Surg 1 : 281–283

# Zum Einfluß der diabetischen Stoffwechsellage auf die frühe postoperative Entzündung nach der Kataraktoperation in Tunneltechnik

H. G. Struck und L. Hinkelmann

**Zusammenfassung:** In diese prospektive Studie vom 1.9.1994 bis 30.11.1995 wurden 104 Patienten, darunter 77 Nichtdiabetiker (männlich 36, weiblich 41 = Gruppe 1) und 27 Typ-II-Diabetiker (männlich 8, weiblich 19 = Gruppe 2) im Alter von 34 bis 89 Jahren einbezogen. Unmittelbar präoperativ wurden die Blutparameter Cholesterol (Chol), Triglyzeride (Tri), HDL-Cholesterol (HDL), LDL-Cholesterol (LDL), Blutzucker (BZ), glykosyliertes Hämoglobin (HbA1c) und C-reaktives Protein (CRP) bestimmt. Die Tyndallometrie (Kowa-LFM 500) und die Pachymetrie (Corneo-Gage II) wurden zwischen dem letzten präoperativen und dem 3. postoperativen Tag jeweils zur gleichen Tageszeit durchgeführt. Die Mittelwerte von BZ, HbA1c und CRP wiesen bedeutende Differenzen auf. Der Vorderkammertyndall stieg bei Nichtdiabetikern im Mittel von 6,1 ± 4,07 Ph/ms auf 13,1 ± 9,94 Ph/ms (1. postoperativer Tag) und erreichte in der Diabetikergruppe bei einem Ausgangswert von 9,0 ± 6,7 Ph/ms am 1. postoperativen Tag 32,5 ± 24,8 Ph/ms. Im Zentrum stieg die Hornhautdicke bei Nichtdiabetikern auf durchschnittlich 115,6% an (1. postoperativer Tag) und erreichte hier in der Gruppe der Diabetiker eine Zunahme auf 123,4% (1. postoperativer Tag), bezogen auf den präoperativen Zustand. Nach Phakoemulsifikation und Linsenimplantation in Tunneltechnik kommt es bei Typ-II-Diabetikern zu einer stärkeren frühpostoperativen Iridozyklitis. BZ, HbA1c und CRP können als präoperativ verfügbare Indikatoren auf ein erhöhtes Komplikationsrisiko hinweisen. Bei der qualitativen Bestimmung des Entzündungszustandes ist die Tyndallometrie der Pachymetrie überlegen.

**Summary:** A total of 104 patients, among them 77 nondiabetics (male, 36; female, 41 = group 1) and 27 type-II-diabetics (male, 8; female, 19 = group 2) aged 34–89 years, were included in the prospective study from 1.9.1994 to 30.11.1995. The parameter of blood plasma cholesterol (Chol.), triglyceride (Tri.), HDL-cholesterol (HDL), LDL-cholesterol (LDL), blood sugar (BS), glycosylated haemoglobin (HbA 1c) and C-reactive protein (CRP) were determined immediately preoperatively. Laser photometry (measuring device "Kowa – LFM 500") and pachymetry (measuring device "Corneo – Gage II") were performed between the last preoperative and the third postoperative day, in each case at the same time. The mean values of BS, HbA 1c and CRP showed significant differences. The anterior chamber tyndall increased in nondiabetics on the average from 6.1 ± 4.07 Ph/ms to 13.1 ± 9.94 Ph/ms (1. p. o. day) and obtained in the diabetics with an initial value of 9.0 ± 6.7 Ph/ms on 1. p. o. day 32.5 ± 24.8 Ph/ms. In the centre, the corneal thickness increased in nondiabetics on the average to 115.6% (1. p. o. day) and in the group of diabetics to 123.4% (1. p. o. day) compared with the preoperative status. A stronger early postoperative iridocyclitis occurred in type II – diabetics after phacoemulsification and lens implantation in tunnel incision. BS, HbA 1c and CRP as preoperative available indicators can point to an increased risk. Laser photometry is superior to the pachymetry for defining the inflammation state quantitatively.

D. Vörösmarthy et al. (Hrsg.)
10. Kongreß der DGII 1996

## Einleitung

Der Diabetes mellitus führt in Abhängigkeit von der Schwere und der Dauer der intraokularen Schäden auch zu einer Herabsetzung der Blut-Kammerwasser-Schranke mit vermehrtem Einstrom von Proteinen in die Augenvorderkammer [3, 4, 7, 11]. Als Frühkomplikation der Kataraktoperation kann bei diabetischer Stoffwechsellage eine verstärkte postoperative Entzündungsreaktion auftreten. Zusammenhänge zwischen bestimmten Stoffwechselgrößen und der reaktiven Vorderkammertrübung sowie der Hornhautquellung nach Phakoemulsifikation und Linsenimplantation in Tunneltechnik sind noch genauer zu untersuchen.

## Patienten und Methoden

In die prospektive Studie vom 1.9.1994 bis zum 30.11.1995 wurden 104 Patienten, darunter 77 Nichtdiabetiker (männlich 36, weiblich 41 = Gruppe 1) und 27 Typ-II-Diabetiker (männlich 8, weiblich 19 = Gruppe 2) im Alter von 34 bis 89 Jahren einbezogen.

Unmittelbar präoperativ wurden die Blutparameter Cholesterol (Chol), Triglyzeride (Tri), HDL-Cholesterol (HDL), LDL-Cholesterol (LDL), Blutzucker (BZ), glykosyliertes Hämoglobin (HbA1c) und C-reaktives Protein (CRP) bestimmt.[1]

Zur Bestimmung des Tyndall-Effektes in der Augenvorderkammer wurde das Laser-Flare-Photometer (LFM) FM-500 (Fa. Kowa) nach der von Sawa et al. [6] sowie Oshika und Araie [5] angegebenen Meßmethode verwendet. In Ergänzung hierzu erfolgte die Hornhautdickenmessung im Zentrum mittels Ultraschallpachymetrie (Corneo-Gage II, Fa. Chiron Intra Optics). In die statistische Analyse gingen die Mittelwerte aus jeweils 10 Einzelmessungen ein.

Die Kontrolltermine waren der letzte präoperative Tag (Ausgangswert) und der 1.–3. postoperative Tag, jeweils zur gleichen Tageszeit 7–8 Uhr morgens. Über den gesamten Zeitraum wurden die Operationen vom gleichen Operateur mit Phakoemulsifikation in korneoskleraler Tunneltechnik und Kapselsacklinsenimplantation durchgeführt. Alle Patienten hatten die gleiche Begleittherapie. Präoperativ wurden abends vor der Operation Diclofenac-0,1%-Augentropfen 1mal und am Operationstag vor der Operation Diclofenac-0,1%-Augentropfen 4mal gegeben. Nach Operationsende erhielt der Patient 4 mg Dexamethason und 20 mg Gentamycin subkonjunktival sowie Oxytetracyclin-, Polymyxin-B- und Prednisolon-0,25%-Augensalbe. Die weitere Medikation bis zum Abschluß der Studie erfolgte mit Polymyxin-B-, Neomycin- und Bacitracin-Augensalbe 3mal täglich, Prednisolon-0,5%-Augentropfen 3mal täglich, Di-

[1] Für die Durchführung der Untersuchungen danken wir dem Labor des Institutes für Klinische Chemie und Pathobiochemie der Martin-Luther-Universität Halle-Wittenberg (Direktor: Prof. Dr. Dr. G. Müller).

clofenac-0,1%-Augentropfen 4mal täglich sowie Mydriatika bzw. Antiglaukomatosa nach Bedarf.

## Ergebnisse

Unter den Blutparametern wiesen die Mittelwerte von

Blutzucker (Gruppe 1: 5,42 ± 1,16 mmol/l; Gruppe 2: 10,3 ± 4,56 mmol/l),
HbA1c (Gruppe 1: 5,11 ± 1,19%; Gruppe 2: 7,55 ± 1,85%) und
CRP (Gruppe 1: 4,69 ± 3,22 mg/l; Gruppe 2: 6,03 ± 4,6 mg/l)

bedeutende Differenzen zwischen beiden Gruppen auf und lagen bei den Diabetikern oberhalb der Normalbereiche (BZ 3,9–5,6 mmol/l, HbA1c 3,9–5,7%, CRP 0–5,0 mg/l). Von den übrigen Blutwerten zeigten nur die Triglyzeride eine geringe mittlere Differenz (Gruppe 1 1,77 ± 0,92 mmol/l; Gruppe 2 2,4 ± 1,77 mmol/l) und lagen damit in beiden Gruppen etwas oberhalb des Normalbereiches (0,5–1,70 mmol/l) (Abb. 1).

Der Vorderkammertyndall stieg bei Nichtdiabetikern im Mittel von 6,1 ± 4,07 Ph/ms auf 13,1 ± 9,94 Ph/ms (1. postoperativer Tag) und erreichte in der Diabetikergruppe bei einem Ausgangswert von 9,0 ± 6,7 Ph/ms am 1. postoperativen Tag 32,5 ± 24,8 Ph/ms. Bis zum 3. postoperativen Tag kam es danach in beiden Gruppen zu einem Abfall auf annähernd gleiche Werte (Gruppe 1 11,59 ± 7,79 Ph/ms; Gruppe 2 11,39 ± 8,3 Ph/ms (Abb. 2).

Im Zentrum stieg die Hornhautdicke bei Nichtdiabetikern auf durchschnittlich 115,6% an (1. postoperativer Tag) und erreichte hier in der Gruppe der Dia-

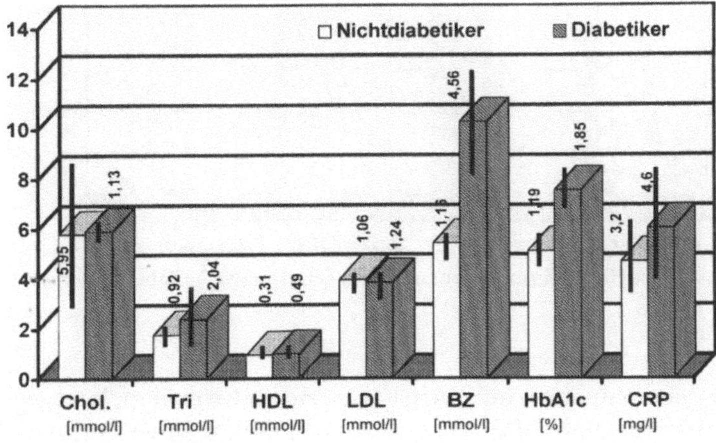


**Abb. 1.** Mittelwerte und Standardabweichungen ausgewählter präoperativer Blutparameter (Nichtdiabetiker $n = 77$; Diabetiker: $n = 27$)

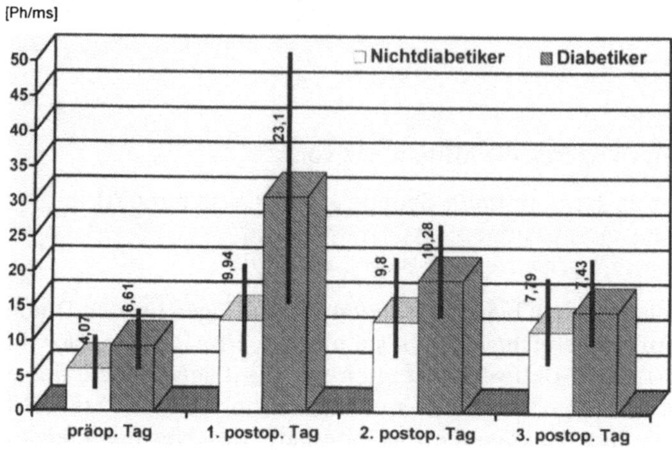


**Abb. 2.** Mittlere Eiweißkonzentration (Flare) des Kammerwassers (Nichtdiabetiker $n = 77$; Diabetiker $n = 27$)

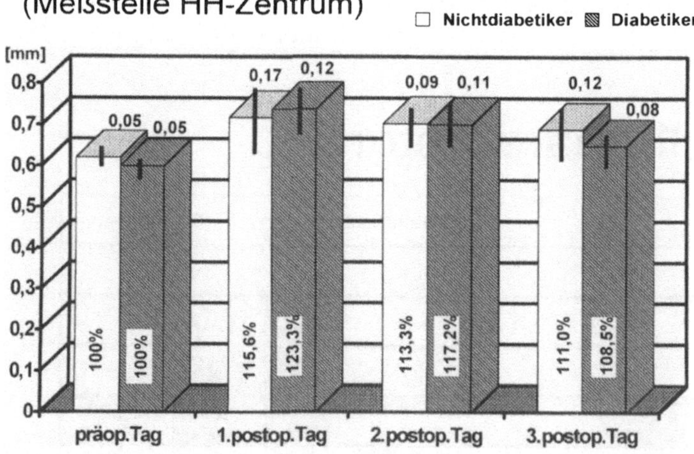


**Abb. 3.** Mittlere Hornhautdickenzunahme im Zentrum (Nichtdiabetiker $n = 77$; Diabetiker $n = 27$)

betiker eine Zunahme auf 123,4% (1. postoperativer Tag), bezogen auf den präoperativen Zustand (Gruppe 1 0,621 ± 0,05 mm; Gruppe 2 0,599 ± 0,05 mm). Bis zum 3. postoperativen Tag gab es einen mittleren Rückgang auf 111% (Gruppe 1) bzw. 108,5% (Gruppe 2) (Abb. 3).

## Diskussion

Auch nach der Phakoemulsifikation und Linsenimplantation in Tunneltechnik kommt es bei Typ-II-Diabetikern zu einer stärkeren frühpostoperativen Iridozyklitis als bei Nichtdiabetikern. Hierfür sprechen die mit der Pachymetrie ermittelten Werte der zentralen Hornhautdicke, vor allem aber die tyndallometrischen Meßergebnisse.

Das bei dieser Operationsmethode stark reduzierte mechanische Trauma verursacht aber generell einen nur geringen mittleren Anstieg der Eiweißkonzentration in der Augenvorderkammer, so daß gegenüber vorangegangenen Untersuchungen bei Anwendung der Kernausleitungstechnik bzw. der Phakoemulsifikation mit 7 mm-korneoskleralem Stufenschnitt [9, 10] die durchschnittlichen Flarewerte drastisch reduziert sind.

Trotzdem sind Diabetiker auch nach minimalinvasiver Operationstechnik durch eine stärkere postoperative Iridozyklitis für weitere Komplikationen wie Augendrucksteigerungen, Nachstarbildung und ZMÖ vermehrt gefährdet [2].

Blutzucker, HbA1c und CRP können als präoperativ verfügbare Indikatoren auf ein erhöhtes Komplikationsrisiko hinweisen.

Hinsichtlich der quantitativen Bestimmung des Entzündungszustandes des Augenvorderabschnittes hat sich das von uns nunmehr seit 4 Jahren eingesetzte Verfahren der Tyndallometrie – wie auch weitere Literaturangaben belegen [1, 8] – als genauer und der Pachymetrie überlegener Gradmesser erwiesen. Dies tifft insbesondere für die Bewertung des postoperativen Entzündungsverlaufes nach der Kataraktextraktion zu.

## Literatur


1. Herbort CP (1992) Messung der Entzündung nach Kataraktoperationen und Laserinterventionen mit dem Laser-Flare-Cell-Meter und deren Therapie mit dem nichtsteroidalen Entzündungshemmer Diclofenac-Natrium (Voltaren ophtha). Augenärztl Fortbild 15 : 203–213
2. Kaburaki T, Shimizu K (1994) Incidence of pseudophakic cystoid macular edema: clear corneal incision versus limbal incision. Symposium on Cataract, IOL and Refractive Surgery 43–45
3. Larsson LI, Pach JM, Brubaker RF (1995) Aqueous humor dynamics in patients with diabetes mellitus. Am J Ophthalmol 120 : 362–367
4. Moriarty AP, Spalton DJ, Moriarty BJ, Shilling JS, Ffytche TJ, Bulsara M (1994) Studies of the blood-aqueous barrier in diabetes mellitus. Am J Ophthalmol 117 : 768–771
5. Oshika T, Araie M (1990) Time course of changes in aqueous protein concentration and flow rate after oral acetazolamide. Invest Ophthalmol Vis Sci 31 : 527–534
6. Sawa M, Tsurimaki Y, Tsuru T, Shimizu H (1988) New quantitative method to determine protein concentration and cell number in aqueous in vivo. Jpn J Ophthalmol 32 : 132–142
7. Schalnus R, Ohrloff C (1995) Permeabilitätsstörungen der Blut-Kammerwasser-Schranke bei diabetischer Retinopathie. Augenärztl Fortbild 18 : 169–171 (Nr 4)
8. Schmitt TH (1995) Zur antiinflammatorischen Therapie nach Kataraktchirurgie. Aktuel Augenheilkd 20 : 263–268

9. Struck HG, Schäfer K, Foja C, Gießler C (1993) Zur Bedeutung der Operationstechnik für die Entzündungsreaktion bei der Kataraktextraktion. In: Robert YCY et al. (Hrsg) 7. Kongreß der Deutschsprachigen Gesellschaft für Intraokularlinsen Implantation. Springer, Berlin Heidelberg New York Tokyo. S 338–343
10. Struck HG, Schäfer K, Foja C, Gießler C (1994) Zum Einfluß von Diclofenac und Flurbiprofen auf den Entzündungsverlauf nach der Kataraktextraktion. Ophthalmologe 91 : 482–485
11. Tost F, Heilmann P, Lautenschläger C (1995) Aqueous flare measurement with a laser flare cellmeter in eyes with diabetic retinopathy. Ophthalmologica 209 : 56–59

# Komplikationen flexibler Linsen

# Komplikationen nach Implantation von Silikondiskhinterkammerlinsen

G. Duncker

**Zusammenfassung.** Silikondisklinsen sollen aufgrund ihrer der natürlichen Linse nahekommenden Form eine günstige Voraussetzung für eine optimale Zentrierung und eine geringere Nachstarrate aufweisen.

Die Ergebnisse der Implantation von faltbaren Silikondiskhinterkammerlinsen wurden an 34 Augen von 31 Patienten untersucht. Langzeitergebnisse nach 38 Monaten konnten für 18 Silikondisklinsen des Typs FK-I (Silikon-Optik, St. Wendel) sowie für 6 des Typs 90-D (Adatomed) erhoben werden. Nach Phakoemulsifikation und Kapsulorhexis wurden diese Linsen durch einen korneoskleralen Tunnel von mindestens 4,5 mm Breite in den Kapselsack implantiert.

Klinisch nicht relevante Dezentrierungen von etwa 1 mm traten in 5 Fällen auf. Die Rate visusbehindernder Nachstarbildungen (35%) war als eher hoch einzustufen.

Darüber hinaus kam es zu erheblichen Komplikationen: 3 FK-I-Linsen und 2 90-D-Linsen mußten trotz schonendster Operationstechnik bereits in der frühen postoperativen Phase explantiert werden.

Ein besonderes Problem von Silikondisklinsen scheint die mangelnde Fixation aufgrund der Scheibenform zu sein. Nach Neodym:YAG-Diszision sind späte Luxationen der aufgrund der Kapselsackschrumpfung unter Spannung stehenden Silikondisklinsen in den Glaskörperraum möglich.

Die langfristigen Ergebnisse nach 3 Jahren lassen keinen signifikanten Unterschied zwischen 90-D-Linsen und den FK-I-Linsen erkennen. Darüber hinaus unterscheiden sie sich nicht wesentlich von den Ergebnissen sonst üblicher PMMA-Intraokularlinsen.

**Summary.** Because of their shape which mirrors that of the natural lens, silicone-disc lenses were thought to encompass all the prerequisites necessary to encourage optimal centering and a reduced after-cataract rate.

We studied the results of the implantation of foldable silicone-disc posterior chamber lenses in 34 eyes of 31 patients. We documented the long-term results after 38 months of implanting 18 silicone-disc lenses of type FK-I (Silikon-Optik) as well as six of type 90-D (Adatomed). After capsulorhexis and phacoemulsification, these lenses were implanted through a corneoscleral tunnel of at least 4.5 mm in the capsular bag.

The decentering (five cases by 1 mm) and the rate of the clinically relevant after-cataracts (33%) must be classified as high. Moreover, the silicone-disc lenses caused considerable complications. We had to explant three FK-I lenses and two 90-D lenses in the early postoperative period, in spite of the most careful operating techniques. A particular problem with the disc lenses seems to be the lack of firm fixation in the bag because of their disc shape. Luxation may happen into the vitreous cavity after Nd:YAG-laser capsulotomy.

The long-term results after 3 years do not show any significant difference between the 90-D lens and the FK-I. Neither do they differ significantly from the results of PMMA intraocular lenses.

D. Vörösmarthy et al. (Hrsg.)
10. Kongreß der DGII 1996

## Einleitung

Die derzeit gebräuchlichsten Materialien für elastische, flexible Kunstlinsen sind Hydrogele und vor allem Silikonkautschuke; sie können nach Phakoemulsifikation im gefalteten Zustand durch Wundinzisionen implantiert werden, die deutlich kleiner sind als die Intraokularlinsenoptik [1, 7]. Der kreissymmetrischen Form des Kapselsackes kommen hierbei Implantate am nächsten, die ebenfalls eine Kreisform aufweisen: sog. Disklinsen. Die ersten Intraokularlinsen, die von Harald Ridley 1949 implantiert wurden, waren ebenfalls diskförmige, allerdings PMMA-Linsen [24]. Unflexible PMMA-Disklinsen wurden auch später wiederholt als Kapselsackimplantate angegeben, haben sich jedoch wegen der großen erforderlichen Wundinzision und der komplizierteren Implantationstechnik nicht bewährt [8]. Diskusförmige Silikonintraokularlinsen wurden entwickelt, um die Vorteile der Kleinschnittchirurgie mit der natürlichen Scheibenform des Implantats zu verbinden. Das gleichmäßige Ausspannen des Kapselsackes sollte die Zentrierung verbessern und die Nachstarrate senken [9, 15, 17, 19]. Von J-Schlingenhaptiken war ja bekannt, daß sie bei einem äquatorialen Durchmesser von mehr als 12 mm zu Kapselsackverziehungen bis hin zu postmortal nachgewiesenen Penetrationen des Kapselsackes führen können [12, 19]. Anfängliche Studien, wonach Silikondisklinsenimplantate PMMA-Hinterkammerlinsen überlegen sein sollten, weichen heute einer zunehmend differenzierteren Betrachtungsweise: Silikon- und PMMA-Hinterkammerlinsen sind in vielem vergleichbar; das Muster möglicher Komplikationen ist abhängig vom verwendeten Implantat jedoch unterschiedlich [5, 6, 13, 27].

Im folgenden werden Langzeitergebnisse nach Phakoemulsifikation und Implantation zweier unterschiedlicher Silikondiskintraokularlinsen dargestellt.

## Material und Methoden

### Silikon-Optik-Hinterkammerlinsen (FK-I)

Diese sehr flexible, bikonvexe Silikondisklinse (Modell FK-I, St. Wendel) ist heute nicht mehr kommerziell erhältlich. Die FK-I-Linse (Abb. 1) besteht aus SIL C-1 Polyorganosiloxan. Die 6-mm-Optik ist bikonvex und von einer scheibenförmigen Silikonhaptik mit zwei plankonvexen Verstärkungsringen umgeben. Der Gesamtdurchmesser betrug 9,5 mm und wurde später auf 9,1 mm reduziert. Das Gewicht der FK-I-Linse ist mit 0,9 mg in Kammerwasser sehr gering. Der Hersteller gab an, daß die besondere Ausformung der Haptik mit einem relativ dünnen scheibenförmigen Anteil und zwei ringförmigen Verstärkungen Faltung beim Implantieren erlaube und bleibende Stabilität im Auge garantiere.

### Adatomed-Silikon-Disklinse (90-D)

Die ebenfalls bikonvexe Silikondiskhinterkammerlinse der Firma Adatomed (Modell 90-D, München) hat einen Gesamtdurchmesser von 9,6 mm und einen

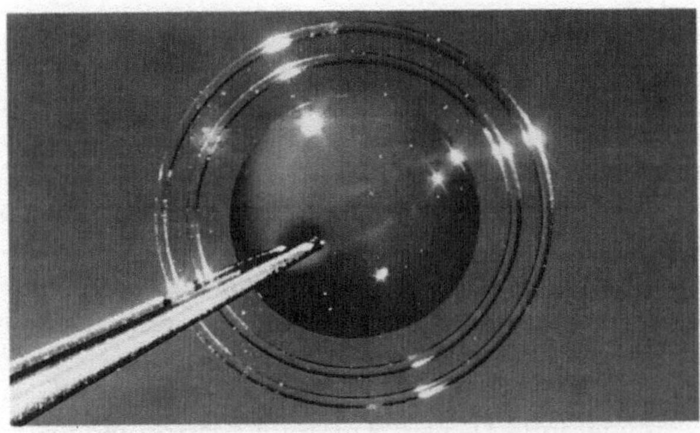

**Abb. 1.** FK-I-Silikon-Disklinse mit 6 mm bikonvexer Optik, Haptikdurchmesser 9,1 mm mit zwei plankonvexen Verstärkungsringen

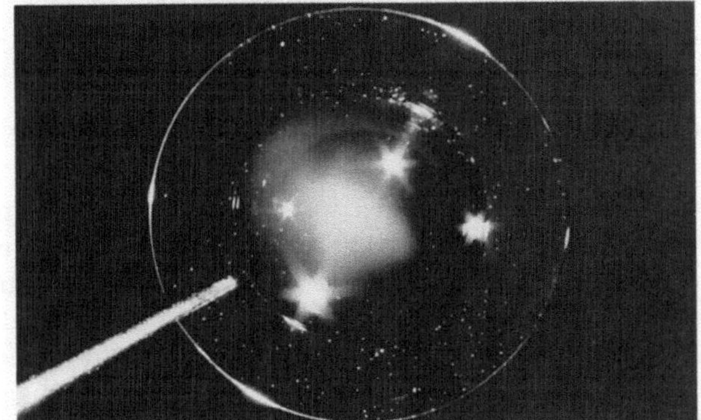

**Abb. 2.** 90-D-Silikon-Disklinse mit 6 mm bikonvexer Optik, Gesamtdurchmesser 9,6 mm, älteres Modell ohne Positionslöcher

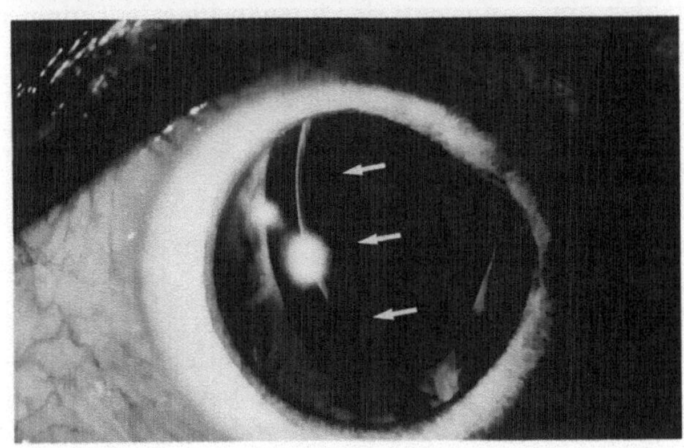

**Abb. 3.** Subluxierte 90-D-Silikon-Disklinse, deutlich zu erkennen der Defekt der hinteren Kapsel *(Pfeil)*. Die Aufnahme wurde mir freundlicherweise von Herrn Privatdozent Dr. Kammann zur Verfügung gestellt

Optikdurchmesser von 6 mm. Die Dicke der implantierten Linsen betrug etwa 0,45 mm. Der refraktive Index wurde mit $n_d^{25}$ = 1,04 g/cm³ angegeben. Haptik und Optik waren in einem Stück gefertigt und lagen in einer Ebene (Abb. 2). Die Haptik besaß in der von uns eingesetzten Version noch keine Positionslöcher. Die 90-D-Linse ist deutlich rigider als die FK-I-Linse und kann daher nur unter Faltung mit Hilfe einer modifizierten Faulkner- oder Fine-Pinzette durch einen 4,5- bis 5-mm-Tunnel implantiert werden.

### Patienten

Von 2 Operateuren wurden zwischen Oktober 1989 und Dezember 1990 an der Klinik für Ophthalmologie Kiel insgesamt 35 Silikondisklinsen bei 32 Patienten implantiert: 26 vom Typ FK-I- und 9 vom Typ 90-D-Linsen.

Das Durchschnittsalter (Median) der 21 Frauen und 7 Männer betrug 74 Jahre (46–92).

4 Kinder waren unter 8 Jahre alt. Indikationen zur Kataraktoperation bei den Kindern waren 2mal eine Cataracta traumatica und 2mal eine Cataracta congenita. An Begleiterkrankungen lagen bei den erwachsenen Patienten 5mal ein Typ-II-Diabetes, 5mal eine trockene Makuladegeneration, 3mal eine chronisch-rezidivierende Uveitis, 2mal ein Glaucoma chronicum simplex und 1mal eine herpetische Trabekulitis vor.

### Operationstechnik

Alle Operationen wurden mit zirkulärer Kapsulorhexis und Phakoemulsifikation im Kapselsack durchgeführt: Kapsulorhexis mit einem Durchmesser von etwa 6 mm, Stellen des Kapselsackes mit Viskoelastikum, Implantation der Silikondisklinse über den korneoskleralen Tunnel in gefaltetem Zustand derart, daß die Intraokularlinse sich nach dorsal hin öffnete. Die streng intrakapsuläre Lage des Implantates wurde mit Hilfe von Gabelhäkchen gesichert. Das Viskoelastikum wurde am Ende der Operation abgesaugt; in 23 Fällen wurde eine periphere Iridektomie angelegt; der korneosklerale Tunnel wurde zum damaligen Zeitpunkt noch mit einer Rückstichnaht versehen.

## Ergebnisse

### Operationsverlauf

Die FK-I-Linse war so flexibel, daß sie sich auch ohne Faltpinzette mühelos durch eine 4,0-mm-Wundinzision implantieren ließ.

Die Rigidität der 90-D-Linsen erwies sich bei der Implantation als nachteilig. Silikonlinsen mit höherer Dioptrienzahl (gößere Mittendicke) ließen sich nur schwer in die Pinzette einspannen und falten. Faßten die Branchen die Intraokularlinse zu peripher, so ließ sie sich bei der Spreitung nur zögerlich aus der Pinzette lösen. Wurde die 90-D-Linse zu nahe an der Faltlinie gefaßt, so war die Faltung zu gering, um sie durch eine 4,5- bis 5-mm-Wunde zu implantieren. Für die kontrollierte Implantation war eine tiefe Vorderkammer mit gestelltem Kapselsack erforderlich, da die größte Breite der gefalteten Intraokularlinse immerhin 4,8 mm betrug und die Haptikränder beim Öffnen der Faltpinzette in Richtung Hinterkapsel weisen mußten. Bei stärkerem Glaskörperdruck und engen Pupillarverhältnissen war die Implantation deutlich erschwert. Die ruckartige, unkontrollierte Entfaltung der damaligen 90-D-Linse begünstigte Zonula- oder gar Hinterkapseldefekte (Abb. 3).

## Frühkomplikationen

3 von 26 FK-I-Linsen mußten innerhalb des 1. Halbjahres nach der Operation explantiert werden. Ursache war eine massive Kapselsackschrumpfung in Kombination mit einer exzessiven Kapselfibrose, die zu einer Deformierung und Torquierung der FK-I-Linse geführt hatte. Dieser Fall wurde bereits beschrieben [5, 6]. Für die anderen beiden FK-I-Explantationen waren ein Pupillarblock und eine chronsiche Entzündungsreaktion verantwortlich [5, 6].

2 der 9 implantierten 90-D-Silikon-Disklinsen mußten 5–10 Wochen postoperativ aufgrund einer zunehmenden Dezentrierung bei Zonuladefekten explantiert werden [5, 6].

## Spätergebnisse

24 Silikondisklinsen konnten durchschnittlich 38 Monate postoperativ nachuntersucht werden: 18 FK-I-Linsen und 6 90-D-Linsen.

Der mittlere Visus war bein den 24 Patienten nach 38 Monaten mit durchschnittlich 0,7 noch immer zufriedenstellend. Hierin enthalten sind 6 Patienten mit Makulaveränderungen: 5 trockene senile Makuladegenerationen sowie 1 zystoides Makulaödem. Die 90-D-Linsen zeigten im Vergleich zu den Linsen des

**Tabelle 1.** Postoperative Komplikationen von 24 Silikondisklinsen, Nachbeobachtungszeitraum 38 Monate (18 FK-I, 6 90-D)

| Komplikation | Augen | Silikonlinsentyp |
|---|---|---|
| Pigmentablagerungen | | |
| Kammerwinkel zirkulär | 2 | FK-I |
| Kammerwinkel 6 h | 1 | 90-D |
| Regenerat. Nachstar | | |
| zentral | 7 | 5 FK-I, 2 90-D |
| peripher | 8 | 5 FK-I, 3 90-D |
| Fibrotischer Nachstar | | |
| zentral | 1 | FK-I |
| Dezentrierungen | | |
| 1 mm nach 12 h | 3 | FK-I |
| 1 mm nach temporal | 1 | 90-D |
| 1 mm nach nasal | 1 | FK-I |
| 1 mm nach oben | 1 | FK-I |
| Makuladegeneration | 5 | 2 FK-I, 3 90-D |
| Kapselsackschrumpfung | 1 | FK-I |
| Zystoides Makulaödem | 1 | FK-I |

Typs FK-I in der Sehschärfe keine signifikanten Unterschiede. Der mittlere Visus (Median) der 90-D-Linsen betrug 0,7, der mittlere Visus der FK-I-Linsen 0,75.

Die Iris wies lediglich in einem Fall einen operationsbedingten Defekt sowie in einem weiteren Fall eine Pigmentblattatrophie auf. Pigment im Kammerwinkel zeigte sich 2mal zirkulär, 1mal bei 6 Uhr betont. Bei einem Patienten mußte 2 Monate postoperativ eine pigmentierte Pupillarmembran exzidiert werden. 4 Fälle von Vorderkapselfibrosierungen und Kapselsackschrumpfungen wurden beobachtet. Die 90-D-Linsen haben alle der Kapselsackschrumpfung widerstehen können. Faltenbildungen der Hinterkapsel wurden nicht beobachtet.

Spaltlampenmikroskopsich auffällige Nachstarbildungen wiesen 17 der 24 Patienten auf. Von den 15 regeneratorischen Nachstaren unterschiedlicher Dichte erreichten 7 das optische Zentrum, 8 blieben peripher. Die 8 zentralen Nachstare traten im Mittel nach 20,5 Monaten auf, während die 9 peripheren Nachstare erst nach 31 Monaten festgestellt wurden. Ohne Nachstar blieben nach 41 Monaten 7 Patienten. Aufgund der Nachstarbildung wurde in 5 Fällen eine zentrale Neodym:YAG-Kapsulotomie und in 2 Fällen eine chirurgische Nachstardiszision durchgeführt. Optimal zentriert waren nach 38 Monaten noch 18 Linsen, 5 dagegen waren leicht dezentriert (um 1 mm).

Eine Zusammenstellung der Spätkomplikationen der beiden Silikon-Disklinsentypen kann Tabelle 1 entnommen werden.

## Diskussion

Von den 36 implantierten Silikondisklinsen mußten 5 wieder explantiert werden (14%). Es führten zwar durchaus unterschiedliche Gründe zu den Explantationen [6], dennoch war bei den von uns implantierten Silikondisklinsen die Explantationsrate verglichen mit herkömmlichen PMMA-Implantaten bei weitem zu hoch.

Die Kapselsackschrumpfung setzt sofort nach der Operation ein und ist in der Regel nach etwa 2 Monaten abgeschlossen. Sie trägt zur festen Fixation einer Intraokularlinse im Kapselsack bei [26]. Ein faltbares, weiches Haptik- und Optikmaterial wie Silikon birgt die besondere Gefahr, einer Kapselsackschrumpfung nicht standhalten zu können. Guthoff et al. [10] haben eindrucksvoll gezeigt, daß bei den von ihnen verwendeten Dreischlaufensilikonlinsen bei 20 von 28 beurteilbaren Haptiken eine Dislozierung aufgrund der fibrotischen Kräfte des Kapselsackes auftrat. Hier ist jedoch einschränkend auf die unterschiedliche Elastizität der einzelnen Silikonverbindungen zu verweisen [18].

Während bei der heute nicht mehr erhältlichen FK-I-Linse das sog. "capsule contraction syndrome" [4] in einem Fall zu einer Deformierung der Intraokularlinse und einem Visusabfall führte, wurde dies bei der steiferen 90-D-Linse in keinem einzigen Fall von uns beobachtet, und auch von anderen Autoren wurde hierüber bisher nicht berichtet. Explantationen von 90-D-Linsen kommen fast ausschließlich durch Luxation der Disklinse aus dem Kapselsack zustande [6]. Dies wurde in den Glaskörperraum auch spontan noch Monate nach der Operation beobachtet [13]; eine große, gegebenenfalls noch exzentrische Kapsulotomie scheint hierzu zusätzlich zu dem größeren Risiko der IOL-Beschädigung [23] ähnlich wie bei Hydrogellinsen [20] oder Schiffchenlinsen [2] in besonderer Weise zu prädisponieren.

Im Falle der Exzision eines großen Vorderkapselfensters oder im Falle eines akzidentiellen Einrisses des Kapsulorhexisrandes haben Disklinsen aufgrund der fehlenden kapsulokapsulären Adhäsionen eine erhebliche Tendenz nach vorne aus dem Kapselsack zu schlüpfen. Dies führte bei einer unserer Patientinnen mit FK-I-Linse zu einem Pupillarblock. Diese Komplikation wurde unseres Wissens bei 90-D-Linsen bisher nicht beschrieben.

Kammann et al. [14] berichteten von Dezentrierungen bei 14 von 201 90-D-Linsen (7%). In keinem Fall trat eine Dezentrierung nach bestätigter, intakter Kapsulorhexis auf. Skorpik et al. [27] berichteten hingegen von geringen Dezentrierungen in 17 von 42 Fällen (40%). Bei unseren Nachuntersuchungen nach im Mittel 38 Monaten ließen sich 5 Dezentrierungen um etwa 1 mm feststellen (20%). Die allseitige Kapselsackfixation konnte hierbei in allen Fällen an der Spaltlampe bestätigt werden. Ob eine exzentrische Kapselsackschrumpfung, eine asymmetrische oder leicht eingerissene Kapsulorhexis oder ein nicht ausreichender Silikonlinsendurchmesser bei besonders weitem Kapselsack die Ursache für die nicht optimale Zentrierung war, konnte letztlich nicht eindeutig geklärt werden. Die Aussage, daß Silikondisklinsen in jedem Fall eine optimale Zentrierung garantieren, muß ganz sicher relativiert werden.

Es wurden in der vorliegenden Untersuchung unter Einbeziehung von 5 vom nachbehandelnden Augenarzt untersuchten Patienten bei 20 von 29 Fällen ein Nachstar beobachtet. 19 Fälle waren hiervon klinisch unbedeutend. 10 Fälle mußten aufgrund eines zentralen Nachstars einer hinteren Kapsulotomie unterzogen werden. Skorpik et al. [27] stellten einen ähnlich hohen Anteil behandlungsbedürftiger Nachstare fest: Bei 90-D-Linsen wurden 38% zentrale Nachstare beobachtet. Kammann u. Mitarb. stellten hingegen bei 90-D-Implantaten im Vergleich zu PMMA-Hinterkammerlinsen eine signifikant herabgesetzte Nachstarrate fest [16, 17].

Der Median des postoperativen Visus von um die 0,80 für alle Silikondisklinsen war zufriedenstellend und deckt sich mit den von Kammann et al. [14, 15] und Skorpik et al. [27] angegebenen Werten.

Die biometrische Kalkulation von Silikondisklinsenimplantaten und die postoperative Vorderkammertiefe weicht nur unwesentlich von PMMA-Implantaten ab [11, 25].

Wolter u. Sugar [28] schilderten den Fall einer Diabetikerin, deren kapselsackfixierte, faltbare Silikonlinse zu einem Sekundärglaukom und zur Ausbildung einer Fibrinmembran führte. Diese Silikonlinse mußte nach 4 Monaten explantiert werden. Skorpik et al. [27] beobachteten eine im Vergleich zu PMMA-Implantaten häufigere Fremdkörperriesenzellbesiedlung auf 90-D-Silikondisklinsen (35%). In ihrem Nachbeobachtungszeitraum bis zu 10 Monaten soll diese Zellbesiedlung noch weiter zugenommen haben (54%). Dies konnte bei unserem Patientengut nicht nachvollzogen werden; es steht auch im Widerspruch zu den Untersuchungen von Kammann et al. [14, 15, 17].

Bartz-Schmidt u. Mitarb. berichteten, daß auch eine visusbeeinträchtigende Betauung der Silikonlinsenhinterfläche mit Silikonöltröpfchen zum Austausch gegen eine PMMA-Linse zwingen könne [3].

Einer unserer Patienten wies einen operationsbedingten Pupillarsaumirisdefekt auf. Skorpik et al. [27] berichteten von traumatischen Veränderungen der Irisvorderfläche bei 30% ihrer Patienten (90-D-Linsen, $n = 42$). Dieselben Autoren gaben bei 50% der Augen fein disperses Pigment auf der Vorderfläche des Implantates an. Wir konnten Pigmentkonglomerate ausschließlich im Kammerwinkel feststellen, die Silikondisklinse war hiermit nicht betaut.

Geringe gelbliche Verfärbungen der Silikondisklinsen wurden von uns ebenso wie von Milauskas [22] festgestellt. Menapace [21] stellte treffend fest, daß es sich bei diesen Einschlüssen, Schichtungen und Verfärbungen um präexistierende Produktionsmängel handelt, die als klinisch irrelevant einzustufen sind.

Unsere Untersuchungsergebnisse der 24 nach 3 Jahren nachuntersuchten Patienten mit Silikondisklinsenimplantaten belegen, daß die langfristigen Ergebnisse durchaus herkömmlichen PMMA-Implantaten entsprechen: Ein Unterschied zwischen der 90-D-Linse und der heute historischen FK-I-Linse konnte von uns nicht festgestellt werden.

## Literatur


1. Allarakhia L, Knoll RL, Lindstrom RL (1987) Soft intraocular lenses. J Cataract Refract Surg 13 : 607–620
2. Auffarth GU, Wilcox M, Sims JCR, McCabe C, Wesendahl TA, Apple DJ (1995) Analysis of 100 explanted one-piece and three-piece silicone intraocular lenses. Ophthalmology 102 : 1144–1150
3. Bartz-Schmidt KU, Konen W, Esser P, Walter P, Heimann K (1995) Intraokulare Silikonlinsen und Silikonöl. Klin Monatsbl Augenheilkd 207 : 162–166
4. Davison JA (1993) Capsule contraction syndrome. J Cataract Refract Surg 19 : 582–589
5. Duncker G (1992) Erste Erfahrungen nach Phakoemulsifikation mit Implantation unterschiedlicher scheibenförmiger Silikon-Hinterkammerlinsen. In: Wenzel et al. (Hrsg) 5. Kongreß der DGII. Springer, Berlin Heidelberg New York Tokyo. S 387–394
6. Duncker GIW, Westphalen S, Behrendt S (1995) Complications of silicone disc intraocular lenses. J Cataract Refract Surg 21 : 562–566
7. Faulkner GD (1987) Folding and inserting silicone intraocular lenses. J Cataract Refract Surg 13 : 678–681
8. Galand A, Dekmelle M (1986) Preliminary report on the rigid disc lens. J Cataract Refract Surg 12 : 394–397
9. Greite JH, Kreiner CF (1989) Development of a flexible disc-shaped lens for capsular fixation. Eur J Implant Ref Surg 1 : 131–134
10. Guthoff R, Abramo F, Draeger J, Chumbley LC, Lang GK, Neumann W (1990) Forces on intraocular lens haptics induced by capsular fibrosis. An experimental study. Graefes Arch Clin Exp Ophthalmol 228 : 363–368
11. Haigis W, Kammann J, Dornbach G, Schüttrumpf R (1993) Vorhersage der postoperativen Vorderkammertiefe bei Implantation von PMMA- und Silikonlinsen im Kapselsack. In: Robert YCA et al. (Hrsg) 7. Kongreß der DGII. Springer, Berlin Heidelberg New York Tokyo. S 505–510

12. Hansen SO, Tetz MR, Solomon KD, Borup MD, Brems RN, O'Morchoe DJC, Bouhaddou O, Apple DJ (1988) Decentration of flexible loop posterior chamber intraocular lenses in a series of 222 postmortem eyes. Ophthalmology 95 : 344–349
13. Hoffmann F, Bornfeld N (1993) Spontane Luxation einer Silikon-Disc-Linse 4 Monate post operationem in den Glaskörper. Klin Monatsbl Augenheilkd 202 : 134–135
14. Kammann JP, Greite JH, Dornbach G, Harde J (1991) Ergebnisse der klinischen Prüfung mit einer neuen Silikondisklinse. In: Schott (Hrsg) 4. Kongreß der DGII. Springer, Berlin Heidelberg New York Tokyo. S 13–19
15. Kammann J, Dornbach G, Harde J, Heydt IVd, Luttke J (1992) Erfahrungen mit einer neuen diskförmigen Silikonlinse. In: Wenzel M et al. (Hrsg) 5. Kongreß der DGII. Springer, Berlin Heidelberg New York Tokyo. S 395–400
16. Kammann J, Dornbach G, Kreiner CF, Cosmar E (1995) Kapsulotomierate nach Silikon- und PMMA-Linsenimplantation: Ein intraindividueller Vergleich. In: Rochels R et al. (Hrsg) 9. Kongreß der DGII. Springer, Berlin Heidelberg New York Tokyo. S 425–429
17. Kammann J, von Denffer H, Gerl R, Greite JH, Jacobi KW, Klemen U, Kohnen T, Mester U, Rentsch F, Welt R (1994) Intraoperative Ergebnisse einer multizentrischen kontrollierten Studie über Silikonlinsen mit Plattenhaptik im Vergleich zu PMMA-Linsen. In: Pham et al. (Hrsg) 8. Kongreß der DGII. Springer, Berlin Heidelberg New York Tokyo. S 340–348
18. Kreiner CF (1987) Chemical and physical aspects of clinically applied silicones. Dev Ophthalmol 14 : 11–19
19. Legler UFC, Assia EI, Apple DJ (1993) Konfiguration des Kapselsacks nach Implantation von Hinterkammerlinsen. Ophthalmologe 90 : 339–342
20. Levy JH, Pisacoano AM, Anello RD (1990) Displacement of bag-placed hydrogel lenses into the vitreous following Neodymium:YAG laser capsulotomy. J Cataract Refract Surg 16 : 563–566
21. Menapace R (1991) Aktueller Stand der Implantation flexibler Intraokularlinsen. Fortschr Ophthalmol 88 : 421–428
22. Milauskas AT (1991) Silicone intraocular lens implant discoloration in humans. Arch Ophthalmol 109 : 913
23. Newland TJ, Auffarth GU, Wesendahl TA, Apple DJ (1994) Neodymium:YAG laser damage on silicone intraocular lenses. J Cataract Refract Surg 20 : 527–533
24. Ridley H (1952) Intraocular acrylic lenses – a recent development in the surgery of cataract. Br J Ophthalmol 36 : 113–122
25. Scholz U, Weghaupt H, Skorpik C (1992) Die postoperative Vorderkammertiefe bei kapselsackimplantierten Silikon-Disk-Linsen. Spektrum Augenheilkd 6 : 225–227
26. Shimizu K (1991) Soft IOLs and physical fixation. Eur J Implant Refract Surg 3 : 15–18
27. Skorpik C, Menapace R, Scholz U, Scheidel W, Grasl M (1993) Erfahrungen mit Disklinsen aus Silikonmaterial. Klin Monatsbl Augenheilkd 202 : 8–13
28. Wolter JR, Sugar A (1989) Reactive membrane on foldable silicone lens implant in the posterior chamber of the human eye. Ophthalmic Surg 20 : 17–20

# Kleinschnittchirurgie: erste Erfahrungen mit dem Passport-Injektor

H. Hanselmayer, S. Makk, M. Eckhardt, H. Zenz und J. Faulborn

**Zusammenfassung.** Wir berichten anhand von Ergebnissen der ersten 50 operierten Augen über die Erfahrungen mit dem „passport foldable lens placement system“: vorderer Außendurchmesser des Injektors 1,95 mm, Basisdurchmesser des Injektionszylinders 2,38 mm, so daß eine Öffnung des Auges am Limbus von 2,65 mm ausreicht, um die Silikonlinse in den Kapselsack zu implantieren und die Operation mit „no-stitch“ zu beenden.

Das neuentwickelte Injektionsinstrument ist gemäß unseren Erfahrungen anderen Injektionssystemen überlegen, so vor allem im Hinblick auf die einfache, leichte Einbringung der Silicon IL in den Injektor. Die IL wird durch eine besondere Konstruktion des Systems bei der Injektion eingerollt, und sie wird dadurch im optischen Teil kaum beschädigt. Es ist auch von Vorteil, daß einhändige Bedienung mit diesem Injektionssystem möglich ist.

Die Rhexis wird von uns 5–6 mm groß bevorzugt, um spätere mögliche Komplikationen durch Schrumpfungen des vorderen Kapselblattes gering zu halten. Eine CCC („circular continuous capsulorhexis“) halten wir nicht für erforderlich, sondern wir implantierten auch bei geringen tangentialen Einrissen komplikationslos. Bei zu klein geratener CCC empfehlen wir einen kurzen tangentialen Einschnitt der Kapsel nasal und/oder temporal.

Als Viskosubstanz ist geringer viskose Methylzellulose höherviskosen Substanzen vorzuziehen, um ein leichtes Gleiten der IL im dünnen Zylinder zu ermöglichen. Postoperativ bestand nach limbal-kornealem Tunnellanzenschnitt in der überwiegenden Mehrzahl der Fälle kein signifikanter operativ induzierter Astigmatismus. Bei der von uns angewendeten Schnittführung und no-stitch erfolgte in allen Fällen eine komplikationslose Wundheilung.

Unsere bisherigen Ergebnisse sind so ermutigend, daß wir dieses Passport-System in der Kataraktchirurgie nun routinemäßig einsetzen. (Bis Oktober 1996 „passport“ bereits bei 1100 Augen durchgeführt.)

**Summary.** Our experiences with the “passport foldable lens placement system” on 50 operated patients are reported. The anterior outside diameter of the injector is 1.95 mm and the diameter of the base is 2.38 mm, so that an incision 2.65 wide can be used to implant the silicone lens into the capsular bag and to finish the operation with “no-stitch”.

In our opinion, the newly developed injector system is superior to other injectors, especially due to its easy handling when inserting the silicone lens into the injector. Furthermore, the IL rolls together when injected into the plunger, thereby causing practically no damage to the surface of the IL. Another advantage with this injector is that the surgeon only needs one hand to inject the lens.

We preferred a capsulorrhexis of at least 5–6 mm width, to decrease possible postoperative complications due to shrinking of the anterior capsule. CCC (circular continuous capsulorrhexis) was not necessary for successful lens implantation, since no complications occurred in cases with tangential tears. We recommend short tangential nasal and/or temporal incisions in situations where the rhexis is too small.

Viscoelastic material of low viscosity (e.g. methylcellulose) enables an easier transport of the silicone lens inside the injector than material of high viscosity.

D. Vörösmarthy et al. (Hrsg.)
10. Kongreß der DGII 1996

No significant astigmatism induced by the operation occurred postoperatively in most cases when simple limbal-corneal, tunnel lance incisions (without any other preparations) were performed. No complications in wound healing were observed when using this tunnel technique with "no-stitch".

The postoperative results are so encouraging that we use this "passport system" routinely in cataract surgery. (Untill october 1996 "passport" in 1100 eyes.)

## Einleitung

Die Entwicklung neuer faltbarer Linsen und verschiedener Implantsysteme erfolgt in der Kleinschnittkataraktchirurgie laufend. Wohl auch wegen der großen Vorteile der kleinen Inzision, wodurch bekanntlich eine rasche Rehabilitation von Operierten möglich ist. Als Material zum Ersatz der operativ entfernten Katarakt haben sich neben PMMA und verschiedenen Polymeren auch Silikon bewährt [1]. Naturgemäß erfolgt die visuelle Rehabilitation beim kleinen Schnitt rascher, und wahrscheinlich ist auch der postoperative Astigmatismus geringer. Silikonlinsen können bekanntlich mit Pinzetten oder Injektionssystemen – mit welchen wohl der kleinste Schnitt möglich ist – implantiert werden.

Wir berichten über erste Erfahrungen mit dem neuentwickelten „passport foldable lens placement system" (Abb. 1 und 2). Der vordere Außendurchmesser dieses Injektors beträgt nur 1,95 mm, der Basisaußendurchmesser 2,38 mm, so daß eine weitere Minimierung der Schnittlänge ermöglicht wird, um mittels no-stitch einen komplikationslosen postoperativen Wundheilungsverlauf zu gewährleisten.

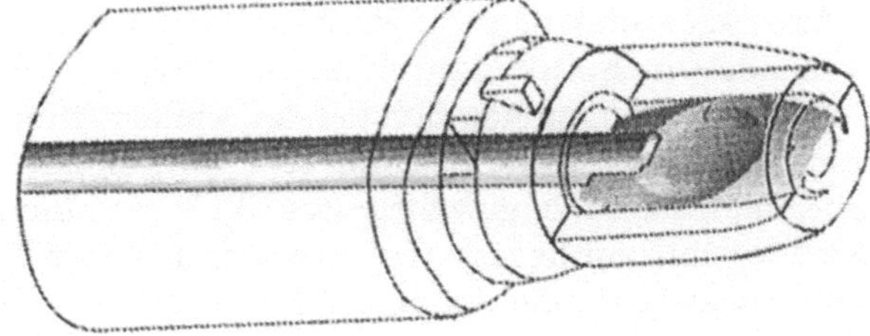

**Abb. 1.** Vorderer Bereich des Passport-Injektors, wo die Silikonlinse aufgelegt und mittels eines Stempels vorangetrieben wird

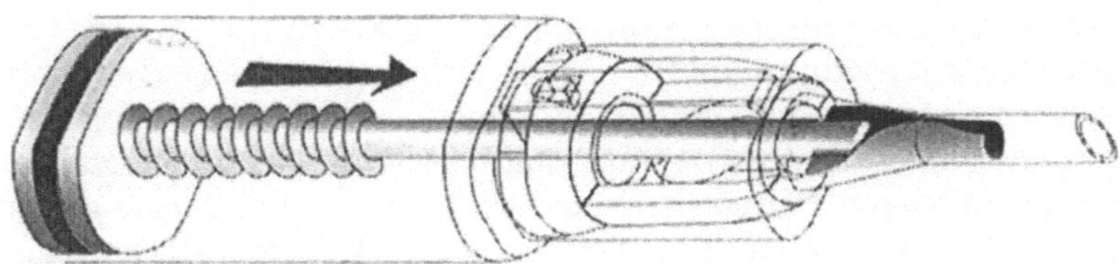

**Abb. 2.** Beim Vortrieb der Silikonlinse wird diese durch die konische Form der vorderen Kappe eingerollt

## Patientendaten

Von Mitte November 1995 bis Ende Dezember 1995 habenwir bei 50 unausgewählen Patienten eine Kataraktoperation durchgeführt und das vorhin angeführte Injektionssystem angewendet.

Das Alter der 24 weiblichen und 26 männlichen Patienten lag zwischen 39 und 87 Jahren, im Mittel bei 69,9 Jahren.

Bei den operierten Patienten wurden am 1. Tag der Astigmatismus am Javal bestimmt und eine Sehprobe vorgenommen. Weitere für diese Untersuchungsreihe relevante Kontrolluntersuchungen betreffend Sehschärfe, Astigmatismus und Tension erfolgten 2–3 Wochen sowie ca. 3 Monate postoperativ.

## Operationstechnik

Die in Lokalanästhesie operierten Augen wurden je nach Situation mit oder ohne Zügelnaht temporal-oben mittels limbokornealem Lanzenschnitt tunnelförmig geöffnet. Hierbei wurde mit einer 2,5-mm-Stahllanze oder mit einem 2,5-mm-Diamantmesser zunächst steil, nahezu senkrecht, die Bindehaut knapp vor dem Limbus durchdringend bis etwa in die Mitte des Stromas reichend inzidiert, danach die Vorderkammer mit flachem, nahezu tangentialem Schnitt tunnelförmig geöffnet. Die Länge des durch diese einfache Inzision - ohne weitere notwendige vorherige oder spätere Präparation - gewonnenen Tunnels betrug hierbei 2,5–3 mm.

Die Rhexis wurde mit der Nadel bzw. Rhexispinzette 5–6 mm groß angelegt. Auslaufende kleine tangentiale Einrisse waren für uns kein Ausschlußkriterium, die Silikonlinse mittels Passport zu implantieren. Bei zu klein geratener CCC von weniger als 5 mm wurden kleine tangentiale Inzisionen nasal und/oder temporal vorgenommen, um Komplikationen durch mögliche postoperative Schrumpfungen des vorderen Kapselblattes vorzubeugen.

Die Phakoemulsifikation wurde mit Geräten durchgeführt, bei welchen die Phakonadel einen Außendurchmesser von 1,5 bis höchstens 2,0 mm aufwies.

Als Viskosubstanz hat sich bei den kleinen Dimensionen des Injektorzylinders niedrigviskose Methylzellulose als vorteilhaft erwiesen, um ein leichteres Gleiten im Injektor zu gewährleisten. Bei Anwendung hochviskoser Substanzen, welche wir nur am Beginn der Anwendung dieser Operationstechnik bei wenigen Augen angewendet haben, ist das Vordringen der IL im Zylinder wesentlich schwerer gelungen.

Die Silikonlinse wurde genau symmetrisch auf dem „Tablett" des Injektorsystems aufgelegt, die Injektorkappe vor der Anbringung am Injektionsteil bis zu 2/3 voll mit Viskosubstanz gefüllt. Vor der „Injektion" der Kunstlinse wurde der Kapselsack mit Methylzellulose nahezu voll aufgefüllt. Die limbokorneale Inzision von 2,5 mm wurde vor allem im Tunnel der inneren Lippen mit der Lanze bis zu 2,65 mm erweitert. Die Implantation erfolgte natürlich behutsam, im vorderen bis mittleren Drittel des Kapselvolumens, wobei darauf geachtet wurde, daß sich die IL langsam entfaltet. In der Mehrzahl deroperierten Augen erfolgte eine geringe Zentrierung der IL und Miotisierung. Nach Ausspülung der Viskosubstanz wurde noch ein Antibiotikum subkonjunktival appliziert und die Ope-

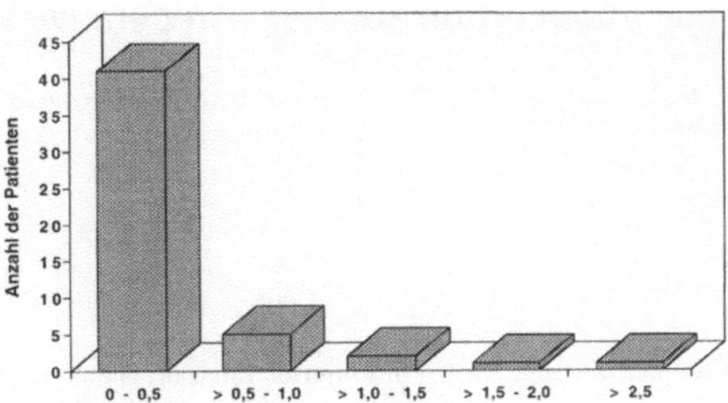


**Abb. 3.** Ergebnisse des postoperativen Astigmatismus von 50 Patienten (1 Woche postoperativ)

ration bei allen 50 operierten Augen ohne jegliche Naht, also mittels no-stitch beendet. Zur Prophylaxe bzw. Therapie einer postoperativen Drucksteigerung wurde am Operationstag Diamox oral verabreicht.

## Ergebnisse

Die Mehrzahl der operierten Augen waren schon am 1. postoperativen Tag relativ reizfrei. Bei einigen Patienten fanden wir leichte, dünne Exsudatmembranen im Bereich der Pupillarebene. Diese wahrscheinlich auf die Viskosubstanzen zurückzuführende Reaktion bildete sich in allen Fällen nach wenigen Tagen zurück, ohne daß zusätzliche massive Therapien eingeleitet worden sind.

Die Werte des operativ induzierten Astigmatismus waren gering. Sie sind in Abb. 3 dargestellt.

Die postoperative Wundheilung im no-stitch-Bereich war bei allen Augen komplikationslos. Es bestand postoperativ stets eine erhaltene VK; es war in keinem Fall eine manifeste Leakage erkennbar.

## Zusammenfassende Bemerkungen

Die bisherigen Ergebnisse mit der Anwendung des Passport-Systems sind so ermutigend, daß wir diese Methode in der Kataraktchirurgie nun routinemäßig einsetzen. (Bis zur Korrektur der Druckfahnen (Oktober 1996) „passport" bei 1100 Augen durchgeführt.) Die Vorteile der nahtlosen Operation mit den wünschenswerten Folgen des gering bis kaum induzierten Astigmatismus, der raschen visuellen Rehabilitation und der schon nach wenigen Stunden möglichen Mobilität der Operierten sind eklatant. Mögliche Spätkomplikationen z. B. durch Schrumpfung des Kapselsackes und dadurch möglicher Dezentrierung der Silikonlinse können derzeit nicht beurteilt werden.

## Literatur

1. Wenzel M, Kamman J, Allmers R (1993) Zur Bioverträglichkeit von Intraokularlinsen aus Silikon. Klin Monatsbl Augenheilkd 203 : 408–412

# Einfluß der Trabekulektomie bei kombinierter Katarakt- und Glaukomoperation auf die postoperative Vorderkammer

H. Weghaupt, S. Pieh, A. Wedrich und R. Menapace

**Zusammenfassung.** Nach kombinerter Katarakt-Glaukom-Operation wurde geprüft, ob das Iris-Linsen-Diaphragma im Vergleich zur ausschließlichen Kataraktoperation nach vorne rückt. Um einen möglichen Unterschied in der Vorderkammertiefe zu bestimmen wurde diese von zwei Patientengruppen mittels Echobiometrie gemessen. Gruppe A ($n = 68$) hatte eine Kataraktoperation mit Implantation einer Hydrogel-IOL (IOGEL 1103, *ALCON*) in den Kapselsack. Gruppe B ($n = 13$) hatte eine kombinierte Katarakt-Glaukom-Operation mit Implantation derselben IOL in den Kapselsack. Für Gruppe B wurde eine um durchschnittlich 25% flachere Vorderkammertiefe als für Gruppe A gemessen. Bei diesem Vergleich zeigt sich eine deutliche Verkürzung der postoperativen Vorderkammertiefe durch die zusätzliche Trabekulektomie in Fällen mit kombinierter Katarakt-Glaukom-Operation. Dieses Ergebnis hat Bedeutung in Hinblick auf das Linsendesign und das Vorgehen bei der Bestimmung der Dioptrienstärke des Implantats.

**Summary.** After combined cataract and glaucoma operation, it was examined whether the iris-lens diaphragm moves forward. To evaluate a possible difference in the anterior chamber depth, we used echobiometry in two groups of patients. Group A ($n = 68$) underwent cataract surgery with implantation of a hydrogel-IOL (IOGEL 1103, Alcon) in the capsular bag. Group B ($n = 13$) underwent a combined cataract and glaucoma operation with implantation of the same lens in the capsular bag. For group B, the anterior chamber depth was on average 25% flatter than for group A. This comparison shows a distinct shortening of anterior chamber depth because of trabeculectomy in cases of combined cataract and glaucoma surgery. This result has an impact on lens design and on the procedure of calculating IOL power.

## Einleitung

Bei Glaukompatienten findet sich nicht nur eine Erhöhung des intraokulären Drucks, sondern auch eine Vaskulopathie der Irisgefäße. Die Durchführung einer Trabekulektomie führt zur okulären Hypotonie. Beide Faktoren, die Vaskulopathie und die Hypotonie, bewirken eine Fibrinexsudation. Im Zusammenhang mit der Größe des Iris-HKL-Abstandes kann die Fibrinexsudation hintere Synechien und Zellbewuchs der HKL provozieren. Die Größe des Iris-HKL-Abstandes wird wesentlich durch die postoperative Vorderkammertiefe bestimmt. Somit wurde nach kombinierter Katarakt-Glaukom-Operation geprüft, ob das Iris-Linsen-Diaphragma im Vergleich zur ausschließlichen Kataraktoperation nach vorne rückt. Um einen möglichen Unterschied in der postoperative Vorderkammertiefe zu bestimmen, wurde diese von einer Patientengruppe mit Ka-

D. Vörösmarthy et al. (Hrsg.)
10. Kongreß der DGII 1996

taraktoperation und einer Patientengruppe mit kombinierter Katarakt-Glaukom-Operation gemessen. Ein deutlicher Unterschied müßte bei Überlegungen zum Linsendesign und bei der Bestimmung der Dioptrienstärke des Implantats berücksichtigt werden.

## Patienten und Methoden

Für die Gruppe A mit ausschließlicher Kataraktoperation standen 68 Augen zur Verfügung. Für Gruppe B mit kombinierter Katarakt-Glaukom-Operation wurden 13 Augen gemessen. Die verwendete IOL war die IOGEL-Linse Typ 1103 der Fa. ALCON. Diese Linse hat ein Monoblockdesign mit bikonvexer Optik, deren hintere Oberfläche in kontinuierlicher Krümmung in die Haptik übergeht, welche als Flansche ausgeführt ist. Die Länge der Linse beträgt 11,3 mm, die Breite der Flanschenden 3,0 mm und die Materialstärke im Bereich der Flansche ist 0,2mm. Die *ausschließliche Kataraktoperation* wurde mit folgenden standardisierten Operationsschritten durchgeführt: Skleratasche, Kapsulorhexis, Phakoemulsifikation, Kapselsackimplantation mit dem Faulkner Folder [4]. Die *Kombinierte Katarakt-Glaukom-Operation* beinhaltet folgende standardisierte Operationsschritte: 5 × 5 mm Skleralappen, Vorderkammeröffnung, Kapsulorhexis, Phakoemulsifikation, Kapselsackimplantation mit dem Faulkner-Folder, Trabekulektomie, Skleralappenfixierung mit zwei Einzelknopfnähten [6]. Die postoperative Vorderkammertiefe wurde als Distanz von der Hornhautvorderfläche zur Vorderfläche der durchwegs zentrierten Implantate definiert. Um den Apex der vorderen Linsenkurvatur exakt zu treffen, erfolgte die Messung bei nichterweiterter Pupille mit dem OcuScan (ALCON), ein A-Mode-Ultraschallsystem mit 10-Mhz-Transducer für das Applanationsverfahren. Die Ultraschallgeschwindigkeit betrug 1532 m/s.

Zur Berechnung der Dioptrienstärke für Emmetropie konnten die Daten von 19 Augen nach kombinierter Katarakt-Glaukom-Operation ausgewertet werden und sie erfolgte mit zwei Methoden:

1. Mit der SRK-II-Formel [5] unter Verwendung der präoperativen Meßwerte für die Hornhautbrechkraft und der axialen Bulbuslänge. Die A-Konstante war 118,5.
2. Aus der Dioptrienstärke der jeweils implantierten Linse und dem postoperativ erhobenen sphärischen Äquivalent der Brillenkorrektur, wobei der unterschiedliche Netzhautabstand von Korrekturglas und HKL mit einem Faktor von 1,2 berücksichtigt wurde.

Die Resultate der Messungen und Berechnungen wurden als Mittelwerte inklusive Standardabweichungen erhoben. Die statistische Auswertung erfolgte mit dem *t*-Test zum Gruppenvergleich für unabhängige Stichproben.

## Ergebnisse

Die Resultate der Messungen der postoperativen Vorderkammertiefe sind in Abb. 1 dargestellt. Die Vorderkammertiefe für Gruppe B mit kombinierter Kata-

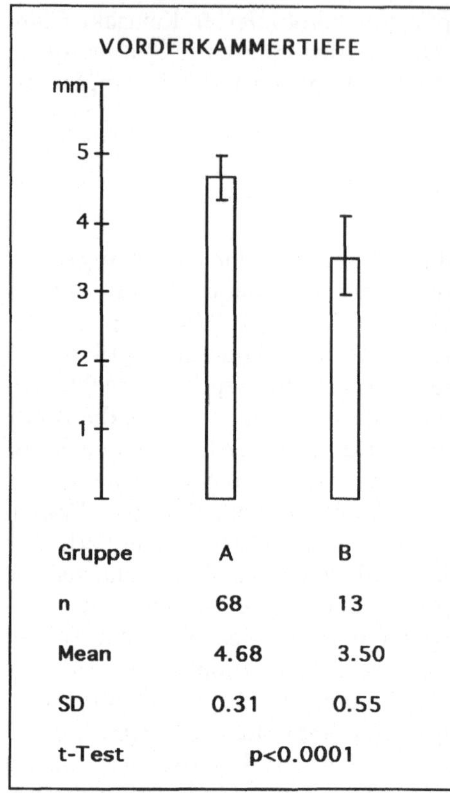


**Abb. 1.** Vorderkammertiefe nach Kataraktoperation (Gruppe A) und nach kombinierter Katarakt-Glaukom-Operation (Gruppe B), Mittelwerte und Standardabweichung in mm und Ergebnis des *t*-Tests (Gruppenvergleich für unabhängige Stichproben)

rakt-Glaukom-Operation war um 25% geringer als für Gruppe A mit ausschließlicher Kataraktoperation. Der *t*-Test belegte einen äußerst signifikanten Unterschied zwischen beiden Gruppen.

Die Resultate der Berechnungen für die Dioptrienstärke emmetropisierender Implantate sind in Abb. 2 zusammengefaßt. Der durchschnittliche Unterschied zwischen den zwei Berechnungsmethoden betrug 0,5 dpt.

## Diskussion

Diese Studie zeigt einen deutlichen Unterschied in der postoperativen Vorderkammertiefe zwischen Patienten mit ausschließlicher Kataraktoperation und Patienten mit kombinierter Katarakt-Glaukom-Operation. Durch die Trabekulektomie beim kombinierten Verfahren verschiebt sich das Iris-Linsen-Diaphragma nach vorn, wodurch eine deutliche Abflachung der Vorderkammertiefe und eine Verkleinerung des Iris-HKL-Abstandes bewirkt wird. Befunde wie hintere Synechien und Zellbewuchs [1, 2] der HKL können als postoperative Komplikation gewertet werden, die das Operationsergebnis beeinträchtigen. Fehlende oder

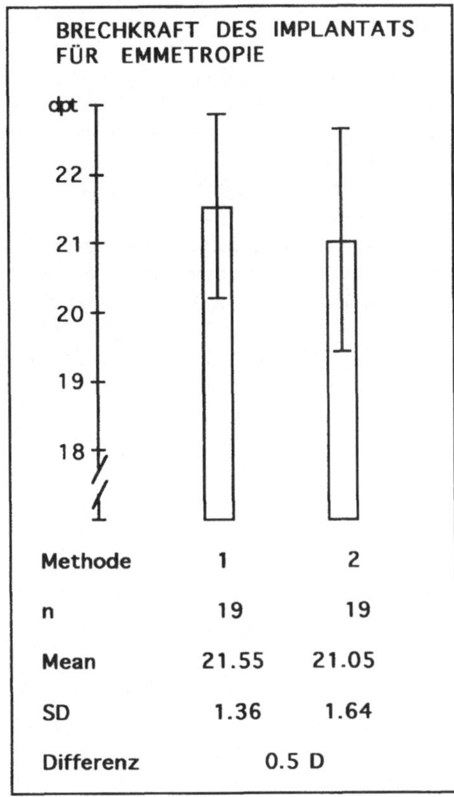


**Abb. 2.** Brechkraft des Implantats für Emmetropie nach der SRK-II-Formel (Methode 1) und Berechnung aus der jeweils implantierten Dioptrienstärke und dem sphärischen Äquivalent der Brillenkorrektur (Methode 2), Mittelwerte und Standardabweichung in dpt und die Differenz zwischen beiden Methoden

eingeschränkte Pupillarfunktion, entrundete Pupillen und vermehrte Lichtstreuung mit konsekutiver Blendung durch den Zellbewuchs [3] sind hier zu nennen. Diese postoperativen Komplikationen treten bei abgeflachter Vorderkammer und verkleinertem Iris-HKL-Abstand vermehrt auf. In Fällen mit kombinierter Katarakt-Glaukom-Operation könnten diese Komplikationen vermieden werden, wenn durch ein entsprechendes Linsendesign eine Vertiefung der postoperativen Vorderkammertiefe erzielbar wäre.

Die Berechnung der Dioptrienstärke des Implantats für Emmetropie mittels SRK-II-Formel unter Verwendung der A-Konstante nach Herstellerangaben zeigte eine durchschnittliche Myopisierung um 0,5 dpt. Durch die auftretende Abflachung der postoperativen Vorderkammertiefe bei kombinierter Katarakt-Glaukom-Operation sollte die A-Konstante der SRK-II-Formel für die Berechnung der Dioptrienstärke des Implantats bei Anwendung der kombinierten Technik um 0,5 vermindert werden.

## Literatur

1. Amon M, Menapace R (1991) Cellular invasion on hydrogel and poly (methyl methacrylate) implants. An in vivo study. J Cataract Refract Surg 17 : 774–779
2. Amon M, Menapace R (1994) In vivo documentation of cellular reactions on lens surface for assessing the biocompatibility of different intraocular implants. Eye 8 : 649–656
3. Fukaya Y, Hara T, Iwata S (1988) Light scattering caused by cells on the intraocular lens. J Cataract Refract Surg 14 : 396–399
4. Menapace R, Amon M, Radax U (1992) Evaluation of 200 consecutive IOGEL 1103 capsular-bag lenses implanted through a small incision. J Cataract Refract Surg 18 : 252–264
5. Sanders DR, Retzlaff JA, Kraff MC (1988) Comparison of the SRK II formula and other second generation formulas. J Cataract Refract Surg 14 : 136–141
6. Wedrich A, Menapace R, Radax U, Papapanos P, Amon M (1992) Combined small incision cataract surgery and trabeculectomie-technic and results. Int Ophthalmol 16 : 409–4014

# Verbesserung der Befestigung von Silikonschiffchenlinsen durch den Gebrauch von Positionierungslöchern in der Linsenhaptik

D. J. Apple, D. G. Kent, Q. Peng, R. Isaacs und G. U. Auffarth

**Zusammenfassung.** *Hintergund:* Faltbare Intraokularlinsen haben aufgrund der Vorteile der modernen Kleinschnittechniken in den USA einen hohen Stellenwert bekommen. Eine der wichtigsten Komplikationen von einstückigen „schiffchenförmigen" Silikonintraokularlinsen besteht jedoch in einer möglichen Dezentrierung, insbesondere bei starker Kapselfibrosierung oder nach erfolgter Nd:YAG-Laser Kapsulotomie.

*Patienten und Methoden:* In einer tierexperimentellen Studie wurden bei 32 Augen von 16 Neuseeland-Albinokaninchen nach erfolgter Linsenentfernung mittels Phakoemulsifikation in je einem Auge eine einstückige schiffchenförmige Silikonlinse implantiert und im Partnerauge eine schiffchenförmige Silikonlinse mit kleinen oder großen Fixationslöchern an beiden Haptikenden. Ziel der Studie war es zu prüfen, ob die Haptiklöcher durch hindurchwachsende proliferierende Linsenepithelien eine bessere Fixation der Linsen im Kapselsack bewirken. 2 Monate nach erfolgter Implantation wurden die Augen enukleiert und die Kräfte ermittelt (in g), die zur Entfernung der Linsen aus dem Kapselsack notwendig waren.

*Ergebnisse:* Insgesamt zeigte sich eine deutlich bessere Kapselsackfixierung der Linsen mit großen Fixationslöchern im Vergleich zu den Linsen mit kleinen oder ohne Fixationslöcher. Die histologische Untersuchung zeigte eine deutliche Ummantelung der Haptiken mit großen Fixationslöchern durch proliferierende Linsenepithelzellen und eine komplette Synechierung durch die Fixationsforamina. Die Kräfte, die zur Entfernung der Linsen notwendig waren, betrugen 4,5 ± 1,5 g (große Fixationslöcher) und 3,25 ± 1,0 g (kleine bzw. keine Fixationslöcher).

*Schlußfolgerungen:* Die unerwünschten Komplikationen von Silikonschiffchenlinsen, insbesondere Dezentrierung und Nd:YAG-Laser-Dislokation, lassen sich durch Herstellung von Linsen mit peripheren Fixationslöchern erheblich vermindern. Es kommt zu einem Hindurchwachsen von fibrösen, metaplastischen Linsenepithelien durch die Fixationslöcher und damit zur Fixierung der Linsen am Äquatorbereich.

**Summary.** *Background:* Implantation of foldable silicone posterior chamber intraocular lenses in combination with small incision techniques has become very popular in the USA. However, complications such as IOL decentration or dislocation especially after Nd:YAG-Laser capsulectomy still occur.

*Methods:* In an experimental study 32 eyes of 16 New Zealand Albino rabbits have been implanted with one-piece silicone plate lenses following lens removal. The haptics contained in the periphery small or large fixation holes or no holes (controls). The aim of the study was to evaluate whether these fixation holes would improve IOL fixation by formation of synechiae with proliferating lens epithelium cells (LEC) in the periphery of the capsular bag. Postmortem evaluation after 2 months included measurements of forces necessary to remove the lenses from the capsular bag.

Gefördert durch ein Unrestricted Grant from Research to Prevent Blindness, Inc., New York, NY, USA.

D. Vörösmarthy et al. (Hrsg.)
10. Kongreß der DGII 1996

*Results:* Histopathological examination revealed growth of LEC through the large fixation holes with 360° synechiae of the haptics and fibrous adhesion of anterior and posterior capsule, thus enhancing fixation and stability of the silicone plate lenses in the capsular bag. The forces necessary to remove the different IOLs from the capsular bag were 4.5 ± 1.5 g (large fixation holes) and 3.25 ± 1.0 g (small or no fixation hole).

*Conclusions:* Dislocations of silicone plate lenses after Nd:YAG Laser capsulectomy can be minimized by applying fixation holes to the haptics, which will enhance fixation and stabilization of the IOLs in the capsular bag.

## Einleitung

Die Verwendung von weichen Linsenmaterialien, wie z. B. Silikon, findet zunehmend Verbreitung in der Kataraktchirurgie. Die Vorteile der Kleinschnittechniken in bezug auf den chirurgisch induzierten Astigmatismus sind gut dokumentiert [8, 9, 10, 13, 14]. Silikonintraokularlinsen stellen die am längsten auf dem Markt befindlichen faltbaren Linsen dar [1]. Eine der wichtigsten Komplikationen von einstückigen schiffchenförmigen Silikonintraokularlinsen besteht jedoch in einer möglichen Dezentrierung [1, 6], insbesondere bei starker Kapselfibrosierung oder nach erfolgter Nd:YAG-Laser-Kapsulotomie [7].

## Material und Methode

Die folgende Studie wurde entsprechend den Richtlinien des National Institute of Health für tierexperimentelle Studien durchgeführt. Die Operationen wurden an 32 Augen von 16 Neuseeland-Albinokaninchen im Alter von 2–10 Monaten (Gewicht 2,0–3,0 kg) durchgeführt.

Jedes Tier wurde mit 1% Tropicamid und 2,5% Phenylephrin vor der Operation weitgetropft. Die Anästhesie wurde mit einer intramuskulären Injektion von Ketanest HCL (35–44 mg/kg) und Rompun (5–8 mg/kg) (Mischungsverhältnis 7 : 1) durchgeführt. Eine gebogene 27G-Nadel wurde als Cystotome benutzt. Die Vorderkammer wurde während der Durchführung der Kapsulorhexis mit Hilfe

**Abb. 1 a.** Histologischer Schnitt durch den Kapselsack eines Kaninchenauges mit einer Silikonplattenlinse ohne Fixationslöcher. Die Haptik *(H)* ist zwischen vorderem *(AC)* und hinterem *(PC)* Kapselblatt eingebettet. Die deutliche Soemmerings-Ringbildung ist typisch für dieses Tiermodell. Da die Haptiken keine Fixationslöcher aufweisen, kann es nicht zu einem Einwachsen der Linsenepithelzellen durch diese Räume kommen. **b** Histologischer Schnitt durch den Kapselsack in einem Kaninchenauge mit einer Silikonlinse mit großen Fixationslöchern. Es zeigt sich, daß die Linsenepithelzellen durch die Löcher wachsen und es zu fibrösen Adhäsionen zwischen vorderem *(AC)* und hinterem *(PC)* Kapselblatt kommt. Dies stabilisiert die Linse im Kapselsack und der Teil der Haptik peripher des Fixationsloches wirkt wie eine runde Haptik, umgeben von einer Synechierung über 360°. **c** Histologischer Schnitt durch den Kapselsack eines weiteren Kaninchenauges mit einer Silikonlinse mit großen Fixationslöchern. Es zeigt sich wieder ein ausgeprägtes Einwachsen von Linsenepithelzellen und Kortexmaterial durch das Fixationsloch (markiert mit Pfeilen) (*AC* Vorderkapsel, *PC* Hinterkapsel, O Linsenoptik, Hämotoxylin/Eosin-Färbung; 25fache Vergrößerung)

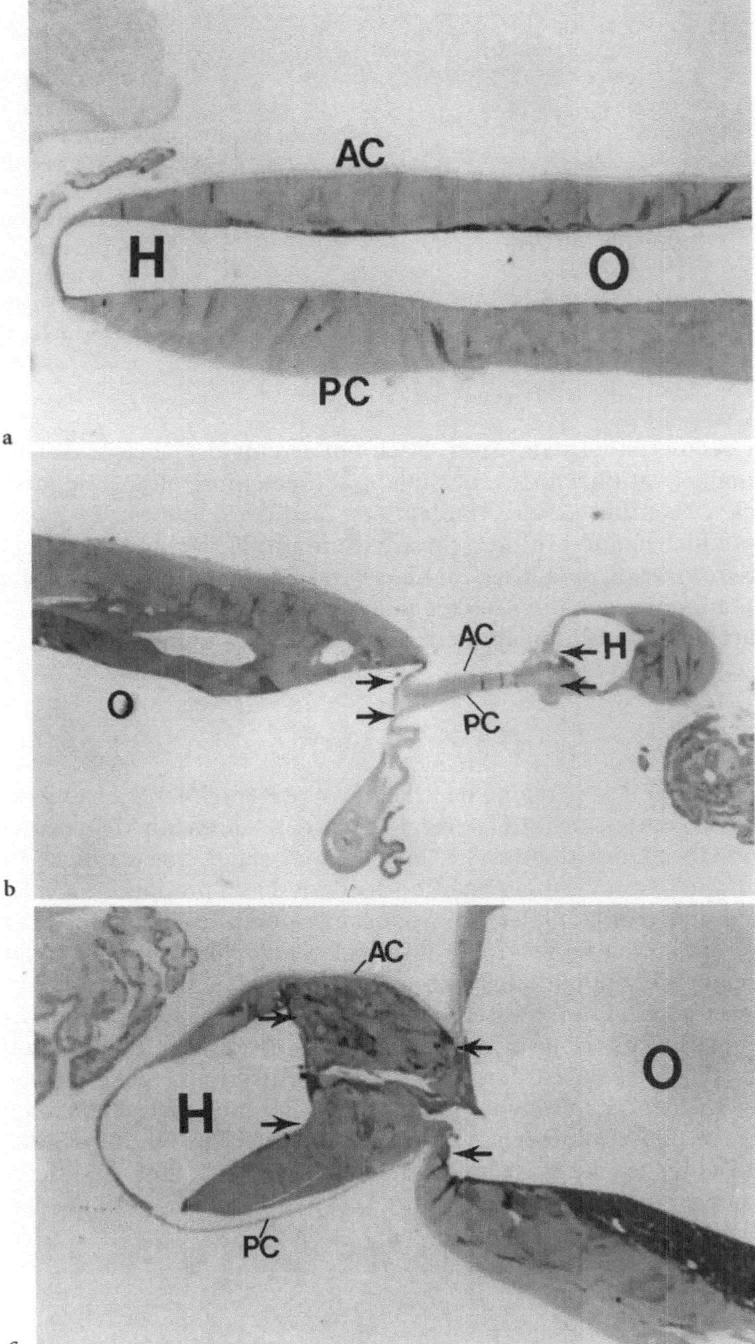
AC
H
O
PC
a
O
AC
H
PC
b
AC
H
O
PC
c

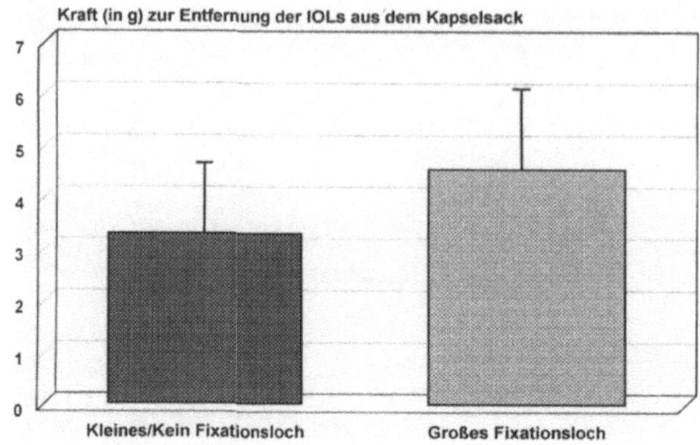


**Abb. 2.** Vergleich der Kräfte (in g), die notwendig sind, um die Linsen aus dem Kapselsack zu entfernen (große Fixationslöcher versus kleine bzw. keine Fixationslöcher). Wegen der geringen Anzahl der Augen läßt sich keine statistische Signifikanz ermitteln; es zeigt sich jedoch ein deutlicher Trend

von Viskoelastika stabilisiert. Nach Entfernung der Linsenmassen mittels Phakoemulsifikation wurde eine Silikonschiffchenlinse ohne bzw. mit kleinen oder großen Fixationslöchern implantiert. Ziel der Studie war es zu prüfen, ob die Haptiklöcher durch hindurchwachsende proliferierende Linsenepithelien eine bessere Fixation der Linsen im Kapselsack bewirken. 2 Monate nach erfolgter Implantation wurden die Augen enukleiert und die Kräfte ermittelt (in g), die zur Entfernung der Linsen aus dem Kapselsack notwendig waren.

## Ergebnisse

Insgesamt zeigte sich eine deutlich bessere Kapselsackfixierung der Linsen mit großen Fixationslöchern im Vergleich zu den Linsen mit kleinen oder ohne Fixationslöcher. Die histologische Untersuchung zeigte eine deutliche Ummantelung der Haptiken mit großen Fixationslöchern durch proliferierende Linsenepithelzellen und eine komplette Synechierung durch die Fixationsforamina (Abb. 1 a–c). Abbildung 1 a zeigt den histologischen Schnitt durch ein Kaninchenauge mit einer Silikonplattenlinse ohne Fixationslöcher. Die Haptik ist zwischen vorderem und hinterem Kapselblatt eingebettet. Die deutliche Soemmerings-Ringbildung ist typisch für dieses Tiermodell. Abbildungen 1 b und c zeigen histologische Schnitte durch den Kapselsack in Augen mit Silikonlinsen mit großen Fixationslöchern. Es zeigt sich, daß die Linsenepithelzellen durch die Löcher wachsen und zu fibrösen Adhäsionen zwischen beiden Kapselblättern führen. Dies stabilisiert die Linse im Kapselsack. Die Kräfte, die zur Entfernung der Linsen notwendig waren, betrugen 4,5 ± 1,5 g (große Fixationslöcher) und 3,25 ± 1,0 g (kleine bzw. keine Fixationslöcher) (Abb. 2).

## Diskussion

Die unerwünschten Komplikationen von Silikonschiffchenlinsen, insbesondere Dezentrierung und YAG:Laserdislokation, lassen sich durch Herstellung von Linsen mit peripheren Fixationslöchern erheblich vermindern. Es kommt zu einem Hindurchwachsen von fibrösen, metaplastischen Linsenepithelien durch die Fixationslöcher und damit zur Fixierung der Linsen am Äquatorbereich. Dies zeigte sich vor allem bei Linsen mit großen Fixationslöchern.

Die Fixationslöcher ähneln im Prinzip den Positionierungslöchern wie sie früher bei Vorderkammerlinsen üblich waren. Bei diesen Linsen führten die Löcher in den Haptiken zu schwerwiegenden Komplikationen durch Synechierung im Iris-Kammerwinkel-Bereich [1, 4, 15]. Bei der Plazierung der Silikonlinsen in den Kapselsack ist das Durchwachsen der Linsenepithelien jedoch als Vorteil zu nutzen.

Dezentrierung und Dislokationen von Intraokularlinsen zählen zu den häufigsten Komplikationen in der Kataraktchirurgie [6]. Weiche faltbare Materialien sind besonders anfällig für derartige Komplikationen, wenn es zur Fibrosierung des Kapselsackes kommt oder zur Konstriktion der Kapsulorhexisöffnung. Dies konnten auch Dunker und Kammann bei zirkulären Silikonplattenlinsen bemerken [10, 13].

Während bei Linsen mit Schlaufendesign der Haptiken vor allem die Positionierung der Schlaufen ausschlaggebend für die Zentrierung der IOL waren (asymmetrische Fixation, „one in, one out") [3, 5, 11, 12, 16, 17], sind bei weichen Linsenmaterialien auch die Kräfte bei Kapselfibrosierung (bzw. der Entlastung der Spannung durch Nd:YAG-Laserkapsulotomien) zu beachten.

Mit diesen Verbesserungen des Haptikdesigns können solche Komplikationen vermindert werden und die Vorteile der modernen Kataraktchirurgie (Capsular Surgery) [1,3, 5] weiterhin genutzt werden.

## Literatur


1. Apple DJ, Kincaid MC, Mamalis N, Olson RJ (1989) Intraocular lenses: evolution, designs, complications and pathology. Williams & Wilkins, Baltimore
2. Apple DJ, Park SB, Merkley KH et al. (1986) Posterior chamber intraocular lenses in a series of 75 autopsy eyes. Part I: Loop location. J Cataract Refract Surg 12 : 358–62
3. Apple DJ, Solomon KD, Tetz MR et al. (1992) Posterior capsule opacification. Surv Ophthalmol 37 : 73–116
4. Auffarth GU, Wesendahl TA, Assia EI, Apple DJ (1994) Are there any indications for clinical use of anterior chamber intraocular lenses (AC IOLs) in the 1990s? An analysis of 4104 explanted AC IOLs. Ophthalmology 101 : 1913–1922
5. Auffarth GU, Wesendahl TA, Assia EI, Apple DJ (1995) Pathophysiology of modern capsular surgery. In: Steinert RF (ed) Cataract surgery: technique, complications & managment. Saunders pp 314–324
6. Auffarth GU, Wilcox M, Sims JCR, McCabe C, Wesendahl TA, Apple DJ (1995) Analysis of 100 explanted one piece and three piece silicone intraocular lenses. Ophthalmology 102 : 1144–1150
7. Carlson AN, Apple DJ, Garrett SN et al. (1995) Dislocation of silicone plate design IOLs following Nd:YAG capsulotomy. Ophthalmology (Abstract) (Suppl) 102 : 126
8. Cumming JS (1993) Postoperative complications and uncorrected acuities after implantation of plate haptic silicone and three piece silicone intraocular lenses. J Cataract Refract Surg 19 : 263–274

9. Cumming JS (1993) Surgical complications and visual acuity results in 536 cases of plate silicone lens implantation. J Cataract Refract Surg 19 : 275–277
10. Dunker G (1991) Erste Erfahrungen nach Phakoemulsifikation mit Implantation unterschiedlicher scheibenförmiger Silikonhinterkammerlinsen. In: Wenzel M, Reim M, Freyler H, Hartmann C (Hrsg) Transactions of the 5th Congress of the German Society for Intraocular Lens Implantation (DGII). Springer, Berlin Heidelberg New York Tokyo. pp 387–94
11. Hansen S, Solomon K, McKnight G et al. (1988) Posterior capsular opacification and intraocular lens decentration: Part I. Comparison of various posterior chamber lens designs implanted in the rabbit model. J Cataract Refract Surg 14 : 605–613
12. Hansen SO, Tetz MR, Solomon KD et al. (1988) Decentration of flexible loop posterior chamber intraocular lenses in a series of 222 postmortem eyes. Ophthalmology 95 : 344–349
13. Kammann JP, Greite JH, Dornbach G, Harde J (1991) Ergebnisse der klinischen Prüfung mit einer neuen Silikondisklinse. In: Wenzel M, Reim M, Freyler H, Hartmann C (Hrsg) Transactions of the 5th Congress of the German Society for Intraocular Lens Implantation (DGII). Springer, Berlin Heidelberg New York Tokyo. pp 13–19
14. Knorz MC, Lang A, Ta-Chung H, Poepel B, Seiberth V, Liesenhoff H (1993) Comparison of the optical and visual quality of poly (methyl methacrylate) and silicone intraocular lenses. J Cataract Refract Surg 19 : 766–771
15. Solomon KD, Apple DJ, Mamalis N et al. (1991) Complications of intraocular lenses with special reference to an analysis of 2500 explanted intraocular lenses (IOLs). Eur J Implant Ref Surg 3 : 195–200
16. Tetz MR, O'Morchoe DJR, Gwin TD et al. (1988) Posterior capsular opacification and intraocular lens decentration: Part II. Experimental findings on a prototype circular intraocular lens design. J Cataract Refract Surg 14 : 614–623
17. Wasserman D, Apple DJ, Castaneda VE et al. (1991) Anterior capsular tears and loop fixation of posterior chamber intraocular lenses. Ophthalmology 98 : 425–31

# Kapselsackschrumpfung und Entwicklung der Vorderkammer nach Implantation eines Kapselspannringes und einer faltbaren Silikonlinse mit offenen Bügeln

K. Strenn, R. Menapace und C. Vass

**Zusammenfassung.** Ziel dieser Untersuchung war es, die Dynamik der Kapselsackschrumpfung und die Entwicklung der Vorderkammer nach Implantation eines Kapselspannringes zusätzlich zu einer faltbaren Silikonlinse zu beobachten. Bei 22 Augen wurde zusätzlich zu einer faltbaren Silikonlinse (SI 30) ein Kapselspannring implantiert. Postoperativ (nach 1 Tag, 1 Woche, 1 Monat und 3 Monaten) wurden die Vorderkammertiefe (VK) und der Linsen-Iris-Abstand (IL) mit einem optischen Pachymeter (Haag-Streit) gemessen. Weiters wurde an den genannten Zeitpunkten der Abstand zwischen den beiden Ösen des Kapselspannringes gonioskopisch mit Hilfe der Spalthöhe an der Spaltlampe bestimmt. Bei der VK-Tiefe und dem IL-Abstand konnte in der 1. postoperativen Woche keine signifikante Änderung festgestellt werden. Verglichen mit 1 Tag postoperativ zeigte sich sowohl nach 1, als auch nach 3 Monaten eine signifikante Abflachung der Vorderkammer und eine signifikante Abnahme des IL-Abstandes. Der Abstand der Kapselspannringösen war bereits nach 1 Woche und dann auch bei den folgenden Kontrollen nach 1 und 3 Monaen signifikant verringert. Die Ergebnisse dieser Arbeit zeigen, daß durch die Implantation eines Kapselspannringes die Kapselsackschrumpfung quantifiziert werden kann. Diese konnte jedoch auch durch den Kapselspannring nicht verhindert werden.

**Summary.** The aim of this study was to investigate capsular shrinkage after the implantation of a capsule tension ring in addition to a posterior chamber lens. In 22 eyes, this capsule tension ring was implanted before the intraocular lens (IOL). Postoperatively (after 1 day, 1 week, 1 month, 3 months), we evaluated the anterior chamber depth and the distance between the lens and the iris using optical pachymetry (Fa. Haag-Streit). Furthermore, we measured the distance between the two little rings at both ends of the capsule tension ring with the height of the slit beam. We found that in the first week there was no change in any of the parameters, whereas there was a significant decrease in anterior chamber depth 1 month after the implantation as compared with the day after surgery. Additionally the iris-lens distance significantly decreased 3 months after implantation. The results of this study show that a quantification of capsule shrinkage is possible by implantation of a capsule tension ring. However, the capsule shrinkage could not be prevented by the capsule tension ring.

## Einleitung

Die postoperative, zunehmende Schrumpfung des Kapselsackes kann nach Implantation einer Silikonlinse mit offenen Bügeln zu einer Dezentrierung, Verkippung und Deformierung der Linse führen [2]. Einerseits wird versucht, dies durch die Verwendung spezieller Linsendesigns und Linsenmaterialien zu ver-

D. Vörösmarthy et al. (Hrsg.)
10. Kongreß der DGII 1996

ringern, andererseits könnte die Stabilisierung der zirkulären Ausspannung der Kapselsackäquators unabhänging von der Linsengröße ebenfalls zur Verhinderung der Kapselsackschrumpfung beitragen [3]. 1991 wure von Hara ein flexibler, geschlossener Endokapsularring aus Silikon vorgestellt, der die Kontur des Kapselsackes bewahren hilft [3]. Hara erwähnt auch die Möglichkeit, daß ein solcher Ring mechanisch die Invasion von Linsenepithelzellen verhindern und somit der postoperativen Deformierung des Kapselsackes entgegenwirken könnte. Es wurde weiters gezeigt [5], daß nach Implantation eines Kapselspannringes eine mäßige Kapselsackschrumpfung aufgetreten war, jedoch die Kontur des Sackes rund erhalten geblieben war. In einem Kontrollauge ohne Spannring, nur mit einer Intraokularlinse alleine, kam es zu einer Deformierung des Kapselsackes. Ähnliche Ergebnisse erzielte auch Hara [4] im Tierexperiment. Ziel unserer Studie war es nun, in vivo den Prozeß der Kapselsackschrumpfung nach zusätzlicher Implantation eines Kapselspannringes zu verfolgen und eine Quantifizierung zu versuchen.

## Patienten und Methodik

Bei 22 Patienten wurde nach Rhexis und Phakoemulsifikation ein Kapselspannring aus PMMA, offen mit einem Durchmesser von 10 mm implantiert (Fa. Morcher, Modell 14). Postoperativ wurden am 1. Tag, nach 1 Woche, nach 1 Monat und nach 3 Monaten folgende Werte ermittelt: Die Vorderkammertiefe (VK-Tiefe) und der Iris-Linsen-Abstand (IL-Abstand) wurden mit einem optischen Pachymeter der Fa. Haag-Streit gemessen. Der Abstand zwischen den beiden Ösen des Kapselspannringes, die über ein Gonioskop zumeist sichtbar sind, wurde mit Hilfe der Spaltbreite an der Spaltlampe gemessen (Abb. 1). Die Ergebnisse wurden statistisch mittels *t*-Test ausgewertet, als signifikant wurde ein $P < 0{,}05$ gewertet.

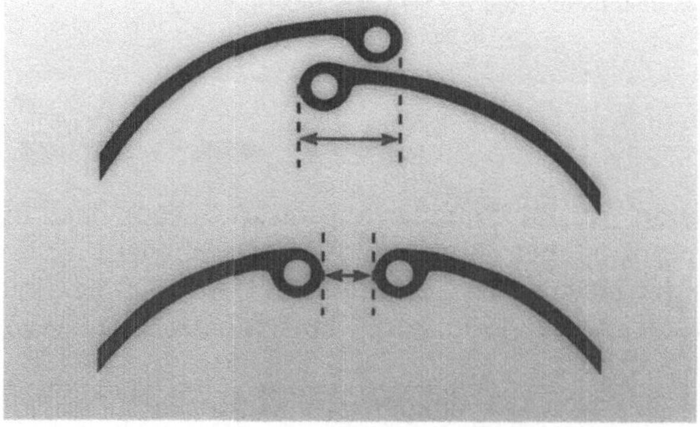

**Abb. 1.** Ösen des Kapselspannringes, Meßbereich

## Ergebnisse

In der 1. Woche postoperativ veränderte sich keiner der Parameter signifikant. Zwischen dem 1. Tag p.o. und 1 Monat wiesen sowohl VK-Tiefe als auch IL-Abstand und die Distanz zwischen den beiden Ösen des Kapselspannringes eine signifikante Verringerung auf (VK $P = 0{,}001$; IL $P = 0{,}01$; Ösenabstand $P = 0{,}009$). Ebenso war innerhalb der 3 Monate p.o. eine signifikante Veränderung in allen Parametern (VK-Tiefe $P = 0{,}017$; IL-Abstand $P = 0{,}001$; Ösenabstand $P = 0{,}003$) festzustellen. Im Intervall zwischen 1 Monat und 3 Monaten war die Verringerung der VK-Tiefe nicht ($P = 0{,}078$), der IL-Abstand ($P = 0{,}011$) und die Ösendistanz ($P = 0{,}006$) jedoch signifikant (Abb. 2).

## Diskussion

Unsere Daten zeigen, daß innerhalb der 1. postoperativen Woche noch keine signifikante Kapselsackschrumpfung einsetzt, da das vordere Kapselblatt noch nicht an der Linsenoptik anliegt. Zwischen 1 Woche und 1 Monat aber waren in allen Parametern hochsignifikante Veränderungen zu beobachten. Weiters zeigte sich, daß nach 1 Monat keine Änderung der VK-Tiefe mehr auftritt, aber sich sowohl IL-Abstand und Ösenabstand deutlich ändern. Der Unterschied deutet auf ein nur geringes Fortschreiten der Kapselsackschrumpfung hin, die möglicherweise zu einer Verlagerung der Iris nach hinten führt. Zusammenfassend

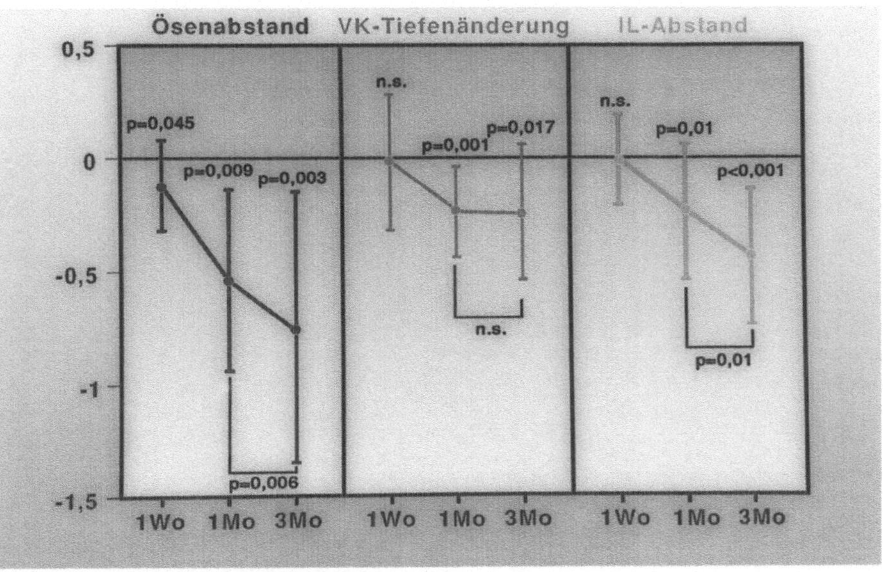


**Abb. 2.** Graphische Darstellung der Ergebnisse

konnte gezeigt werden, daß es trotz Implantation eines Kapselspannringes zu einer deutlichen Schrumpfung des Kapselsackes kam, wobei die Linsen klinisch besser zentriert erschienen als in jenen Fällen, in denen kein Kapselspannring eingesetzt worden war. Das Maximum der Schrumpfung liegt zwischen der 1. Woche und dem 1. Monat postoperativ. Das gonioskopische Messen des Ösenabstandes mittels Spaltlichtbreite erwies sich als eine hervorragende Methode, die Kapselsackschrumpfungsdynamik zu quantifizieren.

## Literatur

1. Cionni RJ, Osher RH (1995) Endocapsular ring approach to the subluxed cataractous lens. J Cataract Refract Surg 21 : 245–249
2. Guthoff R, Abramo F, Draeger J, Chumbley LC, Lang GK, Neumann W (1990) Forces on intraocular lens haptics induced by capsular fibrosis. Graefes Arch 228 : 363–368
3. Hara T, Hara T, Yamada Y (1991) Equator ring for the maintenance of the completely circular contour of the capsular bag equator after cataract removal. Ophtalmic Surg 22 : 358–359
4. Hara T, Hara T, Sakanishi K, Yamada Y (1995) Efficacy of equator rings in an experimental rabbit study. Arch Ophtalmol 113 : 1060–1065
5. Nagamoto T, Bissen-Miyajima H (1994) A ring to support the capsular bag after continuous curvilinear capsulorhexis. J Cataract Refract Surg 20 : 417–420

# Bakterielle Vorderkammerkontamination nach Implantation von Silikonlinsen nach Falten oder Injektion

J. Weindler, K. W. Jung und K. W. Ruprecht

**Zusammenfassung.** Einer der Vorteile der Implantation von Silikonlinsen mit dem Injektor wird darin gesehen, daß aufgrund des fehlenden Kontaktes mit der Bindehaut vermutlich weniger Keime in die Vorderkammer verschleppt werden. Um dies abzuklären, untersuchten wir die bakterielle Kontamination in der Vorderkammer nach Implantation von Silikonlinsen mit der Faltpinzette und dem Injektor.

*Methodik:* In einer randomisierten und kontrollierten Studie wurden bisher insgesamt 80 Patienten untersucht, bei denen die Kataraktoperation über eine Clear-cornea-Inzision erfolgte. Alle Patienten erhielten prä- und intraoperativ eine lokale Antibiose mit Gentamycin. Bei jeweils 40 Patienten wurde eine Three-piece-Silikonlinse über eine laterale 3,5 mm breite Clear-cornea-Inzision nach Falten entweder mit einer Faltpinzette oder mit dem Injektor implantiert. Nach Implantation der Linse in den Kapselsack wurde 0,05 bis 0,1 ml Hyaluronsäure steril aus der Vorderkammer abgesaugt. Unmittelbar nach Gewinnung der Proben wurden diese auf Agarplatten aufgetragen und über 3 Tage bebrütet. Es wurden sowohl Art als auch Anzahl der nachgewiesenen Keime bestimmt.

*Ergebnisse:* Die biometrischen Daten der Patientenkollektive differieren nicht. Bei den bisherigen Resultaten zeigten sich keine signifikanten Unterschiede. Die Anzahl einer bakteriellen Kontamination betrug in beiden Gruppen 2,5%.

*Schlußfolgerungen:* Aufgrund der bisherigen Ergebnisse konnte noch nicht gezeigt werden, daß mit dem Injektor eine geringere Kontamination mit Bakterien auftritt als nach Implantation einer Silikonlinse mit der Faltpinzette.

**Summary.** Silicone lenses can be implanted with forceps or inserter. After implantation of a silicone lens with inserter there should be less bacterial contamination of the anterior chamber (AC) than with implantation with forceps, because the silicone lens has no contact with the conjunctiva and its bacterial flora. The aim of the present clinical study is to determine the frequency of AC contamination occurring during implantation of a foldable three-piece silicone lense with forceps or inserter.

*Methods:* In a prospective and randomized study, anterior chamber aspirates of patients who underwent cataract surgery with silicone lens implantation through a 3.5 mm temporal clear cornea incision are cultured (group 1, aspirates after implantation with inserter; group 2, aspirates after implantation with forceps). The AC aspirate (0.05–0.10 ml) is withdrawn immediately after lens implantation and taken to the microbiology department. All cultures are incubated for 3 days. Patients are prescribed gentamycin drops to be instilled 1 day before surgery and before operation.

*Results:* Up to now, 80 patients (group 1, $n = 40$ and group 2 $n = 40$) were examined. In both groups, bacterial contamination of the AC was below 5%. There was no difference between the groups.

*Conclusions:* Up to now, bacterial contamination did not differ between silicone lens implantation with forceps or inserter. The incidence of contamination is lower than in previous studies after implantation of PMMA lenses without using pre- and intraoperative antibiotics.

D. Vörösmarthy et al. (Hrsg.)
10. Kongreß der DGII 1996

## Einleitung

Der entscheidende Vorteil von Silikonlinsen besteht darin, daß diese nach Falten über einen kleinen Schnitt mit einer Breite von ca. 3 mm implantiert werden können und dadurch der Wundreiz minimiert werden kann. Silikonlinsen können nach Falten sowohl mit der Faltpinzette oder mit dem Injektor implantiert werden. Einer der Vorteile der Implantation von Silikonlinsen mit dem Injektor wird darin gesehen, daß aufgrund des fehlenden Kontaktes der Linse mit der Bindehaut vermutlich weniger Keime in die Vorderkammer verschleppt werden [1, 4, 7, 9, 10]. Aufgrund dieser Überlegung und da bisher entsprechende Untersuchungen fehlen, führten wir eine klinische Studie mit dem Ziel durch, die bakterielle Kontamination der Vorderkammer nach Implantation mit Faltpinzette und Injektor zu vergleichen.

## Methodik

In einer prospektiven Studie wurde bisher bei 80 Patienten die bakterielle Kontaminationsrate der Vorderkammer untersucht. In Gruppe A wurden bisher 40 Patienten aufgenommen, bei denen einen Three-piece-Silikonlinse mit der Faltpinzette über eine laterale Clear-cornea-Inzision implantiert wurde. In Gruppe B wurde die Vorderkammerflüssigkeit von 40 Patienten untersucht, bei denen der gleiche Typ einer Three-piece-Silikonlinse mit dem Injektor implantiert wurde.

Von der Untersuchung ausgeschlossen wurden Patienten mit systemischen Infektionen oder lokalen Entzündungen des äußeren Auges, Patienten mit einer systemischen Antibiose vor Operation, ebenso Patienten mit einem malignen Tumor oder einer durchgeführten immunsuppressiven Therapie. Patienten mit Zustand nach intraokularem Eingriff oder nach perforierender Verletzung wurden ebenfalls nicht in die Untersuchung aufgenommen.

Alle Patienten erhielten präoperativ am Vortag und vor Operation eine lokale Antibiose mit Gentamycin. Als Spüllösung wurde BSS-Plus mit Gentamycin 5 mg/500 ml verwendet. Alle Operationen wurden in Retrobulbäranästhesie von einem Operateur durchgeführt. Die Implantation erfolgte sowohl mit der Faltpinzette als auch mit dem Injektor über eine temporale Clear-cornea-Inzision mit einer Breite von 3,5 mm. Unmittelbar nach Implantation der Linse wurden 0,05 bis 0,1 ml Hyaluronsäure aus der Vorderkammer gewonnen. Bei einem Vortest mit Hyaluronsäure zeigte sich, daß nach Beimpfung mit Bakterien diese gut auf der verwendeten Hyaluronsäure wuchsen.

Das gewonnene Aspirat wurde direkt in das mikrobiologische Labor gebracht und dort auf Columbia-Blut-Agar aufgetragen, zusätzlich wurde jeweils ein Röhrchen mit Triptic Soy Broth und Thioglykulate Broth für aerobe bzw. anaerobe Keime beimpft. Die Medien wurden dann über 3 Tage bebrütet. Wurden Keime gefunden, dann wurde sowohl die Zahl der Kolonien als auch die Art der Keime bestimmt.

## Ergebnisse

Die biometrischen Daten beider Gruppen stimmen gut überein. Bei den jetzt insgesamt 80 Patienten konnten in jeder Gruppe jeweils nur bei 1 Patient Bakterien nachgewiesen werden. Bei beiden Patienten konnten koagulasenegative Staphylokokken gefunden werden. Vermutlich handelte es sich bei diesen Keimen um Staphylokokkus epidermidis. Bei dem 1 Patienten wurden 20 Kolonien/ml, beim 2. Patienten 40 Kolonien/ml gefunden. Insgesamt beträgt damit die Häufigkeit der bakteriellen Kontamination in beiden Gruppen nur jeweils 2.5%.

## Diskussion

Bei der Bewertung dieses Ergebnisses muß man beachten, daß die Kontaminationsrate bei der Bearbeitung von der Entnahme bis zur Bebrütung bereits zwischen 1–5% liegt. Die hier gefundene Kontaminationsrate von 2,5% kann also auch alleine durch die Kontamination bei der Bearbeitung bedingt sein.

Vergleicht man unsere Ergebnisse mit den in der Literatur zugänglichen Befunden, so zeigt sich, daß unsere Kontaminationsrate im Vergleich zu diesen sehr niedrig liegt [2, 3, 5, 6]. Nur bei der Untersuchung von Samad et al. [8] fand sich mit 5% eine ähnlich niedrige Kontaminationsrate. Egger u. Manners [5, 6] fanden jeweils Kontaminationsraten zwischen 20 und 35%. Diese Autoren verwendeten jedoch präoperativ keine lokale Antibiose. Samad [8] jedoch führte auch präoperativ eine lokale Antibiose durch. Bei keinem der aufgeführten Autoren wurde die Kataraktoperation über eine Clear-cornea-Inzision durchgeführt. Mögliche Ursachen für die geringe Kontamination unserer Patienten sind: die durchgeführte intra- und präoperative Antibiose, der frühe Zeitpunkt der Entnahme und die Clear-cornea-Inzision. Da eine Clear-cornea-Inzision sowohl bei der Phakoemulsifikation als auch bei der Absaugung das Handstück jeweils dichter umschließt als ein korneoskleraler Zugang mit bereits vorpräparierter Tasche, liegt hier möglicherweise auch eine Ursache für die geringe Kontamination in unseren Untersuchungen. Außerdem kann man aufgrund des Implantationswinkels davon ausgehen, daß bei der Implantation einer Silikonlinse mit der Faltpinzette die Linse praktisch nicht die Bindehaut berührt.

Nach unseren bisherigen Ergebnissen scheint bei durchgeführter präoperativer lokaler Antibiose die Implantation von Silikonlinsen mit der Faltpinzette keine klinisch relevante Erhöhung der Vorderkammerkontamination im Vergleich zur Implantation mit Injektor zu bewirken.

## Literatur

1. Abelson M, Allansmith MR (1973) Normal conjunctival wound edge flora of patients undergoing uncomplicated cataract extraction. Am J Ophthalmol 76 : 561–565
2. Constantaras A, Metzger WI, Frenkel M (1972) Sterility of the aqueous humor following cataract surgery. Am J Ophthalmol 74 : 49–51

3. Dickey JB, Thompson K, Jay WM (1991) Anterior chamber aspirate cultures after uncomplicated cataract surgery. Am J Ophthalmol 112 : 278–282
4. Doyle A, Beigi B, Early A, Blake A, Eustace P, Hone R (1995) Adherence of bacteria to intraocular lenses: a prospective study. Brit J Ophthalmol 79 : 347–349
5. Egger SF, Huber-Spitzy V, Skorpik Ch, Weghaupt H, Scholda Ch, Arocker-Mettinger E, Schneider B, Grabner G (1994) Different techniques of extracapsular cataract extraction: bacterial contamination during surgery. Greafes Arch Clin Exp Ophthalmol 232 : 308–311
6. Manners TD, Chitkara DK, Marsh PJ, Stoddart MG (1995) Anterior chamber aspirate cultures in small incision cataract surgery. Brit J Ophthalmol 79 : 878–880
7. Marone P, Perversi L, Monzillo V, Maserati R, Antoniazzi E (1995) Ocular infections: antibiotics and bacterial adhesion on biomaterials used in ocular surgery. Ophthalmologica 209 : 315–318
8. Samad A, Solomon LD, Miller MA, Mendelson J (1995) Anterior chamber contamination after uncomplicated phacoemulsification and intraocular lens implantation. Am J Ophthalmol 120 : 143–150
9. Singer TR, Isenberg SJ, Apt L (1988) Conjunctival anaerobic and aerobic bacterial flora in paediatric versus adult subjects. Brit J Ophthalmol 72 : 448–451
10. Turkalj JW, Carlson AN, Manos JP, Apple DJ (1991) Is the sutureless cataract incision a valve for bacterial inoculation? J Cataract Refract Surg 21 : 472–476

# Ergebnisse und Komplikationen der kombinierten Phakoemulsifikation mit Silikon-HKL-Implantation und gedeckter Trepanation

K. DITTMER und C. D. QUENTIN

**Zusammenfassung.** Anhand unserer Studie wollen wir prüfen, ob die Vorbehalte gegenüber der kombinierten Glaukom- und Katarakt-Operation auch bei Anwendung der modernen Kleinschnittechnik noch gerechtfertigt sind. Wir haben 36 Patienten nachuntersucht, bei denen eine kombinierte Phakoemulsifikation mit Silikon-HKL-Implantation und gedeckter Trepanation durchgeführt wurde. Der Visus stieg von präoperativ 0,26 ± 0,25 auf 0,49 ± 0,17 postoperativ. In 75% der Fälle konnte der Augendruck auf Werte unter 21 mmHg gesenkt werden, bei weiteren 22,2% war noch eine lokale Therapie nötig. Die perioperativen Komplikationen waren entweder durch die Phakoemulsifikation bedingt (Fibrinreaktion 8,3%, Zonulolyse 5,5%, Kapselruptur 2,8%, HKL-Dezentrierung 2,8%) oder durch die gedeckte Trepanation (Chorioidalamotio 11,1%, Hyphäma 2,8%, Filterkissenverklebung 8,3%). Die Komplikationen waren nicht häufiger als nach alleiniger gedeckter Trepanation. Die Phakoemulsifikation mit Silikon-HKL-Implantation und gedeckter Trepanation ist eine sinnvolle Alternative zum zweizeitigen Vorgehen bei Patienten mit fortgeschrittenem Glaukom und Katarakt.

**Schlüsselwörter:** Glaukom, Katarakt, kombinierte Operation, Komplikationen.

**Summary.** In patients with glaucoma and cataract filtering surgery and cataract operation are both necessary. We wanted to find out if the results of a combined operation were as good as the long-term results of two consecutive operations. In 36 patients, phacoemulsification with silicone posterior chamber lens implantation and trabeculectomy was performed. The visual acuity increased from 0.26 ± 0.25 preoperatively to 0.49 ± 0.17 postoperatively. The intraocular pressure (IOP) was well controlled below 21 mmHg without further therapy in 75% of our cases; in 22.2% the IOP was controlled as well, but a reduced local therapy was still necessary. Complications occurred due to phacoemulsification (fibrin reaction 8.3%, zonuloysis 5.5%, ruptured posterior capsule 2.8%, IOL decentration 2.8%) or due to trabeculectomy (choroidal detachment 11.1%, hyphema 2.8%, adherent scleral flap 8.3%). A shallow anterior chamber never occurred. Small-incision phacoemulsification can be combined with trabeculectomy successfully in patients with glaucoma and cataract.

**Key words:** glaucoma, cataract, combined operation, complications.

## Einleitung

Viele Glaukompatienten, bei denen die Indikation zur gedeckten Trepanation gestellt wird, haben außerdem eine fortgeschrittene Katarakt. Bei diesen Patienten stellt sich die Frage, ob zuerst die Kataraktoperation, zuerst die gedeckte Trepanation oder aber ob beide Operationen kombiniert durchgeführt werden sollen.

D. Vörösmarthy et al. (Hrsg.)
10. Kongreß der DGII 1996

Dabei möchten wir betonen, daß bei den hier vorgestellten Fällen beide Operationen etwa gleich dringend indiziert waren.

Anhand unserer Untersuchung wollen wir klären, ob die Vorbehalte gegenüber der kombinierten Glaukom- und Katarakt-Operation auch bei Anwendung der Kleinschnittechnik gerechtfertigt sind [7, 8, 10].

## Patienten

36 Patienten, die kombiniert operiert wurden, konnten nachuntersucht werden. Es handelt sich dabei um 27 Frauen und 9 Männer im Alter von 65–90 Jahren (79 Jahre ± 6,45). Die Nachbeobachtungszeit betrug zwischen 6 und 54 Wochen, im Mittel 22,4 Wochen ± 13,7).

Bei 61,1% der Fälle handelte es sich um ein Glaukoma chronicum simplex, bei 19,4% um ein Pseudoexfoliationsglaukom, bei 16,7% um ein Engwinkelglaukom und bei 2,8% um ein Normaldruckglaukom. Fast 39% dieser Patienten waren wegen des Glaukoms schon einmal operiert worden. Am häufigsten war bei 19,4% der Fälle eine Lasertrabekuloplastik (LTP) vorausgegangen, gefolgt von einer peripheren Iridektomie bei 13,9%. Jeweils bei 2,8% der Fälle war neben der LTP eine weitere Operation erfolgt, und zwar entweder eine gedeckte Trepanation oder eine periphere Iridektomie.

## Operationstechnik

Es wurde ein fornixständiger Konjunktivallappen gebildet. Ausgehend von einem Skleratunnel, der bis zu 1,0 mm in die klare Hornhaut reichte, wurde ein 4mal 4 mm großer Skleralappen gebildet. Im Bereich der Blauweißgrenze erfolgte dann mit einem 1,2 mm großen Trepan die Eröffnung der Vorderkammer. Die Phakoemulsifikation wurde nach Kapsulorhexis über den präparierten intrakornealen Tunnel durchgeführt. Nach Implantation der Silikon-HKL und Pupillenverengung wurde eine periphere Iridektomie angelegt und der Skleralappen an seinen peripheren Eckpunkten mit resorbierbarem Nahtmaterial fixiert. Die Konjunktiva wurde mit einer fortlaufenden Naht am Limbus fixiert. Die postoperative Behandlung erfolgte mit einem Prostaglandinsynthetasehemmer und einem Antibiotikum-Dexamethason-Kombinationspräparat für 1 Woche.

## Ergebnisse

Präoperativer und postoperativer Befund sind aus der Tabelle 1 zu ersehen. Der präoperative Visus betrug im Mittel 0,26 ± 0,17. Der schlechte Visus war nicht allein kataraktbedingt, sondern auch durch glaukombedingte Optikusatrophien. Fast alle Patienten hatten eine nahezu randständig exkavierte Papille und fortgeschrittene Gesichtsfelddefekte, die die Prognose quo ad visum beeinträchtig-

**Tabelle 1.** Präoperativer und postoperativer Befund ($n$ = 36)

| | Präoperativ | Postoperativ |
|---|---|---|
| Visus | 0,26 ± 0,17 | 0,49 ± 0,25 |
| Tensio (mmHg) | 21,4 ± 6,3 | 14,6 ± 2,7 |
| Anzahl Tropfen pro Tag | 4,6 ± 1,7 | 0,7 ± 1,5 |

**Tabelle 2.** Perioperative Komplikationen ($n$ = 36)

| | [$n$] | [%] |
|---|---|---|
| Fibrinreaktion | 3 | 8,3 |
| Chorioidalamotio | 4 | 11,1 |
| Hyphäma | 1 | 2,8 |
| Filterkissenverklebung | 3 | 8,3 |
| HKL-Dezentrierung | 1 | 2,8 |
| Zonulolyse | 2 | 5,5 |
| Kapselruptur | 1 | 2,8 |
| Gesamt | 15 | 41,7 |

ten. Der Visus stieg postoperativ auf 0,49 ± 0,25, der Visusanstieg betrug im Mittel 2,6 Visusstufen.

Der präoperativ gemessene Augendruck lag im Mittel bei 21,4 mmHg ± 6,3. Diese Werte wurden aber unter stationären Bedingungen und bei optimaler Therapie gemessen und waren vor allem in Anbetracht des Alters der Patienten und deren häuslicher Situation nicht das entscheidende Kriterium für die Operationsindikation. Postoperativ lag der Augendruck im Mittel bei 14,6 mmHg ± 2,7. Dies entspricht einer Senkung des Augendrucks um 6,7 mmHg oder 27,8%.

Für die Patienten subjektiv eindrucksvoller ist die Anzahl der drucksenkenden Tropfen, die täglich genommen werden muß. Die Zahl der Tropfen konnte im Mittel von 4,6 Tropfen pro Tag präoperativ auf 0,7 Tropfen pro Tag postoperativ gesenkt werden.

Insgesamt war der Augendruck bei 75% unserer Patienten ohne Therapie gut reguliert unter 21 mmHg. Bei weiteren 22,2% war der Augendruck ebenfalls gut reguliert, allerdings war noch eine lokale Therapie erforderlich, die aber deutlich reduziert war gegenüber dem präoperativen Ausgangsbefund. Lediglich bei 1 Fall (2,8%) konnte keine befriedigende Augendruckeinstellung erreicht werden. Dabei handelt es sich um ein Pseudoexfoliationsglaukom, bei dem schon 2mal eine LTP und 1mal eine gedeckte Trepanation vorangegangen sind.

Die aufgetretenen Komplikationen sind in Tabelle 2 und 3 aufgelistet. *Intraoperativ* kam es in 2 Fällen (5,5%), 1mal davon bei einem Pseudoexfoliationsglaukom, zu einer Zonulolyse und in 1 Fall (2,8%) zu einer Kapselruptur. In der

**Tabelle 3.** Spätkomplikationen ($n = 36$)

| | [$n$] | [%] |
|---|---|---|
| Hornhautdekompensation | 1 | 2,8 |
| Nachstar | 1 | 2,8 |
| Schrumpfung der Rhexis | 1 | 2,8 |
| Pupillarblock | 1 | 2,8 |
| Filterkissenvernarbung | 1 | 2,8 |
| Gesamt | 5 | 13,9 |

*frühen postoperativen Phase* trat 3mal (8,3%) eine Fibrinreaktion auf, 4mal (11,1%) eine Chorioidalamotio und 1mal (2,8%) ein Hyphäma. Eine operative Revision wurde 4mal (11,1%) notwendig, 1mal wegen einer Dezentrierung der implantierten Hinterkammerlinse und 3mal wegen eines verklebten Filterkissens.

*Spätkomplikationen* waren seltener und traten jeweils in 1 Fall (2,8%) auf. Die Schrumpfung der Rhexis und der Nachstar konnten mit dem YAG-Laser erfolgreich behandelt werden. Bei einem Auge, das postoperativ eine heftige Fibrinreaktion hatte, entwickelte sich nach der Entlassung ein Pupillarblock, der durch eine Synechiolyse behoben werden konnte. In einem anderen Fall vernarbte das Filterkissen nach zunächst unauffälligem Verlauf und mußte nach 4 Wochen operativ revidiert werden. Der weitere Verlauf war dann komplikationslos. Die Hornhautdekompensation trat bei einem Patienten mit Fuchs-Hornhautdystrophie auf. Ein halbes Jahr nach der Operation war der Augendruck zwar gut reguliert, der Visus war allerdings von 0,3 präoperativ auf 0,2 reduziert.

## Diskussion

Zahlreiche Autoren haben bei früheren Nachuntersuchungen der kombinierten Kataraktextraktion mit Trabekulektomie eine niedrigere Erfolgsrate hinsichtich der langfristigen Drucksenkung festgestellt. Durch die Entwicklung der Kleinschnittkataraktoperation stellt sich nun erneut die Frage, ob die Vorteile der kombinierten Operation die Nachteile überwiegen und ob die Druckregulierung der Glaukompatienten gewährleistet ist.

Für die betroffenen Patienten bietet die kombinierte Glaukom- und Katarakt-Operation den Vorteil der einmaligen statt zweizeitigen Operation. Zudem ist die Akzeptanz der Operation erheblich besser, wenn postoperativ eine Visusverbesserung eintritt, auch wenn die Visusverbesserung oft wegen eines Glaukomschadens nicht so deutlich ausfällt wie bei Patienten mit alleiniger Katarakt.

Durch die alleinige Kataraktoperation wird der Augendruck nur geringfügig um 2–5 mmHg erniedrigt [8, 12]. Da bei fast allen unserer Patienten fortgeschrittene Glaukomschäden bestanden, schien die Kataraktoperation deshalb nicht ausreichend.

Die Erfolgsrate der alleinigen gedeckten Trepanation wird mit 60–95% angegeben [2, 4, 5, 7]. In unserer Studie ist der Augendruck postoperativ bei 75% der Patienten ohne Therapie unter 21 mmHg, und bei weiteren 22,2% mit lokaler Therapie gut reguliert. Das Ziel der Operation, eine Verbesserung der Sehschärfe einerseits und die Regulierung des Augendrucks andererseits, konnte also in einem hohen Prozentsatz erreicht werden.

Bei den aufgetretenen Komplikationen handelt es sich einerseits um typische Komplikationen der Phakoemulsifikation bei Glaukomaugen, wie die Fibrinreaktion, die Zonulolyse, die Kapselruptur und die HKL-Dezentrierung. Andererseits traten Komplikationen auf, die auch bei alleiniger filtrierender Operation beschrieben sind, dies sind die Chorioidalamotio, das Hyphäma und eine Verklebung des Filterkissens [2, 4, 5, 8, 12].

Bei den in der frühen postoperativen Phase bereits verklebten Filterkissen konnte eine operative Revision erfolgreich durchgeführt werden. 2 von diesen 3 Fällen waren Patienten mit einem Pseudoexfoliationsglaukom, bei dem 3. handelt es sich um ein Engwinkelglaukom. Durch regelmäßige vorsichtige Bulbusmassage in der frühen postoperativen Phase, die wir inzwischen routinemäßig durchführen, kann der Verklebung des Filterkissens vorgebeugt werden.

Bemerkenswert ist, daß wir in keinem Fall Probleme durch eine aufgehobene Vorderkammer hatten, selbst wenn der Augendruck postoperativ zeitweise sehr niedrig war.

Die aufgetretenen Komplikationen sind in ihrer Art und Häufigkeit vergleichbar mit den Berichten anderer Autoren und nicht häufiger als nach alleiniger fistulierender Operation [1, 3, 6, 9, 11, 13]. Wir halten die kombinierte Phakoemulsifikation mit Silikon-HKL-Implantation und gedeckter Trepanation deshalb für eine sinnvolle Alternative zum zweizeitigen Verfahren bei Patienten mit Glaukom und Katarakt.

## Literatur


1. Anders N, Pham DT, Mielke C, Wollensak J (1994) Ergebnisse einer kombinierten Kataraktoperation und fistulierender Operation mit der No-stitch-Technik. In: Pham DT, Wollensak J, Rochels R, Hartmann C (Hrsg) 8. Kongreß der Deutschsprachigen Gesellschaft für Intraokularlinsen Implantation. Springer, Berlin Heidelberg New York Tokyo. S 468–476
2. Bayer AU, Erb C, Ferrari F, Knorr M, Thiel H-J (1995) The Tübingen Glaucoma Study. German J Ophthalmol 4 : 289–293
3. Duncker G (1995) Kombinierte Kataraktoperation. In: Rochels R, Duncker G, Hartmann C (Hrsg) 9. Kongreß der Deutschsprachigen Gesellschaft für Intraokularlinsen Implantation. Springer, Berlin Heidelberg New York Tokyo. S 9–16
4. Fronimopoulos J (1981) Die Goniotrepanation mit Skleradeckel in der heutigen Chriurgie des Glaukoms. Klin Monatsbl Augenheilkd 178 : 159–170
5. Funk J, Frank A (1995) Langfristige Augendrucksenkung durch Goniotrepanation oder Lasertrabekuloplastik. Klin Monatsbl Augenheilkd 207 : 215–223
6. Gregg FM (1992) Phacoemulsification and modified trabeculectomy for managing combined cataracts and glaucoma. J Cataract Refract Surg 18 : 362–365
7. Grehn F (1990) Chriurgische Glaukomtherapie. Fortschr Ophthalmol 87 (Suppl) : 175–186
8. Grehn F, Mackensen G (1993) Die Glaukome. Kohlhammer, Stuttgart. S 294–297

9. Hansen LL, Hoffmann F (1987) Kombination von Phakoemulsifikation und Trabekelektomie. Klin Monatsbl Augenheilkd 190 : 478–481
10. Krieglstein GK, Duzanec Z (1985) Nutzen und Risiken der kombinierten Glaukom-Katarakt-Operation. Fortschr Ophthalmol 82 : 357–361
11. Shields MB (1993) Another reevaluation of combined cataract and glaucoma surgery. Am J Ophthalmol 115 : 806–811
12. Shields MB, Krieglstein GK (1993) Glaukom. Springer, Berlin Heidelberg New York Tokyo. S 605–612
13. Shingleton BJ, Kalina PH (1995) Combined phacoemulsification, intraocular lens implantation, and trabeculectomy with a modified scleral tunnel and single stitch closure. J Cataract Refract Surg 21 : 528–532

# Vorteile einer simultanen gedeckten Goniotrepanation und Phakoemulsifikation mit Implantation einer Silikonfaltlinse

K. Hille, A. El Zarka und K. W. Ruprecht

**Zusammenfassung.** Bei 30 Patienten wurde in konsekutiver Folge bei je einem Auge eine simultane Goniotrepanation mit einem dreieckigen Skleralläppchen sowie eine Phakoemulsifikation mit Implantation einer Silikonhinterkammerlinse in gefaltetem Zustand über den selben Schnitt durchgeführt. Nach 6 Monaten war bei 96% der Augendruck reguliert, lediglich 13% benötigten eine zusätzliche Medikation. Bei 92% konnte ein Filterkissen nachgewisen werden. Das Sehvermögen stieg von 0,3 auf 0,6 bei einem induzierten Astigmatismus von 1 dpt (± 1,0). In bezug auf das Vorhandensein des Filterkissens zeigt die Implantation einer Silikonlinse in gefaltetem Zustand Vorteile gegenüber einer PMMA-Linse.

**Summary.** Thirty patients underwent a simultaneus operation for cataract and glaucoma with implantation of a three-piece silicone lens. Six months later, the eye pressure was regulated in 96% of the eyes, and 13% had additional medical treatment. In 92%, there was a filtering bleb. Visual acuity rose from 0.3 to 0.6 with an induced astigmatism of 1 dpt (± 1.0).

## Einleitung

Katarakt und Glaukom sind typische Krankheiten des höheren Lebensalters. 2,8% der 70- bis 79jährigen sowie 14,3% der 80jährigen weisen ein primär chronisches Offenwinkelglaukom (PCOWG) auf [8]. Vor einer Kataraktoperation mit gleichzeitig vorliegendem PCOWG stellt sich die Frage des optimalen Vorgehens [1–8]. Ein Problem bei kombinierter Operation liegt in der stärkeren Vernarbung des Filterkissens. Als Ursache wird die Freisetzung von Entzündungsmediatoren durch die Operation angesehen [2]. Eine Minimierung des operativen Zugangs sollte mit einer geringeren Freisetzung von Entzündungsmediatoren einhergehen. Hierfür bietet sich die Implantation einer Faltlinse an. Wir haben deshalb die standardisierte gedeckte Goniotrepanation nach Fronimopoulos mit der Phakoemulsifikation und Implantation einer Silikonfaltlinse in den Kapselsack kombiniert.

## Patienten und Methode

In konsekutiver Folge führten wir bei 30 Patienten jeweils an einem Auge eine simultane Katarakt- und Glaukom-Operation mit Implantation einer 6-mm-PMMA-Hinerkammerlinse durch. Einschlußkriterien für die vorliegende Studie

D. Vörösmarthy et. al. (Hrsg.)
10. Kongreß der DGII 1996

waren ein ohne Medikamente nicht ausreichend regulierter Augendruck (> 21 mmHg) sowie das gleichzeitige Vorliegen eines glaukomatösen Schadens mit Gesichtsfeldausfällen bzw. eine glaukomatäse Papillenexkavation. In die Studie wurden 21 weibliche und 9 männliche Patienten im mittleren Alter von 75 Jahren (± 7) aufgenommen. 18mal wurde das rechte, 12mal das linke Auge operiert. Bei 23 Patienten lag ein reines primär-chronisches Offenwinkelglaukom vor, bei 7 Patienten zusätzlich ein Pseudoexfoliationssyndrom. Der Median der mittleren Papillenexkavation lag bei 0,8 (± 0,3), die Bulbuslänge bei 22,5 mm (± 0,96).

Objektive und subjektive Refraktion, Keratometerwerte, Visus, Tension sowie Komplikationen wurden in einem standardisierten Protokoll nach 7 Tagen, 4 Wochen und 6 Monaten erhoben. Ein 6-Monatsergebnis liegt von 25 Patienten vor.

## Operationstechnik

Die Bindehaut wurde vom Fornix aus eröffnet und episklerale Gefäße gekautert. Über die Hälfte der Skleraldicke wurde am Limbus ein 2,5 mm breites und 4 mm langes, dreieckiges Skeralläppchen präpariert. Nach Parazentese bei 2 Uhr erfolgte die Goniotrepanation im Bereich der Blauweißgrenze mit dem 1,0-mm-Trepan, danach periphere Iridektomie und Kapsulorhexis unter Schutz eines Viskoelastikums (Hyaluronsäure). Eröffnung des Tunnels zentral der Trepanationsstelle mit der Phakolanze, wobei die Lamellierung an der Basis des Skeralläppchens in halber Skleradicke zwischen dem Deckel und der inneren Lefze erfolgt, Phakoemulsifikation des Kerns und Absaugen der Rindenreste sowie Kapselpolitur. Die Eröffnung in die Vorderkammer wird auf 3,5 mm mit der Phakolanze erweitert (Abb. 1). Nach Eingabe von Hyaluronsäure in den Kapselsack

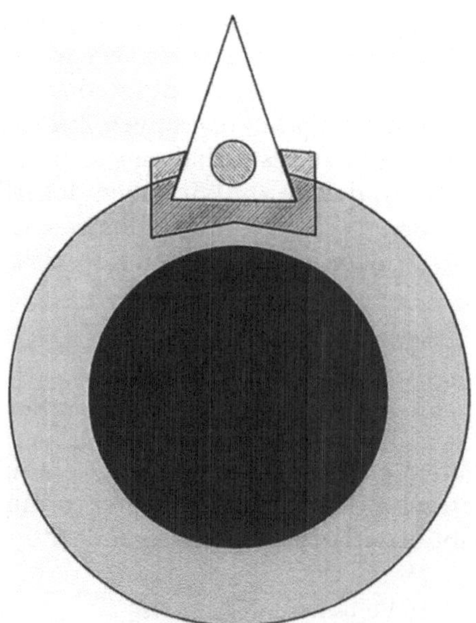

**Abb. 1.** Schematische Darstellung der Operationstechnik bei simultaner Glaukom- und Katarakt-Chirurgie mit Implantation einer Silikonlinse

wurde eine Silikonlinse mit Prolenebügeln (AMO S130NB) in gefaltetem Zustand mit der Faltpinzette direkt in die Kapsel implantiert. Nach Absaugen des Viskoelastikums und Adaptation des Skleralläppchens mit 3 Nylon-10-0-Fäden sowie der Bindehaut mit Vicryl wurden 10 mg Prednisolon und 5 mg Gentamycin in den unteren Fornix gespritzt. Die postoperative Nachbehandlung bestand in der Gabe von einem Kombinationspräparat mit Dexamethason- und Gentamycin-Augentropfen 5mal tgl., Diclofenac-Augentropfen 4mal tgl. sowie Mydriatica 1mal tgl. für 2 Wochen, danach mit Dexamethason-Augentropfen 5mal tgl.

## Ergebnisse

Der Visus der Patienten stieg im Median von präoperativ 0,3 (± 0,2) auf 0,6 (± 0,3) an (Abb. 2). Der Median des induzierten Zylinders lag bei –1,0 dpt (± 1,30) und war in der gesamten Nachbeobachtungsphase von 6 Monaten konstant. Die Achse des induzierten Zylinders lag postoperativ bei 17 Patienten zwischen ± 30° (Achsenänderung mit der Regel), nach 6 Monaten lediglich bei 9 Patienten. Die Anzahl der Patienten mit einem induzierten Astigmatismus gegen die Regel stieg von 5 auf 11. Der Median des Augendrucks fiel von präoperativ 21 mmHg (± 9,8) auf 10 mmHg (± 4,95) direkt postoperativ und stabilisierte sich bei 16 mmHg (±

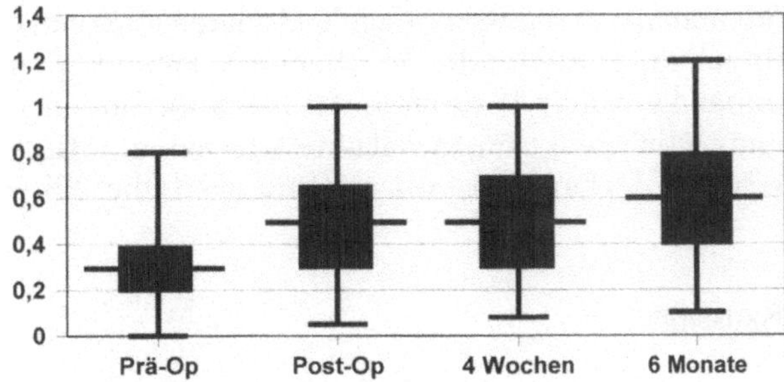


**Abb. 2.** Visusentwicklung nach simultaner Katarakt- und Glaukom-Chirurgie

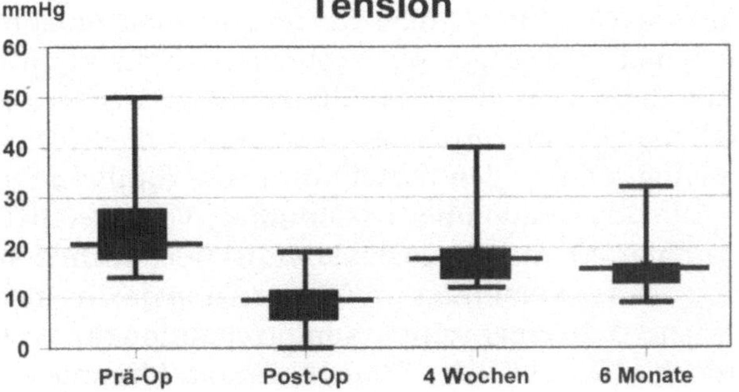


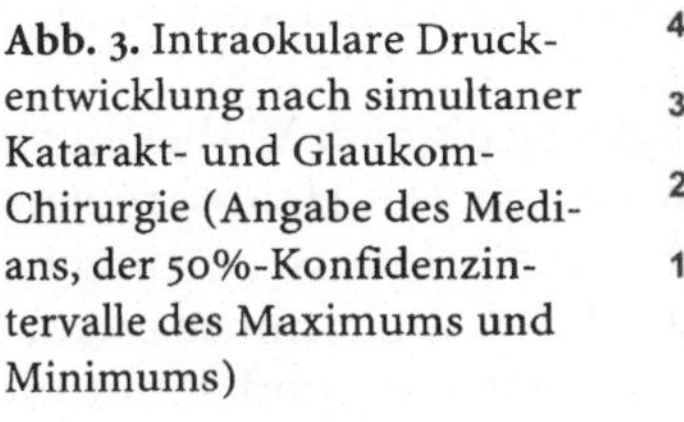

**Abb. 3.** Intraokulare Druckentwicklung nach simultaner Katarakt- und Glaukom-Chirurgie (Angabe des Medians, der 50%-Konfidenzintervalle des Maximums und Minimums)

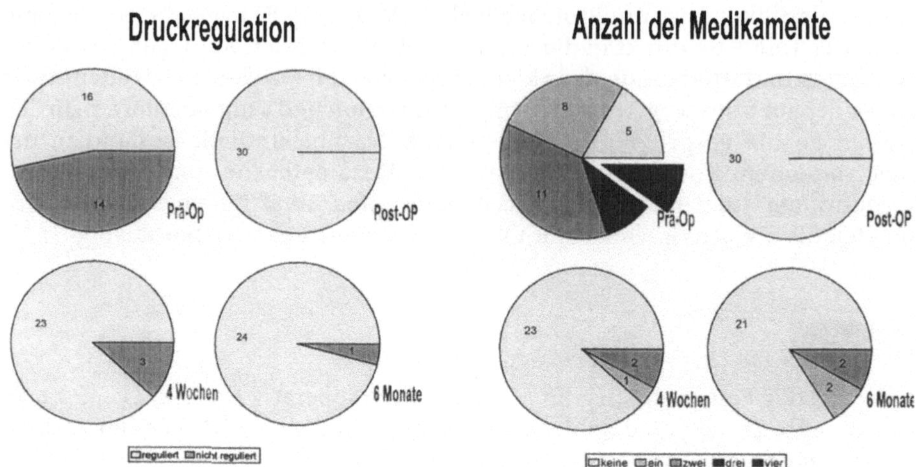


**Abb. 4.** Druckregulation *(links)* sowie Anzahl der Medikamente *(rechts)* nach simultaner Katarakt- und Glaukom-Chirurgie

4,55) nach 6 Monaten (Abb. 3). Während präoperativ bei 25 Patienten bis zu 4 antiglaukomatöse Medikamente gegeben wurden, bedurften direkt postoperativ kein Patient und nach 6 Monaten 4 von 25 Patienten einer antiglaukomatösen Therapie. Der Augendruck war präoperativ mit Maximaltherapie bei 14 von 30 Patienten nicht reguliert, nach 6 Monaten lediglich bei einem von 25 (Abb. 4). Direkt postoperativ fanden wir bei allen Patienten ein Filterkissen, nach 6 Monaten bei 22 von 25 Patienten. An Komplikationen traten 14mal eine vorübergehende Fibrinreaktion, 13mal eine Aderhautamotio, 3mal ein Hyphäma, 2mal eine flache Vorderkammer und 3mal ein zystisches Filterkissen auf.

## Diskussion

Der Anstieg des Visus sowie der induzierte Astigmatismus sind bei dem vorliegenden Zugang sehr zufriedenstellend und entspricht in der Größenordnung dem induzierten Astigmatismus bei einer No-stitch-Tunneltechnik einer reinen Kataraktextraktion. Auch wir finden einen zunehmenden Shift des induzierten Astigmatismus gegen 90°, wobei jedoch direkt postoperativ ein größerer Anteil bei 0° liegt. Dies dürfte ein Effekt der zusätzlichen Fixation des Deckelchens mit Nylonfäden bzw. durch den postoperativ niedrigen Druck und einer Verformung des Auges durch den Lidschluß zurückzuführen sein.

Die Diskussion über das optimale Vorgehen bei gleichzeitigem Vorliegen einer Katarakt und eines Glaukoms ist noch nicht geschlossen. Das Hauptproblem liegt bei der kombinierten Operation in der vermehrten Fibrinausschüttung im Gegensatz zu einer reinen Goniotrepantion [2]. Eine faltbare Silikonlinse erlaubt jedoch, die Größe des Tunnels auf ein Minimum zu reduzieren und somit die

Wundfläche zu verkleinern. Hierdurch erklären wir die relativ geringe Anzahl der insuffizienten Filterkissen und der postoperativ erforderlichen, antiglaukomatösen Medikation gegenüber den Angaben der Literatur [2, 4].

## Literatur

1. Hansen LL, Hoffmann F (1987) Kombination von Phakoemulsifikation und Trabekulektomie. Klin Monatsbl Augenheilkd 190 : 478–483
2. Hille K, Ripke de la Torre E, Weindler J, Ruprecht KW (1995) Vektoranalyse des induzierten Astigmatismus bei simultaner gedeckter Goniotrepanation über einen selbstschließenden W-Tunnelschnitt. In: Rochels R, Duncker G, Hartmann Ch (Hrsg) 9. Kongreß der Deutschsprachigen Gesellschaft für Intraokularlinsen Implantation. Springer, Berlin Heidelberg New York Tokyo S. 341–345
3. Jay JL (1985) Extracapsular lens extraction and posterior chamber intraocular lens insertion combined with trabeculectomy. Br J Ophthalmol 69 : 487–490
4. McGuigan LJB, Gotsch J, Stark WJ, Maumenee AW, Quigley HA (1986) Extracapsular cataract extraction and posterior chamber lens implantation in eyes with preexisting glaucoma. Arch Ophthalmol (Chicago) 104 : 1301–1308
5. Menezo J, Maldonado MJ, Munoz G, Cisneros AL (1994) Combined procedure for glaucoma and cataract: A retrospective study. J Cataract Refract Surg 20 : 498–503
6. Pabst W (1977) Zur kombinierten Trepanation mit Skleraldeckel (Elliot-Fronimopoulos) und intrakapsulärer Katarakt-Extraktion. Klin Monatsbl Augenheilkd 171 : 343–348
7. Percival SPB (1985) Glaucoma triple procedure of extracapsular cataract extraction, posterior chamber lens implantation and trabeculectomy. Br J Ophthalmol 69 : 99–102
8. Wright JE (1966) The Bedford glaucoma survey. In: Hunt J (ed) Glaucoma Symposium, Livingston, Edinbourg 12

# Viskoelastika

# Anwendung und Bedeutung viskoelastischer Materialien

J. Kammann, G. Dornbach und Ch. F. Kreiner

**Zusammenfassung.** Mit steigender Anzahl introkularer Eingriffe und subtileren Operationsmethoden, aber auch neuer Erkenntnisse über deren Auswirkungen auf die anatomischen Strukturen des Auges werden in zunehmendem Maße viskoelastische Substanzen in der Ophthalmochirurgie eingesetzt. Aufgabe der Viskoelastika ist 1. der Schutz von Gewebeoberflächen, 2. die Aufrechterhaltung von intraokularen Räumen und 3. als chirurgisches Instrument die Manipulation an Geweben zu ermöglichen.

Viskoelastische Substanzen müssen chemisch rein, isoosmotisch und ohne pyrogene, antigene oder inflammatorische Potenz sein. Für den intraokularen Einsatz müssen sie transparent und einfach zu handhaben sein. Die Kenntnis ihrer unterschiedlichen rheologischen Eigenschaften (Viskosität, Viskoelastizität, Pseudoplastizität) ist von Bedeutung für den gezielten Einsatz in verschiedenen chirurgischen Situationen. Neben der Anwendung bei der Keratoplastik, in der Glaukom- und Unfallchirurgie oder nach glaskörperchirurgischen Eingriffen werden Viskoelastika routinemäßig in der Kataraktchirurgie, hier insbesondere bei der Phakoemulsifikation mit Implantation von Intraokularlinsen, eingesetzt. Für die komplikationslose Kataraktoperation reicht eine viskoelastische Substanz niedrigerer Viskosität mit guter Beschichtungsfähigkeit aus, für spezielle Situationen wie vis-a-tergo oder flache Vorderkammer ist eine Substanz höherer Viskosität mit größerer Kohäsivität günstiger. Alle viskoelastischen Substanzen sollten am Ende der Operation wieder aus dem Auge entfernt werden, da es sonst zu erheblichen Steigerungen des Augeninnendrucks kommen kann.

**Schlüsselwörter:** viskoelastische Substanzen, Na-Hyaluronsäure, Na-Chondroitinsulfat, Hydroxypropylmethylzellulose, Phakoemulsifikation.

**Summary.** With the increasing number of intraocular operations and more subtle operation techniques, but also on the basis of a better understanding of the influence of surgery on the anatomical structues of the eye, more and more viscoelastics have been applied in opthalmic surgery. The purpose of the viscoelastics is, first, tissue protection, second, maintenance of the intraocular cavities, and third, application as medical device in tissue manipulations. Viscoelastics must be chemically pure, iso-osmotic and pyrogen-free as well as without any antigenic of inflammatory potential. For an intraocular application, they must be transparent and easy to handle. The knowledge of their different rheological properties (viscosity, viscoelasticity, pseudoplasticity) is significant for their appropriate application in different intraoperative situations.

In addition to application in keratoplasty, glaucoma operations and traumatology or following vitreal surgery, viscoelastics have been routinely applied in cataract surgery, and especially in phacoemulsification and implantation of intraocular lenses. For an uncomplicated cataract operation, low-viscosity viscoelastics with good coatability are sufficient. In specific situations, such as vis-à-tergo or flat anterior chamber, however, a viscoelastic substance with higher viscosity and greater cohesivity is more favorable. All types of viscoelastics should be re-

D. Vörösmarthy et al. (Hrsg.)
10. Kongreß der DGII 1996

moved from the eye at the end of surgery, as a considerable increase in the intraocular pressure might result otherwise.

**Key words:** viscoelastics, sodium hyaluronate, sodium chondroitin sulfate, hydroxypropyl methyl cellulose, phacoemulsification.

## Einleitung

Die Kenntnis von Endothelzellverlusten durch Manipulationen in der Vorderkammer, unter anderem bei der Phakoemulsifikation oder Implantation von Intraokularlinsen im Rahmen der Kataraktoperationen, sowie die Einführung der Kleinschnittchirurgie mit faltbaren, in den Kapselsack zu implantierenden Intraokularlinsen machte den routinemäßigen Einsatz von viskoelastischen Substanzen erforderlich [2, 10, 13, 17].

Der erste Einsatz einer viskoelastischen Substanz in der Ophthalmochirurgie erfolgte 1972 in Form von Natriumhyaluronat als Ersatz für Glaskörper und wäßrige Flüssigkeit [1]. Seit 1980 dient Natriumhyaluronat, bekannt als Healon, in der Vorderabschnittschirurgie zum Schutz der Hornhautrückfläche und zur Stabilisierung der Vorderkammer [14]. 1977 hatte Fechner im *American Intraocular Implant Journal* erstmals über die erfolgreiche Anwendung von Hydroxypropylmethylzellulose (HPMC) in der Kataraktchriurgie berichtet [4]. Heute sind neben diesen beiden Vorreitern noch andere Substanzen auf dem Markt. Es hat sich die sog. „Viskochirurgie" entwickelt. Unter dieser Bezeichnung versteht man die Anwendung viskoelastischer Substanzen zum Schutz von Zellen, zur Schaffung von Gewebsspalten zur Schmierung und Trennung von Gewebeoberflächen und um Bewegung und Aktivität von Entzündungszellen zu beeinflussen [3]. Viskoelastische Substanzen können abhängig von der speziellen Zielsetzung während und nach chriurgischen Eingriffen zur Anwendung kommen. Um den klinischen Einsatz der verschiedenen viskoelastischen Substanzen optimieren zu können, ist es notwendig, sich mit bestimmten rheologischen Eigenschaften dieser Substanzklasse vertraut zu machen.

## Rheologische Eigenschaften

Die Mehrzahl der für die Viskochirurgie eingesetzten Substanzen zeigt viskoelastisches Verhalten. Eine Ausnahme stellt z. B. Chondroitinsulfat dar, das sich als Newton-Lösung verhält und somit nur viskos, aber nicht viskoelastisch ist.

Viskosität ist die Zähigkeit oder Zähflüssigkeit eines Stoffes, also die innere Reibung. Je nach Meßmethode wird sie in Poiseuille-Einheiten (cps) für die dynamische Viskosität oder in Stoke-Einheiten (cst) für die kinetische Viskosität angegeben. Sie ist abhängig von der durchschnittlichen Molekülgröße und der Konzentration der Substanz. Beispielsweise hat eine 2%ige HPMC-Lösung eine Viskosität von 4.000–4.600 cps und Healon von 200.000 cps. Healon GV mit seinem wesentlich größeren Molekulargewicht hat eine Viskosität von 2.000.000 cps.

Unter Viskoelastizität oder Pseudoplastizität versteht man somit die Eigenschaft eines Stoffes, mit zunehmender Krafteinwirkung an Viskosität zu verlieren, aber an Elastizität zuzunehmen, so daß während der klinischen Anwendung stets ein ausreichender mechanischer Schutz durch die viskoelastische Lösung gegeben ist.

Bei geringer Krafteinwirkung ist die Viskosität bei Natriumhyaluronat und HPMC höher als bei hoher Krafteinwirkung, d. h. beide Lösungen sind viskoelastisch. Ein weiteres Phänomen zeigen ausschließlich HPMC-Lösungen: Unter Krafteinwirkung ordnen sich die HPMC-Polymerketten in der Lösung mehr und mehr gerichtet aus, was schließlich zu einer stabilen Gelstruktur führt, die auch nach Reduktion der Krafteinwirkung noch bestehen bleibt. Die Scherkraft von Na-Hyaluronat bleibt trotz zunehmendem Schergefälles nahezu konstant [8]. Dies ist der Grund, warum einerseits HPMC-Lösungen im Gegensatz zu Natriumhyaluronat-Lösungen nicht durch eine dünne Kanüle zu applizieren sind, andererseits aber eine hohe mechanische Widerstandsfähigkeit aufweisen und damit einen höheren Epithelschutz darstellen als 1%ige Natriumhyaluronatlösungen, wie z. B. auch Guthoff in seinen 1992 veröffentlichten Untersuchungen fand [7]. Zu berücksichtigen für den Operateur ist dabei allerdings, daß HPMC-Lösungen in Gegensatz zu Natriumhyaluronatlösungen sich leicht mit Wasser verdünnen lassen, so daß der mechanische Schutz mit zunehmender Spülung während der Operation abnimmt.

## Physikalisch-chemische Eigenschaften

Basierend auf diesen Kenntnissen kann in Abhängigkeit von der Operatiossituation somit die am besten geeignete Substanz eingesetzt werden. Neben diesen sehr wichtigen rheologischen Eigenschaften viskoelastischer Lösungen sind spezifische physikalisch-chemische Eigenschaften von klinischer Bedeutung. Viskoelastische Substanzen müssen chemisch inert, isoosmotisch, isohydrisch und frei von Endo- und Exotoxinen sein. Sie dürfen keine immunogene Potenz aufweisen, müssen aber eine hohe Biokompatibilität zeigen. Zur intraokularen Anwendung wird vorausgesetzt, daß sie optisch transparent und frei von Schwebstoffen und Partikeln sind. In der Anwendung sollten sie einfach sein, leicht zu entfernen und ohne Einfluß auf den intraokularen Druck.

Die derzeit auf dem europäischen Markt erhältlichen viskoelastischen und viskosen Substanzen lassen sich in zwei chemische Gruppen einteilen, die Glukosaminoglykane und die Zelluloseäther. Zur ersten Gruppe gehören Natriumhyaluronat und Natriumchondroitinsulfat, zur zweiten Hydroxypropylmethylzellulose.

## Klinische Anwendung

Die verschiedenen Anwendungsmöglichkeiten ergeben sich einmal aus dem gewählten Applikationsort, präkorneal oder im vorderen oder hinteren Augenabschnitt [9], zum anderen aus der Zielrichtung:

1. Gewebetaktische Ziele: Die Viskoelastika unterstützen die direkten Manipulationen an den Geweben.
2. Oberflächentaktische Ziele: In diesem Fall dienen sie als mechanischer Schutz von Gewebeoberflächen.
3. Raumtaktische Ziele: Hier werden sie zur Aufrechterhaltung von intraokularen Raumkompartimenten eingesetzt [3].

Der wichtigste klinische Anwendungsbereich viskoelastischer Lösungen liegt im vorderen Augenabschnitt. In der Glaukomchirurgie können viskoelastische Substanzen den Zyklodialysespalt offenhalten oder aber die Abflußwege bei fistulierender Operation blockieren, z. B. bei postoperativ flacher Vorderkammer. Hier würde man natürlich am besten eine Substanz mit hoher Viskosität wählen, also z. B. Healon GV.

Bei perforierender Keratoplastik wird durch Viskoelastika ein Kontakt zwischen Iris und Endothel des Transplantats, im Falle einer „triple procedure" zwischen Intraokularlinse und Transplantatendothel vermieden.

In der Unfallchirurgie erleichtern viskoelastische Substanzen durch Trennung der anatomischen Strukturen die Wundversorgung, so daß z. B. Iris- und Hornhautnähte sicherer durchgeführt werden können. Außerdem können Blutungen gestoppt werden [3]. Den Hauptanwendungsbereich für viskoelastische Lösungen stellt die Kataraktchirurgie in ihren verschiedenen Schritten dar: Kapsulorhexis, Phakoemulsifikation, Kernexpression oder Viskoexpression von Kern und Rinde, Entfernung peripherer Rindenanteile z. B. bei 12 Uhr und Implantation der Intraokularlinse [6, 9, 15, 17].

Bei ca. 90% aller Kataraktoperationen können gleich gute Ergebnisse erzielt werden, unabhängig davon, ob höherviskose Substanzen wie Natriumhyaluronat oder niederviskose Substanzen wie HPMC angewandt werden. Na-Hyaluronat stabilisiert aufgrund seiner größeren Kohäsivität die Raumkompartimente, während die kostengünstigeren HPMC-Produkte aufgrund ihrer größeren Bedeckungsfähigkeit besser an Hornhautendothel und Intraokularlinsenoberfläche haften.

Bei ca. 10% der Operationen bestehen anatomische Situationen wie Druck von hinten oder flache Vorderkammer, Synechierungen etc.. In diesen Fällen erleichtern höherviskose Substanzen aufgrund ihrer höheren Kohäsivität den operativen Eingriff, da sie nicht so schnell verdünnt werden und sich als zusammenhängende Masse mehr oder weniger gut aus dem Auge entfernen lassen. Auch bei folgenden klinischen Situationen sind viskoelastische Lösungen mit hoher Viskosität und besserer Platzhaltereigenschaft das Mittel der Wahl: Entsteht z. B. während der Phakoemulsifikation ein nicht zu großes Loch in der hinteren Kapsel, so wird dies besser mit einer höherviskosen Substanz abgedichtet, um noch Rindenreste entfernen zu können. HPMC-Lösungen würden aufgrund ihrer geringeren Steifigkeit und der schnelleren Verdünnung mit Spüllösung durch das Kapselforamen in den Glaskörperraum abfließen. Das gleiche gilt für Sekundärimplantationen bei defekter hinterer Kapsel.

Linsenzentrierungen und Repositionierungen lassen sich einfacher mit einer höherviskosen Substanz durchführen, da die Vorderkammer besser stabilisiert wird.

Entfernung von Fibrinmembranen auf der Intraokularlinse oder sonstige Manipulationen in der Vorderkammer wie Irisnaht oder die Sklerafixation von Hinterkammerlinsen werden ebenfalls so leichter durchgeführt [3].

Auch die Entfernung von Silikonöl aus der Vorderkammer nach Vitrektomie mit Silikonölauffüllung gelingt besser mit Substanzen höherer Viskosität. Allen Viskoelastika ist gemeinsam, daß ein Gemisch aus Blut und viskoelastischer Substanz schlecht aus der Vorderkammer resorbiert wird. Gemische dieser Art müssen möglichst vollständig abgesaugt werden, da sonst zu einem hohen Prozentsatz ein Anstieg des intraokularen Drucks und/oder Entzündungen die Folge sind [9, 13]. Aber auch die Anwendung viskoelastischer Substanzen ohne Komplikationen kann bereits zu einem Druckanstieg führen [5, 12, 16]. Der Operateur sollte Wert darauf legen, die viskoelastischen Lösungen gründlich abzusaugen, nicht nur direkt über der Linsenoptik, sondern auch unter dem gesamten vorderen Kapselblatt und hinter der Intraokularlinse [9, 11, 17], denn im Kapselsack belassene Reste von Viskoelastika fördern die Nachstarbildung [9].

## Schlußfolgerung

Eine ideale, für alle Situationen passende viskoelastische Substanz gibt es nicht. Die Art der Operation, die Erfahrung des Operateurs und nicht zuletzt die anatomischen Voraussetzungen müssen bei der Auswahl der jeweiligen Substanz in Betracht gezogen werden. Ist eine bessere Kohäsivität des Viskoelastikums zur Aufrechterhaltung von Raumkompartimenten oder als Gegendruck zum Glaskörper gewünscht, haben höherviskose Substanzen den Vorrang. Wenn eine bessere Oberflächenbeschichtungsfähigkeit benötigt wird, sollten Viskoelastika niedrigerer Viskosität eingesetzt werden. Bei dem heutigen Trend zur Kostendämpfung darf auch der wirtschaftliche Faktor nicht außer Acht gelassen werden. HPMC-Produkte sind preiswerter als die in der Herstellung aufwendigeren Glukosaminoglykane.

Alle Viskoelastika sollten am Ende der Operation wieder aus dem Auge entfernt werden, um Tensionsdekompensationen zu vermeiden. Es bleibt jedoch wieder dem Operateur und der Situation überlassen, ob die Substanz restlos abgesaugt wird, da damit eventuell ein größerer Endothelzellverlust oder eine Kapselruptur mit Glaskörperverlust in Kauf genommen werden muß. Wünschenswert wäre eine viskoelastische Substanz, die im Auge belassen werden kann und die sich dort problemlos abbaut, keinen Tensionsanstieg bewirkt und der Nachstarbildung entgegenwirkt.

## Literatur


1. Balasz EA, Freeman MI, Kloti R et al. (1972) Hyaluronic acid and replacement of vitreous and aqueous humor. Mod Prob Ophthalmol 10 : 3–21
2. Craig MT, Olson RJ, Mamalis N (1991) Air bubble endothelial damage during phacoemulsification in human eye bank eyes: the protective effects of Healon and Viscoat. J Cataract Refract Surg 17 : 21–26

3. Eisner G (1989) Rheology of viscoelastic tools: The basis for understanding new developments in viscosurgery. Eur J Implant Ref Surg 1 : 221–224
4. Fechner PU (1977) Methylcellulose in lens implantation. Am Intra-Ocular Implant Soc J 3 : 180–181
5. Fry LL (1989) Postoperative intraocular pressure rises: A comparison of Healon, Amvisc and Viscoat. J Cataract Refract Surg 15 : 415–420
6. Gimbel HV, Neuhann Th (1990) Development, advantages, and methods of the continuous circular capsulorhexis technique. J Cataract Refract Surg 16 : 1–37
7. Guthoff R, Wendl U, Böhnke M, Winter R (1992) Endothelschützende Wirkung hochvisköser Substanzen in der Kataraktchirurgie. Ophthalmologe 89 : 310–312
8. Kammann J, Dornbach G, Vollenberg C, Hille P (1991) Kontrollierte klinische Studie zweier viskoelastischer Substanzen. Fortschr Ophthalmol 88 : 438–441
9. Kammann J, Kreiner CF, Dornbach G (1993) Eigenschaften der verschiedenen viskoelastischen Produkte (Vortrag). 1er Symposium Suisse sur les Actualitées et Controverses en Phacoemulsification, 27. März 1993, Ascona
10. Koch DD, Liu JF, Glasser DB, Merin LM, Haft HR (1993) Comparison of corneal endothelial changes after use of Healon or Viscoat during phacoemulsification. Am J Ophthalmol 115 : 188–201
11. Kohnen T, v. Ehr M, Schütte E (1995) Postoperativer Druckverlauf in den ersten Tagen nach intraokularem Einsatz von Hyaluronsäure mit unterschiedlicher Viskosität. Klin Monatsbl Augenheilkd 207(1) : 29–36
12. Lane SS, Naylor DW, Kullerstrand LJ, Knauth K, Lindstrom RL (1991) Prospective comparison of Occucoat, Viscoat and Healon on intraocular pressure and endothelial cell loss. J Cataract Refract Surg 17 : 21–26
13. Liesegang TJ (1990) Viscoelastic substances in ophthalmology. Surv Ophthalmol 34(19) : 268–293
14. Miller D, Stegmann R (1980) Use of Na-hyaluronate in anterior segment eye surgery. Am Intra-Ocular Implant Soc J 6 : 13–15
15. Neuhann T, Neuhann Th (1995) Viskodissektion und kombinierte Viskokortexaspiration nach der IOL-Implantation. In: Rochels R et al. (Hrsg) 9. Kongreß der Deutschsprachigen Gesellschaft für Intraokularlinsen Implantation. Springer, Berlin Heidelberg New York Tokyo. S 41–44
16. Probst LE, Nichols BD (1993) Corneal endothelial and intraocular pressure changes after phacoemulsification with Amvisc Plus and Viscoat. J Cataract Refract Surg 19 : 725–730
17. Wedrich A, Menapace R (1992) Intraocular pressure following small-incision cataract surgery and polyHEMA posterior chamber lens implantation. J Cataract RefractSurg 18 : 500–505

# Einfluß von Healon und Ocucoat auf die Endothelfunktion und Morphologie

A. KLOSS, C.-C. ZÖLLER, M. HAGENAH, T. DAMMS und R. WINTER

**Zusammenfassung.** Ziel der Studie war die Überprüfung der Endothelverträglichkeit der Viskoelastika Healon und Ocucoat hinsichtlich ihrer Endothelverträglichkeit. Hierzu wurde der Einfluß dieser Substanzen auf die endotheliale Pumpfunktion anhand von transendothelialen Potentialmessungen in der Perfusion und auf die Endothelmorphologie in der Organkultur an Schweinehornhäuten überprüft. Unsere Ergebnisse zeigen, daß weder Healon noch Ocucoat einen schädigenden Einfluß auf das Endothel ausüben. Somit erscheinen uns beide Substanzen hinsichtlich der Endothelverträglichkeit als gleichwertig.

**Summary.** The purpose of this study was to investigate the impact of the viscoelastics Healon and Ocucoat on endothelial cell function and morphology. To evaluate the influence on pump function, the endothelium was perfused and the transendothelial potential was measured. Our results indicate that neither Healon nor Ocucoat had any damaging effect on endothelial function and morphology. Therefore, with regard to endothelial integrity, both substances appear to be suitable to serve as viscoelastics in anterior segment surgery.

## Einleitung

Das Endothel reguliert mit seiner Pump- und Barrierefunktion die korneale Hydratation. Die Pumpfunktion ist an einen aktiven transendothelialen Ionentransport gebunden, durch welchen ein transendotheliales Potential generiert wird. Eine Schädigung des Endothels oder seiner Funktion führt zur stromalen Quellung und Trübung der Hornhaut [2, 3]. Zum einen müssen intraokular verwendete Substanzen eine gute Endothelverträglichkeit besitzen, zum anderen kann durch Perfusionsversuche mit Messung des endothelialen Potentials deren Einfluß auf die Pumpfunktion geprüft werden. Healon (Na-Hyaluronat) und Ocucoat (Methylzellulose) werden in der Vorderabschnittschirurgie als viskoelastische Substanzen eingesetzt. Das Ziel dieser Studie war es, den Einfluß von Healon und Ocucoat auf den transkornealen Ionenfluß und somit auf die Pumpfunktion sowie die Morphologie des Hornhautendothels in der Organkultur zu untersuchen.

## Material und Methoden

Hierzu wurden jeweils 10 deepithelialisierte Schweinehornhäute mit Healon oder Ocucoat endothelial beschichtet und anschließend mit BSS plus eine halbe

D. Vörösmarthy et al. (Hrsg.)
10. Kongreß der DGII 1996

Stunde unter Raumbedingungen perfundiert. Um die Bedingungen während der Linsenimplantation (Auswaschphase) zu untersuchen, perfundierten wir jeweils 10 deepithelialisierte Schweinehornhäute mit 10% Healon oder 10% Ocucoat in BSS plus. Gemessen wurde die transendotheliale Potentialdifferenz. Als Kontrolle diente die Perfusion mit BSS plus. Zur weiteren Überprüfung der Endothelverträglichkeit wurden jeweils 12 Schweinehornhäute in MEM mit 10% FCS und 10% Healon bzw. 10% Ocucoat unter Organkulturbedingungen für 24 Stunden inkubiert [1]. Gemessen wurde der Endothelzellverlust in der Kultur gegenüber der Partnerhornhaut. Als Kontrolle diente die 24stündige Organkultur in MEM mit 10% FCS.

## Ergebnisse

Nach 10 Minuten Ausspülphase stabilisierte sich sowohl bei der Beschichtung mit Healon als auch mit Ocucoat ein transendotheliales Potential, welches nach schwachem kontinuierlichen Anstieg nach 30 min deutlich unter dem Ruhemembranpotential der Kontrollgruppe lag (Abb. 1 a und b). Ein signifikanter Unterschied zwischen Healon (PD = 0,24 ± 0,19 mV) und Ocucoat (PD = 0,16 ± 0,12

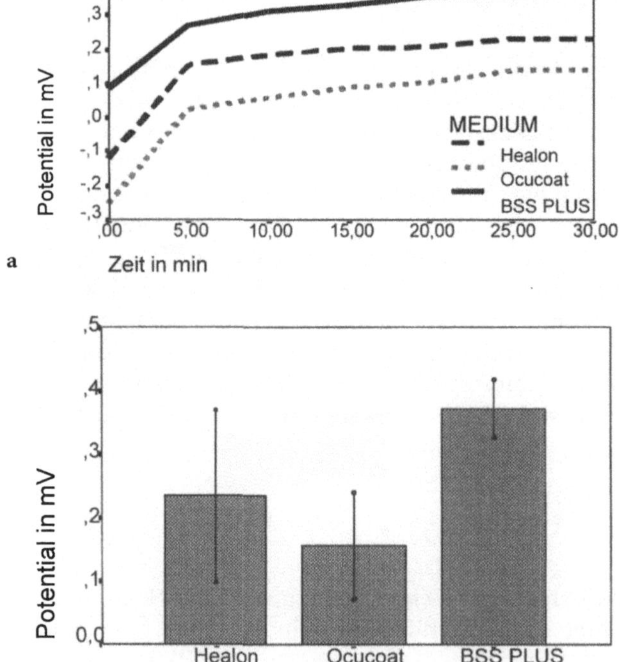


**Abb. 1 a, b.** Transendotheliales Potential **a** unter der Perfusion mit BSS-PLUS bei beschichtetem Endothel mit Healon bzw. Ocucoat, **b** nach 30 min Perfusion mit BSS-PLUS bei beschichtetem Endothel mit Healon bzw. Ocucoat: Mittelwert und 95% Konfidenzinterval (n = 10)

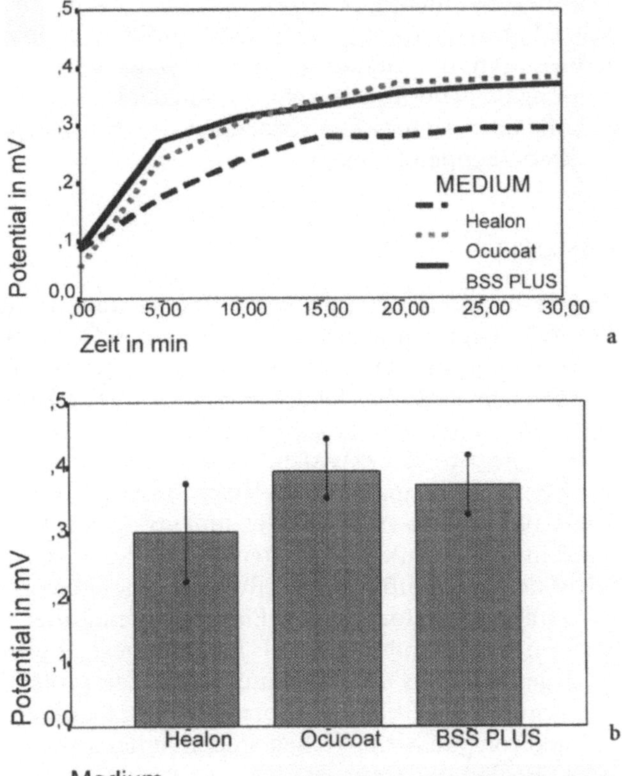


**Abb. 2 a, b.** Transendotheliales Potential **a** unter der Perfusion mit 10% Healon bzw. 10% Ocucoat in BSS-PLUS, **b** nach 30 min Perfusion mit 10% Healon bzw. 10% Ocucoat in BSS-PLUS: Mittelwert und 95% Konfidenzinterval (n = 10)

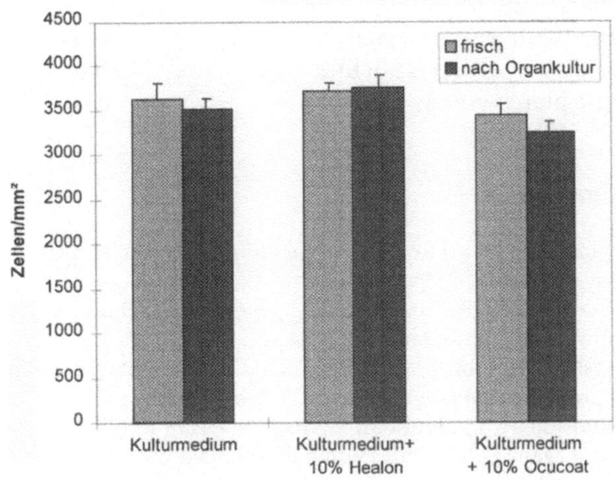


**Abb. 3.** Endothelzelldichte vor und nach 24-h-Organkultur: Mittelwert und Standardabweichung

mV) bestand nicht (p = 0,27). In der Perfusion mit jeweils 10% der viskoelastischen Substanzen zeigte sich kein signifikanter Unterschied (p = 0,066) zur Ruhemembranpotentialkurve der Kontrollgruppe (Abb. 2 a und b). Bei der Überprüfung der Endothelmorphologie in der Organkultur ergab sich ebenfalls kein signifikanter Unterschied bezüglich des Zellverlustes (p = 0,1066) der untersuchten Gruppen (Abb. 3).

## Diskussion

Unsere Ergebnisse zeigen keine Unterschiede in den Potentialdifferenzen bei Hornhäuten, die mit 10%iger Healon- bzw. Ocucoat-BSS-*PLUS*-Lösung perfundiert wurden im Vergleich zur Kontrolle. Bei den Perfusionsversuchen mit beschichtetem Endothel liegt das Potential zwar zunächst im negativen Bereich, steigt aber ebenfalls parallel zur Kontrolle mit BSS *PLUS* an.

Dies liegt unserer Ansicht nach an der zunächst stattfindenden Äquilibrierung der Spüllösung mit dem Viskoelastikum. Einen negativen Einfluß der Viskoelastika auf den endothelialen Ionentransport konnten wir somit nicht finden. Auch in der Organkultur zeigten die mit den Viskoelastika kokultivierten Hornhäute keinen signifikanten Zellverlust gegenüber den unter Standardbedingungen kultivierten Hornhäuten. Eine latente endotheltoxische Wirkung beider Substanzen konnte somit ebenfalls nicht festgestellt werden. Weiterhin konnten wir entgegen anderen Untersuchungen, die den protektiven Effekt beider Substanzen gegnüber Luftblasen [4] bzw. die Endothelfunktion nach Kataraktoperation anhand von pachymetrischen Studien untersuchten [5], keinen Unterschied zwischen Healon und Ocucoat hinsichtlich ihres Einflusses auf die Endothelfunktion feststellen.

Aus unseren Ergebnissen schließen wir, daß sowohl das Healon als auch das Ocucoat die physiologische und morphologische Integrität des Endothels nicht wesentlich beeinflussen. Somit scheinen uns Healon und Ocucoat hinsichtlich der Endothelverträglichkeit als viskoelastische Substanzen in der Kataraktchirurgie gleichwertig.

## Literatur


1. Böhnke M (1991) Corneal preservation in organ culture. Current Opinion in Ophthalmology 2 : 432–442
2. Edelhauser HF, Van Horn DL, Hyndiak RA, Schulz RO (1975) Intraocular irrigating solutions. Arch Ophthalmol 93 : 648–657
3. Fishbarg J, Lim JJ (1974) Role of cations, anions and carbonic anhydrase in fluid transport across the rabbit endothelium. J Physiol 241 : 647–675
4. Monson MC, Tamura M, Mamalis N, Olson RJ (1991) Protective effects of Healon and Ocucoat against air bubble endothelial damage during ultrasonic agitation of the anterior chamber. J Cataract Refract Surg 17 : 613–616
5. Pedersen OO (1990) Comparison of the protective effects of methylcellulose and sodium hyaluronate on corneal swelling following phacoemulsification of senile cataracts. J Cataract Refract Surg 16 : 594–596

# Heparinzusatz in der Infusionslösung bei der Kataraktoperation: antiinflammatorischer Effekt und Risiko von Vorderkammerblutungen

C. NIEDERSTADT, T. G. BÖMER und H. BLECKMANN

**Zusammenfassung.** Der Zusatz von Heparin in der Infusionslösung bei der Kataraktchirurgie mit Hinterkammerlinsenimplantation soll, wie von anderen Autoren [1, 2, 3, 4] berichtet, einen antiinflammatorischen Effekt beim Kaninchen und beim Menschen induzieren. Dieser Effekt könnte im Rahmen der Kataraktchirurgie einen weitern Sicherheitsfaktor gegen die Entwicklung einer peri-/postoperativen Inflammation mit Fibrinreaktion darstellen. In einer retrospektiven Studie untersuchten wir die antiinflammatorische Wirkung eines Heparinzusatzes (10 iE/ml) in der Infusioslösung anhand von 150 Kataraktpatienten, von denen 74 mit und 76 ohne Heparinzusatz operiert wurden. Aus den Ergebnissen dieser Untersuchung ließ sich ein antiinflammatorischer Schutz durch den Haparinzusatz in der Infusionslösung nicht verdeutlichen. Vielmehr zeigte sich ein vermehrtes Auftreten von postoperativen Hyphämata. Sogar bei Vorliegen potentieller Risikofaktoren innerhalb der Kontrollgruppe wie Diabetes mellitus oder arterieller Hypertonie, die zu einer Störung der Blut-Kammerwasser-Schranke führen können, fand sich eine geringere Anzahl von Hyphämata als in der Heparingruppe, so daß uns ein Zusatz von Heparin in der Infusionslösung nicht empfehlenswert scheint.

**Summary.** Heparin-containing infusion solutions during cataract surgery with posterior chamber lens implantation may induce an antiinflammatory effect in rabbits and human according to some authors [1, 2, 3, 4]. This effect could reduce peri- and postoperative complications by fibrin-clot formation after cataract surgery. To verify this we performed a retrospective study on 150 cataract surgery patients with 74 receiving a heparin-containing infusion (10 IU/ml) and 76 without heparin-containing infusion during surgery.

The findings of the present study could not support the antiinflammatory effect for heparin solution infusions. On the contrary, we saw a higher incidence of postoperative hyphema. Even patients with potential risk factors like diabetes and hypertension, which may alter the blood-aqeous barrier, showed fewer cases of hyphaema than patients treated with heparin. We conclude that the infusion with heparin-containing solutions during cataract surgery seems to be unfavorable.

## Einleitung

Zur Reduzierung einer inflammatorischen Vorderkammerreaktion steht Heparin im Rahmen der Kataraktchirurgie sowie auch der Einsatz von heparinbeschichteten Intraocularlinsen zur Diskussion. Beim Kaninchen [1, 3, 4] und beim Menschen [2] wurde bereits eine antiinflammatorische Wirkung im Rahmen der Kataraktoperation mit Hinterkammerlinsenimplantation beschrieben. Dieser positive Effekt von Heparin veranlaßte uns zum Einsatz von Heparin in der Infusionslösung bei unseren Kataraktoperationen, um einen zusätzlichen antiinflammatorischen Einfluß zu nutzen.

D. Vörösmarthy et. al. (Hrsg.)
10. Kongreß der DGII 1996

Heparin, ein polyanionisches Polysaccharid mit einem Molekulargewicht von 6.000–30.000, wird beim Menschen vornehmlich in den Mastzellen der Leber, der Lunge und der Darmmukosa gebildet und in Granula zusammen mit Histamin gespeichert. Die Gewinnung von Heparin zum therapeutischen Einsatz erfolgt aus Schweinemukosa oder Rinderlunge und kommt als Heparin-Na (Standard-Heparin) auf den Markt. Die Heparinwirkung in nicht retardierter Form (Heparin-Na)setzt sofort ein. Heparin hat eine Halbwertszeit von wenigen Stunden und interferiert in der Gerinnungskaskade über die Hemmung der Ausbildung von Prothrombin und Fibrinogen als Vorstufen des Fibrins. Darüber hinaus fördert Heparin die Entstehung von Fibrinspaltprodukten. Der konventionelle Einsatz von Heparin ist bei der Thrombose- und Emboliebehandlung wie auch bei der Thromboseprophylaxe lange etabliert.

## Patienten und Methode

Wir untersuchten retrospektiv 150 Patienten, die 1985 Katarakt operiert wurden. 74 Patienten waren der Heparingruppe und 76 Patienten der Kontrollgruppe zugeordnet. Das Patientenalter in der Heparingruppe lag bei 78,6 (± 10,3) Jahren und in der Kontrollgruppe bei 79,2 (± 10,1) Jahren, 78,4% Frauen und 21,6% Männer in der Heparingruppe, in der Kontrollgruppe 88,2% Frauen und 11,8% Männer.

Die Patienten innerhalb der Heparingruppe erhielten Heparin-Na in der Spüllösung während der Kataraktoperationen (10 iE/ml Ringerlaktatlösung). Alle Patienten erhielten eine unbeschichtete PMMA-Hinterkammerlinse (Typ Domilens Flex 60/12). Postoperativ erhielten alle Patienten eine subkonjunktivale Injektion von 20 mg Gentamycin und 4 mg Dexamethason. Lokal wurde Dexamethason in öliger Lösung appliziert.

Die Untersuchung der Patienten erfolgte bis zum 2. postoperativen Tag durch denselben Untersucher an der Spaltlampe hinsichtlich Fibrinreaktion und Hyphämata. Das Tyndall-Phänomen wurde von (+) bis (+++) graduiert. Ferner wurde der Augendruck gemessen und die Phakozeit dokumentiert. Risikofaktoren für eine Störung der Blut-Kammerwasser-Schranke (Diab. mell., art. Hypertonie, Koagulopathien) wurden bereits präoperativ eruiert. Zur Bestimmung der Signifikanz wurde der Fischer-p-Test durchgeführt.

In der Heparingruppe befanden sich 8 (11%) Patienten mit arterieller Hypertonie und 17 (24,3%) Patienten mit einem Diabetes mellitus. In der Kontrolle wiesen 14 (18,4%) Patienten eine arterielle Hypertonie und 18 (23,7%) Patienten einen Diabetes mellitus auf. Ein Glaukom war in der Heparingruppe bei 5 (6,8%) Fällen und in der Kontrolle bei 6 (7,9%) Fällen zu eruieren.

## Ergebnisse

Sowohl die Operationstechnik (Heparingruppe: 1 ECCE, 3 Operationen mit Pupilloplastik, mittlere Phakozeit 0,9 min; Kontrollgruppe: 3 ECCE, 5 Operationen

**Tabelle 1.** Befunde am 1. Tag postoperativ

| | Heparin (n = 74) | | Kontrolle (n = 76) | | Fischer-p-Test |
|---|---|---|---|---|---|
| | Anzahl | [%] | Anzahl | [%] | |
| Fibrin | 2 | 2,7 | 0 | 0 | 0,2417 |
| Hyphäma | 10 | 13,5 | 0 | 0 | 0,0003 |
| Tyndall + | 58 | 78,4 | 65 | 85,6 | – |
| Tyndall ++ | 3 | 4 | 11 | 14,5 | – |
| Tyndall +++ | 13 | 17,6 | 0 | 0 | – |
| IOD (mm Hg) | 21 (± 9) | – | 19 (± 6,1) | – | – |

mit Pupilloplastik, mittlere Phakozeit 1,1 min) als auch das allgemeine Risiko zur Blutungsneigung (Diabetiker in der Heparingruppe n = 18; Diabetiker in der Kontrollgruppe n = 18; art. Hypertonie in der Heparingruppe n = 8; art. Hypertonie in der Kontrollgruppe n = 14) war in beiden Gruppen vergleichbar. In der Heparingruppe trat bei 10 Patienten (13,5%), in der Kontrollgruppe bei keinem Patienten en Hyphäma auf. Bei einem der Patienten mit Hyphäma aus der Heparingruppe wurde eine Pupilloplastik durchgeführt. Die restlichen Hyphämata traten bei Patienten ohne besonderes Blutungsrisiko auf. Eine Fibrinreaktion trat bei 2 Patienten der Heparingruppe ohne komplikative OP und ohne erhöhtes Blutungsrisiko auf. In der Kontrollgruppe fand sich keine Fibrinreaktion (Tabelle 1).

## Diskussion

Bei chirurgischen Eingriffen am Kaninchenauge wird [1, 3, 4] über einen deutlichen antiinflammatorischen Effekt von Heparin berichtet. Diesen positiven Einfluß des Heparins konnten die Autoren [2] im Rahmen von durchgeführten Kataraktoperationen beim Menschen durch Laser-flare-cell-Photometrie bestätigen. Hier fanden sich am 1.–3. postoperativen Tag bei einer Patientengruppe mit Heparin deutlich weniger Entzündungszellen in der Vorderkammer als in einer Kontrollgruppe. Postoperative Blutungen wurden nicht beschrieben.

Im Gegensatz dazu konnten wir keine verminderte antiinflammatorische Vorderkammerreaktion bei der Anwendung von Heparin in einer Dosierung von 10 iE/ml erkennen. Vielmehr war ein dreifacher Tyndall-Effekt in den mit Heparin operierten Augen häufiger als in den Augen der Kontrollgruppe. Dies entspricht den in der Heparingruppe häufiger aufgetretenen postoperativen Hyphämata.

Die Befunde könnten darauf hinweisen, daß Heparin selbst zu einer Alteration der Blut-Kammerwasser-Schranke führt oder bei einer Störung derselben eine frühe postoperative Blutungsneigung unterstützt. Inwieweit Heparin möglicherweise durch eine modifizierte Dosierung zusätzliche Sicherheit bei der Standardkataraktchirurgie vermitteln kann, wäre durch weitere Untersuchungen festzustellen. Allerdings hat Heparin nur eine Halbwertszeit von wenigen Stunden, so daß schon am 1. postoperativen Tag eine antiinflammatorische Wirkung kaum mehr zu erwarten ist.

## Literatur

1. Apple David J et al (1992) Surv Ophthalmol 37/2 : 73–116
2. Kohnen T et al (1995) Ophthalmologe 92 : 297–302
3. Skorpik Ch (1987) 1. Kongreß DGII Gießen. Springer, Berlin Heidelberg New York Tokyo
4. Zaturinsky B et al (1990) Ophthalmic Surg 21/6 : 431–434

# Ein neues Verfahren zur schonenden Sterilisation von Intraokularlinsen

R.-C. Lerche, J. Draeger, M. Förtsch, G. Richard, A. Sammann und F. Helm

**Zusammenfassung.** In einer experimentellen Studie wird die Wirksamkeit und Verwendbarkeit der neuen $H_2O_2$-Niedrigtemperaturplasmasterilisation zur Sterilisation von Intraokularlinsen untersucht. Drei verschiedene Intraokularlinsentypen wurden mit dem gängigen Versuchskeim Bacillus stearothermophilus kontaminiert und anschließend sterilisiert. In den Versuchen wurde für alle Prüfobjekte Sterilität erreicht. Das Verfahren arbeitet ohne toxische Rückstände mikrobiologisch sicher, ohne daß es zu Materialschädigungen und Funktionsverlusten kommt.

**Schlüsselwörter:** Sterilisation, Intraokularlinsen, $H_2O_2$-Niedrigtemperaturplasmasterilisation (NTP), thermolabile Materialien.

**Summary.** In an experimental study the efficiency and applicability of the new $H_2O_2$ plasma sterilization technique in intraocular lenses were examined. Three different types of intraocular lenses were sterilized after contamination with the common test germ *Bacillus stearothermophilus.* Our tests resulted in sterility of all tested objects. This technique is microbiologically safe and does not involve toxical residues. It has no negative effects on the material or function of the sterilized objects.

**Key words:** sterilization, intraocular lenses, $H_2O_2$-low-temperature-plasmasterilization (LTP), thermolabile materials.

## Einleitung

Seit vielen Jahren sind auf dem Gebiet der Mikrochirurgie rasante Fortschritte gemacht worden, zum einen, um durch minimalchirurgische Eingriffe das Auge möglichst wenig zu schädigen, zum anderen, um neue Operationstechniken zu entwickeln und anwenden zu können. So ist die Kataraktoperation heutzutage die weltweit am häufigsten durchgeführte Operation.

Trotz vieler unterschiedlicher Sterilisationsverfahren stellt uns die Bereitstellung von chirurgischem Instrumentarium und Implantationsmaterial immer wieder vor Probleme. Zum eine fordern immer weiterentwickelte High-Tech-Geräte schonende Behandlung, zum anderen müssen strenge hygienische, mikrobiologische und toxikologische Auflagen eingehalten werden.

Zur Sterilisation von thermostabilen Materialien sind die Heißluft- und Dampfverfahren nach wie vor Methode der Wahl. Zum Sterilisieren thermolabiler Stoffe sind sie nicht geeignet, daher müssen zur Verhinderung von Material-

D. Vörösmarthy et. al. (Hrsg.)
10. Kongreß der DGII 1996

schäden andere Verfahren wie die Ethylenoxid- und Formaldehydbegasung oder die Gammabestrahlung angewandt werden. Gegen diese Verfahren bestehen aufgrund toxischer Aspekte jedoch berechtigte Zweifel.

Es muß also festgestellt werden, daß zur Zeit eine Sterilisation von thermolabilen Materialien – also auch von Intraokularlinsen (IOL) – nur durch erhebliche Kompromisse möglich ist.

Daher lag es nahe, die neue, bereits für chirurgisches Material getestete $H_2O_2$-Niedrigtemperaturplasmasterilisation (NTP) zur IOL-Sterilisation zu verwenden. Das Verfahren wirkt durch im Hochvakuum unter Anlegen einer elektromagnetischen Hochfrequenz entstandene Radikale mikrobiozid.

## Material und Methoden

### Intraokularlinsen

Es wurden drei verschiedene Intraokularlinsen in die Versuchsserie eingeschlossen. Die Linsen unterscheiden sich bezüglich ihres Materials (Polymethylmetakrylat (PMMA) und Polypropylen) sowie des Aufbaus ihrer Haptik. In zwei Versuchsserien dienten für jeden IOL-Typ je 2 Linsen als Kontroll- und je 5 Linsen als Prüfungsobjekte. Im einzelnen wurden getestet (s. auch Abb. 1):

1. Morcher IOL Typ 7S: retropupillare IOL aus einer bikonvexen PMMA-Optik mit drei offenen blauen Polypropylenschlingen.
2. Morcher IOL Typ 51: retropupillare IOL aus einem Stück PMMA mit bikonvexer Optik und zwei offenen Schlingen.
3. Chiron Adatomed IOL Typ 73 P: retropupillare IOL aus einem Stück PMMA mit bikonvexer Optik und tangential fixierter 320°-Kreisaufhängung.

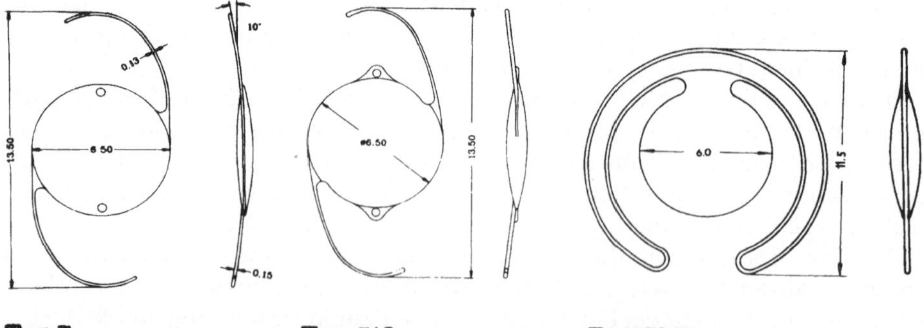


**Abb. 1.** Schematische Darstellung der 3 zu sterilisierenden Intraokularlinsen

### Testkeim

Zur Kontamination der Linsen wurde der zur Zeit für Validierungsversuche zur NTP-Sterilisation etablierte Testkeim Bacillus stearothermophilus verwendet [2]. Die vorliegende Sporensuspension lag in einer Konzentration von $10^8$ KBE/ml (koloniebildende Einheiten pro Milliliter) vor.

### Kontamination

Die Kontamination der Linsen erfolgte mit dem beschriebenen Testkeim, in dem 10 µl der Sporensuspension mit Hilfe einer Eppendorf-Pipette auf den Linsenscheitel aufgebracht wurden. Anschließend wurden die so präparierten Testobjekte für 2 Stunden in einem auf 37° C temperierten Brutraum zum Eintrocknen aufbewahrt, um dann in einer speziellen Polyäthylensterilisationsverpackung eingeschweißt zu werden. Diese Verpackungsform der zu sterilisierenden Objekte ist notwendig, da papier- und zellulosehaltige Materialien $H_2O_2$ absorbieren und somit die Wirksamkeit des Verfahrens beeinträchtigen. Metallbehälter verhindern die Induktion der Plasmaphase durch Abschirmung der elektromagnetischen Hochfrequenz und sind somit ebenfalls nicht geeignet.

### Sterilisation

Zur Durchführung der Sterilisationsversuche wurde ein STERRAD 100 Sterilisator der Firma Johnson & Johnson Medical GmbH benutzt.

Der Sterilisationszyklus durchläuft nach Beladung und Start folgende Phasen:

1. Vakuumphase (ca. 5 min): Erzeugen eines Hochvakuums von 26,6 kPa (200 m Torr).
2. Injektionsphase (3 min): automatisches Anstechen einer Wirkstoffkassette und Injektion von 1,8 ml 58%igem $H_2O_2$ in die Kammer, Druckanstieg auf 1064–1330 Pa (8–10 Torr).
3. Diffusionsphase (46 min): passive Diffusion des $H_2O_2$ auf alle Oberflächen der zu sterilisierenden Objekte, geringer Druckanstieg auf etwa 133 Pa (1 Torr).
4. Plasmaphase (15 min): Hochvakuieren auf ca. 66,5 Pa (500 m Torr), Plasmaerzeugung durch Hochfrequenz.
5. Belüftungsphase (ca. 5 min): Belüftung der Kammer bis zum Druckausgleich.

Die Gesamtdauer eines vollen Sterilationszyklus, der für die vorliegenden Versuche angewandt wurde, beträgt somit ca. 80 min.

### Keimrückgewinnung

Um die erforderliche Keimreduktion von mindestens 6 dekadischen Logarithmusstufen nachzuweisen, wurden die Linsen zur Keimrückgewinnung in jeweils

**Tabelle 1.** Ergebnisse von koloniebildenden Einheiten *(KBE)*, logarithmischen Keimzahlen *(lg)* und logarithmischen Reduktionsfaktoren *(lg (RF))* vor und nach Plasmasterilisation *(NTP)* von 3 Intraokularlinsen *(IOL)*

| Mittelwerte | IOL 7/17 | IOL 51 | IOL 73P |
|---|---|---|---|
| Vor NTP KBE/Linse | 2,52 E + 0,6 | 2,33 E + 0,6 | 2.21 E + 0,6 |
| Vor NTP lg (KBE/Linse) | 6,40 | 6,37 | 6,34 |
| Nach NTP KBE/Linse | 0 | 0 | 0 |
| Nach NTP lg (KBE/Linse) | 0 | 0 | 0 |
| lg (RF) | > 6,40 | > 6,37 | > 6,34 |
| Sterilität | ja | ja | ja |

5 ml sterilem Aqua dest. mit Glaskugeln für 1 Stunde maschinell bei 165 U/min ausgeschüttelt. Von jeweils 0,1 ml geeigneter Verdünnung der so gewonnenen Schüttelsuspensionen wurden anschließend Oberflächenplattenkulturen auf Caseinpepton-Sojamehlpepton-Agar-Oxid (CSA) angelegt. Die danach verbleibenden Restmengen an Schüttelsuspension von den Prüfojekten wurden außerdem durch bakteriendichte Filter der Porengröße 0,2 µm filtriert und ebenfalls auf CSA-Oberflächenplatten kultiviert. Die Bebrütung erfolgte bei 56° C für 48 Stunden. Aus den für die Kontrollobjekte einerseits und die Prüfobjekte andererseits ermittelten Keimzahlen wurden zunächst die Logarithmen zur Basis 10 gebildet. Das arithmetische Mittel der beiden Werte der Kontrollobjekte wurde als Logarithmus der Ausgangskontamination angenommen. Aus diesem und dem Logarithmus der Endkontamination jeder Linse nach Sterilisation wurde durch Division der logarithmische Reduktionsfaktor jeder einzelnen Linse gebildet. Schließlich wurde aus dem arithmetischen Mittel aller Reduktionsfaktoren ein Gesamtreduktionsfaktor als Orientierungswert für die gesamte Charge errechnet.

## Ergebnisse

Die Testkeimlösung hatte zum Untersuchungszeitpunkt eine Sporenkonzentration von 1,13 E + 08 KBE/ml. Nach Kontamination lag die durch Keimrückgewinnung bestimmte Sproenkonzentration der Kontrollobjekte bei 2,21, 2,33 und 2,52 E + 06 KBE/ml, was einem Logarithmus von 6,34, 6,37 und 6,40 zur Basis 10 entspricht.

Nach Sterilisation der Prüflinsen im Sterrad mit einer Injektions-/Diffusionsphase von 49 Minuten und einer Plasmaphase von 15 Minuten wurde nach

Keimrückgewinnung der Reduktionsfaktor berechnet. Bei allen Linsen wurde der Sterilitätsgrad erreicht, der logarithmische Reduktionsfaktor lag > 6,34, > 6,37 und > 6,40 (Tabelle 1).

## Diskussion

Die Problematik verschiedener Sterilisationsverfahren läßt sich besonders gut am Beispiel der Kunstlinsenimplantation im Bereich der Augenheilkunde erläutern.

1949 pflanzte Harold Ridley in London die erste künstliche Linse in ein menschliches Auge. Als Material verwendete er Polymethylmetakrylat (PMMA) – Plexiglas –, das völlig reaktionslos im Auge vertragen wurde. Er merkte rasch, daß die Linsen die Behandlung im Autoklaven und durch Heißluftsterilisation ausgesprochen übel nahmen – sie wurden trüb, sie wurden spröde. Als Alternative wurden die Linsen in konzentrierte Natronlauge eingelegt, was hinsichtlich der gewünschten Asepsis zum Erfolg führte. Es folgte die industrielle Massenfertigung von Linsen in Ampullen mit Natronlauge. Eine solche Linse muß vor dem Einpflanzen ins Auge sorgfältig abgespült werden, was unmittelbar vor dem Einsetzen mit etwas Kochsalzlösung geschah.

Etwa 20 Jahre wurde daraufhin in der ganzen Welt so verfahren, bis eines Tages eine solche Linse unabgespült eingesetzt wurde. Der sich danach entwickelnde Prozeß hatte fatale Folgen für das betroffene Auge, woraufhin die Verwendung derart sterilisierter und aufbewahrter Linsen verboten wurde.

Als Alternativen boten sich die Gammabestrahlung und die Begasung der Linsen mit Ethylenoxid oder Formaldehyd an. Bei der Gammabestrahlung führt eine bestimmte Strahlendosis zu einer Depolymerisation des PMMA, wobei das Aussehen der Linse völlig unverändert und unauffällig ist. Es entstehen jedoch hochtoxische Oligo- und Monomere, die schwerste Panophthalmien auslösen können. Weiterhin kommt es zu unerwünschten Elastizitätsänderungen beim als Haptik verwendeten Polypropylenschlingenmaterial [3]. Auch dieses Verfahren schied schließlich für die Linsensterilisation aus.

Bei der heute üblichen Begasung mit Ethylenoxid folgen noch immer schwere chronische postoperative Reizzustände. Plexiglaslinsen sind hervorragende Ethylenoxidspeicher, die auch nach der üblichen Entgasungsdauer noch hinreichend toxische Elemente enthalten, um eine chronische toxische Uveitis auszulösen. Toxikologische Untersuchungen zeigten, daß zusätzlich schädliche Nebenwirkungen auf das Hornhautendothel auftreten können [3, 4, 7, 10, 12].

Mit der $H_2O_2$-Niedrigtemperaturplasmasterilisation gibt es nun ein neues Verfahren, das thermolabile Intraokularlinsen effektiv und toxikologisch unbedenklich sterilisieren kann. Bisher durchgeführte Materialstudien und Versuche mit mikrochirurgischem Instrumentarium zeigten keine Materialschädigungen [1, 5, 6, 8, 9, 11].

Zusammenfassend kann gesagt werden, daß das Verfahren mikrobiologisch sicher arbeitet, und jegliche Art von Instrument – mit Ausnahme bestimmter absorbierender Materialien – sterilisiert werden kann, ohne daß es zu Materialschädigungen und Funktionsverlusten kommt. Zusätzlich ermöglicht dieses neue Verfahren den sofortigen Einsatz der Instrumente nach Abschluß der Sterilisation, lange Entlüftungszeiten wie nach der Ethylenoxidsterilisation entfallen. Die Plasmasterilisation belastet hierbei weder die Umwelt noch die zu sterilisierenden Materialien mit toxischen Substanzen. Aufwendige gesetzliche Sicherheitsvorschriften zum Schutze der Patienten und des Anwenders sind nicht einzuhalten. In Zukunft können sowohl thermostabile als auch thermolabile Instrumente in einer Charge gemeinsam sterilisiert werden, wa schon vor der Bearbeitung die Zusammenstellung klar definierter Operationssets ermöglicht.

## Literatur

1. Addy TO (1989) Low temperature plasma: "A new sterilization technology for hospital application." J & J Kilmer Conference in Moskau (Vortrag nicht veröffentlicht)
2. Beckert J, Mecke P (1991) "Begutachtung der sporiziden Wirksamkeit des Sterrad-Verfahrens." Lübeck (pers. Mitteilung)
3. Burk R, Hey H, Draeger J, Armbrecht U, Morszek M (1986) Zum heutigen Stand der PMMA-Intraokularlinsen-Sterilisation. Klin Monatsbl Augenheilkd 188 : 45–46
4. Draeger J, Prüter J-W (1990) Eignung verschiedener Verfahren zur Sterilisation von mikrochirurgischen Instrumenten. Ein Überblick über bisherige und zukünftige Verfahren. Klin Moantsbl Augenheilkd 197 : 133–137
5. Gundermann KO, Höller C (1992) Gutachten über die Wirksamkeit des Plasmasterilisators STERRAD der Fa. Johnson & Johnson Medical GmbH, Teil II. Kiel (pers. Mitteilung)
6. Hey H, Burk R, Rudolph M, Draeger J (1986) Bestimmung des Ethylenoxidrestgehaltes in Intraokularlinsen aus PMMA. Fortschr Augenheilkd 82 : 535–536
7. Jacobs PT (1990) Plasma Sterilization. J Health Mat Management, vol VII (5) : 49
8. Jacobs PT, Lin SM (1987) Hydrogen peroxide plasma sterilization system. US-Patent 4.643.876
9. Jordy A (1990) Niedrigtemperatur-Plasmasterilisation (NTP) im Krankenhausbereich – eine Alterantive zu Ethylenoxid (EO) und Formaldehyd (FO)? Krankenhyg Infektverh 12 : 167–180
10. Netter KJ (1992) Toxikologische Bewertung des Sterrad-Verfahrens zur Sterilisation verschiedener Materialien mit aktiviertem Wasserstoffperoxid. Johnson & Johnson GmbH, Marburg
11. Singh G, Böhnke M, v. Domarus D, Draeger J (1985) Toxicity of methods implant material sterilization on corneal endothelium. Ann Ophthalmol 17 : 727–730

# Sekundärimplantationen

# Transskleral nahtfixierte Hinterkammerlinsen: postoperative Ergebnisse in Abhängigkeit von der Indikation

A. Höhn, J.M. Schmidbauer und H. Höh

**Zusammenfassung.** Die *Fragestellung* dieser Untersuchung war, ob und in welchem Ausmaß unterschiedliche Indikationen zur transskleralen Nahtfixation einer Hinterkammerlinse die postoperativen funktionellen Ergebnisse und Komplikationen beeinflussen.

*Methode:* aus 58 Patienten mit transskleraler Nahtfixation an je 1 Auge wurden 4 Patientengruppen gebildet:

Gruppe A: Sekundärimplantation nach früherer unkomplizerter ICCE (n = 17). Gruppe B: Sekundärimplantation nach früherer komplizierter ICCE, bei denen mit der Sekundärimplantation eine gleichzeitige Vorderkammersanierung notwendig wurde (n = 8). Gruppe C: Implantation einer transskleral nahtfixierten Hinterkammerlinse im Anschluß an kompliziert verlaufene Kataraktoperation ohne Erhalt von ausreichenden Kapselstrukturen für eine Sulkusimplantation (n = 14). Gruppe D: Implantation einer transskleral nahtfixierten Hinterkammerlinse bei Ektopia oder Luxatio lentis nach intrakapsulärer Extraktion der Augenlinse in einem Eingriff (n = 4).

*Ergebnisse:* Der Ausgangsvisus von im Mittel 0,6 (0,2–0,9; n = 17) war am Ende des stationären Aufenthaltes in *Gruppe A* bei 12 Patienten (70,5%) erreicht (Median 0,45; 0,05–0,8), nach 3 Monaten lag der Visus ebenfalls bei 12 Patienten (70,5%) im Mittel bei 0,5 (0,1–0,8). Bei 3 der 4 Patienten mit einer postoperativen Visusreduktion von 2 Visuszeilen oder mehr erholte sich der Visus bis zur Kontrolle 3 Monate später. Der Grund für den passageren Visusabfall nach transskleraler Sekundärimplantation der Hinterkammerlinse bei 4 der 17 Patienten lag in einer Epitheliopathie der Hornhaut, einer flachen Aderhautamotio nach notwendig gewordener Goniotrepanation wegen eines erhöhten Augendruckes, einer fraglichen lichttoxischen Makulopathie und in einer chronischen Uveitis wegen eingeschwemmter Rindenreste in die vordere Augenkammer. Ebenfalls bei 4 Patienten stellte der weiterbetreuende Augenarzt 3 Monante postoperativ eine Visusminderung gegenüber dem Entlassungsbefund fest. Zweimal wurden hier Probleme mit der astigmatischen Korrektur angegeben, einmal sei eine Endotheliopathie aufgetreten und einmal wurde nach chronisch erhöhten Augendruckwerten ein zystoides Makulaödem beschrieben. Der Mittelwert des Augeninnendruckes lag präoperativ bei 15,4 ± 2,2 mmHg, postoperativ bei 16,8 ± 6,4 mmHg und 3 Monate postoperativ bei 14,8 ± 3,4 mmHg.

In *Gruppe B* (n = 8) bestand unabhängig von der Sekundärimplantation aufgrund begleitender pathologischer Veränderungen der Augen bei 5 Patienten, die zum Teil mit einem Bulbustrauma im Zusammenhang standen, ein reduzierter Ausgangsvisus von aphakiekorrigiert im Mittel 0,23 (0,08–1,0). Vergleiche mit der Gruppe A hinsichtlich der Visusentwicklung sind daher schlecht möglich gewesen. Bei 1 von 3 weiteren Patienten, die in der Gruppe B einen regelrechten Ausgangsvisus hatten, trat postoperativ eine Spätendophthalmitis auf. Trotz mehrerer Vitrektomien und zuletzt zirkulärer Retinotomie und Silikonöleingabe konnte keine Netzhautanlage erreicht werden. Der Visus war Lichtschein.

Bei einem Patienten wurde nach sekundärem Druckanstieg eine fistulierende Operation notwendig. Eine flache Aderhautamotio limitierte den Visus auch 3 Monate postoperativ noch

D. Vörösmarthy et al. (Hrsg.)
10. Kongreß der DGII 1996

erheblich. Der Augeninnendruck betrug präoperativ 16,5 ± 1,9 mmHg, postoperativ 13,85 ± 6,03 mmHg und 3 Monate postoperativ 16,6 ± 11,9 mmHg.

In *Gruppe C* ( n = 15) erreichten nur 4 von 14 Patienten (28%) am Ende des stationären Aufenthaltes den Ausgangsvisus oder lagen darüber. Der mittlere Visus von 0,2 verblieb auch nach 3 Monaten unverändert. Die Erklärung für diese ungünstige Visusentwicklung lag zum einen in einer bei 4 Patienten begleitenden visusreduzierenden pathologischen Veränderung der Augen, zum anderen in den aufgetretenen Komplikationen. Es wurde aufgrund eines medikamentös refraktären Sekundärglaukoms bei einer Patientin eine fistulierende Operation notwendig, ferner traten bei einer sehr unruhigen Patientin am Ende der Operation eine expulsive Blutung auf. Nach Explantation und transskleraler Nahtfixation einer Hinterkammerlinse in dieser Gruppe reagierte eine Patientin mit einer Endophthalmitis; 3 Monate postoperativ wurde bei einer anderen Patientin eine Uveitis beschrieben.

Der präoperative Augendruck lag im Mittel bei 16,8 ± 6,4 mmHg, am Ende des stationären Aufenthaltes bei 17,5 ± 4,5 mmHg, 3 Monate nach Operation bei 15,4 ± 5,0 mmHg.

In *Gruppe D* (n = 4) profitierten alle Patienten schon am Ende des stationären Aufenthaltes von der Operation mit enem durchschnittlichen Visusanstieg von präoperativ 0,06 (0,01–0,2) auf 0,3 (0,05–0,5), 3 Monate postoperativ lag der Visus im Mittel bei 0,45 (0,15–0,8). Der Augeninnendruck lag präoperativ bei 21,2 ± 10,0 mmHg – hier ist ein Patient mit Tensiowerten um 36 mmHg enthalten bei Zustand nach Contusio bulbi – postoperativ im Mittel bei 18,0 ± 2,94 mmHg und 3 Monate postoperativ bei 17 ± 5,3 mmHg. Bei einem Patienten war eine Glaukommedikation zur Druckregulation notwendig geworden. Ein Patient entwickelte in der Nachbeobachtungszeit ein Iris capture.

Passagere postoperative Druckanstiege kamen in der Gruppe A bei 6%, in der Gruppe B bei 37,5%, in Gruppe C bei 7% und in Gruppe D bei 25% vor.

*Schlußfolgerungen:* Ausgehend von unserer Fragestellung, inwiefern die Indikation für eine transsklerale Nahtfixation einer Hinterkammerlinse die postoperativen Ergebnisse und Komplikationen beeinflußt, läßt sich folgendes zusammenfassen: Patienten, die bei reizfreier IC-Situation einer transskleralen Nahtfixation einer Hinterkammerlinse zugeführt werden, müssen im stationären Verlauf zunächst mit einem Visusabfall von im Mittel 1–2 Zeilen rechnen. Im weiteren Verlauf adaptiert der Visus aber an die Verhältnisse vor der Operation. Wird noch der Vergrößerungseffekt mit entsprechendem Vorteil für das Lesen der Optotypen bei Aphakiekorrektur vor der Operation eingerechnet und die im Einzelfall nicht der Technik der transskleralen Nahtfixation anzulastenden Komplikationen bedacht, entsprechen sich der korrigierte Visus präoperativ, postoperativ und 3 Monate danach. Diesen Patienten mit reizfreier IC-Situation kann diese Art der Aphakiekorrektur empfohlen werden. Im Prinzip läßt sich dieses auch für Patienten sagen, deren Augen neben der IC-Situation noch andere begleitende pathologische Veränderungen aufweisen und den Ausgangsvisus nach Bulbustrauma, Uveitis und Amotio reduziert hatten. Hier waren die Visusverläufe in ihrer Tendenz ähnlich den Ergebnissen der Gruppe A.

Das Kollektiv der kompliziert verlaufenen Kataraktoperationen war im Altersdurchschnitt deutlich älter als in den anderen 3 Gruppen. Der Ausgangsvisus wurde ich dieser Gruppe gehäuft durch senile Makulopathie und vaskuläre oder glaukomatöse Optikopathie limitiert. Aber selbst unter Berücksichtigung dieser Umstände war die Visuserholung im postoperativen Verlauf verzögert. Patienten mit einer Linsenektopie profitieren schon früh von der IC-Linsenextraktion mit transskleraler Sekundärimplantation einer Hinterkammerlinse. Die subluxierte Linse stört durch die Exzentrik und der meist gleichzeitig vorliegenden Linsentrübung in zweifacher Hinsicht die Optik und limitiert daher den präoperativen Visus stärker als in den anderen Gruppen. Diesen Patienten kann die einseitige Extraktion der Linse mit transskleraler Hinterkammerlinsenfixation empfohlen werden.

**Summary.** The *idea* behind this investigation was to determine to whether and what extent a different indication for transsclerally sutured (TN-) IOLs is linked to the postoperative outcome. We implanted TN-IOLs in one eye of 58 patients. Four different groups were created: *group A*, secondary implantation after noncomplicated intracapsular cataractextraction (ICCE) elsewhere ($n = 17$); *group B*, secondary implantation after complicated ICCE elsewhere in which a surgical restitution of the anterior segment of the eye was necessary ($n = 8$); *group C*, implantation of a TN-IOL during cataract extraction with large defects of the posterior capsule, in which an implantation into the sulcus was not possible due to missing capsular remnants ($n = 14$); *group D*, secondary implantation during intracapsular cataract extraction in patients with ectopic or luxated lenses ($n = 4$).

*Results: Group A:* The mean preoperative visual acuity of 0.6 (range 0.2–0.9; $n = 17$) was achieved in 12 patients (70.5%) at the end of the hospitalisation period; the median was 0.45 (0.05–0.8). Three months postoperatively 12 patients also achieved the mean visual acuity of 0.5 (0.1–0.8). Three of 4 patients with a postoperative reduction in visual acuity of two lines or more recovered by the follow-up examination 3 months later. The reason for the drop of vision in four of 17 patients after secondary implant of the IOL was an epitheliopathy of the cornea in one case, a flat choroideal detachment after goniotrepanation (which was necessary due to a secondary increase in intraocular eye pressure), a questionable toxic maculopathy (which recovered 3 months later), and a chronic uveitis resulting from cortex remnants in the anterior chamber. Also in four patients, the ophthalmologist revealed 3 months postoperatively a drop in vision compared with the vision after surgery. In two cases, problems with the correction of astigmatism were acclaimed, in one case an endotheliopathy occurred, and in one case after a chronic increase in intraocular pressure a cystoid macular edema was observed. The mean intraocular pressure was preoperatively 15.4 ± 2.2 mmHg, postoperatively 16.8 ± 6.4 mmHg, and 3 months postoperatively 14.8 ± 3.4 mmHg. In *group B* ($n = 8$), five patients had limited vision due to pathologic involvement of the eye, which partly resulted from a trauma of the eyeball. The mean aphakic vision was 0.23 (0.08–1.0). For this reason, a comparision of development of the visual acuity between groups A and B is not possible. One of three patients with a normal visual acuity preoperatively developed an endophthalmitis with late onset postoperatively. Despite several pars plana vitrectomies and finally a circular retinotomy and implantation of silicon oil, a retinal reattachment was not achieved. The vision was light perception. After a secondary increase in intraocular pressure, a fistulating procedure on one patient was necessary. A flat choroideal detachment seriously limited the vision until 3 months postoperatively. The mean intraocular pressure was preoperatively 16.5 ± 1.9 mmHg, postoperatively 13.85 ± 6.03 mmHg, and 3 months postoperatively 16.6 ± 11.9 mmHg. In *group C* ($n = 15$), only four of 14 patients (28%) achieved the preoperative visual acuity by the end of the hospitalisation period. the mean visual acuity of 0.2 remained unchanged. The explanation for this unsatisfying visual development were pre-existing pathologic changes of the eyeball in four patients and complications in the postoperative period. In one patient who developed secondary glaucoma after a transscleral sutured intraocular lens, a fistulating procedure was performed as he did not respond to medical therapy. One restless female patient developed choroideal bleeding at the end of the surgery. After explantation and transscleral suturing of a posterior chamber lens, one female patient developed endophthalmitis, 3 months after surgery another patient developed auveitis. The mean preoperative intraocular pressure was 16.8 ± 6.4 mmHg, postoperatively 17.5 ± 4.5, and 3 months later 15.4 ± 5.0. In *group D* ($n = 4$) all patients felt a benefit from the operation by the end of the hospitalisation period. The mean vision increased from 0.06 (range 0.01–0.2) to 0.3 (range 0.05–0.5); 3 months postoperatively the visual acuity was 0.45 (range 0.15–0.8). The preoperative intraocular pressure was 21.2 ± 10.0 mmHg – including one patient with preoperative intraocular pressure of 36 mmHg after trauma of the eyeball – postoperatively the mean was 18.0 ± 2.94 mmHg, and 3 months postoperatively 17.0 ± 5.3 mmHg. In one patient, glaucoma medication was initiated; another developed an iris-capture syndrome. Intermittent postoperative increase in intraocular pressure was observed in 6% of group A, in 37.5% of group B, in 7% of group C, and in 25% of group D.

*Conclusions:* Considering our initial question of whether a different indication for a transsclerally sutured posterior chamber lens has an influence on the postoperative outcome, one can sum up as follows: Patients after intracapsular cataract extraction without complications, who undergo a secondary implantation of a transscleral sutured intraocular lenses must anticipate a drop of 1–2 visual lines immediately after surgery. In the following period, the vision adapts to the preoperative function. If one takes the magnifying effect of aphakic correction into account and considers that in some cases the technique of transscleral suturing is not responsible for individual complications, the corrected vision preoperatively postoperatively and 3 months later are equivalent. Those patients after non complicated IC extraction can be recommended for this preocedure. In principle, this is also valid for patients who have reduced vision after trauma of the eyeball, uveitis and retinal detachment surgery. Here the visual development resembles the results of group A. Patients who had large defects of the posterior capsule or the zonula during cataract surgery were much older than the other groups. Preoperative vision was limited by age-related macular degeneration and vascular and glaucomatous opticopathy. But even if these circumstances are taken into account, the postoperative visual recovery was delayed. Patients with an ectopic lens benefit soon after IC-lens extraction and transscleral secondary implantation of an IOL. An ectopic lens disturbs in two ways: by being excentric to the optical center of the eye and by an ophacic lens. The preoperative vision is therefore more limited than in the other groups. IC-lens extraction and transscleral suturing of the posterior chamber lens in one setting can be recommended for those patients.

## Einleitung

Ist aufgrund nicht ausreichender Kapselsackstrukturen eine sichere Implantation einer Hinterkammerlinse in den Sulkus nicht mehr möglich, kommen die transiridale oder transsklerale Fixation einer Hinterkammerlinse in Betracht. In dieser retrospektiven Studie soll eruiert werden, ob und in welchem Ausmaß die unterschiedlichen Indikationen für die transskleral nahtfixierten Hinterkammerlinsen einen Einfluß auf das visuelle Ergebnis und die peri- oder postoperativen Komplikationen haben.

## Material und Methoden

Zwischen November 1993 und August 1995 wurde bei 58 Patienten auf jeweils 1 Auge eine transskleral nahtfixierte Hinterkammerlinse implantiert. Erhoben wurden präoperativ, am Ende des stationären Aufenthaltes und durch den weiterbetreuenden Augenarzt 3 Monate postoperativ Visus, Tensio, Komplikationen und eine evtl. notwendige Medikation. 43 der an die niedergelassenen Kollegen versandten Datenerhebungsbögen gelangten in den Rücklauf und nur diese Patienten wurden in dieser Studie ausgewertet. Es wurden 4 Gruppen gebildet:

*Gruppe A* (n = 17): Bei diesen extern operierten Patienten bestand eine Aphakie nach unkompliziert verlaufener intrakapsulärer Kataraktextraktion.
*Gruppe B* (n = 8): Bei diesen extern operierten Patienten war nach der Extrak-

tion der Linse Iris- oder Glaskörper in den Wundspalt inkarzeriert, die Pupille teilweise synechiert, so daß hier neben der Sekundärimplantation eine Vorderkammersanierung notwendig wurde.
*Gruppe C* (n = 14): Bei diesen Patienten verlief die geplante extrakapsuläre Kataraktextraktion kompliziert (großflächige Kapsel- oder Zonuladefekte). Die verbliebenen Kapselreste erlaubten nicht mehr, eine Hinterkammerlinse in den Sulkus zu implantieren. Während der gleichen Operation wurde daher die Hinterkammerlinse transskleral nahtfixiert.
*Gruppe D* (n = 4) umfaßt Patienten mit Ektopia oder Luxatio lentis, bei denen eine intrakapsuläre Kryoextraktion mit transskleraler Nahtfixation einer Hinterkammerlinse in den Sulkus durchgeführt wurde.

3 Operateure implantierten über den Zeitraum von 20 Monaten in der Regel eine PMMA-HKL mit Fixationsösen an den Haptikscheiteln (Cilco CZ 70 BD, Fa. Alcon). Der Durchstich erfolgte in jüngerer Zeit von innen nach außen, um 1 bis 1/2 Uhrzeit zur Horizontalachse versetzt, um die langen hinteren Ziliararterien nicht zu gefährden. Als Nahtmaterial diente Prolene 10,0 an einer langen, gekrümmten Spatulanadel (CTC-6L, Fa. Ethicon). Anfangs wurde die Durchstichrichtung jedoch auch von außen nach innen gewählt. Die Intraokularlinse wurde in der Regel durch den Korneoskleralschnitt und die Pupillarebene in den retroiridalen Raum implantiert, später auch zunächst in die Vorderkammer gesetzt und dann die Haptiken mit Instrumenten einzeln durch die Pupille geschoben unter der Vorstellung, so den Sulcus ciliaris exakter zu treffen. Fixiert wurde der Prolenefaden durch eine lamellär verlaufene sklerale Rückstichnaht. Der Knoten wurde in einen vertikal oder lamellär präparierten Skleragraben bzw. Skleratasche versenkt, die mit Vicryl-rapid-8,0-Fäden verschlossen wurden.

## Ergebnisse

*Gruppe A:* Die Funktionswerte sind der Tabelle 1 zu entnehmen. Im Mittel waren die Patienten 69,9 ± 6,3 Jahre alt und zu 62,5% weiblich. Der Durchstich für die transsklerale Naht erfolgte zu 41% von innen nach außen, zu 47% von außen nach innen; bei 2 Patienten war die Durchstichrichtung nicht angegeben. In der Abb. 1 sind die Visusverläufe dargestellt. Am Ende des stationären Aufenthaltes hatten 12 von 17 Patienten (70,5%) den präoperativen Visus ± 2 Zeilen erreicht oder lagen darüber. Im Mittel lag der präoperative Visus bei 0,6 und postoperativ bei 0,45. Nach Ablauf von 3 Monaten lag der Visus ebenfalls bei 12 von 17 Patienten auf dem Niveau des präoperativen Visus (± 2 Zeilen). Der mittlere Visus betrug 3 Monate postoperativ 0,5. 4 der Patienten hatten postoperativ eine Visusreduktion von mehr als 2 Zeilen. 3 Patienten erholten sich bis zur Kontrolle 3 Monate später; bei einem Patienten blieb der Visus auf 0,1 reduziert (präoperativ 0,4).

Bei einem Patienten wurde wegen einer postoperativen Synechie des Glaskörpers zur Iris bei 12 Uhr eine Synechiolyse notwendig. Hiernach bestand eine Epitheliopathie der Hornhaut. 3 Monate später lag der Visus eine Zeile über dem

**Tabelle 1.** Sekundärimplantation nach früherer unkomplizierter ICCE, Gruppe A

| Pat. Nr | Pat.-Alter | Geschlecht | Nahtrichtung | Visus präop. | Tensio präop. | Visus postop. | Tensio postop. | Tage station. Aufenthalt | Visus, 3 Monate postop. | Tensio, 3 Monate postop. |
|---|---|---|---|---|---|---|---|---|---|---|
| 31 | 58 | m | I | 0,6 | 19 | 0,05 | k. A. | 7 | 0,7 | 19 |
| 11 | 63 | w | A | 0,80 | 17 | 0,6 | 13 | 14 | 0,8 | k.A. |
| 7 | 54 | w | A | 0,8 | 14 | 0,6 | 16 | 9 | 0,3 | 15 |
| 43 | 78 | m | I | 0,9 | 12 | 0,6 | 15 | 10 | 0,4 | k.A. |
| 45 | 70 | w | A | 0,6 | 15 | 0,1 | 10 | 41 | 0,4 | 15 |
| 52 | 75 | m | A | 0,6 | 13 | 0,4 | 20 | 8 | 0,8 | 13 |
| 55 | 75 | w | A | 0,4 | 14 | 0,4 | 20 | 11 | 0,1 | 16 |
| 39 | 67 | m | I | 0,8 | 17 | 0,6 | 35 | 11 | 0,4 | 21 |
| 14 | 66 | m | I | 0,7 | 14 | 0,5 | 20 | 12 | 0,5 | 10 |
| 15 | 79 | w | A | 0,4 | 18 | 0,1 | 12 | 23 | 0,1 | 14 |
| 16 | 77 | w | k. A. | 0,2 | 16 | 0,8 | 10 | 13 | 0,8 | 14 |
| 21 | 61 | m | A | 0,6 | 15 | 0,8 | k. A. | 12 | 0,5 | 13 |
| 25 | 70 | w | I | 0,6 | 16 | 0,6 | 18 | 6 | 0,5 | 15 |
| 57B | 70 | w | I | 0,8 | 19 | 0,1 | 19 | 15 | 0,6 | 19 |
| 57A | 70 | w | A | 0,5 | 16 | 0,3 | k. A. | 14 | 0,6 | 17 |
| 62 | 75 | m | I | 0,5 | 12 | 0,3 | 14 | 10 | 0,8 | 8 |
| 13 | k. A. | w | k. A. | 0,5 | k. A. | 0,4 | 13 | 12 | 0,5 | 13 |
| Mittelwert | 69,88 | m = 6 | I = 7 | 0,62 | 15,44 | 0,43 | 16,79 | 13,41 | 0,52 | 14,80 |
| Stand. abw. | 6,34 | w = 10 | A = 8 | 0,19 | 2,22 | 0,25 | 6,35 | 8,33 | 0,22 | 3,38 |
| Median | | | | 0,60 | 15,50 | 0,45 | 15,50 | 12,00 | 0,50 | 15,00 |

Erklärung der Abkürzungen: *I* von innen nach außen, *A* von außen nach innen, *w* weibliche Patienten, *m* männliche Patienten, *k. A.* keine Angaben.

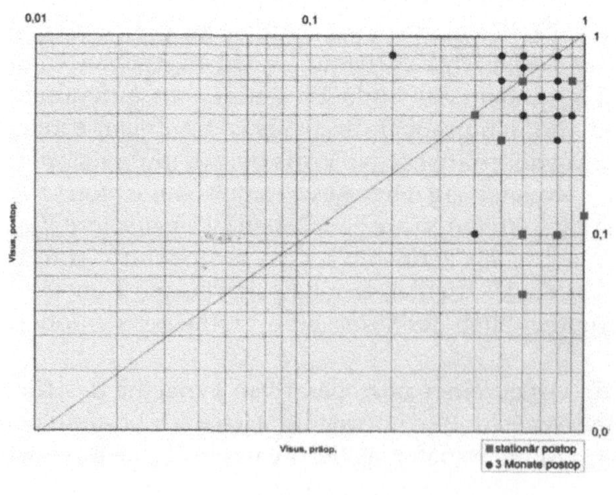


**Abb. 1.** Doppelt logarithmische Darstellung des prä- und postoperativen Visus bei Sekundärimplantation nach früherer unkomplizierter ICCE (n = 17, Gruppe A)

präoperativen Visus. Bei einer Patientin, bei der wegen eines sekundären Druckanstieges nach dem Legen eines transskleralen Fixationsfaden 4 Tage später eine Goniotrepanation notwendig wurde, vernarbte das Sickerkissen. Es wurde eine 3malige Bindehautnahtrevision erforderlich. 19 Tage nach der transskleralen Nahtfixation der Hinterkammerlinse kam es zur spontanen Normalisierung der Drucklage. Bei Entlassung aus der stationären Behandlung bestanden noch Hornhautrückflächenpräzipitate. Der korrigierte Visus betrug postoperativ 0,1, 3 Monate später 0,4 nach Rückgang einer flachen Aderhautamotio.

Bei einer Pateintin, die an beiden Augen mit einer transskleralen nahtfixierten IOL versorgt wurde, wurde postoperativ eine lichttoxische Makulopathie vermutet. Der korrigierte Visus erholte sich jedoch wieder bis zur Kontrolle 3 Monate später auf 0,6. Intraoperativ mobilisierte, aber nicht sichtbare Rindenreste schwemmten postoperativ in die vordere Augenkammer und unterhielten bei einer Patientin einen chronischen Reizzustand, der den Visus auch nach 3 Monaten noch auf 0,1 limitierte (korrigierter Visus präoperative 0,4). Eine Amotio retinae sine foramine kranial über 4 und kaudal über 4 Uhrzeiten machte 6 Wochen postoperativ bei einem Patienen eine stationäre Wiederaufnahme notwendig. Nach Cerclage, Exokryokoagulation und Exodrainage war der korrigierte Visus 0,5 (Ausgangsbefund korrigiert 0,7), eine diskrete Restamotio kaudal hatte sich zurückgebildet.

Bei einem Patienten bestand 3 Monate postoperativ ein korrigierter Visus von 0,5 (Ausgangsbefund korrigiert 0,6). 1 Jahr postoperativ wurde bei ihm eine Iridozyklitis mit fraglichem Makulaödem beschrieben. Der Visus hatte sich weitere 3 Monate später auf 0,8 erholt.

Bei 4 Patienten lag der Visus bei der Kontrolle durch den niedergelassenen Augenarzt 3 Monate postoperativ niedriger als am Ende des stationären Aufenthaltes.

Bei einem Patienten fiel der korrigierte Visus von 0,6 auf 0,4 ab ohne Angaben von Gründen. Die Achse des korrigierenden Zylinders drehte von postoperativ 25° auf 70° bei Kontrolle 3 Monate später.

Bei einem Patienten lag die Achse des postoperativen Hornhautastigmatismus wie auch präoperativ gegen die Regel, stieg aber auf zylindrisch 7,0 dpt an. Der korrigierte Visus lag bei 0,6. 2 Tage nach der 21/2 Monate später durchgeführten Hornhaut-T-Inzision war der visus 0,2 der Wert des korrigierenden Zylinders war 2,0 dpt/Achse 3°. Später ermittelte Werte für den Visus liegen uns nicht vor.

Bei einem Patienten reduzierte eine Endotheliopathie den korrigierten Visus bei Kontrolle auf 0,1, postoperativ hatte er noch 0,4 betragen.

Nach der transskleralen Nahtfixation stiegen bei einem Patienten die Druckwerte bis auf 35 mmHg an. Ein fistulierender Eingriff wurde abgelehnt. Der weiterbehandelnde Augenarzt stellte ein zystoides Makulaödem fest und therapierte mit Diamox oral. Der korrigierte Visus sank von 0,6 postoperativ auf 0,4 bei Kontrolle.

*Gruppe B:* In der Tabelle 2 sind die Funktionswerte zusammengefaßt. Die Patienten waren im Mittel 66,4 ± 14,7 Jahre alt und zu 63% weiblich. Die transsklerale Naht wurde zu 25% von innen nach außen und zu 62,5% von außen nach innen gelegt. Bei einem Patienten war die Nahtrichtung nicht dokumentiert. In der Abb. 2 ist ersichtlich, daß schon am Ende des stationären Aufenthaltes bei 87,5% der Patienten der Ausgangsvisus erreicht ist oder darüber liegt. Allerdings limitierte eine begleitende pathologische Veränderung bei 5 der 8 Augen den Ausgangsvisus erheblich.

**Tabelle 2.** Sekundärimplantation nach früherer komplizierter ICCE, Gruppe B

| Pat. Nr. | Pat.-Alter | Geschlecht | Nahtrichtung | Visus präop. | Tensio präop. | Visus postop. | Tensio postop. | Visus 3 Monate postop. | Tensio 3 Monate postop. |
|---|---|---|---|---|---|---|---|---|---|
| 19 | 52 | m | A | 0,6 | 17 | 0,7 | 5 | 0,9 | k. A. |
| 30 | 82 | w | A | 0,08 | 20 | 0,1 | k. A. | 0,16 | 12 |
| 33 | 86 | w | k. A. | 0,1 | 16 | 0,2 | 17 | 0,125 | 15 |
| 36 | 47 | m | I | 0,25 | k. A. | 0,5 | 12 | 0,025 | 15 |
| 44 | 78 | w | A | 0,8 | 17 | 0,8 | 16 | 0,8 | 17 |
| 54 | 63 | w | A | 1 | 17 | 0,125 | 8 | 0,001 | 0 |
| 58 | 54 | m | I | 0,2 | 15 | 0,4 | 16 | 0,3 | 17 |
| 28 | 69 | w | A | 0,08 | 14 | 0,08 | 23 | 0,04 | 40 |
| Mittelwert | 66,38 | m = 3 | A = 5 | 0,39 | 16,57 | 0,36 | 13,86 | 0,29 | 16,57 |
| Stand. abw. | 14,73 | w = 5 | I = 2 | 0,36 | 1,90 | 0,28 | 6,04 | 0,36 | 11,90 |
| Median | | | k. A. = 1 | 0,23 | 17,00 | 0,30 | 16,00 | 0,14 | 15,00 |

Erklärung der Abkürzungen: *I* von innen nach außen, *A* von außen nach innen, *w* weibliche Patienten, *m* männliche Patienten, *k. A.* keine Angaben, *Visus 0,001* Lichtschein.

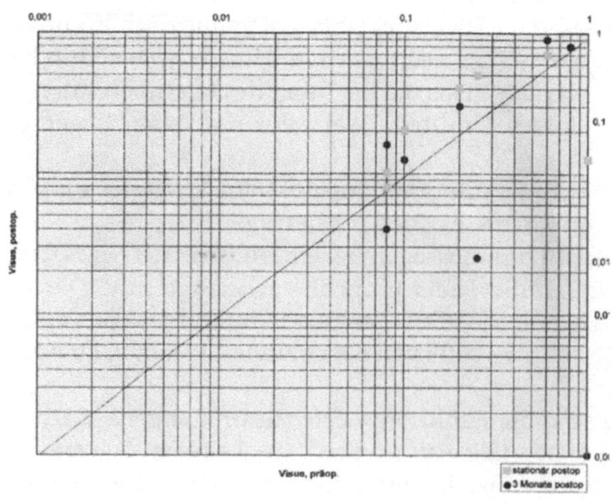


**Abb. 2.** Doppelt logarithmische Darstellung des prä- und postoperativen Visus bei Sekundärimplantation nach früherer unkomplizierter ICCE (n = 8, Gruppe B)

Bei einem Patienten war wegen einer Aphakie-Amotio 6 Jahre nach durchgeführter ICCE eine Cerclage mit Plombenaufnähung notwendig geworden. Der korrigierte Visus vor durchgeführter transskleraler nahtfixierter Hinterkammerlinse war 0,1 und besserte sich auch durch die Operation nur um 1 Zeile.

Bei einer auswärts durchgeführten ICCE mit Vorderkammerlinsenimplantation bestand postoperativ ein zystoides Makulaödem mit epiretinaler Membranbildung, außerdem eine Cornea guttata. Der Visus war korrigiert 1/12. Auch hier blieb der Visus nach sekundärer IOL-Implantation auf 0,1 reduziert.

Bei einem Patienten wurde 4 Jahre nach Contusio bulbi eine sekundäre Katarakt intrakapsulär entfernt. Wegen eines Strabismus divergens wurde 3 Jahre später eine kombinierte Schieloperation durchgeführt. Ein außerdem vorhandenes primäres Offenwinkelglaukom dekompensierte jedoch nach der Sekundärimplantation und machte einen fistulierenden Eingriff 6 Tage später notwendig. Der korrigierte Visus stieg von präoperativ 0,25 auf 0,5 an (Korrektur plan –3,5, Achse 80°). Aus nicht näher beschriebenen Gründen ermittelte der weiterbetreuende Augenarzt einen durch Refraktionsausgleich nicht besserungsfähigen Visus von 1/8. Nach telefonischer Erkundigung wurde für den April 1996 ein korrigierter Visus von 0,7 angegeben.

Bei Zustand nach perforierter Hornhautverletzung und traumatischer Aphakie 1978 bestand vor der Sekundärimplantation bei einem Patienten ein korrigierter Visus von 0,2, danach von 0,4 und fiel 3 Monate später um 1 Zeile ab.

Bei Zustand nach zahlreichen uveitischen Schüben bei zugrundeliegender Sarkoidose wurde 1994 bei einer Patientin außerhalb eine ICCE am linken Auge durchgeführt. Der präoperative korrigierte Visus war 1/12 und wurde durch die Sekundärimplantation nicht gebessert.

Aus diesem Grunde können Visusverläufe nach durchgeführter transskleraler Nahtfixation nur bei 3 Patienten beschrieben werden.

Bei einer Patientin war 1970 auswärts eine ICCE durchgeführt worden. Es erfolgte eine transsklerale Fixation einer Hinterkammerlinse im Juli 1993. Am 6. postoperativen Tag trat eine Endophthalmitis auf. Es wurden eine Vorderkammerspülung und eine Pars-plana-Vitrektomie mit antibiotischer Spüllösung durchgeführt. Wegen einer Amotio retinae von 2–9 Uhr erfolgte 7 Wochen später die stationäre Wiederaufnahme zur Cerclage, Exokryokoagulation und Exodrainage. Eine kaudale Traktionsamotio erforderte weiter 7 Wochen später eine Pars-plana-Vitrektomie, kaudale Retinotomie und Silikonöleingabe; der korrigierte Visus war hiernach 0,1. Die Netzhaut lag komplett an. Nach Silikonölablassung 1 Jahr später kam es zur kaudalen Reamotio. Es wurde eine zirkuläre Retinotomie und Silikonölwiedereinfüllung vorgenommen. Der Visus war hiernach Lichtschein.

Ein Patient besserte nach Sekundärimplantation (Zustand nach ICCE bei Cataracta traumatica) den Visus um 1 bzw. 3 Zeilen postoperativ bzw. 3 Monate danach bei Kontrolle.

Am Ende des stationären Aufenthaltes war bei allen Patienten der Augeninnendruck auseichend reguliert (Mittelwert 13,8 mmHg ± 6,0)

**Tabelle 3.** Kompliziert verlaufene geplante extrakapsuläre Kataraktextraktion, Gruppe C

| Pat. Nr. | Pat.-Alter | Geschlecht | Nahtrichtung | Visus präop. | Tensio präop. | Visus postop. | Tensio postop. | Visus 3 Monate postop. | Tensio 3 Monate postop. |
|---|---|---|---|---|---|---|---|---|---|
| 1 | 80 | w | A | 0,2 | 16 | 0,3 | 20 | 0,2 | 15 |
| 2 | 81 | w | I | 0,3 | 11 | 0,16 | 20 | 0,5 | 7 |
| 5 | 87 | w | A | 0,4 | 14 | 0,001 | 18 | 0,001 | 8 |
| 9 | 74 | m | A | 0,01 | 15 | 0,5 | 18 | 0,3 | 16 |
| 10 | 81 | w | k. A. | 0,1 | 18 | 0,125 | 18 | 0,15 | 15 |
| 18 | 79 | w | A | 0,2 | 14 | 0,1 | 20 | 0,2 | 20 |
| 22 | 70 | w | I | 0,4 | 17 | 0,01 | 26 | 0,001 | 19 |
| 23 | 69 | m | I | 0,8 | 14 | 0,3 | 10 | 0,4 | 22 |
| 35 | 89 | m | I | 0,2 | k. A. | 0,1 | 10 | 0,1 | 7 |
| 37 | 69 | w | A | 0,5 | 13 | 0,6 | 16 | 0,6 | 17 |
| 42 | 84 | w | I | 0,4 | 16 | 0,6 | 17 | 0,6 | 15 |
| 63 | 63 | m | I | 0,2 | 20 | 0,1 | 8 | 0,7 | 18 |
| 50 | 82 | m | k. A. | 0,025 | 14 | 0,055 | 19 | 0,05 | 15 |
| 32 | 92 | w | A | 0,1 | 37 | 0,04 | 12 | 0,14 | 22 |
| Mittelwert | 78,57 | m = 5 | I = 6 | 0,27 | 16,85 | 0,22 | 17,55 | 0,28 | 15,43 |
| Standardabw. | 8,48 | w = 9 | A = 6 | 0,21 | 6,48 | 0,22 | 4,55 | 0,24 | 5,02 |
| Median | | | k. A. = 2 | 0,20 | 15,0 | 0,13 | 18,00 | 0,20 | 15.50 |

Erklärung der Abkürzungen: *I* von innen nach außen, *A* von außen nach innen, *w* weibliche Patienten, *m* männliche Patienten, *k. A.* keine Angaben, *Visus 0,01* Handbewegung, *Visus 0,001* Lichtschein.

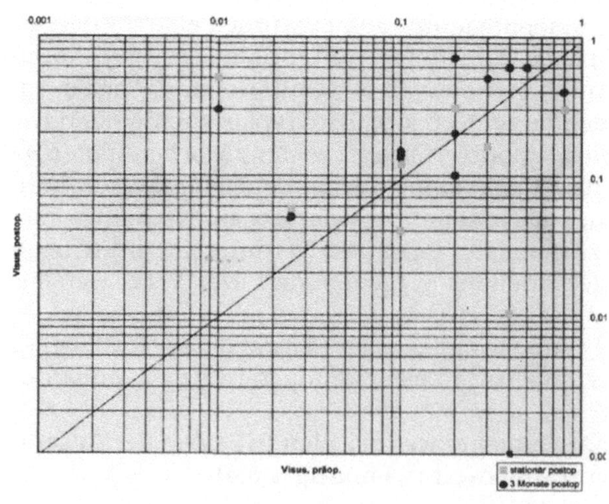


**Abb. 3.** Doppelt logarithmische Darstellung des prä- und postoperativen Visus bei Implantation einer transskleralen Hinterkammerlinse im Anschluß an komplizierter Kataraktoperation (n = 14, Gruppe C)

*Gruppe C:* In Tabelle 3 sind die Funktionswerte zusammengefaßt. Die Patienten waren im Mittel 78,5 ± 8,4 Jahre alt und zu 64% weiblich. In 42,8% war die transsklerale Nahtrichtung von innen nach außen, in 42,8% von außen nach innen; bei 2 Patienten war die Stichrichtung nicht dokumentiert. Aus der Abb. 3 ist zu ersehen, daß nur 4 von 14 Patienten (28,5%) am Ende des stationären Aufenthaltes den Ausgangsvisus erreichten oder darüber lagen. Der mittlere Visus lag sogar noch niedriger als der präoperative Visus. Auch nach 3 Monaten hatten nur 2 Patienten zusätzlich mit einem eindeutigen Visusanstieg reagiert. Der Median 3 Monate postoperativ blieb unverändert bei 0,2 im Vergleich zum Ausgangsbefund. Folgende individuellen Verläufe erklären die ungünstige mitttlere Visusentwicklung.

Bei einer Patientin wurde nach Kapselruptur die IOL nur temporal transskleral nahtfixiert, nasal in den Sulkus gedreht. Postoperativ kam es zur Dezentrierung, die eine transsklerale Nahtfixation auch nasal notwendig machte. Eine Choroidalamotio war noch 4 Monate nach der Operation nachweisbar; der korrigierte Visus stieg von postoperativ 0,16 auf 0,5 an.

Bei einer 87jährigen Patientin mit PCOWG trat am Ende der Operation bei verlängerter Operationszeit und sehr unruhigem Verhalten eine expulsive Blutung auf. Es wurden 2 Tage später 4 posteriore Sklerostomien angelegt, eine vordere Vitrektomie und eine Endotamponade mit Methylzellulose durchgeführt. Wegen einer zirkulären Amotio retinae erfolgte 3 Monate später eine Pars-plana-Vitrektomie mit Retinotomie bei 12 Uhr und eine Endotamponade mit Silikonöl. Hiernach lag die Netzhaut an. Visus: intakte Lichtprojektion.

Bei einer Patientin war nach Phakoemulsifikation mit Implantation einer Hinterkammerlinse in den Sulkus eine Dezentrierung der IOL aufgetreten. Nach Explantation und transskleraler Fixation der Hinterkammerlinse machte 3 Tage später eine Endophthalmitis die Pars-plana-Vitrektomie mit Spülung des Glaskörperraumes mit antibiotischer Lösung notwendig. Der Visus war hiernach Handbewegung: die Netzhaut lag ohne zusätzliche Endotamponade an.

Eine vordere Uveitis wurde 3 Monate postoperativ bei einer Patientin beschrieben. Der korrigierte Visus blieb unverändert im Vergleich zum Ausgangsbefund bei 0,2. Spätere Visusangaben waren nicht zu erhalten.

Bei einem Patienten war wegen eines konsekutiven, therapierefraktären Druckanstieges eine Erbiumlasersklerostomie 14 Tage postoperativ notwendig. Bei noch flacher Aderhautamotio war der korrigierte Visus bei Entlassung 0,5 und 3 Monate später 0,3. Bei einer zwischenzeitlich vom betreuenden Augenarzt angesetzten Glaukommedikation bestand Normotonie.

Bei einem Patienten mit chronisch-rezidivierendem Winkelblock kam es bei der Erbiumlasersklerostomie zu einem Linsenkapseldefekt; die Linse quoll auf. Die anschließende Kataraktoperation verlief kompliziert. Der präoperative Visus von 0,8 wurde auch 3 Monate nach der Operation nicht erreicht (korrigierter Visus = 0,4). Postoperativ bestanden eine hochblasige Aderhautamotio und ein passageres Hypotoniesyndrom.

Bei einem weiteren Patienten mußte wegen eines therapierefraktären Sekundärglaukoms nach transskleraler Nahtfixation 8 Tage später eine Goniotrepanation durchgeführt werden. Wegen einer passageren Bulbushypoptonie war der korrigierte Visus am Ende des stationären Aufenthaltes noch auf 0,1 limitiert, stieg aber 3 Monate postoperativ auf 0,7. Der Augeninnendruck war ohne zusätzliche Augenmedikamente gut reguliert.

Bei 4 Patienten war aufgrund visuslimitierender pathologischer Veränderungen am Auge nur mit einem begrenzten Visusanstieg zu rechnen. 2 über 90jährige Patientinnen hatten eine glaukomatöse Optikusatrophie bzw. nichtexsudative Makulopathie; bei einer 82jährigen Patientin bestand ebenfalls eine glaukomatöse Optikusatrophie. Der korrigierte Visus war nach 6 Monaten 0,1. Ein 82jähriger Patient hatte präoperativ eine sklerotische Optikopathie und senile Makulopathie. Der korrigierte Visus war 2 Jahre nach der Operation 0,2.

**Tabelle 4.** Sekundärimplantation im Anschluß an geplante intrakapsuläre Linsenextraktion bei Ektopia/Subluxatio lentis, Gruppe D

| Pat.-Nr. | Pat.-Alter | Geschlecht | Nahtrichtung | Visus präop. | Tensio präop. | Visus postop. | Tensio postop. | Visus 3 Monate postop. | Tensio, 3 Monate postop. |
|---|---|---|---|---|---|---|---|---|---|
| 26 | 58 | m | I | 0,025 | 19 | 0,4 | 21 | 0,8 | 25 |
| 27 | 82 | w | k. A. | 0,01 | 36 | 0,05 | 16 | 0,15 | 14 |
| 29 | 37 | w | A | 0,2 | 15 | 0,5 | 15 | 0,5 | 14 |
| 60 | 42 | w | I | 0,1 | 15 | 0,2 | 20 | 0,4 | 15 |
| Mittelwert | 54,8 | m = 1 | I = 2 | 0,08 | 21,25 | 0,29 | 18 | 0,46 | 17 |
| Standardabw. | 20,2 | w = 3 | A = 1 | 0,09 | 10,01 | 0,2 | 2,94 | 0,27 | 5,35 |
| Median | | | k. A. = 1 | 0,06 | 17 | 0,3 | 18 | 0,45 | 14,5 |

Erklärung der Abkürzungen: *I* von innen nach außen, *A* von außen nach innen, *w* weibliche Patienten, *m* männliche Patienten, *k. A.* keine Angaben, *Visus 0,01* Handbewegung.

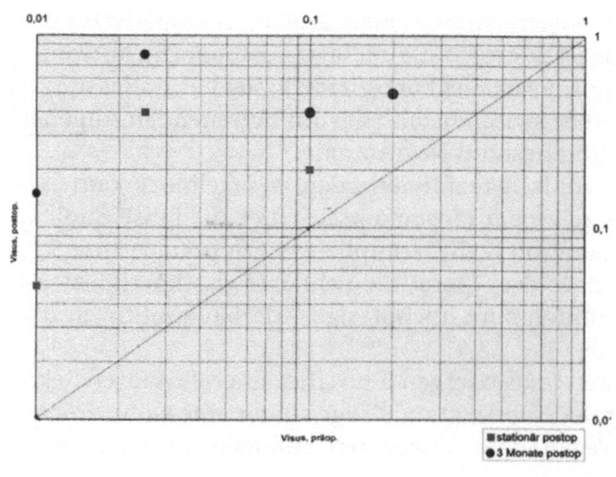


**Abb. 4.** Doppelt logarithmische Darstellung des prä- und postoperativen Visus bei transskleraler Hinterkammerlinse bei Ektopia oder Luxatio lentis (n = 4, Gruppe D)

*Gruppe D:* Die Funktionswerte sind der Tabelle 4 zu entnehmen. Die Patienten waren im Mittel 54,7 ± 20,25 Jahre alt und zu 75% weiblich. Die Nahtrichtung war 2mal von innen nach außen, 1mal von außen nach innen, 1mal war sie nicht dokumentiert. Aus Abb. 4 ist ersichtlich, daß bei allen 4 Patienten ein Visusanstieg am Ende des stationären Aufenthaltes wie auch 3 Monate postoperativ im Vergleich zum Ausgangsbefund zu verzeichnen war.

Bei einem Patienten mit Subluxatio lentis nach Contusio bulbi 1 Jahr zuvor war eine vordere Vitrektomie mit Kryoextraktion der Linse durchgeführt worden. Der Visus stieg von 1/40 auf 0,4. Der weiterbetreuende Augenarzt applizierte wegen anhaltender Druckerhöhungen einen lokalen Betablocker.

Bei einer Patientin mit Subluxatio lentis und Heterochromie der Iris trat nach Kryoextraktion und Nachlegen eines transskleralen Haltefadens zur Zentrierung der HKL bei Pupillenerweiterung ein Iris capture auf. Der korrigierte Visus stieg von 0,2 auf 0,5. Von einer operativen Revision wurde bei sonst guter Pupillenfunktion abgesehen.

## Diskussion

Die Technik der transskleralen Nahtfixation einer Hinterkammerlinse in der Kataraktchirurgie hat sich für diejenigen Patienten etabliert, bei denen eine Sulkus- oder Kapselsackimplantation mangels ausreichender Kapselsackstrukturen nicht möglich ist.

Methodisch sind zahlreiche Varianten für die transsklerale Fixation beschrieben worden [1, 3, 8, 9, 10]. Bezüglich der Durchstichrichtung haben sich zwei Techniken etabliert: von innen nach außen und von außen nach innen.

Über den Zeitraum der bei uns durchgeführten Sekundärimplantationen sind diese beiden Varianten in den 4 Gruppen etwa gleichmäßig verteilt. Lediglich in Gruppe B wurde 5mal von außen nach innen, nur 2mal von innen nach außen transskleral durchstochen.

Endoskopische Kontrollen haben bei der Stichrichtung von außen nach innen eine hohe Variabilität in der Trefferquote des Sulcus ciliaris aufgezeigt [1], wobei insbesondere der Bulbustonus eine Rolle spielte. Bei weichem Bulbus während einer kompliziert verlaufenden Kataraktoperation ist die Lage des Sulkus anhand äußerlich sichtbarer anatomischer Strukturen nicht ohne weiteres abzuleiten. Wegen des geringeren Zeitaufwandes für das Anschlingen des Fadens an die Haptik der IOL bevorzugen wir in jüngerer Zeit den Durchstich von innen nach außen mit der schleifenförmigen 10,0-Prolenenaht [6].

### Visusentwicklung

In den Gruppen A und B ist die Altersverteilung der Patienten etwa identisch. Bei 4 Patienten in der Gruppe A war der Visus zum Zeitpunkt der Entlassung aus stationärer Behandlung im Vergleich zum präoperativen Befund reduziert. Bei 3 dieser Patienten erholte sich der Visus bis zur Kontrolle 3 Monate später. Nur ein Patient mit reaktiver Uveitis nach Ausschwemmung von Rindenresten blieb auch bei der Kontrolluntersuchung 3 Monate später in seinem Visus bei 0,1 limitiert.

Bei 4 Patienten dieser Gruppe, die zum Zeitpunkt der Entlassung aus stationärer Behandlung einen dem Aufnahmestatus entsprechenden Visus hatten, wurde durch den weiterbehandelnden Augenarzt ein Visusabfall von 2 oder mehr Zeilen ermittelt. Die Gründe hierfür lagen in 2 Fällen in Problemen mit der zylindrischen Korrektur (bei einem Patient wurde 2 Tage zuvor eine T-Inzision durchgeführt), ein Patient lehnte eine fistulierende Operation bei Druckwerten um 35 mmHg ab. Würden diese jeweils 4 von 17 Patienten in der postoperativen Phase und 3 Monate postoperativ in der Statistik nicht berücksichtigt werden, wäre der mittlere Visus in beiden Gruppen identisch mit dem präoperativen Visus (Median 0,6).

In der Gruppe B hatten 5 der 8 Patienten trotz Aphakiekorrektur einen präoperativ erheblich reduzierten Visus wegen einer begleitenden pathologischen Veränderung des Auges. Nur 3 der 8 Patienten hatten präoperativ einen korrigierten Visus von 0,6 oder besser. Fänden nur diese 3 Patienten in der Verlaufsstatistik Berücksichtigung, läge der mittlere Visus postoperativ wie auch 3 Monate postoperativ bei 0,7 bzw. 0,8.

Wegen des unterschiedlichen Ausgangsbefundes ist ein Vergleich der Visusverläufe zwischen den Gruppen A und B nur eingeschränkt möglich (Median präoperativer Visus Gruppe A = 0,6, Gruppe B = 0,23).

In der Gruppe C (n = 14) entsprach das mittlere Lebensalter von 78,6 Lebensjahren etwa dem Altersdurchschnitt für Kataraktpatienten und lag damit deutlich höher als in den 3 Vergleichsgruppen. Bei 4 Patienten lag vor der Sekundärimplantation eine visuslimitierende pathologische Begleiterkrankung des Auges vor. 2 Patienten erlitten postoperativ eine den Visus erheblich reduzierenden Komplikation, die gemessen an der Gesamtzahl aller durchgeührten intraokularen Eingriffe sehr selten auftritt und nicht als typisch für die transsklerale Nahtfixation einer Hinterkammerlinse angesehen werden darf. Würden diese Patienten nicht Eingang in die Statistik finden, läge der mittlere Visus präoperativ bei 0,35, postoperativ bei 0,3 und 3 Monate postoperativ bei 0,45. Der mittlere Visusanstieg läge also auch bei diesem korrigierten Kollektiv bei nur 1 Zeile.

In Gruppe D sind die Patienten im Mittel jünger als in den 3 anderen Gruppen: 54,7 Lebensjahre. Der sehr geringe präoperative mittlere Visus liegt in der subluxierten und getrübten Linse begründet. Bei einer Patientin bestand ein Pseudoexfoliationssyndrom mit subluxierter Linse, außerdem ein Zustand nach Glaukomoperation 14 Jahre zuvor. Die Druckwerte waren unter zusätzlicher antiglaukomatöser Therapie ausreichen eingestellt. Die Patientin hatte einen Visusanstieg von Fingerzählen auf lediglich 0,15. Visuslimitierende Komplikationen traten in dieser Grupe nicht auf.

## Konsekutive Druckanstiege

Konsekutive Druckanstiege nach transskleralen Nähten sind durch die Reizung evt. durchstochener Ziliarkörperzotten oder durch die Reibung der Haptik bei nicht optimaler Positionierung zu erklären [9].

Werden bei dezentrierter IOL sekundär zusätzliche transsklerale Fixationsfäden notwendig für die Zentrierung, ist operationstechnisch das exakte Treffen des Sulcus ciliaris gelegentlich erschwert. Die 3fache Aufhängung der IOL erzeugt am Ziliarkörper möglicherweise eine verstärkte Reizung. Bei einem Patienten in Gruppe A wurde 4 Tage nach Legen des transskleralen Fixationsfadens eine Goniotrepanation notwendig, da die Druckspitzen konservativ nicht zu kompensieren waren. Eine postoperative Tensioentgleisung bei bestehendem PCOWG wurde auch in anderen Untersuchungen beschrieben [7].

Bei einem Patienten der Gruppe B war nach der transskleralen Nahtfixation ebenfalls eine fistulierende Operation notwendig geworden: Hier bestand ein Zustand nach ICCE 1985 bei Cataract complicata mit sekundärem Offenwinkelglaukom nach Contusio bulbi.

Bei einem Patienten der Gruppe D bestand ein Zustand nach Contusio bulbi mit präoperativen Tensiowerten um 36 mmHg. Nach IC-Extraktion der Linse und transskleraler Sekundärimplantation normalisierte sich die Tensiolage. Eine Glaukommedikation war nicht notwendig.

## Sekundäre Amotio retinae

Bei einer Patientin der Gruppe A war 1987 eine ICCE durchgeführt worden Bei der 6 Wochen nach unkompliziert verlaufener Sekundärimplantation mit Durchstich von innen nach außen aufgetretenen Amotio retinae konnte kein Foramen gefunden werden. Mit der gelegten Cerclage konnte die Netzhaut zur Anlage gebracht werden. In einer anderen Studie [7] erfolgte 10 Wochen nach traumatisch verlaufener Kataraktoperation die stationäre Wiederaufnahme wegen einer rhegmatogenen Amotio mit Hufeisenforamen. Ob das Foramen durch die traumatisch verlaufene Kataraktoperation bedingt oder als Folge der transskleralen Implantation der HKL zu sehen war, konnte nicht entschieden werden.

## Endophthalmitis

Die Durchstichtechnik von innen nach außen erspart die Verknotung des Haltefadens an der Haptik und damit Zeit. Der Zeitfaktor ist unseres Erachtens wesentlich für die Gefahr einer Keimeinschleppung in die vordere Augenkammer. Dieses gilt auch für akkumulierte Operationszeit bei aufeinanderfolgenden Operationen am selben Auge. Bei der Patientin der Gruppe C war nach verlängerter Phakozeit nur eine unvollständige Implantation in den Kapselsack gelungen. 5 Tage später erfolgte nach erfolglosem Versuch der Rotation der HKL in den Kapselsack die Explantation der HKL und eine transsklerale Nahtfixation. Die 3 Tage später folgende Endophthalmitis war möglicherweise Folge der verlängerten Operationszeiten gewesen.

Die Patientin aus der Gruppe B erlitt am 7. postoperativen Tag eine Endophthalmitis. Diese Spätform beruht in der Regel auf einer Infektion mit Hautkeimen. Bei unserer Patientin gelang kein Keimnachweis. Eine Möglichkeit für die Minimierung der Kontamination der IOL ist das Ablegen auf die Operationsabklebefolie während der Manipulationen an der Haptik. Die Keimbesiedlung über den als Docht fungierenden Prolenefaden wird durch ein Verlegen der Naht und des Knotens innerhalb der Sklera vermieden. Bei unseren Patienten trat keine späte (nach Wochen oder Monaten) Form der Endophthalmitis auf.

Bei der Patientin aus Gruppe B erfolgte die Operation in Juli 1993, bei der Patientin aus Gruppe C im Februar 1995, beide waren zeitlich also unabhängig voneinander. Die Durchstichrichtungen waren ebenfalls verschieden.

### Andere Komplikationen

In der Gruppe A wurde 3 Monate postoperativ durch den niedergelassenen Kollegen eine Iridozyklitis beschrieben. In einer anderen Studie wurde bei 2 von 4 Patienten mit uveitischer Reaktion ein auch fluoreszenzangiographisch persisitierendes Makulaödem nach Ablauf von 3 Monaten nachgewiesen [2]. Als Grund für einen postoperativ protrahierten Visusanstieg wurde in anderen Untersuchungen in 4 von 44 Fällen über eine Uveitis mit Sekundärglaukom oder einer persistierenden Aderhautamotio nach Explantation der IOL berichtet [2]. Insgesamt wurde jedoch nach dieser Studie der Ausgangsvisus bei mehr als der Hälfte der Patienten erreicht und übertroffen.

## Schlußfolgerungen

Die transsklerale Fixationstechnik für eine Hinterkammerlinse stellt unseres Erachtens in technisch optimierter Technik und ausreichender Erfahrung des Operateurs eine geeignete Methode als Sekundärimplantation dar, wenn ausreichende Kapselsackstrukturen für eine sichere Sulkusimplantation fehlen. Die erheblichen Unterschiede in der postoperativen Visusentwicklung der 4 von uns untersuchten Gruppen machen es jedoch erforderlich, die Patienten auf den zu erwartenden Verlauf der Sehschärfe und insbesondere den evtl. verzögerten Anstieg der postoperativen Sehschärfe (hier insbesondere bei der Implantation im Anschluß an eine kompliziert verlaufene extrakapsuläre Kataraktoperation), hinzuweisen.

## Literatur

1. Althaus Chr, Sundmacher R (1992) Transscleral suture fixation of posterior chamber intraocular lenses through the ciliary sulcus: endoscopic comparison of different suture techniqes. German J Ophthalmol 1 : 117–121
2. Althaus Ch, Sundmacher R, Wester R (1991) Transsklerale Hinterkammerlinsenfixation – Gelöste und weiterhin offene Fragen. In: Wenzel et al. (Hrsg) 5. Kongreß DGII. Springer, Berlin Heidelberg New York Tokyo. S 605–613
3. Busin M, Brauweiler P, Böker T, Spitznas M (1990) Complications of sulcus supported intraocular lenses with iris sutures, implanted during penetration keratoplasty after intracapsular cataract extraction. Ophthalmology 97 : 401–406
4. Dahan E (1989) Implantation in the posterior chamber without capsular support. J Cataract Refract Surg 15 : 339–343

5. Höh H, Ruprecht K, Nikoloudakis N, Palmowski A (1993) Preliminary results followng implantation of iris-suture-fixated posterior chamber lenses. German J Ophthalmol 2 : 70–75
6. Mittelviefhaus H (1992) Refinement of the technique in transcleral suture fixation of posterior chamber lenses. Ophthalmic Surg 23 : 496–498
7. Mittelviefhaus H, Grehn F (1991) Transsklerale Hinterkammerlinsenfixation – 4 Jahre Erfahrung. In: Wenzel et al. (Hrsg) 5. Kongreß der DGII. Springer, Berlin Heidelberg New York Tokyo. S 597–604
8. Sen HA, Smith PW (1990) Current trends in suture fixation of posterior chamber intraocular lenses. Ophthalmic Surg Vol 21 No 10 : 689–695
9. Sundmacher R, Althaus Chr (1993) die operationstechnischen Grundlagen der transskleralen Einnähung von Hinterkammerlinsen. Klin Monatsbl Augenheilkd 202 : 320–328
10. Sundmacher R, Althaus C, Wester R (1991) Experience with transscleral fixation of posterior chamber lenses. Graefe's Arch Clin Exp Ophthalmol 229 : 512–516

# Transsklerale Fixation von Intraokularlinsen mit artifizieller Irisblende als Bestandteil rekonstruktiver operativer Maßnahmen nach schweren Bulbusverletzungen

H. Hermeking und E. Gerke

**Zusammenfassung.** Schwere Endophthalmitiden oder Verletzungen können im Vorder- wie auch im Hinterabschnitt zu multiplen pathologischen Veränderungen führen, die unter anderem eine postentzündliche bzw. traumatische Aniridie oder aber ein ausgedehntes Iriskolobom beinhalten können. Bei 4 Patienten mit dieser Ausgangssituation wurde neben weiteren operativen Maßnahmen eine sklerafixierte Linse mit artifizieller Irisblende im Rahmen der Vorderabschnittsrekonstruktionen eingenäht mit der Zielsetzung, eine funktionelle und auch kosmetisch zufriedenstellende Situation zu erlangen.

In allen 4 Fällen waren der Sklerafixation der Hinterkammerlinse mit Irisblende Eingriffe vorangegangen, die die jeweilige Befundsituation am Bulbus regulierten. Bei stabilisierten Bulbusverhältnissen wurde dann eine im Design speziell konzeptionierte und biometrisch wie kosmetisch an den betreffenden Patienten angepaßte Linse mit Kunstiris implantiert. Die begleitenden operativen Maßnahmen entsprachen den unterschiedlichen Ausgangsbefunden gemäß der Natur der Verletzung.

*Ergebnisse:* In allen 4 Fällen ließ sich die Linse mit Kunstiris problemlos einnähen. In 3 Fällen war die optische Zone der Linse zentriert, in einem Fall bestand eine leichte Dezentrierung nach oben. Hier war bei einer temporär begrenzten postoperativen Chorioidalamotio eine passagere Verkippung zu beobachten. Das funktionelle Ergebnis korrellierte in allen Fällen mit dem anatomischen Befund. Das beste Ergebnis war ein Visus von cc = 0,8; das schlechteste Ergebnis betrug cc = 0,1 (Idemvisus).

*Folgerung:* Die HKL mit artifizieller Iris erwies sich bei allen 4 Patienten als wichtiger Bestandteil rekonstruktiver Maßnahmen sowohl in funktioneller als auch in kosmetischer Hinsicht.

**Schlüsselwörter:** Aniridie, Aphakie, sklerafixierte Irisblenden – IOL.

**Summary.** Severe endophthalmitis or ocular trauma can lead to multiple pathological changes of the anterior and posterior segment including postinflammatory and traumatic aniridia as well as large iris coloboma.

In four patients showing these conditions, in addition to further operative interventions an intraocular lens with artificial iris diaphragm was implanted by transscleral suture fixation in order to achieve a satisfactory solution from the functional and cosmetic point of view.

After stabilization of the postinflammatory or posttraumatic alterations by appropriate operative procedures, a specially designed intraocular lens with artificial iris diaphragm was implanted, taking into account biometric and cosmetic features of each individual patient.

*Results:* In all four cases, implantation of the intraocular lens with artificial iris posed no serious problems. In all but one case, the optical zone was centered, in the remaining case there was a slight decentration towards the top and a temporary tilting of the lens due to postoperative choroidal detachment. Functional results were correlated with the anatomic situation. Best corrected visual acuity ranged from 0.8 to 0.1 (Idem Visus).

D. Vörösmarthy et al. (Hrsg.)
10. Kongreß der DGII 1996

*Conclusions:* The intraocular lens with artificial iris proved to be an integral part of reconstructive measures in all four patients both from the functional and cosmetic point of view.

**Key words:** aniridia, aphakia, transsclerally fixated artificial iris diaphragm intraocular lenses

## Einleitung

Schwere Verletzungen des Bulbus können zu einer Aniridie oder zu einem Iriskolobom führen. In der Regel gehen diese Verletzungen einher mit mehr oder weniger schweren Schädigungen der anderen okulären Gewebe. Dementsprechend kann aus ihnen unmittelbare Erblindung resultieren [1, 6]. In einigen Fällen sind jedoch die die Aniridie oder das Kolobom begleitenden Verletzungen nicht so ausgedehnt, so daß chirurgische Interventionen zwecks funktioneller und kosmetischer Rehabilitation sinnvoll erscheinen.

Auch Endophthalmitiden können beispielsweise durch Beteiligung des Pigmentblattes der Iris zu irreversiblen Irisretraktionen in den Kammerwinkelbereich führen. Daraus resultiert eine max. irreversible Mydriasis und eine funktionelle Aniridie. Sofern die funktionelle Prognose dieser Augen aufgrund des Gesamtbildes der Verletzungen bzw. der anatomischen Veränderungen nicht limitiert erscheint, versorgen wir diese durch unterschiedliche operative Maßnahmen im Rahmen der Vorder- und Hinterabschnittschirurgie. Bestandteil dieser Versorgung ist ein mit der Fa. Ophtec entwickeltes Irisblendenintraokularlinsenkonzept für die Sklerafixation.

## Material und Methode

Dem Anwender stand bislang bei entsprechendem Bedarf, d. h. bei Iriskolobom bzw. Aniridie im Falle von fehlendem kapsulärem Diaphragma ein begrenztes Angebot an Intraokularlinsen mit artifizieller Irisblende zur Verfügung. Dabei bieten sich zwei unterschiedliche künstliche Blenden an: eine schwarz eingefärbte Blende aus Polykarbonat mit 1%iger Transmission und eine Blende aus in PMMA eingelassenem Pigmentfarbstoff in den Farben blau/grau, grün und braun (Abb. 1). Hier liegt die Transmission bei 3%. Während die Polykarbonatblende in einem Design mit C-Haptik mit und ohne Öse für Sklerafixation bzw. für die Kapselsackimplantation vorliegt [7, 8], ist die Pigmentfarbstoffblende in Form einer Lobster-Claw-Linse realisiert. Letzteres Design setzt eine noch IOL-tragfähige Iris voraus. Die schwarze Polykarbonatlinse ist vor allen Dingen in kosmetischer Hinsicht in vielen Fällen für die Patienten eine unbefriedigende Lösung. Aus diesem Grund haben wir die Pigmentfarbstoffblendenversion aufgegriffen und ein eigenes Konzept entwickelt, daß sich insbesondere im Design neu orientiert und gleichzeitig eine dem Partnerauge angepaßte Farbwahl ermöglicht.

Der Durchmesser unserer artifiziellen Irisblende beträgt 9 mm, die Optik und damit die artifizielle Pupille 4 mm, der Haptikdurchmesser insgesamt 13,75 mm. Auf die übliche C-Haptik wurde bewußt verzichtet, da bei angestrebter Sklera-

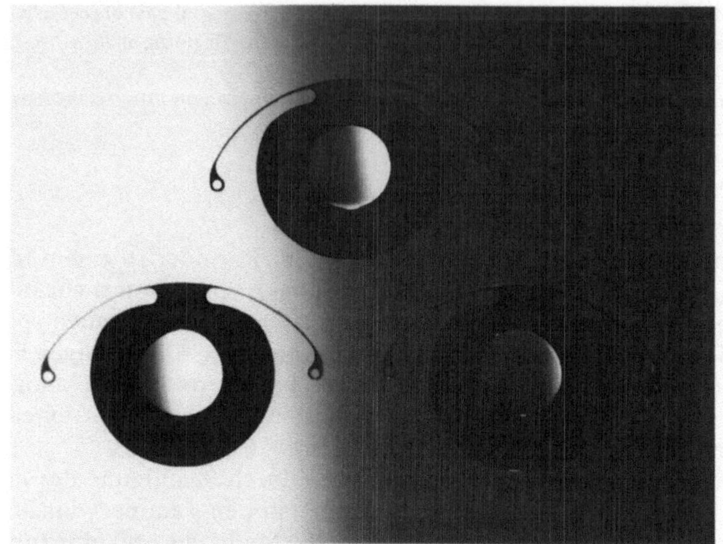
1

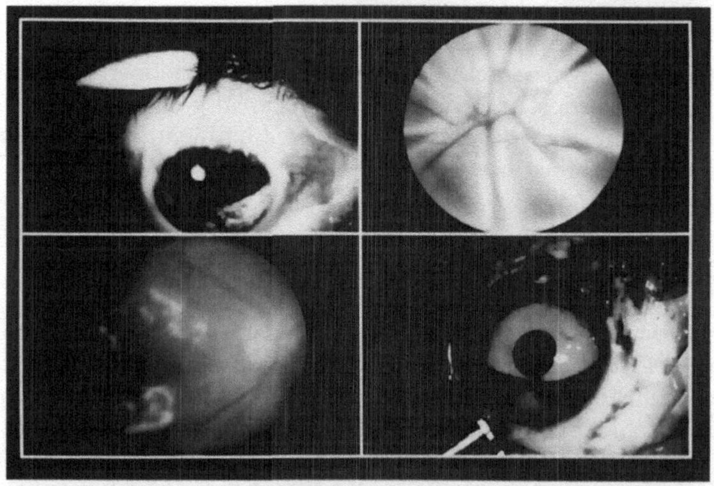
2

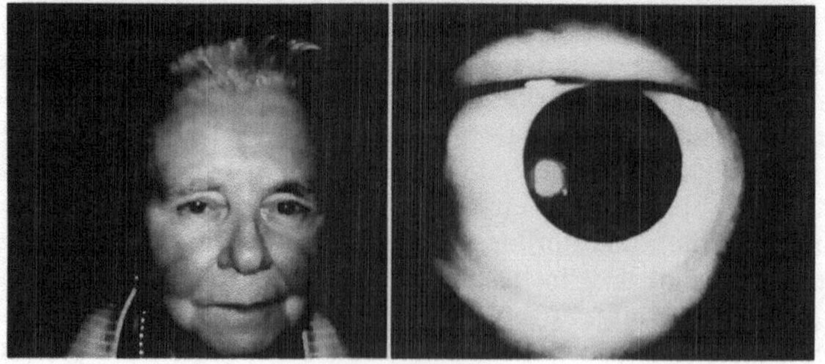
3

fixation bei nicht bestehender Kondition zu einer Implantation durch die Pupille bzw. durch die Kapsulorhexis in den Kapselsack hier keine Notwendigkeit für diese Haptikform gesehen wurde. Das Design ermöglicht, daß der senkrecht zur 13,75 mm großen Haptikachse stehende Durchmesser mit 9 mm möglichst klein gehalten werden kann. Dadurch läßt sich die Inzisionsgröße, die zur Implantation der Irisblendenlinse benötigt wird, auf 9 mm beschränken. Sie ist damit lediglich nur 2 mm größer als die von uns verwandte Sklerafixationslinse ohne Irisblende (Ophtec PC 279Y) mit 7-mm-Optik.

Der im PMMA-Material eingelassene Pigmentfarbstoff ist toxikologisch unbedenklich; das Material und das Press-molding-Herstellungsverfahren gibt der Haptik eine große Flexibilität. Letzteres ist bei der Größe der Irisblendenintraokularlinse (Haptikochse 13,75 mm) insbesondere beim Implantationsvorgang von Bedeutung. Die patientenbezogenen Daten (Biometrie/Farbe des Partnerauges) werden jeweils der Herstellungsfirma mitgeteilt; die spezielle Linse wird daraufhin entsprechend angefertigt. Mit einer Herstellungsdauer von durchschnittlich 3 Monaten muß dabei gerechnet werden. Dieser letztere Punkt bedeutet derzeit, daß es sich bei der Einnähung der Linse nach der Primärversorgung jeweils um einen elektiven Eingriff handeln muß. Die Technik der Einnähung erfolgte im Rahmen eines modifizierten Außenstiches mit Proleneschlaufenfäden [3–5].

## Patienten

Wir berichten hier über die 4 ersten Patienten, die mit der o. g. Irisblendenprothetik versorgt wurden.

Die Ausgangsbefunde gestalten sich entsprechend der Ätiologie ausgesprochen heterogen (Tabelle 1). Bei Patient 1 lag als Initialbefund eine foudroyant verlaufende Endophthalmitis nach extern durchgeführter Phakoemulsifikation vor. Als Primärmaßnahme erfolgte die Pseudophakosexplantation unter Einschluß des Kapselsackes mit sorgfältiger Vorderkammerspülung und Hypopyonentfernung. Gleichzeitig wurde im Anschluß an die Vorderabschnittsmaßnahmen eine pars-plana-Vitrektomie mit ausgiebiger Entfernung entzündlicher präretinaler Membranen ausgeführt.

Bei prompter Beherrschung der Endophthalmitis entwickelte die Patientin aufgrund des entzündlichen Pigmentblattverlustes der Regenbogenhaut eine max. Mydriasis im Sinne einer funktionellen Aniridie. Gleichzeitig bildete sich

◀ **Abb. 1.** Die neukonzeptionierte Irisblendenintraokularlinse in den drei verfügbaren Farben. Spezifikas der Linse sind im Text enthalten.

**Abb. 2.** Stadien des Patienten 4 bei anamnestisch durchgemachter perforierender Verletzung: Die **beiden oberen** Abbildungen dokumentieren den Aufnahmebefund mit Iriskolobom und PVR-Aphakieablatio. Die **unteren** Bilder zeigen **links** die wieder angelegte Netzhaut unter Silikonöltamponade und **rechts** die in situ liegende Irisblendenlinse intraoperativ.

**Abb. 3.** Patientin 1 ein Jahr postoperativ nach Versorgung mit eingenähter Irisblendenlinse, rechts in der Übersicht und links nach Fadenentfernung nach perforierender Keratoplastik. Die intraokulare Prothetik weist einen zentralen Sitz der artifiziellen Pupille auf.

**Tabelle 1.**

| Patient | 1 | 2 | 3 | 4 |
|---|---|---|---|---|
| Ausgangsbefund | Endophthalmitis nach Katarakt-OP | Bulbus perf. Verletzung | perf. Verletzung bei Pseudophakie mit Verlust des Pseudophakos | anamnestisch perf. Verletzung, PVR-Aphakieablatio |
| Primärmaßnahmen | Pseudophakosexplantation, ppV | Übernähung HH- und Sklera, Plombe | Übernähung | PMMA-Silikonöldiaphragma, Cerclage |
| Verlaufskomplikationen | Hornhautpannus, Sekundärglaukom, fkt. Aniridie | Linsentrübung, zykl. Membran mit Hypotonie | zyklitische Membran mit Hypotonie, Sekundärglaukom | Silikonöl in der VK |
| Maßnahmen | Zyklokryokoagulationen | Linsenabsaugung | anteriore Vitrektomie, Zyklokryokoagulationen | VK-Spülung, Andoiridektomie, Laserkoagulation |

**Tabelle 2.**

| Patient | 1 | 2 | 3 | 4 |
|---|---|---|---|---|
| Sklerafixation einer Aniridielinse kombiniert mit | Keratoplastik | Vorderabschnittsrevision, anteriore Vitrektomie mit Membranektomie | – | Entfernung des PMMA-Diaphragmas, Silikonölablassung, Decalin |
| Spätkomplikationen | – | Ablatio | Hypotonie | – |
| Maßnahmen nach Sklerafixation einer Aniridie-IOL | – | Cerclage | Silikonölauffüllung | – |

ein kompletter Pannus der Hornhaut aus. Dies stellte die Indikation für die Sklerafixation einer Irisblenden-IOL in Kombination mit einer perforierenden Keratoplastik dar (Tabelle 2).

Die Patienten 2 und 3 erlitten schwere Verletzungen und wiesen konsekutive großflächige Irisschädigungen im Sinne von gleichzeitig vorliegenden Kolobomen auf. Die Primärversorgung richtete sich bei ihnen nach der Natur der Verletzung (Tabelle 1).

Patient 4 (Abb. 2) stellte sich mit einer PVR-Aphakieablatio bei anamnestisch durchgemachtem Trauma vor. Bei ihm lag ein über 180° reichendes Iriskolobom in der oberen Zirkumferenz vor. Dieses Kolobom machte die temporäre Einnähung eines PMMA-Diaphragmas [2] für die durchzuführende Silikonölchirurgie erforderlich. Grundsätzlich hätte die später nach Entfernung dieses PMMA-Diaphragmas eingenähte Irisblenden-IOL auch als Diaphragma dienen können; sie war jedoch zum Zeitpunkt der netzhautchirurgischen Versorgung nicht verfügbar (s. o).

Die Verlaufskomplikationen nach der Primärversorgung aller 4 Patienten sind im wesentlichen in Tabelle 1 wiedergegeben. Allen Patienten gemeinsam war, daß im Vordergrund dieser Komplikationen Abweichungen vom normotensiven Zustand auftraten; teils entwickelten sich Sekundärglaukome; bei Patient 2 und 3 traten zyklitische Membranen auf, die zu Hypotonie führten und chirurgisch entsprechend entfernt werden mußten. Die Sekundärglaukome wurden mit Zyklokryokoagulationen behandelt.

Die Sklerafixation einer Aniridie-IOL war bei den Patienten 1, 2 und 4 kombiniert mit anderen, insgesamt aufwendigen chirurgischen Maßnahmen (Tabelle 2). Die operativen Verläufe gestalteten sich dabei ohne Komplikationen. Bei Patientin 1 wurde bei vitrektomiertem Auge eine externe Stabilisierung mit einem äquatoriellen Flieringa-Ring erzielt; bei Patient 4 wurde nach Silikonölablassung eine Endostabilisierung mit Perfluorodecalin angelegt, um die Linseneinnähung durchführen zu können. Im gleichen Eingriff wurde das oben schon erwähnte PMMA-Diaphragma für Silikonöl entfernt.

## Ergebnisse

Bei allen 4 Patienten ließ sich unsere Irisblenden-IOL unkompliziert einnähen. Bei Patientin 1 (Abb. 3) wurde eine open-sky-Implantation durch ein 7-mm-Trepanationsloch durchgeführt. Eine Verziehung der Hornhautöffnung konnte aufgrund des günstigen Linsendesigns vermieden werden. Nach unseren Erfahrungen reicht eine Inzisionsgröße von 9 mm, um die Linse zu implantieren.

Bei allen 4 Patienten war eine gute Positionierung der Irisblendenlinse erreicht worden; Patient 3 wies eine dezente, klinisch aber irrelevante Dezentrierung nach 12 Uhr auf (Tabelle 3). Bei dem gleichen Patienten trat während einer postoperativ vorübergehend bestehenden Chorioidalamotio ein passageres Tiltphänomen um die Fixationsachse der Linse auf. Um ein Tilt zu verhindern, wurde inzwischen eine leichte Haptikmodifikation, d. h. eine Verlängerung der Haptik, durchgeführt.

**Tabelle 3.**

| Patient | Dezentrierung der IOL | Tiltphänomen |
|---|---|---|
| 1 | – | – |
| 2 | – | – |
| 3 | leicht nach oben | temporär |
| 4 | – | – |

**Tabelle 4.**

| Patient | Vor sklerafix.Aniridielinse | 3 Wochen postoperativ |
|---|---|---|
| 1 | HBW | 0,4 |
| 2 | LP, LP intakt | 0,8 |
| 3 | FZ | 0,1 |
| 4 | Lichtschein, LP defekt | 0,1 |

Nach dem Eingriff der Linseneinnähung entwickelte sich bei Patient 2 etwa zwei Monate nach dem Eingriff eine Ablatio der beiden nasalen Quadranten. Nach Versorgung mit einer Cerclage kam es zur Wiederanlage der Netzhaut. Bei Patient 3 entwickelte sich eine Hypotonie wohl in Folge der bei Sekundärglaukom durchgeführten wiederholten Zyklokryokoagulationen. Um einer Phtisis zu entgegnen, wurde hier bei liegender Irisblendenlinse eine Silikonöltamponade gelegt. In Zusammenhang mit der Decalinablassung bei Patient 4 muß angeführt werden, daß bei insgesamt 3 Patienten bei liegender Irisblendenlinse mit 4-mm-Pupillengröße unterschiedlichste retinale Eingriffe durchgeführt wurden, ohne daß die artifizielle Blende das jeweilige retinale Prozedere unmöglich gemacht hätte.

Die funktionellen Ergebnisse sind in Tabelle 4 angeführt. Dabei wurde das beste Ergebnis beim Patienten 2 mit 0,8-Idemvisus erzielt. Patientin 1 erreichte nach Fadenentfernung bei perforierender Keratoplastik eine Sehschärfe von 0,4-Idemvisus. Obwohl 2 Patienten nur einen Visus von 0,1 postoperativ erzielten ist festzustellen, daß alle 4 Patienten sich funktionell verbesserten.

Die kosmetische Situation konnte insgesamt mit der jeweiligen Farbanpassung an das Partnerauge auch im Sinne der Patienten zufriedenstellend gelöst werden.

## Schlußfolgerungen

Bei stark traumatisierten Augen mit Schädigungen bzw. Defizienzen der Regenbogenhaut bei gleichzeitiger Aphakie mit fehlendem Kapselapparat sollte die Einnähung einer Intraokularlinse mit artifizieller Irisblende erwogen werden.

Dies belegen die funktionellen wie auch kosmetischen Ergebnisse unserer hier angeführten Patienten. Die ausgesprochen komplikationsbehafteten Verläufe sind dabei dem Ausmaß der Verletzungen adhärent und stehen nicht in Verbindung mit der Versorgung dieser Augen mit einer entsprechenden Intraokularlinsenprothetik. Sicherlich ist es aber sinnvoll, im Einzelfalle auch unter Einbindung des Patienten, die maximal mögliche Rehabilitation, wie sie bei den hier angeführten Fällen in funktioneller wie in kosmetischer Hinsicht angestrebt wurde, zu erwägen. Das hier aufgezeigte Konzept erweitert die Versorgungsmöglichkeiten schwerstgeschädigter Augen. Dabei ist besonders hervorzuheben, daß durch die artifizielle Irisblende retinale Eingriffe, wie sie bei diesem Patientenkollektiv immer erforderlich werden können, nicht unmöglich gemacht werden.

## Literatur


1. Duke-Elder St (1972) System of Ophthalmology. Irideremia. 14 : 108.- Kimpton, London
2. Heimann K, Konen W (1990) Künstliches Irisdiaphragma für die Silikonölchirurgie. Fortschr Ophthalmol 190(87) : 329–330
3. Hermeking H (1992) Neue Aspekte für die Sklerafixation von Hinterkammerlinsen:
   1. Die modifizierte Außenstichtechnik.
   2. Der Schlaufenfaden für die Sklerafixation von Hinterkammerlinsen. Augenspiegel
4. Hermeking H (1992) Neue Aspekte für die Sklerafixation von Hinterkammerlinsen – Details von Technik und Material. Augenspiegel
5. Hermeking H, Gerke E (1992) Sklerafixation – Neue Technik mit angepaßten Materialien. 6. Kongreß der DGII, München. Springer, Berlin Heidelberg New York Tokyo
6. Naumann GOH (1980) Traumatische Iridodialyse. In: GOH Naumann (Hrsg) Pathologie des Auges. S 200
7. Reinhard Th, Sundmacher R, Althaus Ch (1994) Irisblenden-IOL bei traumatischer Aniridie. Klin Monatbl Augenheilkd 205 : 196–200
8. Sundmacher R, Reinhard Th, Althaus Ch (1994) Black-diaphragm intraocular lens for correction of aniridia. Ophthalmic Surg 25, No 3 : 180–185

# Expulsive Blutung bei Linsenwechsel

O. Vastag und H. Bánkuti

**Zusammenfassung.** Eine schwere Komplikation bei Kataraktoperationen mit Linsenimplantation ist die Dekompensation der Hornhaut und bei bulbuseröffnenden Eingriffen die expulsive Blutung. Die Autoren erörtern die Möglichkeiten der Vorbeugung und der Behandlung anhand eines Falles aus ihrer Praxis.

*Patient:* Sie berichten über die Krankheitsgeschichte einer 82jährigen Kataraktpatientin. Vor 6 Jahren wurde am linken, später am rechten Auge eine Kataraktoperation e.c. VKL-Implantation durchgeführt. 2 Jahre später wurde am rechten Auge wegen einer Hornhautdekompensation eine Hornhauttransplantation durchgeführt. Nach weiteren 3 Jahren war eine Hornhauttransplantation mit Linsenwechsel notwendig. Während der Operation trat nach Entfernung der VKL eine schwere expulsive Blutung auf, die nur durch Abdrücken mit dem Finger gestillt werden konnte. Die Operation wird anhand einer Videoaufnahme veranschaulicht. Nach 3 Monaten mußte das schmerzende, entzündete Auge entfernt werden.

*Ergebnisse:* Die Autoren analysieren die Ursachen der expulsiven Blutung und Möglichkeiten zur Vorbeugung. Für den wichtigsten Gesichtspunkt halten sie die Wiederherstellung des Augendruckes, notfalls sogar durch Abdrücken mit dem Finger.

*Schlußfolgerung:* Die Autoren machen darauf aufmerksam, daß bei bulbuseröffnenden Eingriffen im Falle von älteren Patienten mit dieser schweren Komplikation zu rechnen ist.

**Schlüsselwörter:** Linsenwechsel, Hornhauttransplantation, expulsive Blutung.

**Summary.** A serious complication of cataract surgery combined with IOL implantation is corneal decompensation, and that of eye-opening surgery is expulsive haemorrhage. In this study the possibilities of prevention and treatment are discussed.

*Patient:* The authors describe the history of an 82-year-old female patient with cataract. Six years ago, ECCE+ACLI was performed first on her left eye, later on her right eye. Two years later, keratoplasty was done on the left eye because of corneal decompensation. Three years later, keratoplasty had to be performed again this time with IOL exchange. During surgery following the ACL removal massive expulsive haemorrhage occurred, which could be stopped by pressing the eyeball with the fingers. The surgery is shown in a video film. Three months later the painful and inflamed eye had to be removed.

*Results:* The cause of the expulsive haemorrhage, its prevention and treatment are discussed in the study. The main task is the normalization of eye pressure, even by using manual pressure on the eyeball if necessary.

*Conclusion:* The authors draw attention to this serious complication which can occur during eye-opening surgery in elderly patients.

**Key words:** IOL exchange, corneal transplantation, expulsive haemorrhage.

D. Vörösmarthy et al. (Hrsg.)
10. Kongreß der DGII 1996

## Einleitung

In den letzten Jahrzehnten verbreitete sich die mit Linsenimplantation kombinierte Kataraktoperation weltweit. Nach der Operation, besonders wenn diese kompliziert war oder bei Implantation der Vorderkammerlinse muß man mit einer Dekompensation der Hornhaut rechnen. Bei in diesen Fällen durchgeführtem Linsenwechsel oder Hornhauttransplantation besteht auch die Gefahr der expulsiven Blutung,deren Stillung besonders im Falle von Hornhauttransplantationen sehr schwierig sein kann. Anhand unseres Falles stellen wir die Möglichkeiten von Vorbeugung und Behandlung dar.

## Patient

Am linken und später am rechten Auge der 82jährigen Kataraktpatientin führten wir vor 6 Jahren eine Kataraktoperation e.c. VKL-Implantation durch. In dieser Zeit begannen wir die Implantation der Kunstlinse, bei der die Vorderkammerlinse eingesetzt wurde. 2 Jahre später trat am rechten Auge eine Hornhautdekompensation auf, die Sehschärfe verminderte sich von 0,5 auf 0,05. Wir führten eine Hornhauttransplantation durch. Die transplantierte Hornhaut trübte sich, deshalb entschlossen wir uns nach weiteren 3 Jahren zu erneuter Hornhauttransplantation mit Linsenwechsel. Während der Operation, von der ein Videofilm gefertigt wurde, trat nach Entfernen von Hornhautscheibe und Kunstlinse eine expulsive Blutung auf. Zuerst dachten wir nur an Glaskörperprolaps, deshalb konnten wir die Scheibe nicht nähen, als die expulsive Blutung eindeutig geworden war. Glaskörper, Netz- und Aderhaut wurden entfernt. Auf den offenen Augapfel übten wir mit dem Finger für 5–6 min Druck aus. Die Blutung ließ nach und die Hornhautscheibe konnte genäht werden. Leider mußte das schmerzende, entzündete Auge 3 Monate später entfernt werden (Tabelle 1).

**Tabelle 1.** Rechtes Auge

| | | |
|---|---|---|
| April | 1989 | Kataraktoperation e.c.VKL, V 0,5 |
| September | 1991 | Penetrierende Hornhauttransplantation wegen Hornhautdekompensation |
| Oktober | 1994 | Wiederholte Hornhauttransplantation, VKL-Explantation, *expulsive Blutung* |
| Dezember | 1994 | Enukleation |

**Tabelle 2.** Linkes Auge

| | | |
|---|---|---|
| Januar | 1989 | Kataraktoperation e.c. VKL, V 0,8 |
| | 1991 | YAG-Laserkapsulotomie |
| | 1991–95 | ZMÖ, lokale und allgemeine Steroidbehandlung, V 0,6 |

Am linken Auge trat nach YAG-Laserkapsulotomie zystoides Makulaödem (ZMÖ) auf; mit steroider Behandlung gelang es, die Sehkraft zu erhalten (Tabelle 2).

## Diskussion

Die expulsive Blutung geht von den hinteren Ziliararterien oder von den Blutgefäßen der Aderhaut aus. Ihre Wahrscheinlichkeit bei Kataraktoperationen wird mit 0,2% angegeben [2]. Wegen des unsicheren Ausganges ist ihre Verhinderung außerordentlich wichtig. Die wichtigste Rolle spielen dabei das Bekanntsein der Risikofaktoren (s. folgende Übersicht) und die entsprechende Operationstechnik [1].

*Risikofaktoren:*
Alter,
Arteriosklerose,
Hypertonie während des Eingriffes,
erhöhte Pulsrate während des Eingriffes,
Glaukom,
expulsives Ereignis am anderen Auge,
Lokalanästhesie.

Die Operation soll einen schnellen Wundverschluß und die Durchführung im geschlossenen System (Sicherungsnaht, Tunnelinzision) erlauben. Sehr wichtig ist das frühzeitige Erkennen der Merkmale der expulsiven Blutung. Diese sind: Verlust der Vorderkammer, Irisprolaps, Ruptur des Zonuladiaphragmas und Glaskörperprolaps. Bei ihrer Wahrnehmung muß sofort die entsprechende Operationstechnik angewendet werden (s. folgende Übersicht).

*Operationsschritte:*
1. Wiederherstellung des Augendruckes:
   - Wundverschluß,
   - Abdrücken mit dem Finger,
2. Besserung – Fortsetzen der Operation, evtl. HKL,
3. Verschlechterung – sofortiger Wundverschluß (Echo, hintere Sklerotomie),
4. Revision nach 14 Tagen.

Am wichtigsten ist das Wiederherstellen des Augendruckes. Bei Kataraktoperation, Linsenimplantationen und -explantationen und Trabekulektomie ist das Schließen der Wunde verhältnismäßig unproblematisch. Bei Keratoplastik dagegen, wenn die Scheibe bereits entfernt wurde, ist das schnelle Herstellen des Augendruckes durch Schließen der Wunde nicht möglich. Anhand der während der Operation gefertigten Videoaufnahme konnten wir exakt feststellen, welcher Fehler begangen wurde. Wir hatten die frühen Anzeichen (Iris, Glaskörperprolaps) nicht angemessen gewertet und das Nähen der Hornhautscheibe überflüssigerweise forciert. Nachdem wir die zweckentsprechende Methode – Drücken des Auges mit dem Finger – anwendeten, ließ die Blutung zwar nach, aber ein großer Teil des Augeninneren war bereits ausgetreten. Eine derartige Komplikation bei Keratoplastik war auf unserer Station zuvor noch nicht aufgetreten. Das erhöhte Risiko der Patientin war auf hohes Alter, Arteriosklerose und Lokalanästhesie zurückzuführen.

Laut Angaben aus der Literatur und nach eigenen Erfahrungen ist ein schneller Wundverschluß nicht möglich, wenn während Keratoplastik expulsive Blutung auftritt. Für diesen Fall ist die beste Lösung die auch von Lindstrom [3] empfohlene digitale Kompression. Das Auge muß bis zum Abklingen der Blutung gedrückt werden. Die Finger des Chirurgen stehen immer zur Verfügung und können bei der Bewältigung dieser schweren Komplikation helfen.

## Literatur

1. Gloor B, Kalman A (1993) Chorioidaleffusion und expulsive Blutung bei bulbuseröffnende Eingriffe-Lehren von 26 Patienten. Klin Monatsbl Augenheilkd 202 : 225–237
2. Iliff NT (1983) Complications in Ophthalmic Surgery. Churchill Livingstone. pp 74–75
3. Lindstrom RL (1987) Letter to the editor: Acute intraoperative suprachoroidal hemorrhage. J Cataract Refract Surg 13 : 215–216

# IOL-Austausch und -Explantation – Eine retrospektive Analyse

N. Anders, D. T. Pham, T. Walkow, H. Häberle und J. Wollensak

**Zusammenfassung.** Weiterverbesserte Linsen, eine verfeinerte Implantationstechnik in den Kapselsack und Fortschritte bei der Berechnung der Brechkraft der zu implantierenden Linse haben maßgeblich dazu beigetragen, daß die Implantation einer Hinterkammerlinse heute ein übliches Standardverfahren ist. Dennoch gibt es auch heute noch Linsenexplantationen und -austausch. Die Gründe hierfür sollten in dieser retrospekiven Studie geklärt werden.

*Patienten:* Im Untersuchungszeitraum September 1990 bis September 1995 kam es im Virchow-Klinikum der Humboldt-Universität bei 54 Patienten zu einem Linsenaustausch und bei 2 zu einer Linsenexplantation. Von diesen 56 Linsen waren 42 im Virchow-Klinikum implantiert worden. 25 Linsen waren im Untersuchungszeitraum eingesetzt worden. Insgesamt wurden im genannten Zeitraum 19.488 Intraokularlinsen implantiert.

*Ergebnisse:* Die explantierten 56 Intraokularlinsen unterteilten sich in folgende Linsentypen: 49 PMMA-Hinterkammerlinsen (hiervon waren 9 Multifokallinsen), 1 Silikonhinterkammerlinse, 2 Vorderkammerlinsen (Typ Tennant) und 4 Iriscliplinsen. 9 der 54 wiederimplantierten Linsen wurden als nahtfixierte Hinterkammerlinsen eingesetzt und 7 als Vorderkammerlinsen mit flexibler Haptik. Ursache für die Linsenexplantation war in 13 Fällen eine Linsendezentrierung als Folge einer asymmetrischen Implantation und in 5 Fällen als Folge einer Kapselruptur, bei 9 Fällen eine Linsensubluxation bei Zonuladefekt, bei 5 Fällen eine Dezentrierung bei ausgeprägtem regeneratorischem Nachstar, in 3 Fällen eine Hornhautdekompensation, in einem Fall eine Endophthalmitis, in 3 Fällen ein persistierender Vorderkammerreizzustand und in 17 Fällen als Folge einer Anisometropie (hiervon 10 Fälle mit Biometriefehlern). Zusätzlich wurden die explantierten Linsen rasterelektronenmikroskopisch untersucht. Dabei fielen in erster Linie oberflächliche Risse der Polypropylenehaptiken bei 3 Linsen auf.

*Schlußfolgerungen:* Die häufigsten Ursachen für eine Linsenexplantation waren Dezentrierungen infolge einer asymmetrischen Implantation oder eines Zonuladefektes sowie fehlerhafte Brechkraft der implantierten Linsen.

**Summary.** Lens implantation has become a standard procedure in cataract surgery. On the other hand, there are still intraocular lenses which have to be explanted. The objective of this retrospective study was to determine the reasons for explantation.

*Patients:* From September 1990 to September 1995, 54 intraocular lenses had to be explanted and 2 IOL's had to be replaced. Of these 56 IOLs 42 were implanted in the Virchow Hospital of Berlin. Of these 31 IOLs had been implanted before 1990. During this period, the total number of implanted IOLs was 19488.

*Results:* The following lens types could be distinguished: 49 PMMA posterior chamber lenses, 1 silicone posterior chamber lens, 2 anterior chamber lenses (Tennant Anchor) and 4 iris clip lenses. Nine of the 54 reimplanted lenses were sutured into the sulcus ciliaris, 7 were anterior chamber lenses. The reasons for lens explantation were in 13 cases decentration following asymmetrical implantation, in 5 cases decentration following a damage of the posterior capsular, in 9 cases decentration following a damage of the zonular fibers, and in 5 cases decentration

D. Vörösmarthy et al. (Hrsg.)
10. Kongreß der DGII 1996

following a secondary cataract formation. Other reasons were endophthalmitis (1), UGH syndrome (3) and anisometropia (17). Scanning electron micrograph of polypropylene loops of three IOLs showed transverse fissures.

*Conclusions:* The most frequent reasons for lens explantation were decentration because of asymmetrical implantation or because of damage of the zonular fibers. Other frequent reasons were a wrong lens implant power.

## Einleitung

Die Implantation einer Hinterkammerlinse ist heute ein bei einer Kataraktoperation allgemein übliches Standardverfahren [12]. Hierzu haben die weiter verbesserten Linsenmaterialien und Linsengeometrien, eine verfeinerte Implantationstechnik in den Kapselsack und Fortschritte bei der Berechnung der Brechkraft der zu implantierenden Linse maßgeblich beigetragen. Dennoch gibt es auch heute noch Situationen, die eine Linsenexplantation oder einen -austausch notwendig machen [1, 3, 6, 9, 10, 12]. Welche Gründe hierfür verantwortlich sind, sollte in dieser retrospektiven Studie geklärt werden.

## Patienten und Methoden

Der Untersuchungszeitraum umfaßte September 1990 bis September 1995. In dieser Zeit kam es im Virchow-Klinikum der Humboldt-Universität bei 54 Patienten zu einem Linsenaustausch und bei 2 zu einer Linsenexplantation. Zum Vergleich belief sich die Gesamtzahl der implantierten Linsen auf insgesamt 19.488. Von den 56 explantierten Linsen waren 42 im Virchow-Klinikum implantiert worden. 31 Linsen waren vor 1990 eingesetzt worden. Das Durchschnittsalter der Patienten betrug 66,5 ± 12,7 Jahre. 26 der 56 Patienten waren Männer.

## Ergebnisse

Die explantierten 56 Intraokularlinsen unterteilten sich in folgende Linsentypen: 48 PMMA-Hinterkammerlinsen (86%), 1 Silikonhinterkammerlinse (1,7%), 1 HEMA-Hinterkammerlinse (1,7%), 2 Vorderkammerlinsen (Typ Tennant) (3,5%) und 4 Irisclipinsen (7,1%). 30 der 48 (62%) PMMA-Hinterkammerlinsen hatten eine Polypropylenhaptik; die anderen waren One-piece-Linsen. 9 von 50 (18%) Hinterkammerlinsen waren Multifokallinsen.

Ursache für die Linsenexplantation war bei 13 Augen (23%) eine Linsendezentrierung als Folge einer asymmetrischen Implantation, d.h. eine Linsenhaptik wurde in den Kapselsack implantiert und die andere in den Sulcus ciliaris. Bei 5 Augen (8,9%) trat eine Dezentrierung nach einer intraoperativ aufgetretenen Ruptur der hinteren Linsenkapsel auf. Die IOL-Implantation war in allen Fällen in den Kapselsack erfolgt nach vorheriger vorderer Vitrektomie bei 2 Augen. Bei 9 Augen (16%) lag eine Linsensubluxation bei Zonuladefekt vor, der nach einer

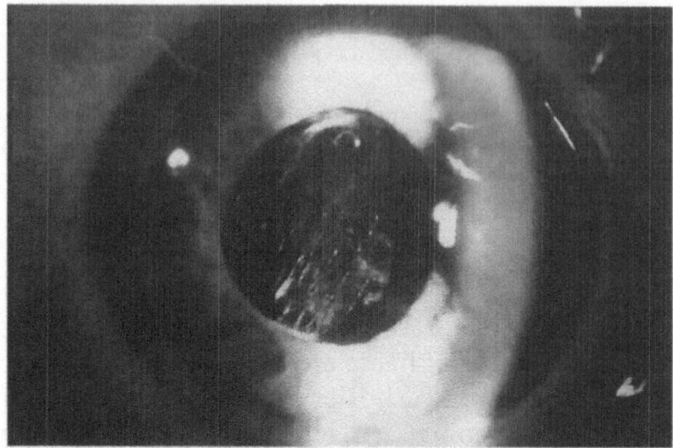

**Abb. 1.** Klinisches Bild einer dezentrierten Hinterkammerlinse bei Nachstarbildung

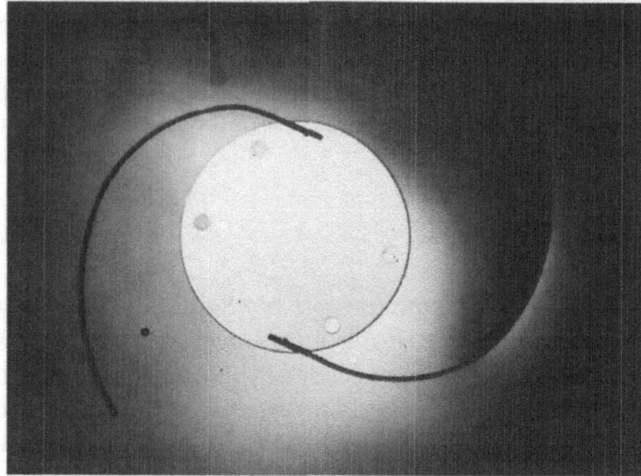

**Abb. 2.** Explantierte Hinterkammerlinse: eine der beiden Prolenehaptiken eines älteren Linsenmodells in seiner Form verändert (gleicher Patient wie Abb. 1)

Implantation in den Kapselsack zu einer Dezentrierung führte. Bei 4 Augen (7,1%) war es bei ausgeprägtem regeneratorischem Nachstar zur Dezentrierung gekommen; bei 1 Auge war diese erst im Rahmen der Nachstarabsaugung aufgetreten. In all diesen Fällen lag eine Haptikdeformität vermutlich durch asymmetrische Kapselsackschrumpfung oder Kompression infolge des Nachstars vor. Bei 3 Augen (5,3%) mußte die Linse wegen einer Hornhautdekompensation explantiert werden (1 VKL und 2 Irisclipiinsen). In 1 Fall wurde die Linse im Rahmen einer Vitrektomie bei einer postoperativen Endophthalmitis explantiert (1,7%). Bei 3 Augen (5,3%) war ein persistierender Vorderkammerreizzustand im Sinne eines UGH-Syndroms vorhanden, der sich erst nach Explantation der Linse besserte. Bei 17 Augen (30%) wurde die Linse wegen hoher Anisometropie mit Aniseikoniebeschwerden ausgetauscht. Bei 10 Augen (18%) lag hierbei ein Biometriefehler vor; beim Rest war die Linse oder der Patient vertauscht worden. Bei 13 Augen bestand eine Myopie mit einem durchschnittlichen Wert von $-6{,}8 \pm 2{,}1$ dpt. Bei 4 Augen war der Grund für die Anisometropie eine ungeplante Hyperopie von durchschnittlich $+6{,}2 \pm 1{,}2$ dpt.

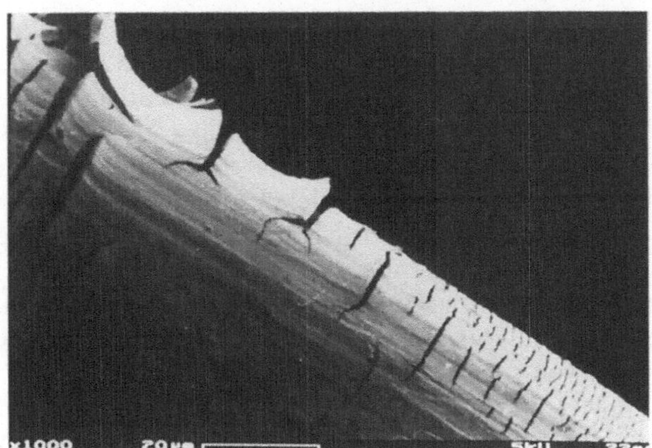


**Abb. 3.** Rasterelektronenmikroskopische Aufnahmen einer Linsenhaptik (gleicher Patient wie Abb. 1 und 2): an der Stelle der stärksten Biegung der Haptik oberflächliche Risse

Ursachen für eine Linsenexplantation bei Multifokallinsen waren Biometriefehler bei 4 Augen, Verwechslung der Linsenstärke bei 1 Auge und eine Dezentrierung bei 4 Augen.

9 der 54 (17%) wiederimplantierten Linsen wurden als nahtfixierte Hinterkammerlinsen eingesetzt und 7 (13%) waren Vorderkammerlinsen mit flexibler Haptik (Symflex, Pharmacia). 22 wurden als One-piece-PMMA-Hinerkammerlinse in den Sulcus ciliaris und 16 in den Kapselsack implantiert.

Zusätzlich wurden die explantierten Linsen morphologisch untersucht: In Abb. 1 erkennt man das klinische Bild einer dezentrierten Linse. Die Ursache der Dezentrierung besteht offenbar in einer Formveränderung einer der beiden Polypropylenhaptiken eines älteren Linsenmodells (Abb. 2). Die rasterelektronenmikroskopische Aufnahme dieser Haptik ist in Abb. 3 dargestellt. Man erkennt an der Stelle der stärksten Biegung der Haptik oberflächliche Risse. Diese Veränderungen des Haptikmaterials waren noch an 2 weiteren Linsen zu finden. Dabei betrug die Zeitspanne von Implantation bis zur Explantation durchschnittlich 4 Jahre. Ansonsten waren die elektronenmikroskopisch feststellbaren Auffälligkeiten oft nicht gegenüber eventuell sekundären Explantationsschäden abgrenzbar.

## Diskussion

Seit Beginn der Implantation von Intraokularlinsen hat es auch zahlreiche Berichte über die Notwendigkeit der Explantation bzw. des Linsenaustausches gegeben [6]. Das Spektrum der explantierten Intraokularlinsen und die Indikationen haben sich jedoch dabei stark verändert [4, 6, 11]. So hat der Anteil der Vorderkammer- und Iriscliplinsen bei den Explantationen stark abgenommen [10]. Dies ist in erster Linie auf ihren rückläufigen Gebrauch zugunsten der Hinterkammerlinsen bei gleichzeitiger Zunahme der extrakapsulären Kataraktechnik zurückzuführen. Daneben hat zu dieser Entwicklung auch der zunehmende Einsatz flexibler Vorderkammerlinsen beigetragen. Diese weisen im Vergleich zu den früher üblichen halbrigiden Vorderkammerlinsen (Typ Leiske, Typ Tennant u. a.) eine deutlich geringere Komplikationsrate auf [1, 8]. Die verbesserten Operationstechniken wie Phakoemulsifikation im Kapselsack und der Gebrauch viskoelastischer Substanzen haben dazu geführt, daß auch das Indikationsspektrum sich verschoben hat. So hat der Anteil der Intraokularlinsen abgenommen, die wegen einer Hornhautdekompensation explantiert werden mußten [4, 11].

Vergleicht man die bisherige Literatur mit den hier vorgestellten Ergebnissen, so lassen sich folgende Auffälligkeiten feststellen: Der Anteil der Vorderkammerlinsen und Irisclipinsen war mit 11% deutlich niedriger als bei vergleichbaren Studien. *Busin* et al. (1994) hatten einen Anteil von 40% [3] und *Sinskey* et al. (1993) von 39% [12]. Die häufigste Ursache einer Explantation bzw. eines Austausches war mit 57% eine Linsendezentrierung, gefolgt von einer Anisometropie mit 30%. Demgegenüber war der Anteil der Linsen, die wegen einer Hornhautdekompensation explantiert werden mußten nur 5,3%. Im Gegensatz hierzu war in anderen Arbeiten der Anteil der Linsen, die aufgrund einer Hornhautdekompensation explantiert worden sind, deutlich höher [3, 6, 12]. Der Anteil der Linsen, die aufgrund einer Endophthalmitis entfernt worden sind, ist dagegen ähnlich gering wie in anderen Arbeiten [2–5, 13].

Die rasterelektronenmikroskopisch feststellbaren Veränderungen der Polypropylenhaptiken waren sehr beeindruckend und decken sich mit den Beobachtungen anderer Autoren [1]. Inwiefern die oberflächlichen Rißbildungen zur Formveränderung der Haptik beigetragen haben oder aber selbst durch die stärkere Biegung aufgrund einer asymmetrischen Kapselsackschrumpfung hervorgerufen wurden, läßt sich nicht sicher entscheiden.

Es ist zu erwarten, daß die Anzahl der Linsendezentrierungen aufgrund verbesserter Implantations- und Kapsulorhexistechniken abnehmen wird. Ebenso ist die Zahl der wegen zu erwartender oder eingetretener Aniseikoniebeschwerden ausgetauschter Linsen durch verbesserte Biometriemöglichkeiten in Zukunft weiter zu senken.

## Literatur


1. Apple DJ, Mamalis N, Olson RJ, Kincaid MC (1989) intraocular lenses. Evolution, designs, complications and pathology. Williams & Wilkins, Baltimore Hong Kong London Sydney
2. Bialasiewicz AA, Koniszewski G, Naumann GO (1988) Pseudo-"Toxic lens"-Syndrom über vier Jahre durch Staphylokokkus epidermidis-Endophthalmitis. Klin Monatsbl Augenheilkd 193 : 142–5
3. Busin M, Meller D, Cusumano A, Spitznas M (1994) Die chronsiche Low-grade-Endophthalmitis. Eine wachsende Indikation zur Explantation von Intraokularlinsen. Ophthalmologe 91 : 473–8
4. Doren GS, Stern Ga, Driebe WT (1992) Indications for and results of intraocular lens explantation. J Cataract Refract Surg 18 : 79–85
5. Jansen B, Hartmann C, Schumacher-Perdreau F, Peters G (1991) Late onset endophthalmitis associated with intraocular lens: a case of molecularly proved S. epidermidis aetiology. Br J Ophthalmol 75 : 440–1
6. Kraff MC, Sanders DR, Raanan MG (1986) A survey of intraocular lens explantations. J Cataract Refract Surg 12 : 644–50

7. Lee DA, Price FW Jr, Whitson WE (1994) Intraocular complications associated with the Dubroff anterior chamber lens. J Cataract Refract Surg 20 : 421–5
8. Lim ES, Apple DJ, Tsai JC, Morgan RC, Wasserman D, Assia EI (1991) An analysis of flexible anterior chamber lenses with special reference to the normalized rate of lens explantation. Ophthalmology 98 : 243–6
9. Mamalis N, Crandall AS, Pulsipher MW, Follett S, Monson MC (1991) Intraocular lens explantation and exchange. A review of lens styles, clinical indications, clinical results, and visual outcome. J Cataract Refract Surg 17 : 811–8
10. Price FW Jr, Whitson WE, Collins K, Johns S (1992) Explantation of posterior chamber lenses. JCataract Refract Surg 18 : 475–9
11. Price FW Jr, Whitson WE, Collins K, Johns S (1992) Changing trends in explanted intraocular lenses: a single center study. J Cataract Refract Surg 18 : 470–4
12. Sinskey RM, Amin P, Stoppel JO (1993) Indications for and results of a large series of intraocular lens exchanges. J Cataract Refract Surg 19 : 68–71
13. Winward KE, Pflugfelder SC, Flynn HW Jr Roussel TJ, Davis JL (1993) Postoperative Propionibacterium endophthalmitis. Treatment strategies and long-term results. Ophthalmology 100 : 447–51

# Zum derzeitigen Stand der Katarakt- und refraktiven Hornhautchirurgie – Ergebnisse der Umfrage der DGII 1995

M. Wenzel, Ch. Hartmann und G. Duncker

**Zusammenfassung.** 1995 wurde wieder eine Umfrage der DGII durchgeführt. Die Angaben von 98 Augenabteilungen, an denen zusammen 348 Kollegen kataraktchirurgisch tätig sind, wurden ausgewertet. Die mittlere individuelle Operationsfrequenz lag inzwischen über 400/Jahr. Von 84% der Ärzte wurde die Phakoemulsifikation bevorzugt. An 73% der Kliniken wurden ambulante Operationen angeboten. In 22% der Kliniken wurden überwiegend Silikonlinsen implantiert.

**Summary.** A survey of the status of cataract and refractive surgery in 1995 was carried out by the DGII. Data from 98 eye clinics involving a total of 348 surgeons were collected. The "median" surgeon operates on more than 400 cataracts per year. In all, 84% of the eye surgeons prefered phacoemulsification, while 73% offered outpatient surgery, and 22% preferred silicone lenses.

## Einleitung

Mit den Einladungen zur diesjährigen Tagung der DGII wurde wieder ein Fragebogen zu Operationsgewohnheiten versandt. Es werden nicht alle Fragen regelmäßig wiederholt, deshalb sei auch auf unsere bisherigen Berichte verwiesen [2–7]. Wir möchten uns an dieser Stelle herzlich bei allen Teilnehmern für ihre Mühe danken.

Durch die Umfragen der DGII soll ein Wandel der Operationsgewohnheiten erfaßt werden. Ihr Sinn ist es nicht, Entwicklungen zu bewerten. Vielmehr soll als Ergänzung zur Themenauswahl von Kongressen, Zeitschriften und Industrieinformationen untersucht werden, welche neue Praktiken den Eingang in den chirurgischen Alltag gefunden haben. Das von den Krankenkassen zur Verfügung gestellte Zahlenmaterial ist nach deren Gesichtspunkten zusammengestellt und beantwortet nicht immer unsere Fragestellungen.

In den USA gibt es öfters von Europa differierende Entwicklungen. So gab es beispielsweise bei uns nicht den Boom mit den ovalen 5 × 6 mm PMMA-Linsen, den One-piece-Silikonlinsen oder der radiären Keratotomie, dafür haben die Amerikaner noch keine Routine in der Excimerlaserchirurgie [1].

## Operationszahlen

Schätzungen der Industrie lassen vermuten, daß in Deutschland pro Jahr ca. 380.000 Linsen implantiert werden. Es gibt etwa 600 Augenkliniken oder Beleg-

D. Vörösmarthy et al. (Hrsg.)
10. Kongreß der DGII 1996

arztabteilungen, von denen aber nicht alle kataraktchirurgisch tätig sind. An unserer Umfrage beteiligten sich 98 Augenabteilungen, davon 70% aus Deutschland. Zusammen wurden 94.902 Kataraktoperationen vorgenommen. Damit haben an der Umfrage nur etwa 1/6 aller operativ tätigen Abteilungen teilgenommen, die zusammen ca. 1/4 aller Operationen durchgeführt haben. Die Teilnehmerquote ist im Vergleich zu den vorigen Jahren leider zurückgegangen, wie es auch bei der amerikanischen Umfrage zu beklagen ist [1]. Sowohl unsere Umfrageergebnisse als auch die Schätzungen der Industrie stimmen darin überein, daß sich die Zahl der jährlichen Kataraktoperationen seit 1983 vervierfacht hat [5].

## Organisation

70% der Antworten kamen aus Deutschland, 12% aus der Schweiz, 5% aus Österreich, 5% aus Ungarn und 8% aus anderen Ländern.

In 51% der Häuser operieren 2–3 Kollegen Katarakte. Der Rückgang der Antworten von "Einzelkämpfern" im vorigen Jahr auf 14% ist möglicherweise auf de-

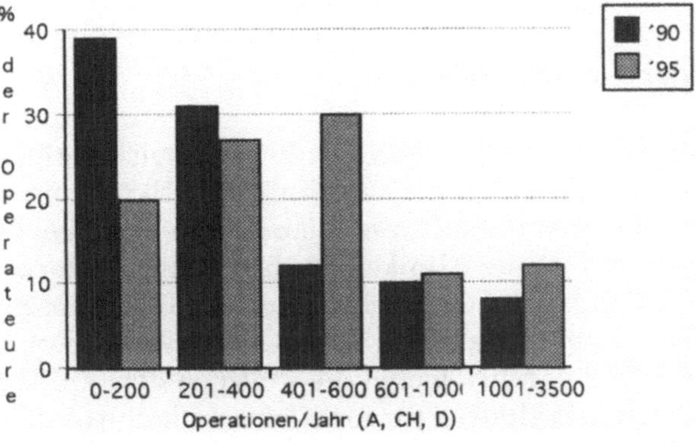


**Abb. 1.** Individuelle jährliche Operationsfrequenz 1990–1995: 1995 operierten 20% der Kollegen bis 200 Katarakte/Jahr, 27% 201 bis 400 Katarakte, 30% 401 bis 600, 11% 601 bis 1000 und 12% über 1000

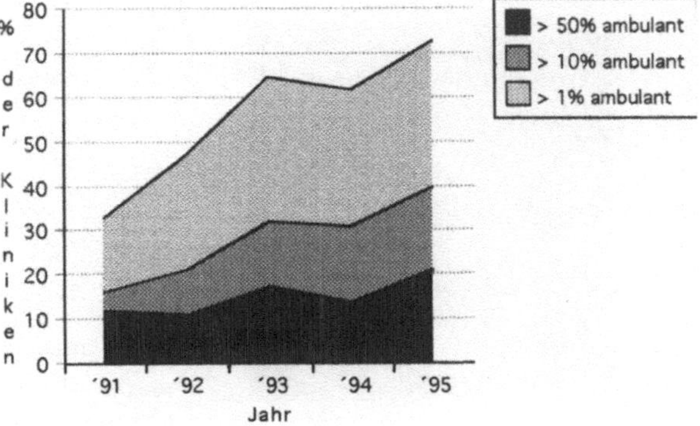


**Abb. 2.** Ambulante Kataraktoperationen 1991–1995: 1995 wurden an 21% der Häuser > 50% der Katarakte ambulant operiert, an 19% 10%–50% ambulant, an 33% < 10% ambulant und an 27% wurde nicht ambulant operiert

ren reduzierte Teilnahme an der Umfrage zu erklären. Auffällig ist der Rückgang der Institutionen mit mehr als 4 Operateuren. Zwar stammten 22% aller Antworten aus solchen Kliniken, jedoch waren dies vorwiegend ausländische Kliniken. In Deutschland haben 1990 an über 20% der Kliniken mehr als 4 Kollegen Katarakte operiert [2]; heute sind es nur noch 4%. Es sind wohl diese 4% der Häuser, die man im alten Sinne als "Ausbildungskliniken" bezeichnen darf, und an denen nicht nur für den Eigenbedarf ausgebildet wird.

Im Median hat ein Operateur im Jahr 410 Katarakte operiert bei maximalen Werten von 3.500/Jahr (Abb. 1). Das entspricht einer Verdopplung der Operationszahlen in 6 Jahren [2]. Entsprechend ist die mittlere Zahl der Operationen pro Haus (Median) von 1991 bis 1995 von 410 auf 1000 gestiegen. Die Operationsraten liegen somit seit Beginn der Umfragen in etwa konstant fast doppelt so hoch wie in den USA [1].

Die Rate der Antworten von angestellten Ärzten aus selbständigen Abteilungen oder Kliniken lag bei 54%; aus Belegabteilungen kamen nur 46% der Rückläufe; das sind weniger als im vorigen Jahr.

Die ambulante Kataraktchirurgie hat in den letzten Jahren zugenommen (Abb. 2). In 27% der Häuser wird noch nicht ambulant operiert, in 33% wird bis zu 10% ambulant operiert, und in 21% der Institutionen werden über 50% der Patienten ambulant operiert.

## Operationstechniken

An 84% der Häuser wird die Phakoemulsifikation bevorzugt, das bedeutet eine nochmalige Zunahme auch im Vergleich mit dem vorigen Jahr [7].

Die Implantation von Silikonlinsen hat zugenommen (Abb. 3). PMMA blieb zwar an 78% der Kliniken das bevorzugte Material, doch hat sich der Anteil der Abteilungen, an denen überwiegend Silikonlinsen implantiert werden, im Vergleich zum Vorjahr von 15% auf 22% vergrößert. In den USA verläuft die Entwicklung parallel, wobei die Kollegen dort große Hoffnungen in die neuen gefalteten Akryllinsen für die Kleinschnittchirurgie setzen [1].

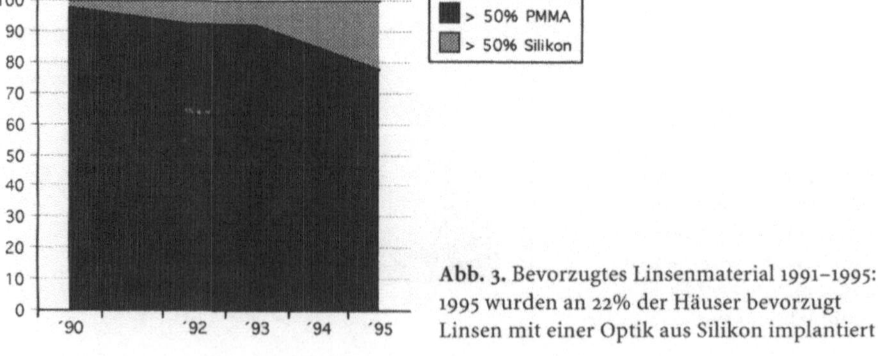


**Abb. 3.** Bevorzugtes Linsenmaterial 1991–1995: 1995 wurden an 22% der Häuser bevorzugt Linsen mit einer Optik aus Silikon implantiert

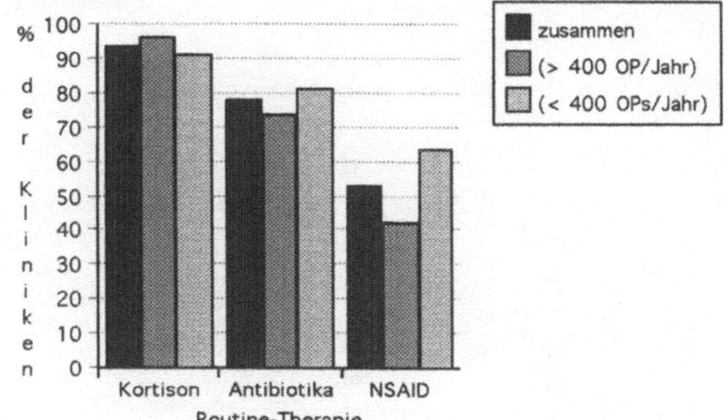


**Abb. 4.** Routinemäßige Therapie nach komplikationsloser Kataraktoperation 1995: Von Operateurenmit überdurchschnittlicher Operationsfrequenz (> 400/Jahr) werden kortisonhaltige AT etwas häufiger, Antibiotika und Prostaglandinsynthesehemmer etwas seltener verschrieben als von Operateuren mit weniger jährlichen Operationen

Der Starschnitt wird immer noch an 75% der Institutionen bevorzugt in der 12-Uhr-Position gelegt und zu 7% schräg-oben. Der temporale Zugang wird zu 18% bevorzugt. Das ist im Vergleich zum Vorjahr eine Steigerung von nur 2%. Wie im Vorjahr wurde oben meist ein (korneo-)skleraler Tunnel und temporal meist ein kornealer Tunnel gewählt.

Zur Präparation des korneoskleralen Starschnittes werden verschiedene Instrumente benötigt. Insgesamt finden dazu an 59% der Häuser Einmalinstrumente Verwendung, an 57% Diamantmesser und an 15% geschliffene Stahlinstrumente. Im Vergleich zur Umfrage von 1992 [3] fällt ein deutlicher Rückgang der geschliffenen Klingen (von 42% auf 15%) und eine Zunahme der Diamantmesser (von 40% auf 57%) auf. In den USA werden die "Einmalinstrumente" von 41% der Kollegen mehrmals verwendet [1].

## Postoperative Therapie

Routinemäßig werden von 94% der Operateure kortisonhaltige Augentropfen postoperativ verschrieben (Abb. 4). Die Gabe von lokalen Antibiotika erfolgt an 78% der Institutionen. Nichtsteroidale Entzündungshemmer ("NSAID"), die nur die Prostaglandinsynthese hemmen, werden zu 55% gegeben. Operateure, die über 400 Katarakte/Jahr operieren, setzen diese Stoffgruppe seltener ein als die Kollegen mit geringeren Operationszahlen.

## Refraktive Hornhautchirurgie

Auch im vergangenen Jahr hat es noch einmal eine deutliche Zunahme bei den Excimeroperationen gegeben; inzwischen bieten 20% der kataraktchirurgisch tätigen Kollegen auch die Excimerchirurgie an (Abb. 5). Von diesen Kollegen wurden im vorigen Jahr zusammen 911 Eingriffe vorgenommen (Abb. 6). Es hat sich wiederum kein Kollege an der Umfrage beteiligt, der nur refraktiv-chirurgisch arbeitet und nicht kataraktchirurgisch. An 22% der Häuser wurde im glei-

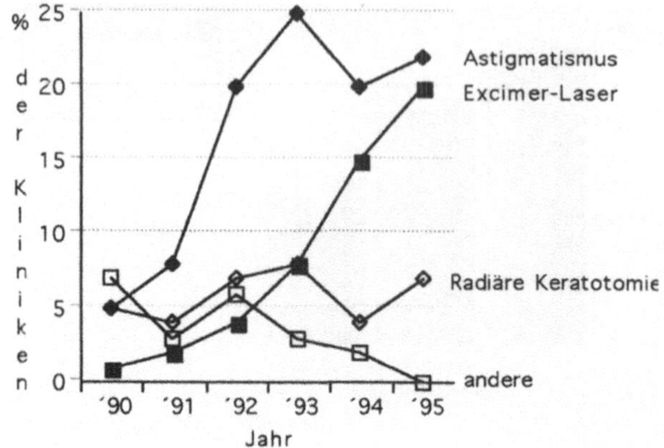


**Abb. 5.** Anteil der Häuser, an denen neben der Katarakt-operation auch refraktive Eingriffe vorgenommen werden (1990–1995)

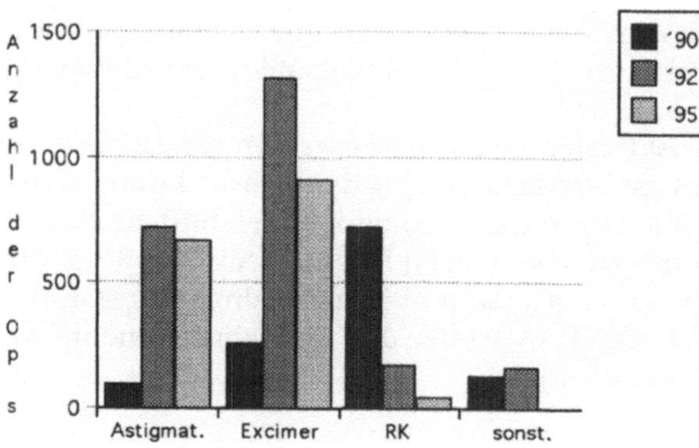


**Abb. 6.** Anzahl der refraktiven Eingriffe an diesen Häusern aus Abb. 5

chen Zeitraum 665mal eine operative Korrektur des Astigmatismus durchgeführt. An 7% der Institutionen wurden 40 radiäre Keratotomien operiert – ein deutlicher Rückgang des Zwischenhochs von 1993 [7]. In den USA gibt es eine dramatische Zunahme der radiären Keratotomien. Während die Rate in den letzten Jahren rückläufig war bei einem Tiefpunkt 1991, als "nur" 13% der dortigen Kollegen diese Operation anbot, wird sie inzwischen von 46% der Vorderabschnittschirurgen dort durchgeführt [1].

## Literatur


1. Leming DV (1995) Practice styles and preferences of ASCRS members – 1994 survey. J Cataract Refract Surg 21 : 378–385
2. Reim M, Wenzel M, buch PJM (1991) Zum derzeitigen Stand der Kataraktchirurgie im deutschsprachigen Europa. In: Wenzel M et al. (Hrsg) 5. Kongreß der DGII. Springer, Berlin Heidelberg New York Tokyo. S 19–30

3. Wenzel M, Gloor B (1993) Zum derzeitigen Stand der Katarakt- und refraktiven Hornhautchirurgie -Ergebnisse der Umfrage der DGII 1992. In: Robert YCA et al. (Hrsg) 7. Kongreß der DGII. Springer, Berlin Heidelberg New York Tokyo. S 88–95
4. Wenzel M, Neuhann Th (1993) Zum derzeitigen Stand der Katarakt- und refraktiven Hornhautchirurgie. In: Neuhann Th et al. (Hrsg) 6. Kongreß der DGII. Springer, Berlin Heidelberg New York Tokyo. S 215–222
5. Wenzel M, Reim M (1987) Kataraktoperationen und Linsenimplantationen 1983–1985. Ergebnisse einer Umfrage anläßlich der 84. Tagung der DOG in Aachen. Fortschr Ophthalmol 84 : 450–452
6. Wenzel M, Rochels R (1995) Zum derzeitigen Stand der Katarakt- und refraktiven Hornhautchirurgie – Ergebnisse der Umfrage der DGII 1994. In: Rochels R et al. (Hrsg) 9. Kongreß der DGII. Springer, Berlin Heidelberg New York Tokyo. S 3–8
7. Wenzel M, Wollensak I (1994) Zum derzeitigen Stand der Katarakt- und refraktiven Hornhautchirurgie – Ergebnisse der Umfrage der DGII 1993. In: Pham DT et al. (Hrsg) 8. Kongreß der DGII. Springer, Berlin Heidelberg New York Tokyo. S 135–134

# Kommunikation

# Internet in der Ophthalmologie

B. Dick

**Zusammenfassung.** Das Internet entwickelt sich zu einer schnellen, leistungfähigen und weltweiten Informationsquelle, die aufgrund des einfachen Zugangs und der rasch verfügbaren sehr großen Informationsfülle in den letzten Jahren einem exponentiellen Wachstum unterlag. Das Internet kann als Kommunikations- und Verteilungsmedium genutzt werden. Der Benutzer erlangt über den Computer mit seinem an die Telefonleitung angeschlossenen Modem Zugang zum Internet. Das Versenden und Empfangen von Berichten oder Bildern, die Information von Patienten, die sprachliche und textbezogene Konsultation von Kollegen, eine Literatursuche, Teilnahme an ophthalmologischen Kongressen oder Diskussions- und Interessengruppen, Bezug von Information über vergangene oder zukünftige Fortbildungsveranstaltungen sowie der Bezug von Firmen- und Produktinformationen ist durch das Internet mit einfachen Mitteln möglich. Mit Netzwerken wird es möglicherweise gelingen, die enorme Explosion der medizinischen Datenflut in der zunehmenden Spezialisierung intelligent zu koordinieren. Die kollegiale Interaktion wird durch das Internet drastisch erweitert, und die Qualität der Patientenversorgung durch die großen Ressourcen des Internet verbessert.

**Summary.** In the age of information, the Internet has become a powerful, fast and worldwide information resource. The ease with which individuals can access the Internet and with which institutions can make information available explains its exponential growth in the past few years. It is my aim to provide ophthalmologists with new opportunities and to explore the potential and different functions for the information superhighway with a focus on information resources available to the ophthalmologist like the World Wide Web.

By using the computer, one can send or obtain reports or images, consult colleagues, perform a literature search, take part in an ophthalmological congress or discussion and newsgroup, get information about past and ongoing ophthalmological events or, moreover, achieve product and company information. The Internet has transformed the way we view and use information by dramatically expanding the ways ophthalmologists interact with their colleagues. Thereby, the use of the Internet and its vast resources will greatly improve the quality of patient care.

Schlagworte wie Datenautobahn, Telekosmos, World Wide Web, Cyberspace, die uns in letzter Zeit gehäuft in den Medien begegnen, weisen uns den Weg in die Kommunikation des 21. Jahrhunderts. Gemeint sind damit neue Möglichkeiten der Kommunikation und Informationsbeschaffung basierend auf der Nutzung des Internet, welches in den nächsten Jahren viele Bereiche des menschlichen Lebens verändern wird.

Was sich gegenwärtig dramatisch schnell verändert, sind die technischen Möglichkeiten der Informationsbeschaffung. Die Integration von Softwaretech-

D. Vörösmarthy et al. (Hrsg.)
10. Kongreß der DGII 1996

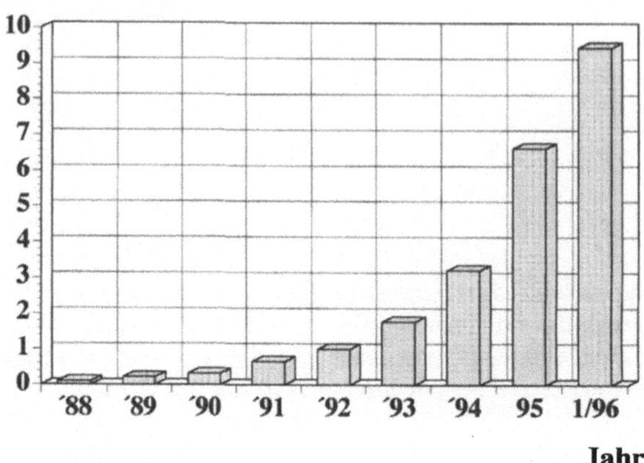


**Abb. 1.** Grafische Darstellung der Expansion des Internet anhand der Anzahl der permanent angeschlossenen Rechner im zeitlichen Verlauf seit 1988

nologien gemeinsam mit Digitalisierung und Miniaturisierung ermöglicht, daß Informationen durch die Überwindung von Raum und Zeit eine ganz neue Qualität gewinnen.

Die Fortschritte der modernen Medizin führen in das wohlbekannte Dilemma, daß die Errungenschaften in Diagnostik und Therapie durch erhebliche Kostensteigerungen erkauft werden müssen. Die anfallenden Datenmengen in der modernen Medizin sind mit den herkömmlichen Methoden kaum noch zu bewältigen und drohen unser Gesundheitssystem zu überfluten. Die Nutzung des bereits bestehenden Internet könnte hier zu einer Reihe von Verbesserungen führen.

Im Jahre 1969 wurde das Internet als das erste Computernetzwerk der Welt, das sogenannte ARPANET (Advanced Research Projects Agency Net), bestehend aus vier Rechnern (University of California in Los Angeles, Santa Barbara, University of Utah und Stanford Research Institute) vom Pentagon im Westen der USA entwickelt. Es entstand in der Absicht, auch nach einer atomaren Auseinandersetzung ein funktionierendes Kommunikationsnetzwerk in den USA zu besitzen. Als eigentliche Geburtsstunde des *INTERNET* wird der 1. Januar 1983 angesehen, an dem verbindlich für alle Rechner ein netzwerkübergreifendes Protokoll, das TCP (s. u.), eingeführt wurde, und sich der militärische Teil des Netzes selbständig machte. Daraufhin schlossen sich zahlreiche andere Netze, Universitäten, Forschungseinrichtungen etc. dem Internet an [7].

Das Internet ist besonders in den letzten Jahren enorm gewachsen und für jeden offen (Abb. 1). Weltweit sind nahezu alle Länder am Internet angeschlossen und derzeit nutzen zwischen 35–40 Millionen Menschen das Internet, wobei die USA und Japan die höchsten Anwenderzahlen aufweisen und Deutschland mit 1,5 Millionen Onlineanwendern am Ende der Skala zu finden ist. In Deutschland sind 452.997 Rechner permanent am Internet angeschlossen (Stand 1.1.1996). Nach spätestens 1 Jahr verdoppelte sich in Deutschland bisher die Anwenderzahl.

Die Verbindung zwischen den Rechnern erfolgt via Modem über die herkömmliche Telefonleitung. Das allen Rechnern gemeinsame Internet/Transmission Control Protocol (TCP) sichert die virtuelle Verbindung zwischen den

Rechnern im Netz. Es zerlegt die auszutauschenden Daten in kleinere Teile, versendet sie als Paket, das mit der Adresse des Absenders und Empfängers versehen wird und überprüft, ob das Paket auch wirklich angekommen ist [1, 5].

Für die Zustellung der Pakete erhält jeder Rechner im Internet eine eindeutige Adresse, die Internetprotokoll(IP)-Adresse. Diese Adresse wird aus einem Quadrupel Bytes gebildet, wobei diese Bytes durch Punkte getrennt werden. Ein Beispiel für eine IP-Adresse wäre die 134.176.250.7. Dieser für den Computer freundlichen Adressierungsart wird eine menschenfreundliche Adressierung, der sog. Domainname, aufgesetzt. Somit wird dieser schlecht zu merkenden IP-Adresse ein hierarchisch strukturierter Name gegeben. Ein typischer Name wäre z. B. jumbo.hrz.uni-giessen.de. Dieser Name beschreibt den Rechner Jumbo im Hochschulrechenzentrum der Justus-Liebig-Universität Gießen in Deutschland.

Eine sog. Domain bezeichnet eine bestimmte Internetadresse, die zum einen z. B. aus .com = commercial, .gov = government oder .edu = education besteht und zur weiteren Identifikation 2 Buchstaben für das zugehörige Land anfügt: .fr = Frankreich und .de = Deutschland.

## Wie erlangt man Zugang zum Internet und was ist an Hard- und Software erforderlich?

Die Verbindung zwischen den Computern erfolgt via Modem über die herkömmliche Telefonleitung. An Hardware benötigt der Teilnehmer lediglich einen Computer mit Modem (empfehlenswert: 28.800 Baud.; V.34). Die Art des Computers oder Betriebssystems spielt keine Rolle, da sich im Internet ja alle auf *eine* Sprache, das TCP, geeinigt haben [6].

Um in das Internet zu gelangen, bedient man sich in der Regel der Dienste eines Internetproviders, also eines speziealisierten Dienstleisters, der neben anderen Diensten den Zugang, nämlich die Einwahl in das Internet über die herkömmliche Telefonleitung zum Ortsnetztarif ermöglicht und eine permanente Verbindung mit dem Internet aufrechterhält. An Software benötigt man die Pro-

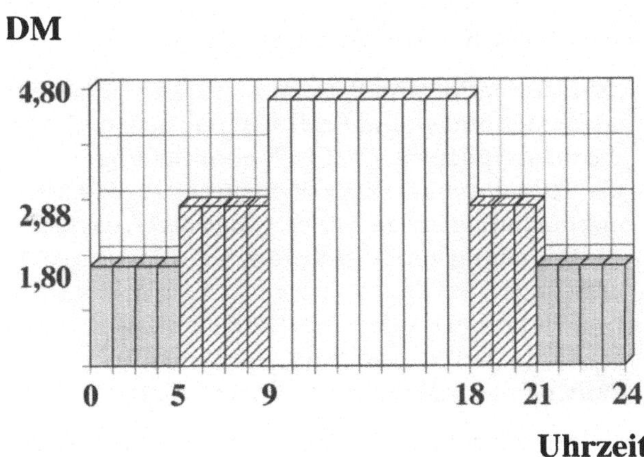


**Abb. 2.** Übersicht der Telefonkosten pro Stunde im City-/Ortsnetztarif in Abhängigkeit von der jeweiligen Tageszeit

tokollsoftware, einen WWW-Browser (Informationsprogramm) für die Inanspruchnahme der Dienstleistungen und eventuell ein Email (Briefpost)-Programm.

Diverse Anbieter stellen Komplettsoftwarepakete für den Internetzugang kostenlos zur Verfügung, die auch dem nicht computererfahrenen Anwender per Mausklick den Zugang in das Internet ermöglichen. Die Kosten der Internetprovider liegen zwischen 8 und 50 DM monatlich. Universitätsangestellte erhalten ihren Zugang über das deutsche Forschungsnetz kostenlos. Zusätzlich zu den Providergebühren fallen bei der Einwahl von der Praxis oder von zuhause aus noch die Ortsnetztelefongebühren zwischen 1,80 und 4,80 DM pro Stunde in abhängigkeit von der Tageszeit an (Abb. 2). Die konsequente Weiterentwicklung und Umsetzung des Internet auf verschiedene Anwendungsbereiche stellt das World Wide Web (kurz WWW) dar, das durch das Genfer CERN (Conseil Européenne pour la Recherche Nucléaire)-Institut im Jahre 1992 eingeführt wurde. Durch den kostenlosen Vertrieb graphikorientierter, bedienerfreundlicher WWW-Software (z. B. Netscape und Mosaic) kam es zu einem exponentiellen Wachstum des Internet mit derzeit ca. 10 Millionen permanent angeschlossenen und Daten austauschenden Rechnern (Abb. 1). Eine Seite im WWW enthält markierte Bereiche, deren Auswahl auf einfache Weise – also per Mausklick – zur Verbindung mit anderen Informationen führt. Diese Hypertexttechnologie bietet den Schlüssel zum vielzitierten „Onlinesurfen", da jedes Element einer Webseite – Texte oder Graphiken – einen Verweis auf eine andere Seite birgt [10]. Es spielt dabei keine Rolle, ob der Verweis auf denselben oder einen Rechner auf einem anderen Kontinenten zeigt. WWW implementiert damit auf dem elekronischen Netzwerk ein logisches Netzwerk von miteinander verbundenen Dokumenten auf verschiedenen Internetrechnern. Mittels WWW kann der Anwender durch das unüberschaubare Informationsangebot im Internet schnell und komfortabel navigieren und recherchieren, ohne die komplexen Adressierungsbefehle kennen zu müssen [9].

## Welchen Nutzen bringt uns das Internet in der Ophthalmologie?

Es bietet verschiedene Vorteile wie u. a:

- die Information von Patienten und Verbands-/Gesellschaftsmitgliedern,
- einen Meinungs- und Erfahrungsaustausch und Konferenzschaltungen,
- die unkomplizierte Nachrichtenmitteilung,
- die Teilnahme an Diskussionsforen zu Zeitschriftenartikeln oder speziellen ophthalmologischen Themen(dgiidisk-Diskussionsrunde),
- die Einholung von Auskünften über Kongresse oder die Anmeldung dazu,
- den Zugriff auf Datenbanken (z. B. ophthalmologische Befundbilddatenbanken, Pathologie- oder Gen-Datenbanken),
- die Arzneimittel- und Literaturrecherche,
- Patientenbefundaustausch sowie z. B. IOL-Produktinformation.

Im folgenden sollen diese Vorteile an einigen Beispielen verdeutlicht werden.

## Bereitstellung von Patienteninformationen

Die kostenlose Information von Patienten zu verschiedenen Themengebieten, wie Kinderbrillen, Bildschirmarbeitsplatz, Glaukom, Katarakt, diabetische Retinopathie, Schielen, trockenes Auge, senile Makuladegeneration und vielen weiteren Themen mehr steht bereits zu Verfügung (s. Homepage der DGJJ). Auch ein Sehtest und z.B. der Amsler-Test wird am Monitor oder nach Papierausdruck dem Patienten angeboten.

## Meinungs- und Erfahrungsaustausch

Email steht für elektronische Post und ermöglicht den sekundenschnellen Austausch einer Nachricht an einen Empfänger irgendwo auf der Welt. Es ist digital und kostenlos im Vergleich beispielsweise zu den Gebühren für Luftpost mit einer Zustelldauer von Tagen. Im Gegensatz zur Faxversendung müssen die Seiten nicht wieder in den Computer eingegeben werden, was Zeit und Geld erspart. Der Empfänger kann zeitunabhängig die in seinem Briefkasten liegenden Nachrichten auf seinen Bildschirm holen und nach Belieben weiterbearbeiten. An das zu versendende Dokument lassen sich Dateien (z. B. Befundbilder, Grafiken) anhängen. Bilder, Ton und Filme verschiedenster Formate lassen sich durch eine integrierte Konvertiersoftware direkt am Monitor betrachten.

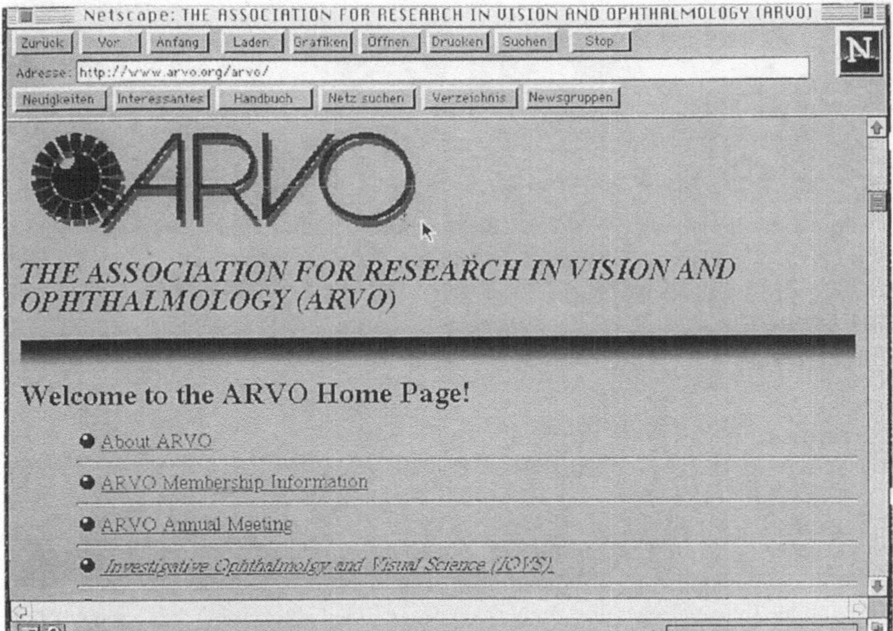


**Abb. 3.** Bildschirmfoto der initialen Informationsseite (Homepage) der ARVO mit Verweis auf das Jahrestreffen 1996

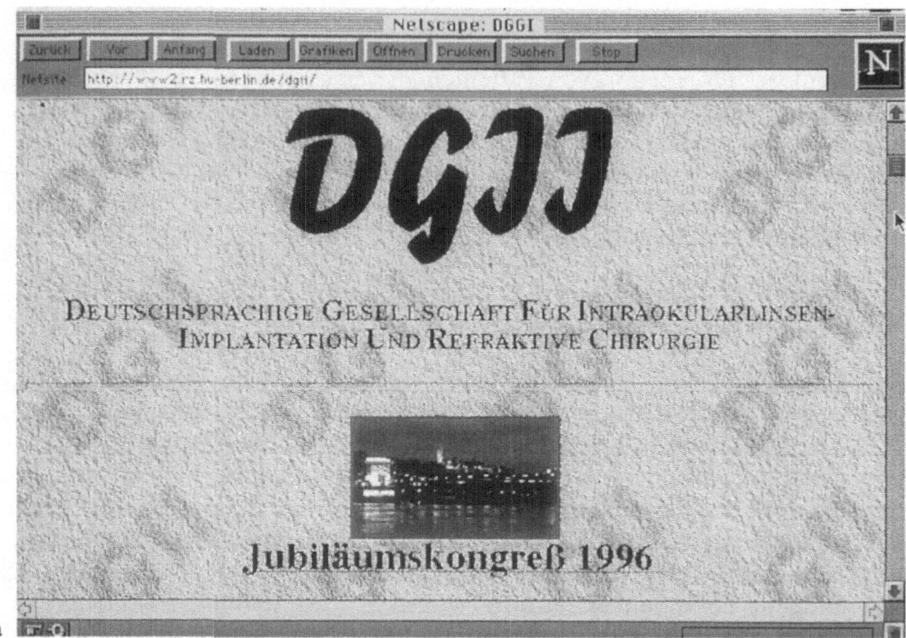


a

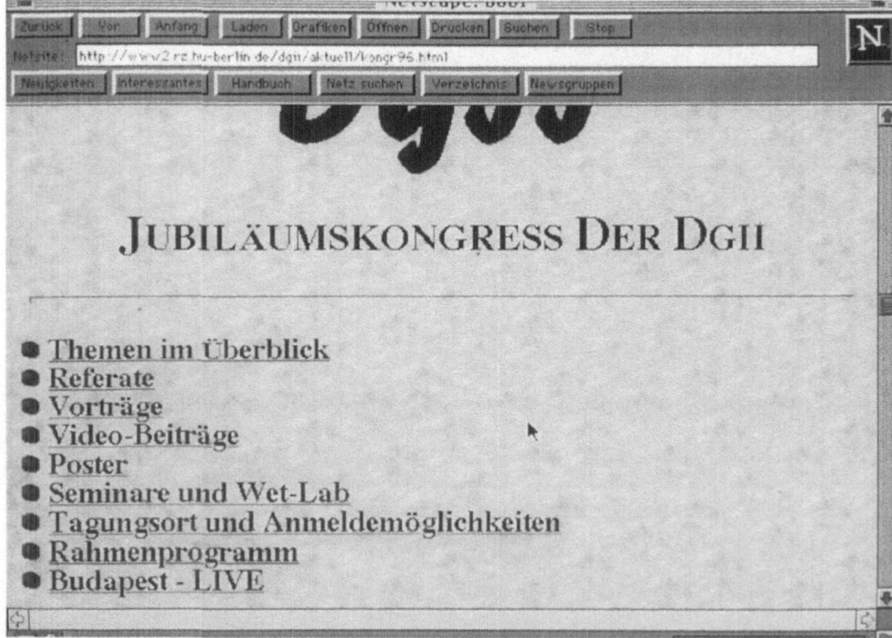


b

**Abb. 4 a.** Initiale Informationsseite (Homepage) der DGII mit Verweis auf den Jubiläumskongreß 1996. **b** Übersicht über alle Veranstaltungen und wissenschaftlichen Beiträge des Jubiläumskongresses, die bereits 2 Monate vor dem Kongreß als Abstract im Internet verfügbar waren.

## Teilnahme an Diskussionsforen, Kommunikation auf Sprach- und Textebene

Die Teilnahme an einer Vielzahl von Diskussionsforen und Interessengruppen, sog. postalischen Diskussionsrunden, zu ophthalmologischen Themengebieten wie Glaukom, Kataraktchirurgie, Retina, Neuroophthalmologie und vielen anderen Themen bietet sich z. B. per Email an (www2.rz.hu-berlin.de/dgii). Der Anwender schickt einen Diskussionsbeitrag oder eine Falldarstellung an die jeweilige Diskussionsleitung, welche wiederum diesen Beitrag eventuell moderiert und automatisch als Serienbrief an alle Diskussionsgruppenteilnehmer weiterleitet (Universitäts-Augenklinik Mainz: www.uni-mainz.de/~augen).
Per Email kann auch z. B. die Mitgliedschaft bei einer ophthalmologischen Gesellschaft beantragt, die Registrierung zu einem Kongreß, der Informationsaustausch unter Kollegen, eine rasche Publikation interessanter Ergebnisse mit rascher Verteilung oder ein Erfahrungsaustausch vorgenommen werden. Als Gesellschaften mit entsprechendem Angebot seien u. a. die folgenden aufgeführt:

- American Society of Cataract & Refractive Surgery = www.ascrs.org,
- European Society of Cataract & Refractive Surgery = www.escrs.org,
- Association for Research in Vision and Ophthalmology = www.arvo.org (Abb. 3),
- American Academy of Ophthalmology = www.eyenet.org und

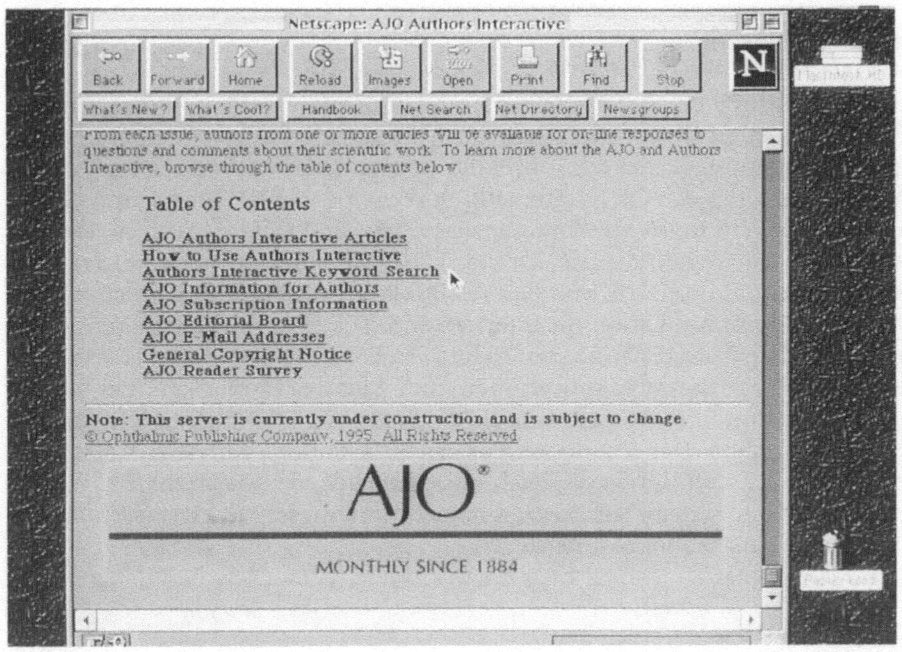


**Abb. 5.** Diskussionsbeiträge, Kommentare oder Fragen zu einem digital publizierten Artikel können – hier am Beispiel des American Journal of Ophthalmology – gelesen und direkt an den Autor per Email gesendet werden

- Deutschsprachige Gesellschaft für Intraokularlinsen-Implantation und refraktive Chirurgie = www2.rz.hu-berlin.de/dgii (Abb. 4 a u. b).

Unter diesen Adressen findet der Anwender neben dem optional suchbegriffgesteuerten Verzeichnis der wissenschaftlichen Beiträge, z. B. bei einem Kongreß mit genauer Information über Ort und Zeitpunkt des Beitrags, den Abstracts, Informationen über Firmen und deren Produkte auch detaillierte Informationen über den jeweiligen Veranstaltungsort (Theater-, Hotel-, Restaurantführer, Stadtplan etc.).

## Ophthalmologische Journale und Bilddatenbänke

Ophthalmologische Journale im Abstractumfang (American Journal of Ophthalmology = www.ajo.com) oder als peer-reviewed-Volltextjournal (Digital Journal of Ophthalmology = www.meei.harvard.edu/meei) sowie Bilddatenbanken, z. B. der American Association for Pediatric Ophthalmology and Strabismus (medaapos.bu.edu), sind über das WWW verfügbar. Diskussionsbeiträge oder Kommentare zu einem digital publizierten Artikel werden direkt an den Autor eines Artikels z. B. per Email gesendet (Abb. 5). Die Diskussionsbereitschaft scheint besonders durch die formlose und rasche Anfertigung einer Email gesteigert zu sein.

## Konferenzschaltungen

Unter Verwendung eines Sprachprogramms im Hintergrund wird dem Anwender gemeldet, wenn ein anderer Gesprächsteilnehmer im Internet selber mit dem Anwender oder umgekehrt der Anwender während der Verbindung im Internet mit einer weiteren Person gleichzeitig sprechen möchte. Dieses Sprachprogramm ermöglicht weltweite Konferenzgespräche und Datenaustausch über die gewöhnliche Telefonleitung zum Ortstarif. Hierbei muß erwähnt werden, daß das Gespräch und die Email von der Technik her zwei höchst unterschiedliche Formen der Kommunikation im Internet sind. Die Übermittlung von Sprache über das Internet kam bislang hauptsächlich zu Forschungszwecken oder bei abgeschlossenen Workgroupapplikationen zum Einsatz. Es werden aber immer mehr Dienstprogramme angeboten, die das weltweite Telefonieren über das Internet ermöglichen. Der technische Fortschritt bringt allerdings zur Zeit noch den Gesetzgeber und Bürger zugleich in Bedrängnis, da es sich hierbei um die Vermittlung von 'Sprache' in Echtzeit handelt und dieser Dienst ausschließlich dem Telefondienstmonopol unterliegt.

## Laden von Dateien

Über das File Transfer Protocol (FTP) wählt man sich in den Rechner eines Informationsanbieters (z. B. Bibliothek, Zeitschriften-/Buchverlag) ein und kopiert sich von dort Bücher oder Texte (Zeitschriftenartikel einschließlich Tabellen) oder Programme (z. B. ICD-10aug der BVA und DOG) auf den eigenen Rechner. Der Zugang zu deutschen Bibliotheken ist im Gegensatz zu den Bibliotheken in anderen Ländern nur begrenzt möglich. Hierzulande scheinen die meisten Bibliotheken den Zug ins Informationszeitalter zu verschlafen.

## Patientenbezogene Informationen austauschen

Der Ausbau der Kommunikation zwischen den verschiedenen medizinsichen Abteilungen, den Kliniken und den niedergelassenen Kollegen wird in den nächsten Jahren weiter vorangetrieben [3, 4]. Die Patientenbetreuung wird so durch schnellere Reaktionsmöglichkeiten und ein wirtschaftlicheres Arbeiten optimiert. Der Austausch ophthalmologischer Arztbriefe und Befundbilder unter Nutzung von im Hintergrund ablaufender Verschlüsselungstechnik mit Kollegen via Internet erwies sich als sehr effizient (siehe Spallek et al. in diesem Band).

Ein die entsprechenden Sicherheitsvorkehrungen berücksichtigendes Kommunikatiosnetz zwischen dem Krankenhaus und Ärzten sowie den Krankenhäusern untereinander stellt wichtige Patienteninformationen rasch zur Verfügung und trägt zur Zeit- und Kostenersparnis bei. Dies sei an folgendem Beispiel verdeutlicht: In kleineren Kliniken steht kein Pathologe zur Verfügung, so daß der Chirurg die Gewebeprobe per Kurier zum nächsten Pathologen schicken und den Eingriff unterbrechen muß. In der Schweiz wird teilweise so vorgegangen, daß unter Nutzung des Internet nach Einlegen der Gewebeprobe unter ein Mikroskop mit integrierter Kamera und Netzanschluß der Pathologe das Mikroskop fernsteuert und die Diagnose direkt von seinem Büro aus stellt, so daß der Chirurg gleich mit der Operation fortfahren kann.

## Teilnahme an ophthalmologischen Kongressen

Im Dezember 1995 fand der 2. Internet Kongreß mit weit über 1000 Posterbeiträgen und etwa 6000 Ophthalmologen und Interessierten aus aller Welt statt. Die Postervortragenden konnten direkt am Poster „angesprochen“ oder angeschrieben werden, ohne daß die persönliche Anwesenheit erforderlich war. Für den Anwender relevante Texte, Abbildungen und Graphiken beider Kongresse können auch noch nach dem Kongreßende direkt auf den eigenen Computer geladen werden.

## Arzneimittel- und Literaturinformation

Darüber hinaus kann der Arzt online auf eine Vielzahl von externen medizinischen Datenbanken, z. B. zur Abfrage von Arzneimittelinformationen oder zur Literaturrecherche (Medline, Medlars, National Library of Medicine etc.) zugreifen [2].

### Firmen- und Produktinformation

Kommerzielle Inhalte (z. B. IOL-Produktinformationen) können über das Internet bezogen werden, und es besteht auch die Möglichkeit, Waren direkt über das Internet zu kaufen, was in den USA schon weit verbreitet ist.

Als Zahlungsmittel eignen sich die Angaben der Kreditkarten. Die in den USA für den Export freigegebenen Verschlüsselungssysteme dürfen nur einen Code mit 128 Bit verwenden. Die Softwareunternehmen Microsoft und Netscape sowie die Kreditkartenorganisationen Visa und Mastercard entwickelten kürzlich daher einen leistungsstarken Standard zum Datenschutz von Finanztransaktionen, indem sie bei diesem die Verschlüsselung der Daten von der „Authentisierung", für die dann ein Code mit > 2000 Bit verwendet wird, trennten. Die US-Regierung hat dieses Verfahren sodann für den Export freigegeben, so daß es zu einer erheblichen Verbesserung der Datensicherheit bei Finanztransaktionen auch in Europa kommen wird.

### Einstiegsort im Internet

Die Kenntnis einiger Adreßkataloge und Suchwerkzeuge genügt, um einen ersten und guten Überblick über die Datenfülle im Internet zu bekommen (8). Viele Indexlisten bieten zusätzlich alphabetische Schlagworte zu allen möglichen Wissensgebieten und auch Verweise auf ähnliche Übersichten und Recherchewerkzeuge, so daß das Auffinden der gesuchten Information wesentlich erleichtert wird. Als Einstiegspunkte seien genannt:

- alphabetischer Schlagwortkatalog: www.yahoo.com,
- Schlagwortkatalog nach Rubriken: galaxy.einet.com,
- allgemeine Suche: www.webcrawler.com oder www.altavista.digital.com,
- Stichwortsuche mit Zusammenstellung verschiedener Suchhilfen: www.qdeck.com/cusi.html

## Zusammenfassung

Die Nutzung des Internet bietet verschiedene Vorteile wie u. a. eine beschleunigte Heraus- und Weitergabe von interessanten Forschungsberichten, die Durchführung kooperativer weltweiter Projekte, eine Abfragemöglichkeit von Daten, die an einer Stelle verfügbar sind, die Nutzung von Dienstangeboten und eine Minderung von Reise-, Telefon- und Postgebühren. Datenentze wie das Internet ermöglichen eine weltweite, schnelle und flexible Übermittlung von Dokumenten, Daten und Programmen im Sinne einer schnellen und unbürokratischen internationalen Zusammenarbeit und Diskussion.

Datennetze werden zunehmend von Institutionen aus dem Bereich Bildung und Wissenschaft als Bestandteil der Informationstechnik verwendet, wodurch die Zusammenarbeit in der wissenschaftlichen Tätigkeit verbessert wird.

Der Anwender hat allerdings das Problem, die Fülle des Angebots zu überschauen. Für den Endbenutzer ist der Internetzugang durch einen Computer mit Modem über die Telefonleitung möglich, wobei der Verbindungsauf- und abbau fast unsichtbar im Hintergrund erledigt wird. Dem Anwender stehen dann sämtliche oben genannte Dienste zur Verfügung.

Das Internet erweitert durch seine große Ressourcen die kollegialen Interaktionsmöglichkeiten, sorgt für eine schnelle Informationsbeschaffung und steigert somit die Qualität der Patientenversorgung. Bereits eine Vielzahl von ophthalmologischen Angeboten und Informationen werden von den Universitäts-Augenkliniken Berlin, Düsseldorf, Köln, Mainz, Würzburg, Gießen und anderen zur Verfügung gestellt. Das Interesse in der Ophthalmologie und Öffentlichkeit an dieser neuen Facette der Kommunikation und Informationsversorgung ist sehr groß. So wurde allein im Zeitraum von Januar bis Juni 1996 die Homepage der Universitäts-Augenklinik Gießen 4860mal aufgerufen. Natürlich steckt das Internet noch in den Kinderschuhen, aber die Vorzüge der grenzenlosen elektronischen Kommunikation mit Übermittlung von Daten, Befunden und Bildern sprechen eines der grundlegenden Befürfnisse der Menschen an und sind Teil der in Zukunft global werdenden Ophthalmologie.

## Literatur


1. Bartz HW (1991) Kommunikation und Computernetze. Konzepte, Protokolle und Standards. Carl Hanser, München
2. Ellenberger B (1995) Navigating physician resources on the Internet. Can Med Assoc J 152 : 1303–1307
3. Fuller SS (1995) Internet connectivity for hospitals and hospital libraries: strategies. Bull Med Libr Assoc 83 : 32–36
4. Kleeberg P (1993) Medical uses of the Internet. J Med Syst 17 : 363–366
5. Krol E (1995) The whole Internet. O'Reilly/International Thomson, Bonn
6. Lawley EL,Summerhill C (1993) Internet primer for information professionals: Basic guide to Internet networking technology. Mecklermedia, Westport
7. Lynch D, Marshall TR (1993) Internet system handbook. Addison-Wesley Reading, MA Wesley
8. Maxwell C, Grycz CJ (1994) New riders' official Internet Yellow pages. News Riders, Indianapolis
9. Otte P (1994) The information superhighway: beyond the internet. A guide to information sources. Meckler, Westport, CT
10. Pfaffenberger B, Que's computer user's dictionary, 4th edn. Que, Indianapolis

# Digitaler Datenaustausch in der Ophthalmologie. Befundbild- und Arztbriefaustausch via Internet

G. Spallek, B. Dick und Ch. Hartmann

**Zusammenfassung.** *Problemstellung:* Im medizinisch-wissenschaftlichen Bereich werden zunehmend die Möglichkeiten der digitalen Dokumentation genutzt. Der Einsatz von Computersystemen in Praxis und Klinik sowie deren Vernetzung eröffnen neue Möglichkeiten des patientenbezogenen Datenaustausches zwischen Fachkollegen.

*Methodik:* Unter Berücksichtigung der Datensicherheitsauflagen und Datenschutzbestimmungen wurde ein Befundaustausch inlusive photographischer Aufnahmen und Arztbrief zwischen zwei Universitäts-Augenkliniken praktiziert. Die Datenfernübertragung erfolgte via Internet. Das Internet ist ein internationales, universitäres Netzwerk, das über TCP/IP die Kommunikation von Rechnern unterschiedlichen Typs ermöglicht. Die Verbindung zwischen den Rechnern wurde via Modem über die Telefonleitung realisiert. Für den Datenaustausch wurden folgende Dienste genutz: E-mail (elektronische Post zum Austausch von Textfiles) und World Wide Web (Übertragung von Text-, Bild-, Videodateien).

*Schlußfolgerungen:* Eine Fernübertragung von Patientendaten unter Ausnutzung bereits bestehender Netzwerke ermöglicht neue Formen der Kommunikation. Vorteile sind u. a.: 1. die zeitliche Unabhängigkeit der beteiligten Partner, 2. die Vermeidung von Doppeluntersuchungen des Patienten, 3. die Möglichkeit einer schnellen Konsultation eines Spezialisten, 4. geringe Kosten. Daraus ergibt sich z. B. eine besondere Bedeutung für Spezialsprechstunden, die Durchführung der postoperativen Betreuung von Patienten oder für patientenbezogene Konsultationen von Fachkollegen.

**Summary.** *Background:* High-tech communication has been established in most scientific and research fields and has now expanded to include digital patients records. Computer systems in medical offices and clinics offer new possibilities for the exchange of medical data among colleagues.

*Methods:* Two German ophthalmology departments at university hospitals exchanged written patient records and imaging studies in accordance with current data security regulations. Data transfer was facilitated via the Internet. The Internet as the world's largest computer network allows communication between computers via TCP/IP. The computers used were connected by modems and a telephone line. In this paper, we present an introduction to how to use the basic services that are necessary: electronic mail and World Wide Web.

*Conclusions:* The paper indicates that the exchange of patient records via existing Internet connections allows new modes of communication. There are some significant advantages in: (1) independece of time for all parties involved, (2) avoiding the inefficiency of repeated studies, (3) the opportunity of fast specialist consultation, and (4) the degree of cost efficiency. This new mode of communication has an tremendous amount of potential in our field and in particular in the realm of postoperative patient care as well as specialist consultation and scientific discussion.

D. Vörösmarthy et al. (Hrsg.)
10. Kongreß der DGII 1996

## Einleitung

Im medizinisch-wissenschaftlichen Bereich werden in zunehmendem Maße die neuen Möglichkeiten der modernen Datenfernübertragung genutzt. Der Einzelplatzrechner wird in Arbeitsgruppensysteme oder Netzwerkverbände integriert; die Zahl der Geräte mit einer direkten Schnittstelle zur elektronischen Datenverarbeitung steigt stetig an. Aus der Entwicklung und zunehmenden Verbreitung von Klinik- und Praxiscomputersystemen ergeben sich auch vielfältige neue Möglichkeiten für die Kommunikation zwischen Kliniken oder Klinik und Praxis [6].

Das Internet, das weltweit größte Computernetzwerk, stellte für uns die Basis eines digitalen Befund- und Arztbriefaustausches zwischen den Universitäts-Augenkliniken der Charité und der Universität Gießen dar.

## Methode und Durchführung

### Technische Voraussetzungen

Zur Kommunikation wurden zwei mit Modem ausgestattete Computer (ein PC sowie ein Macintosh) und Kommunikationssoftware (Zugangssoftware zum Provider, Pakettreiber, E-mailprogramme und WWW-Browser) genutzt.

Grundlegendes Merkmal des Internet ist die Möglichkeit, daß jeder Nutzer weltweit mit allen ebenfalls an das Netz angeschlossenen Computern, unabhängig von Rechnertyp und -konfiguration, kommunizieren kann [1]. Die verlustfreie Übertragung der Daten wird durch TCP/IP (Transmission Control Protocol und Internet Protocol) gewährleistet und erfolgte im Beispielfall via Modem. Das Modem (Modulieren-Demodulieren) schafft die Verbindung zwischen Rechner und Telefonnetz der Telekom, indem die digitalen, auf dem Rechner vorliegenden Daten in analoge umgewandelt werden (und umgekehrt), so daß die Daten unter Nutzung der normalen Gesprächsleitung gesendet bzw. empfangen werden. Dabei wurde der Internetzugang der beteiligten Universitäten über das Wissenschaftsnetz (WIN) genutzt.

### Datenübertragung via E-mail

Die einfachste Lösung für die digitale Übermittlung eines Arztbriefes entspricht dem Versenden als E-mail. Electronic Mail kann ausschließlich ASCII-Code (Buchstaben) übertragen, so daß eine einfache Mail nur reinen Text ohne Stilelemente oder graphische Strukturen, wie z. B. Tabellen oder Abbildungen, enthalten kann.

Ein intaktes Netzwerk vorausgesetzt, steht E-mail rund um die Uhr zur Verfügung. Theoretisch kann die Nachricht schon wenige Sekunden nach dem Abschicken durch den Empfänger gelesen werden, völlig unabhängig von dessen Lokalisation. Die Kommunikation erfolgt somit zeitunabhängig und erfordert

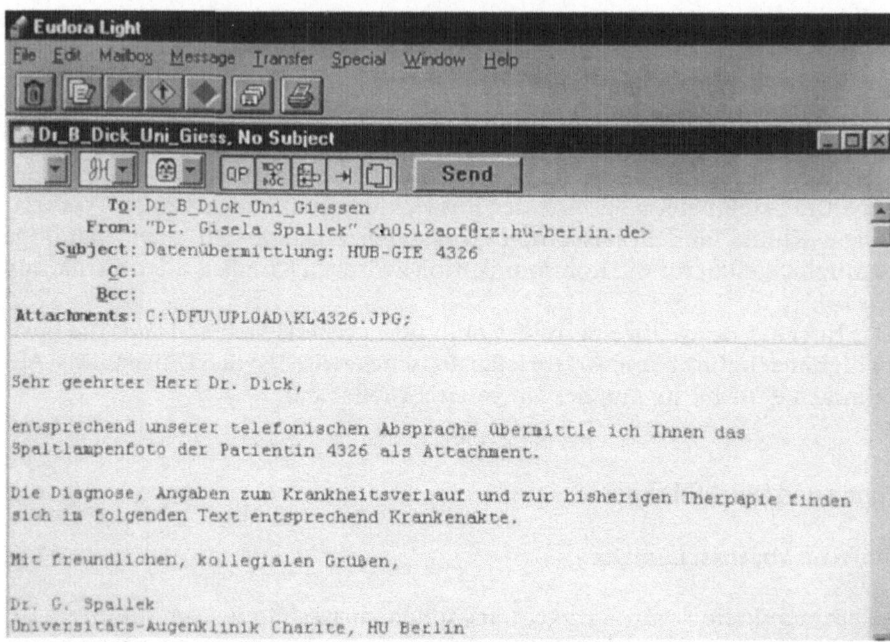


**Abb. 1.** Dokument mit „attached file", kurz vor dem Absenden

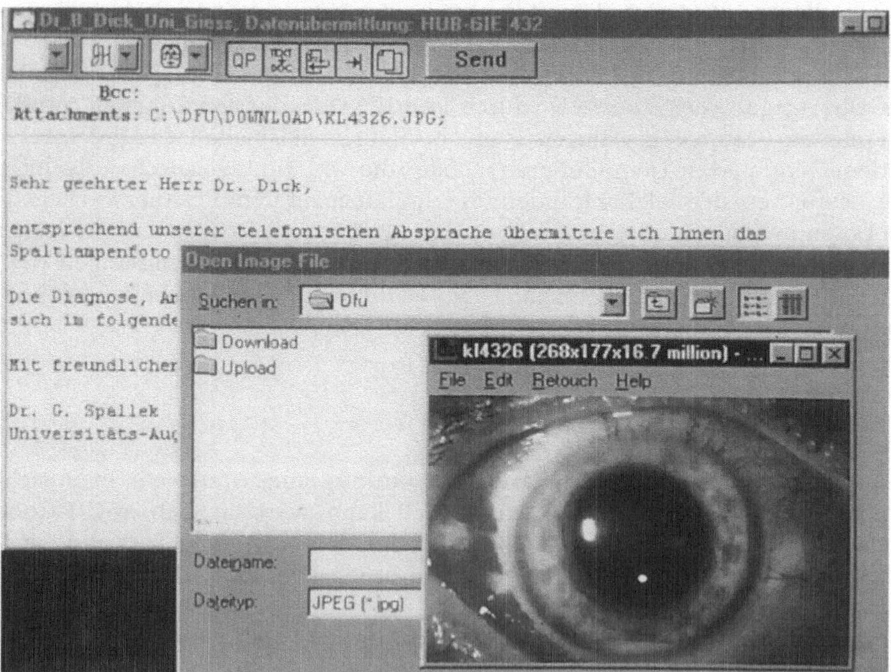


**Abb. 2.** Der Empfänger öffnet ein Programm zur Bildbetrachtung und kann das mitübermittelte Vorderabschnittsfoto betrachten

keinen persönlichen Kontakt, wie er im Klinikalltag auch nur schwer herzustellen ist. Liegen Patientenbefunde bereits digital vor, können sie in das E-mailprogramm ohne zusätzlichen Schreibaufwand übernommen werden.

## Übermittlung von Bildbefunden

Einer Weiterentwicklung der einfachen E-mail entspricht die Einbindung von klinischen Bildern als binäre Dateien. Die heutige Mailsoftware enthält bereits Zusatzprogramme (z. B. Binhex, Uuencode oder MIME), die aus Binärdateien ASCII-Text erstellen. Auf diese Art und Weise können z. B. digitalisierte Spaltlampen- oder Fundusphotographien in den Buchstabencode verwandelt und an eine Mail angehängt, attached, werden. Die Software des Empfängers wandelt diese im Hintergrund automatisch in die ursprüngliche Binärdatei zurück.

Der Befund- und Arztbriefaustausch wurde mit zwei verschiedenen, weit verbreiteten E-mailprogrammen vorgenommen. Details können aus den Abb. 1 und 2 ersehen werden. Abbildung 1 (Programm Eudora light Vers. 1.5) zeigt eine Mail kurz vor dem Absenden in der Charité. Abbildung 2 zeigt die gleiche Mail, wie sie der Empfänger Gießen lesen konnte. Der Hinweis „Attachment" läßt den Empfänger ein Programm zur Bildbetrachtung öffnen. In der Mail wird auch angegeben, in welches Verzeichnis das Befundbild abgelegt wurde und aufgerufen werden kann.

Mit der gleichfalls getesteten Software PegasusMail erfolgt die Übermittlung ähnlich unkompliziert. Der Absender kann durch Anklicken des Buttons „Attach" die anzuhängende Datei definieren. Der Empfänger erhält zwei Nachrichten: eine enthält den reinen Text, die zweite enthält den Hinweis auf das mitübermittelte Dokument. Der Bildbetrachter ist im Programm vorkonfiguriert und somit sehr einfach aufzurufen.

## Übersendung multimedialer Befundblätter

Ein nächster qualitativer Sprung kann durch das Versenden kompletter multimedialer Befundblätter erreicht werden. Realisieren läßt sich dies durch Nutzung des Mailprogramms, das in den weltweit führenden Web-Browser Netscape 2.0 (80% aller World-Wide-Web-User nutzen Netscape) integriert ist. Multimedia bietet eine systematische Strukturierung der Dokumente, die u. a. auch Graphiken, farbige Abbildungen sowie Audio- und Videosequenzen enthalten können. Ein weiteres entscheidendes Merkmal sind Hyperlinks. Es handelt sich dabei um im Text besonders gekennzeichnete Begriffe oder Wortgruppen, deren Aktivierung durch Anklicken weiterführende, logische Aktionen auslöst: Es wird sofort ein neues Dokument geladen, das weiterführende Informationen, Graphiken oder Bilder enthält. Im Optimalfall kann man auf diesem Wege die komplette Patientenakte elektronisch versenden (Tabelle 1).

Generell bieten sich zwei Möglichkeiten an: Erstens das Versenden einer Textmail mit Hinweis auf die „Adressen" der zum Patienten gehörenden Dateien

**Tabelle 1.** Vorteile von Multimediadokumenten

| Multimedia-Dokumente | Integration von |
|---|---|
| Text | Anamnese, Verlauf, Op-Bericht |
| Graph. Darstellungen | Tensionskurven, Perimeterdaten |
| Abbildungen | Spaltlampen-, Fundusphoto, US-Bilder |
| Links | Dokumente verbleiben auf eigenem Server |

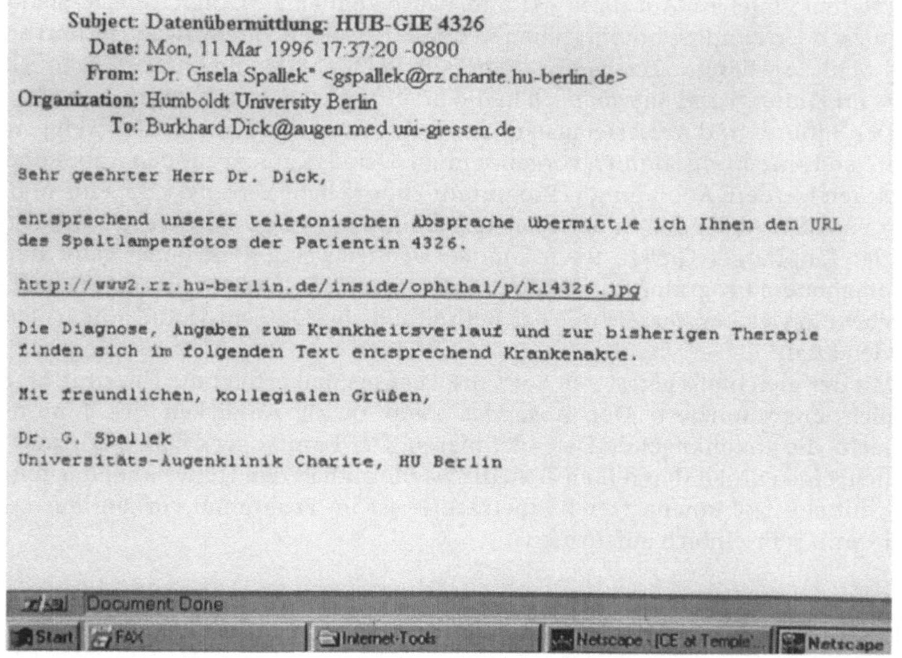
Subject: Datenübermittlung: HUB-GIE 4326
Date: Mon, 11 Mar 1996 17:37:20 -0800
From: "Dr. Gisela Spallek" <gspallek@rz.charite.hu-berlin.de>
Organization: Humboldt University Berlin
To: Burkhard.Dick@augen.med.uni-giessen.de

Sehr geehrter Herr Dr. Dick,

entsprechend unserer telefonischen Absprache übermittle ich Ihnen den URL des Spaltlampenfotos der Patientin 4326.

http://www2.rz.hu-berlin.de/inside/ophthal/p/k14326.jpg

Die Diagnose, Angaben zum Krankheitsverlauf und zur bisherigen Therapie finden sich im folgenden Text entsprechend Krankenakte.

Mit freundlichen, kollegialen Grüßen,

Dr. G. Spallek
Universitäts-Augenklinik Charite, HU Berlin



**Abb. 3.** Durch Anklicken der farbig dargestellten Zeile („Hyperlink“) wird das Dokument angefordert

(Einfügen eines Hyperlinks). In diesem Fall verbleiben die digitalisierten Befundbilder anonymisiert auf dem öffentlich zugänglichen Server des Absenders (Abb. 3). Der Empfänger wird durch Preisgabe des URL befähigt, die Bilder zu laden, anzuschauen und einem Patienten zuzuordnen. Dies erfolgt einfach durch Anklicken des farbig dargestellten Links. Die zweite Möglichkeit besteht in bekannter Weise im Attachen. Hier wird dem Empfänger das Bild direkt im Anschluß an die Mail dargestellt (Abb. 4).

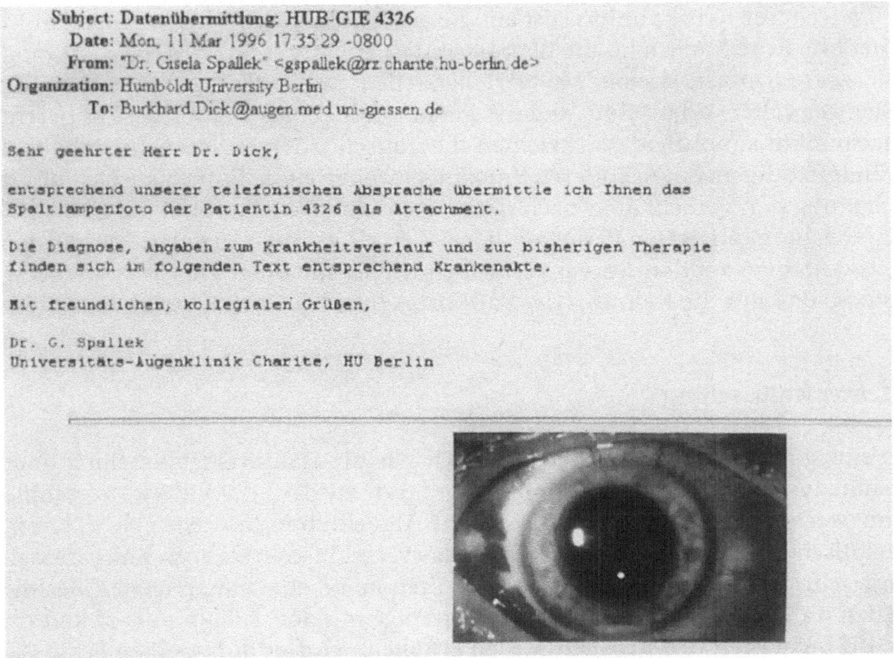

**Subject:** Datenübermittlung: HUB-GIE 4326
**Date:** Mon, 11 Mar 1996 17:35:29 -0800
**From:** "Dr. Gisela Spallek" <gspallek@rz.charite.hu-berlin.de>
**Organization:** Humboldt University Berlin
**To:** Burkhard.Dick@augen.med.uni-giessen.de

```
Sehr geehrter Herr Dr. Dick,

entsprechend unserer telefonischen Absprache übermittle ich Ihnen das
Spaltlampenfoto der Patientin 4326 als Attachment.

Die Diagnose, Angaben zum Krankheitsverlauf und zur bisherigen Therapie
finden sich im folgenden Text entsprechend Krankenakte.

Mit freundlichen, kollegialen Grüßen,

Dr. G. Spallek
Universitäts-Augenklinik Charite, HU Berlin
```

**Abb. 4.** Bei Nutzung dieses Mailprogrammes ist kein zusätzlicher Bildbetrachter erforderlich

## Technische Anforderungen

Es ergeben sich für das Verfahren hohe Anforderungen an die technische Ausstattung der Einrichtungen, die in vielen Praxen bereits vorhanden ist: Zum einen zur Erstellung der digitalen Befundvorlagen durch Einbindung von Perimetern und Spaltlampen- oder Funduskameras in die elektronische Datenverarbeitung. Zum anderen muß der Empfänger einer solch anspruchsvollen Nachricht computertechnisch dem heutigen Standard entsprechend ausgerüstet sein (z. B. Super-VGA-Graphikkarte und 17"-Monitor), um die Vorzüge der Übertragung von Bild- und graphischen Dateien nutzen zu können.

## Netzauslastung und Datensicherheit

Bei der Nutzung des Internet wird als Kritikpunkt oft die lange Übertragungsdauer bei voll ausgelastetem Netz angeführt. Innerhalb des Wissenschaftsnetzes (WIN), an das alle Universitäten angeschlossen sind, stellt dies jedoch in der Regel kein Problem für den E-mailverkehr dar. Theoretisch trägt der Absender die Kosten für die Telefongebühr; die Nachricht ist in wenigen Sekunden bis Minuten sofort verfügbar. Portokosten und Transferzeit auf postalischem Wege liegen weitaus höher.

Ein weiterer Kritikpunkt weist auf die erheblichen Sicherheitsmängel im Internet hin. Eine Nachricht, die über das Internet verschickt wird, passiert möglicherweise Dutzende von Mailverteilerstellen und Paketknotenpunkte. Ein Systemverwalter oder eine andere Person mit Zugriff auf diese Übertragungspunkte kann diese Nachrichten theoretisch jederzeit lesen, sie inhaltlich verändern oder an einen anderen Empfänger weiterleiten. Einfachste Lösung zur Einhaltung der Vorschriften nach dem Datenschutzgesetz wäre eine Übermittlung von anonymisierten Patientendaten, z. B. als Anfrage an einen Spezialisten. Auch kann man auf dem Server verbleibende Files mit einer Paßwortabfrage belegen, so daß nur die Kenntnis des Paßwortes zum Lesen der Dateien berechtigt.

## Datenverschlüsselung

Die einzig wirksame Lösung stellt jedoch nur die Datenverschlüsselung unter Ausnutzung relativ einfacher Computerprogramme dar [3]. Moderne Verschlüsselungstechniken nehmen mathematische Algorithmen in Anspruch, d. h. mathematische Funktionen, die sowohl für das Verschlüsseln als auch Entschlüsseln von Nachrichten benutzt werden [5]. In dem in Tabelle 2 angeführten Beispiel werden die Buchstaben in alphabetischer Folge mit den Zahlen 1 bis 27 kodiert. Um die Sicherheit des Algorithmus zu erhöhen, wird er durch einen Schlüssel, hier KEY, geändert. Die verschlüsselte Nachricht wird durch die Summe des kodierten Textes + Schlüssel gebildet und kann auf umgekehrte Weise bei Kenntnis des Schlüssels entziffert werden. Gibt es für Ver- und Entschlüsselung nur einen einzigen Schlüssel, spricht man von symmetrischer Verschlüsselung.

Bei der sichereren asymmetrischen Verschlüsselung gibt es zwei Schlüssel: einen öffentlich bekannten „public key" und einen nur dem Absender bekannten „private key". Die bekannteste Art der asymmetrischen Verschlüsselung ist der RSA-Algorithmus nach Rivest, Shamir und Adelman, auf dem das zur Zeit weltweit führende Datenverschlüsselungsprogramm PGP (Pretty Good Privacy) basiert [2, 4]. Als private key werden zwei sehr große Primzahlen gewählt. Der public key entspricht dem Produkt dieser beiden großen Primzahlen (das Produkt sollte, um unter heutigen Bedingungen als „sicher" zu gelten, mindestens

**Tabelle 2.** Einfaches Beispiel für eine symmetrische Datenverschlüsselung (Nach Kuner [5])

| Algorithmus: | A = 1, B = 2, C = 3... | | |
|---|---|---|---|
| Schlüssel: | KEY | | |
| **Verschlüsselung** | | **Entschlüsselung** | |
| MUELLER | 13-21-5-12-12-5-18 | 24-26-30-36-17-30-29 | Verschlüsselung |
| KEYKEYK | 11-5-25-11-5-25-11 | 11-5-25-11-5-25-11 | KEYKEYK |
| Verschlüsselung | 24-26-30-36-17-30-29 | 13-21-5-12-12-5-18 | MUELLER |

250stellig sein). Um eine Nachricht zu verschlüsseln, fordert der Absender den public key des Empfängers an, verschlüsselt damit die Nachricht und schickt sie ab. Der Empfänger kann mit Hilfe des eigenen private key die Nachricht entschlüsseln und lesen. Mit diesem Verfahren gelingt es, die Daten so sicher zu verschlüsseln, daß es nach dem heutigen technischen Stand für Dritte praktisch unmöglich ist, sie zu entschlüsseln und zu manipulieren.

## Schlußfolgerung

Über ein Kommunikationsnetz zwischen niedergelassenen Kollegen und Kliniken können – unter Berücksichtigung entsprechender Sicherheitsvorkehrungen – Patienteninformationen schnell ausgetauscht und zur Verfügung gestellt werden. Dies spart Zeit sowie kostenaufwendige Mehrfachuntersuchungen auch im Interesse des Patienten.

Die dargestellte Lösung ermöglicht es, elektronische Patientenbefunde wie Befundbilder oder Perimeterdaten und Augeninnendruckwerte über die Telefonleitung via Internet zu versenden. Der Spezialist oder aber auch der behandelnde Augenarzt kann sie jederzeit, unabhängig von einem Zeitplan, abrufen, begutachten, weiterverarbeiten und kommentieren. Dies kann Patienten u. U. eine Wiedervorstellung in der Klinik oder die Reise zu einem Spezialisten ersparen.

## Literatur

1. Dern DP (1994) The Internet guide for new users. McGraw-Hill, New York
2. Gates B (1995) The road ahead. Viking
3. Hassemer W (1995) Tätigkeitsbericht des Hessischen Datenschutzbeauftragten
4. Herwig C (1996) Elektronische Briefumschläge – Datensicherheit. PC Professionell 2 : 128
5. Kuner C (1995) Rechtliche Aspekte der Datenverschlüsselung im Internet. NJW-CoR 6 : 413–420
6. Spallek G, Gougousoudis A (1996) Daten-Superhighways für die Ophthalmologie. Z Prakt Augenheilkd 17 : 53–61

# Biometrie, Anästhesie

# Intraoperative Refraktometrie versus Ultraschallbiometrie – vergleichende Untersuchungen zur Kunstlinsenberechnung

A. Heine, W. Haigis und R. Guthoff

**Zusammenfassung.** Theoretische oder empirische Formeln zur Bestimmung der Brechkraft der zu implantierenden Linse nach Kataraktextraktion stützen sich auf die sonographische Messung der Achslänge, die Hornhautradien und die angenommene Vorderkammertiefe nach Linsenimplantation. Trotz mathematischer Genauigkeit dieser Formeln treten postoperativ Abweichungen von der Zielrefraktion auf, die überwiegend durch die Ultraschallbiometrie bedingt sind. Bei insgesamt 59 Patienten haben wir daher die sonographisch gemessene Achslänge mit einer aus der aphaken Refraktion berechneten Achslänge verglichen und die Brechkraft des Implantates bestimmt. Die mit beiden Methoden gewonnenen Achslängen zeigten im Mittelwert nur geringe Abweichungen. Bei Optimierung der Meßmethode zur Bestimmung der aphaken Refraktion wäre somit durchaus eine praktikable Alternative zur sonographischen Achslängenbestimmung gegeben.

**Summary.** The determinants of primary implant power calculations are measurement of the axial length, keratometer measurement and pseudophakic anterior chamber depth. Errors in predicted refraction after implantation of an intraocular lens are mainly attributed to measurement errors of the axial length by ultrasound. Therefore we compared the preoperative ultrasonically measured axial length with axial length calculated from refractive data. The axial length measured by ultrasound was found to be 0.42 mm shorter than the axial length calculated by refractive means. A calculated axial length may offer a valuable alternative to biometry in the selection of an IOL power.

## Fragestellung

Neuere Formeln zur Berechnung der Brechkraft der zu implantierenden Linse nach Kataraktextraktion vermögen es trotz mathematischer Genauigkeit nicht, Abweichungen von der Zielrefraktion zu eliminieren. Diese Abweichungen sind durch Fehler bei der sonographischen Achslängenbestimmung, der Keratometrie und der Bestimmung der pseudophaken Vorderkammertiefe bedingt [10, 11, 13]. Die Messung der Achslänge mit Hilfe der Ultraschallbiometrie ist hierbei der limitierende Faktor [7, 8]. Die Schallgeschwindigkeit differiert zwischen Kornea, Kammerwasser, Linse und Glaskörper; die gemessene Achslänge hängt somit von Dicke der Linse und Dichte der Katarakt ab [5, 12]. Des weiteren wird bei sonographischer Messung nicht die Achslänge in optischem Sinn bestimmt, also die Distanz bis zu den Photorezeptoren, sondern nur die Distanz bis zur vitreoretinalen Grenzfläche [9]. Dieses wird in einigen Formeln als Korrekturfaktor berücksichtigt [2, 6]. Abweichungen von 0,1 mm bei der sonographischen Achs-

D. Vörösmarthy et al. (Hrsg.)
10. Kongreß der DGII 1996

längenbestimmung induzieren eine postoperative Abweichung von 0,3 dpt von der angestrebten Zielrefraktion. Olsen [12] hat den prozentualen Anteil dieser einzelnen Größen auf den Fehler bei der Berechnung der IOL-Refraktion bestimmt. Er wertet den Anteil der Biometrie als Ursache für die Abweichung von der Zielrefraktion mit 68%, der Keratometrie mit 10% und der Bestimmung der pseudophaken Vorderkammertiefe mit 22%. Eine Optimierung der Achslängenbestimmung ist daher anzustreben, um Abweichungen von der Zielrefraktion zu verringern. Wir haben daher vergleichende Untersuchungen zur Achslängenbestimmung mit üblicher sonographischer Methode und Berechnung aus der aphaken Refraktion durchgeführt.

## Methodik

Bei insgesamt 59 phaken Augen von 59 Patienten wurde vor der Kataraktoperation die Achslänge applanatorisch mit dem Ultraschallbiometriegerät US Digital B 2000 bestimmt.

Des weiteren wurde intraoperativ am aphaken Auge die Refraktion mit dem Handrefraktometer Retinomax der Firma Nikon bestimmt. Es wurden ausschließlich Patienten untersucht, bei denen eine Phakoemulsifikation mit Tunneltechnik zur Anwendung kam. Nach Entfernung von Kern und Rinde und Stabilisierung der Vorderkammer mit einem Viskoelastikum erfolgten 3 Messungen mit dem handgehaltenen Refraktometer Retinomax. Dieses Gerät hat einen Meßbereich von –18 bis +22 dpt Sphäre und –8 bis +8 dpt Zylinder; es kann somit die aphake Refraktion erfaßt werden. Vor Durchführung dieser Untersuchungen wurden vergleichende Messungen an 50 pseudophaken Patienten durchgeführt. Die Refraktion wurde mit diesem handgehaltenen Refraktometer und mit einem Autorefraktometer der Firma Canon bestimmt. Es zeigten sich keine signifikanten Unterschiede.

Mit Hilfe des sphärischen Äquivalentes dieser aphaken Refraktion läßt sich nach Haigis [4] die Achslänge und die Brechkraft der zu implantierenden Linse errechnen. So gilt in der Näherung unendlich dünner Linsen für die Achslänge L:

$$L = \frac{n}{Dc + Q_{aph}} \qquad (1)$$

$$\text{mit } Q_{aph} = \frac{REF_{aph}}{1 - REF_{aph}\, d_{BC}}$$

und für die Brechkraft der Implantlinse $D_L$

$$D = \frac{n}{\dfrac{n}{D_c + Q_{aph}} - d} - \frac{n}{\dfrac{n}{D_c + Q_{Ziel}} - d} \qquad (2)$$

$$\text{mit } Q_{Ziel} = \frac{REF_{Ziel}}{1 - REF_{Ziel}\, d_{BC}}$$

$$\text{und } D_C = \frac{n_C - 1}{R_C}$$

$D_C$: Hornhautbrechkraft
$R_C$: Hornhautradius
$n_C$: (fiktiver) Brechungsindex der Hornhaut
$REF_{aph}$: aphake Refraktion
$REF_{Ziel}$: Zielfraktion
dBC: Scheitelabstand zwischen Hornhaut und Brille (12 mm)
d: optische Vorderkammertiefe
n: Brechungsindex von Kammerwasser und Glaskörper (1,336)

**Tabelle 1.** Vergleich sonographisch gemessener ($Al_{US}$) und aus aphaker Refraktion errechneter ($AL_{calc}$) Achslängen in mm, aphake Refraktion in dpt

| n = 59 | Aphake Refraktion | $Al_{calc}$ | $AL_{US}$ | $AL_{US}-AL_{calc}$ |
|---|---|---|---|---|
| Mittelwert | 10,32 | 24,39 | 23,97 | -0,42 |
| Standard-abweichung | 2,91 | 1,85 | 2,10 | 1,01 |
| Min | -0,63 | 20,83 | 20,14 | -2,85 |
| Max | 17,13 | 31,99 | 32,66 | 2,59 |

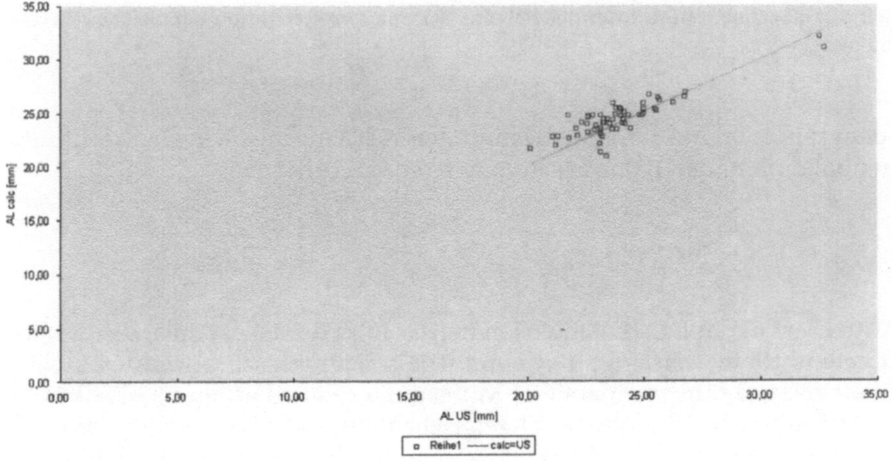


**Abb. 1.** Vergleich zwischen echographisch gemessener und berechneter Achsenlänge

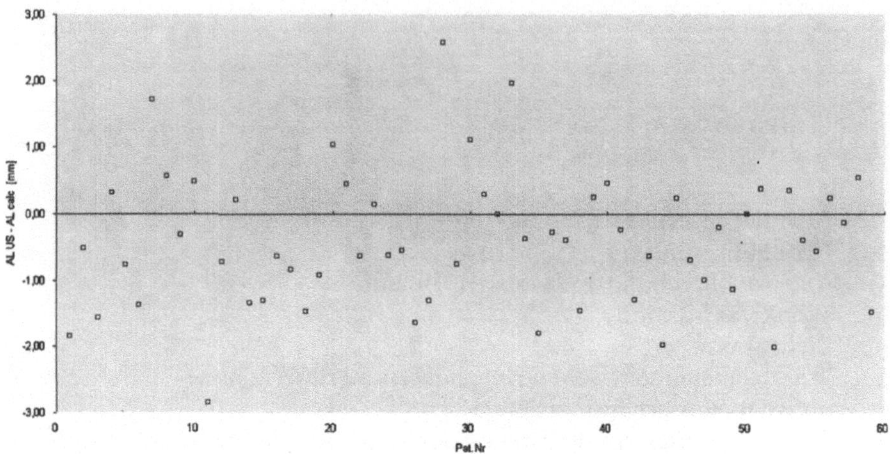


**Abb. 2.**. Abweichung zwischen AL meß und AL calc versus Patientennummer

**Tabelle 2.** Vergleich der Brechkraft der IOL unter Zugrundelegung der sonographischen Achslänge und der errechneten Achslänge aus aphaker Refraktion

| n = 59 | IOL-Refr.$_{(US)}$ | Ziel-refr. | po Refr. (3. Tag) | poRefr.-Zielrefr. | IOL-Refr.$_{(calc)}$ |
|---|---|---|---|---|---|
| Mittelwert | 21,75 | -1,24 | -0,75 | 0,49 | 20,67 |
| Standard-abweichung | 4,21 | 1,39 | 1,56 | 1,14 | 4,52 |
| Min | 6,00 | -7,40 | -8,00 | -2,50 | 9,00 |
| Max | 29,00 | 1,70 | 1,25 | 3,00 | 33,50 |

IOL-Refr.$_{US}$: Brechkraft der implantierten Linse (nach sonographischer Bestimmung) in dpt, IOL-Refr.$_{Calc}$: errechnete Brechkraft der IOL aus der aphaken Refraktion bei gleicher Zielrefraktion in dpt

Die sonographisch und refraktiv bestimmten Achslängen sowie die Brechkraft der zu implantierenden IOL wurden miteinander verglichen.

## Ergebnisse

Der Mittelwert der aphaken Refraktion betrug 10,32 dpt (± 2,9 dpt), die daraus errechnete mittlere Achslänge 24,39 mm. Die sonographisch gemessene Achslänge betrug 23,97 mm, war damit im Mittel um 0,42 mm geringer (Tabelle 1).

Die folgende Abbildung (Abb. 1) zeigt ebenfalls, daß die sonograpisch gemessenen Achslängen in der Mehrzahl kleiner als die aus der aphaken Refraktion errechneten Achslängen sind.

Die Abweichung der errechneten Achslänge von der sonographisch gemessenen Achslänge für jeden einzelnen Fall ist in der Abb. 2 dargestellt. Die einzelnen Werte differieren deutlich; entsprechende Abweichungen in der Brechkraft der zu implantierenden Linsen sind zu erwarten.

Des weiteren haben wir die Brechkraft der implantierten Linsen aufgeführt, die bei unseren Patienten stets nach Haigis unter Zugrundelegung der sonographisch gemessenen Achslänge bestimmt wurde. Der Mittelwert der Brechkraft der implantierten Linsen betrug 21,75 dpt. Damit sollte eine mittlere Zielrefraktion von −1,24 dpt erreicht werden. Die am 3. postoperativen Tag bestimmte Refraktion betrug im Mittel nur −0,75 dpt; somit waren unsere Patienten 0,49 dpt zu hyperop. Unter Berücksichtigung der Linsenkonstanten haben wir die Brechkraft der IOL aus der aphaken Refraktion bestimmt, die bei gleicher Zielrefraktion zu implantieren wäre. Hier beträgt der Mittelwert 20,67 dpt (Tabelle 2). Eine noch größere Abweichung von der angestrebten Zielrefraktion würde mit der derzeitigen Meßtechnik resultieren.

## Schlußfolgerungen

Mit dem handgehaltenen Refraktometer Retinomax ist es erstmals möglich geworden, rasch eine intraoperative, aphake Refraktion zu bestimmen. Erste Berichte über eine Berechnung der IOL aus einer aphaken Refraktion, die skiaskopisch gewonnen wurde, sind bekannt [1]. Von anderen Autoren [9] wurde auch über Berechnungen der Brechkraft der zu implantierenden Linse aus der aphaken Refraktion berichtet. Hier wurde jedoch bei aphaken Patienten präoperativ die Refraktion bestimmt und die sekundär zu implantierende IOL errechnet. Hier ist sicher die Bestimmung der pseudophaken Vorderkammertiefe ein Problem bei häufig fehlendem oder instabilem Kapselsack.

Mit der von uns angewandten Methode war es erstmals praktikabel, intraoperativ ohne großen Zeitaufwand die aphake Refraktion zu bestimmen und daraus Achslänge und Brechkraft der zu implantierenden Linse zu errechnen. Eine Optimierung des Meßverfahrens ist jedoch notwendig, da im Einzelfall hohe Abweichungen von der sonographischen Bestimmung auftraten. Die Fehler können folgende Ursachen haben:

1. Trotz intraoperativer Stabilisierung der Vorderkammer mit einem Viskoelastikum kann es zu Deformierungen der Hornahaut kommen, bei langer Phakozeit auch zu einer Stromaquellung. Dieses kann mit einer Änderung der Hornhautbrechkraft einhergehen. Daher ist eine gleichzeitige intraoperative Keratometrie erforderlich, um Abweichungen zu erfassen.
2. Unsere Patienten werden in Retrobulbäranästhesie operiert. Inwiefern die retrobulbäre Volumenzunahme oder Druckschwankungen mit Änderung der chorioidalen Durchblutung zu Änderungen der Achslänge und somit der aphaken Refraktion führen, wäre zu überprüfen. So sind Änderungen der Achslänge durch Aderhautschwellung infolge des OP-Traumas bekannt [3].
3. Abweichungen von der optischen Achse beim Meßvorgang sind möglich, da der Patient die Fixationsmarke in dem Gerät nicht sehen kann. Durch Vor-

schalten einer Linse mit negativer Brechkraft ließe sich eine Fundusinspektion ermöglichen und somit die optische Achse bestimmen.

Diese genannten Fehler sind hinreichend Erklärung für die relativ großen Abweichungen unserer ersten Messungen und der daraus errechneten Achslängen. Die Mittelwerte stimmen jedoch erstaunlich gut mit den Ergebnissen anderer Autoren überein. Krag et al. [9] fanden bei sonographischer Achslängenbestimmung ebenfalls geringere Werte als bei Berechnung aus der aphaken Refraktion. Diese Differenz betrug 0,41 mm, ist also mit unseren Werten identisch. Ursache für diese kürzere Achslänge ist eine mögliche Applantation der Hornhaut bei sonographischer Messung und die bereits erwähnte vitreoretinale Distanz.

Trotz der aufgeführten Probleme liegen die Ergebnisse unserer ersten Messungen durchaus im Bereich der sonographischen Bestimmungen. Bei Optimierung der Methode wäre ein Fortschritt denkbar und damit eine praktikable Alternative zur Ultraschallbiometrie.

## Literatur


1. Ahmed M, Nasthi AR (1987) IOL power determination by retinoscope. Indian J Ophthalmol 35 : 239–241
2. Binkhorst RD (1981) The accuracy of ultrasonic measurement of the axial length of the eye. Ophthalmic Surg 12 : 363–365
3. Clemens S (1996) persönliche Mitteilungen
4. Haigis W (1996) IOL – Berechnung unter Verwendung des Meßwertes für aphake Refraktion. (Publikation in Vorbereitung)
5. Hoffer KJ (1994) Ultrasound velocities for axial eye length measurement. J Cataract Refract Surg 20 : 554–562
6. Holladay JT, Prager TC, Chandler TY, Musgrove KH, Lewis JW, Ruits RS (1988) A three-part system for refining intraocular lens power calculations. J Cataract Refract Surg 14 : 17–24
7. Hovding G, Natvik C, Sletteberg O (1994) The refractive error after implantation of a posterior chamber intraocular lens. The accuracy of IOL power calculation in a hospital practice. Acta Ophthalmol 72 : 612–616
8. Kalerropoulos C, Aspiotis M, Stefaniotou M, Psilas K (1994) Factors influencing the accuracy of the SRK formula in the intraocular lens power calculation. Doc Ophthalmol 85 : 223–242
9. Krag S, Olsen T (1991) Secondary IOL power calculation. A comparison of an optical and a biometric method. Acta Ophthalmol 69 : 625–629
10. McEwan JR, Massengill RK, Friedel S (1990) Effect of keratometer and axial length measurement errors on primary implant power calculations. J Cataract Refract Surg 16 : 61–70
11. Mitchell DJ (1988) Can the accuracy of intraocular lens calculations be improved? Ophthalmic Surg 19 : 549–553
12. Olsen T (1992) Sources of error in intraocular lens power calculation. J Cataract Refract Surg 18 : 125–129
13. Rouhiaunen HJ (1989) Intraocular lens power calculation. A retrospecitve analysis of its practical value. Acta Ophthalmol 67 : 79–82

# Klinische Individualisierung von IOL-Konstanten

W. Haigis, Z. Duzanec, J. Kammann und A. Fischer

**Zusammenfassung.** Die postoperativen Ergebnisse von 901 Augen, die mit 11 verschiedenen Intraokularlinsenmodellen versorgt worden waren, wurden retrospektiv mit dem Ziel ausgewertet, die klinische Relevanz der Individualisierung von IOL-Konstanten zu überprüfen. diese Konstanten wurden für jede Intraokularlinse für die SRK-II- und die SRK/T-Formel optimiert, ebenso für den Dünne-Linsen-Formalismus mit regressiver Vorhersage der optischen Vorderkammertiefe nach Haigis. In allen Fällen führte die Individualisierung der IOL-Konstanten zu einer deutlichen Erhöhung der Vorhersagegenauigkeit der jeweiligen Formel. Sehr gute Ergebnisse ergaben sich für die SRK-Formeln bei Optimierung in 3 verschiedenen Achsenlängenbereichen. Die besten Resultate erhielten wir jedoch bei Verwendung unseres Algorithmus mit 3 optimierten IOL-Konstanten aus der regressiven Vorhersage der postoperativen (optischen) Vorderkammertiefe.

**Summary.** Postoperative results of 901 eyes supplied with 11 different IOL styles were analyzed retrospectively in order to assess the possible clincial benefits obtainable through individualization of IOL constants. These constants were optimized for each lens for the SRK II and the SRK/T formulas as well as for the thinlens formalism with regressive prediction of the optical anterior chamber depth (ACD) as advocated by Haigis. In all cases, a significant increase in formula predictability resulted from individualization of IOL constants. Very good results were found for the SRK formulas when optimization was carried out in three different axial length ranges. The best results, however, were obtained using our own algorithm with three optimized IOL constants from regressive prediction of the postoperative optical ACD.

## Einleitung

Moderne Intraokularlinsen (IOL) werden aus verschiedenen Materialien in den unterschiedlichsten Formen hergestellt. Dennoch wird ein bestimmter Linsentyp vom Hersteller lediglich durch eine einzige Zahl, z. B. die A- oder ACD-Konstante, charakterisiert. Diese Angaben sind Mittelwerte, die ausdrücklich 'individualisiert' werden müssen. Die notwendigen Korrekturen hängen zum einen von den individuellen Meß- und Berechnungsmodalitäten des jeweiligen Untersuchers ab, zum anderen von der Achsenlänge und von der Form der Optik. Modellrechnungen [3] hatten dabei deutliche Unterschiede zwischen IOL verschiedener Geometrie ergeben. Ziel der vorliegenden Studie war, die praktische Relevanz solcher Konstantenindividualisierungen durch retrospektive Auswertungen klinischer Ergebnisse von IOL-Implantationen abzuschätzen.

D. Vörösmarthy et al. (Hrsg.)
10. Kongreß der DGII 1996

## Material und Methoden

### Intraokularlinsen

Ausgewertet wurden biometrische, keratometrische und Refraktionsergebnisse von 901 Augen, die von 2 Operateuren (ZD und JK) in den letzten 6 Jahren mit 11 verschiedenen IOL-Modellen unterschiedlicher Geometrie versorgt worden waren. Im einzelnen handelte es sich um folgende Intraokularlinsen: Modelle 75st (n = 34), 88ti (n = 64), 70/71p (n = 52), 90D-a (n = 230), 90D-b (n = 84) und 90D-c (n = 130) von Chiron-Adatomed; Cilco KR2U (n = 69); ORC 840U (n = 52); AMO PC 57B (n = 48); Pharmacia 808A/C (n = 55) und Rayner 752U (n = 83). Mit Ausnahme der Silikonlinse 90D, die in 3 verschiedenen Designvarianten (a, b, c) implantiert wurde, waren alle Linsen aus PMMA gefertigt. Die Optik des Modells KR2U war plankonvex; die anderen IOL waren Bikonvexlinsen mit verschiedenen Formfaktoren. Implantiert wurde in den Kapselsack; lediglich die Plankonvexlinse wurde im Sulcus ciliaris positioniert.

### Messungen

Die Ultraschallbiometrie wurde in Immersionstechnik mit dem GBS (Grieshaber Biometric System) und/oder dem Gerät BMS 811 Echocomp durchgeführt. Hornhautradien wurden mit dem ZEISS- und/oder dem JAVAL-Keratometer bestimmt. Alle postoperativen Messungen erfolgten im Durchschnitt 6 Monate, mindestens jedoch 1 Monat nach der Operation.

### IOL-Berechnungen

Die IOL-Berechnungen wurden mit der SRK II- [5] und der SRK/T-Formel [4] vorgenommen. Zusätzlich wurde die Dünne-Linsen-Formel mit regressiver Vorhersage der (optischen) Vorderkammertiefe eingesetzt. Dieser Formalismus wird manchmal als Haigis-Formel bezeichnet. Er beruht – wie alle anderen theoretischen Formeln –auf der elementaren IOL-Formel für dünne Linsen [1, 3]:

$$D_L = \frac{n}{L - d} - \frac{n}{n/z - d} \tag{1}$$

$$\text{mit } z = D_C + \frac{ref}{1 - ref\, d_{BC}} \quad \text{und} \quad D_C = \frac{n_C - 1}{R_C}$$

$D_L$: IOL-Brechkraft
$D_C$: Hornhautbrechkraft
$R_C$: Hornhautradius
$n_C$: (fiktiver) Brechungsindex der Hornhaut (1,3315)
ref: Zielrefraktion

$d_{BC}$: Scheitelabstand zwischen Hornhaut und Brille (12 mm)
d: optische Vorderkammertiefe
L: Achsenlänge (Ultraschallmeßwert)
n: Brechungsindex von Kammerwasser und Glaskörper (1,336)

Die (optische) Vorderkammertiefe d ergibt sich regressiv aus den präoperativen (akustischen) Meßwerten $VK_{pr}$ und $AL_{pr}$:

$$d = a_0 + a_1\, VK_{pr} + a_2\, AL_{pr} \quad (2)$$
$$\text{mit } a_0 = \text{ACD-Konstante} - a_1\, MW(VK_{pr}) - a_2\, MW(AL_{pr}) \quad (3)$$

$VK_{pr}$: präoperative Vorderkammertiefe (Ultraschallmeßwert)
$AL_{pr}$: (= L) präoperative Achsenlänge (Ultraschallmeßwert)
MW(..): Mittelwerte für $VK_{pr}$ (= 3,37) mm und $AL_{pr}$ (= 23,39) mm

Während die Konstante $a_0$ über (3) direkt mit der ACD-Konstanten des Herstellers zusammenhängt, gelten für $a_1$ und $a_2$ folgende Standardwerte: $a_1 = 0{,}4$, $a_2 = 0{,}1$ [2]. Diese Parameter lassen sich durch Analyse postoperativer Refraktionsdaten optimieren. Dabei wird für jeden Patienten berechnet, mit welchem Wert d sich die tatsächlich erreichte postoperative Refraktion ref aus (1) ergibt. Die so erhaltenen individuellen optischen Vorderkammertiefen werden nach (2) mit den präoperativen Ultraschallmeßwerten für Vorderkammer und Achsenlänge korreliert, woraus sich direkt die optimierten Konstanten $a_0$, $a_1$ und $a_2$ ergeben. Diese Fitparameter sind für jede Linse verschieden, so daß sie als unabhängige Konstanten zur Charakterisierung einer gegebenen Intraokularlinse geeignet sind.

## Ergebnisse und Diskussion

### Mittelwerte

Für jeden Patienten wurde mit jeder IOL-Formel die Differenz IOLcalc-IOLtrue berechnet. Dabei repräsentiert IOLtrue den (Nominal-)Brechwert der implantierten Intraokularlinse, IOLcalc den mit der jeweiligen Formel berechneten Wert. Zuerst wurden alle Folmeln standardmäßig benutzt, d. h. mit den von den Herstellern angegebenen A-Konstanten (für die SRK-II-(SRK2) und SRK/T-Formel(SRKT)) bzw. ACD-Konstanten (HAIGIS). Für letzteren Formalismus ergab sich der Standardwert von $a_0$ aus dem Firmen-ACD-Wert mit Hilfe von (3); für $a_1$ und $a_2$ galt $a_1 = 0{,}4$, $a_2 = 0{,}1$. Damit erhielten wir die Ergebnisse der Tabelle 1. Die verwendeten Firmenkonstanten sind in Tabelle 2 zusammengefaßt. Danach *unterschätzen* sowohl die SRK-II- wie auch die SRK/T-Formel die nötige IOL-Brechkraft, wobei letztere Formel im Durchschnitt etwas bessere Ergebnisse liefert. Unser Algorithmus führt dagegen generell zu einer leichten *Überschätzung* der IOL-Brechkraft, was in praxi einer schwachen Myopisierung entspricht. So führt z. B. eine Differenz von +0,4 dpt wie bei der IOL 90D-c zu einer Myopisierung von ≈ 0,3 dpt.

Berechnet man für jeden einzelnen Patienten die A-Konstante bzw. – wie beschrieben – die optische Vorderkammertiefe, die zur 'richtigen' IOL führt, so lassen sich alle IOL-Konstanten optimieren. Wie Tabelle 1 weiter zeigt, kann man für alle Formeln einen mittleren Fehler IOLcalc-IOLtrue = 0 erreichen. Hinsichtlich der Standardabweichungen schneidet unser Formalismus im Mittel etwas besser, die SRK-II-Formel etwas schlechter ab.

**Tabelle 1.** Mittlere Abweichungen (IOLcalc-IOLtrue) zwischen berechneter und wahrer IOL-Brechkraft für verschiedene Interokularlinsen und IOL-Formeln vor und nach Optimierung der IOL-Konstanten

| IOL-Konst.<br>IOL | Standard<br>SRK2 | Standard<br>SRKT | Standard<br>HAIGIS | otimiert<br>SRK2 | optimiert<br>SRKT | optimiert<br>HAIGIS |
|---|---|---|---|---|---|---|
| KR2 | –0,7 ± 1,3 | –0,8 ± 1,3 | 0,7 ± 1,4 | 0 ± 1,3 | 0 ± 1,3 | 0 ± 1,3 |
| AD70 | –0,6 ± 1,0 | –0,4 ± 1,1 | 0,4 ± 1,1 | 0 ± 1,0 | 0 ± 1,1 | 0 ± 1,0 |
| 75st | –0,8 ± 1,1 | –0,2 ± 1,0 | 0,6 ± 1,1 | 0 ± 1,1 | 0 ± 1,0 | 0 ± 1,0 |
| 88ti | –0,8 ± 1,0 | –0,7 ± 0,9 | 0,2 ± 0,9 | 0 ± 1,0 | 0 ± 0,9 | 0 ± 0,8 |
| 840 | –0,5 ± 1,2 | –0,1 ± 1,2 | 0,1 ± 1,2 | 0 ± 1,2 | 0 ± 1,2 | 0 ± 1,1 |
| PC57 | –1,4 ± 0,9 | –1,3 ± 1,0 | 0,5 ± 1,1 | 0 ± 0,9 | 0 ± 1,0 | 0 ± 1,0 |
| 90D-a | –0,2 ± 1,3 | 0,5 ± 1,3 | 0,0 ± 1,3 | 0 ± 1,3 | 0 ± 1,3 | 0 ± 1,3 |
| 90D-b | –0,1 ± 1,3 | 1,1 ± 1,2 | 0,6 ± 1,2 | 0 ± 1,3 | 0 ± 1,2 | 0 ± 1,1 |
| 90D-c | –0,5 ± 1,3 | –0,1 ± 1,1 | 0,4 ± 1,1 | 0 ± 1,3 | 0 ± 1,1 | 0 ± 1,0 |
| 808 | –0,2 ± 0,9 | 0,1 ± 0,9 | 1,0 ± 1,0 | 0 ± 0,9 | 0 ± 0,9 | 0 ± 0,9 |
| 752 | –0,6 ± 1,3 | –0,4 ± 1,3 | 0,3 ± 1,2 | 0 ± 1,3 | 0 ± 1,3 | 0 ± 1,2 |

**Tabelle 2.** IOL-Konstanten (A-Konstante [dpt] und ACD-Konstante [mm]) der einzelnen Linsenmodelle laut Firmenangaben und nach Optimierung für die verschiedenen IOL-Formeln

| IOL-Konst.<br>IOL-<br>Typ | A-Konst.<br>Firmen-<br>angabe | A-Konst.<br>optimiert<br>f. SRK2 | A-Konst.<br>optimiert<br>f. SRKT | ACD-Konst.<br>Firmen-<br>angabe | ACD-Konst.<br>optimiert<br>f. HAIGIS |
|---|---|---|---|---|---|
| KR2 | 116,6 | 117,3 | 117,3 | 4,2 | 3,9 |
| AD70 | 118,4 | 119,0 | 118,8 | 5,0 | 4,8 |
| 75st | 118,9 | 119,6 | 119,0 | 5,2 | 5,0 |
| 88ti | 118,0 | 118,8 | 118,5 | 4,8 | 4,7 |
| 840 | 119,0 | 119,5 | 119,1 | 5,1 | 5,0 |
| PC57 | 117,1 | 118,5 | 118,2 | 4,7 | 4,5 |
| 90D-a | 120,5 | 120,7 | 120,2 | 5,8 | 5,8 |
| 90D-b | 120,5 | 120,6 | 119,8 | 5,8 | 5,5 |
| 90D-c | 119,2 | 119,7 | 119,2 | 5,4 | 5,2 |
| 808 | 118,0 | 118,2 | 118,0 | 4,8 | 4,4 |
| 752 | 118,0 | 118,6 | 118,3 | 4,7 | 4,5 |

Das Ausmaß der nötigen Korrekturen an den Firmenkonstanten ist aus Tabelle 2 ersichtlich: je nach IOL-Typ müssen die A-Konstanten um 0,1–1,4 dpt korrigiert werden! Bemerkenswert ist hier auch, daß die Optimierung der A-Konstanten für die SRK-II- und die SRK/T-Formel *unterschiedliche* Ergebnisse liefert!

## Achsenlängenabhängigkeit

Von besonderem Interesse ist das Verhalten der Abweichungen IOLcalc-IOLtrue bei verschiedenen Achsenlängen. Abb. 1 zeigt beispielhaft die Ergebnisse für den IOL-Typ 90D-c. Die eingezeichneten Geraden geben den Trend der Abweichungen für die einzelnen Formeln wieder. So führt unser Algorithmus zu einer praktisch konstanten Überschätzung von ca. 0,4 dpt in allen Achsenlängenbereichen, während die SRK-Formeln die IOL-Brechkraft für kurze Augen *unter-*, für lange Augen dagegen *überschätzen*. Dieser (bekannte) Effekt ist besonders bei der SRK-II-Formel ausgeprägt. Die in Abb. 2 dargestellten Ergebnisse *nach Indivi-*

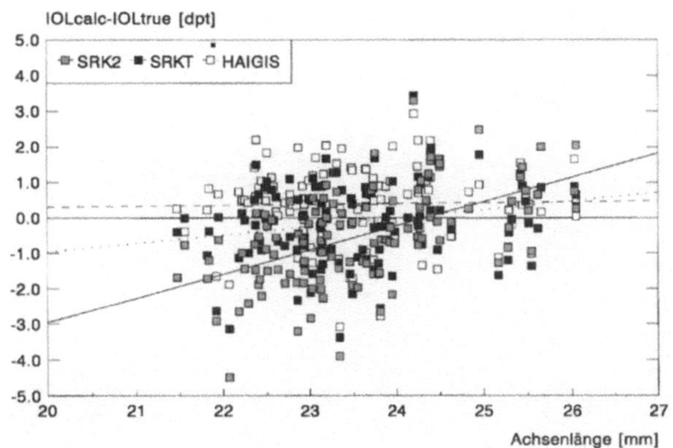


**Abb. 1.** Abweichungen (IOLcalc-IOLtrue) vs Achsenlänge zwischen berechneter (...calc) und wahrer (...true) IOL-Brechkraft für IOL-Modell 90D-c (Chiron-Adatomed) bei Verwendung verschiedener IOL-Formeln ohne Individualisierung der IOL-Konstanten. *Trendgeraden durchgezogen* SRK2; *gepunktet* SRKT; *gestrichelt* Haigis

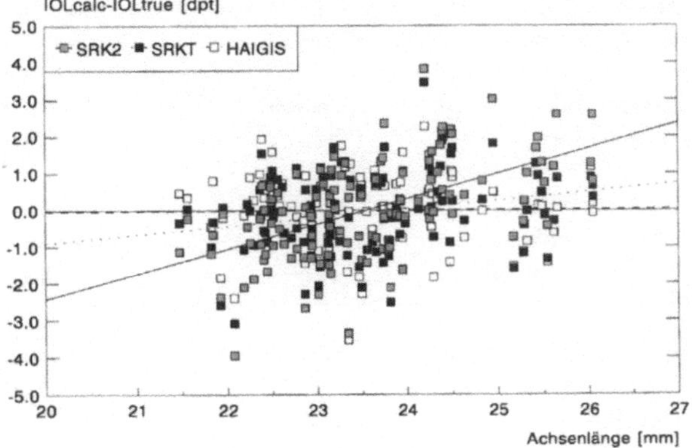


**Abb. 2.** Wie Abb. 1, jedoch mit (1fach)-Individualisierung der IOL-Konstanten

*dualisierung* der Konstanten verschieben zwar den Schwerpunkt der Punktwolke, so daß ein mittlerer Fehler von IOLcalc-IOLtrue = 0 resultiert (vgl. gestrichelte Linie des Haigis-Algorithmus), ändern aber am Trend nichts. Eine Verringerung der Fehler mit den SRK-Formeln bei kurzen und langen Augen läßt sich erst dadurch erreichen, daß die A-Konstanten bereichsweise optimiert werden, z. B. für kurze, mittlere und lange Achsenlängen. Damit erhält man die Ergebnisse der Abb. 3. Wie erkenntlich sind die Fehler an den Bereichsgrenzen gegenüber der Einfachindividualisierung fast halbiert. Die in diesem Fall erhaltenen optimierten IOL-Konstanten sind in Tabelle 3 zusammengestellt. Es ergeben sich deutlich unterschiedliche A-Konstanten, wieder mit größeren Differenzen für SRK2 als für SRKT.

Die bereichsweise Individualisierung der A-Konstanten der SRK-Formeln entspricht faktisch – wie unser eigener Algorithmus – einer IOL-Charakterisierung durch 3 unabhängige Konstanten. Die Verbesserung der IOL-Berechnung bei Verwendung mehrerer Konstanten ist dabei nicht verwunderlich, kann eine einzige IOL-Konstante doch nicht mehr als das Verhalten einer „durchschnittlichen" Intraokularlinse beschreiben.

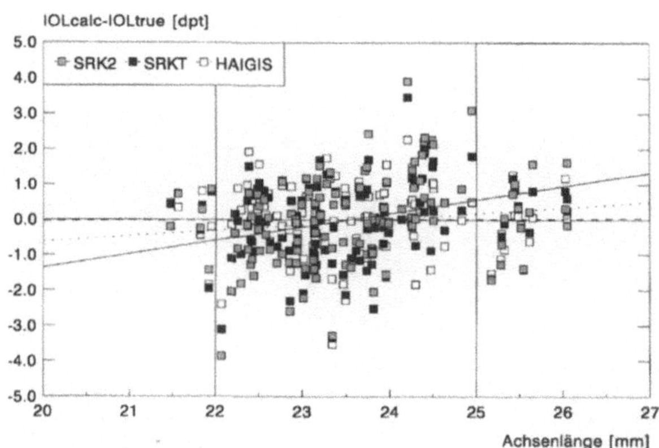


**Abb. 3.** Wie Abb. 1, jedoch mit 3fach-Individualisierung der IOL-Konstanten, d. h. Einzel-Optimierung in den drei Achsenlängenbereichen: AL < 22 mm; 22 mm ≤ AL ≤ 25 mm; AL > 25 mm

**Tabelle 3.** Optimierte IOL-Konstanten nach 3fach-Individualisierung für IOL-Modell 90D-c (Chiron-adatomed). *AL* Achsenlänge

| „Klassische" IOL-Konstanten | Konstante # 1 f. AL < 22 mm | Konstante # 2 f. AL = 22–25 mm | Konstante # 3 f. AL > 25 mm |
|---|---|---|---|
| A-Konst. für SRK2 | 120,7 | 119,8 | 118,8 |
| A-Konst. für SRKT | 119,6 | 119,2 | 119,1 |
| ACD-Konst. f. SRKT | 5,99 | 5,73 | 5,68 |
| **„Neue" IOL-Konstanten** | **Konstante a0** | **Konstante a1** | **Konstante a2** |
| Regress. konst. f. HAIGIS | 2,137 | –0,026 | 0,133 |

## Literatur

1. Haigis W (1991) Strahldurchrechnung in Gauß-Optik zur Beschreibung des Systems Brille-Kontaktlinse-Hornhaut-Augenlinse (IOL). Schott K, Jacobi KW, Freyler (Hrsg) 4. Kongreß d. Deutschen Ges. f. Intraokularlinsen Implantation, Essen 1990. Springer, Berlin Heidelberg New York Tokyo. S 233–246
2. Haigis W: Biometrie. (1995) In: Kampik A (Hrsg).Jahrbuch der Augenheilkunde 1995, Optik und Refraktion. Biermann, Zülpich. S 123–140
3. Haigis W (1996) Einfluß der Optikform auf die individuelle Anpassung von Linsenkonstanten zur IOL-Berechnung. In: Rochels R, Duncker GIW, Hartmann Ch (Hrsg) 9. Kongreß d. Deutschen Ges. f. Intraokularlinsen Implantation, Kiel 1995. Springer, Berlin Heidelberg New York Tokyo. S 183–189
4. Retzlaff J, Sanders DR, Kraff MC (1990) Development of the SRK/T intraocular lens implant power calculation formula. J Cataract Refract Surg 16(3) : 333–340
5. Sanders DR, Retzlaff J, Kraff MC (1988) Comparison of the SRK II formula and other second generation formulas. J Cataract Refract Surg 14 : 136–141, 1988

# Modellrechnungen zur Vorhersage von IOL-Konstanten

W. Haigis und A. Gross

**Zusammenfassung.** Ausgehend von einem theoretischen achsenlängenabhängigen Augenmodell wurden geometrische Baudaten der Staar-Intraokularlinsen AA-4203V benutzt, um mit Hilfe des Dicke-Linsen-Formalismus die Emmetropie-IOL-Brechwerte für verschieden lange Augen herzuleiten. Daraus wurden IOL-Konstanten für die SRK-II-, SRK/T- und die Dünne-Linsen-Formel nach Haigis abgeleitet und mit Firmenkonstanten sowie klinsich optimierten Konstanten verglichen. Sehr gute Übereinstimmung zwischen theoretischen und klinisch optimierten Konstanten ergaben sich für einen Silikonbrechungsindex von 1,414. Vergleichbare Übereinstimmng für einen in situ erwarteten niedrigeren Brechungsindex ist möglich bei Korrektur der in Applanationstechnik gewonnenen klinischen Ergebnisse.

**Summary.** Using a theoretical, axial-length-dependent eye model and geometrical construction data for the STAAR silicone lens AA-4203V, we applied thick-lens algorithms to calculate emmetropia IOL powers for different eye lengths. From these results IOL constants for the SRK II, SRK/T and thin lens formalism according to Haigis were deduced and compared with manufacturers' as well as clinically optimized constants.Very good agreement between theoretical and clinically optimized parameters was obtained for a refractive index of 1.414 for silicone. For a lower value of the refractive index, which is to be expected in situ, comparable results may be obtained by correcting the results of clinical applanation biometry.

## Einleitung

Die gebräuchlichen Formeln zur IOL-Berechnung benötigen für verschiedene Linsenmodelle verschiedene IOL-Konstanten. Wie vor kurzem [2] anhand von Modellinsen gezeigt wurde, müssen Intraokularlinsen verschiedener Geometrie je nach Formfaktor bei der IOL-Berechnung unterschiedlich behandelt, d. h. durch unterschiedliche Konstanten charakterisiert werden. In der vorliegenden Studie sollte geprüft werden, inwieweit solche Modellrechnungen bei realen Linsen zu einer Optimierung der IOL-Konstanten und damit zu einer Verbesserung der postoperativen Resultate beitragen können. Hierzu wurden entsprechende Rechnungen für eine Staar-Linse vom Typ AA-4203V durchgeführt und mit klinischen Ergebnissen nach Implantation dieser Linse verglichen.

D. Vörösmarthy et al. (Hrsg.)
10. Kongreß der DGII 1996

## Material und Methoden

### Modellrechnungen

Die Rechnungen wurden für „theoretische Augen" mit Achsenlängen von 20,5–26,5 mm durchgeführt. Grundlage hierfür bildete ein aus biometrischen Daten von mehr als 15.000 Augen gewonnenes Modell, das in einer früheren Arbeit [2] schon kurz beschrieben wurde (ausführliche Publikation noch in Vorbereitung). Es beruht auf der Achsenlängenabhängigkeit von Hornhautradius, Vorderkammertiefe (VK) und Linsendicke (LD) für durchschnittliche Augen. Für den Abstand (KS) des Kapselsackäquators vom vorderen Hornhautscheitel wird dabei KS = VK + 0,4 LD angenommen. Durch mathematische Anpassung der Achsenlängenabhängigkeiten der einzelnen Größen erhält man ein numerisches Augenmodell (Abb. 1). In dieses lassen sich Intraokularlinsen dadurch „implantieren", daß sie rechnerisch an die Position des Kapseläquators plaziert werden.

Ausgehend von den realen Baudaten der Staar-Linse (AA-4203V, die uns der Hersteller dankenswerterweise zugänglich machte, wurden die Emmetropielinsen für Augen zwischen 20,5 und 26,5 mm mit Hilfe des Dicke-Linsen-Formalis-

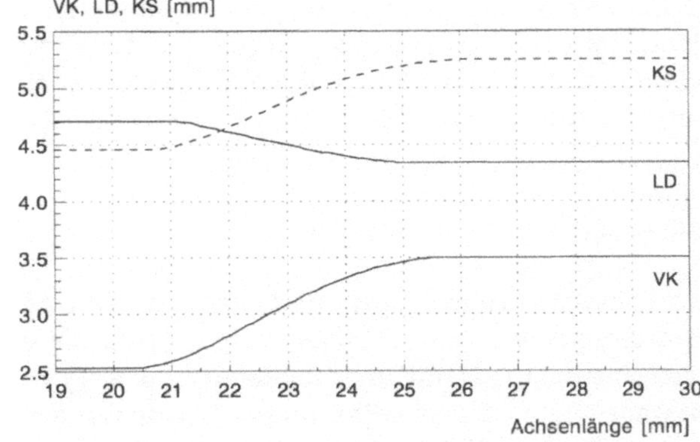


**Abb. 1.** Modell für die Achsenlängenabhängigkeit von Vorderkammer *VK*, Linsendicke *LD* und Position des Kapselsackäquators *KS (gestrichelt)*

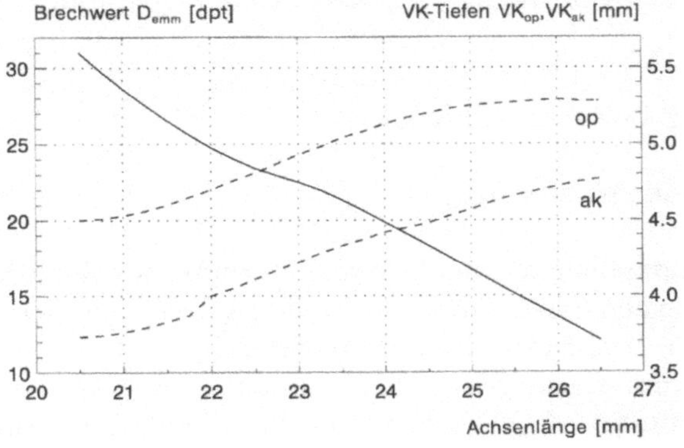


**Abb. 2.** Emmetropie-IOL-Brechwert $D_{emm.}$ sowie akustische ($VK_{ak}$) und optische ($VK_{op}$) Vorderkammertiefen *(gestrichelt)* vs Achsenlänge aus Modellrechung (Berechnungsvariante K2) für IOL STAAR AA-4203V

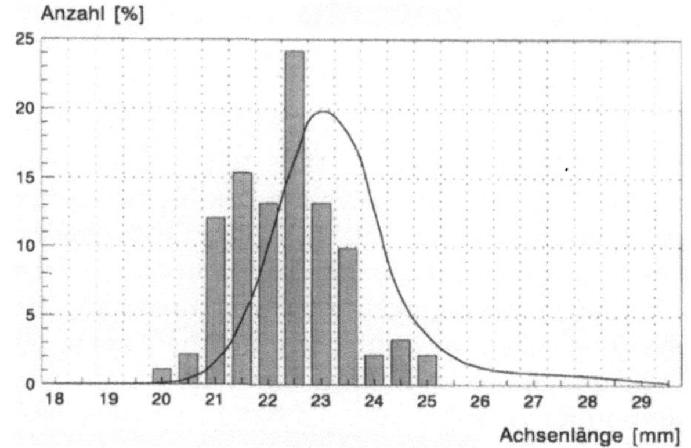


**Abb. 3.** Verteilung der Achsenlängen für Augen mit IOL-STAAR AA-4203V (*Balken*. n = 91) und Augenmodell (*durchgezogen*, n = 15123)

mus [1] berechnet (Abb. 2). Diese Werte wurden benutzt, um die A-Konstante bzw. die ACD-Konstante zum Gebrauch mit der SRK-II-, der SRK/T und der Dünne-Linsen-Formel abzuleiten. Abweichend zu den oben zitierten Modellrechnungen mit IOL verschiedener Geometrie [2], bei denen von *normalverteilten* Achsenlängen ausgegangen wurde, benutzten wir hier die *reale Verteilung* der unserem Modell zugrundeliegenden Biometriedaten. Bekanntermaßen (z. B. [7]) weicht diese mit positiven Exzeß von der symmetrischen Gauß-Verteilung ab (vgl. auch Abb. 3). Die Qualität der gewonnenen IOL-Konstanten wurde sodann anhand von Nachberechnungen klinischer IOL-Implantationen überprüft.

### Klinische IOL-Implantationen

Retrospektiv wurden die prä- und postoperativen Biometrie-, Keratometrie- und Refraktionsdaten von 91 Augen ausgewertet, die durch *einen* Operateur (AG) nach Kapsulorhexis mit einer Silikonlinse o. a. Typs im Kapselsack versorgt worden waren. Die Ultraschallbiometrie wurde mit dem Gerät Ophthasonic A-scan III (Fa. Teknar) in Kontaktankopplung durchgeführt, die Keratometrie mit einem Javal-Keratometer. Die Bestimmung der postoperativen Refraktion erfolgte durchschnittlich 4 Wochen nach der Operation.

## Ergebnisse und Diskussion

### Modellrechnungen

In die Behandlung des Systems Brille-Hornhaut-Linse als dicke Linsen geht neben den IOL-Krümmungsradien und -mittendicken auch der Brechungsindex $n_L$ ein. Laut Hersteller gilt hierfür bei 22° C $n_L = 1{,}414$. Mit höheren Temperaturen nimmt dieser Wert ab. Bei einem Temperaturkoeffizienten von $dn/dT = -0{,}32$ (mm/m)/° C [5] erhält man z. B. bei 35° C $n_L = 1{,}410$. Die Rechnungen wurden da-

**Tabelle 1.** IOL-Konstanten für Silikon-IOL STAAR AA-4203V und mittlere postoperative (akustische) Vorderkammertiefen aus Modellrechnung für 6 verschiedene Berechnungsvarianten (K1–K6)

| Rechenkonfiguration | K1 | K2 | K3 | K4 | K5 | K6 |
|---|---|---|---|---|---|---|
| Brechungsindex $n_L$ | 1,414 | 1,414 | 1,414 | 1,410 | 1,410 | 1,410 |
| Lage bezügl. KS [mm] | –0,2 | 0,0 | +0,2 | –0,2 | 0,0 | +0,2 |
| A-Konstante | 118,0 | 118,3 | 118,6 | 118,9 | 119,2 | 119,5 |
| ACD-Konstante | 4,96 | 5,16 | 5,36 | 5,52 | 5,71 | 5,90 |
| $a_0$ | 2,153 | 2,335 | 2,516 | 2,293 | 2,472 | 2,652 |
| $a_1$ | 0,833 | 0,825 | 0,814 | 0,823 | 0,814 | 0,806 |
| $a_2$ | 0,000 | 0,002 | 0,004 | 0,019 | 0,021 | 0,023 |
| postop. VK-Tiefe [mm] | 4,05 | 4,25 | 4,44 | 4,04 | 4,24 | 4,43 |

**Tabelle 2.** Biometrische und keratometrische Ergebnisse aus Modellrechnung und klinischer Messung in Applanation an 91 Augen. Die für Immersion hochgerechneten Daten ergeben sich aus den Applanationswerten durch Addition von 0,3 mm

| Beometrie- und Keratometriedaten | | Modell-rechnung | klin. Daten f. Applanation | klin. Daten f. Immersion |
|---|---|---|---|---|
| präop. Hornhautradius | [mm] | 7,66 ± 0,12 | 7,57 ± 0,27 | 7,57 |
| präop. Achsenlänge | [mm] | 23,22 ± 1,06 | 22,47 ± 1,50 | 22,77 |
| präop. Vorderkammertiefe | [mm] | 3,11 ± 0,23 | 2,66 ± 0,30 | 2,96 |
| postop. Vorderkammertiefe | [mm] | 4,24 ± 0,22 | 3,76 ± 0,39 | 4,06 |

her für beide Werte von $n_L$ durchgeführt. Da die Lage des Kapseläquators KS lediglich auf der aus geometrischen Überlegungen resultierenden Annahme KS = VK + 0,4LD beruht, wurden zusätzlich 2 um ± 0,2 mm verschobene Positionen berücksichtigt. So ergaben sich insgesamt 6 verschiedene Randbedingungen für die Modellrechnungen, im folgenden mit K1-K6 bezeichnet. Wie Abb. 2 beispielhaft für die Variante K2 zeigt, wurden jeweils die (Gesamt-)Brechwerte $D_{emm}$ für die Emmetropie-IOL sowie die akustischen ($VK_{ak}$) und optischen ($VK_{op}$) Vorderkammertiefen berechnet. In Tabelle 1 sind die daraus abgeleiteten IOL-Konstanten zusammengestellt. Die ACD-Konstante repräsentiert die mittlere optische Vorderkammertiefe in der Dünne-Linsen-Formel. Mit unserem Regressionsansatz (vgl. [2]) gilt hierfür

$$MW(VK_{op}) = a_0 + a_1\, MW(VK) + a_2\, MW(AL) \qquad (1)$$

(MW(..): Mittelwerte). Einsetzen von MW(VK) = 3,37 mm und MW(AL) = 23,39 mm [4] liefert daraus:

$$\text{ACD-Konstante} = a_0 + a_1\, 3{,}37 + a_2\, 23{,}39 \qquad (2)$$

Die Konstanten $a_0$, $a_1$ und $a_2$ resultieren aus der individuellen Regressionsanalyse der optischen Vorderkammertiefe $VK_{op}$. Sie sind in Tabelle 1 ebenfalls aufgeführt. Die A-Konstante errechnet sich aus (2) gemäß [6]:

ACD-Konstante = 0,62467 A-Konstante – 68,747 (3)

Die aus den Modellrechnungen folgenden „präoperativen" biometrischen Größen sind in Tabelle 2 zusammengestellt. Dabei wurde, wie schon erwähnt, die reale Achsenlängenverteilung (von n = 15.123 Augen) benutzt.

## Klinische Ergebnisse

Die biometrischen und keratometrischen Ergebnisse der klinischen Messungen sind ebenfalls in Tabelle 2 aufgeführt. Wie der Vergleich mit den Ergebnissen der Modellrechnung zeigt, sind die in Applanation gewonnenen klinischen Biometriedaten um ≈ 0,5–0,7 mm deutlich kleiner. Dies geht ebenfalls aus Abb. 3 hervor, in der die Verteilung der klinischen Achsenlängen der Modellverteilung gegenübergestellt ist. Der direkte Vergleich von klinischen mit Modelldaten ist folglich nicht ohne weiteres möglich. Daher wurden die aktuellen Biometriemeßwerte durch Addition der allgemein akzeptierten Differenz von 0,3 mm zwischen Applanations- und Immersionswerten „auf Immersion hochgerechnet".

**Tabelle 3.** Mittlere Abweichung $REF_{tat\text{-}calc}$ zwischen tatsächlicher (tat) und berechneter (calc) Refraktion und prozentualer Anteil der Abweichungen innerhalb ± 1 bzw. ± 2 dpt, berechnet nach verschiedenen IOL-Formeln. *HAIGIS*-Standard: $a_1$ = 0,4; $a_2$ = 0,1; ... opt1: $a_1$ und $a_2$ optimiert für Originaldaten; ... opt2: $a_1$ und $a_2$ optimiert für korrigierte Biometriedaten. Werte für A-Konstanten bzw. ACD-Konstanten in Klammern: nach (3) ineinander umgerechnet

| IOL-Formel | SRK II | SEK/T | Haigis-Standard | Haigis opt1 | Haigis opt2 |
|---|---|---|---|---|---|
| A-Konstante | 118,50 | 118,50 | (118,47) | (117,43) | (118,19) |
| ACD-Konstante | (5,28) | (5,28) | 5,26 | 4,61 | 5,08 |
| $a_0$ | – | – | 1,573 | 2,384 | 2,100 |
| $a_1$ | – | – | 0,400 | 0,425 | 0,456 |
| $a_2$ | – | – | 0,100 | 0,034 | 0,062 |
| für Originalbiometriedaten: | | | | | |
| $REF_{tat\text{-}calc}$ [dpt] | 0,2 ± 1,1 | –0,2 ± 1,0 | –1,0 ± 1,0 | 0 ± 1,0 | – |
| n (± 1dpt) [%] | 69 | 68 | 43 | 77 | – |
| n (± 2 dpt) [%] | 93 | 93 | 87 | 95 | – |
| für korrigierte Biometriedaten: | | | | | |
| $REF_{tat\text{-}calc}$ [dpt] | 0,9 ± 1,1 | 0,5 ± 1,0 | –0,3 ± 1,0 | – | 0 ± 1,0 |
| n (± 1 dpt) [%] | 50 | 70 | 71 | – | 77 |
| n (± 2 dpt) [%] | 89 | 93 | 95 | – | 95 |

Die weiteren Auswertungen erfolgten sowohl mit den klinsichen Originaldaten als auch mit den so korrigierten.

Ausgehend von denFirmenkonstanten der Staar-Linsen AA-4203V (A-Konstante 118,5 (dpt), ACD-Konstante 5,26 mm) wurde sodann die mittlere Abweichung $REF_{tat\text{-}calc}$ zwischen tatsächlich erreichter (tat) und berechneter (calc) Refraktion mit Hilfe der SRK-II- und der SRK/T-Formel sowie unseres eigenen Algorithmus berechnet (vgl. [3]). die Ergebnisse zeigt Tabelle 3. Man erkennt, daß die Firmenkonstante A = 118,5 offensichtlich für Messungen in Ultraschallapplanationtechnik optimiert ist, da die SRK-II- wie auch die SRK/T-Formel mit den Originalbiometriedaten minimale Abweichungen von +0,2 bzw.- 0,2 dpt ergeben, während unser Formalismus mit den Standardwerten ($a_1$ = 0,4; $a_2$ = 0,1) zu einer Myopisierung von 1 dpt führen würde. Das Umgekehrte gilt für die Anwendung auf die korrigierten Biometriedaten: hier unterschätzen die SRK-Formeln die nötigen IOL-Brechkräfte. Unsere Rechnung dagegen hinterließe eine leichte Myopie von −0,3 dpt; gleichzeitig wären 71% aller Refraktionen innerhalb ± 1 dpt, 93% innerhalb ± 2 dpt richtig berechnet. Diese Anteile lassen sich durch Optimierung der Konstanten $a_0$, $a_1$ und $a_2$ auf 77% bzw. 95% erhöhen. Je nachdem, ob die Optimierung (s. a. [3]) für die Original- oder korrigierten Biometriedaten (opt1 bzw. opt2 in Tabelle 3) durchgeführt wird, muß dafür nach Tabelle 3 eine A-Konstante von 117,43 bzw. 118,19 verwendet werden.

Die klinisch optimierten Linsenkonstanten (A-Konstante = 118,19 bzw. ACD-Konstante = 5,08) sind nun mit den Vorhersagen aus der Modellrechnung (Tabelle 1) zu vergleichen. Offensichtlich liefert die Rechenvariante K2 mit einer A-Konstanten von 118,3 die besten Ergebnisse. Wären die (korrigierten) Biometriedaten mit den IOL-Konstanten laut Variante K2 berechnet worden, so hätte sich ein mittlerer Fehler $REF_{tat\text{-}calc}$ = 0 ± 1 dpt ergeben; 73% der Abweichungen wären innerhalb ± 1 dpt, 93% innerhalb ± 2 dpt gelegen. Allerdings liegt die vorhergesagte postoperative Vorderkammertiefe um ca. 0,2 mm tiefer als es den korrigierten Biometriewerten entspricht.Weiterhin ist in situ mit einem niedrigeren Brechungsindex zu rechnen, so daß man Ergebnisse wie bei den Varianten K4-K6 mit höheren Werten für die IOL-Konstanten erwarten würde. Höhere IOL-Konstanten treten aber auch bei höheren Biometriewerten auf. Tatsächlich sind, wie aus Tabelle 2 ersichtlich, selbst die korrigierten Biometriemittelwerte noch kleiner als die Ergebnisse der Modellrechnung, so daß eine weitere Korrektur der klinischen Ultraschallbiometriemeßwerten die Ergebnisse in die gewünschte Richtung schieben würde. Die vorgestellten Resultate demonstrieren die prinzipielle Brauchbarkeit unserer Modellrechung. Gleichwohl sind weitere Untersuchungen mit anderen IOL-Typen nötig.

## Literatur

1. Haigis W (1991) Strahldurchrechnung in Gauß'scher Optik zur Beschreibung des Systems Brille-Kontaktlinse-Hornhaut-Augenlinse (IOL). Schott K, Jacobi KW, Freyler H (Hrsg) 4. Kongreß d. Deutschen Ges. f. Intraokularlinsen Implantation, Essen 1990. Springer, Berlin Heidelberg New York Tokyo. S 233–246

2. Haigis W (1996) Einfluß der Optikform auf die individuelle Anpassung von Linsenkonstanten zur IOL-Berechnung. In: Rochels R, Duncker GIW, Hartmann Ch (Hrsg) 9. Kongreß d. Deutschen Ges. f. Intraokularlinsen Implantation, Kiel 1995. Springer, Berlin Heidelberg New York Tokyo. S 183–189
3. Haigis W, Duzanec Z, Kammann J, Fischer A (1996) Klinische Individualisierung von IOL-Konstanten. In diesem Buch
4. Haigis W. Waller W. Duzanec Z, Voeske W (1990) Postoperative biometry and keratometry after posterior chamber lens implantation. Eur J Implant Ref Surg 2 : 191–202
5. Holladay JT, van Gent S, Ting AC, Portney V, Willis TR (1989) Silicone intraocular lens power vs temperature. Am J Ophthalmol 107(4) : 428–429
6. Retzlaff J, Sanders DR, Kraff MC (1990) Development of the SRK/T intraocular lens implant power calculation formula. J Cataract Refract Surg 16(3) : 333–340
7. Stenström S (1946) Untersuchungen über die Variation und Kovariation er optischen Elemente des menschlichen Auges. Appelbergs Boktrycheri, Uppsala

# Fehler bei der kornealen Topographie und deren Einfluß auf klinische Studien

T. Walkow, N. Anders und J. Wollensak

**Zusammenfassung.** In der vorliegenden Studie wurde untersucht, ob sich zufällige Schwankungen der simulierten K-Werte bei der Vermessung der Hornhaut mit Videotopographiesystemen auf den gemessenen Astigmatismus auswirken und wie der resultierende Fehler auf ein klinisch vertretbares Maß verkleinert werden kann. Hierzu wurden 75 gesunde Augen von 75 Patienten jeweils 5mal mit einem kornealen Videotopographiesystem (EyeSys CAS Ver. 3.03) vermessen. Die Augen wurden anhand des mittleren Astigmatismus aus den 5 Folgemessungen (3-mm-Zone) in 3 Gruppen mit jeweils einem Astigmatismus von kleiner als 1 dpt ($n_I = 38$), zwischen 1 und 2 dpt ($n_{II} = 23$) sowie größer als 2 dpt ($n_{III} = 14$) eingeteilt und die zufälligen mittleren Meßfehler in Abhängigkeit von der Anzahl der Einzelmessungen bestimmt. Es konnte gezeigt werden, daß mit zunehmendem Astigmatismus die Reproduzierbarkeit der Ergebnisse der kornealen Topographie abnimmt, was im Design für refraktiv orientierte Studien berücksichtigt werden sollte. Für die klinische Anwendung der Topographiesysteme sind Mehrfachmessungen zu empfehlen.

**Summary.** In this study, the effect of corneal astigmatism on random measurement errors of simulated K-readings obtained from video topography systems was investigated. Furthermore, the resulting error ought to be minimized to an acceptable clinical level. Seventy-five healthy corneas of 75 patients were measured at least five times with a corneal topography system (EyeSys CAS; Version 3.03). The eyes were divided into three groups with an estimated mean corneal astigmatism lower than one diopter ($n_I = 38$), between one and two diopters ($n_{II} = 23$) and greater than two diopters ($n_{III} = 14$). For every group, random measurement errors were calculated. It could be shown that reproducibility of corneal topography measurements decreases with increasing astigmatism. We recommend multiple measurements for clinical applications in refractive as well as in cataract surgery.

## Einführung

Videotopographiesysteme haben in den letzten Jahren die experimentelle Phase der Erprobung verlassen und werden seitdem routinemäßig zur Planung von refraktiven Eingriffen an der Hornhaut, der Anpassung von Kontaktlinsen, aber auch der Erkennung von pathologischen Veränderungen der Hornhautoberfläche wie dem Keratokonus eingesetzt. Andere Anwendungsgebiete liegen in der Beurteilung der Hornhaut nach perforierender Keratoplastik oder aber der Bewertung von Operationstechniken und deren Auswirkungen auf die Brechkraft der Hornhaut. So variieren neue Schnittechniken in der Kataraktchirurgie bezüglich des resultierenden absoluten postoperativen Astigmatismus mitunter

D. Vörösmarthy et al. (Hrsg.)
10. Kongreß der DGII 1996

nur im Bereich von einigen Zehntel Dioptrien. Um so wichtiger wird daher die Einschätzung der Genauigkeit der verwendeten Meßinstrumente durch valide Meßserien.

Zur Vermessung der anterioren Hornhautoberfläche stehen verschiedene Verfahren wie Keratometrie, Photokeratoskopie und rechnerunterstützte Videotopographiesysteme zur Verfügung. Wie bei jeder anderen Messung treten auch bei Videotopographiesystemen systematische und zufällige Fehler auf. Der systematische Fehler eines Meßinstrumentes zeigt sich in der Abweichung des Mittelwertes bei Mehrfachmessungen am gleichen Objekt und kann durch eine entsprechende Kalibrierung des verwendeten Gerätes korrigiert werden. Bei Topographiesystemen geschieht das in der Regel mit Hilfe standardisierter Kunststoffoberflächen.

Die Standardabweichung von wiederholten Messungen am gleichen Objekt stellt den Grad der Meßungenauigkeit dar. Mit ihr kann die Reproduzierbarkeit und damit Verläßlichkeit von Meßergebnissen evaluiert werden.

Die theoretische Reproduzierbarkeit von Topographiesystemen wurde in der Vergangenheit mehrfach anhand kalibrierter Stahlkugeln und Kunststoffoberflächen untersucht. Es fanden sich in derartigen Studien Meßungenauigkeiten im Bereich von weniger als 0,10 dpt [1]. In der vorliegenden Studie sollte untersucht werden, wie sich zufällige Schwankungen der simulierten K-Werte bei der Vermessung der Hornhaut mit Videotopographiesystemen auf den sich daraus ergebenen Astigmatismus auswirken und auf welche Weise resultierende Meßfehler klinisch auf ein vertretbares Maß zu reduzieren sind.

## Methodik

Für die Bestimmung der klinischen Reproduzierbarkeit wurden in der vorliegenden Studie 75 Augen von 75 Patienten jeweils 5mal mit einem kornealen Videotopographiesystem (EyeSys Corneal Analyzing System, EyeSys Technologies, Version 3.03) vermessen.

Für die Studie wurden nur Patienten mit guter Mitarbeit ausgewählt. Um Beeinflussungen der Meßergebnisse durch Veränderungen des Tränenfilmes möglichst gering zu halten, wurden die Patienten vor jeder Einzelmessung aufgefordert, mehrmals zu blinzeln. Es wurden weder künstliche Tränen noch Instrumente zum Offenhalten der Augen benutzt.

Ausschlußkriterien für die vorliegende Studie waren das Tragen von Kontaklinsen, okulare Traumen, ophthalmochirurgische Eingriffe in der Anamnese, pathologische Hornhautveränderungen oder sichtbare Irregularitäten der Hornhautoberfläche an der Spaltlampe.

Für die Berechnung des Astigmatismusbetrages wurde die Angabe der simulierten K-Werte der 3-mm-Zone der Topographiesystemes herangezogen. Die Augen wurden anhand des berechneten mittleren Astigmatismus aus den 5 Folgemessungen in 3 Gruppen mit jeweils einem Astigmatismus von kleiner als 1 dpt, zwischen 1 und 2dpt sowie größer als 2 dpt eingeteilt und die zufälligen mittleren Meßfehler in Abhängigkeit der Einzelmessungen bestimmt.

Für die Reproduzierbarkeit der gewonnenen Topographieergebnisse wurde die Standardabweichung der einzelnen Meßserien bestimmt. Als Maß für die Variation bei der Astigmatismusbestimmung wurden die mittleren Differenzen zwischen kleinstem und größtem Astigmatismuswert der einzelnen Meßserien berechnet. Zusätzlich wurden als klinisches Modell aus den Meßreihen der einzelnen Gruppen randomisiert Einzelmessungen ausgewählt und ein Vergleich zum „wahren" Wert der Folgemessungen durchgeführt. Als sog. „wahrer" Wert wurde hierbei der berechnete Mittelwert der 5 Folgemessungen angenommen.

Die Prüfung auf statistische Sicherheit erfolgte für abhängige Stichproben mit dem Wilcoxon-Test, für unabhängige Stichproben mit dem Mann-Whitney-U-Test. Als statistisch signifikant wurde jeder Test mit $p < 0,05$ angenommen. Die durchschnittlichen Werte im Text sind jeweils mit einer Standardabweichung von ± 1 s angegeben.

## Ergebnisse

Für die Gruppe I mit einem mittleren absoluten durchschnittlichen Astigmatismus je Meßserie von kleiner 1 dpt ($n_I = 38$) ergab sich ein absoluter Astigmatismus von im Durchschnitt 0,53 ± 0,22 dpt, in der Gruppe II (Augen mit mittleren Werten zwischen 1 und 2 dpt) von 1,38 ± 0,27 dpt ($n_{II} = 23$) und in der Gruppe III (durchschnittlicher Astigmatismusbetrag der Meßserie größer 2 dpt) von im Mittel 2,37 ± 0,76 dpt ($n_{III} = 14$).

### Reproduzierbarkeit

Für alle vermessenen Augen ergab sich bei der Bestimmung des Astigmatismusbetrages eine mittlere Standardabweichung von 0,18 ± 0,13 dpt. Die Standardabweichung je Meßserie lag dabei für alle vermessenen Augen in einem Bereich von 0,02–0,57 dpt.

In der Gruppe I, Augen mit einem mittleren Astigmatismusbetrag von kleiner 1 dpt, betrug die Standardabweichung bei Werten zwischen 0,02 und 0,35 dpt im Mittel 0,12 ± 0,08 dpt. In der Gruppe II mit Astigmatismusbeträgen zwischen 1 und 2 dpt ergab sich eine mittlere Standardabweichung von 0,24 ± 0,17 dpt. Die Standardabweichung variierte in dieser Gruppe zwischen 0,02 und 0,57 dpt. In der Gruppe III (Astigmatismus) größer 2dpt fand sich eine durchschnittliche Standardabweichung je Meßserie von 0,35 ± 0,13 dpt. Die Abweichungen lagen für diese Augen in einer Größenordnung von 0,02–0,54 dpt.

### Mittlere Variation der Meßwerte

Für alle vermessenen Hornhautoberflächen ergab sich ein mittlerer Meßfehler jeweils zwischen dem größten und kleinsten Wert einer Meßserie bei der Astigmatismusbestimmung von 0,33 ± 0,27 dpt.

In der Gruppe I mit einem durchschnittlichen Astigmatismusbetrag von kleiner als 1 dpt betrug dieser Meßfehler jeweils einer Meßserie im Mittel 0,20 ± 0,12 dpt. Der Meßfehler variierte in dieser Gruppe dabei zwischen 0 und 0,41 dpt.

In der Gruppe II mit einem mittleren Astigmatismuswert zwischen 1 und 2 dpt erhöhte sich der mittlere Meßfehler auf 0,32 ± 0,18 dpt bei einer Spannweite von 0,13–0,69 dpt.

Der höchste mittlere Meßfehler ergab sich mit 0,76 ± 0,31 dpt bei Augen der Gruppe III mit durchschnittlichen Astigmatismuswerten von über 2 dpt. Die niedrigste Differenz zwischen dem jeweils kleinsten und größten Astigmatismuswert einer Meßreihe betrug in dieser Gruppe 0,35 dpt, die größte Differenz 1,16 dpt.

### Zufälliger Fehler

Für alle Patienten ergab sich bei der randomisierten Auswahl einer Einzelmessung je Meßreihe ein zufälliger Fehler von 0,21 ± 0,20 dpt. Der kleinste Fehler betrug hierbei 0,06 dpt, der größte 0,69 dpt. Bei Berücksichtigung des Mittelwertes von 2 randomisiert ausgewählten Meßwerten reduzierte sich der zufällige Fehler signifikant auf 0,16 ± 0,18 dpt ($p < 0,005$), bei Zusammenfassung von 3 Einzelwerten auf 0,03 ± 0,13 dpt ($p < 0,0001$).

Der maximale zufällige Fehler für alle vermessenen Augen verringerte sich von 0,69 dpt bei Einzelmessungen auf 0,37 dpt bei Doppelmessungen. Durch Dreifachmessungen erfuhr der maximale zufällige Fehler eine weitere Reduktion auf 0,16 dpt.

In der Gruppe I zeigte sich bei Einfachmessungen ein maximaler zufälliger Fehler von 0,45 dpt, nach Doppelmessungen betrug er 0,16 dpt, nach Dreifachmessungen reduzierte er sich auf 0,07 dpt.

In Gruppe II ergab sich nach Auswahl eines randomisiert ausgewählten Meßwertes ein maximaler mittlerer Meßfehler von 0,69 dpt und in Gruppe III von 0,63 dpt. Es traten in diesen beiden Gruppen bei Doppelmessungen Abweichungen vom Mittelwert von bis zu 0,34 dpt (Gruppe II) beziehungsweise von 0,37 dpt (Gruppe III) auf, die durch Dreifachmessungen in beiden Gruppen auf jeweils 0,12 dpt reduziert werden konnten.

## Diskussion

Die vorliegende Studie konnte zeigen, daß im klinischen Alltag die theoretischen Resultate der Messungen an PMMA-Phantomen nicht reproduzierbar sind.

Die Standardabweichung für alle vermessenen Augen lag mit 0,18 dpt zwar im klinisch akzeptablen Toleranzbereich, dies aber nur durch die Ergebnisse von Augen mit einem mittleren Astigmatismus von unter 1 dpt, die eine hohe Reproduzierbarkeit der Messungen aufwiesen. Mit zunehmendem Astigmatismus nahm dagegen die Reproduzierbarkeit der Messungen ab.

Besonders deutlich wurde dies an Spannweiten der Meßserien von bis zu über 1 dpt sowie den Fehlern bei der randomisierten Auswahl von Einzelmessungen. Diese Fehler können klinisch für den einzelnen Patienten, aber auch für kontrollierte Studien mit geringeren Patientenzahlen in der Bewertung der Befunde möglicherweise zu erheblichen Fehleinschätzungen führen. Beispiele hierfür sind z. B. die Wahl der Schnittführung bei einer Kataraktoperation, die Inzisionstiefe bei radiären Keratektomien oder die Berechnung von zu implantierenden Intraokularlinsen [4].

Die größeren Meßfehler bei der klinischen Examination sind im Vergleich mit den bekannten theoretischen Werten des verwendeten Topographiesystemes auf mehrere Faktoren zurückzuführen. Ein wesentlicher Gesichtspunkt ist hierbei die technische Auswertung der gewonnen Daten bei der Hornhautvermessung. Bei dem hier bewerteten Topographiesystem wird das Prinzip von Gullstrand und Placido zur Vermessung der Hornhaut verwandt. Diese Technologie basiert auf der Projektion von konzentrischen Ringen auf die Hornhautoberfläche, deren videophotokeratoskopisch aufgenommenen reflektierten Bilder die Messung der Hornhautkrümmung als Funktion der Ringlokalisation entlang der Meridiane ermöglichen. Es besteht keine Möglichkeit der direkten Darstellung des zentralen, brechenden Teiles der Hornhaut, sondern es wird lediglich softwaretechnisch eine Extrapolation der inneren, reflektierten Ringe zur Berechnung der simulierten K-Werte vorgenommen. Das entscheidende Problem für die valide Meßauswertung stellt dabei die Entwicklung von optimierten Algorithmen zur Auswertung von mehrerern hundert Einzeldaten dar, die letztendlich zur Bestimmung der Brechkraft der Hornhaut herangezogen werden. Im Gegensatz zu den kalibrierten Phantomen, die in der Regel sowohl orthogonal symmetrische als auch sphärische Kugeloberflächen darstellen, ist zudem die Hornhautoberfläche optisch gesehen asymmetrisch und asphärisch, was weitere spezielle Anforderungen an die Auswertungsalgorithmen stellt.

Andere Fehlerquellen der Videotopographie liegen in der variablen Zusammensetzung des Tränenfilmes, in kleinsten Irregularitäten der Hornhautoberfläche oder in der mangelnden Fixation des Patienten [3].

Zusammenfassend kann man also sagen, daß mit zunehmendem Astigmatismus die Reproduzierbarkeit der Ergebnisse der kornealen Topographie abnimmt, was im Design für refraktiv orientierte Studien berücksichtigt werden muß. Insgesamt ist aus den gewonnen Ergebnissen die Schlußfolgerung zu ziehen, daß Einzelmessungen mit Topographiesystemen nicht für eine sichere Evaluierung der Hornhautbrechkraft ausreichen, so daß im klinischen Alltag mindestens Doppelmessungen zu fordern sind. Für geringe Patientenzahlen sowie Augen mit einem tendenziell höheren Astigmatismus von größer als 1 dpt sollten Dreifachmessungen durchgeführt werden, um eine statistisch valide Auswertbarkeit der Ergebnisse zu ermöglichen.

## Literatur

1. Hannush SB, Crawford SL, Waring GO, Gemmill MC, Lynn MJ, Nizam A (1989) Accuracy and precision of keratometry, photokeratoscopy, and corneal modelling on calibrated steel balls. Arch Ophthalmol 107 : 1235–1239
2. Hannush SB, Crawford SL, Waring GO, Gemmill MC, Lynn MJ, Nizam A (1990) Reproducibility of normal corneal power measurements with a keratometer, photokeratoscope, and video imaging system. Arch Ophthalmol 108 : 539–544
3. Hubbe RE, Foulks GN (1994) The effect of poor fixation on computer-assisted topographic corneal analysis. Ophthalmology 101 : 1745–1748
4. Hussain SE, Kohnen T, Maturi R, Er H, Koch DD (1996) Computerized videokeratography and keratometry in determining intraocular lens calculations. J Cataract Refract Surg 22 : 362–366
5. Koch DD, Wakil JS, Samuelson SW, Haft EA (1992) Comparison of the accuracy and reproducibility of the keratometer and the EyeSys corneal analysis systm model I. J Cataract Refract Surg 18 : 342–347
6. Roberts C (1994) The accuracy of 'power' maps to display curvature data in corneal topography systems. Invest Ophthalmol Vis Sci 35 : 3525–3532

# Klinische Erfahrungen mit dem Handrefraktometer

F. Weinand, B. Dick, D. Eisenmann und K.W. Jacobi

**Zusammenfassung.** Die Entwicklung eines tragbarenHandrefraktometers ermöglicht die objektive Refraktionsbestimmung u. a. bei immobilen Patienten oder bei konsiliarischer Tätigkeit. Aufgrund der andersartigen Absorptions- und Reflexionseigenschaften nach Intraokularlinsenimplantation sind diese Augen für automatische Refraktometer schwierig zu messen. Ziel der vorliegenden Untersuchungen war der Vergleich der Meßergebnisse des tragbaren Handrefraktometers mit denen eines herkömmlichen Autorefraktometers.

*Patienten und Methoden:* Ein Untersucher führte am 2. Tag nach der Kataraktoperation eine automatische Refraktionsbestimmung unmittelbar hinereinander mit dem Handrefraktometer (Retinomax, Fa. Nikon) und Autorefraktometer (Fa. Topcon) durch. Als Beurteilungskriterien beim Vergleich der Meßergebnisse wurden u. a. der Fehler des sphärischen Äquivalents (SÄ), Fehler der Zylinderstärke (C), Achsenfehler (A), Fehler der zylindrischen Korrektion (CK) und der Fehler der Gesamtrefraktion (R) herangezogen.

*Ergebnisse:* Bei 91 Augen von 63 Patienten (72,6 ± 9,7 J.) betrug der Mittelwert (in dpt ± SD) von SÄ 0,46 ± 0,79, von C 0,22 ± 0,94, von A 0,1 ± 3,64, von CK 2,46 ± 2,6 und von R 2,64 ± 2,58. Bei 57,1% alle Augen lag der Fehler des sphärischen Äquivalents unter 0,5 dpt, bei 75,9% unter 0,75 dpt.

*Schlußfolgerung:* Die durch das tragbare Handrefraktometer erhaltenen Meßwerte und Standardabweichungen sind mit denen des automatischen Refraktometers vergleichbar. Bei pseudophaken Augen bietet auch das Handrefraktometer einen guten Ausgangspunkt für den anschließenden subjektiven Feinabgleich.

**Summary.** The development of a handheld refractometer enables objecitve refractometry in immobile patients and in consiliary duties. Because of different reflection and absorption characteristics refractometry of pseudophakic eyes proved to be difficult. In this investigation, the clinical usefulness of an automatic handrefractometer was compared with a standard autorefractometer.

*Patients and methods:* Two days after cataract extraction, one single measurement was performed with the hand refractometer (Retinomax, Nikon Comp.) and a standard autorefractometer (RM-A-6000, Topcon Comp) by the same investigator. The following criteria were assessed to analyse the measurement results: error of spherical equivalent (SE), error of cylindrical power (C), error of axis (A), error of cylindrical correction (CC), and error of refraction (R).

*Results:* We investigated 91 pseudophakic eyes of 63 patients (mean age 72.6 ± 9.7). Mean values ± SD in diopters were: SE, 0.46 ± 0.79; C, 0.22 ± 0.94; A, 0.1 ± 3.64; CC, 2.46 ± 2.6; and R, 2.64 ± 2.58. In 57.1% of all eyes, the error of spherical equivalent was under 0.5 dpt, in 75.8% under 0.75 dpt.

*Conclusions:* The results and standard deviations of the hand refractometer and the standard refractometer were comparable. In pseudophakic eyes the refraction with hand refractometer provides acceptable basis for the following subjective refraction.

D. Vörösmarthy et al. (Hrsg.)
10. Kongreß der DGII 1996

## Einleitung

Automatische Augenrefraktometer dienen zur objektiven Refraktion des zu untersuchenden Auges. Zur Refraktometeruntersuchung des Auges ist die Mitarbeit des Patienten auf ein ruhiges Hineinblicken in das Meßgerät beschränkt. Dabei muß der Patient in der Lage sein, sitzend eine Testmarke zu fixieren. Nicht alle Patienten, beispielsweise bettlägerige Patienten oder Kinder unter 3 Jahren, können mit den ortsfesten objektiven Augenrefraktometern untersucht werden.

Ziel der vorliegenden Untersuchung war der Vergleich der Meßergebnisse eines tragbaren Handrefraktometers mit denen eines herkömmlichen ortsfesten Refraktometers zur Evaluierung des Nutzens des Handrefraktometer im klinischen Gebrauch. Aufgrund der andersartigen Absorptions- und Reflektionseigenschaften sind diese Augen für automatische Refraktometer schwierig zu messen. Zum anderen können bereits kleine Dezentrierungen oder Verkippungen der Intraokularlinse die automatische Messung störend beeinflussen [8].

## Patienten und Methode

Ein Untersucher (F. W.) führte am 2. Tag nach der Kataraktoperation am operierten Auge bei sitzendem Patienten nach komplikationslosem Operationsverlauf eine automatische Refraktionsbestimmung unmittelbar hintereinander mit dem Handrefraktometer (Retinomax, Fa. Nikon) und ortsfesten Autorefraktometer (RM-A-6000, F. Topcon) durch. Damit die Strahlengänge der Meßgeräte nicht durch die Iris vignettiert werden, wurde mit der Gabe von 2 Tropfen Tropicamid 15 min vor den Messungen eine Pupillenweite von ≥ 2,7 mm erwirkt.

Das 1080 g wiegende Handrefraktometer ist batteriebetrieben, wiederaufladbar, tragbar (Abb. 1) und kann in vertikaler Gerätehaltung bei sitzender oder stehender Körperposition des Patienten oder in horizontaler Gerätehaltung bei liegender Körperposition verwendet werden. Messungen in jedweder anderen Geräte- oder Körperposition sind nach entsprechender Einstellung am Gerät ebenfalls möglich.

Das Handrefraktometer arbeitet nach dem Prinzip der dynamischen Skiaskopie. Der Gerätekopf enthält eine Infrarotleuchtdioden (LED)-Lichtquelle, deren Licht nach Bündelung in einer Kondensorlinse durch eine sich drehende Lichtteilerscheibe (Chopper) mit reglemäßig angeordneten Spalten in Lichtspalte aufgeteilt und in das Patientenauge gelenkt wird (Abb. 2). Die schnelle Rotation der Trommel bewirkt die Bewegung der Lichspalte mit einer bestimmten Frequenz über die Pupille des Auges. Vom Fundus des Patienten wird dann das Licht durch ein Sammellinsen- und Blendensystem auf einen Photodetektor gelenkt, der zur Pupillenebene optisch konjugiert ist. Zur Bestimmung der Ametropie nehmen die vier Sensoren des Photodetektors das vom Fundus des Patienten reflektierte Licht auf und erfassen die Lichtbewegungsgeschwindigkeit (Mit-, Gegen- und Scherbewegung) oder die Phasenverschiebung zwischen dem einlaufenden und dem reflektierten Licht. Die Scanrichtung erfolgt simultan und bidirektional (horizontal und vertikal). Aufgrund des besonderen Designs der Lichtteilerscheibe wird die Kontinuität der Spaltlichtform gewährleistet. Die Bestimmung der Refraktion in Dioptrien erfolgt bei dem Handrefraktometer u. a. durch den Vergleich der Bewegungsgeschwindigkeit mit Kalibrationswerten. Zur Messung des Astigmatismus ist zwischen dem Chopper und dem Auge ein Drehprisma (nicht eingezeichnet) angebracht, so daß die

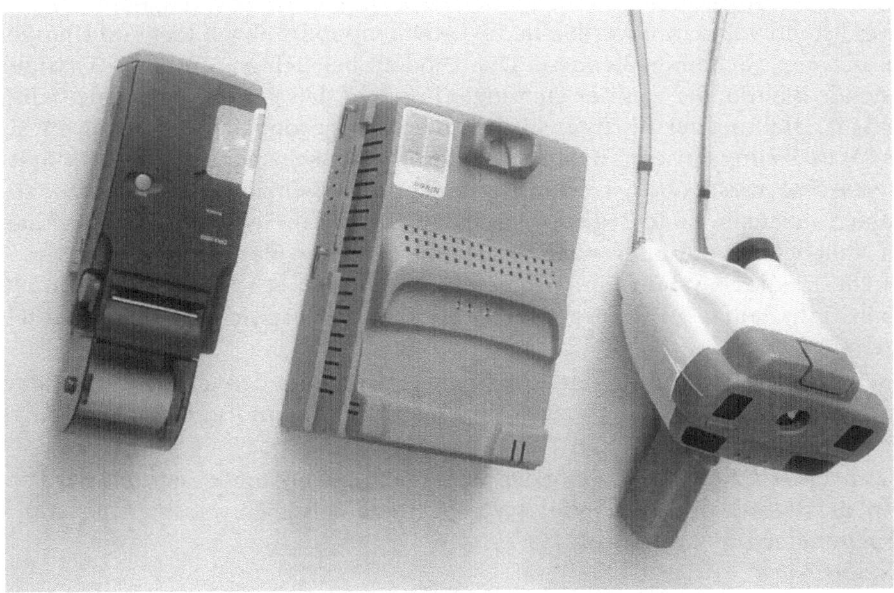

**Abb. 1.** Tragbares Handrefraktometer mit zugehöriger Akku-Ladestation und mobilem Drucker

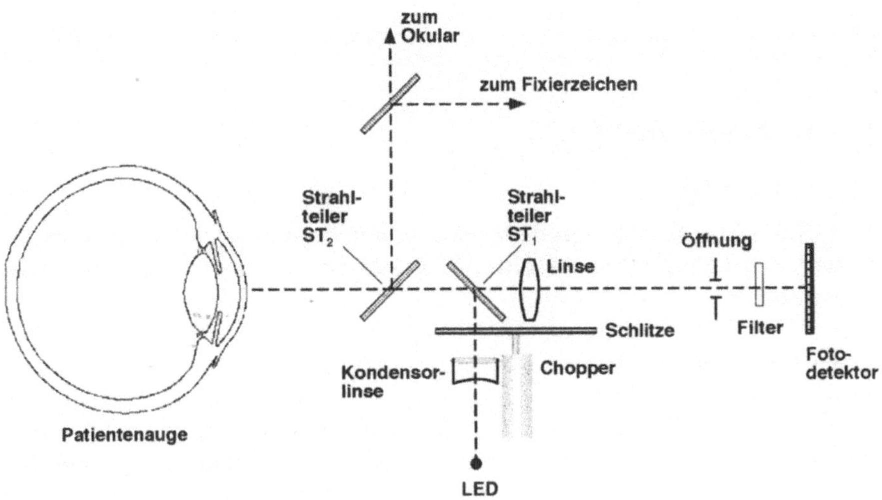


**Abb. 2.** Strahlengang des Handrefraktometers

Lichtspalte in jeder Achsenlage über die Pupille geführt werden kann. Das Handrefraktometer verfügt weiterhin über ein optional aktivierbares dynamisches Nebelungssystem. Insgesamt 8 vom Gerät akzeptierte Messungen werden von einem Mikrochipprozessor anhand von Algorithmen ausgewertet und der Mittelwert nebst Achse in Grad auf einem im Beobachterokular befindlichen Display angezeigt. Das ortsfeste Autorefraktometer arbeitet nach dem Koinzidenzverfahren. Zwei Infrarotleuchtdioden mit einem Durchmesser von 0,9 mm und einem Abstand von 2 mm werden in die Patientenpupille abgebildet und simulieren die sog. Scheiner-Blenden. Die Dioden beleuchten eine als Testfigur dienende Blende, die von der Optometerlinse auf den Fundus abgebildet wird. Zur Scharfstellung der Testfigur wird die Blende in gekoppelter Bewegung mit einer Fokussierungslinse im Beobachtungsstrahlengang solange parallel zur optischen Achse verschoben, bis die Detektoren die Koinzidenz der beiden Teilstrahlen anzeigen. Beim Beginn der Messung führt das Gerät in einem Meridian den Nullabgleich durch. Danach werden die Scheiner-Blenden in 0,5 s um 180° gedreht. Das Meßsystem führt in dieser Zeit kontinuierlich Messungen durch. Aus der erhaltenen $\sin^2$-Kurve kann der Refraktionszustand des Auges ermittelt werden.

Wir orientierten uns an der klinischen Verwendung der Autorekraktometer und führten jeweils nur 1 einzige Messung pro Gerät und untersuchtem Auge durch.

Zur statistischen Beurteilung der Meßergebnisse bedienten wir uns der Formeln, die Rassow und Wesemann 1984 bei einem Vergleich verschiedener Autorefraktometer zugrundelegten [8]:

### A. Fehler des sphärischen Äquivalents (SÄ):

$$SÄ = (S_{Retinomax} + \tfrac{1}{2}\, C_{Retinomax}) - (S_{Topcon} + \tfrac{1}{2}\, C_{Topcon})$$

Der Fehler des sphärischen Äquivalents ergibt sich aus der Subtraktion des sphärischen Äquivalents des Handrefraktometers von dem des Autorefraktometers.

### B. Fehler der Zylinderstärke (C):

$$C = C_{Retinomax} - C_{Topcon}$$

Diese Größe vergleicht die gefundenen Zylinderstärken, also die Refraktionsdifferenz der beiden Hauptschnitte, ohne Rücksicht auf eine eventuell vorhandene Achsendifferenz.

### C. Der Achsenfehler (A):

$$A = 2\, C_{Topcon} \sin(\sigma)$$

Der Wert des Achsenfehlers wird in Dioptrien angegeben und ist eine Kombination aus dem Zylinderwert des Referenzautorefraktometers, Topcon und der Winkeldifferenz ($\sigma$).

**D. Der Fehler der zylindrischen Korrektion (CK):**

$$CK = \sqrt{C^2_{Topcon} + C^2_{Retinomax} - 2C_{Topcon}C_{Retinomax} \cos(2\sigma)}$$

Der Fehler der zuylindrischen Korrektion stellt eine zusammenfassende Berechnung der Fehler der Zylinderstärke und der Achsenangabe dar.

**E. Der Fehler der Gesamtrefraktion (R):**

$$R = \sqrt{SÄ^2 + CK^2}$$

Grimm hat zum ersten Mal den Fehler der Gesamtrefraktion definiert [3]. Er geht davon aus, daß sich die Gesamtrefraktion (R) aus den linear unabhängigen Anteilen des sphärischen Äquivalents (SÄ) und der zylindrischen Korrektion (CK) additiv zusammensetzt.

## Ergebnisse

Bei 91 pseudophaken Augen von 63 Patienten (Alter 72 ± 9,7 Jahre) betrug der Mittelwert (± SD) der Handrefraktometermessungen (in dpt) von SÄ 0,46

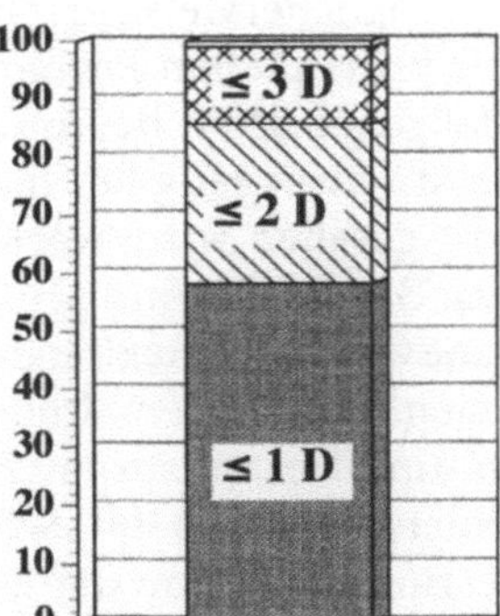


**Abb. 3.** Prozentuale Verteilung des Fehlers des sphärischen Äquivalents (SÄ), n = 91 Augen

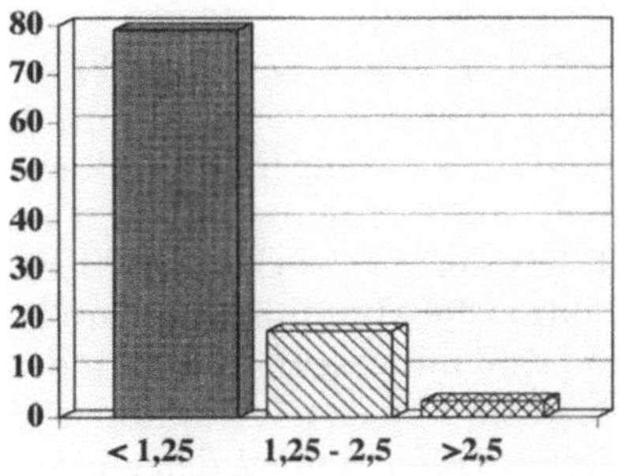


**Abb. 4.** Prozentuale Verteilung des Fehlers der zylindrischen Korrektion (CK), n = 91 Augen

± 0,79, von C 0,22 ± 0,94, von A 0,1 ± 3,64, von CK 2,46 ± 2,6 und von R 2,64 ± 2,58.

Bei 57,1% aller Augen lag der Fehler des sphärischen Äquivalents unter 0,5 dpt, bei 85% unter 1,0 dpt (Abb. 3). Bei 49,5% der Augen betrug der Fehler der Zylinderstärke weniger als 0,5 dpt, und bei 87% lagen die Werte unter 1,0 dpt. Betrachtet man den Achsenfehler, so wichen 62,6% der Messungen um weniger als 0,5 dpt und 87% um weniger als 1,0 dpt von den Referenzwerten des ortsfesen Refraktometers ab. Bei 33% aller Augen lag der Fehler der zylindrischen Korrektion unter 0,5 dpt, bei 79% unter 1,25 dpt (Abb. 4). Bei der Gesamtrefraktion wichen 22% um weniger als 0,5 dpt und 61,5% um weniger als 1,0 dpt von den Messungen des ortsfesten Autorefraktometers ab.

## Diskussion

Die durch das tragbare Handrefraktometer erhaltenen Meßwerte sind mit denen des automatischen Refraktometers vergleichbar. Bedenkt man, daß jeweils pro Gerät und Auge nur eine Einzelmessung erfolgte, so belegen vor allem die Ergebnisse beim Fehler des sphärischen Äquivalents (SÄ < 1,0 dpt = 85%), Fehler der Zylinderstärke (C < 1,0 dpt = 87%) und des Achsenfehlers (A < 1,0 dpt = 87%) die klinische Brauchbarkeit des Handrefraktometers.

Möglicherweise erscheint eine Abweichung von bis zu 1,0 dpt als recht hoch. Die prinzipiellen Probleme bei der objektiven Refraktionsbestimmung, die die Meßgenauigkeit beeinflussen, relativieren jedoch unsere Ergebnisse. Während beim Sehvorgang der in den Photorezeptoren absorbierte Anteil der Lichtstrahlung gesehen wird, werten die Refraktometer das vom Fundus reflektierte Licht aus. Glückstein und Millidot sowie Moser wiesen am Tierauge nach, daß der genaue Ort der Reflexion die Membrana limitans interna ist [2, 7]. Der Abstand zwischen ihr und dem äußeren Segment der Photorezeptoren beträgt in der Fovea 80 µm. Dies entspricht beim genau fixierenden Erwachsenenauge einem Meßfehler von + 0,25 dpt. Schon bei leicht exzentrischer reflektorischer Refraktionsbestimmung kann der Meßfehler nach Grimm und Roloff bis zu +1,0 dpt betragen [4]. Aber nicht nur die Meßebene, sondern auch die chromatische Aberration, die sphärische Aberration, der Stiles-Crawford-Effekt, ein irregulärer Astigmatismus und nicht zuletzt die Justierung beeinträchtigen ein genaues Meßergebnis [9].

Ziel der objektiven Refraktion ist die Bestimmung möglichst genauer objektiver Refraktionswerte als Ausgangspunkt für die subjektive Refraktion. Bisher stand zur Messung im freien Raum ohne starre apparative Bindung nur die Skiaskopie zur Verfügung [6, 10]. Diese muß jedoch vom Anfänger erst mit einiger Mühe erlernt werden. Verschiedene Fehlermöglichkeiten bei der objektiven Refraktionsbestimmung mit dem Strichskiaskop wurden von Friedburg diskutiert und sind im wesentlichen von der Erfahrung des Untersuchers abhängig [1]. Die objektive Apparaterefraktion ist dagegen problemlos erlernbar, auch an medizinisches Hilfspersonal delegierbar und stellt damit eine weitestgehend untersucherunabhängige Meßmethode dar. Um den zeitraubenden Gläserwechsel zu vermeiden, entwickelten Rohrschneider und Koch ein Verfahren, welches auf die Scharfabbildung des Glühlampenfadens eines Strichskiaskops in der Patientenpupille beruht. Durch die Verwendung eines elektronischen Wegaufnehmers und Anschluß an einen Mikrocomputer ergab sich eine vom Arbeitsabstand weitgehend unabhängige Erhöhung der Meßgenauigkeit. Diese Weiterentwicklung der klassischen Skiaskopie ist schneller und auch bei eingeschränkter Kooperation verfügbar [9]. Dennoch bleibt die zuverlässige Messung von Patienten, die nicht an ein Gerät mit Kopfstütze heranzuführen sind, teilweise problematisch [5]. Betrachtet man die Bedienungsfreundlichkeit, Schnelligkeit und Genauigkeit, so sind viele heutige Autorefraktometer unerreicht.

Durch die mobile Einsatzmöglichkeit des tragbaren Autorefraktometers steht auch für bettlägerige Patienten oder bei konsiliarischer Tätigkeit eine sinnvolle Ergänzung der objektiven Refraktionsbestimmung vor dem subjektiven Feinabgleich zur Verfügung.

## Literatur


1. Friedburg D (1971) Möglichkeiten zu normalen Phänomenen und Täuschungsmöglichkeiten bei der Strichskiaskopie. Klin Monatsbl Augenheilkd 159 : 506–515
2. Glückstein M, Millidot M (1970) Retinoscopy and eye size. Science 168 : 605
3. Grimm W (1981) Automatische objektive Refraktionsbestimmung. DOZ 37 : 23–34
4. Grimm W, Roloff CH (1979) Reflektorische und apperzeptive Refraktionsbestimmung. Augenoptiker April : 3
5. Kampik A (Hrsg) Jahrbuch der Augenheilkunde 1995, Optik und Refraktion. Biermann, Zülpich. S 197–207
6. Kommerell G (1993) Strichskiaskopie: Optische Prinzipien und praktische Empfehlungen. Klin Monatsbl Augenheilkd 203 : 10–18
7. Moser EA (1973) Retinoskopische und neurophysiologische Refraktion beim Frosch. Dissertation, LMU München
8. Rassow B (1984) Moderne Augenrefraktometer, Funktionsweise und vergleichende Untersuchung. In: Rassow B, Wesemann W (Hrsg) Bücherei des Augenarztes Bd 102 Enke, Stuttgart
9. Rohrschneider K, Koch HR (1992) Weiterentwicklung eines Strichskiaskops mit kalibriertem Kollimator. Klin Mbl Augenheilkd 201 : 125–130
10. Rohrschneider K, Kolling GH (1992) Technik der Skiaskopie. Z Prakt Augenheilkd 13 : 515–522

# Darstellung implantierter Hinterkammerlinsen im menschlichen Auge durch Scheimpflug-Photographie

K.M. Klos, R. Richter, A.K. Heinz und C. Ohrloff

**Zusammenfassung.** Es wurden 89 pseudophake Augen mittels Scheimpflug-Photographie untersucht. Dabei zeigt sich eine zuverlässige Darstellung der Hinterkammerlinsen und der Kapselstrukturen. Die Lagebeziehungen sind gut zu beurteilen und Veränderungen an der Kunstlinse erkennbar. Die Biometrie erweist sich im Vergleich zu tatsächlichen Werten (Kunstlinsendicke) und im Vergleich zur Ultraschallbiometrie als äußerst exakt.

**Summary.** We evaluated 89 pseudophakic eyes after phacoemulsification or extracapsular cataract extraction and implantation of a posterior chamber lens by Scheimpflug photography and image analysis. The judgement of intraocular lenses and the posterior capsule and their position is possible. Scheimpflug photography is an exact and optimal method for evaluating biometric data in implanted posterior chamber lenses.

## Einleitung

Die Scheimpflug-Photographie dient seit ihrer Einführung in die ophthalmologische Forschung Ende der 60er Jahre einer tiefenscharfen, unverzerrten und reproduzierbaren photographischen Darstellung des vorderen Augenabschnittes. Das Verfahren, von Hockwin in den 70er und 80er Jahren in Verbindung mit der Densitometrie der erhaltenen Negative zu einer standardisierten Methode weiterentwickelt, hat sich seither vielfältig bewährt [2, 3]. Neben der zuverlässigen Erhebung biometrischer Daten des vorderen Augenabschnittes [7] eignet sich das Verfahren besonders zur Dokumentation und Verlaufsbeobachtung von Linsentrübungen. Somit findet die Scheimpflug-Photographie ihre häufigste und inzwischen routinemäßige Anwendung in der Kataraktforschung sowohl im Tierversuch als auch am Menschen bis hin schließlich zu Untersuchungen auch am frisch operierten Auge [4, 5].

Wir untersuchten nun die Möglichkeiten zur regelmäßigen Darstellung nicht der natürlichen Augenlinse, sonderen implantierter Hinterkammerlinsen im menschlichen Auge nach Kataraktoperation mittels Scheimpflug-Photographie.

Durch die homogene niederreflektive Struktur der Kunstlinsen erwarteten wir eine deutlich schwierigere optische Darstellung als bei der natürlichen Augenlinse. Insbesondere achteten wir auf die Validität der biometrischen Daten als Gütekriterium. Wir untersuchten dabei die Situation des pseudophaken vorderen Augenabschnittes und die Zuverlässigkeit der zu erhebenden Daten im Hinblick auf

D. Vörösmarthy et al. (Hrsg.)
10. Kongreß der DGII 1996

1. die Vorderkammertiefe,
2. die Dicke der Kunstlinse und
3. die Beurteilbarkeit des Linsenposition insbesondere der Lage zur hinteren Linsenkapsel.

## Methode

Wir untersuchten mit einer videogestützten Scheimpflugkamera mit elektronischer Bildanalyse, dem System EAS-1000 der Fa. Nidek, welches zusätzlich auch die Möglichkeit der Photographie im regredienten Licht bietet [1, 8, 9, 10], 89 pseudophake Augen mit Hinterkammerlinse bei 71 Patienten. Wir beurteilten die Darstellbarkeit der HKL und der Kapselstrukturen und die Positionierung der HKL in bezug auf die Linsenkapsel.

Durch multiple Messung an ein und demselben Auge verglichen wir die Vorderkammertiefenmessung mit der durch Ultraschall. Zur Zuverlässigkeitsprüfung der biometrischen Daten verglichen wir an 20 Augen bei von uns implantierten, bekannten Hinterkammerlinsen (Alcon, MZ 60 BD) verschiedener Dioptrien die Scheimpflug-photographisch ermittelten Linsendicken mit den tatsächlichen Mittendicken, die uns durch Herstellerangaben bekannt waren.

## Ergebnisse

Eine gute Darstellung der Kunstlinse ist immer dann sicher möglich, wenn die Pupille auf mehr als 7 mm zu erweitern ist, sowie keine Hornhauttrübung und keine intraokularen Reizzustände vorliegen. In den meisten Fällen erreichen wir mit einer Blitzintensität von 150 Wattsekunden bei einer Spalthöhe von 7,4–9 mm und einer Aufnahmeposition von temporal (0° oder 180°) die optimale Darstellung.

Trotz einzelner reflexbedingter Artefakte stellen sich dann die vordere und hintere Linsenfläche sowie die belassene Hinterkapsel deutlich dar. In manchen Fällen ist auch die vordere Glaskörpergrenzmembran erkennbar. Der Rand der vorderen Linsenkapsel nach Kapsulorhexis ist gut erkennbar.

Bei der Bildqualität läßt sich problemlos eine exakte Biometrie des vorderen Augenabschnittes durchführen. Es läßt sich dann neben der Vorderkammertiefe auch die Dicke der Intraokularlinse und der Abstand zwischen Linsenrückfläche und der belassenen hinteren Linsenkapsel ermitteln, wenn die HKL der Kapsel nicht anliegt. Auch Wellen oder Falten in der hinteren Kapsel lassen sich deutlich erkennen.

Die Reflexintensität an der hinten Kapsel ist durch eventuelle Nachstarbildung sehr variabel, so daß sich ein Nachstar in der Densitometriekurve erkennen läßt; zur Quantifizierung ist das Bild im regredienten Licht geeigneter.

Die HKL selber bietet angesichts ihrer Homogenität normalerweise keine Reflexe und läßt damit – anders als die natürliche Linse – keine Binnenstruktur erkennen. Lichtbrechende Veränderungen innerhalb oder an der Kunstlinse lassen sich allerdings gut erkennen, so z. B. Effekte nach dem Versuch einer Yag-Kapsulotomie.

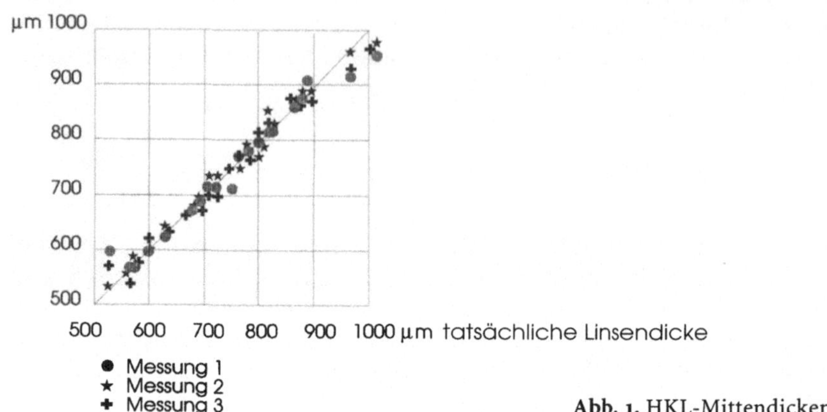


**Abb. 1.** HKL-Mittendickenmessung

Die Meßwerte zur Bestimmung der Hinterkammerlinsendicke liegen ausgesprochen exakt und konstant bei den tatsächlichen Werten (Abb. 1). Die Wertedifferenzen mit dem t-Test für verbundene Stichproben gegen 0 getestet sind signifikant mit $p < 0{,}01$. Bei der Vergleichsmessung der pseudophaken Vorderkammertiefe ergibt sich für den Mittelwert zwischen Ultraschallbiometrie und Scheimpflug-Photographie kein wesentlicher Unterschied (4,00 mm und 4,02 mm), jedoch sind Standardabweichung und Schwankungsbreite bei der Scheimpflug-Photographie wesentlich geringer ($s = 0{,}04$ und $r = 0{,}12$ mm bei der Scheimpflug-Photographie gegenüber $s = 0{,}44$ und $r = 1{,}3$ mm bei der Ultraschallbiometrie).

## Diskussion

Die Scheimpflug-Photographie erlaubt eine gute Darstellung von Kunstlinsen in der Hinterkammer. Auch Detailveränderungen an der Linse lassen sich gut erkennen und die biometrischen Daten sind von hoher Validität und Zuverlässigkeit auch bei kleinen Strukturen wie der Linsendicke. Die Beurteilung der Positionierung der HKL (Sulkus vs Kapselsack) einschließlich der Lage der Hinterkapsel ist gut möglich.

Dies ermöglicht eine standardisierte Kontrolle des Positionierungsverhaltens einer HKL, ferner die Überprüfung möglicher Veränderungen in oder an der Linse, eine Beurteilung des Verlaufs von Nachstarbildung in Verbindung mit der Photographie im regredienten Licht und sollte eine Optimierung der postoperativen Refraktionsberechnung ermöglichen.

## Literatur


1. Foo KPY, Lee SE, MacLean H, Taylor HR (1994) Quantification of cataract using the retroillumination module of the Nidek EAS-1000 anterior segment analysis system. Ophthalmic Res 26 (Suppl 1) : 10–17
2. Hockwin O (1989) Die Scheimpflug-Photographie der Linse. Fortschr Ophthalmol 86 : 304–311
3. Hockwin O, Dragomirescu V, Koch H-R (1979) Photographic documentation of disturbances of lens transparency during ageing with a Scheimpflug camera system. Ophthalmic Res 11 : 405–410
4. Klos KM (1990) Katarakt nach Vitrektomie untersucht mit der Scheimpflug-Photographie. Dissertation, Bonn
5. Koch F, Klos KM, Hockwin O, Spitznas M (1991) Linsenveränderungen nach intraokulärer Tamponade bei Vitrektomie. Leardensitometrische Bildanalyse von Scheimpflug-Photographien 6 Monate nach der Operation. Klin Monats Augenheilkd 199 : 8–11
6. Nakaizumi H, Sasaki K, Sakamoto Y (1992) In vivo observation of the axial movement of intraocular lenses through an anterior eye segment analysis system. Ophthalmic Res 24 (Suppl 1) : 21–25
7. Olbert D, Kehrhahn O-H (1992) Biometric constancy of the anterior eye segment as demonstrated by slit image photography according to the Scheimpflug principle. Ophthalmic Res 24 : 27–31
8. Sakomoto Y, Sasaki K (1994) Accuracy of biometrical data optained from the NIDEK EAS-1000. Ophthalmic Res 26 (Suppl 1) : 26–32
9. Sakamoto Y, Sasaki K, Nakamura Y, Watanabe N (1992) Reproducibility of data obtained by a newly developed anterior eye segment analysis system, EAS-1000. Ophthalmic Res 24 (Suppl 1) : 10–20
10. Wegener A, Hockwin O, Laser H, Strack C (1992) Comparison of the Nidek EAS 1000 system and the Topcon SL-45 in clinical application. Ophthalmic Res 24 (Suppl 1) : 55–62

# Peribulbäranästhesie transkutan oder transkonjunktival?

T. Bohlender, J. Weindler, P. Schroeder und K. W. Ruprecht

**Zusammenfassung.** Die transkonjunktivale Peribulbäranästhesie soll im Gegensatz zur transkutanen Technik durch den Einblick in den Fornix eine bessere Identifizierung der Bulbusgrenzen ermöglichen und weniger schmerzhaft sein. Das Ziel unserer Untersuchungen war ein Vergleich zwischen beiden Injektionsarten. Insgesamt 46 Patienten wurden in einer prospektiven, randomisierten und einfach maskierten Studie aufgenommen. Bei jeweils 23 Patienten wurde ohne zusätzlichen Fazialisblock die Peribulbäranästhesie transkutan bzw. transkonjunktival gesetzt. Vor der Peribulbäranästhesie erhielten alle Patienten Conjuncain Augentropfen zur Anästhesie der Bindehaut. Vor sowie 20 min nach Injektion wurden folgende Meßgrößen erhoben: Bulbusmotilität (Kestenbaum-Limbustest), Schmerzscore (visuelle Analogskala), Hornhautsensibilität, Lidspaltenbreite (mm), Häufigkeit einer auftretenden Bindehautchemosis und Nachinjektionen. Beide Injektionsverfahren erreichten eine vergleichbare Lidakinesie, Bulbusakinesie und Anästhesie. Die Schmerzen bei der transkonjunktivalen Injektion (5,66 ± 2,4) waren signifikant höher (p = 0,05) als nach der transkutanen (4,20 ± 2,4). In beiden Gruppen zeigten jeweils 17% eine Bindehautchemosis, und bei jeweils 13% war eine Nachinjektion erforderlich. Bei 2/3 der Patienten mit transkonjunktivaler Injektion war der obere Fornix nicht oder nur schlecht einsehbar. Die transkonjunktivale Peribulbäranästhesie scheint bezüglich der Akinesie und Anästhesie keine Vorteile im Vergleich zur transkutanen Injektion zu haben.

**Summary.** Transconunctival peribulbar anesthesia is reported to enable a better identification of the bulbar limits due to a better view into the fornix, and to be less painful than transcutaneous peribulbar anesthesia. The aim of our study was to compare the two injection techniques. This study comprised 46 patients undergoing eye operations under local anesthesia. They were allocated randomly in a prospecitve and simple masked study. Twenty-three patients received transconjunctival injections, and 23 patients transcutaneous peribulbar injections. Before injection, all patients received conjuncain eyedrops for anesthesia of the conjunctiva. In all cases no separate injections for lid akinesia were performed. Before and 20 min after the injection, the following parameters were assessed: motility of the eyeball (Kestenbaum glasses), score of pain (visual analog scale), corneal sensibility, motility of the eyelid (mm), frequency of conjunctival chemosis, and the necessity of supplemental anesthesia. There was no significant difference between the two groups in lid akinesia, globe akinesia, and globe anesthesia. The transconjunctival injection was significantly (p = 0.05) more painful (5.6 ± 2.4) than the transcutaneous injection (4.2 ± 2.4). In both groups, 17% of our patients had a conjunctival chemosis and in 13% a second injection was necessary. Among the patients with transconjunctival injection, in 66.6% the cranial fornix was not or only badly seen. Transconjunctival peribulbar anesthesia appears not to be more advantageous than transcutaneous peribulbar anesthesia.

D. Vörösmarthy et al. (Hrsg.)
10. Kongreß der DGII 1996

## Einleitung

Die Retrobulbäranästhesie, kombiniert mit einem Fazialisblock, war bislang das häufigste Anästhesieverfahren bei Operationen in Lokalanästhesie. Die wahrscheinlich höhere Komplikationsrate der Retrobulbäranästhesie [3, 4, 5, 6, 8, 9, 10] dürfte einer der Hauptgründe dafür sein, daß die Peribulbäranästhesie seit einigen Jahren in de Ophthalmochirurgie zunehmend an Bedeutung gewinnt. Die übliche Form der Peribulbäranästhesie wird über einen transkutanen Zugang durchgeführt. Vereinzelt wird über eine weitere Form der Peribulbäranästhesie mit einem transkonjunktivalen Zugang berichtet [2]. Im Vergleich zur transkutanen soll die transkonjunktivale Peribulbäranästhesie eine bessere Identifizierung der Bulbusgrenzen ermöglichen und weniger schmerzhaft sein. Das Ziel unserer Untersuchungen war deshalb, die Ergebnisse der Peribulbäranästhesie nach transkonjunktivaler und transkutaner Injektion zu vergleichen.

## Methodik

Insgesamt 46 Patienten, bei denen eine Operation in Lokalanästhesie durchgeführt werden sollte, wurden in eine prospektive, randomisierte und einfach maskierte Studie aufgenommen. Bei jeweils 23 Patienten wurde die Peribulbäranästhesie transkutan bzw. transkonjunktival gesetzt. Ausschlußkriterien waren eine Achsenänge größer als 27 mm, schlechte Kooperation des Patienten und ein Visus kleiner als 0,3 auf dem Gegenauge. Vor Setzen der Peribulbäranästhesie erhielten alle Patienten Conjuncain Augentropfen zur Anästhesie der Bindehaut. Sowohl die transkutane, wie auch die transkonjunktivale Injektion erfolgte durch je eine Injektion temporal-unten und temporal-oben mit einer abgestumpften Kanüle. Injiziert wurde ein Gemisch aus Ultracain 2% und Bupivacain 0,75% im Verhältnis 1 : 2, dem Privin und Hyaluronidase zugefügt wurde. Anschließend erfolgte für 20 min eine druckkonstante Okulopression nach Vörösmarthy. Ein zusätzlicher Fazialisblock wurde nicht gesetzt. Vor sowie 20 min nach der Injektion wurden folgende Meßgrößen erhoben: Schmerzempfindung (visuelle Analogskala), Hornhautsensibiliät (4 Stellen der Kornea: vorhanden oder nicht vorhanden), Bulbusmotiliät (Brille nach Kestenbaum) und Lidspaltenbreite bei Lidschluß und maximaler Öffnung (mm). Außerdem wurden die Häufigkeit einer auftretenden Bindehautchemosis, die Notwendigkeit von Nachinjektionen und das Auftreten von Komplikationen notiert. Zusätzlich wurde die Einsehbarkeit des Fornix während der transkonjunktivalen Peribulbäranästhesie beurteilt.

## Ergebnisse

Bei der Bulbus (Abb. 1)- und Lidmotilität ergaben sich keine signifikanten Unterschiede zwischen beiden Injektionsarten. Insgesamt zeigten 17,4% der Patienten nach transkutaner und 13,0% der Patienten nach transkonjunktivaler Peri-

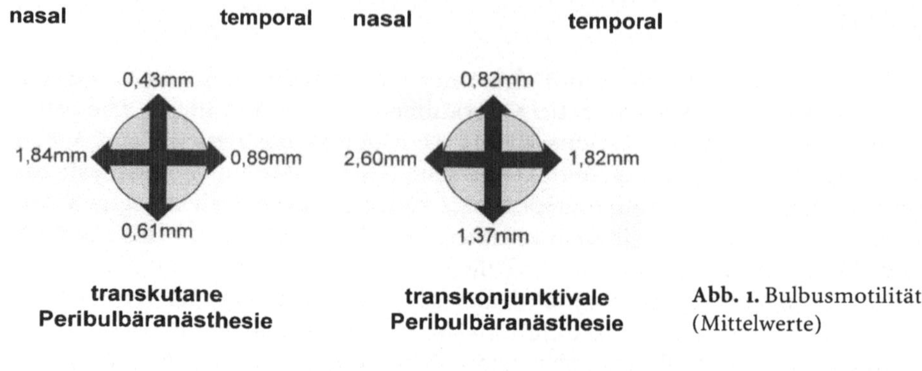


**Abb. 1.** Bulbusmotilität (Mittelwerte)

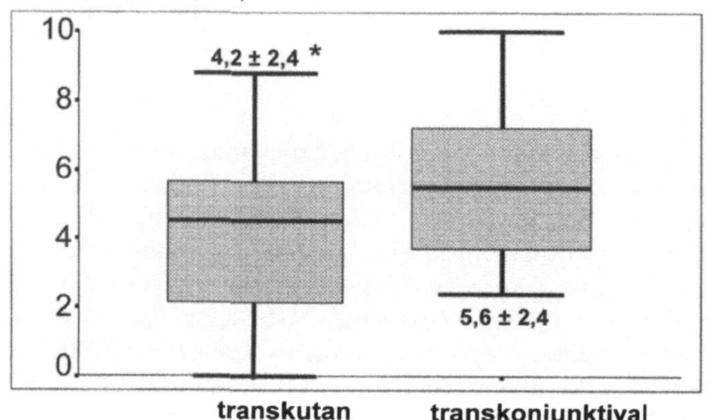


**Abb. 2.** Schmerzempfindung (visuelle Analogskala; * p = 0,05)

bulbäranästhesie noch Sensibilität der Kornea. Die Ergebnisse der Hornhautsensibilität variiierten nich signifikant. Die transkonjunktivale Injektionstechnik wurde mit einem Mittelwert von 5,6 (Pkt) als signifikant schmerzhafter (p = 0,05) empfunden als die transkutane Technik mit einem Mittelwert von 4,2 (Pkt) (Abb. 2). Bei beiden Injektionsverfahren kam es bei 17% unserer Patienten zum Auftreten einer Bindehautchemosis, und bei 13% war eine Zweitinjektion erforderlich. Nur bei 1/3 der Patienten mit transkonjunktivaler Injektion war eine gute Identifizierung der kranialen Bulbusgrenzen möglich. Bei keiner Gruppe kam es zum Auftreten von Komplikationen, wie Retrobulbärhämatom oder Bulbusperforation.

## Diskussion

Nur bei 13% der Patienten war eine Nachinjektion trotz des geringen Injektionsvolumens von insgesamt 7 ml notwendig. Dies bestätigt die guten Ergebnisse der Peribulbäranästhesie anderer Untersuchungen [1, 4, 7]. Allein durch die Peribulbäranästhesie kann eine gute Lidakinesie erreicht werden, ein zusätzlicher Fazialisblock ist nicht erforderlich [11]. Vergleicht man die Ergebnisse der Bulbusmotilität nach transkutaner und transkonjunktivaler Injektion, so erscheint bei unseren Ergebnissen die Bulbusmotilität nach transkonjunktivaler Peribulbäranästhesie insgesamt etwas ausgeprägter (s. Abb. 1). Allerdings konnte zwischen beiden Gruppen kein signifikanter Unterschied gefunden werden. Auch die Ergebnisse der Lidakinesie variierten nicht signifikant. Trotz vorher applizierter lokalanästhetischer Augentropfen zeigte sich doch eine deutliche Schmerzempfindung bei der Durchführung der transkonjunktivalen Peribulbäranästhesie. Die lokalanästhetischen Augentropfen scheinen nur die oberflächlichen Nozizeptoren der Bindehaut zu blockieren. Während bei der kaudalen transkonjunktivalen Injektion dieBulbusgrenzen gut zu erkennen waren, ist dies bei der kranialen transkonjunktivalen Injektion nur bei 1/3 der Patienten sicher möglich. In den übrigen Situationen erschien uns die Injektion in den oberen Fornix sogar schwieriger und damit auch risikoreicher.

Zusammenfassend läßt sich sagen, daß die transkonjunktivale Peribulbäranästhesie bezüglich der Akinesie und Anästhesie keine Vorteile gegenüber dem transkutanen Zugang besitzt. Da der Schmerzscore bei transkonjunktivalen Injektion signifikant höher war als bei der transkutanen, bevorzugen wir weiterhin bei der Peribulbäranästhesie den transkutanen Zugang.

## Literatur


1. Arnold PN (1992) Prospective study of a single-injection peribulbar technique. J Cataract Refract Surg 18(2) : 157–161
2. Arques P, Castanera F (1995) Transconjunctival periocular anesthesia in ophthalmic surgery. Supplement Eur Ophthalmol 2a(Suppl) : 5
3. Bloomberg LB (1986) Administration of periocular anesthesia. J Cataract Refract Surg 12 : 677–679
4. Bloomberg LB (1991) Anterior periocular anesthesia: five years experience. J Cataract Refract Surg 17(4) : 508–511
5. Davis DB (1985) Retrobulbar and facial nerve block? no: Peribulbar? yes. Ophthalmic Surg 16 : 604
6. Davis DB, Mandel MR (1987) Posterior peribulbar anesthesia: An alternative to retrobulbar anesthesia. Geriatric Ophthalmol 3 : 27–34
7. Davis B, Davis II, Mandel MR (1994) Efficacy and complication rate of 16224 consecutive peribulbar blocks. A prospective multicenter study. J Cataract Refract Surg 20(3) : 327–37
8. Duker JS, Belmont JB, Benson WE, Brooks HL, Brown GC, Federman JL, Fischer DH, Tasman WS (1991) Inadvertent globe perforation during retrobulbar and periobulbar anesthesia. Ophthalmology 98 : 519–526
9. Gills JP (1985) My method of extracapsular cataract extraction with implantation of a posterior chamber intraocular lens. Ophthalmic Surg 16 : 386–392
10. Gills JP, Loyd TL (1979) Extracapsular cataract extraction with intraocular lens insertion. J Am Intraocul Implant Soc 5 : 9–12
11. Hessemer V (1993) Peribulbäranästhesie versus Retrobulbäranästhesie mit Fazialisblock. Klin Monatsbl Augenheilkd 203 : 1–14

# Die schmerzfreie Retrobulbäranästhesie

W. Trieschmann und P. Schildberg

In der Kataractchirurgie ist die Retrobulbäranästhesie auch heute noch eine der populärsten Anästhesiemethoden. Wir wenden sie in unserer Klinik seit 20 Jahren an.

Lange Erfahrung und große Routine minimalisieren die Risiken. Bei der Durchführung der peribulbären Anästhesie störte eine unzureichende Immobiliät der Bulbi, so daß wir wieder zur altbewährten Retrobulbäranästhesie zurückkehrten. Schwere Komplikationen sind unserer Meinung nach nicht auszuschließen, aber sehr selten.

Die Retrobulbäranästhesie ist effektvoll aber schmerzhaft. Wir haben nach neuen Möglichkeiten gesucht, sie für den Patienten angenehmer zu machen.

Zunächst versuchten wir kurzwirkende Narkotika auf Ketaminbasis einzusetzen. Wegen nicht selten aufgetretener Bradykardien haben wir diese Methode nicht weiterverfolgt. Wir benutzten danach eine Insulinkanüle, die die Injektionsstelle vor der eigentlichen Retrobulbäranästhesie schmerzfrei machen sollte. Aber all diese Methoden waren letztendlich unbefriedigend.

Der Durchbruch kam erst durch eine Methode, die wir von einer Technik unserer Schmerzklinik ableiteten. Dabei ist ein Gerät nützlich, das es auch im zahnärztlichen Bereich seit einiger Zeit gibt. In der Augenheilkunde ist dieses Verfahren offenbar unbekannt. Ich sehe darin Ähnlichkeiten zu der Phako, wie sie von Charles Kelman entwickelt wurde. Er hatte bei seinem Zahnarzt die Entfernung von Plaques durch Ultraschall gesehen.

Das Gerät was wir nunmehr seit über 1 Jahr benutzen, hat den etwas irreführenden Namen *Meaverin-Aspirator*. Es erlaubt eine präzise Dosierung eines Anästhetikums. Wir benutzen dieses Instrument inzwischen auch bei allen Lidoperationen. Ferner setzen wir hiermit eine peribulbäre, oberflächliche und auch eine tiefe Quaddel, die den späteren Einstichsbereich der Retrobulbäranästhesie schmerzfrei macht.

Ich möchte nun anhand der nächsten Dias, dieses Instrument beschreiben. Es ist 210 mm lang, einschießlich einer aufgesetzten Nadel. Es beinhaltet eine sterile Ampulle eines Anästhetikums, hier Meaverin. Das ist Mepivakain-Hydrochlorid. Eine Kolbenstange des Aspirators wird durch 2½fache Umdrehung unter leichtem Druck in den Stopfen der eingelegten Ampulle geschraubt. Hierdurch ist für die Injektion wie auch für eine spätere Aspiration eine feste, sichere Verbindung gewährleistet.

Es ist somit möglich mit dem Daumen zu injizieren und kurzfristig mit dem Ringfinger zu aspirieren, indem ein kleiner Hebel bewegt wird. Das Ganze pas-

D. Vörösmarthy et al. (Hrsg.)
10. Kongreß der DGII 1996

siert einhändig, die andere Hand ist weder zur Injektion noch zur Aspiration nötig. Sehr wichtig ist, daß die Injektion und auch die Aspiration mit demselben Kraftaufwand und Muskeltonus durchgeführt werden können. Dabei ist eine sichere Zentrierung des Gerätes stets gewährleistet.

Die sehr feine Kanüle ist 24 mm lang und hat einen Durchmesser von nur 0,3 mm. Sie ist auf das Gerät aufgeschraubt. Der Tip der Kanüle ist äußerst scharf, 3fach angeschliffen. Der wesentliche Grund für die absolut schmerzfreie Injektion ist die Feinheit der Nadel und der scharfe Schliff. So kann unter kontrollierter Injektion und Aspiration eine sichere und völlig schmerzfreie Injektion erfolgen.

In der ersten Phase haben wir eine Quaddel in das Lid gesetzt. Später haben wir parabulbär, möglichst tief, injiziert und eine schmerzfreie Zone für die spätere Retrobulbäranästhesie geschaffen.

Nicht nur wir, sondern auch unsere Patienten waren von dieser Methode sofort überzeugt. Ganz besonders jene, die vorher nach der herkömmlichen Retrobulbäranästhesie am anderen Auge operiert worden waren.

Inzwischen haben wir mit dem Gerät über 1300 Retrobulbäranästhesien durchgeführt. Komplikationen traten dabei nicht auf.

Die Patienten fühlten weder den Einstich noch danach das Eindringen der Kanüle. Das hängt offenbar damit zusammen, daß das Gewebe nicht, wie bei den herkömmlichen Kanülen, beim Einstich stärker traumatisiert wird. Die dünne und besonders fein geschliffene Nadel teilt das Gewebe wesentlich zarter. Gemeinsam mit unseren Schmerztherapeuten sind wir überzeugt, daß auch Blutungen seltener sind als mit herkömmlichen Techniken.

Sehr sensible Patienten haben immer wieder bestätigt, daß der Hautstich und der Einstich in den parabulbären Raum schmerzfrei erfolgen.

Nach kurzer Zeit hat sich diese Methode in unserer Klinik durchgesetzt und wird von allen drei Operateuren ausschließlich angewendet.

Die Nadel ist nicht so lang, daß eine Retrobulbäranästhesie vollständig damit durchgeführt werden kann. Wir injizieren parabulbär und warten 1–2 min, so daß dann eine Retrobulbäranästhesie ohne Schmerzempfindung des Patienten ruhig und sicher gesetzt werden kann. Bei Eingriffen, die keine Bulbusakinesie erforderlich machen, wie z. B. bei ausgedehnten Laserkoagulationen mit großen Herden, hat sich die Methode auch ohne Retrobulbäranästhesie besonders bewährt.

Meine Damen und Herren, die Methode, die ich Ihnen beschrieben habe, begeistert uns – ich möchte sie Ihnen ganz besonders empfehlen.

# Clonidin-Augentropfen zur Prämedikation bei Retrobulbäranästhesie

J. Weindler, D. Kootz, A. Khangoli und K. W. Ruprecht

**Zusammenfassung.** Clonidin wird in den letzten Jahren auch erfolgreich zur Prämedikation eingesetzt. Ziel der Untersuchung war es zu überprüfen, ob sich eine lokale Applikation von Clonidin als Augentropfen zur Prämedikation eignet. In einer randomisierten, doppelt maskierten, plazebokontrollierten Untersuchung wurden insgesamt 48 Patientinnen untersucht, die für einen ophthalmochirurgischen Eingriff eine Retrobulbäranästhesie erhielten: Gruppe 1 (G1 n = 24): Plazebo; Gruppe 2 (G2 n = 24) Clonidin. 60 min vor retrobulbäranästhesie erhielten die Patientinnen (ASA-Klasse I-III) als Augentopfen Clonidin (2 Isoglaukon-1/4-Augentropfen = 0,200 mg Clonidin) bzw. ein Plazebopräparat (2 Alcon-BSS-Augentropfen). Herzfrequenz, systolischer und diastolischer Blutdruck, intraokularer Druck (Tono-Pen), Ängstlichkeit (Erlanger Angstskala) und der Clonidin-Plasmaspiegel (15 Patientinnen) wurden zu 9 Meßzeitpunkten bestimmt. 60 min nach Prämedikation mit Clonidin-AT waren der systolische und diastolische Blutdruck signifikant niedriger ($p < 0{,}01$) als nach Plazebo. Die Patienten waren nach Clonidin auch weniger ängstlich ($p < 0{,}05$) als nach Plazebo. Bereits 15 min nach Prämedikation betrug der Clonidin-Plasmaspiegel 0,30 ± 0,21 (ng/ml). Eine Prämedikation mit Clonidin-Augentropfen reduziert die aus ophthalmochirurgischer Sicht entscheidenden Größen Blutdruck, Augendruck und Ängstlichkeit. Aufgrund der Pharmakokinetik scheint zur Prämedikation topisches Clonidin sogar Vorteile gegenüber oraler Gabe aufzuweisen.

**Summary.** The aim of the present clinical study was to evaluate the effects of clonidine eye drops for premedication of patients (only women) under retrobulbar anesthesia. One hour earlier RBA, group I ($n = 24$) had received two eye drops of Alcon-BSS, while group 2 ($n = 24$) had been given two eye drops of Isoglaukon ¼% (200 µg clonidine). The following parameters were assessed perioperatively: heart rate, systolic and diastolic blood pressure, intraocular pressure, anxiety and clonidine in plasma. The measurements were performed before, 15, 30, 45, 60 (before RBA), 75, 90 (before OP), 180 and 300 min after premedication. After clonidine premedication, intraocular pressure, anxiety ($p < 0.05$), systolic and diastolic blood pressure ($p < 0.01$) were significantly decreased. Clonidine in plasma after 15 min was 0.30 ± 0.21 (ng/ml), after 180 min, 0.47 ± 0.17 (ng/ml) and after 300 min, 0.46 ± 0.17 (ng/ml). Compared to oral or intravenous administration, there was no typical peak clonidine concentration after topical application. No severe hypotension or bradycardia occurred which required treatment. Clonidine eye drops seem to be a well-adapted premedication for intraocular surgery under retrobulbar anesthesia. Topical clonidine offers a viable, perhaps better alternative to oral clonidine for premedication.

## Einleitung

Clonidin ist ein $\alpha 2$Agonist, der nach dem heutigen Kenntnisstand neben seiner antihypertensiven und augendrucksenkenden Wirkung auch sedierende, anxio-

D. Vörösmarthy et al. (Hrsg.)
10. Kongreß der DGII 1996

lytische und analgetische Eigenschaften hat. Diese Erkenntnis eröffnete neue Indikationsmöglichkeiten von Clonidin und führte zu einem vermehrten Einsatz, insbesondere im anästhesiologischen Bereich, sowohl in der Prämedikation als auch in der Regionalanästhesie [2, 4, 7, 8]. Als wesentliches zentrales Wirkprinzip von Clonidin gilt die Modulation der Verarbeitung streßbedingter Reize sowie der Aktivität des zentralen sympathischen Nervensystems. Über eine Hemmung der präsynaptischen α2-Adrenorezeptoren reduziert Clonidin die Freisetzung von Noradrenalin und vermindert so den Sympathikuseinfluß auf die Erfolgsorgane [6]. Clonidin erfüllt damit die wesentlichen Eigenschaften, die von einer Prämedikation bei intraokularen Eingriffen in Lokalanästhesie erwartet werden. Aufgrund dieser Überlegung und da bisher entsprechende Untersuchungen fehlen, führten wir eine klinsiche Studie durch, um zu überprüfen, inwieweit die topische Gabe von Clonidin-Augentropfen sich zur Prämedikation eignet.

## Methodik

In einer randomisierten, prospektiven und doppelt maskierten Studie wurden insgesamt 48 Frauen untersucht. In die Studie wurden nur Patientinnen aufgenommen, bei denen eine elektive Kataraktoperation in Retrobulbäranästhesie durchgeführt wurde. Ausgeschlossen wurden Patientinnen mit folgenden Kriterien: Einnahme von Psychopharmaka, erhöhte Grundängstlichkeit, Glaukomanamnese oder Augendruck über 21 mmHg, Kontraindikation gegen Clonidin und bestehende Hornhauterkrankungen.

1 Stunde vor Setzen der Retrobulbäranästhesie erhielten die Patientinnen entweder 2 Tropfen Isoglaucon 1/4% oder 2 Tropfen Alcon BSS-Augentropfen, jeweils 1 Tropfen ins rechte und 1 ins linke Auge. 2 Tropfen Isoglaucon 1/4% entsprachen in unserer Untersuchung 200 µg Clonidin. Folgende Meßgrößen wurden bestimmt: die subjektive Ängstlichkeit mit der Erlanger Angstskala, der Augendruck mit den Tonopen XL, Blutdruck, Herzfrequenz und der Clonidin-Plasmaspiegel [1].

## Ergebnisse

Die biometrischen Daten beider Gruppen waren gut vergleichbar. Bei der Überprüfung der situativen Ängstlichkeit mit der Erlanger Angstskala zeigte sich 60 min nach Prämedikation, also unmittelbar vor Setzen der Retrobulbäranästhesie eine signifikante Erniedrigung ($p < 0{,}05$) der Ängstlichkeit in der Clonidin-Gruppe (Abb. 1). Nach Gabe der Clonidin-Augentropfen kam es jedoch zu einem signifikanten Abfall des Augendruckes, während in der Plazebogruppe die Druckwerte gleichblieben bzw. präoperativ gering anstiegen. 3 und 5 Stunden nach Prämedikation differierte der Augendruck nicht.

30 bis 180 min nach Prämedikation wurde sowohl der systolische als auch der diastolische Blutdruck durch Clonidin-Augentropfen signifikant gesenkt. Nach

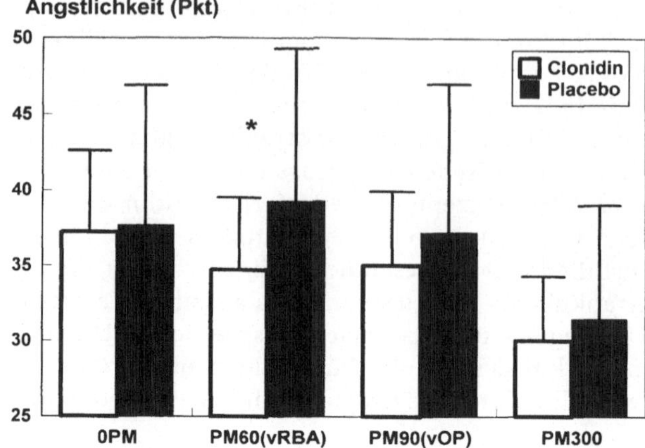


**Abb. 1.** Perioperative Ängstlichkeit (Erlanger Angstskala); Mittelwerte ± Standardabweichung, *PM* Prämedikation, *vRBA* vor Retrobulbäranästhesie, *vOP* vor Operation, *PM60* 60 min nach Prämedikation, * signifikant (p < 0,05)

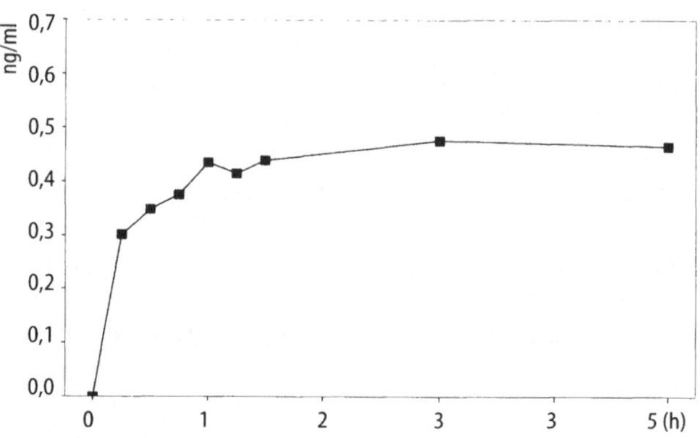


**Abb. 2.** Clonidin-Plasmaspiegel (Mittelwerte)

RBA und unmittelbar vor Operation kam es insbesondere in der Plazebogruppe zu einem Blutdruckanstieg. 5 Stunden nach Prämedikation differierten systolischer und diastolischer Blutdruck nicht mehr.

Bei der Bestimmung der Clonidin-Plasmakonzentration fand sich eine rasche Resorption von Clonidin. Bereits 15 min nach Applikation der Augentropfen betrug die Clonidin-Plasmakonzentration 0,30 ng. Bis zu 60 min nach Applikation der Augentropfen stieg die Clonidin-Plasmakonzentration an und blieb dann über Stunden konstant. Im Gegensatz zur oralen Applikation fand sich bei topischer Gabe keine typische Peak-Clonidin-Konzentration (Abb. 2).

## Diskussion

Ein erhöhter intraokularer Druck stellt einen der wesentlichen Risikofaktoren bei Eingriffen mit offenem Bulbus dar. Eine Erhöhung des intraokularen Druckes sollte deshalb intraoperativ vermieden werden. Filos et al. [3] konnten eine signifikante Reduktion des Augendruckes um 47% nach oraler Prämedikation mit 300 µg Clonidin und von 32% nach Prämedikation mit 150 µg nachweisen. Wir fanden eine signifikante Reduktion des intraokularen Druckes um 20%. Im Vergleich zu Benzodiazepinen scheint Clonidin insgesamt eine etwas geringere anxiolytische Wirkung aufzuweisen. Kumar und Carabine konnten nach oraler Prämedikation mit Clonidin eine signifikante Reduktion der Ängstlichkeit finden [5]. In unserer Untersuchung konnten wir zum ersten Mal zeigen, daß auch die topische Gabe von Clonidin die Ängstlichkeit signifikant reduziert.

Ein erhöhter systemischer Blutdruck stellt ein erhöhtes Risiko für das Auftreten einer Vis-a-tergo oder einer explosiven Blutung dar. Ein kontrollierter systemischer Blutdruck ist daher in der Ophthalmochirurgie wünschenswert. Nach topischer Gabe von 200 µg Clonidin konnte der Blutdruck um durchschnittlich 15% gesenkt werden. Es traten keine schweren hypotensiven Episoden bzw. Bradykardien auf. Eine orale Prämedikation mit 300 µg Clonidin bewirkt eine signifikante Reduktion des arteriellen Druckes um 20–30%; jedoch zeigen sich nach dieser Dosierung bei 10% der Patienten schwere Hypotensionen [3, 4]. Nach topischer Applikation von Clonidin-Augentropfen wurde die maximale Drucksenkung des systolischen Blutdruckes zwischen 90 und 180 min nach Prämedikation und des diastolischen Blutdruckes zwischen 30 und 90 min beobachtet.

Nach oraler Applikation wird Clonidin gut resorbiert. Die Plasma-Clonidin-Konzentration erreicht ca. 1–2 Stunden nach Gabe ihre Peakkonzentration [6]. Im Gegensatz dazu werden Clonidin-Augentropfen rasch resorbiert und die Clonidin-Plasma-Konzentration steigt bis ca. 60 min nach Applikation an. Danach zeigen sich nur noch geringe Veränderungen der Clonidin-Konzentration. Im Gegensatz zur oralen zeigt sich bei topischer Applikation als Augentropfen keine typische Peak-Clonidin-Konzentration. Ab 60 min nach Applikation scheint die Clonidin-Konzentration absorptionskontrolliert abzunehmen.

200 µg Clonidin als Augentropfen führen zu einer signifikanten Anxiolyse, zu einer deutlichen Senkung des Blutdruckes und des Augendruckes. Es traten keine therapiebedürftigen Hypotonien oder Bradykardien auf. Clonidin-Augentropfen scheinen sich daher zu Prämedikation bei Kataraktoperationen zu eignen. Aufgrund der Pharmakokinetik scheint topisches Clonidin sogar Vorteile gegenüber oraler Gabe aufzuweisen.

## Literatur

1. Arndts D, Stahle H, Forster HJ (1981) Development of a RIA for clonidine and in comparison with the reference methods. J Pharmacol Meth 6 : 295–307
2. Carabine UA, Wright PMC, Moore J (1991) Preanesthetic medication with clonidine: a dose-response study. Br J Anaesth 67 : 79–83
3. Filos KS, Patroni O, Goudas LC, Bosas O, Kassaras A, Gartaganis S (1993) A dose-response study of orally administered clonidine as premedication in the elderly: evaluating hemodynamic safety. Anesth Analg 77 : 1185–1192
4. Ghignone M, Calvilla O, Quintin L (1987) Anesthesia and hypertension: the effect perioperative hemodynamics on isoflurane requirements. Anesthesiology 67 : 3–10

5. Kumar A, Bose S, Bhattacharya A, Tnadon OP, Kundra P (1992) Oral clonidine premedication for elderly patients undergoing intraocular surgery. Acta Anaesthesiol Scand 36 : 159–164
6. Lowenthal DT, Matzek KM, McGregor TR (988) Clinical pharmacokinetics of Clonidine. Clin Pharmacokinet 14, 287–310
7. Maze M, Tranquilli W (1991) α-adrenergic agonists; defining the role in clinical anesthesia. Anesthesiol 74 : 581–605
8. Weindler J, Rippa A, Kiefer T, Ruprecht KW (1993) Niedrig dosiertes Midazolam (3,75 mg) und Clonidin (0,15 mg) zur oralen Prämedikation bei Retrobulbäranästhesie. In: Robert YCA, Gloor B, Hartmann Ch, Rochels R (Hrsg) 7. Kongreß der Deutschsprachigen Gesellschaft für Intraokularlinsen Implantation. Springer, Berlin Heidelberg New York Tokyo. S 70–75

# Fixierlicht-Hilfe während der Kataraktoperation

A. Frohn und S. Kremmer

**Zusammenfassung.** Währende intraokularer Eingriffe in Retro- oder Peribulbäranästhesie stellt eine insuffiziente Anästhesie wegen Bulbusbewegungen ein grundsätzliches Problem dar, ebenso bei Operationen in Tropfanästhesie. Die Nachinjektion stellt nur eine unvollständige Lösung dar, weil dann vermehrt Glaskörperdruck auftritt. Diese Probleme können vermieden werden, wenn dem Patienten während der Operation ein Fixierlicht auf dem nichtoperierten Auge angeboten wird. In dem Falle steht der operierte Bulbus ruhig. Die Operation ist ungestört möglich, die Muskelanspannung gleichmäßig, wodurch Glaskörperdruck vermieden wird; Nachinjektionen sind nicht erforderlich. Als Fixierlicht wurde ein Diodenfeld verwendet. In dem Feld sind 70 Dioden eingebettet, welche durch eine Tastatur angesteuert werden können. Mit der Tastatur kann eine Diode ausgewählt und damit die Blickrichtung beeinflußt werden. Mit dieser Apparatur war es auch bei vorliegender Katarakt auf dem fixierenden Auge möglich, eine befriedigende Fixation zu erreichen.

**Summary.** To avoid complications caused by vitreous bulging and eye movements in topical anesthesia or in insufficient retrobulbar anesthesia, a device was designed consisting of a diode array and a keyboard. The patient looks with the unoperated eye at the flashing diode. With the keyboard, the surgeon can change the signal over the entire array. The unoperated eye follows. Thus the operated eye is guided to the desired direction by conjugated eye movements. All muscles are in balance. Bell's phenomenon is avoided. Topical anesthesia is supported. Insufficient retrobulbar anesthesia needs no second injection. Even with deep cataract on the fixating eye, proper fixation could be obtained.

## Einleitung

Bei intraokularen Eingriffen, welche in Lokalanästhesie durchgeführt werden können, ist heute die regionale Anästhesie in Form der Retro- oder Peribulbäranästhesie üblich. Daneben ist auch die Tropfanästhesie möglich [8]. Die verschiedenen Methoden werden aufgrund ihres Risikoprofils und Nutzens kontrovers diskutiert. Vorzüge der Tropfanästhesie sind die Vermeidung von Risiken wie Skleraperforation und Retrobulbärblutung [5, 19, 20], welche bei den Injektionsanästhesien auftreten können. Daher wurde die Tropfanästhesie auch für Patienten empfohlen, die bereits ein Retrobulbärhämatom erlitten hatten [24]. Auerdem kann die schmerzhafte Injektion [22] vermieden werden, wobei offensichtich die Peribulbäranästhesie als weniger schmerzhaft empfunden wird als die retrobulbäre injektion [1]. Dagegen sind unter Tropfanästhesie nicht alle Operationstechniken möglich. Der Hauptnachteil der Tropfanästhesie ist die vollständig erhaltene

D. Vörösmarthy et al. (Hrsg.)
10. Kongreß der DGII 1996

Bulbusmotilität. Mit den Injektionsanästhesien kann eine vollständige Akinesie erreicht werden, wobei beim Vergleich der Retro- mit der Peribulbäranästhesie [2, 17] die Retrobulbäranästhesie zu einer besseren Akinesie führt als die peribulbäre Injektion [16]. Im Gegensatz zu der Tropfanästhesie können bei den Injektionsanästhesien aber gefährliche Komplikationen auftreten [11]. Im Mittel treten in 2,4% der Fälle systemische Komplikationen auf [13]. Bei der Retrobulbäranästhesie kann ein Atemstillstand auftreten [9, 10]. Auch Kontrakturen des M. rectus inferior wurden beschrieben [14, 15, 21]. Durch beigemischte Hyaluronidase kann sich ein Pseudotumor orbitae entwickeln [18]. Sogar die Verschleppung eines Embolus mit konsekutiver Erblindung des kontralateralen Auges wurden beobachtet [7].

Grundproblem aller Anästhesieformen, ob Tropf- oder Injektionsanästhesie, ist die teilweise oder vollständig erhaltene Bulbusmotiliät, welche unter Umständen bei der Operation zu erheblichen Störungen führen kann. Dieses Problem scheint zunächst bei der Tropfanästhesie als unvermeidlich. Bei den Injektionsanästhesien kann durch eine Nachinjektion eine mangelhafte Akinsie vertieft werden. Die Notwendigkeit von Nachinjektionen wird von den Autoren recht unterschiedlich bewertet. Die Angaben reichen von 4,4% der Fälle [4, 11, 23] bis zu 35% der Fälle [3]. Mehrheitlich wird berichtet, daß bei der peribulbären Anästhesie häugfiger nachgespritzt werden muß als bei retrobulbärer Injektion. Bei Operationen des hinteren Augenabschnittes unter Injektionsanästhesie sind in 7–30% Nachinjektionen nötig [6, 12], durchaus auch wegen längerer Operationsdauer und daher auftretenden Schmerzen. Die Nachinjektion ist jedoch im allgemeinen unerwünscht, da dem Patienten erneut Schmerzen zugemutet werden. Sie beding eine weitere Volumenbelastung der Orbita mit der Gefahr von vitrealem Druck, und die Gefahr einer Bulbusperforation wird verstärkt [5].

Zusammenfassend erscheint es wünschenswert, durch eine neue Methode das Risiko unerwünschter Augenbewegungen bei der Tropfanästhesie zu minimieren und bei den Injektionsanästhesien die Notwendigkeit zur Nachinjektion zu vermeiden. Als geeignete Lösung bietet sich hier ein Fixierlicht an, welches der Patient intraoperativ beobachtet und das daher zu einer fixationsbedingten Akinesie führt. Die Darbietung auf dem operierten Auge scheidet von vornherein aus, da der Patient bei Injektionsanästhesien hier einen schlechten Visus hat, das Auge durch das Operationsmikroskop geblendet ist und die Manipulationen der Operation an sich die Fixation verhindern. Bei Darbietung auf dem kontralateralen Auge wird duch die verschalteten Augenbewegungen ebenfalls eine Ruhigstellung des operierten Bulbus erreicht. Außerdem muß eine einfache Möglichkeit zur Korrektur der Blickrichtung gegeben sein, um eventuelles Verrutschen des Fixierlichtes ausgleichen zu können oder die Blickrichtung beeinflussen zu können. Aus diesen Anforderungen wurde ein Fixierlicht entwickelt, welches in dieser Arbeit beschrieben wird.

## Material und Methoden

Das Fixierlicht besteht aus zwei Hauptteilen. Zum einen wird dem Patienten eine Augenklappe aufgesetzt (Abb. 1). In diese ist eine Elektronik eingelassen, welche zum Hauptteil aus einem Diodenfeld mit einer Matrix aus 10 × 7 Leuchtdioden besteht (Abb. 2). Eine der Leuchtdioden blinkt, um ein Fixationslicht zu präsentieren. Die Elektronik sorgt für eine Blinkfrequenz der angewählten Diode von ca. 0,5 Hz. Nach eigenen Erfahrungen ermüdet bei dieser Blinkfrequenz die Fixation während der Operationsdauer nicht. Weiterhin beinhaltet die Elektronik eine Speichersteuerung, mittels derer die blinkende Leuchtdiode gewechselt wer-

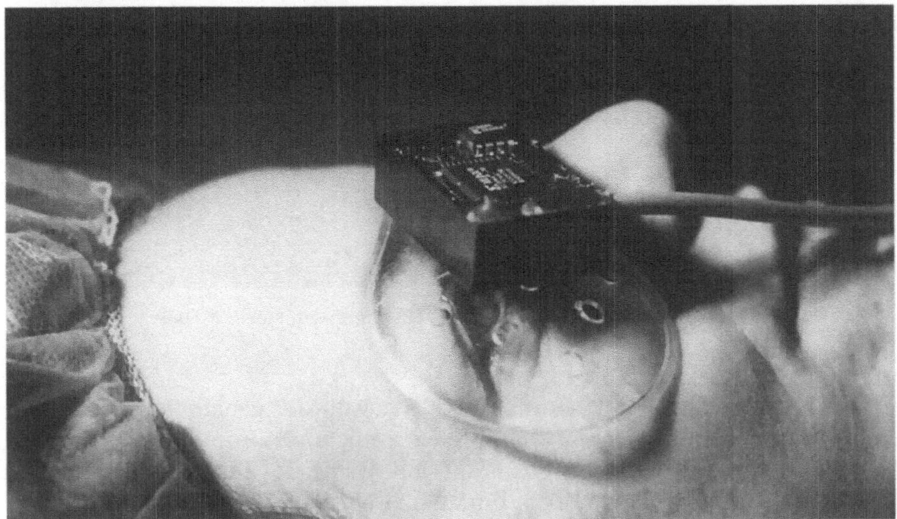

**Abb. 1.** Patientin mit vorgesetzter Augenklappe, in die die Elektronik eingelassen ist.

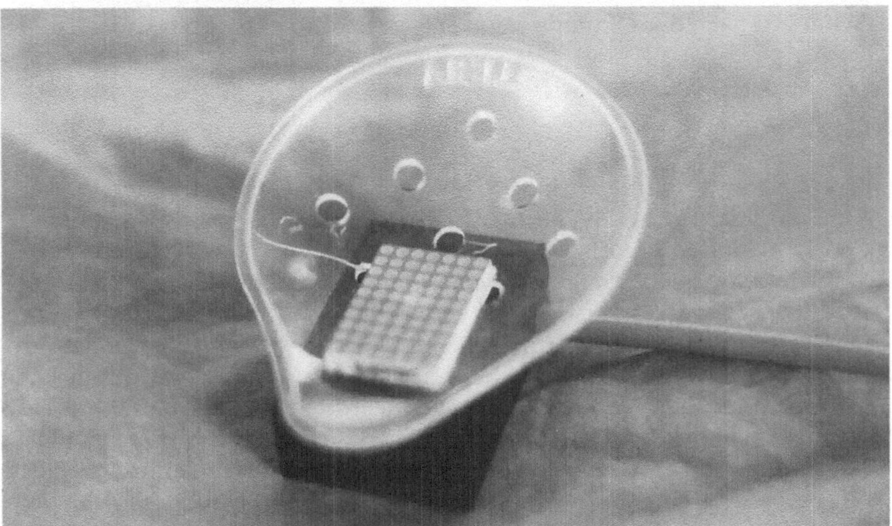

**Abb. 2.** Ansicht des Diodenfeldes mit 10 × 7 Dioden; auf dem Bild leuchtet die mittlere

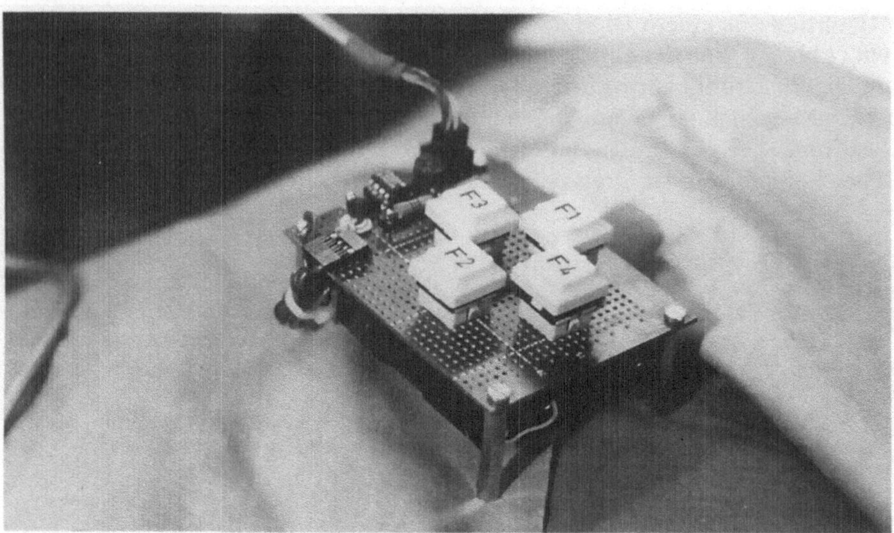


**Abb. 3.** Auf dem Thorax plazierte Tastatur vor Abdecken mit dem sterilen Tuch

den kann. So kann die Blickrichtung durch Auswahl der geeigneten Diode beeinflußt werden. Die Steuerung dieser Elektronik übernimmt der Operateur durch Bedienung einer einfachen Tastatur (Abb. 3) mit vier Tasten für die Hauptblickrichtungen. Bei der Tastatur befindet sich auch die Stromversorgung des Gerätes. Die Tastatur wird dem Patienten unter dem sterilen Abdecktuch auf den Thorax gelegt. Trotz der Abdeckung ist es mühelos möglich, die Tasten zu erfühlen und zu bedienen. Auch die Augenklappe mit dem Fixierlicht befindet sich unter dem Abdecktuch, so daß beide Teile nicht sterilisiert werden brauchen. Das Fixierlicht wird nach der Okulopression aufgesetzt und aktiviert.

## Ergebnisse

In einer ersten Anwendung wurden 47 Augen von 47 Patienten unter Verwendung des Fixierlichtes auf dem Partnerauge operiert. Ds Alter von 46 Patienten lag zwischen 67 und 82 Jahren, ein einzelner Mann war 36 jahre alt (Steroidkatarakt). Natürlich wurden Patienten, welche auf dem „letzten Auge" operiert wurden, von der Studie ausgeschlossen. Die Verwendung des Fixierlichtes wurde den Patienten kurz vor dem Eingriff mit wenigen Worten erklärt und demonstriert. Bei allen Eingriffen wurde eine extrakapsuläre Kataraktextraktion mittels Phakoemulsifikation durchgeführt, bei 38 Augen wurde mittels Tunnelschnitt eine PMMA-Linse implantiert, bei 9 Augen über Clear-cornea-Inzision eine Faltlinse. In keinem Fall wurde eine Zügelnaht durch einen geraden Augenmuskel gelegt. Bei 38 Augen wurde eine Peribulbäranästhesie durchgeführt, 9 Augen von zum Teil marcumarisierten Patienten wurden in Tropfanästhesie operiert. Der schlechteste Visus auf dem fixierenden Auge betrug 1/10. Eine Patientin fixierte das Licht nicht, weil sie während der Operation einschlief. Der jüngste Patient in der Gruppe war sor nervös, daß er nicht einmal in der Lage war, auf das Fixierlicht zu schauen. Die anderen 45 Patienten waren alle in der Lage, während der gesamten Operationsdauer die Fixation ermüdungsfrei zu halten. Die Patienten, die in Tropfanästhesie operiert wurden, betonten postoperativ nachdrücklich, daß sie die Operation als ausgesprochen streßfrei ermpfunden hatten. Auch viele der Patienten welche in Peribulbäranästhesie operiert worden waren, äußerten spontan, daß sie sich durch das Fixierlicht abgelenkt fühlten und keinen Streß empfunden hatten. Einzelne Patienten, welche nach der Serie auf dem zweiten Auge ohne Fixierlicht operiert wurden, verlangten nach dem Einsatz des Gerätes. Keiner der Patienten hatte während der Operation Schmerz empfunden. Obwohl bei 6 Patienten, welche unter Peribulbäranästhesie operiert wurden, eine deutliche Restmotilität beobachtet werden konnte, war bei keinem der peribulbär anästhesierten Patienten eine Nachinjektion nötig. Die Operationen konnten ungestört ohne Bulbusmotilität durchgeführt werden. Es traten keine Komplikationen auf, welche in Zusammenhang mit dem Fixierlicht standen.

## Diskussion

Die Beurteilung der Akinesie bei der Peribulbäranästhesie im Vergleich zur Retrobulbäranästhesie schwankt beim Vergleich der Autoren erheblich. Ebenso unterschiedlich ist die Angabe der erforderlichen oder durchgeführten Nachinjektionen. Offensichtlich sind hier unterschiedliche Risikobereitschaft und Erfahrung, aber auch Unterschiede bei den Operationstechniken zugrundeliegend. Sowird ein Operateur, der eine Zügelnaht durch den oberen und eventuell auch den unteren M. rectus legt, weniger durch Augenbewegungen gestört und muß demnach weniger häufig nachspritzen als bei Verzicht auf die Zügelnaht. Andere Chirurgen werden das zusätzliche Trauma und die höhere Inzidenz von Galskörperdruck durch die Zügelnaht vermeiden wollen und lieber nachspritzen. Wie eingangs bereits dargelegt, ist die Nachinjektion aber keinesfalls unproblematisch, und es wäre dringen wünschenswert, Nachinjektionen gänzlich zu vermeiden. Grundsätzlich führt fast immer die mangelhafte Akinesie und nur selten Schmerzempfindung zur Nachinjektion. Durch die Injektion von Anästhetika wird nämlich zunächst die Schmerzempfindung ausgeschaltet, erst bei höheren lokalen Konzentrationen des Wirkstoffes erlischt auch die Motilität. So kann durch Einsatz des Fixierlichtes die bereits eingetretene Analgesie genutzt werden, während die Akinesie durch das Fixierlicht gewährleistet wird. Durch Einsatz des beschriebenen Fixierlichtes konnte in der untersuchten Serie die Notwendigkeit von Nachinjektionen vollständig vermieden werden.

Die erhebliche Zahl von Komplikationsmöglichkeiten bei der Injektionsanästhesie (s. o.) läßt andererseits den Wunsch nach einer größeren Verbreitung der Tropfanästhesie aufkommen. Auch in diesem Bereich kann durch den Einsatz des Fixierlichtes ein bemerkenswerter Fortschritt erzielt werden. Für den Operateur bedeutet der Einsatz des Fixierlichtes eine zusätzliche Sicherheit. Störende Bulbusbewegungen werden fast vollständig ausgeschlossen, auch bei

Schritten der Operationen, bei denen der Operateur eine schlechte Kontrolle über die Bulbusstellung hat z. B. während der Rhexis. Die Größe des Diodenfeldes reicht aus, um auch ungewöhnliche Bulbusstellungen aufzusuchen, ohne daß der Bulbus mit der Pinzette geführt werden muß. Auch für den Patienten bedeutet das Fixierlicht eine Erleichterung. Ist ein Eingriff ohne Fixierhilfe für den Patienten schlicht eine Zumutung, da ihm die gesamt Verantwortung für die Ruhigstellung des Auges wissend aufgebürdet wird, stellt die Fixation eines Blinklichtes eine so leichte Aufgabe dar, daß kein Patient präoperativ Bedenken äußerte, die gestellte Aufgabe zu meistern.

Bei allen Eingriffen, die bereits jetzt routinemäßig in Tropfanästhesie ausgeführt werden, z. B. in Bereichen der refraktiven Chirurgie, ist ebenfalls mit Vorteilen des Gerätes zu rechnen.

Trotz aller Vorteile des Gerätes muß auf die Grenzen der Einsatzmöglichkeiten hingewiesen werden: Bei unkooperativen Patienten, einseitig Erblindeten, und extrem schlechtem Visus auf dem fixierenden Auge ist ein Einsatz nicht sinnvoll.

## Literatur


1. Agrawal K, Saxena RC, Nath R, Saxena S (1993) Local anesthesia by peribulbar block for cataract extraction in an eye relief camp. Online J Curr Clin Trials. Doc No 40, Mar 19
2. Ali Melkkila TM, Virkkila M, Jyrkkio H (1992) Regional anesthesia for cataract surgery. Reg Anaesth 17 : 219–222
3. Ali Melkkila t, Virkkila M, Leino K, Palve H (1993) Regioal anesthesia for cataract surgery. Br J Ophthalmol 77 : 771–773
4. Apel A, Woodward R (1991) Single injection peribulbar local anesthesia. Aust N Z J Ophthalmol 19 : 149–153
5. Badescu S (1994) Perforation of the eyeball in retrobulbar anesthesia. Ophthalmologia 38 : 162–164
6. Benedetti S, Agostini A (1994) Periobulbar anesthesia in vitreoretinal surgery. Retina 14 : 277–280
7. Bishara SA, Estrin I, Rand WJ (1990) Immediate contralateral amaurosis after retrobulbar aneshesia. Ann Ophthalmol 22 : 63–65
8. Burlew JA, Ferguson LS (1993) Patient responses to topical anesthesia for cataract surgery. Insight 18 : 24–28
9. Castillo A, Lopez-Abad C, Macias JM, Diaz D (1994) Respiratory arrest after 0,75% bupivacaine retrobulbar block. Ophthalmic Surg 25 : 628–629
10. Cohen SM, Sousa FJ, Kelly NE, Wendel RT (1992) Respiratory arrest and new retinal hemorrhages after retrobulbar anesthesia. Am J Ophthalmol 113 : 209–211
11. Davis DB, Mandel MR (1994) Efficacy and complication rate of 16224 consecutive peribulbar blocks. J Cataract Refract Surg 20 : 327–337
12. Demediuk OM, Dhaliwal RS, Papworth DP, Devenyi RG, Wong DT (1995) A comparison of peribulbar and retrobulbar anesthesia for vitreoretinal surgical procedures. Arch Ophthalmol 113 : 908–913
13. Dick B, Kohnen t, Hessemer V, Jacobi KW (1994) Systemic complications and side effects of retrobulbar anesthesia in risk patients. Klin Monatsbl Augenheilkd 205 : 19–26

14. Hamed LM, Mancuso A (1991) Inferior rectus muscle contracture syndrome afterr retrobulbar anesthesia. Ophthalmology 98 : 1506–1512
15. Hamilton SM, Elsas FJ, Dawson TL (1993) A cluster of patients with inferior rectus restriction following local anesthesia for cataract surgery. J Pediatr Ophthalmol Strabismus 30 : 288–291
16. Hessemer V (1994) Peribulbar anesthesia versus retrobulbar anesthesia with facial nerve block. Klin Monatsbl Augenheilkd 204 : 75–89
17. Jain VK, Lawrence M (1994) Peribulbar versus retrobulbar anesthesia. Int Ophthalmol Clin 34 : 33–42
18. Kempeneers A, Dralands L, Ceuppens J (1992) Hyaluronidase induced orbital pseudotumor as complication of retrobulbar anesthesia. Bull Soc Belge Ophthalmol 243 : 159–166
19. Kershner RM (1993) Topical anesthesia for small incision self sealing cataract surgery. J Cataract Refract Surg 19 : 290–292
20. Leonard PA, Klevering BJ, de Keizer RJ (1992) Complications of secondary surgical capsulotomy in pseudophacic and aphacic eyes. Ophthalmic Surg 23 : 330–335
21. Schipper I, Luthi M (1994) Diplopia after retrobulbar anesthesia in cataract surgery. Klin Monatsbl Augenheilkd 204 : 176–180
22. Shibata K, Inage K, Takayama T, Hara T (1993) Use of cold spray for relieving pain from local anesthetic injections in ocular surgery. J Ophthalmic Nurs Technol 12 : 23–30
23. Shriver PA, Sinha S, Galusha JH (1992) Prospective study of the effectivness of retrobulbar and peribulbar anesthesia for anterior segment surgery. J Cataract Refract Surg 18 : 162–165
24. Shuler JD (1993) Topical anesthesia in a patient with a history of retrobulbar hemorrhage. Arch Ophthalmol 111 : 733

# Komplizierte Situationen

# Glaukommedikation nach Phakoemulsifikation und Linsenimplantation in Abhängigkeit von der Linsendicke

J. Wolff, J. Kammann und E. Cosmar

**Zusammenfassung.** Katarakt und Glaukom treten mit zunehmendem Lebensalter gehäuft auf. Zur Behandlung bestehen bei gleichzeitiger Glaukom-Katarakt-Erkrankung 3 verschiedene operative Vorgehensweisen: 1) Kataraktoperation mit Linsenimplantation allein; 2) zweizeitig: filtrierende Operation mit später nachfolgender Kataraktoperation, 3) simultane Glaukom-Katarakt-Operation mit Linsenimplantation. In einer retrospektiven Studie wurde der Einfluß der im Alter zunehmenden Linsendicke auf die Veränderung der Glaukommedikation bei Kataraktpatienten nach Phakoemulsifikation mit Hinterkammerlinsenimplantation untersucht. Es besteht ein linearer Zusammenhang zwischen Zunahme der Linsendicke und miotikahaltiger Tropftherapie. Die postoperativen Ergebnisse zeigen eine deutliche Reduktion speziell dieser Medikation, aber auch der gesamten Glaukommedikation. Mehr als 2/3 Drittel der Patienten benötigen nach der Operation keine antiglaukomatöse Tropftherapie. Aufgrund der Druckregulierung in allen Fällen scheint eine kombinierte Katarakt-Glaukom-Chirurgie nur in wenigen Fällen indiziert, da bei primärer cornealer Kleinschnittchirurgie zu einem späteren Zeitpunkt, falls erforderlich, filtrierende Operationen durchgeführt werden können.

**Summary.** Cataract and glaucoma are most frequent in elderly patients. The surgery of patients suffering from both cataract and glaucoma is discussed controversially: Cataract extraction can be done alone; trabeculectomy can be done simultaneously or sequentially with cataract extraction. In a restrospective study, the influence of the lens thickness on alterations in the treatment with glaucoma medication after phacoemulsification and HKL implantation was examined. A linear correlation between lens thickness and topical miotic therapy was observed. The postoperative results allowed an obvious reduction of this specific medication as well as of the entire glaucoma medication. Taking into account the IOP stabilization in all our cases an indication for combined cataract/glaucoma surgery is only given in a few individual cases, since, using the clear cornea technique, filtering operations can be performed later if necessary.

## Einleitung

Die wesentliche epidemiologische Verbindung von Katarakt und Glaukom ist die zunehmende Häufigkeit in höherem Lebensalter [13]. Sie wird künftig vor allem durch die höhere Lebenserwartung des Menschen verstärkt.

Die operative Therapie bei Glaukom-Katarakt-Patienten wird kontrovers diskutiert. Zur Behandlung bestehen 3 verschiedene operative Vorgehensweisen:

1) Kataraktoperation mit Linsenimplantation allein,

D. Vörösmarthy et al. (Hrsg.)
10. Kongreß der DGII 1996

2) filtrierende Operation, gefolgt von einer Kataraktoperation zu einem späteren Zeitpunkt, falls erforderlich.
3) simultane Glaukom-Katarakt-Operation mit Linsenimplantation.

Die alleinige Kataraktoperation mit Linsenimplantation bei Glaukompatienten kann unmittelbar postoperativ zu transienten Drucksteigerungen durch eine mechanische Obstruktion des Trabekelwerks aufgrund von Blutungen, verbliebenen viskoelastischen Substanzen oder Fibrinexsudation führen [7, 10, 11]. Langfristig kommt es in der Regel zu einer mäßigen Augeninnendrucksenkung sowie einer deutlichen Reduktion des Verbrauchs an druckregulierenden Medikamenten [1, 2, 3, 5, 6, 8, 15, 16, 18].

Als Ursachen für diesen drucksenkenden Langzeiteffekt nach Kataraktextraktion mit Hinterkammerlinsenimplantation werden verschiedene Möglichkeiten diskutiert. Payer führt die Absenkung des intraokularen Druckniveaus auf einen äquatorialwärts gerichteten Kraftvektor zurück, der sich aus der Zerlegung des Federbügeldruckes der Intraokularlinse ergibt und damit zur Spannung des Trabekelwerks nach dorsal führt. Andererseits wird nach Payer und Lucas eine Verbesserung des Kammerwasserabflusses durch die Vorderkammervertiefung mit Erweiterung des Kammerwinkels angenommen. Hierdurch resultiert eine positive Auswirkung auf das intraokulare Druckniveau [10, 12]. Weiterhin wird eine verminderte Kammerwassersekretion durch eine zunehmende Ziliarkörpertraktion über die Zonulafasern diskutiert [17, 20].

Um den Einfluß der Kataraktoperation auf den intraokularen Druck und besonders auf die Veränderung der Glaukommedikation in Abhängigkeit von der Linsendicke prä- und postoperativ zu überprüfen, führten wir eine retrospektive Studie durch.

## Material und Methode

Von Januar bis Oktober 1995 wurden 115 Augen bei 102 Patienten mit gleichzeitiger Glaukom-Katarakt-Erkrankung operiert und retrospektiv ausgewertet.

Bei allen Patienten wurde eine Phakoemulsifikation mit Hinterkammerlinsenimplantation vorgenommen. Das Alter der Patienten lag zwischen 41 und 91 Jahren, im Durchschnitt bei 75,5 Jahren. Es wurden 56 rechte und 59 linke Augen operiert. Die durchschnittliche Nachbeobachtungszeit betrug 5,5 Monate mit ei-

**Tabelle 1.** Präoperative Glaukommedikation

| Präoperative Glaukommedikation | Anzahl (n = 115) |
|---|---|
| Keine Medikation | 0 |
| Keine Pupillenverengung (Betablocker, Adrenalin- und Clonidinderivate) | 57 |
| Miotika (Pilocarpin) | 19 |
| Miotika kombiniert (Pilocarpin und Betablocker/ Adrenalin- und Clonidinderivate) | 39 |

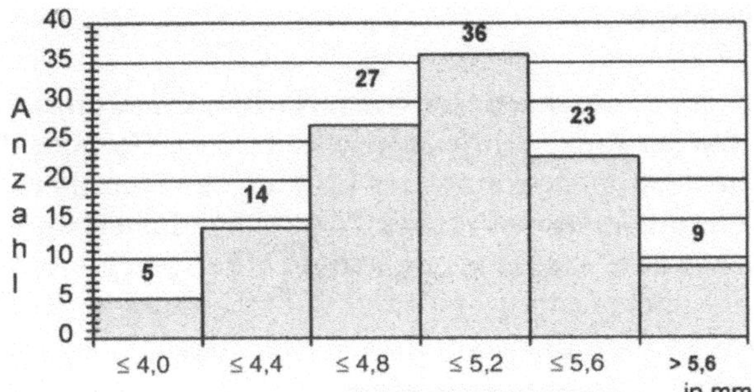


**Abb. 1.** Linsendicke (aufgeteilt in 0,4-mm-Schritte)

nem Maximum von 10 Monaten. Unterteilt man das Patientenkollektiv nach der Glaukomart, so hatten 88 Augen ein Glaucoma chronicum simplex, 22 ein Glaucoma chronicum congestivum und 5 Augen ein Pseudoexfoliationsglaukom. In die Studie wurden nur Augen ohne vorherigen antiglaukomatösen Eingriff aufgenommen.

Alle 115 Augen erhielten präoperativ eine antiglaukomatöse Tropftherapie. Lokale oder systemische Carboanhydrasehemmer wurden bei keinem Patienten verabreicht. Zur Beurteilung des Verbrauches antiglaukomatöser Medikamente wurde die prä- und postoperative Medikation in 4 Gruppen unterteilt (Tabelle 1).

Präoperativ wurde bei allen Augen die Linsendicke mit dem Biometriegerät BMS 811 echographisch ermittelt. Um die Linsendicke möglichst exakt festzulegen, wurden bei jeder Untersuchung 16 Meßwerte gespeichert und gemittelt. Die Verteilung der Linsendicke ist in Abb. 1 dargestellt. Die überwiegende Anzahl der Augen wies dickere Linsen (≥ 4,8 mm) auf.

Bei 103 Augen (89,6%) war der intraokulare Druck präoperativ reguliert. Unter Zugrundelegung der Einteilung eines pathologischen Augeninnedruckes nach Leydecker (≥ 21 mmHg) waren 11 Patienten im intraokularen Druck nicht reguliert. Das präoperative Tensionsniveau lag applanatorisch zwischen 11 und 32 mmHg (im Mittel bei 17 mmHg). Akute Glaukomanfälle, phakolytische und phakomorphe Glaukome wurden von der Studie ausgeschlossen. Eine zentrale Sehschärfe ≥ 0,5 wiesen 4 Patienten auf. 94 Augen fanden sich in der Gruppe mit einem Visus von 0,1–0,5. 3 Augen hatten ein Sehvermögen unter 0,1.

## Operationstechnik

Nach Präparation eines rein kornealen, temporal gelegenen, 3,5–4,2 mm breiten und 2 mm langen Tunnels erfolgte eine Phakoemulsifikation und die Implantation einer gefalteten Silikonlinse oder einer PMMA-Linse (n = 69). Alternativ wurde die Phakoemulsifikation mit Implantation einer Hinterkammerlinse über einen temporal gelegenen korneoskleralen Tunnelschnitt durchgeführt (n = 46). Der Wundverschluß war bei beiden Vorgehensweisen nahtlos. Implantiert wurden 41 Silikon- und 74 PMMA-Hinterkammerlinsen mit Positionierung im Kapselsack.

## Ergebnisse

Bei einer durchschnittlichen Nachbeobachtungszeit von 5,5 Monaten waren 68,7% der Augen ohne antiglaukomatöse Therapie druckreguliert. Bei den restlichen Patienten konnte der Umfang der Tropftherapie, insbesondere der Anteil der miotikahaltigen Tropfen, deutlich reduziert werden. 20,9% der Fälle benötigten zur Druckregulierung lediglich Betarezeptorenblocker bzw. Adrenalin- und Clonidinderivate. Der Anteil der miotikahaltigen Glaukommedikation konnte von 50,5% auf 10,4% gesenkt werden. In 21,3% der Fälle war die antiglaukomatöse

**Tabelle 2.** Postoperative Glaukommedikation

| Postoperative Glaukommedikation | Anzahl (n = 115) |
|---|---|
| Keine Medikation | 79 |
| Keine Pupillenverengung (Betablocker, Adrenalin- und Clonidinderivate) | 24 |
| Miotika (Pilocarpin) | 2 |
| Miotika kombiniert (Pilocarpin und Betablocker/Adrenalin- und Clonidinderivate) | 10 |

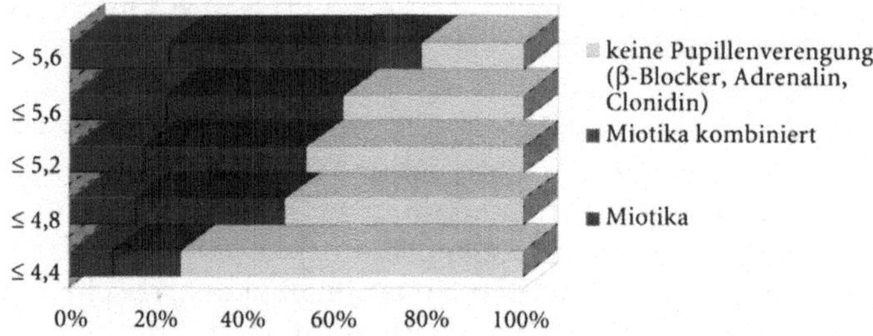


**Abb. 2.** Präoperative Glaukommedikation in Abhängigkeit von der Linsendicke

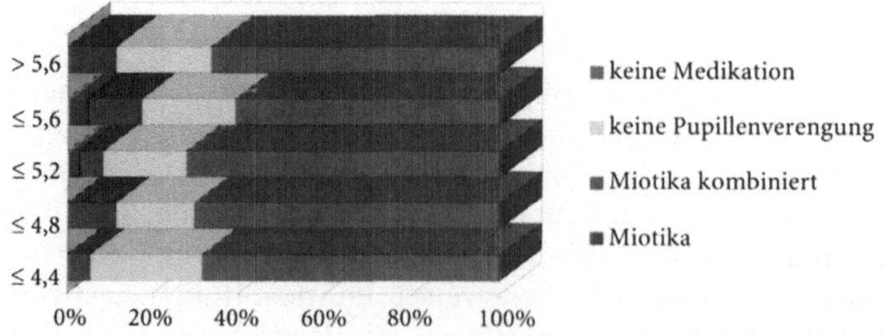


**Abb. 3.** Postoperative Glaukommedikation in Abhängigkeit der Linsendicke

Therapieform unverändert. Eine additive antiglaukomatöse Therapie war postoperativ in keinem Fall erforderlich. Der Verbrauch der Glaukommedikation ist in Tabelle 2 dargestellt.

Abb. 2 zeigt die präoperative Glaukommedikation in Bezug zu der ermittelten Linsendicke. Dabei zeigte sich eine fast lineare Relation zwischen Zunahme der Linsendicke und miotikahaltiger Tropftherapie. Ab einer Linsendicke von 5,2 mm benötigten 2/3 der Augen eine miotikahaltige Tropftherapie.

Postoperativ zeigte sich eine überproportionale Reduktion der miotikahaltigen Tropftherapie bei zunehmender Linsendicke (Abb. 3).

Die Kataraktoperation mit Linsenimplantation wirkte sich auf die Augeninnendrucklage sehr positiv aus. In allen Fällen bestand am Ende der postoperativen Nachbeobachtungszeit eine ausreichende Druckregulierung (unter 21 mmHg). Sie betrug im Mittel 16 mmHg, mit einem Minimum von 11 mmHg.

Eine Visusverbesserung ≥ 0,5 konnte in 84,4% der Fälle erreicht werden. Eine Sehverschlechterung bei zystoidem Makulaödem lag bei 1 Fall vor, keine Visusänderung wurde bei 2 Patienten mit seniler Makuladegeneration beobachtet. Dabei wurde von den Patienten in Abhängigkeit zu den vorbestehenden Gesichtsfelddefekten die Verbesserung der zentralen Sehschärfe als sehr angenehm empfunden.

## Diskussion

Bei mehr als 2/3 der Patienten konnte auf eine medikamentöse Therapie zur Augeninnendrucksenkung ganz verzichtet werden. In der Literatur werden auch von anderen Autoren der postoperative Verzicht von Antiglaukomatosa in 36–70% der Fälle beschrieben [1, 6, 9, 16]. In 20,9% der Fälle war nur noch eine Therapie durch nicht pupillenbeeinflussende, 2mal tägliche Medikation erforderlich. Somit waren 89,5% ohne Beeinträchtigung der Lebensqualität im Druck reguliert. Die Untersuchungen zeigen eine deutliche Abhängigkeit der postoperativen Glaukommedikation von der präoperativ ermittelten Linsendicke. Der Miotikaverbrauch wurde insbesondere im Bereich der dickeren Linsen überproportional reduziert.

In keinem Fall zeigten sich auf Dauer erhöhte Tensionswerte. Wie Payer und Steuhl führen wir die gute Druckregulierung auf eine Vertiefung der Vorderkammer zurück [10, 12]. Durch das postoperative Zurücksinken des Irislinsendiaphragmas konnte Steuhl eine Erweiterung des Kammerwinkels mit signifikanter Tensionssenkung nachweisen [16]. Durch diesen Mechanismus ist eine Öffnung der intratrabekulären Räume über elastische Verbindungen zwischen der vorderen Uvea und der cribriformen Schicht des Trabekelwerks wahrscheinlich [14].

Aufgrund guter Druckregulierung ist primär eine Kataraktoperation mit Linsenimplantation bei gleichzeitiger Glaukomerkrankung indiziert, wenn präoperativ Tensionswerte nicht > 30 mmHg vorliegen, oder aber bei bei höheren intraokularen Druckwerten die Linsendicke ≥ 5,2 mm beträgt. Bei initialer Phakoemulsifikation mit Clearcornea-Technik können, falls überhaupt erforderlich, zu einem späteren Zeitpunkt filtrierende Operationen in unberührtem Skleragewebe durchgeführt werden. Simultane Glaukom-Katarakt-Operationen halten wir bis auf wenige Sonderfälle für nicht erforderlich, da hier postoperativ auftretende hypotone Druckverhältnisse mit den entsprechenden Komplikationen nicht auszuschließen sind und durch die Kataraktoperation allein schon das Glaukom in einem großem Teil der Fälle reguliert ist.

## Literatur

1. Bleckmann H (1987) Hinterkammerlinsen und Glaukom. Klin Monatsbl Augenheilkd 187 : 173–177
2. Buratto M, Ferrari M (1990) Extracapsular cataract surgery and intraocular lens implantation in glaucomatous eyes that had filtering bleb operation. Cataract Refract Surg 16 : 315–319
3. Handa J, Henry C, Krupin Th, Keates E (1987) Extracapsular cataract extraction with posterior chamber lens implantation in patients with glaucoma. Arch Ophthalmol 105 : 765–769
4. Harms H, Dannheim R (1987) Glaukomoperation bei offenem Kammerwinkel. Vergleichende Studie einer Forschungsgruppe der Deutschen Ophthalmologischen Gesellschaft. Fortschr Ophthalmol 84 : 1–177
5. Kammann J, Dornbach G, Schütttrumpf R (1994) Katarakt-Operationen bei Glaukom-Patienten. In: Berneaud-Kötz G (Hrsg) Sitzungsbericht der 155. Versammlung des Vereins Rheinisch-Westfälischer Augenärzte. Gebr. Zimmermann, Balve 61–66
6. Kammann J, Nückel A, Lücking W, Wetzel W (1985) Hinterkammerlinsen-Inplantation bei Glaukom. Fortschr Ophthalmol 82 : 183–185
7. Klemen UM, Frey C, Prskavec FH, Gnad HD (1985) Extrakapsuläre Kataraktoperation mit Implantation von Hinterkammerlinsen nach fistulierenden Glaukomoperationen. Klin Monatsbl Augenheilkd 187 : 414–416
8. Kooner KS, Dulaney DD, Zimmermann TJ (1988) Intraocular pressure following ECCE and IOL implantation in patients with glaucoma. Ophthalmic Surg 19 : 570–575
9. Kusber M, Aust W (1991) Kunststofflinsen-Implantation bei Katarakt-Patienten mit Glaukom. Klin Monatsbl Augenheilkd 198 : 185–189
10. Lucas B, Krüger H, Böke W (1986) Retropupillare Linsen bei Glaukom: Vorderkammertiefe, Druckverhalten, Medikation prä- und postoperativ. Fortschr Ophthalmol 83 : 214–216
11. Mellin K (1988) Extrakapsuläre Katarakt-Operationen mit Implantation von Hinterkammerlinsen bei Patienten mit Glaukom. Fortschr Ophthalmol 85 : 183–185
12. Payer H, Payer G (1983) Intraokulare Drucksenkung nach Einsetzen von nach hinten gewinkelten ziliarkörpergestützten Sinskey-Hinterkammerlinsen in normotone Augen. Klin Monatsbl Augenheilkd 18 : 381
13. Roberts W (1970) The cataract problem in the glaucoma patient population. Arch Ophthalmol 84 : 279
14. Rohen JW, Futa R, Lütjen-Decroll E (1981) The fine structure of the cribriforme meshwork in normal and glaucomtous eyes as seen in tangential sections. Invest Ophthalmol vis Sci 21 : 574–585
15. Schelenz J, Kammann J (1988) Katarakt-Operation mit Hinterkammerlinsenimplantation nach fistulierender Glaukom-Operation. Fortschr Ophthalmol 85 : 381–384
16. Steuhl KP, Marahrens P, Frohn C, Frohn A (1991) Über die Augendruckentwicklung und die Kammerwinkeltiefe vor und nach extrakapsulärer Kataraktextraction mit Hinterkammerlinsenimplantation. In: Wenzel et al. (Hrsg) Sitzungsbericht des 5. Kongresses der DGII. Springer, Berlin Heidelberg New York Tokyo

17. Volkmann U, Kampik A (1986) Späte Hypotonie nach Hinterkammerlinsenimplantation. Klin Monatsbl Augenheilkd 188 : 242–244
18. Weickert Ch (1988) Hinterkammerlinsen-Implantation bei Glaukom-Tensioverlauf postoperativ und bei Langzeitkontrolle. Fortschr Ophthalmol 85 : 270–272
19. Waubke ThN, Dross E, Lattke F (1977) Kataraktoperationen und Glaukom. Klin Monatsbl Augenheilkd 171 : 337–343
20. Wollensak J, Seiler T (1990) Hypotoniesyndrom durch geschrumpfte Linsenkapsel. Klin Monatsbl Augenheilkd 197 : 418–421

# Erhöhte Nachstarrate nach Kataraktoperation bei Retinitis pigmentosa

G. U. Auffarth, M. R. Tetz, H. Krastel und H. E. Völcker

**Zusammenfassung.** *Hintergund:* Patienten mit Retinitis pigmentosa (RP) entwickeln schon in jungen Jahren eine Cataracta complicata, die sich charakteristischerweise als eine zentrale, hintere, subkapsuläre Trübungsform ausbildet. Nach erfolgter Kataraktoperation stellt die Ausbildung einer Cataracta secundaria und die dann notwendige Nd:YAG-Laserkapsulotomie für den RP-Patienten eine ernstzunehmende Komplikation dar, da ein zystoides Makulaödem den zentralen Gesichtsfeldrest gefährden kann.

*Patienten und Methoden:* Zur Auswertung der Nachstarinzidenz wurden 41 Augen von 26 RP-Patienten herangezogen, die eine postoperative Nachbeobachtungszeit von mindestens 3 Monaten aufwiesen. Desweiteren wurde bei 13 RP-Patienten anhand standardisierter Vorderabschnittsphotographien mit einer Bildanalyse die Nachstarausprägung quantifiziert und in einem Paarvergleich mit einer Kontrollgruppe von 13 netzhautgesunden, kataraktoperierten Patienten, die den RP-Patienten in bezug auf Alter und Nachbeobachtungszeitraum entsprachen, verglichen.

*Ergebnisse:* Von den Patientn entwickelten im 1. postoperativen Jahr 14,6% eine Cataracta secundaria. Die kumulative Nachstarrate stieg im 2. Jahr auf 26,8%, im 3. auf 53,7% und erreichte mit den Patienten, die einen Nachbeobachtungszeitraum > 36 Monaten hatten, schließlich 70,7%. Bei 70% der Augen mit Nachstar mußte eine Nd:YAG-Laserkapsulotomie durchgeführt werden (nach 18,4 ± 14,7 Monaten). 70% der Augen der Nachstargruppe zeigten als Kataraktform die typische subkapsuläre posteriore Katarakt, während diese in der Gurppe ohne Nachstarbildung nur in 41,7% vorlag. Der gemachte Paarvergleich zeigte für die RP-Patienten mit einem Nachstarwert von 2,11 ± 1,42 einen signifikanten höheren Wert als die Kontrollgruppe (0,89 ± 0,72) (p = 0,038).

*Schlußfolgerungen:* Patienten mit Retinitis pigmentosa weisen eine signifikant höhere Nachstarrate und Nachstarausprägung auf. Ob RP-spezifische Pathomechanismen hierfür verantwortlich sind, läßt sich zur Zeit noch nicht abschließend beurteilen. Hierfür sind weitere Studien notwendig.

**Summary.** *Background:* Retinitis pigmentosa (RP) is associated with the development of a posterior subcapsular cataract. The development of posterior capsule opacification (PCO) is a serious complication for RP patients, as treatment of PCO by means of Nd:YAG-Laser capsulotomy may lead to cystoid macular edema.

*Patients and methods:* In a retrospective study, the incidence of PCO was evaluated in a group of 26 RP patients, who underwent cataract surgery and IOL implantation. In a prospective analysis PCO was quantified using a standardized photographic technique and an image analysis system. Thirteen patients were examined for this, and matched pairs were built with a

Gefördert durch die DFG (Kr 584-2/2) im Rahmen des DFG Schwerpunktes „Erbliche Netzhautdegenerationen"

D. Vörösmarthy et al. (Hrsg.)
10. Kongreß der DGII 1996

control group of 13 patients without retinal disease, who matched the RP group in terms of age distribution and postoperative follow-up time.

*Results:* During the first postoperative year, 14.6% of RP patients developed PCO. The cumulative PCO rate increased to 26.8% during the second year, 53.7% in the third year, and 70.7% after the third year. A Nd:YAG-Laser capsulotomy was performed in 70% of eyes (after 18.4 ± 14.7 months). In eyes with significant PCO development, 70% had posterior subcapsular cataract (PSC) preoperatively; in eyes without PCO formation only 41.7% showed PSC properatively. The matched pairs comparison showed a significantly higher PCO value for RP patients (2.11 ± 1.42) than for the control group (0.89 ± 0.72) ($p = 0.038$).

*Conclusions:* Patients with RP showed a significantly higher incidence and density of posterior capsuel opacification. To determine whether RP-specific pathomechanisms are responsible for this, further investigation is necessary.

## Einleitung

Unter dem Oberbegriff Retinitis pigmentosa (RP) wird eine große Gruppe hereditäter Netzhauterkrankungen zusammengefaßt, die durch eine deutliche Heterogenität bezüglich Genetik, Klinik und Progredienz der Netzhautveränderungen gekennzeichnet ist [13, 17, 21, 27, 28]. Alle Formen der RP sind jedoch mit unterschiedlicher prozentualer Häufigkeit mit der Ausbildung einer Cataracta complicata assoziiert, die sich charakteristischerweise als eine zentrale, hintere, subkapsuäre Trübungsform ausbildet (PSC) [4, 7–12, 14, 16, 20, 22].

Die Häufigkeit der Cataracta complicata bei RP wird in retrospektiven Studien mit bis zu 65% angegeben und hängt u. a. von der Vererbungsform und Dauer der Erkrankung ab [4, 16, 28]. Zur Zeit sind die Pathomechanismen der Kataraktogenese bei RP erst in Ansätzen geklärt [8–12]. Durch die kontinuierliche Verbesserung der kataraktchirurgischen Techniken und der Weiterentwicklung der Intraokularlinsenimplantate stellen sich jedoch heutzutage die Möglichkeiten der chirurgischen Intervention für RP-Patienten deutlich günstiger dar, als vor 10 Jahren [1–6].

## Material und Methode

Zur Auswertung der Nachstarinzidenz wurden in einem retrospektiven Ansatz (Teil 1) 41 Augen von 26 Patienten herangezogen, die eine postoperative Nachbeobachtungszeit von mindestens 3 Monaten aufwiesen. Hierbei konnte nur das Vorliegen einer klinisch relevanten Cataracta secundaria erfaßt werden. Eine Quantifizierung des Nachstares war hier nicht möglich. Dies erfolgte in einem zweiten Studienansatz (Teil 2). Hierbei wurde von 13 Patienen mit RP und von 13 Patienten ohne Netzhauterkrankung, die paarweise gemacht waren bezüglich Alter und postoperativem Nachbeobachtungszeitraum, mittels eines Bildanalyseverfahrens die Nachstarausbildung quantifiziert. Die Ermittlung der Nachstarausprägung erfolgte mittels einer standardisierten, photographischen Bildanalysetechnik, welches von Tetz et al. entwickelt wurde [26]. Hierzu werden bei maximaler medikamentöser Mydriasis nach einem standardisierten Photografieschema klinische Aufnahmen des Augenvorderabschnittes an einer Zeiss-Photospaltlampe Modell 40 SL/P angefertigt. Der Nachstarwert ergibt sich aus der Multiplikation der getrübten Fläche hinter der IOL-Optik (0–100% = 0–1,0) mit einem graduierten Nachstarwert (0–4). Die statistische Auswertung erfolgte mit Hilfe von Errechnung der Mittelwerte und Standardabweichungen, der Varianzanalyse (ANOVA) sowie der Kruskall-Wallis-Analyse der Varianz für nonparametrische Stichproben mittels der Statistikprogramme Microsoft Excel 5.0 und Systat 5.03 for Windows.

## Resultate

### Teil 1: Retrospektive Analyse

Von den 26 Patienten entwickelten im 1. postoperativen Jahr 14,6% eine Cataracta secundaria. Die kumulative Nachstarinzidenz stieg im 2. Jahr auf 26,8%, im 3. auf 53,7% und erreichte mit den Patienten, die einen Nachbeobachtungszeitraum > 36 Monaten hatten, schließlich 70,7% (Abb. 1). Insgesamt kam es somit bei 29 von 41 Augen zur Nachstarbildung, wobei bisher bei 20 der 29 Augen (70%) eine Nd:YAG-Laserkapsulotomie durchgeführt wurde (nach durchschnittlich 18,4 ± 14,7 Monaten).

Die Nachbeobachtungszeit der Patienten, bei denen es zur Nachstarbildung kam (29,9 ± 17,6 Monate), war deutlich länger als die der Patienten, die keine Cataracta secundaria aufwiesen (16,2 ± 13,7 Monate) (p = 0,02 ANOVA). Es ist daher möglich, daß sich die Nachstarinzidenz noch erhöht, wenn diese Patienten zu einem späteren Zeitpunkt nachuntersucht werden.

Die Patienten, bei denen sich ein Nachstar bildete, unterschieden sich von denen ohne Nachstarbildung noch bezüglich anderer Parameter. Die Nachstargruppe war im Durchschnitt 10 Jahre jünger als die Gruppe ohne Cataracta secundaria (44,9 ± 14,9 Jahre versus 54,5 ± 13,5 Jahre, p = 0,06 ANOVA). 70% der Augen der Nachstargruppe zeigten als Kataraktform die typische subkapsuläre posteriore Katarakt, während diese in der Gruppe ohne Nachstarbildung nur in 41,7% vorlag.

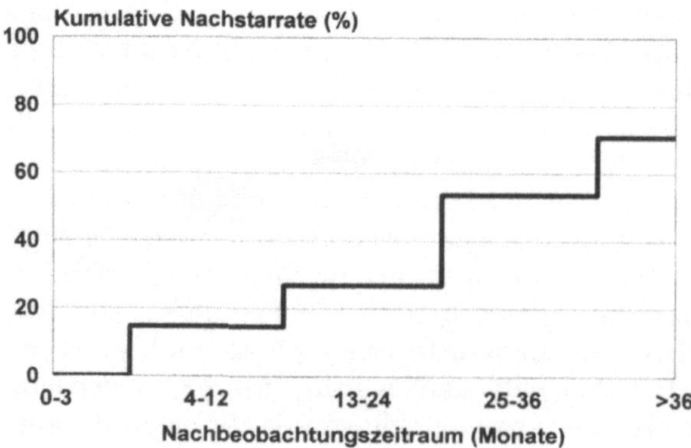


**Abb. 1.** Kumulative Nachstarrate bei Patienten mit Retinitis pigmentosa

## Teil 2: Gematchter Paarvergleich

Die 13 Patienten mit Retinitis pigmentosa waren im Durchschnitt 50,2 ± 19,8 Jahre alt (Kontrollgruppe 51,2 ± 11,0 Jahre; p = 0,23, ANOVA). Der mittlere Nachbeobachtungszeitraum betrug 21,8 ± 12 Monate (RP-Gruppe) bzw. 23,5 ± 19,1 Monate (Kontrollgruppe) (p = 0,15, ANOVA).

Der gematchte Paarvergleich zeigte für die RP-Patienten mit einem Nachstarwert von 2,11 ± 1,42 einen signifikant höheren Wert als die Kontrollgruppe (0,89 ± 0,72; p = 0,038) (Abb. 2). Die Differenzen der einzelnen Paarvergleiche sind in Abb. 3 dargestellt.

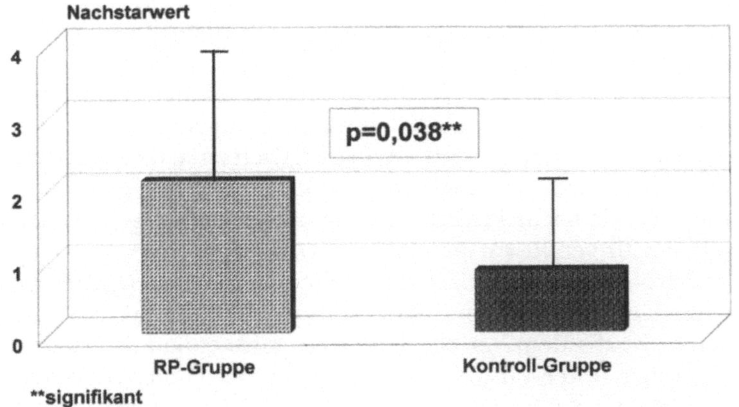


**Abb. 2.** Mittlerer Nachstarwert (RP versus Kontrolle) in gematchten Paarvergleich; der Unterschied ist statistisch signifikant (p = 0,038)

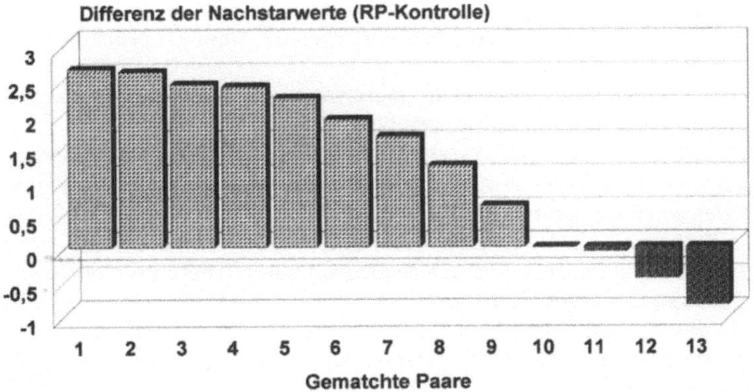


**Abb. 3.** Einzelnachweis der gematchten Paarvergleiche: Darstellung der Nachstardifferenzen (RP-Kontrolle). Helle Balken: RP-Patient mit höherem Nachstarwert als Matchporteur; dunkle Balken: Match-Kontroll-Porteur mit höherem Nachstarwert als RP-Patient

## Diskussion

Die wichtigste Langzeitkomplikation nach extrakapsulärer Kataraktextraktion stellt die Entwicklung einer Cataracta secundaria dar [1, 6, 15, 23–26]. Die Nachstarinzidenz kann bei ansonsten augengesunden Patienten 30–50% während der ersten 5 postoperativen Jahre betragen [1, 26]. Bei den in unserer Studie untersuchten RP-Patienten fand sich bereits in den ersten 3–4 Jahren eine kumulative Nachstarhäufigkeit von bis zu 70%. Ähnliche Angaben machten Kogure et al. in einer Studie in Japan [19]. Dort lag in einem Nachbeobachtungszeitraum von 1 Jahr bei 10 von 16 Augen von RP-Patienten eine Nachstarentwicklung vor, wobei bei 4 der Augen auch eine hintere Nd:YAG-Laserkapsulotomie durchgeführt wurde [19]. Die Nachstarbildung bei den hier untersuchten Patienten korrelierte mit dem Patientenalter und auch der Trübungsform der Katarakt. Da die Patienten, die bisher noch keinen Nachstar entwickelten, eine deutlich kürzere Nachbeobachtungszeit aufweisen, ist damit zu rechnen, daß die Nachstarhäufigkeit noch zunehmen wird.

Der Paarvergleich mit einer strukturgleichen Kontrollgruppe zeigte, daß die Ausprägung der Cataracta secundaria, auch unabhängig vom jungen Alter der Patienten, signifikant stärker ist im Vergleich zu netzhautgesunden Kontrollpatienten. Es ist daher zu vermuten, daß eventuell ein RP-spezifischer Pathomechanismus (vielleicht ähnlich dem, der zur Entstehung der Cataracta complicata führt) hierfür verantwortlich ist.

Die Problematik der Nachstarbildung ist für die Patienten von großer klinischer Bedeutung. Ein Visusabfall nach erfolgter Kataraktoperation wird von den Patienten häufig dem Verlauf der RP zugeordnet und die Möglichkeit einer therapeutischen Intervention mittels Nd:YAG-Laserkapsulotomie wird nicht bedacht. Daher sollten die Patienten ausfühlich aufgeklärt werden, damit sie bei entsprechender Symptomatik den Augenarzt aufsuchen.

## Literatur


1. Apple DJ, Solomon KD, Tetz MR et al. (1992) Posterior capsule opacification. Surv Ophthalmol 37 : 73–116
2. Assia E, Apple D, Barden A et al. (1991) An experimental study comparing various anterior capsulectomy techniques. Arch Ophthalmol 109 : 642–647
3. Auffarth GU, Schmidt JA, Wesendahl Th, Recum Av, Apple DJ (1993) Surface characteristics of intraocular lens implants: An evaluation using scanning electron microscopy and three dimensional topographical profilometry. J Long-Term Effects Med Implants 3(4) : 321–332
4. Auffarth GU, Tetz MR, Krastel H, Blankenagel A, Völcker HE (1995) Art und Häufigkeit der Cataracta Complicata bei verschiedenen Formen von Retinitis pigmentosa. Ophthalmologe (Abstract) 92 (Suppl 1) : 41
5. Auffarth GU, Tetz Mr, Krastel H, Blankenagel A, Völcker HE (1996) Indikationen und Erfolgsaussichten der Kataraktoperation bei Patienten mit Retinitis pigmentosa. Ophthalmologe 93; 168–176
6. Auffarth GU, Wesendahl TA, Assia EI, Apple DJ (1995) Pathophysiology of modern capsular surgery. In: Steinert RF (Hrsg) Cataract surgery: technique, complications & management. Saunders, Philadelphia. pp 314–324

7. Bastek JV, Heckenlively JR, Straatsma BR (1982) Cataract surgery in retinitis pigmentosa patients. Ophthalmology 89 : 880–884
8. Dilley KJ, Bron AJ, Habgood JO (1976) Anterior polar and posterior subcapsular cataract in a patient with retinitis pigmentosa: a light-microscopic and ultrastructural study. Exp Eye Res 22 : 155–167
9. Eshagian J, Rafferty NS, Goossens W (1980) Ultrastructure of human cataract in retinitis pigmentosa. Arch Ophthalmol 98 : 2227–2230
10. Eshagian J, Rafferty NS, Goossens W (1981) Human cataracta complicata. Clinicopathologic correlation. Ophthalmology 88 : 155–163
11. Eshagian J, Streeten BW (1980) Human posterior subcapsular cataract: An ultrastructural study of the posteriorly migrating cells. Arch Ophthalmol 98 : 134–143
12. Fagerholm PP, Philipson BT (1985) Cataract in retinitis pigmentosa. An analysis of cataract surgery results and pathological lens changes. Acta Ophthalmologica 63 : 50–58
13. Fishman GA (1978) Retinitis pigmentosa: Genetic percentages. Arch Ophthalmol 96 : 822–826
14. Fishman GA, Anderson RJ, Lourenco P (1985) Prevalence of posterior subcapsular lens opacities in patients with retinitis pigmentosa. Br J Ophthalmol 69 : 263–266
15. Hansen S, Solomon K, McKnight G et al. (1988) Posterior capsular opacification and intraocular lens decentration: Part I. Comparison of various posterior chamber lens designs implanted in the rabbit model. J Cataract Refract Surg 14 : 605–613
16. Heckenlively J (1982) The frequency of posterior subcapsular cataract in the hereditary retinal degenerations. Am J Ophthalmol 93 : 733–738
17. Heckenlively JR (1988) Clinical findings in retinitis pigmentosa. In: Heckenlively J (ed) Retinitis Pigmentosa. JB Lippincott, Philadelphia. pp 68–89
18. Junghardt A, Robert Y (1991) Gibt es für den Retinitis pigmentosa Patienten mit Katarakt einen idealen Operationszeitpunkt? Klin Monatsbl Augenheilkd 198 : 351–353
19. Kogure S, Iijima H (1993) Preoperative evaluation by laser interferometry in cataractous eyes with retinitis pigmentosa. Jpn J Ophthalmol 37 : 282–286
20. Newsome DA, Stark WJ, Maumenee IH (1986) Cataract extraction and intraocular lens implantation in patients with retinitis pigmentosa or Usher's Syndrome. Arch Ophthalmol 104 : 852–854
21. Pagon RA (1988) Retinitis pigmentosa (Major review). Surv Ophthalmol 33 : 137–177
22. Reccia R, Scala A, Bosone G (1989) Posterior chamber intraocular lens implantation in patients with retinitis pigmentosa. Doc Ophthalmol 72 : 115–118
23. Tetz MR, O'Morchoe D, Gwin T et al. (1988) Posterior capsular opacification and intraocular lens decentration. Part II: Experimental findings on a prototype circular intraocular lens design. J Cataract Refract Surg 14 : 614–623
24. Tetz MR, Sperker M, Auffarth GU, Blum M, Völcker HE (1996) Vergleich der Entwicklung der Cataracta secundaria nach Operation von traumatischen und nicht traumatischen Kataraktformen. Klin Monatsbl Augenheilkd (Abstract) 208 : 23
25. Tetz MR, Sperker M, Auffarth GU, Völcker HE (1996) Cataracta secundaria nach Operation der maturen Katarakt. Klin Monatsbl Augenheildk (Abstract) 208 : 22
26. Tetz MR, Sperker M, Blum M, Auffarth GU, Völcker HE (1996) Klinische Nachstarbewertung in pseudophaken Augen: Methodik und Reproduzierbarkeit. Ophthalmologe 93 : 33–37
27. Usher CH (1914) On the inheritance of retinitis pigmentosa with notes of cases. R London Ophthalmol Hosp Rep 19 : 130–256
28. Zrenner E, Rüther K, Apfelstedt-Sylla E (1992) Retinitis pigmentosa. Klinische Befunde, molekulargenetische Ergebnisse und Forschungsperspektiven. Ophthalmologe 89 : 5–21

# Neue Techniken

# Heutiger Status der Linsenkapselwiederauffüllung

O. Nishi

**Zusammenfassung.** Aufgrund unserer früheren Studie schlugen wir die These für die Linsenkapselwiederauffüllung vor: es mag wesentlich für die Wiederherstellung der Akkommodation den nonakkommodativen Status der Linse zu reproduzieren. Das Kontrollieren der Form der wiederaufgefüllten Linse, welche in erster Linie von dem Volumen des injizierten Biomaterials und der Modellierkraft der Kapsel beeinflußt wird, sollte die nächste Aufgabe sein. Weil der Ballon für die weitere Studie weniger geeingnet war, haben wir eine neue, direkte Auffüllungstechnik entwickelt, bei der die Minikapsulorhexisöffnung mit einem Silikonstöpsel verschlossen wird zur Verhinderung der Leckage. Hierdurch wird das Verfahren und die Reproduzierbarkeit der Linsenkapselwiederauffüllung beträchtlich vereinfacht. Es konnte gezeigt werden, daß die Linsenkapsel eines Schweineauges durchaus eine bestimmte Modellierkraft für injiziertes Silikon aufweist. Während der Polymerisation des Silikons bei der Linsenkapselwiederauffüllung sollte das Auge entsprechend unserer Studie und der erwähnten These atropionisiert sein. Dadurch dürfte sich die Linse in den non-akkommodativen Status formen lassen, was die optimale Akkommodationsamplitude ermöglicht. Darüber hinaus konnte gezeigt werden, daß mäßige Füllung eher eine größere Akkommodationsamplitude ergibt als ganz volle Füllung der Kapsel.

**Summary.** Based on our previous study using an inflatable endocapusular balloon, we proposed a strategy for lens refilling: it is essential to reproduce the nonaccommodated state of the crystalline lens to restore accommodation. The next problem is to control the shape of the refilled capsule, which is primarily influenced by the volume of the injected biomaterial and the capability of the lens capsule to mold to the injected material. Since the balloon is not very appropriate for further study, we developed a new direct refilling technique, in which the capsular opening is sealed by silicone plug to prevent leakage. This technique faciliated the procedure, and the reproducibility of refilling the lens capsule was substantially increased. It could be shown that the lens capsule of a pig cadaver eye has a certain capability of molding to the injected silicone. According to our study and the strategy we propose, the eye should be atropinized during polymerization of the injected silicone. Then, the lens capsule may conform to the nonaccommodated state, which will yield an optimal accommodation amplitude. Moreover, it could be shown that moderate filling with yield greater accommodation amplitude rather than more complete filling of the lens capsule.

## Einleitung

Das Hauptproblem der experimentellen Linsenkapselwiederauffüllung für die Wiederherstellung der Akkommodation war die Leckage des injizierten flüssigen Silikons. Deswegen benutzten Häfliger, Parel und Mitarbeiter [1] das vorbe-

D. Vörösmarhty et. al. (Hrsg.)
10. Kongreß der DGII 1996

handelte polymerisierte Silikon. Von mir wurde ein aufblasbarer Ballon [4] entwickelt, um die Injektion des flüssigen Silikons zu erleichtern und dessen Leckage zu verhindern. Hettlich [2] entwickelte eine elegante Methode, indem er in die Kapsel injiziertes Akrylcopolymer kurzfristig blauem Licht aussetzte, damit der Stoff in situ polymerisieren konnte. Wir konnten bei den jungen Cynomolgus-Affen die Durchschnittsakkommodationsamplituden von 4,6 ± 2,5 dpt [4] nach einigen postoperativen Wochen feststellen, obwohl diese Amplitude, die zusätzlich mit der Zeit abnahm, nur einen Bruchteil der präoperativen Amplitude ausmachte.

Kraft unserer Studie mit dem endokapsulären Ballon, schlugen wir die folgende These [4] bezüglich der Auffülltechnik vor: „Es ist wesentlich für die Wiederherstellung der Akkommodation bei Linsenkapselwiederauffüllung, den non-akkommodativen Status der Linse zu reproduzieren". Auch Haefliger [1] hatte schon 1987 aufgrund seiner Arbeit diese These vertreten.

Gemäß der These sollte das Kontrollieren der Form der aufgefüllten Kapsel die nächste Aufgabe sein. Die Form der aufgefüllten Kapsel wird in erster Linie von der Modellierfähigkeit der Kapsel zu dem injizierten Biomaterial und von dem Biomaterialvolumen beeinflußt.

Um festzustellen, inwiefern eine Kapsel Modellierkraft für injiziertes Silikon aufweist, ist die Auffülltechnik mit einem Ballon weniger geeignet, weil der Ballon eine zweite Kapsel darstellt und eine Diskrepanz zwischen der Linsenkapsel und der Kapsel des Ballons immer vorhanden ist. Deswegen haben wir eine neue Technik der direkten Wiederauffüllung entwickelt und mit der Technik die Modellierkraft der Schweinelinsenkapsel für injiziertes Silikon sowie die Wechselbeziehung zwischen dem Volumen des injizierten Silikons und der Akkommodationsamplitude geprüft.

## Methodik

### Silikonstöpsel zum Verschluß der Minikapsulorhexis

Um die Leckage des Füllungsmaterials aus der Kapsel zu verhindern, haben wir einen Silikonstöpsel für den Verschluß der Minikapsulorhexisöffnung entwickelt. An einem Ende des Zufuhrschlauchs ist eine dünne, regenschirmähnliche Silikondoppelscheibe von 3 mm Durchmesser angebracht. Zwischen den Doppelscheiben ist ein zähes Silikongel vorhanden (Abb. 1).

### Operationstechnik

Nach der endokapsulären Phakoemulsifikation durch die Minikapsulorhexis bei einem Schweinekadaverauge wird die untere Silikonscheibe des Stöpsels in die Minirhexis eingeführt, so daß die Kapselöffnung die Doppelscheibe komprimiert. Dann wird das Silikongemisch in den Kapselsack injiziert. Während das injizierte Silikon den Kapselsack füllt, wird die Silikonscheibe des Stöpsels von innen gegen die Kapselöffnung gepreßt und somit die Kapselöffnung verriegelt. Schließlich wird der Zufuhrschlauch abgeschnitten. Weil der verbleibende Schlauchrest mit dem zähen Silikongel gestopft ist, kommt es nicht zur Leckage. Das injizierte Silikon polymerisiert in 2 Stunden in vitro.

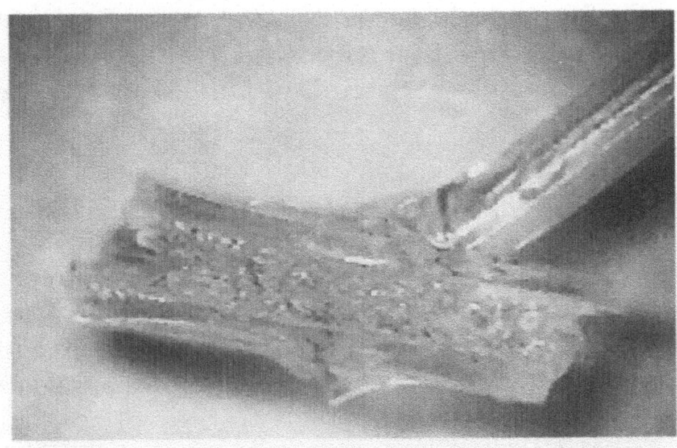

**Abb. 1.** Silikonstöpsel für den Verschluß der Minikapsulorhexis: er besteht aus einem Zufuhrschlauch und einer Doppelsilikonscheibe. Dazwischen ist ein zähes Silikongel vorhanden

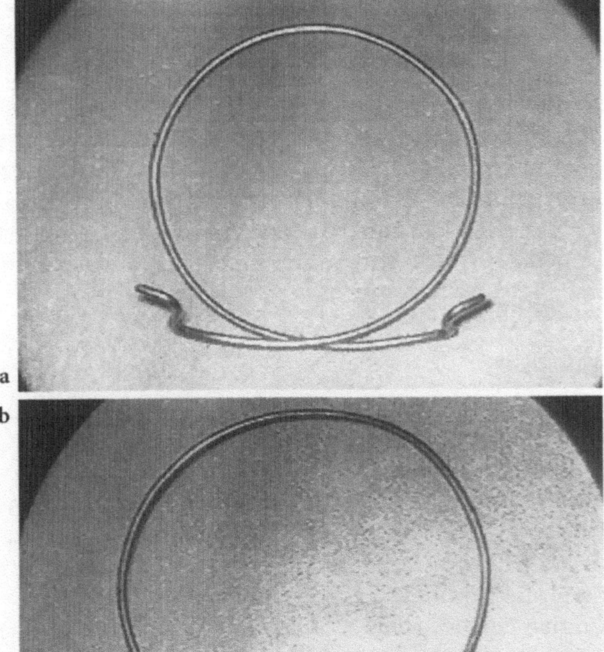

**Abb. 2.** Zilianrring. Der Durchmesser von **a** 11 mm wird zu **b** 15 mm vergrößert

### Ziliarring

Da das Schweinekadaverauge keine Akkommodationsfähigkeit besitzt, haben wir einen Ring mit verstellbarem Durchmesser entwickelt, um die Kapselform beliebig ändern zu können. Wenn die gekreuzten beiden Enden des Ringes (Durchmesser 11 mm) zusammengezogen werden, wird der Durchmesser zu 15 mm vergrößert (Abb. 2). Dieser Ring wird am Ziliarkörper ringsrum mit einer fortlaufenden Naht festgenäht. Wenn der Durchmesser des Ringes durch forcierte Kraft vergrößert wird, wird der Ziliarkörper erweitert, und durch die gespannten Zonulafasern wird die Vorderkapsel flacher.

### Modellierfähigkeit der Linsenkapsel zu injiziertem Silikon

Die Vorderkapselkurvatur wurde mit einem automatischen Keratometer (Alcon, Fort Worth, Texas) gemessen, sowohl bei den Linsen vor der Chirurgie als auch nach der Wiederauffüllung ($n = 10$), jeweils ohne ($n = 5$) und mit Zonulaspannung ($n = 5$). Der Radius wurde als Äquivalenz von zwei K-Werten bestimmt.

### Wechselbeziehung zwischen dem Volumen und der Akkommodationsamplitude

Die Brechkraft der wiederaufgefüllten Linsen ohne und mit Zonulaspannung wurde jeweils mit einem Linsenmeter gemessen, nachdem die Linsenkapseln mit 0,375 ml Silikongemisch, d. h. ca. 94% des Durchschnittsvolumens von 40 Schweinelinsen ($n = 3$) oder 0,225 ml Silikon, d. h. ca. 55% des Gesamtvolumens ($n = 3$), gefüllt wurden. Die Akkommodationsamplitude wurde als Differenz zwischen den Brechkräften ohne und mit Zonulaspannung bestimmt.

## Ergebnisse

### Modellierkraft der Linsenkapsel

Der Radius von 10 wiederaufgefüllten Linsen (Abb. 3) wird auf Tabelle 1 gezeigt. Nach 15–17 Stunden bei der Gruppe ohne Zonulaspannung wurde die Kurvatur auf 7,17 ± 0,26 mm abgeflacht (Zahl in Kammer in der Tabelle 1), wenn nur kurzfristig die Zonulafasern gespannt wurden. Nach 40–42 Stunden, d. h. fast 48 Stunden post mortem, ließ sich die Linse nicht verformen trotz der Zonulaspannung. Bei der Gruppe mit Zonulaspannung änderte sich der Radius zum Zeitpunkt 15–17 Stunden danach auf 6,39 ± 0,09 mm (Zahl in Klammer in der Tabelle 1 unter „mit Zonulaspannung“) wenn die Zonulaspannung momentan gelockert wurde. Jedoch blieb der Radius unverändert nach 40–42 Stunden, obwohl die Zonulaspannung gelockert wurde.

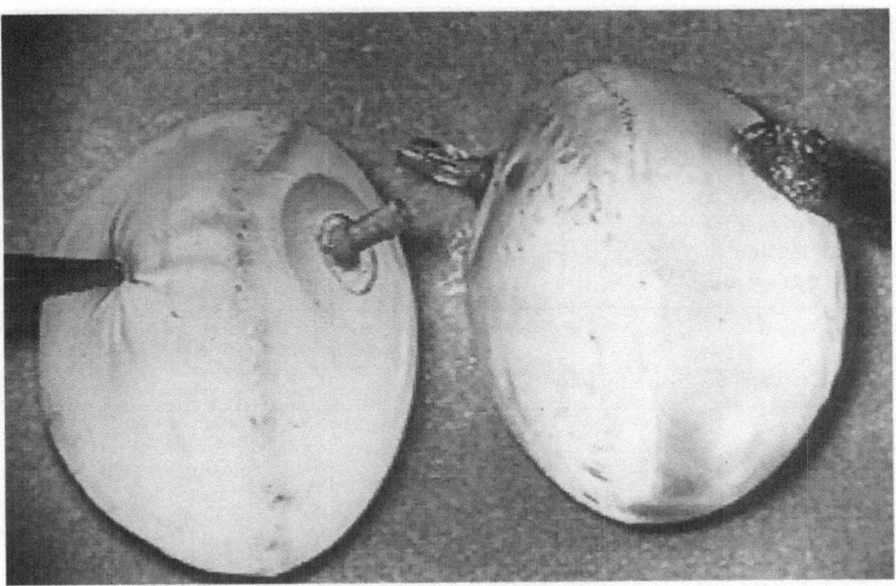

**Abb. 3.** Die wiederaufgefüllten Schweinelinsen. Links *ohne* und *rechts* mit Zonulaspannung (flachere Vorderkapsel) war das injierte Silikon polymerisiert

**Tabelle 1.** Vorderkapselkurvatur von Schweinelinsen nach Kapselwiederauffüllung

| | | |
|---|---|---|
| - präop. | 6,74 ± 0,26 mm | |
| - sofort nach Auffüllung | 6,49 ± 0,11 ($n$ = 10) | |
| | ohne Zonulaspannung ($n$ = 5) | mit Zonulaspannung ($n$ = 5) |
| 15–17 Std. | 6,50 ± 0,07 mm (7,17 ± 0,26 mm) | 7,01 ± 0,11 mm (6,39 ± 0,09 mm) |
| 40–42 Std. | 6,54 ± 0,04 mm (6,85 ± 0,08 mm) | 7,23 ± 0,24 mm (7,18 ± 0,21 mm) |

## Wechselbeziehung zwischen dem Volumen des injizierten Silikons und der Akkommodationsamplitude

Das Ergebnis wird in Tabelle 2 gezeigt.

Außer diesem Resultat konnten die folgenden Rückschlüsse aus dem Experiment gezogen werden.

1. Die Elastizität der wiederaufgefüllten Linse ist ähnlich der normalen, wenn die Elastizität mit einem speziellen Gerät („digital force gauge“) gemessen wurde (Tabelle 3).
2. Die Kapsel war mit dem polymerisierten Silikon ziemlich verklebt und nicht verschiebbar, was man bei der Kapselentfernung feststellen konnte.

**Tabelle 2.** Akkommodationsamplitude der aufgefüllten Schweinelinsen

| Füllungsmenge | Akkommodationsamplitude |
|---|---|
| 0,375 ml (94%) ($n = 3$) | 2,83 ± 0,12 dpt |
| 0,225 ml (55%) ($n = 3$) | 6,33 ± 1,93 dpt ($P < 0{,}01$) |
| Durchschnittsvolumen<br>0,4 ± 0,024 ml ($n = 40$) | |

**Tabelle 3.** Elastizität der Schweinelinse

| | Kraft fürs Pressen der Linse um | | Kapsel entfernt; Kraft fürs Pressen der Linse um | |
|---|---|---|---|---|
| | 1 mm | 2 mm | 1 mm | 2 mm |
| Normale ($n = 5$) | 1,04 ± 0,19 | 3,28 ± 0,68 | 0,5 ± 0,2 | 1,28 ± 0,38 |
| Aufgefüllte ($n = 7$) | 0,46 ± 0,13 | 1,63 ± 0,32 | 0,34 ± 0,05 | 1,27 ± 0,18 |

3. Es gab eine minimale Leckage des Silikons aus der Kapsel nur während der Injektion, das jedoch weggespült werden konnte.

## Diskussion

Der neuentwickelte Vorderkapselstöpsel für die direkte Auffüllung vereinfachte das Verfahren und die Reproduzierbarkeit der Linsenkapselwiederauffüllung beträchtlich.

Bezüglich der Formkontrolle der aufgefüllten Linsenkapsel konnte gezeigt werden, daß die Linsenkapsel eines Schweinekadaverauges eine bestimmte Modellierfähigkeit für injiziertes Silikon während dessen Polymerisation innerhalb des Kapselsackes aufweist. Folglich liegt es nahe zu vermuten, daß sich die wiederaufgefüllte Linse in den non-akkommodativen Status formen läßt, wenn das Auge während der Silikonpolymerisation atropinisiert wird. Entsprechend dem Resultat und der erwähnten These sollte das Auge während der Polymerisation des injizierten Silikons atropinisiert werden.

Das Resultat der Studie über die Beziehung zwischen dem injizierten Biomaterialvolumen und der Akkommodationsamplitude der wiederaufgefüllten Linse zeigt, daß mäßige Füllung eher größere Akkommodationsamplitude ergeben würde als ganz volle Füllung.

Die weiteren zu lösenden Probleme der Linsenkapselwiederauffüllung seien hierbei genannt: Prävention der Kapselfibrose, die die Kapselelastizität und somit die gewonnene Akkommodationsamplitude vermindert [4]; Klärung der Möglichkeit des sog. intrakapsulären Akkommodation, d. h. aktive Beteiligung der Linsenfaser an der Akkommodation laut Hockwin [3]; Feststellung, ob die Akkommodation bei einem Presbyopieauge wiederhergestellt werden kann, in dem sowohl die Elastizität der Kapsel und der Linsensubstanz als auch die Ziliarmuskelfunktion nachgelassen haben, die Linse eines senilen Affen soll hierfür geprüft werden; Bestimmung der postoperativen Refraktion soll folgen.

Für weitere Studien der Linsenkapselwiederauffüllung muß der Mechanismus der Akkommodation und der Presbyopie noch näher erforscht werden und eine Auffülltechnik besserer Reproduzierbarkeit gefunden werden, einschließlich der Technik für die Inhibition der Linsenepithelzellen. Ein neues, besser geeignetes Biomaterial muß noch entwickelt werden.

## Literatur


1. Haefliger E, Parel J-M, Fantes F et al. (1987) Accommodation of an endocapsular silicone lens in the nonhuman primate. Ophthalmology 94 : 471–477
2. Hettlich HJ, Lucke K, Asiyo-Vogel MN et al. (1993) Lens refilling and endocapsular polymerisation of an injectable intraocular lens and endocapsular polymerisation of an injectable intraocular lens: In vitro and in vivo study of potential risks and benefits. J Cataract Refract Surg 20 : 115–123
3. Hockwin O (1993) Biochemie der Linse. Ein Rückblick auf thematische und methodische Entwicklungen. Klin Monatsbl Augenheilkd 202 : 544–555
4. Nishi O, Nakai Y, Yamada Y, Mizumoto Y (1993) Amplitude of accommodation of primate lenses refilled with two types of inflatable endocapsular balloon. Arch Ophthalmol 111 : 1677–1684

# Laserphakoemulsifikation mit dem Er:YAG-Laser

W. Wetzel, R. Brinkmann, N. Koop, F. Schröer und R. Birngruber

**Zusammenfassung.** *Hintergrund:* Zweck der vorliegenden Studie sollte sein, die prinzipielle Eignung eines Infrarotlasers zur Emulsifikation auch harter Linsenkerne zu überprüfen.
*Material und Methoden:* Mit einem Erbium : YAG-Laser (2940 µm Wellenlänge) im freilaufenden Betrieb (200 µs Pulslänge) wurden Linsenkerne mit sehr dichter Kernkatarakt bearbeitet. Die Energieapplikation erfolgte im Kontaktverfahren über eine Quarzfaser. Verschiedene Laserparameter wurden variiert und ihr Einfluß auf die Abtragsrate untersucht.
*Ergebnisse:* Die Abtragsraten folgten proportional der verwendeten Pulsenergie. Bei niedrigen Pulsenergien (25 mJ) bewirkte eine Steigerung der Repetitionsrate von 5 auf 10 Hz eine Verdoppelung der Abtragsrate, während dies für höhere Pulsenergien (z. B. 50 mJ) nicht der Fall war.
*Schlußfolgerungen:* Der Er : YAG-Laser stellt sich insgesamt als geeignet dar, um auch relativ harte Linsenkerne erfolgreich zu emulsifizieren. Es ergeben sich interessante Ansatzpunkte für eine Optimierung der Methode hinsichtlich Parameter und Applikationssystem.

**Summary.** *Background:* The purpose of this study was to prove the feasibility of the Erbium : YAG laser for the emulsification of dense cataractous lens nuclei.
*Materials und Methods:* Human lens nuclei with dense cataract were irradiated by an Erbium : YAG laser (2940 nm wavelength) in free-running mode (200 µs pulse length). The laser radiation was applied via a low-OH quartz fiber in direct tissue contact. Tissue ablation rates were measured for various laser pulse energies and repetition frequencies.
*Results:* The tissue ablation rates proportionally depended on the laser pulse engery used. For lower pulse energies (25 mJ), an increase in the repetition rate from 5 to 10 Hz caused a doubling of the tissue ablation rate, while this effect could not be observed for higher pulse energies (i.e., 50 mJ).
*Conclusions:* The Erbium : YAG laser is feasible for the emulsification of very dense human lens tissue. The method has to be optimized with regard to laser parameters and the construction of a more sophisticated application system.

## Einleitung

Mit zunehmend verbesserter Operationstechnik in der modernen Kataractchirurgie wurde die notwendige Inzision immer weiter verkleinert auf z. Zt. minimal 3 mm. Einen bedeutenden Fortschritt brachte die Einführung der Ultraschallphakoemulsifikation und der faltbaren Intraokularlinsen. Für eine weitere Reduzierung der Inzisionsgröße, etwa im Hinblick auf ein künftiges injizierbares Intraokularlinsenmaterial, erscheinen jedoch Lasertechnologien geeigneter als die Ultraschalltechnologie. Laser, die in verschiedenen Wellenlängenbereichen

D. Vörösmarthy et al. (Hrsg.)
10. Kongreß der DGII 1996

arbeiten, wurden bereits erprobt [1, 4]. Besonders interessant ist hier der mittlere Infrarotwellenlängenbereich. Hier fällt ein Absorptionsmaximum von Wasser mit der Wellenlänge des Er: YAG-Lasers zusammen [3, 7]. Die hohe Absorption der Laserenergie an wasserhaltigen Geweben garantiert eine nur minimale thermische Eindringtiefe (ca. 1 μm) [6] und damit eine hohe Selektivität des Effekts für das Zielgewebe bei nur minimaler Schädigung der umliegenden Gewebsabschnitte.

Ziel der vorliegenden in-vitro-Studie war zu untersuchen, inwieweit eine Laserphakoemulsifikation mit dem Er : YAG-Laser praktikabel erscheint und welche Parameter hierfür optimal sind.

## Material und Methoden

Die Strahlung eines blitzlampengepumpten Er : YAG-Lasers (Labormodell, 2940 nm Wellenlänge) wurde in eine spezielle Quarzfaser („low-OH-Quarz") mit 400 μm Durchmesser eingekoppelt. Da selbst dieses spezielle Material eine sehr hohe Dämpfung bei der verwendeten Wellenlänge aufweist, mußte die Applikationsfaser möglichst kurz gehalten werden (5 cm). Dies führte zu einer Versuchsanordnung, bei der der Laserkopf senkrecht über der Faser befestigt wurde. Unter der Faser wurde in direkem Kontakt mit der Faserspitze der zu behandelnde Linsenkern plaziert. Zur Simulation der intraokularen Situation (elastische Aufhängung im Kammerwasser) wurde der Linsenkern auf einer weichen Schaumstoffunterlage im Flüssigkeitsbad (BSS) gelagert. Der direkte Gewebekontakt der Applikationsfaser wurde durch manuelle Manipulation auch während der Energieapplikation ständig aufrechterhalten.

Die Energieapplikation erfolgte sicher über der Ablationsschwelle (12 bis 15 mJ). Die Pulsenergie wurde variiert (25, 50 und 75 mJ). Weiterhin wurde mit 2 verschiedenen Repetitionsraten gearbeitet (5 und 10 Hz), wobei aus technischen Gründen eine Pulsenergie von 75 mJ nur bei der niedrigeren Repetitionsrate zur Verfügung stand. Der Linsenkern wurde vor und nach der Applikation einer festgelegten Pulszahl gewogen und aus der Gewichtsdifferenz die jeweilige Abtragsrate ermittelt. Behandelt wurden 8 humane Linsenkerne mit sehr dichter Cataracta nuclearis.

## Ergebnisse

Insgesamt wurden die Daten für 5 Parameterkombinationen aus Pulsenergie und Repetitionsrate ausgewertet. Abb. 1 zeigt die jeweiligen Mittelwerte und ihre Standardabweichung. Der Zusammenhang zwischen Abtragsrate und Pulsenergie ist für die Repetitionsrate von 5 Hz linear. Bei einer Verdoppelung der Repetitionsfrequenz auf 10 Hz resultierte für eine Pulsenergie von 25 mJ eine nahezu doppelt so hohe Abtragsrate (statistisch signifikant, $P < 0{,}05$), während sie bei 50 mJ Pulsenergie unabhängig von der Repetitionsfrequenz nahezu konstant blieb.

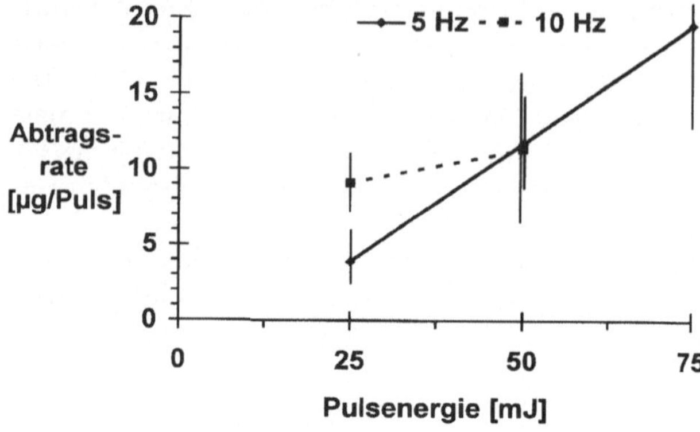


**Fig. 1.** Mittelwerte und Standardabweichungen der gefundenen Abtragsraten bei verschiedenen Pulsenergien (25, 50 und 75 mJ) und Repetitionsraten (5 und 10 Hz)

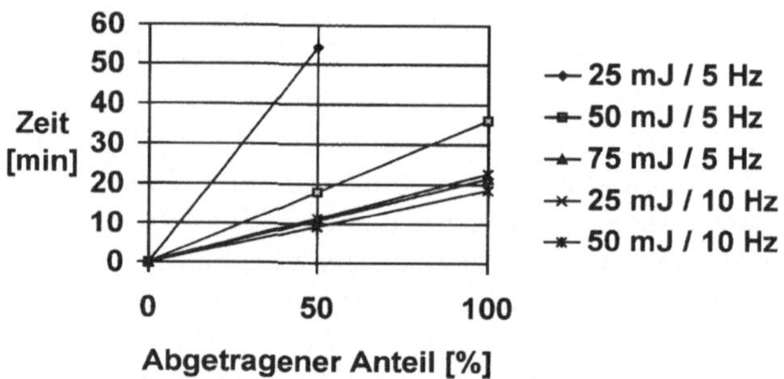


**Fig. 2.** Extrapolation der Laserapplikationszeiten für die vollständige Emulsifikation der gesamten Linsenkernmasse

Durch Extrapolation der Abtragsraten auf die gesamte Linsenkernmasse konnten Anhaltspunkte dafür gewonnen werden, welche Zeit die vollständige Emulsifikation des gesamten Linsenkerns in Anspruch nehmen würde (Abb. 2). Während bei einer Pulsenergie von 25 mJ und einer Repetitionsfrequenz von 5 Hz eine Phakoemulsifikation des gesamten Kerns (100%) ca. 110 min dauern würde, läge diese Zeit für die Parameterkombinationen 50 mJ/5 Hz, 25 mJ/10 Hz und 50 mJ/10 Hz in einer Größenordnung von etwa 20 min.

## Diskussion

Nach den vorliegenden Ergebnissen ist die Emulsifikation auch sehr harter Linsenkerne mit dem Er : YAG-Laser prinzipiell möglich. Aufgrund der Verwendung solcher Linsenkerne mit sehr dichter und harter Cataract (aber auch aufgrund anderer Versuchsanordnung), lag die von uns gefundene Ablationsschwelle höher als bei anderen Autoren [2, 5]. Wir wählten die Testparameter für die Pulsenergie (25, 50 und 75 mJ) so aus, daß jeder Puls sicher überschwellig sein und zu einem Gewebsabtrag führen mußte. Dies entspräche auch einer Anforderung beim eventuellen späteren praktischen Einsatz des Verfahrens. Die hierfür sinnvollste Parameterkombination wäre eine Pulsenergie von 25 mJ mit 10 Hz

Repetitionsrate, da sie die höchste Effektiviätät hinsichtlich der Behandlungszeit bei geringstem Energieaufwand ermöglicht. Wahrscheinlich sind noch weitere, feinere Optimierungsschritte für diese Parameter möglich. Diese wie auch die Entwicklung effektiver Applikationssysteme bleiben künftigen Studien vorbehalten.

## Literatur

1. Maguen E, Martinze M, Grundfest W, Papaioannou T, Berlin M, Nesburn AB (1989) Excimer laser ablation of the human lens at 308 nm with a fiber delivery system. J Cataract Refract Surg 15 : 409–414
2. Noecker RJ, Kramer TR, Ellsworth LG, Snyder RW, Yarborough M (1994) Endolenticular phacolysis using the Erbium : YAG laser on autopsy lenses: A histopathologic study. Proc SPIE 2126 : 315–322
3. Peyman, Katoh N (1987) Effects of an Erbium : YAG laser on ocular structures. Int Ophthalmol 10 : 245–253
4. Puliafito CA, Steinert RF, Deutsch TF, Hillenkamp F, Dehm EJ, Adler CM (1985) Excimer laser ablation of the cornea and lens. Ophthalmology 92 : 741–748
5. Ross BS, Puliafito CA (1994) Erbium : YAG and Holmium : YAG laser ablation of the lens. Lasers Surg Med 15 : 74–82
6. Wetzel W, Scheu M (1993) Laser sclerostomy ab externo using mild infrared lasers. Ophthalmic Surg 24 : 6–12
7. Wetzel W, Schmidt-Erfurth U, Häring G, Roider J, Dröge G, Birngruber R (1995) Laser sclerostomy ab externo using two different infrared lasers: a clinical comparison. German J Ophthalmol 4 : 1–6

# Heparinoberflächenmodifizierte IOL – Einfluß auf die Kapselfibroseinzidenz?

M. Löw und U. Mester

**Zusammenfassung.** *Fragestellung:* Der protektive Einfluß von heparinoberflächenmodifizierten Intraokularlinsen (HSM) auf die Blut-Kammerwasser-Schranke (BKS) in der postoperativen Phase nach Kataraktoperation ist bekannt und insbesondere bei Problemaugen von Vorteil. Einige Autoren fanden in ihrem Patientengut jedoch Hinweise auf eine gehäufte Kapselfibrose bei oberflächenmodifizierten Linsen. Wir untersuchten daher in einer prospektiven, randomisierten und intraindividuell vergleichenden Studie die Entwicklung von Kapselfibrosen nach HSM- bzw. PMMA-IOL-Implantation.
*Patienten:* Untersucht wurden 100 Patienten, bei denen in der Zeit von Januar 1993 bis Februar 1995 eine beidseitige Kataraktoperation erfolgte. Ein Auge wurde mit einer unbehandelten PMMA-Hinterkammerlinse (Pharmacia 811B), das Partnerauge mit einer HSM-Linse gleichen Designs (Pharmacia 811C) versorgt. Beide Augen wurden vom gleichen Operateur mittels Phakoemulsifikation operiert. Alle Patienten hatten mindestens einen der folgenden Risikofaktoren: Diabetes mellitus mit oder ohne Retinopathie, Glaukom, Pseudoexfoliation der Linse oder Uveits. Von den 100 operierten Patienten konnten 97 (194 Augen) ausgewertet werden. Die postoperative Nachbeobachtungszeit betrug mindestens 9 Monate, im Mittel 17,2 Monate. Die Ausprägung der postoperativen Kapselfibrose (KF) wurde wie folgt eingeteilt: Grad 0 = keine KF, Grad 1 = geringe KF, keine Visusreduktion; Grad 2 = deutliche KF, geringe Visusreduktion; Grad 3 = ausgeprägte KF, deutliche Visusreduktion.
*Ergebnisse:* 15 Augen der PMMA-Gruppe und 21 Augen der HSM-Gruppe hatten eine Kapselfibrose Grad 1. Eine Kapselfibrose Grad 2 lag bei 3 Augen der PMMA- und bei 6 Augen der HSM-Gruppe vor. Eine ausgeprägte Kapselfibrose Grad 3 konnte bei 4 Augen der PMMA- und bei 2 Augen der HSM-Gruppe festgestellt werden. Kapsulotomiert wurden bisher 3 Augen der PMMA- und 2 Augen der HSM-Gruppe. Ein statistisch signifikanter Unterschied in der Ausprägung der Kapselfibrose läßt sich nicht nachweisen ($P = 0{,}28$).
*Schlußfolgerung:* Unsere Untersuchung zeigt, daß nach Implantation einer heparinoberflächenmodifizierten Hinterkammerlinse die Kapselfibroseinzidenz nicht signifikant erhöht ist. Wir halten es daher für empfehlenswert, die Vorteile der verbesserten Biokompatibilität heparinmodifizierter Linsen, vor allem in Augen mit einer beeinträchtigten Blut-Kammerwasser-Schranke, weiterhin zu nutzen.

**Schlüsselwörter:** Kataraktoperation, Kapselfibrose, Intraokularlinse, Heparinmodifizierung, Biokompatibilität

**Summary.** *Aim of the study:* The protective influence of heparin surface modified (HSM) IOLs on the blood-aqueous barrier after cataract surgery is particularly efficacious in risk eyes. On the other hand, some authors suspect HSM IOLs to increase postoperative capsular fibrosis. In a prospective, randomised, and intraindividual comparative study, we investigated the incidence of capsular fibrosis after HSM versus PMMA IOL implantation.
*Patients:* Ninety-seven patients with HSM IOL implantation in one eye and standard PMMA IOL

D. Vörösmarthy et al. (Hrsg.)
10. Kongreß der DGII 1996

implantation in the other eye could be examined postoperatively over a period of 9–34 months (mean; 17 months). Except surface modification, all IOLs had an identical design. Both eyes had been operated on by the same surgeon using phacoemulsification and in-the-bag implantation. All patients showed at least one of the following risk factors: diabetes mellitus with or without retinopathy, glaucoma, PEX, or uveitis. Capsular fibrosis (CF) formation was graded into four stages (no, mild, moderate or severe).
*Results:* Fifteen eyes of the PMMA group and twenty-one eyes of the HSM group showed a mild capsular fibrosis (stage 1). Moderate capsular fibrosis (stage 2) was present in three eyes of the PMMA group and in six eyes of the HSM group. Severe capsular fibrosis (stage 3) was seen in four eyes of the PMMA group and in two eyes of the HSM group. Yag-Laser capsulotomy was performed in three eyes of the PMMA group and in two eyes of the HSM group. Statistical analysis of the data revealed no significant difference between the two groups ($P = 0.28$).
*Discussion:* In contrast to the observation of some authors we were not able to prove a significant influence of heparin surface modification on postoperative capsular fibrosis, inducing us to proceed using HSM IOLs in risk eyes.

**Key words:** cataract extraction, capsular fibrosis, intraocular lens, heparin surface modification, biocompatibility

## Einleitung

Die verbesserte Biokompatibilität heparinoberflächenmodifizierter Intraokularlinsen wurde in mehreren klinischen und histopathologischen Studien nachgewiesen [1, 4, 13, 14, 18]. Durch die veränderten Oberflächeneigenschaften der modifizierten Linsen kommt es zu einer geringeren Aktivierung immunologischer Prozesse und einer geringeren Beeinträchtigung der Blut-Kammerwasser-Schranke (BKS) in der postoperativen Phase. Die Ausbildung von Protein- und Zellablagerungen sowie von Synechien wird reduziert. Diese Faktoren sind vor allem in Augen mit instabiler BKS z. B. bei Diabetes mellitus. Uveitis oder Glaukom vorteilhaft. Kontrovers diskutiert wird, ob mit diesem Vorteil der Nachteil einer erhöhten Kapselfibroseinzidenz verbunden ist [6, 7, 9, 22, 23, 24].

## Methodik

Zur Untersuchung der Kapselfibroseinzidenz haben wir eine prospektive, randomisierte und intraindividuell vergleichende Studie durchgeführt. Bei seitengleichem Ausgangsbefund wurden 100 Patienten beidseits kataraktoperiert. Ein Auge wurde mit einer normalen PMMA-Linse versorgt, in das Partnerauge wurde eine heparinmodifizierte Linse implantiert. Von den 100 operierten Patienten konnten 97 Patienten, d. h. 194 Augen, postoperativ ausgewertet werden. 62 der Patienten waren Frauen, 35 Männer. Das Alter der Patienten lag zwischen 32 und 88 Jahren, im Mittel bei 71,2 Jahren. Die Patienten wurden zwischen Januar 1993 und Februar 1995 operiert. Die Zeit zwischen den beiden Operationen der einzelnen Patienten betrug 0,5–9 Monate, im Mittel 1,9 Monate. Die Nachbeobachtungszeit lag bei 9–34 Monaten, im Mittel 17,2 Monaten. Da wir die heparinmodifizierte Linse vor allem in Problemaugen verwenden, ergab sich ein relativ hoher Anteil folgender Grunderkrankungen: 59 Patienten waren Diabetiker, bei 29 Patienen war ein Glaukom bekannt. Eine Pseudoexfoliatio lentis wurde bei 15 Patienten diagnostiziert, 2 Patienten hatten beidseits eine Uveitis.

Beide Eingriffe wurden bei jedem Patienten von demselben Operateur ausgeführt. Die Operationstechnik war in allen Fällen gleich. Eine primäre Kapselfibrose war ein Ausschlußkriterium. Die Operation erfolgte in Kleinschnittechnik über einen sklerokornealen Tunnel. Die Linse wurde phakoemulsifiziert und die Hinterkapsel nach Entfernen der Rindenreste mit dem Saug-Spültip poliert. Die Linse wurde nach Instillation eines Viskoelastikums (Healon) in den Kapselsack implantiert. Die Nachbehandlung bestand in der Gabe einer Kortikoid/Antibiotikum-Tropfkombination über 6 Wochen 6 × täglich (Mycinopred).

Bei der von uns verwendeten Hinterkammerlinse handelt es sich um das Modell 811B bzw. 811C von Pharmacia. Bis auf die Oberflächenmodifizierung sind beide Linsen identisch. Der Optikdurchmesser beträgt 6 mm, die Gesamtlänge 12 mm. Die Optik ist bikonvex geformt, die Haptik um 6° anguliert. Es handelt sich um One-piece-Linsen ohne Positionierungslöcher. Die Oberflächenmodifizierung der Pharmacia 811C besteht in einer Schicht kovalent gebundener Heparinmoleküle. Hierdurch wird die Linsenoberfläche hydrophil und erhält eine negative Oberflächenladung. Die Ausprägung der postoperativen Kapselfibrose (KF) wurde wie folgt eingeteilt: Grad 0 = keine KF; Grad 1 = geringer KF, keine Visusreduktion; Grad 2 = deutliche KF, geringe Visusreduktion; Grad 3 = ausgeprägte KF, deutliche Visusreduktion.

## Ergebnisse

Bei der Mehrzahl der nachuntersuchten Augen konnte keine visusrelevante Kapselfibrose festgestellt werden: In der PMMA-Gruppe hatte sich in 75 Augen und in der HSM-Gruppe in 68 Augen keine nennenswerte Kapselfibrose entwickelt. 15 Augen der PMMA-Gruppe und 21 Augen und der HSM-Gruppe hatten eine nicht visusbeeinträchtigende Kapselfibrose Grad 1. Bei den stärkeren Kapselfibrosen mit Visusbeeinträchtigung ergaben sich folgende Zahlen: Kapselfibrose Grad 2 lag bei 3 Augen der PMMA-und bei 6 Augen der HSM-Gruppe vor. Eine

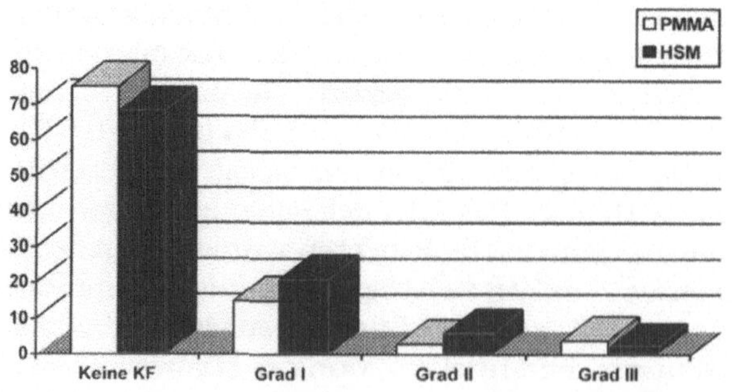


**Abb. 1.** Kapselfibroseinzidenz Gesamtkollektiv ($n$ = 194 Augen)

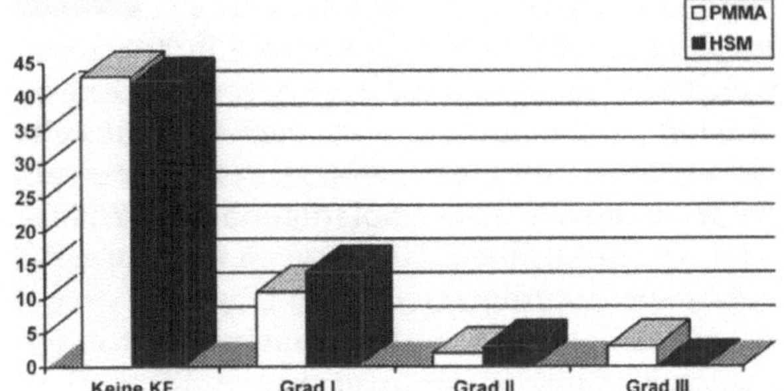


**Abb. 2.** Kapselfibroseinzidenz Diabetiker (*n* = 118 Augen)

ausgeprägte Kapselfibrose Grad 3 konnte bei 4 Augen mit PMMA- und bei 2 Augen der HSM-Gruppe festgestellt werden (Abb. 1). Kapsulotomiert wurden bisher 3 Augen der PMMA- und 2 Augen der HSM-Gruppe. Die Daten wurden mit dem Wilcoxon-Test für Paardifferenzen ausgewertet. Ein statistisch signifikanter Unterschied in der Ausprägung der Kapselfibrose läßt sich nicht nachweisen ($P = 0{,}28$).

Die Ergebnisse bei den Patienten mit Diabetes mellitus zeigten ebenfalls keinen statistisch signifikanten Unterschied ($P = 0{,}64$). Eine visusrelevante Kapselfibrose war in dieser Untergruppe selten. In der PMMA-Gruppe war bei 43 Augen und in der HSM-Gruppe bei 42 Augen keine nennenswerte Kapselfibrose festzustellen. 11 Augen der PMMA-Gruppe und 14 Augen der HSM-Gruppe zeigten eine nicht visusbeeinträchtigende Kapselfibrose Grad 1. Bei den stärkeren Kapselfibrosen mit Visusbeeinträchtigung ergaben sich folgende Zahlen: Eine Kapselfibrose Grad 2 war bei 2 Augen der PMMA- und bei 3 Augen der HSM-Gruppe entstanden. Eine ausgeprägte Kapselfibrose Grad 3 konnte bei 3 Augen der PMMA- und bei keinem Auge der HSM-Gruppe festgestellt werden (Abb. 2).

## Diskussion

Die Entwicklung eines Nachstars gehört zu den häufigsten Ursachen einer postoperativen Visusverschlechterung nach erfolgreicher Kataraktoperation [15, 16, 20, 21].

Die Behandlung mittels einer Nd : YAG-Kapsulotomie führt einerseits zu einer sofortigen optischen Rehabilitation, birgt aber andererseits ein erhöhtes Risiko von Komplikationen im Bereich des hinteren Augenabschnittes, wie einer Netzhautablösung oder eines zystoiden Makulaödems [3, 11]. Das Auftreten einer Kapseltrübung sollte daher möglichst verhindert werden.

In der vorliegenden Studie soll die Kapselfibroseinzidenz nach Kataraktoperation und Implantation einer Standard PMMA-IOL im Vergleich zu einer HSM-IOL untersucht werden. Fraglich ist, ob der Vorteil der besseren Biokompatibilität mit dem Nachteil einer erhöhten Nachstarrate verbunden ist. Winther-Nielsen fand bei Augen, die mit einer heparinmodifizierten Hinterkammerlinse mit plankonvexer Optik versorgt wurden, häufiger eine Kapseltrübung als in Augen mit konventioneller PMMA-IOL [23]. Tendentiell etwas häufiger sah Umezawa eine Kapselfibrose in Augen mit einer heparinmodifizierten, bikonvexen Hinterkammerlinse gegenüber Augen mit einer normalen PMMA-Linse mit planer Optik [22]. Andere Autoren stellten keinen Unterschied in der Kapselfibrosehäufigkeit fest [5, 7]; Zetterström berichtet sogar über eine niedrigere Trübungsrate nach Implantation einer HSM-Linse [24].

Da unterschiedliche Linsentypen und Formen Einfluß auf die Nachstarhäufigkeit haben, wurde von uns ein Linsentyp verwendet, der sowohl in der Standard-PMMA als auch in der heparinmodifizierten Variante das gleiche Design aufweist. Eine bikonvexe Linse mit angulierter Haptik wurde gewählt, da mit Linsen diesen Typs nach Kapselsackimplantation, vermutlich aufgrund einer mechanischen Barrierefunktion, die Nachstarrate am geringsten zu sein scheint [2, 5, 8, 10, 17, 19]. Um interindividuelle Einflüsse auf das Untersuchungsergebnis auszuschließen, haben wir eine intraindividuelle Untersuchung durchgeführt.

Die Auswertung der Ergebnisse bei unseren Patienten zeigt keinen statistisch signifikanten Unterschied im Auftreten einer Kapselfibrose nach Implantation einer normalen PMMA- bzw. einer HSM-Linse. Auch in der Gruppe der Diabetiker fand sich kein Hinweis auf eine höhere Kapselfibroseinzidenz nach Implantation einer HSM-IOL. Die bekanntermaßen niedrige Nachstarhäufigkeit bei Diabetikern bestätigt sich auch in unserer Untersuchung.

Wie bei einer Nachbeobachtungszeit von im Mittel 17,2 Monaten zu erwarten, bestanden die von uns festgestellten Kapseltrübungen vor allem in fibrotischen Veränderungen. Ob Trübungen im Sinne eines regeneratorischen Nachstares das Ergebnis beeinflussen werden, wird in weiteren Nachuntersuchungen des Patientenkollektivs festzustellen sein. In einer In-vitro-Untersuchung stellte Knorr eine antiproliferative Wirkung von Heparin auf bovine Linsenepithelzellen fest [12], was eine verminderte Rate an regeneratorischem Nachstar nach Implantation einer heparinmodifizierten IOL erwarten ließe.

Wir halten es daher weiterhin für sinnvoll, heparinmodifizierte Intraokularlinsen bei Augen mit instabiler Blut-Kammerwasser-Schranke zu verwenden.

## Literatur


1. Amon M, Menapace R (1993) Long-term results and biocompatibility of heparin-surface-modified intraocular lenses. J Cataract Refract Surg 19 : 258–262
2. Apple DJ, Solomon KD, Tetz MR et al. (1992) Posterior capsule opacification. Surv Ophthalmol 37 : 73–116
3. Bath PE, Frankhauser F (1986) Long term results of Nd : YAG laser posterior capsulotomy with the Swiss laser. J Cataract Refract Surg 12 : 150–153
4. Borgioloi M, Coster DJ, Fan RTF et al. (1992) Effect of heparin modification of polymethylmethacrylate intraocular lenses on signs of postoperative inflammation after extracapsular cataract extraction. Ophthalmology 99 : 1248–1255
5. Born C, Ryan D (1990) Effect of intraocular lens optic design on posterior capsular opacification. J Cataract Refract Surg 16 : 188–192
6. Colin J, Roncin S, Wenzel M (1995) Efficay of Heparin surface-modified IOLs in reducing postoperative inflammatory reactions in patients with exfoliation syndrome – a double-blind comparative study. Eur J Implant Ref Surg 7 : 266–270

7. Condon PI, Brancato R, Hayes P, Pouliquen Y, Saari KM, Wenzel M (1995) Heparin surface-modified IOLs compared with regular PMMA IOLs in patients with diabetes and/or glaucoma – 1 year results of a double-blind randomized multi-independent trial. Eur J Implant Ref Surg 7 : 194–201
8. Downing JE (1986) Longterm discission rate after placing posterior chamber lenses with the convex surface posterior. J Cataract Refract Surg 12 : 651–654
9. Francoz-Taillanter N (1995) Opacification capsulaire posterieure et incidence. Small incision and refractive surgery congress 1995, Paris
10. Götting J, Knorz MC, Seiberth V, Münch D (1991) Nachstarrate mit bikonvexen und konvexplanen IOLs – Eine prospektive Studie. In: Wenzel M, Reim M, Freyler H, Hartmann C (Hrsg) 5. Kongreß der Deutschen Gesellschaft für Intraokularlinsen-Implantation. Springer, Berlin Heidelberg New York Tokyo 698–703
11. Javitt JC, Tielsch JM, Canner JK, Kolb MM, Sommer A, Steinberg EP (1992) National outcomes of cataract extraction: Increased risk of retinal complications associated with Nd : YAG laser capsulotomy. Ophthalmology 99 : 1487–1498
12. Knorr M, Wunderlich K, Steuhl KP, Thiel HJ (1992) Wirkung von Heparin auf die Proliferation kultivierter boviner Linsenepithelzellen. Ophthalmologe 89 : 319–324
13. Larsson R, Selen G, Björklund H et al. (1989) Intraocular PMMA lenses modified with surface-immobilized heparin: evaluation of biocompatibility in vitro an in vivo. Biomaterials 10 : 511–516
14. Lin CL, Wang AG, Chou JCK, Shieh G, Liu JH (1994) Heparin surface modified intraocular lens implantation in patients with glaucoma, diabetes or uveitis. J Cataract Refract Surg 20 : 550–553
15. McDonnell P, Zarbin M, Green W (1983) Posterior capsule opacification in pseudophakic eyes. Ophthalmology 90 : 1548–1553
16. Moisseiev J, Bartov E, Schochat A et al. (1989) Long-term study of the prevalence of capsular opacification following extracapsular cataract extraction. J Cataract Refract Surg 15 : 531–533
17. Nishi O (1986) Incidence of posterior capsule opacification in eyes with and without posterior chamber intraocular lenses. J Cataract Refract Surg 12 : 519–522
18. Percival SPC, Pai V (1993) Heparin modified lenses for eyes at risk for breakdown of the blood-aqueous barrier during cataract surgery. J Cataract Refract Surg 19 : 760–765
19. Sterling S, Wood T (1986) Effect of intraocular lens convexity on posterior capsule opacification. J Cataract Refract Surg 12 : 655–657
20. Tetz M, O'Morchoe DJC, Gwin T et al. (1988) Posterior capsular opacification and intraocular lens decentration. Part II. J Cataract Refract Surg 14 : 614–623
21. Tetz M, Sperker M, Blum M, Auffarth GU, Völcker HE (1996) Klinische Nachstarbewertung in pseudophaken Augen. Ophthalmologe 93 : 33–37
22. Umezawa S, Shimizu K (1993) Biocompatibility of surface-modified intraocular lenses. J Cataract Refract Surg 19 : 371–374
23. Winther-Nielsen A (1994) Heparin surface modified intraocular lenses: Secondary cataract and incidence of Yag laser treatment. A double blind 3-year study. ESCRS congress. Lisabon Portugal
24. Zetterström C (1993) Incidence of posterior capsule opacification in eyes with exfoliation syndrome and heparin surface modified intraocular lenses. J Cataract Refract Surg 19 : 344–347

# Hydrophobe Wechselwirkungen bei der Adhärenz von Staphylokokken an Intraokularlinsen

R. BECK, E. SCHLÖRICKE, H. SCHMIDT, H. A. SCHULZE und R. GUTHOFF

**Zusammenfassung.** Die Verwendung unterschiedlicher Materialien für Intraokularlinsen hat die Zielstellung, die Hydrophobizität der Oberflächen zu senken, um die Anlagerung von Zellen und damit Fremdkörperreaktionen zu reduzieren. Inwieweit eine Oberflächenmodifizierung auch die bakterielle Haftung beeinträchtigt, ist an S.-epidermidis-Stämmen unterschiedlicher hydrophober Eigenschaften und verschiedenen Linsen (PMMA, Silikon, unpoliert und poliert, heparinisiert, Hydrogel, Polyhema/PMMA-Copolymer, Acrylate/Methacrylate-Copolymer und Silikonelastomer) mit Hilfe einer quantitativen standardisierten Methode zur Untersuchung von Bakterienadhäsion mittels Radioaktivität untersucht worden.

Die Untersuchungen zeigten, daß bakterielle Adhärenz ein komplexes Wechselspiel zwischen zwei Oberflächen ist und die Modifikation von Polymeroberflächen durch die Vielfalt bakterieller Oberflächeneigenschaften zu ganz unterschiedlichen Ergebnissen führt. Der Vergleich von unpolierten und polierten PMMA-Linsen und Silikonlinsen ergab, daß der hydrophobe Stamm besser an den unpolierten als an den polierten haftete, während der hydrophile Stamm umgekehrt reagierte. Eine heparinmodifizierte PMMA-Oberfläche zeigte einen signifikanten stärkeren Adhärenzverlust beim hydrophoben Stamm im Vergleich zu den PMMA- und Silikonlinsen. An neuereren Materialien (Hydrogel, Polyhema/PMMA-Copolymer, Acrylate/Methacrylate-Copolymer, Silikonelastomer) hafteten signifikant weniger Bakterien des hydrophoben Stammes als bei den PMMA- und Silikonlinsen. Das unterschiedliche Adhärenzvehalten des hydrophilen Stammes bei diesen Materialien ist mit hydrophoben Wechselwirkungen nicht allein zu erklären.

**Schlüsselwörter:** hydrophobe Wechselwirkungen, oberflächenmodifizierte Intraokularlinsen, Bakterienadhäsion

**Summary.** The use of different materials for intraocular lenses aims to lower the surface hydrophobicity and reduce the attachment of cells and thus foreign body reactions.

How a surface modification influences bacterial attachment was examined by means of quantitative standardized methods for examination of bacterial adhesion with radioactivity on *S. epidermidis* strains with different hydrophobic properties and different lenses (PMMA silicon, untreated, surface passivated and heparin-modified, hydrogel, polyhema/PMMA copolymer, acrylate/methacrylate copolymer and silicone that elastomer).

The examination showed that bacterial attachment is a complex system between two surfaces. The modification of polymer surfaces led to different results due to varieties of bacterial surface properties. When untreated PMMA lenses were compared with surface passivated PMMA lenses, it was found that the hydrophobic strain adhere better to untreated than to surface passivated lenses, but the adherence of the hydrophilic strain was reversed. These results apply to silicon lenses. The hydrophobic strain attached in lower numbers to heparin-surface-modified PMMA lenses than the hydropholic one. With new materials (polyhema/PMMA co-

D. Vörösmarthy et al. (Hrsg.)
10. Kongreß der DGII 1996

polymer, acrylate/methacrylate copolymer and silicon elastomer), less significant bacteria of hydrophobic strain attached than on PMMA and silicon lenses.
Hydrophobic interaction with these materials does not imply the different attachment of the hydropholic strain.

**Key words:** hydrophobic interaction, surface modified intraocular lenses, surface modification, bacterial attachment

## Einleitung

Bakterielle pseudophakische Endophthalmitiden stellen eine der gefürchtetsten Komplikationen in der Kataraktchirurgie dar.

Die Inzidenz dieser intraokularen Entzündung, die häufig zum Sehverlust des Auges führt, liegt nach neuesten Literaturangaben zwischen 0,1–0,2% [5, 11] trotz verbesserter prophylaktischer und therapeutischer Möglichkeiten der Behandlung.

Der am häufigsten bei Endophthalmitiden isolierte Erreger ist Staphylococcus epidermidis [8, 19]. Diese Keimart hat die Eigenschaft, gut an Biomateralien zu haften, sich dort zu vermehren und eingebettet in einer Matrix schwer erreichbar für Antibiotika und immunologische Abwehrmechanismen zu sein [7]. Der erste Schritt in diesem pathogenetischen Verlauf ist der Adhärenzprozeß, der bislang im Detail noch nicht aufgeklärt ist. Neben unspezifischen elektrostatischen und van-der-Waals-Wechselwirkungen sind bei der Adhärenz von Bakterien an Polymeren auch „hydrophobe" Wechselwirkungen beteiligt [9].

Hydrophobe Wechselwirkungen beruhen auf dem Effekt, daß hydrophobe Oberflächen sich von einer hydrophilen Umgebung (wie etwa Wasser) „umdrehen" und daraus ein Gewinn an Entropie resultiert, der die Adhärenz energetisch begünstigt [10]. Es konnte in Modellen gezeigt werden, daß die Adhärenz von Bakterien an Polymeren in starkem Maße durch hydrophobe Wechselwirkungen beeinflußt wird [14].

Die Rolle spezifischer Wechselwirkungen bei der Adhärenz von Staphylokokken ist im Unterschied zu S. aureus bei S.-epidermidis-Stämmen bislang wenig untersucht [7, 22, 24]. Faktoren wie Fibronectin, Kollagen, Laminin und Fibrinogen begünstigen bei S.-aureus-Stämmen polymerassozierte Infektionen. Diese Aussage trifft nur bedingt auf S.-epidermidis-Stämme zu [3, 24]. Die bakterielle Adhärenz an Polymere ist in vitro eine Funktion der Größe [20], der Rauhigkeit bzw. Glattheit [4] und der Hydrophobizität [9, 17] der Oberfläche.

Durch Verwendung neuer Materialien und durch Oberflächenmodifikation von IOL wird versucht, die Hydrophobizität der Oberflächen zu senken, um die Haftung von Entzündungszellen und damit den Fremdkörpereffekt zu reduzieren [2, 15]. In wieweit solche Modifikation auch das Adhärenzverhalten von Bakterien beeinflussen, war Ziel unserer Untersuchungen.

## Material und Methoden

Zwei S.-epidermidis-Stämme unterschiedlicher Hydrophobizität, der Referenzstamm ATCC 14990 und das klinische Isolat 6579 I wurden ausgewählt. Die Iden-

**Tabelle 1.** Angaben über das Material, die Größe und die Anzahl der verwendeten Intraokularlinsen bei den Untersuchungen

| Material | Firma | Optikdurchmesser [mm] | Anzahl |
|---|---|---|---|
| PMMA | | | |
| unpoliert | Adatomed | 7 | 81 |
| poliert | Adatomed | 6,5 | 108 |
| heparinisiert | Pharmacia | 6,5 | 27 |
| Silikon | | | |
| unpoliert | Adatomed | 6 | 81 |
| poliert | Adatomed | 6 | 81 |
| Polyhema/PMMA-Copolymer | Morcher GmbH | 7 | 20 |
| Acrylat/Methacry-lat-Copolymer | Alcon | 6 | 10 |
| Hydrogel | Storz | 6 | 10 |
| Silikonelastomer | Pharmacia | 6 | 26 |

tifikation wurde anhand biochemischer Parameter (API STAPH, Bio Merieux) durchgeführt. Die Bestimmung der Hydrophobizität erfolgte mit dem „Salt Aggregation Test" (SAT) nach Lindahl et al. [13] und dem Xylot-Test nach Rosenberg [18]. Die Hydrophobizität des Referenzstammes ATCC 14990 betrug 94% und die des klinischen Isolates 6579 I 6%. Wir verwendeten zur Untersuchung der Bakterienadhäsion an IOL-Oberflächen eine quantitative standardisierte Methode, modifiziert nach Vaudaux [23]. Die Bakterien wurden mit $H^3$-Thymidin in folgender Weise radioaktiv markiert. Zu 14 ml einer Isosensitestbouillon (Firma Oxoid) wurden 1,4 ml einer Bakteriensuspension der Keimdichte $4 \times 10^7$ Bakt/ml (OD 0,4 bei 580 nm) und 100 µCi $H^3$-Thymidin hinzugefügt und die Suspension bei 37° C unter Schütteln inkubiert. Die Entfernung der überschüssigen Radioaktivität erfolgte durch 3maliges „Waschen" mit PBS (ph 7,2). Mit einem Adhärenzinokulum von $4 \times 10^7$ Bakt/ml wurden die Versuche über eine Adhärenzzeit von 30 min bei 37° durchgeführt. Nach dem die ungebundenen Bakterien durch 3maliges Waschen (5 min mit 75 ml PBS unter Schütteln) entfernt wurden, ließ sich nach Messung der Gesamtradioaktivität der IOL und des Adhärenzinokulums die Anzahl der adhärierten Bakterien pro $mm^2$ Linsenoberfläche erreichen.

Wir untersuchten an insgesamt 253 Linsen mit unterschiedlichen Oberflächeneigenschaften und aus unterschiedlichem Material das Adhärenzverhalten unserer S.-epidermidis-Stämme (Tabelle 1). Jedes Linsenmodell wurde bei den Untersuchungen direkt mit einer Anzahl von polierten PMMA-Linsen verglichen. Die Auswertung erfolgte mit dem parameterfreien Verfahren nach Krushal und Wallis. Ein $P < 0,05$ wurde als statistisch signifikant gewertet [25].

## Ergebnisse

Das Adhärenzverhalten des hydrophoben Referenzstammes ATCC 14990 unterscheidet sich signifikant gegenüber dem hydrophilen Stamm (6579 I) bei den PMMA-Linsen (poliert-unpoliert) und den Silikon-Linsen (poliert-unpoliert) (Abb. 1 und 2).

Der hydrophobe Referenzstamm zeigte eine signifikante höhere Haftungsrate an unpolierten PMMA- ($8{,}0 \times 10^3/mm^2$) und Silikonlinsen ($11{,}0 \times 10^3/mm^2$), wo-

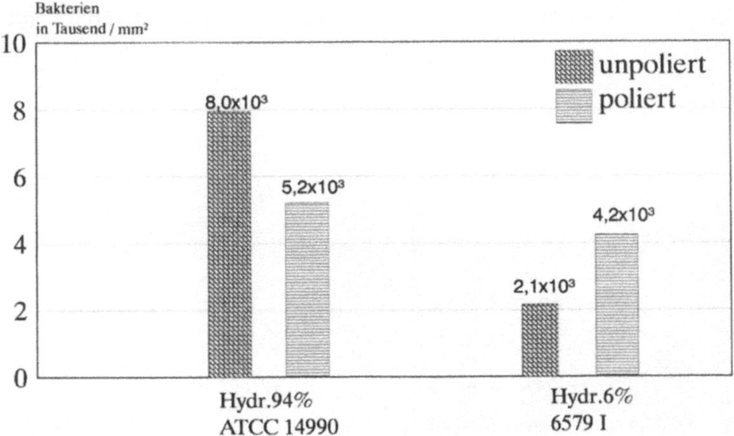


**Abb. 1.** Adhärenzvergleich von S.-epidermidis-Stämmen mit unterschiedlicher Hydrophobizität bei PMMA-Linsen unpoliert und poliert

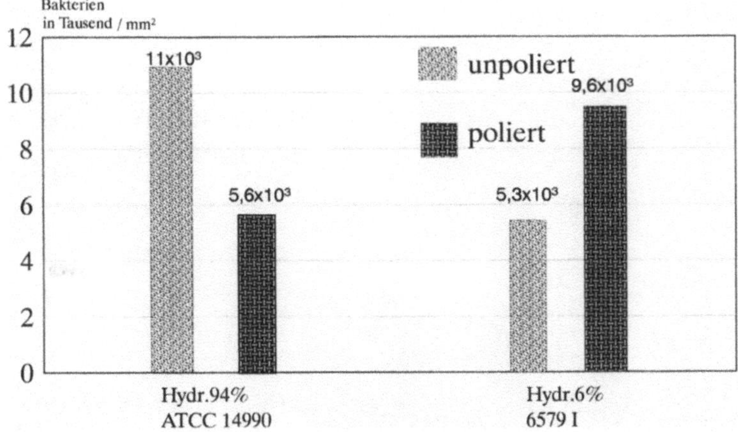


**Abb. 2.** Adhärenzvergleich von S.-epidermidis-Stämmen mit unterschiedlicher Hydrophobizität bei Silikonlinsen unpoliert und poliert

bei der hydrophile Stamm (6579 I) eine signifikant höhere Haftungsrate an unpolierten PMMA- ($4{,}2 \times 10^3/mm^2$) und Silikonlinsen ($9{,}6 \times 10^3/mm^2$) zeigte. Im Vergleich von PMMA- und Silikonlinsen ergab sich eine signifikante höhere Adhärenzrate des hydrophilen Stammes (6579 I) an Silikonlinsen.

Die Heparinisierung von PMMA-Linsenoberflächen bewirkt eine weitere Reduzierung der Oberflächenhydrophobizität eine weitere Reduzierung der Oberflächenhydrophobizität (Abb. 3). Diese Modifizierung führte bei dem hydrophoben Referenzstamm (ATCC 14990) zu einer weiteren signifikanten Adhärenzreduzierung ($2{,}5 \times 10^2/mm^2$) im Vergleich zu den PMMA- und Silikonlinsen.

Allerdings hafteten signifikant mehr Bakterien ($7{,}7 \times 10^3/mm^2$) des hydrophilen Stammes auf der heparinisierten Linsenoberfläche als auf den PMMA-Linsen. Neuere Linsenmaterialien wie das Hydrogel, Acrylat/Methacrylat-Copoly-

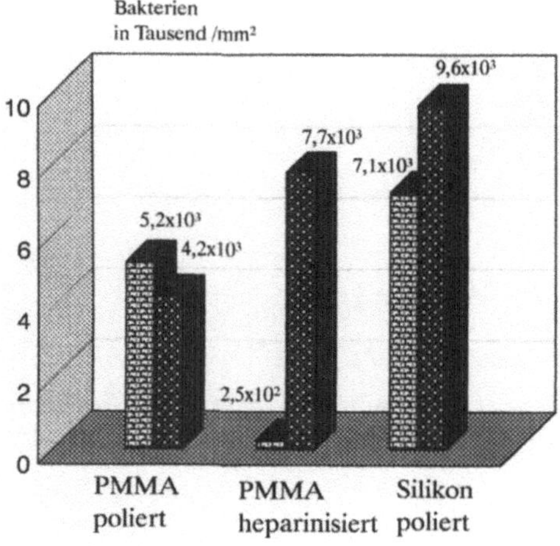


**Abb. 3.** Adhärenz von S.-epidermidis-Stämmen mit unterschiedlicher Hydrophobizität an Intraokularlinsen mit verschiedenen Oberflächen

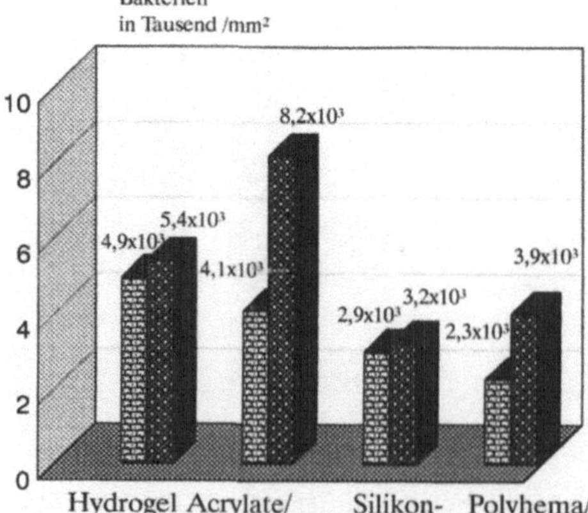


**Abb. 4.** Adhärenz von S.-epidermidis-Stämmen unterschiedlicher Hydrophobizität an Intraokularlinsen mit verschiedenen Oberflächen

mer, Silikonelastomer und Polyhema/PMMA-Copolymer weisen eine Abnahme im Adhärenzverhalten des hydrophoben Referenzstammes (ATCC 14990) auf im Vergleich zu den PMMA- und Silikonlinsen (Abb. 4).

Allerdings sind die dort sehr unterschiedlichen Adhärenzraten des hydrophilen Stammes (6579 I) mit hydrophoben Wechselwirkungen allein nicht zu erklären.

## Diskussion

Durch die Anwendung einer standardisierten Methode mittels Messung der radioaktiv markierten Bakterien auf den verschiedenen Linsenoberflächen gelang uns eine quantitative Bestimmung des Adhärenzverhaltens der S.-epidermidis-Stämme ATCC 14990 und 65791.

Wie aus der Literatur [1, 26] bekannt ist, führt eine Abnahme der Hydrophobizität der Linsenoberfläche zu einer Abnahme von Zellanlagerung und damit zu einer Reduzierung von Fremdkörperreaktionen.

Analog dazu bestätigen unsere Untersuchungen und die von Doyle et al. [5] und Tetz [21], daß die Oberflächenhydrophilisierung von IOL einen Einfluß auf das Haftverhalten von Bakterien hat.

Allerdings sind diese offensichtlich hydrophoben Wechselwirkungen von stammspezifischen Oberflächeneigenschaften des Bakterium abhängig, denn nur der S.-epidermidis-Stamm (ATCC 14990) mit seiner starken Oberflächenhydrophobizität (94%) wies einen signifikanten Adhärenzverlust auf hydrophilen Oberflächen von IOL (heparinmodifizierte, Linsen aus Silikonelastomer, Polyhema/PMMA-Copolymer auf.

Auf hydrophoben Oberflächen von IOL (unpolierte PMMA-Silikonlinsen, polierte PMMA-Silikonlinse) war eine signifikante Adhärenzsteigerung zu verzeichnen. Die sehr unterschiedliche Haftung des hydrophilen Stammes (6579 I) auf den unterschiedlichen IOL-Oberflächen ist mit hydrophoben Wechselwirkungen nicht allein zu erklären.

Über die Hydrophobizität der Oberfläche der S.-epidermidis-Stämme, die in der Bindehautflora vorkommen gibt es bisher keine Untersuchungen.

Sie wird Gegenstand unserer weiteren Untersuchungen sein. Die Ergebnisse zeigten, daß bakterielle Adhärenz ein komplexes Wechselspiel zwischen zwei Oberflächen ist und die Modifikation von Polymeroberflächen durch die Vielfalt bakterieller Oberflächeneigenschaften zu unterschiedlichen Ergebnissen führen kann.

## Literatur

1. Amon M (1992) Die Relevanz der in vivo Dokumentation zellulärer Reaktionen auf Linsenoberflächen für die Beurteilung der Biokompatibilität unterschiedlicher intraokularer Implantate. Spektrum Augenheilkd 6/3 (Suppl 7)
2. Amon M, Menapace R, Radax U, Freyler H (1995) Der Einfluß unterschiedlicher Oberflächeneigenschaften intraokulärer Implantate aus PMMA aus deren Biokompatibilität. Spektrum Augenheilkd 9/1 : 30–35

3. Christensen G, Larry M, Baddour DL, Simpson WA (1989) Microbial and foreign body factors in the pathogenesis of medical device infection. In: Bisno AL, Waldvogel FA (eds) Infection associated with indwelling medical devices. Am Soc Mikrobiol Washington DC. pp 26–58
4. Crystal M, Cunaman MS, Nanine M, Tarbaux BS, Patricia M, Knight PD (1991) Surface properties of intraokular lenses materials and their influence on in vitro cell adhesion. J Cataract Refract Surg 17 : 767–773
5. Doyle A, Bergi B, Early A, Blake A, Eustace P, Hone R (1995) Adherence of bacteria to intraocular lens: a prospective study. Br J Ophthalmol 79(4) : 347–349
6. Ettl A, Pum D, Schmid E, Göttigner W (1995) Rasterkraftmikroskopie oberflächenmodifizierter Intraokularlinsen. Spektrum Augenheilkd 9/4 : 177–182
7. Galliani S, Viot M, Cremieux A, Van der Auwea P (1994) Early adhesion of bacteriemic strain of staphylococcus epidermidis to polystyrene influence of hydrophobicity, slime production, plasma, albumin, fibrinogen and fibronectin. J Lab Clin Med 123(5) : 685–692
8. Haeven CJ, Mann PJ, Boase DI (1992) Endophthalmitis following extracapsular cataract surgery: a review of 32 cases. Br J Ophthalmol 76 : 419–423
9. Hogt AH, Dankert J, De Vries JA, Feijen J (1983) Adhesion of coagulase-negative staphylococci to biomaterials. J Gen Microbiol 129 : 2959–29–68
10. Jansen B (1987) Wechselwirkungen zwischen Staphylococcus epidermidis und Polyurethanen. Inaugural Dissertation, Köln
11. Kattan HM, Flynn HW, Pflugfelder SC (1991) Nosocomial endophthalmitis survey. Current incidence of infection after intraocular surgery. Ophthalmology 98 : 227–238
12. Kiyoshi O, Masakazu F, Keiko I, Yoshitomo U (1993) Comparing the cell population on different intraocular lens materials in one eye. J Cataract Refr Surg 19 : 431–434
13. Lindahl M, Faris A, Wadström T, Hjerten S (1983) A new test based on "salting out" to measure relative surface hydrophobicity of bacterial cells. Biochem Biophys Acta 677 : 471
14. Ludwicka A, Jansen B, Wadström T, Pulverer G (1984) Attachment of staphylococci to various synthetic polymers. Zbl Bakt Hyg Acta 256 : 479–489
15. Mateo NB, Ratner RD (1989) Relating the surface properties of intraocular lens materials to endothelial cell adhesion damage. Invest Ophthalmol Vis Sci 30(5) : 853–860
16. Montan G, Kroranyi MD, Bo P (1993) Heparin surface modification associated with lower incidence of endophthalmitis. J Ocular Surg 11(21)
17. Portoles M, Refojo MF, Leong FI (1993) Reduced bacterial adhesion to heparin – surfaced – modified intraocular lenses. J Cataract Refr Surg 19(6) : 755–759
18. Rosenberg M, Gutennick D, Rosenberg E (1980) Adherence of bacteria to hydrocarbons: a simple method for measuring cell-surface hydrophobicity. FEMS Microbiol Lett 2 : 29
19. Rummelt V, Boltze H, Bialasiewicz A, Naumann H (1992) Zur Häufigkeit postoperativer bakterieller Infektionen nach geplanten intraokularen Eingriffen. Klin Monatsbl Augenheilkd 200 : 178–181
20. Sugarmann B, Musker D (1981) Adherence of bacteria to suture materials. Proc Soc Exp Biol Med 167 : 156–160
21. Tetz MR, Borneft M, Bach A, Auffarth GU, Sonntag HG (1996) Bakterienadhäsion auf heparinbeschichteten Intraokularlinsen. Klin Monatsbl Augenheilkd (Suppl) 208 : 25–26
22. Timmermann CP, Fleer A, Besnier JM, Graaf L, Cremers F, Verhoef J (1991) Characterization of a proteinaceous ahesin of staphylococcus epidermidis which mediates attachment to polystyrene. Infect Immun 59 : 4187–4192
23. Vaudaux PE, Zulian G, Huggler E, Waldvogel FA (1985) Attachment of staphylococcus aureus to PMMA increases its resistance to phagocytosis in foreign body infection. Infect Immun 50 : 472–477

24. Waldström T, Speziale F, Rozgonyi A, Ljungh I, Ryden D (1987) Interaction of coagulase-negative staphylococci with fibronectin and collagen as possible first step of tissue colonisation in wounds and other tissue trauma. Zbl Bakteriol Mikrobiol Hyg 1 (Suppl) 16 : 83–91
25. Weber EC (1969) Grundriß der biologischen Statistik 5. Aufl. Jena
26. Wenzel M, Reim M, Heinze M, Böcking A (1988) Cellular invasion on the surface of intraocular lenses. In vivo cytological observations following lens implantation. Graefe's Arch Clin Exp Ophthalmol 226 : 449–454

# Klinische Erfahrungen bei der intraokularen Applikation von Pikosekundenlaserpulsen

G. Geerling, J. Roider, U. Schmidt-Erfurth, H. Laqua und A. Vogel

**Zusammenfassung.** *Zielsetzung:* Pikosekundenlaserpulse (PS) stellen eine neue Möglichkeit der intraokularen Chirurgie dar. Sie erlauben es – verglichen mit den konventionellen Nanosekundenpulsen (NS) des Nd-YAG-Lasers – mit deutlich geringerer Pulsenergie zu operieren. PS-Pulse müssen in der Regel in Serien entweder mittles manueller Strahlführung oder computergesteuerter Muster appliziert werden. Wir berichten über unsere klinischen Erfahrungen bei der Behandlung verschiedener Indikationen der Photodisruption.

*Methode:* Das von uns verwendete Lasersystem (ISL 2001) emittiert Pulse von 40 ps Dauer, einer Wellenlänge von 1053 nm, einer Energie von 20 bis 400 μJ und einer Repetitionsrate von 10 bis 1000 Hz. Iridektomien ($n$ = 19) wurden mit einem 0,5–1 mm durchmessenden Spiralmuster von 250-μJ-Pulsen bei einer Repetitionsrate von 1000 Hz erzeugt. Vordere und hintere Kapsulotomien ($n$ = 5) wurden durch ein Linienmuster in Sechseckform (250 μJ/Puls, 1000 Hz) erzielt. Weitere Indikationen waren: Synechiolyse ($n$ = 2, manuelle Strahlführung, 100–300 μJ/Puls, 120 Hz). Iridotomie ($n$ = 1; 250 μJ/Puls, 1000 Hz), Versuch der Durchtrennung vitreoretinaler Traktion ($n$ = 1, 400 μJ/Puls, 1000 Hz) und der peripheren Retinotomie ($n$ = 1, 400 μJ/Puls, 1000 Hz), Stets wurde ein dem speziellen Applikationsort entsprechendes Kontaktglas verwendet.

*Ergebnisse:* Durchgängige, sehr gut umschriebene Iridektomien wurden bei einem mittleren Durchmesser von 667 μm mit einer mittleren Gesamtenergie von 2968 mJ erzielt. In 63% aller Fälle kam es zu einer spontan sistierenden Blutung. Eine Kapsulotomie bei massiver Kapselfibrose erforderte 661 mJ/mm Schnittlänge. Aufgrund der Verwendung von Pulsserien bestand bei der Kapsulotomie ein erhöhtes Risiko ausgedehnte Linsenschäden zu erzeugen. Die Synechiolyse erforderte 151 mJ/mm und die Iridotomie 1539 mJ/mm. Die Versuche einer peripheren Retinotomie bzw. die Durchtrennung eines vitreoretinalen Stranges waren – vermutlich in Folge der Fokusvergrößerung durch die optische Aberration des Auges und des Kontaktglases – nicht erfolgreich.

*Schlußfolgerung:* Bei der Verwendung von Pikosekundenlaserpulsen liegt die Gesamtenergie meist deutlich höher als bei einem NS-Laser. Die entstehenden Einzeleffekte sind aber deutlich weniger disruptiv. Der Gebrauch vorprogrammierter Muster erleichtert die Durchführung einer basalen Iridektomie und die Diszision massiv fibrotischer Linsenkapseln. Unseres Erachtens eignet sich der PS-Laser hervorragend für die Durchführung von Iridektomien. Für hintere Kapsulotomien ist jedoch der NS-Laser zu bevorzugen. Die vorteilhafte Vewendung von vorprogrammierten Pulsserienmustern könnte aber auch z. B mit dem Ns-Laser deutlich preiswerter realisiert werden. Unterstützt durch die DFG Bi-321/2-2.

**Summary.** *Purpose:* With picosecond laser pulses it is possible to perform intraocular microsurgery with much lower pulse energy than with standard nanosecond pulses (NS) of Nd-Yag lasers. We report on our clinical experiences in treating different indications for photodisruption with series of ps pulses which are applied in computer-controlled patterns.

*Method:* We used a ps laser ISL 2001 which emits pulses of 40 ps with a wavelength of 1053 nm, a pulse energy of 20–400 μJ, and a repetition rate of 10–1000 Hz. We performed iridecto-

D. Vörösmarthy et al. (Hrsg.)
10. Kongreß der DGII 1996

mies ($n = 19$) by applying a spiral pattern of 0.5–1 mm diameter with pulses of 250 µJ and a repetition rate of 1000 Hz. Anterior and posterior capsulotomies ($n = 5$) were performed with a hectagonal pattern of lines (250 µJ/pulse, 1000 Hz). Further indications were synechialysis ($n = 2$, manual beam delivery, 100–300 µJ/pulse, 120 Hz) and peripheral retinotomy ($n = 1$, 400 µJ/pulse, 1000 Hz). We always used a contact lens designed for the specific indication.

*Results:* Patent and precisely defined iridectomies with a mean diameter of 667 µm were obtained with a mean total energy of 2968 mJ. Except for a little iris hemmorhage in 63% of all cases, no complications were observed. For cutting a fibrotic capsule 0.661 J/mm were needed. Using series of pulses carries the increased risk of inducing defects of the IOL. The contact lens and the crystalline human lens enlarged and distorted the laser focus so that we were not able to treat the vitreoretinal indications effectively.

*Conclusion:* Although using a picosecond laser for intraocular indications of photodisruption results in a higher total energy than for the ns-ND : YAG-laser, the resulting effect is much better defined. Computer controlled patterns for the application of pulse series ease the procedure of a peripheral iridectomy and the cutting of massively fibrosed lens capsule. Therefore, in our opinion the ps-laser can be used as a very effective "laser scalpel". Because of the high price at the moment, the ps-laser is no real alternative to the standard ns-lasers. The advantageous feature of computer-programmed patterns can be realized with the ns much cheaper.
Supported by the DFG Bi-321/2-2.

## Einleitung

Der Nd : YAG-Laser ist seit Jahren klinisch z. B. für eine Iridotomie oder Kapsulotomie etabliert. Die Disruptionskräfte der genutzten Nanosekundenlaserpulse sind relativ grob und haben eine Schadensreichweite von mehreren Millimetern [2, 4]. So können Schockwelle und Kavitationsblase, die bei jedem Einzelpuls entstehen, neben dem gewünschten Effekt in der Umgebung des eigentlichen Applikationsortes gelegene empfindliche Strukturen wie das Hornhautendothel oder retinale Strukturen in unerwünschter Weise schädigen.

In Gestalt des Pikosekundenlasers steht nunmehr ein Gerät bereit, mit dem bei verkürzter Pulsdauer die Schwelle des optischen Durchbruchs auf ca. 5% des Wertes eines handelsüblichen Nd : YAG-Lasers sinkt. Daher kann man mit reduzierter Einzelpulsenergie deutlich schonender feinere Gewebseffekte erzielen [1, 3]. Von den für dieses Laserskalpell denkbaren Indikationen wird die Möglichkeit der intrastromalrefraktiven Hornhautchirurgie besonders heftig diskutiert. Auf diese wird hier jedoch nicht eingegangen. Vielmehr soll die Verwendbarkeit der Pikosekundenpulse für klassische und mögliche neue intraokulare Photodisruptionsindikationen beispielhaft umrissen werden.

## Material und Methoden

Wir verwendeten den Nd : YLF-Laser Typ 2001 der Firma Intelligent Surgical Lasers, der Pulse mit einer Wellenlänge von 1053 nm, einer Pulsdauer von 40 picos und Einzelpulsenergien zwischen 20 und 400 µJ emittiert. Bei Verwendung von Pulsserien kann die Repetitionsrate zwischen 10 und 1000 Hz variiert werden.

Aufgrund der geringen räumlichen Ausdehnung der Lasereffekte erwies sich das Arbeiten mit Einzelpulsen als ineffektiv. Wir vewendeten daher vom Hersteller vorprogrammierte und über einen Scanner erzeugte geometrische Muster, um Pulsserien zu applizieren. Ein Spiralmuster eignet sich für eine Iridektomie und ein einfaches Linien- oder Bogenmuster für eine Kapsulotomie oder Retinotomie. Die Größe des Applikationsmusters ist geräteseitig auf maximal 2 mm begrenzt. Für die verschiedenen Eingriffe wurde ein jeweils der Indikation entsprechendes Kontaktglas verwendet.

## Ergebnisse

Wir führten insgesamt 19 periphere Iridektomien durch. Bei einem mittleren Iridektomiedurchmesser von 667 μm applizierten wir im Mittel 11.200 Pulse mit einer Gesamtenergie von 2,9 Joule (Tabelle 1). In 17 der 19 durchgeführten Iridektomien entstand ein gut durchgängiger, exakt umschriebener Irisdefekt. Dabei kam es wegen der flächigen Abtragung von Irisstroma in 63% zu einer Blutung in die Vorderkammer, die in zwei Fällen den Applikationsort verdeckte. Nach Blutresorption zeigten sich diese beiden Iridektomien am Folgetag nicht durchgängig, so daß sie in einem zweiten Behandlungsgang komplett eröffnet werden mußten.

Bei engen Vorderkammerverhältnissen kam es zweimal zu Lasereffekten im kornealen Stroma. Die dort entstandenen Gasblasen waren jedoch 20 min postoperativ resorbiert. Eine Veränderung der kornealen Topographie zeigte sich nicht. Patienten, bei denen auf dem Partnerauge zuvor eine Nanosekundeniridotomie durchgeführt worden war, beschrieben den Pikosekundenlaser

**Tabelle 1.** Parameter und Komplikationen bei mittels Pikosekundenlaser durchgeführten Iridektomien und Kapsulotomien

| | Iridektomie | Kapsulotomie |
|---|---|---|
| Patientenzahl | $n = 19$ | $n = 5$ |
| Mittlere Gesamtpulszahl | $n = 11\,802$ (1 259–54 730) | $n = 52\,334$ (14 800–130 943) |
| Einzelpulsenergie | 250 μJ | 250 μJ |
| Mitterle Gesamtenergie | 2,968 J (0,316–13,618) | 11,303 J (3,7–32,7) |
| Energie/mm Kapsel | – | 0,661 J |
| Mittlere Iridektomiedurchmesser | 667 μm (400–1 000) | – |
| Komplikationen | | |
| – Irisblutung | 12 | 0 |
| – Fibrinbildung | 1 | 0 |
| – Cornealer Effekt | 2 | 0 |
| – Tensionanstieg | 0 | 1 |
| – Wiederholung notwendig | 2 | 0 |
| – IOL-Schäden | 0 | linienförmig |

übereinstimmend als angenehmer. Ein Anstieg des intraokularen Druckes wurde nach der Pikosekundeniridektomie in keinem Fall beobachtet.

Die Nanosekundenkapsulotomie wird an unserer Klinik in Form einer kreuzförmigen Anordnung mehrerer Einzelpulse praktiziert. Da bei Verwendung von Pulsserien bei geringer Fokusverlagung die Gefahr großer Linsenschäden besteht, plazierten wir die linienartigen Pikosekundenschnittmuster peripher zur

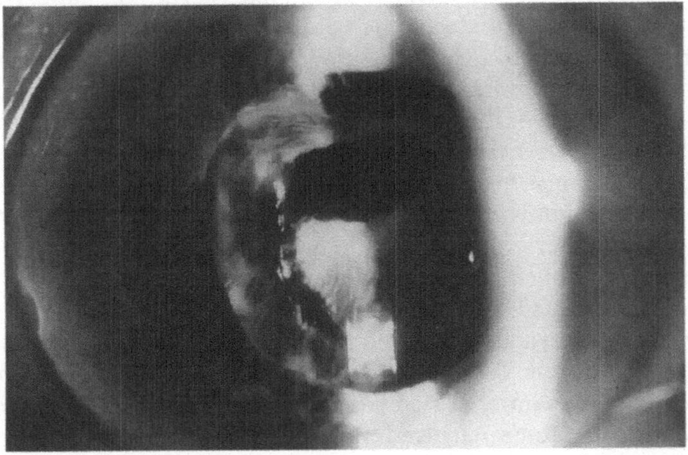

**Abb. 1.** Biomikroskopische Darstellung des intraoperativen Befundes einer Pikosekundendiszision einer massiv fibrotischen, kompletten, vorderen Rhexisphimose. Insgesamt wurden bei diesem Patienten 8 unterschiedlich angeordnete 2 mm lange Schnittmuster zu einer „stoppschildartigen" Kapsulotomie verbunden

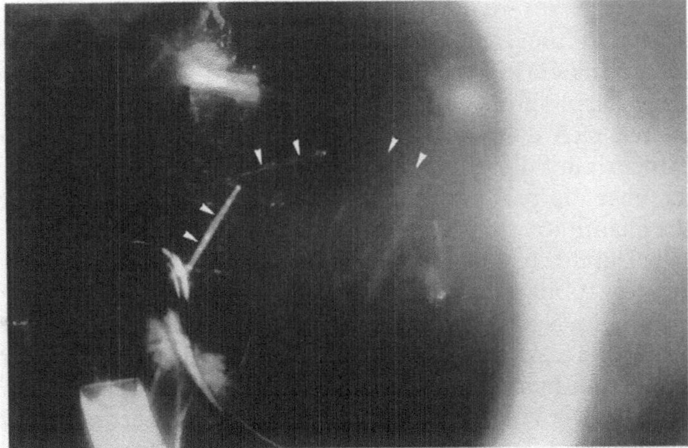

**Abb. 2.** Detailbefund nach hinterer Kapsulotomie. Die fibrotische Kapsel ist diszidiert. Entsprechend dem verwendeten Applikationsmuster finden sich peripher der zentralen IOL-Optik mehrere linienförmige Defekte *(Pfeilspitzen)*

optischen Achse in einer stoppschildartigen Form. Auf diese Weise konnte auch massiv fibrotisches Linsenkapselgewebe durchtrennt werden (Abb. 1). Je geschnittenem Millimeter Kapsel wurden im Mittel 661 mJ appliziert (s. Tabelle 1). Bei großen Schnittlängen resultierten so bis zu 131.000 Pulse und 32,7 J Gesamtenergie, also eine im Vergleich zum Nanosekundenlaser deutlich höhere Gesamtenergie.

Die Entstehung von langen linienförmigen Linsenschäden – wie in Abb. 2 zu sehen – erwies sich auch bei genauer Fokussierung als nahezu unvermeidbar. Die optische Achse blieb durch die Pulsserienapplikation in Stoppschildform jedoch verschont. Bei dem ISL 2000 Lasergerät muß das Stoppschildmuster aus mehreren Linien zusammengesetzt werden, was aufwendige, intraoperative Umprogrammierungsvorgänge bedingt. Diese führte zu längeren, bei liegendem Kontaktglas für Patient und Arzt unangenehmen Behandlungspausen, so daß für den Eingriff teilweise bis zu 20 min benötigt wurden. Bei hoher Gesamtpulszahl kam es darüber hinaus zu einem Ansammeln zahlreicher Gasbläschen zwischen IOL und Kapsel, deren Resorption in einem Fall abgewartet werden mußte, um den Eingriff am Folgetag zu vervollständigen.

Um mögliche Anwendungen des Pikosekundenlasers im vitreoretinalen Raum zu untersuchen, führten wir einige periphere Retinotomien und Membranotomien durch. Trotz Verwendung maximaler Einzelpulsenergien von bis zu 400 µJ und Gesamtenergien von bis zu 72 J waren diese Behandlungsversuche jedoch nicht erfolgreich, weil sich lediglich sehr kleine Gewebseffekte erzielen ließen.

## Diskussion

Da bei einer Pikosekundenirid*ek*tomie Irisstroma ausgeschnitten wird und nicht nur Trabekel auseinandergerissen werden wie bei einer Nanosekundeniridotomie, erkauft man sich damit die Verteilung von Irisdebris in der Vorderkammer. Andererseits entsteht jedoch um den eigentlichen Stromadefekt kein sog. Kirchenfensterphänomen, d. h. die disruptive Ablösung von Irispigment ist verringert. Wie sich dieses „Mehr" an Stromadebris und „Weniger" an feinem Pigmentdebris auf die trabekuläre Abflußfazilität auswirken, ist bisher unbekannt. Auch über die präoperative und postoperative Endothelzelldichte können wir keine quantitative Aussage machen.

Die Durchführung von Kapsulotomien erwies sich aufgrund der Einschränkung des Applikationsmusterdurchmessers auf 2 mm als langwierig und umständlich. Im Nachfolgemodell des Lasers wurde der maximale Durchmesser der Muster bereits auf 6 mm verbessert. Schäden der Intraokularlinse sind aber auch damit vermutlich nicht zu vermeiden, da die Ausrichtung der zu behandelnden Struktur in der Fokusebene mit zunehmendem Musterdurchmesser zunehmend kritischer wird. Die Effektivität der Pikosekundenlaserpulse auch bei massiv fibrotischem Gewebe war jedoch beeindruckend. Die gegenüber eine Nanosekundenkapsulotomie deutlich höhere Gesamtenergie betrachten wir nicht als nachteilig, da auch bei einer panretinalen Netzhautphotokoagulation Gesamtenergien im Bereich mehrerer Joule appliziert werden (z. B. 500 Pulse à 500 mW à 200 ms = 50 J).

Die Erfolgslosigkeit der versuchten peripheren, vitreoretinalen Anwendungen erklären wir dadurch, daß bei schrägem Durchgang des Lichtes durch das Kontaktglas und die Linse astigmatische Verzerrungen auftraten. Aufgrund der hieraus resultierenden Fokusvergrößerung wurde die Energieschwelle für den optischen Durchbruch heraufgesetzt und konnte mit den zur Verfügung stehenden Pulsenergien von bis zu 400 μJ offensichtlich nicht überschritten werden. Zur Verbesserung der Fokusqualität mag die Verwendung anderer Kontaktgläser vorteilhaft sein.

Zusammenfassend bewerten wir den Pikosekunden-Nd : YLF-Laser als ein sehr effektives „Laserskalpell " für die intraokulare Photodisruption. Für ein zeitlich ökonomisches Arbeiten ist die Applikation von Pulsserien statt Einzelpulsen erforderlich. Es resultiert in der Regel eine höhere Gesamtenergie als bei Verwendung eines Nanosekunden-Nd : YAG-Lasers, doch die entstehenden Gewebsdefekte bleiben bei optimaler Fokussierung auf den Applikationsort beschränkt. Die Applikation eines vorprogrammierten Musters hat sich als vorteilhaft erwiesen. Kommt es zu patienten- oder arztbedingten Defokussierungen, so können bei hochfrequenter Applikation jedoch entsprechende Defekte an unerwünschter Stelle (z. B. der IOL) entstehen.

Unseres Erachtens wird das Indikationsspektrum der intraokularen Photodisruption durch den Pikosekunden-Nd : YLF-Laser gegenüber dem Nanosekunden-Nd : YAG-Laser nicht wesentlich erweitert. Auch aufgrund des relativ hohen Preises sehen wir daher im Nd : YLF-Laser derzeit noch keine klinische Alternative. Die Vorteile der Pulsserienapplikation in Form vorprogrammierter Muster ließen sich jedoch wesentlich preiswerter auch mit dem Nanosekundenlaser verwirklichen.

## Literatur


1. Birngruber R, Hefetz Y, Roider J, Schmidt U, Fujimoto JG, Puliafito CA, Vogel A (1993) Räumliche Begrenzung von intraokulären Pikosekunden-Photodisruptionseffekten. Ophthalmologe 90 : 397–390
2. Vogel A, Busch S, Jungnickel K, Birngruber R (1994) Mechanisms of intraocular photodisruption with picosecond and nanosecond laser pulses. Lasers Surg Med 15 : 32–43
3. Vogel A, Capon MRC, Asiyo-Vogel MN, Birngruber R (1994) Intraocular photodisruption with picosecond and nanosecond laser pulses: Tissue effects in cornea, lens and retina. Inv Ophthalmol Vis Sci 35 : 3032–3044
4. Vogel A, Schweiger P, Frieser A, Asiyo M, Birngruber R (1990) Wirkungsmechanismen, Schadensreichweite und Reduzierung von Nebenwirkungen bei der intraokularen Nd : YAG-Laser-Chirurgie. Fortschr Ophthalmol 87 : 675–687

# Mittelfristige Ergebnisse zur IOL-Zentrierung und Nachstarbildung pseudophaker Augen mit PMMA-, Silikon- und Akryllinsen

S. Kohnen und P. Brauweiler

**Zusammenfassung.** In einer prospektiven randomisierten Studie sollten verschiedene Hinterkammerlinsen auf ihr Positionierungs- und Zentrierungsverhalten sowie auf die Nachstarentwicklung und YAG-Kapsulotomierate nach Kataraktoperationen untersucht werden. Verglichen wurden PMMA-, Silikon- und Akryllinsen.

Es wurden 50 Augen von 44 Patienten an einer Katarakt komplikationslos operiert. Das Patientenalter betrug im Mittel 68,9 Jahre (55–85 Jahre). Die Patienten wiesen keine systemischen oder weiteren ophthalmologischen Erkrankungen neben der Katarakt auf. 3 verschiedene Linsentypen, deren Optiken aus PMMA ($n = 17$), Silikon ($n = 18$) und Akryl ($n = 15$) bestanden, wurden randomisiert zugeordnet und implantiert.

Bei den Implantaten handelte sich um eine einstückige 12,5-mm-PMMA-Linse, sowie um eine Silikon- und eine Akryllinse, beide mit PMMA-Haptiken und 13,0 mm Gesamtdurchmesser. Alle Linsen wiesen bikonvexe 6-mm-Optiken und 10°-Haptikanwinkelungen auf. Bei allen Operationen kam die gleiche Divide-and-conquer-Technik nach Kapsulorhexis (5,0–5,5 mm) zur Anwendung. Es wurde eine sorgfältige bimanuelle Kapselpolitur mit dem Brauweiler-System durchgeführt und alle Linsen in den intakten Kapselsack implantiert. Die Nachuntersuchungen erfolgten 6 Monate postoperativ.

*HKL-Positionierung und -Zentrierung:* Alle PMMA- und Akryllinsen waren bei optimaler Zentrierung im Kapselsack positioniert. Trotz regelrechter Zentrierung befand sich bei 3 der 18 Silikonlinsen eine Haptik im Sulkus. Eine weitere Linse lag bei minimaler Dezentrierung mit beiden Haptiken im Sulkus.

*Nachstarbildung und YAG-Kapsulotomien:* PMMA: 7 von 17 Augen (41,2%) wiesen eine milde Kapseltrübung auf. 4 von 17 Augen (23,5%) zeigten eine fortgeschrittene Nachstarbildung, die eine Kapsulotomie erforderten. Silikon: 6 von 18 Augen (33,3%) mit beginnender, 3 von 18 Augen (16,7%) mit fortgeschrittener Kapseltrübung. Kapsulotomien waren nicht erforderlich. Akryl: 1 von 15 Augen (6,7%) mit beginnendem Nachstar bei vollem Visus.
Zusammenfassend fand sich mittelfristig ein optimales Zentrierungs- und Positionierungsverhalten im Kapselsack bei PMMA- und Akryllinsen. Die geringste Nachstarbildung fand sich bei Akryllinsen. Frühzeitige Kapsulotomien waren nur bei PMMA-Linsen erforderlich.

**Summary.** In a prospective study we evalatued positioning, centration, secondary cataract formation and laser capsulotomies following small incision cataract surgery and posterior chamber intraocular lens (PC-IOL) implantation of three different implant materials (PMMA, silicone, acrylic).

We operated on 50 eyes of 44 patients. Exclusion criteria were any systemic or other eye diseases than cataract. Following uncomplicated phacoemulsification, we randomly implanted 17 PMMA, 18 silicone, and 15 acrylic PC-IOLs.

The PMMA-IOL had a 6-mm one-piece design with 12.5 mm overall diameter. Both the silicone and the acrylic IOL had a 6-mm optic with a total diameter of 13,0 mm and PMMA haptics. All three IOL types had a 10° optic haptic angulation.

D. Vörösmarthy et al. (Hrsg.)
10. Kongreß der DGII 1996

After continuous circular capsulorhexis (CCC) (5.0 ± 5.5 mm) we performed phacoemulsification with the divide and conquer technique. Capsular polishing was performed carefully using the bimanual Brauweiler system and the IOLs were implanted into the capsular bag. Postoperative follow-up was 6 months.

*IOL positioning and centration:* All PMMA and acrylic IOLs were found well-centered in the capsular bag. Although well-centered, three of 18 silicone IOLs showed one haptic in the ciliary sulcus. A fourth IOL was found slightly decentered with both haptics in the sulcus.

*Secondary cataract formation and YAG laser treatment:* PMMA: 7 of 17 eyes (41.2%) with mild secondary cataract formation, 4 of 17 (23.5%) eyes with moderate secondary cataract formation, which required YAG-laser treatment in all 4 cases. Silicone: 6 of 18 eyes (33.3%) with mild, 3 of 18 eyes (16.7%) with moderate secondary cataract formation. Laser treatment was not necessary. Acrylic: 1 of 15 eyes (6.7%) with mild secondary cataract formation.

In conclusion, 6 months after surgery excellent centration and positioning of PMMA and acrylic IOLs were observed. The lowest rate of secondary cataract formation was found with acrylic IOLs. Early YAG-laser capsulotomies were only necessary with PMMA IOLs.

## Einleitung

In den letzten Jahren hat das Interesse an faltbaren Intraokularlinsen (IOL) stetig zugenommen. Faltlinsen werden aus verschiedenen Kunststoffen hergestellt, unter anderem aus Silikon und flexiblen Akrylaten. Der Vorteil von kleinsten Inzisionen und faltbaren Implantaten in der Kataraktchirurgie bezüglich des induzierten Astigmatismus wurde ausführlich dokumentiert [7, 11, 12, 20]. In der Literatur wurden Berichte bekannt, wonach sich faltbare IOL in ihrer Nachstarrate und ihrem Zentrierungsverhalten von den herkömmlichen PMMA-Linsen unterscheiden [23, 17]. Insbesondere wurde den flexiblen Akryllinsen ein Vorteil gegenüber den PMMA-, aber auch den Silikonlinsen nachgesagt [10, 16, 19].

Um über reproduzierbare Daten unter unseren eigenen Patienten zur verfügen, haben wir drei unserer bevorzugten Intraokularlinsen in einer Studie untersucht. Es sollte eine bewährte PMMA-Linse mit einer modernen Silikon- und einer flexiblen Akryllinse verglichen werden.

## Material und Methode

Wir berichten über 50 Augen von 44 Patienten (32 Frauen und 12 Männer), die an einer Katarakt operiert wurden. Das Patientenalter lag zwischen 55 und 85 Jahren. Die Patienten wiesen keine systematischen oder anderen ophthalmologischen Erkrankungen neben der Katarakt auf.

Zum Zeitpunkt der Kataraktoperation wurden die Patienten zu einem bestimmten Linsentyp zugeordnet. Nach Randomisierung ergab sich folgende IOL-Verteilung. Es wurden 17 PMMA-, 18 Silikon- und 15 Akryllinsen implantiert.

Bei allen drei Linsenmaterialien wurde eine bikonvexe 6,0-mm-Optik mit einer Optik-Haptik-Anwinkelung von 10° gewählt. Die einstückige PMMA-Linse wies einen Gesamtdurchmesser von 12,5 mm auf (Domilens, Flex 60). Der Gesamtdurchmesser der Silikonlinse lag bei 13,0 mm. Die Linse besitzt eine konstante Mittendicke und PMMA-Haptiken (AMO PhacoFlex II, SI40NB). Ebenso wies die Akryllinse einen Gesamtdurchmesser von 13,0 mm und PMMA-Haptiken auf (Alcon Acrysof MA60BM).

Entsprechend den verschiedenen Linseneigenschaften unterschieden sich die Operationstechniken für die drei gewählten Implantate. Die PMMA-Linsen wurden über eine 5,7 mm breite selbstdichtende Frown-Inzision implantiert [4]. Die Silikonlinsen ließen sich über nahtfreie 3,0–3,2 mm Clear-cornea-Inzisionen (CCI) implantieren [7]. Für die Akryllinsen waren 3,5 mm breite CCI erforderlich. Diese wurden nach Langermann als „hinged incision" angelegt [13], so daß ebenfalls auf eine Naht der Wunde verzichtet werden konnte.

Die Kapsulorhexis wurde bei allen Operationen mit 5,0–5,5 mm angelegt [18], die Phakoemulsifikation nach der Divide-and-conquer-Technik durchgeführt [8], und die Rindenrestabsaugung erfolgte nach der bimanuellen Aspirations-Irrigations-Technik [3]. Anschließend wurde die hintere Kapsel des Kapselsacks sorgfältig mit der angerauten Aspirationskanüle des bimanuellen Systems poliert. Alle Linsen wurden in den intakten Kapselsack implantiert. Am Ende der Operation wurde die regelrechte Positionierung der Linse nochmalig kontrolliert. Die Operationen wurden nach der beschriebenen Methode von beiden Autoren durchgeführt. Intraoperative Komplikationen wurden nicht beobachtet. Um mittelfristige Untersuchungsergebnisse zu den gestellten Fragen zu erlangen, wurden die Patienten 6 Monate nach der Operation zu einer Nachuntersuchung einbestellt. Hierbei wurde die IOL-Positionierung und das Erscheinungsbild der hinteren Kapsel unter maximaler Mydriasis beurteilt.

## Ergebnisse

Die demographischen Daten nach Verteilung der 50 Operationen auf drei Gruppen werden in Tabelle 1 dargestellt.

### Positionierung und Zentrierung der Linsen

Alle PMMA-Linsen befanden sich mit beiden Haptiken im Kapselsack. Das gleiche Ergebnis wurde bei den Akryllinsen festgestellt. Von den 18 Silikonlinsen

**Tabelle 1.** Demographische Daten der drei Gruppen nach Randomisierung

| Material (der Optik) | Anzahl [*n*] | Geschlecht Frauen/Männer | Alter Mittelwert [Jahre] |
|---|---|---|---|
| PMMA | 17 | 14/3 | 66,4 |
| Silikon | 18 | 12/6 | 71,3 |
| Akryl | 15 | 12/3 | 68,9 |

wurde bei dreien eine Luxation jeweils einer Haptik in den Sulkus festgestellt. Alle drei Linsen erschienen im Vergleich zum Kapselsack und zur Pupille jedoch optimal zentriert. Eine weitere Silikonlinse befand sich mit beiden Haptiken im Sulkus. Bei dieser Linse wurde eine geringe, nicht symptomatische Dezentrierung festgestellt.

### Erscheinungsbild der hinteren Linsenkapsel

Wir teilten Kapseltrübungen in zwei Gruppen ein. Als beginnende Nachstarbildungen bezeichneten wir dezente Kapseltrübungen, die keine Symptome bei den Patienten verursachten und einen vollen Visus erlaubten. Laserinterventionen wurden nicht erwogen.

Fortgeschrittene Nachstare hingegen hatten zu subjektiven Beschwerden der Patienten geführt. In einzelnen Fällen wurde eine Laserintervention diskutiert. Weiter ausgeprägtere Nachstare wurden 6 Monate nach den Operationen nicht beobachtet.

Für die einzelnen Kollektive wurden folgende Befunde festgehalten. Bei 7 von 17 Patienten mit PMMA-Linsen (41,2%) wurde ein beginnender Nachstar, bei 4 weiteren (23,5%) ein fortgeschrittener Nachstar gefunden.

In der Gruppe der Silikonlinsenträger ($n = 18$) fanden sich 6 milde (33,3%) und 3 fortgeschrittene (16,7%) Kapseltrübungen.

Unter den Akryllinsenträgern ($n = 15$) wurde nur an einem Auge (6,7%) eine geringe Kapseltrübung beobachtet.

### YAG-Kapsulotomien

Nd : YAG-Kapsulotomien waren bereits von auswärtigen Augenärzten bei zwei Augen mit PMMA-Linsen durchgeführt worden. Bei zwei weiteren Augen mit PMMA-Linsen wurde die Indikation zur Laserbehandlung durch uns gestellt. Bei allen vier Augen (23,5%) war der beste postoperative Visus von 1,0 auf 0,5 bis 0,6 innerhalb der 6 postoperativen Monate abgesunken.

Trotz einiger fortgeschrittener Kapseltrübungen in der Silikongruppe waren subjektiv und objektiv keine YAG-Kapsulotomien erforderlich. Bei keinem Patienten war der Visus um mehr als 2 Visusstufen abgesunken (0,9–1,2 auf 0,7–1.0).

Ebenso verhielt es sich bei den Akryllinsen. Der oben beschriebene milde Nachstar bei einem Patienten mit vollem Visus (1,0) erforderte keine Laserintervention.

## Diskussion

Versucht man aus den dargestellen Beobachtungen Schlüsse auf die verschiedenen Linsenmaterialien zu ziehen, so läßt sich mittelfristig ein optimales Zentrierungsverhalten im Kapselsack bei PMMA- und Akryllinsen feststellen. Obwohl nach Versicherung der Operateure alle Linsen sicher in den Kapselsack implantiert wurden, fanden sich einige der Silikonlinsen nicht vollständig im Kapselsack wieder. 6 Monate nach den Operationen konnten bei den One-in/one-out-Situationen keine Dezentrierungen beobachtet werden. Unter der Annahme von Kapselfibrosen und Kapselsackschrumpfungen muß jedoch mit signifikanten Dezentrierungen gerechnet werden [1, 15, 25]. Der Luxationsvorgang läßt sich retrospektiv nicht eindeutig klären. Solange der Kapselsack und die Kapsulorhexis intakt sind, erscheint eine sekundäre Luxation der IOL-Haptik sehr unwahrscheinlich [5, 6]. Ebenso kann rückblickend nicht ausgeschlossen werden, daß sich die Operateure intraoperativ von der IOL-Position täuschen ließen. Nur die Silikonlinsen wurden von uns in einer 3 Uhr-9 Uhr-Falttechnik, bei der es zu einer direkten Entfaltung der Linse im Kapselsack kommt, implantiert. Sowohl die PMMA- als auch die Akryllinsen wurden mit ihrer zweiten Haptik in einem separaten Implantationsschritt in den Kapselsack gedreht. Intraoperative Täuschungen über die wahre IOL-Position erscheinen unter dieser Technik unwahrscheinlicher.

Bezüglich der Nachstarraten und YAG-Kapsulotomien ist ein Vergleich zwischen den drei ausgewählten Linsen zulässig, da alle Linsentypen die gleichen architektonischen Kriterien aufwiesen [2, 9, 14, 22, 24]. Im einzelnen handelte es sich um eine bikonvexe 6-mm-Optik, eine Haptikanwinkelung von 10° und PMMA-Haptiken.

Auch die Kapsulorhexis wies in allen drei Gruppen eine vergleichbare Größe auf [21].

Bei einem Nachbeobachtungszeitraum von 6 Monaten und einem relativ kleinen Kollektiv von 50 Augen können nur vorläufige Aussagen über die drei vorgestellten Linsentypen getroffen werden. Bei regelrechter Plazierung wiesen alle drei Linsentypen mittelfristig eine optimale Zentrierung und Positionierung im Kapselsack auf. Die geringste Nachstarrate wurde bei den Akryllinsen beobachtet. Hingegen waren es die PMMA-Linsen, die frühzeitige Kapsulotomien erforderten. Die Silikonlinsen nahmen in dieser Hinsicht eine Mittelstellung ein. In soweit können von uns die in der Literatur angegebenen geringen Nachstarraten der Akryllinsen bestätigt werden [16, 19].

## Literatur

1. Apple DJ, Solomon KD, Tetz MR et al. (1992) Posterior capsule opacification. Surv Ophthalmol 37 : 73–116
2. Born CP, Ryan DK (1990) Effect of intraocular lens design on posterior capsular opacification. J Cataract Refract Surg 16 : 188–192
3. Brauweiler P (1996) The bimanual irrigation aspiration device. J Cataract Refrect Surg (im Druck)
4. Brauweiler HP, Kessler AS, Dühr R (1991) "No Stitch" -Kataraktchirurgie für konventionelle PMMA-Intraokularlinsen. Ophthalmo-Chirurgie 3 : 75–82
5. Colvard DM, Scott AD (1990) Intraocular lens centraction with continuous tear capsulotomy. J Cataract Refract Surg 16 : 312–314

6. Davison JA (1986) Analysis of capsular bag defects and intraocular lens positions for consistent centration. J Cataract Refract Surg 12 : 124–129
7. Fine IH (1993) Corneal tunnel incision with a temporal approach. In: Fine IH, Fichman RA, Grabow HB (eds) Clear corneal cataract surgery and topical anaesthesia. Slack, Thorofare
8. Gimbel HV (1991) Divide and conquer nucleofractis phacoemulsification: Development and variations. J Cataract Refract Surg 17 : 281–291
9. Hansen TE, Otland N, Corydon L (1988) Posterior capsule fibrosis and intraocular lens design. J Cataract Refract Surg 14 : 383–386
10. Koch DD (1993) Alcon AcrySof™ acrylic intraocular lens. In: Martin RG, Gills JP, Sanders DR (eds) Foldable intraocular lenses. Slack, Thorofare. pp 161–177
11. Kohnen T, Dick B (1994) Computerized videokeratographic analysis of astigmatism induced by temporal corneal tunnel incision for phacoemulsification. Invest Ophthalmol Vis Sci 35 : 1435
12. Kohnen T, Dick B, Jacobi KW (1994) Früher postoperativer Astigmatismus bei der Phakoemulsifikation durch eine Hornhauttunnelinzision. Klin Monatsbl Augenheilkd 204 : 135
13. Langerman DW (1994) Architectural design of a self-sealing corneal tunnel, single-hinge incision. J Cataract Refract Surg 20 : 84–88
14. Martin RG, Danders DR, Souchek J, Raanan MG, DeLuca M (1992) Effect of posterior chamber intraocular lens design and surgical placement on postoperative outcome. J Cataract Refract Surg 18 : 333–341
15. Masket S (1993) Postoperative complications of capsulorhexis. J Cataract Refract Surg 19 : 721–724
16. Mehdorn E, Hunold W (1995) Acrysof – Drei Jahre Erfahrung mit einer faltbaren Akryllinse. In: Rochels R, Duncker G, Hartmann C (Hrsg) 9. Kongreß der DGII. Springer, Berlin Heidelberg New York Tokyo
17. Milauskas AT (1987) Posterior capsule opacification after silicone lens implantation and its management. J Cataract Refract Surg 13 : 644–648
18. Neuhann T (1987) Theorie und Operationstechnik der Kapsulorhexis. Klin Monatsbl Augenheilkd 190 : 542–545
19. Oshika T, Suzuki Y, Kizaki H, Yaguchi S (1996) Two years clinical study of a soft acrylic intraocular lens. J Cataract Refract Surg 22 : 104–109
20. Oshika T, Tsuboi S, Yaguchi S, Yoshitomi F, Nagamoto T, Nagahara K, Emi K (1994) Comparative study of intraocular lens implantation through 3.2- and 5.5-mm incisions. Ophthalmology 101 : 1183–1190
21. Ravalico G, Tognetto D, Palomba MA, Busatto P, Baccara F (1996) Capsulorhexis size and posterior capsule opacification. J Cataract Refract Surg 20 : 98–103
22. Sellman TR, Lindstrom RL (1988) Effect of a plano-convex posterior chamber lens on capsular opacification from Elschnig pearl formation. J Cataract Refract Surg 14 : 68–72
23. Sheperd JR (1989) Capsular opacification associated with silicone implants. J Cataract Refract Surg 15 : 448–450
24. Sterling S, Wood TO (1986) Effect of intraocular lens convexity on posterior capsule opacification. J Cataract Refract Surg 12 : 655–657
25. Steuhl KP, Schuller S, Frohn A, Schimek F (1994) Centration, endothelial cell count and functional results after implantation of foldable silicone lenses. Eur J Implant Refract Surg 6 : 93–97

# Rhexisfixation des Linsenkerns

U. M. Klemen

**Zusammenfassung.** Neben allen bekannten Vorteilen der Kapsulorhexis für Hydrodissektion, intrakapsuläre Emulsifikation, Irrigation/Aspiration, Implantation und Zentrierung der Intraokularlinse und deren möglicher Optikfixierung bedeutet die zusätzliche Fixierung des Linsenkerns für alle üblichen Phakotechniken einen weiteren positiven Seiteneffekt. Erfahrungen mit dieser Technik in 906 Augen zeigten im Vergleich zu 800 in herkömmlicher Weise operierten Fällen keine Nachteile bezüglich möglicher spezifischer Komplikationen wie Zonulodialyse oder vordere Kapselrupturen. Unter Berücksichtigung von bestimmten Vorsichtsmaßnahmen und Gegenanzeigen hat sich diese Technik im Routinebetrieb bewähren können.

**Summary.** Besides all the advantages of CCC regarding hydrodissection, intracapsular phacoemulsification, irrigation/aspiration, implantation and centration of the IOL and optic-fixation, another side effect, the rhexis fixation of the nucleus was observed and used in 906 eyes. When we compared 800 eyes operated on by intracapsular phacoemulsification, no more specific problems such as anterior capsule ruptures or zonulodialysis were observed.

## Einleitung

Die Kapsulorhexis [3] ist einer der Meilensteine für die moderne Kataraktoperation – viele Vorzüge dieser Technik sind bekannt und beschrieben. In unserem Krankengut hat sich ein weiterer positiver Nebeneffekt ergeben. Wir beschreiben die Technik, erste klinische Erfahrungsberichte, den Vergleich mit den Ergebnissen herkömmlicher Operationstechnik und mögliche Kontraindikationen.

## Krankengut und Methodik

1995/96 wurden an der Augenabteilung des KH St. Pölten insgesamt 906 Augen von 813 Patienten mittels Rhexiskernfixierung (RKF) wegen Cataracta senilis operiert. Als Vergleichskollektiv dienen 800 Augen mit intrakapsulärer Kernverflüssigung. Das Durchschnittsalter unterschied sich geringfügig (RKF 78,3 Jahre, Vergleichskollektiv 77,7 Jahre); alle Eingriffe mit RKF wurden von einem Operateur durchgeführt. Zur Operationstechnik: nach Kapsulorhexis mit gebogener Einmalnadel nach Füllung der Vorderkammer mit viskoelastischer Substanz erfolgte die Hydrodissektion nach der Cortical-cleaving-Methode. Nachdem die „Wasserwelle“ sämtliche Adhärenzen zwischen Epinukleus und Linsen-

D. Vörösmarthy et al. (Hrsg.)
10. Kongreß der DGII 1996

kapsel gelöst hatte, wurde die Spülung kontinuierlich weitergeführt, bis sich Kern und Epinukleus durch die Kapselöffnung nach vorne luxierten und gewissermaßen durch diese festgehalten wurden [1]. Ein leichter Druck auf die hintere Wundlefze der Tunnelöffnung sollte einen zu hohen Druck in der Vorderkammer verhindern, um eventuelle Zonuladefekte zu vermeiden. Mit der Irrigationskanüle kann dann der Linsenkern in 3 mögliche Positionen rotiert werden:

A. Horizontal (3–9 h),
B. Vertikal (6–12 h),
C. Schräg (5–11 oder 1–7 h).

In den meisten Fällen bewährte sich die schräge Position; die Emulsifikation erfolgte dann im Niveau der Kapsulorhexis; die Kernfixierung erwies sich dabei erstaunlich stabil, so daß auf die Manipulation mit einem zweiten Instrument bei diesem Schritt verzichtet werden konnte. Nach Verflüssigung des harten Zentrums rupturierte der Kern zumeist spontan; die zwei Hälften konnten bequem in üblicher Weise verflüssigt und abgesaugt werden. Sehr häufig wurde jedoch eine Rotation des Kerns beobachtet; in den meisten Fällen blieb jedoch der Halt der Kapsulorhexis bestehen und es erfolgte die Verflüssigung von hinten her, sofern die Transparenz des Linseninhalts ausreichend war. Bei dichten Trübungen jedoch erwies sich diese Situation als zufriedenstellende Ausgangslage für eine Phaco-chop-Technik.

## Ergebnisse

1. Vergleich der Ultraschallanwendungszeit (Tabelle 1):
   In beiden Gruppen lagen die Gesamtzeiten der Ultraschallanwendung zwischen 0 und 14 bzw. 15 Sekunden; der Durchschnittswert war jedoch bei Augen mit RKF deutlich niedriger.
2. Intraoperative Komplikationen (Tabelle 2):
   Obwohl der Vergleich beider Gruppen eindeutig Augen mit RKF eine niedrigere Komplikationsrate bescheinigt, sind diese Ergebnisse nur beschränkt aussagekräftig, da in der Kontrollgruppe sowohl Operateure unterschiedlicher Erfahrung tätig waren als auch in allen Augen mit insuffizienter Kapsulorhexis (Durchmesser unter 5 mm, radiäre Kapselrupturen) auf eine RKF verzichtet wurde.

**Tabelle 1.** Vergleich der Ultraschallanwendungsdauer

| | von – bis [s] | Durchschnitt [s] |
|---|---|---|
| Kernfixierung | 0–14 | 3,8 |
| Kontrollgruppe | 0–15 | 5,1 |

**Tabelle 2.** Intraoperative Komplikationen

| | Kernfixierung Augen Zahl der Augen (%) | Kontrollgruppe Augen (%) |
|---|---|---|
| Vordere KARU | 12 (1,3) | 38 (4,7) |
| Hintere KARU | 9 (1,0) | 26 (3,2) |
| Glaskörperverlust | 4 (0,5) | 11 (1,2) |
| Zonulodialyse | 5 (0,5) | 8 (1,0) |

**Tabelle 3.** Postoperative Komplikationen

| | Kernfixierung (%) | Kontrollgruppe (%) |
|---|---|---|
| Passageres Hornhautödem | 58 (6,4) | 73 (9,0) |
| Fibrinreaktion | 12 (1,3) | 11 (1,3) |

3. Postoperative Komplikationen (Tabelle 3):
   Der Anteil der Augen mit passageren Hornhautödemen und Fibrinreaktionen war in beiden Gruppen annähernd gleich.
4. Funktionelle Resultate:
   In Augen mit RKF und in der Kontrollgruppe erreichten 90,1% bzw. 91,3% eine bestkorrigierte postoperative Sehschärfe für die Ferne von mindestens 0,5. Bei Ausschluß aller Augen mit präoperativ bereits existenten visusrelevanten Netzhaut- und Sehnervenveränderungen erreichten die Anteile 96,7% (RKF) und 96,1% (Kontrollgruppe).

## Schlußfolgerungen

Die Kapsulorhexis bietet bei der Phakoemulsifikation mit Hinterkammerlinsenimplantation folgende Vorteile:

1. effiziente Hydrodissektion,
2. intrakapsuläre Emulsifikation,
3. erleichterte Irrigation/Aspiration,
4. Unterstützung der Kapselsackimplantation vor allem bei faltbaren Intraokularlinsen,
5. verbesserte Zentrierung der Intraokularlinse,
6. mögliche Optikfixierung der Intraokularlinse [2].

Als weiterer Vorteil kann die KRF beigefügt werden. Argumente dagegen, wie vermehrter Zonulastreß oder Gefahr eines radiären Vorderkapseleinrisses, konnten aufgrund unserer Erfahrungswerte nicht bestätigt werden. Ebensowenig die Gefahr einer gesteigerten Hornhautendothelschädigung durch Ultraschallanwendung näher der Hornhauthinterfläche im Vergleich zu intrakapsulärer Emulsifikation.

Bei folgenden Situationen haben wir aber bewußt auf die KRF verzichtet:

1. Durchmesser der Kapsulorhexis unter 5,0 mm,
2. radiäre Vorderkapseleinrisse - auch bei Verdacht in Augen mit unzureichendem Fundusreflex,
3. präoperative existente Zonulodialyse,
4. Cornea guttata
5. Pseudoexfoliationssyndrom,
6. hintere Linsenpoltrübung.

Die Punkte 1–3 galten als absolute, die Punkte 4–6 als relative Kontraindikationen, in Augen mit Hornhautendothelzellveränderungen wollten wir das „Ultraschalltrauma" so gering wie möglich halten, bei der Pseudoexfoliation die damit verbundene Zonulaschwäche nicht provozieren und bei der hinteren Poltrübung besteht die Gefahr, daß bei der Hydrodissektion unter relativ hohem Druck die Hinterkapsel rupturiert und Glaskörper in den Kapselsack gepreßt wird.

Zusammenfassend können wir die Vorteile der KRF wie folgt definieren:

1. Zusätzliche Fixierung des Linsenkerns zur Phakoemulsifikation für ein- und beidhändige Techniken,
2. Optimierung der Sichtbarkeit bei der Emulsifikation,
3. einfache Handhabung ohne zusätzlichen Instrumentenbedarf.

## Literatur


1. Fine IH (1992) Cortical cleaving hydrodissection. J Cataract Refract Surg 18 : 508–512
2. Gimbel HV, DeBroff BM (1994) Posterior capsulorhexis with optic capture: Maintaining a clear visual axis after pediatric cataract surgery. J Cataract Refract Surg 20 : 658–664
3. Gimbel HV, Neuhann T (1990) Development, advantages, and methods of the continuous circular capsulorhexis technique. J Cataract Refract Surg 16 : 31–37

# Refraktive Chirurgie

# Tiefe lamelläre Keratoplastik – neue Aspekte zu Grundlagen und Methodik

J. H. KRUMEICH, G. DUNCKER, J. DANIEL, A. KNÜLLE und M. WINTER

**Zusammenfassung.** Tiefe lamelläre Keratoplastiken (DLKP) weisen gegenüber der perforierenden Keratoplastik folgende Vorteile auf: extraokuläres Verfahren, Erhalt des empfängereigenen Endothels, seltenere Rejektionen, längere Haltbarkeit, geringere Astigmatismen. Bisherige Versuche der DLKP erbrachten einen unbefriedigenden Visus wegen optischer Barrieren im Interfacebereich.

*Material und Methoden:* Wundheilung im Interface führt zu Neubildung von sichtbehinderndem Kollagen. Wir postulieren, daß horizontale intrakorneale Keratomschnitte bei KM oder LASIK klar bleiben und noch nach Jahren geöffnet werden können, weil dabei keine Wundheilung stattfindet. Abgeleitet von dieser Erkenntnis muß bei DLKP Wundheilung im Interface verhindert werden. Dazu muß der direkte Kontakt von Spender- und Empfängerstroma vermieden werden – z. B. durch die strukturlose Descemet Membran des Spenders. Diese Membran kann an das Empfängerstroma adaptiert werden, ohne daß Fibroblasten aktiviert werden. Wir präsentieren 6 Fallbeispiele für DLKP nach folgendem Verfahren: 1. Trepanation der Empfängerhornhaut auf 90% Tiefe mit dem Geführten-Trepan-System (GTS). 2. Tiefe lamelläre Präparation des Transplantatbetts mit dem Tellermesser. 3. Entfernung des Spenderendothels, Übertragung der Spenderhornhaut in ganzer Dicke und Adaptation der Spender-Descement an das Empfängerstroma. 4. 10–0 Double-running-Naht.

*Ergebnisse:*

| | Indikation | Beobachtung [Jahre] | Visus prae | Visus post | Astigmat. [dpt] |
|---|---|---|---|---|---|
| 1 | Keratokonus III | 3 | 0,1 | 0,8 | 2,25 |
| 2 | Keratitis herpetica | 3 | 0,05 | 0,6 | 3,25 |
| 3 | Keratitis atopica | 3 | 0,10 | 0,7 | 3,00 |
| 4 | HH-Narben (FK) | 3 | 0,30 | 0,6 | 2,25 |
| 5 | Keratokonus III | 3 | 0,65 | 0,3 | 0,50 |
| 6 | Keratokonus III | 3 | 0,60 | 0,7 | 4,00 |

*Schlußfolgerungen:* Unsere Ergebnisse beweisen, daß die DLKP praktisch durchführbar ist und sehr gute Resultate erreichbar sind. Aus unbekannter Ursache ist in ca. 20% der Fälle der Visus unbefriedigend. Weitere, besonders histologische Untersuchungen des Interfacebereiches sind erforderlich.

**Schlüsselwörter:** lamelläre Keratoplastik, Geführtes Trepansystem

D. Vörösmarhty et. al. (Hrsg.)
10. Kongreß der DGII 1996

**Summary.** Deep lamellar keratoplasties (DLKP) provide the following advantages as compared to penetrating keratoplasties: extraocular procedure, maintenance of intact recipient endothelium, fewer or absence of rejections, longer durability, less astigmatism. Up to now, first attempts to perform DLKP have resulted in insufficient visual acuity due to optical interface barriers.

*Material and Methods:* Healing within the interface produces vison-disturbing collagen. We assume that intracorneal microkeratome cuts in keratomileusis as well as in LASIK remain clear and may be opened even years after surgery since there was no corneal healing. Derived from this finding, the interface must be prevented from healing in DLKP. This may be accomplished by separating donor and host parenchyma by means of Descemet's membrane. This astructural membrane prevents activation of host corneal fibroblasts. We present six patients with a follow-up of 3 years who underwent DLKP as follows: (1) trephination of host cornea to 90% depth with the GTS; (2) deep lamellar hand preparation with bevel-up blade; (3) removal of donor endothelium and transplantation of full thickness donor cornea; (4) 10-0 double running antitorque suture.

*Results:*

| | Indication | follow-up [years] | BCVA pre | BCVA post | Astigmat. [D] |
|---|---|---|---|---|---|
| 1 | Keratoconus III | 3 | 0.1 | 0.8 | 2.25 |
| 2 | Keratitis herpetica | 3 | 0.05 | 0.6 | 3.25 |
| 3 | Keratitis atopica | 3 | 0.10 | 0.7 | 3.00 |
| 4 | Corneal Scars | 3 | 0.30 | 0.6 | 2.25 |
| 5 | Keratoconus III | 3 | 0.65 | 0.3 | 0.50 |
| 6 | Keratoconus III | 3 | 0.60 | 0.7 | 4.00 |

*Conclusions:* Our results indicate that DLKP is a suitable surgical technique that may result in excellent visual acuity. For reasons that are not yet understood, visual acuity is insufficient in 20% of the cases. Further histological investigations will be needed to improve this very promising approach.

**Key words:** lamellar keratoplasty, guided trephine system

## Einführung

Der theoretische Vorteil einer lamellären Keratoplastik im Vergleich zur perforierenden Keratoplastik ist offensichtlich:

Bei Narben nach Trauma, Herpes, Degeneration oder Infektion ist es wünschenswert, nur die erkrankten Gewebeanteile gegen eine Spenderscheibe auszutauschen und das gesunde Endothel des Empfängers zu erhalten. Statt dessen ist aber die perforierende Keratoplastik (PKD) praktisch zur generellen Lehre geworden. Fast alle Publikationen über lamelläre Techniken [1, 2, 3, 7, 8] beurteilen unter Berücksichtigung des klinischen Erscheinungsbildes, des postoperativen Astigmatismus und der Abstoßungsrate lamelläre Techniken als überlegen im Vergleich zur PKP. ALs entscheidender Nachteil der lamellären Keratoplastik gilt der erreichbare Visus, der in vielen Fällen nur 20% des retinal möglichen Visus beträgt [3].

Um die adaptierenden Oberflächen von Spender und Empfänger zu optimieren, wurde die Spenderscheibe mit der Barraquer-Drehbank ausgedreht [8] oder mit dem Excimerlaser bearbeitet [2]. Trotz Anwendung dieser Techniken blieb der postoperative Visus unzureichend.

Unsere eigenen klinischen Erfahrungen bestätigen unzureichende Visusergebnisse nach konventionellen lamellären Keratoplastiken. Selbst wenn Transplantatscheibchen und -bett mit Hilfe eines tiefen lamellären Mikrokeratomschnitts in gleichen geometrischen Dimensionen präpariert wurden, fand sich nach initial gutem Visus ein später progredienter Visusabfall. Zusätzlich beklagten die Patienten stumpfe Bildwahrnehmung, vermehrte Blendung, Nebelsehen und zeitweilig persistierende Epiphora. Die Meßfiguren am Refraktometer wurden im Verlauf von Wochen zunehmend diffuser und waren innerhalb weniger Monate nicht mehr ablesbar. Bei diesen Patienten erschien der äußere klinische Befund in fast allen Fällen optimal. Keratoskop- und Ophthalmometermessungen zeigten keine Astigmatismen von mehr als 4 dpt. Die Epithelisierung war in allen Fällen normal. Der Visus ließ sich auch mit Kontaktlinsen nicht steigern.

Wir folgerten, daß die Visusminderung nicht durch die Beschaffenheit der äußeren Oberfläche verursacht war, sondern daß die Adaptation von Spenderparenchym und Empfängerparenchym zur Bildung einer optischen Barriere im Interfacebereich führte. Vermutlich wird diese Barriere durch im Verlaufe der Wundheilung entstandene Kollagenfibrillen verursacht. Aus den langjährigen klinischen Erfahrungen mit Epikeratophakien ist bekannt, daß die Bildung optischer Barrieren zwischen Spenderscheibchen und Empfängerhornhaut verhindert wird. Beide Gewebe sind durch die strukturlose Bowman-Membran getrennt.

Wir übertrugen diese Erfahrung auf die Technik der tiefen lamellären Keratoplastik (TLKP), die wir seit 1989 in klinischer Anwendung haben. Dabei wird ein geometrisch kongruent präpariertes Spenderscheibchen in ganzer Dicker in das Transplantatbett eingepaßt. Die erhaltene strukturlose Descemet-Membran das Spenderscheibchens separiert das Parenchym von Spender und Empfänger und verhindert dadurch eine Narbenbildung im Interface. Wir beschreiben die chirurgische Technik der TLKP, diskutieren die theoretischen Grundlagen und präsentieren 6 Fälle mit einer Nachbeobachtungszeit von 3 Jahren.

## Material und Methoden

### Patienten

6 Augen von 4 Patienten mit einer Nachbeobachtungszeit von 3 Jahren wurden in diese Analyse einbezogen. Das Alter zum Operationszeitpunkt lag zwischen 27 und 51 Jahren. Die Indikation zur TLKP wurde gestellt wegen: Keratokonusnarben (3), Narben nach Keratitis atopica (1), nach Trauma (1) und nach Herpes disciformis (1).

Präoperativ unterzogen sich alle Patienten einer umfassenden ophthalmologischen Untersuchung. Diese Untersuchung umfaßte ebenfalls die Bestimmung der retinalen Sehschärfe, die sonographische Messung der Hornhautdicke sowie die Messung der Endothelzelldichte. Die Ermittlung des präoperativen retinalen Visus erfolgte bei Keratokonuspatienten über eine Kontaktlinse in Tropfanästhesie. Alle Operationen wurden in lokaler Anästhesie durchgeführt.

## Methoden

Zur Präparation des Spenderscheibchen (Durchmesser 8 mm) benutzten wir das Geführte-Trepan-System (Fa. Polytech Ophthalmologie, Roßdorf) auf der Vorderkammerbank (Abb. 1). Dieses System erlaubt, Spenderscheiben unter gleichen Druckbedingungen wie im Empfängerauge entlang der gesamten Zirkumferenz zu trepanieren. Eine zusätzliche Bearbeitung mit Scheren wird dadurch überflüssig.

Alle Spenderscheiben wären in gleicher Weise für eine PKP zu brauchen gewesen und hatten Endothelzellzahlen von mindestens 2500/mm². Die maximale Aufbewahrungszeit in Dexsol (Dexsol, Adatomed, München) bzw. Optisol (Chiron, Irvine) betrug 8 Tage. Bei gutem Zustand wurde das Epithel auf den Spenderscheiben belassen und mittransplantiert. Eine HLA-Abstimmung zwischen Spender und Empfänger erfolgte nicht.

Für die Präparation des Empfängerbettes nutzten wir ebenfalls das GTS. Zur Zentrierung der Trepanation und zur Markierung der 8 Einstichlokalisationen für die Naht wurde die Hornhaut von der Trepanation mit Hilfe des bei der ra-

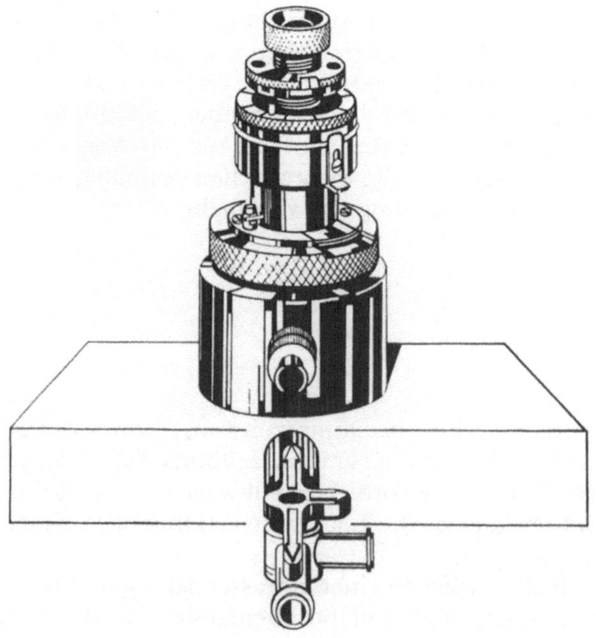

**Abb. 1.** Auf die künstliche Vorderkammerbank aufgesetztes geführtes Trepan-System (GTS). Das GTS wird zur Präparation des Spenderscheibchens benutzt. Dieser Trepan erlaubt komplett perforierende Hornhautschnitte auf der gesamten Zirkumferenz und sichert dadurch eine gute Paßgenauigkeit von Spenderscheibchen und Transplantatbett

dialen Keratotomie üblichen Hornhautmarkierers (8 Schnitte) markiert. Dann wurde der Saugring des GTS auf das Empfängerauge aufgesetzt (Abb. 2). Mit einem 8-mm-Trepan wurde die Empfängerhornhaut bis auf 90% der 3,5 mm vom Apex corneal entfernt gemessenen Hornhautdicke eingeschnitten (Abb. 3). Vom Grund des Trepanschnittes ausgehend, präparierten wir das Transplantatbett lamellär mit einem Tellermesser (Abb. 4). Die Dicke der verbleibenden Lamelle posterioren Stromas (einschließlich der Descemet-Membran und des Endothels) betrug ca. 100 µm.

Aufgrund der identischen Abmessungen ließ sich die Spenderscheibe paßgenau in das Empfängerbett einfügen und mit 4 Einzelnähten provisorisch fixieren. Die Befestigung des Spenderscheibchens erfolgte mit der doppelten Antitorquenaht (DRA) zu je 8 Einstichen. Vor dem Knoten der DRA wurden die Einzelfäden entfernt und die DRA-Knoten unter keratoskopischer Kontrolle (Ophthalmic Ventures, Norwood) gelegt.

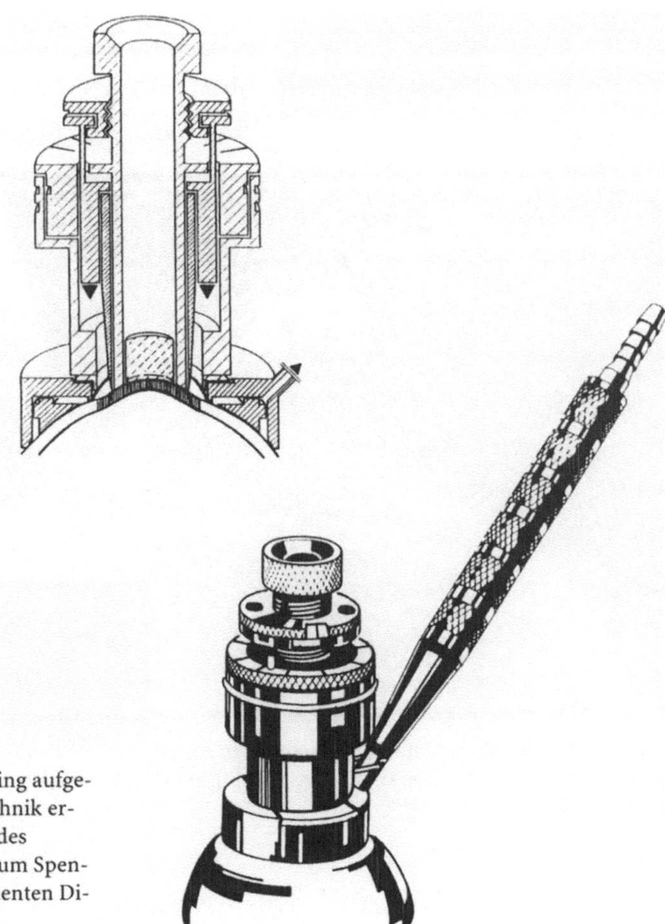

**Abb. 2.** Auf den Saugring aufgesetztes GTS. Diese Technik erlaubt die Präparation des Transplantatbetts in zum Spenderscheibchen kongruenten Dimensionen

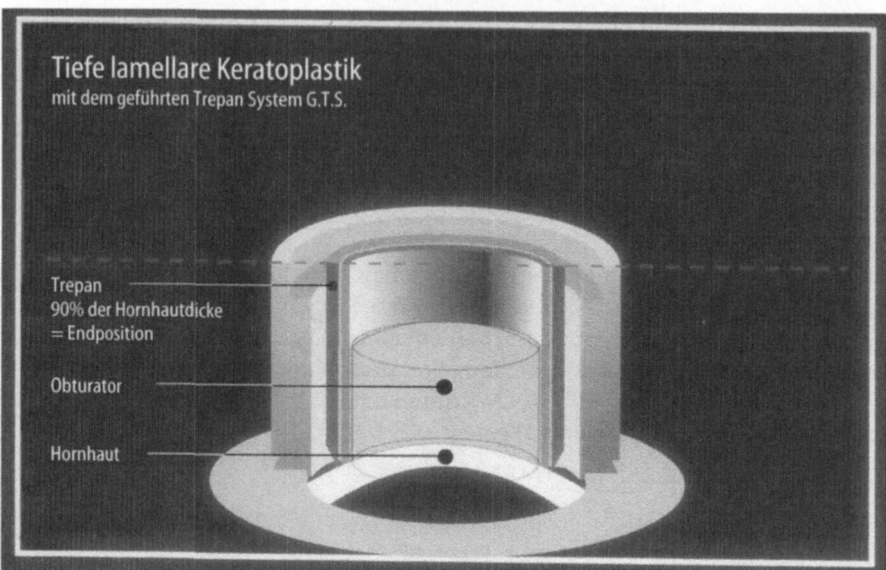


**Abb. 3.** Schematische Darstellung der Trepanation

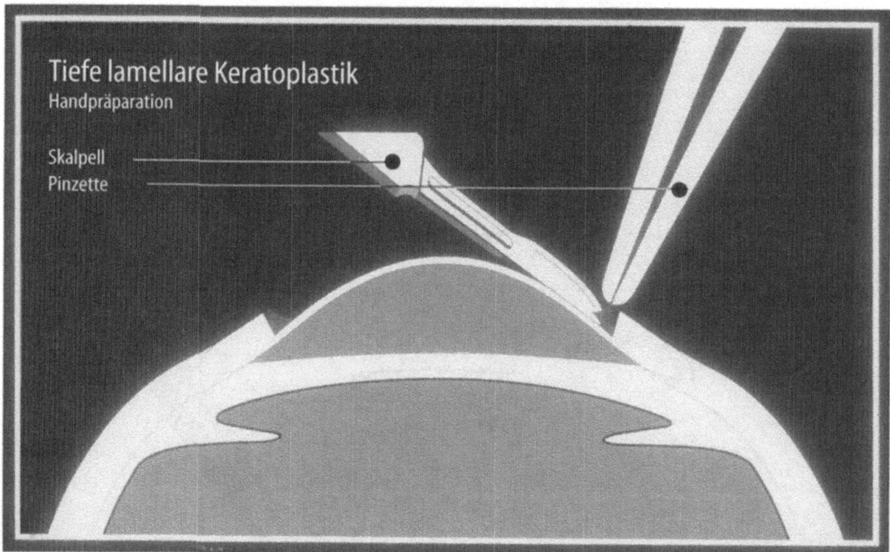


**Abb. 4.** Schematische Darstellung der manuellen Abpräparation des zentralen Hornhautlentikels bis zu der durch die Trepanation vorbestimmten Tiefe von 90% der 3,5 mm vom Hornhautzentrum gemessenen Dicke

Postoperativ wurden entweder Isopto-Max AT oder Blephamide AT jeweils 4 ×/die angewendet. Salben wurden nicht verwendet. Die Anwendung von Sandimmun (Cyclosporin A) erfolgte nicht.

## Ergebnisse

Der frühe postoperative Verlauf ähnelte dem nach einer PKP. Alle Transplantate lagen dicht an den posterioren Stromalagen des Empfängers an. Dehiszenzen wurden nicht beobachtet. Die Epithelisierung war meist nach 4 Tagen komplett. Ein anfängliches leichtes Stromaödem verschwand ebenfalls innerhalb dieses Zeitraums. Wir sahen keine ernsthaften chirurgischen oder postoperativen Komplikationen. Bis zur Nachbeobachtungszeit von 3 Jahren traten keine Abstoßungen auf.

Die Resultate sind in Tabelle 1 und 2 zusammengefaßt. Der Astigmatismus erwies sich meist bereits kurz nach der Operation als regelmäßig und konnte exakt am Ophthalmometer gemessen werden. Topographien bestätigen diese Messungen. Zur Reduktion eines nach der Fadenentfernung aufgetretenen regulären Astigmatismus mußten 2 Augen nach 18 Monaten mit einer astigmatischen Keratotomie behandelt werden.

Ein Patient (C. P.), der sich wegen eines im Zusammenhang mit einer schweren Neurodermitis aufgetretenen Keratokonus einer TLKP unterzog, entwickelte eine Katarakt. Dieser Patient wurde 2 Jahre postoperativ mit einer Phakoemulsifikation mit Hinterkammerlinsenimplantation behandelt. Bei einem Patienten (A. K.) wurde wegen Kontaktlinsenunverträglichkeit nach 2 Jahren eine Iris getragene Linse (Phakes Implant) zur Korrektur einer Anisometropie implantiert.

Nach 6 Monaten war der Visus in 5 Fällen entweder identisch oder eine Zeile weniger als die mit dem Moiret-Gerät gemessene retinale Sehschärfe. Wir fanden einen guten Visus ca. ab dem 3. Monat. Der Anstieg hielt bis 2 Jahre postoperativ an. Es fand sich keine Tendenz, daß sich der Visus mit zunehmender postoperativer Zeitspanne wieder verschlechterte. Ein Patient erreichte nach 3 Jahren nur

**Tabelle 1.** Postoperative Visusentwicklung nach tiefer lamellärer Keratoplastik

| Pat. | Alter | Re-Op | präop Visus | 1 Wo Visus | 1 Mo Visus | 3 Mo Visus | 6 Mo Visus | 1 J Visus | 2 J Visus | 3 J Visus |
|---|---|---|---|---|---|---|---|---|---|---|
| M. H. | 27 | | 0,10 | 0,15 | 0,15 | 0,40 | 0,4 | 0,45 | 0,8 | 0,8 |
| M. H. | 27 | AK, 18 Mo | 0,03 | 0,10 | 0,30 | 0,60 | 0,4 | 0,4 | 0,5 | 0,6 |
| C. P. | 31 | Paho + HKL, 2 J | 0,10 | 0,20 | 0,40 | 0,50 | 0,7 | 0,6 | 0,7 | 0,7 |
| W. B. | 32 | AK, 18 Mo | 0,30 | 0,03 | | 0,50 | 0,40 | 0,60 | 0,45 | 0,60 |
| W. B. | 32 | | 0,65 | 0,10 | 0,20 | 0,20 | 0,40 | 0,50 | 0,50 | 0,30 |
| A. K. | 51 | Neg. Impl., 2 J | 0,60 | 0,10 | 0,20 | 0,25 | 0,50 | | 0,50 | 0,70 |

*AK* astigmatische Keratotomie, *Neg. Impl.* Iris getragenes negatives phakes implant.

**Tabelle 2.** Postoperative Refraktion nach tiefer lamellärer Keratoplastik

| Pat. | Alter | Re-Op | präop | | 1 Wo | | 1 Mo | | 3 Mo | | 6 Mo | | 1 J | | 2 J | | 3 J | |
|---|---|---|---|---|---|---|---|---|---|---|---|---|---|---|---|---|---|---|
| | | | sph | cyl | sph | cyl | sph | cyl | sph | cyl | sph | cyl | sph | cyl | sph | cyl | sph | cyl |
| M. H. | 27 | | 1,00 | -3,50 | -1,00 | -3,50 | 0,00 | -3,50 | -2,23 | -4,00 | -2 | -4,75 | -3 | -4,75 | -1,75 | -2,25 | -1,75 | -2,25 |
| M. H. | 27 | AK, 18 Mo | 0,00 | | 1,75 | -1,75 | -1,50 | -1,50 | -1,50 | -1,00 | -1,5 | -2 | -1 | -2,5 | 2 | -3,75 | 2,25 | -3,25 |
| C. P. | 31 | Phako + HKL, 2 J | -9,00 | | 0,00 | -3,00 | -3,00 | -4,50 | -2,50 | -4,50 | -1,5 | -0,5 | -3 | -2,50 | 0,75 | -0,50 | -0,75 | -3,00 |
| W. B. | 32 | AK, 18 Mo | -2,75 | -2,50 | -1,00 | 0,00 | | | -2,50 | -3,50 | -3,25 | -3,25 | -1,50 | -2,50 | -0,25 | -1,50 | -3,00 | -2,25 |
| W. B. | 32 | | -1,75 | -0,50 | -1,75 | -0,50 | -1,50 | -2,25 | -3,00 | -2,75 | -2,25 | -1,75 | -3,25 | -0,75 | -1,25 | -3,00 | -2,00 | -0,50 |
| A. K. | 51 | Neg. Impl. 2 J | -7,25 | -2,50 | -1,50 | -4,00 | -2,00 | -3,75 | -3,25 | -3,75 | | | | | -6,00 | -1,25 | 0,00 | -4,00 |

*AK* astigmatische Keratotomie, *Neg. Impl.* Iris getragenes negatives phakes Implant.

einen Visus von 0,3 ohne daß wir ein morphologisches Korrelat dafür feststellen konnten.

## Diskussion

Wir präsentieren erstmals 3-Jahres-Daten von Patienten, die sich einer TLKP unterzogen. Aufgrund der modifizierten Technik traten die von den konventionellen lamellären Keratoplastiken bekannten späten Visusabfälle nicht auf.

Aus der Literatur ist bekannt, daß bei den lamellären Verfahren der Keratomileusis, der Epikeratophakie [4, 5], der Ruiz-In-Situ-Technik sowie bei der LASIK (Laser-in-situ-Keratomileusis) kein später Visusabfall auftritt. Alle diese Techniken haben gemeinsam, daß die vordere, mit dem Mikrokeratom geschnittene Lamelle sich noch nach Jahren ohne Schwierigkeit vom hinteren Parenchym unter Hinterlassung einer spiegelnden parenchymalen Oberfläche lösen läßt. Daraus schlußfolgern wir, daß nur dann eine optische Barriere zwischen Spender und Empfängergewebe auftritt, wenn im Parenchym geschnittenes Spenderparenchym mit geschnittenem Parenchym des Empfängers zusammentrifft. In einem solchen Fall kommt es zwangsläufig im Bereich des Interfaces zu einer Wundheilung zwischen dem Spender und Empfängergewebe. Diese Heilungsvorgänge verursachen den bei den konventionellen lamellären Keratoplastiken beobachteten späten, progressiven Visusabfall.

Das Prinzip der lamellären Techniken ist, daß horizontale Durchtrennungen des Parenchyms dann keine Wundheilung im Gefolge haben, wenn:

- der Schnitt im eigenen Parenchym erfolgte und eigenes Parenchym auf beiden Seiten des Schnittes liegt,
- eine strukturlose Membran zwischen eigenem und fremden Gewebe liegt.

Die Vermeidung jeglicher Wundheilung im Interface scheint die Voraussetzung für das Funktionieren aller lamellären Techniken zu sein. Unter Berücksichtigung dieser Überlegungen ergibt sich für tiefe lamelläre Keratoplastiken die Notwendigkeit, daß Empfängerparenchym und Spenderhornhaut durch eine strukturlose Membran (Descemet-Membran) voneinander getrennt sein müssen.

Zusätzliche Voraussetzung für eine stabile Integration des Transplantats ist dessen Einheilung am äußeren Wundrand. Hierfür ist eine optimale Kongruenz sowohl hinsichtlich der horizontalen wie vertikalen Dimensionen von Spenderscheibchen und Empfängerbett erforderlich. Eine Voraussetzung ist also, daß die tiefe Trepanation zirkulär exakt auf eine Ebene innerhalb des Hornhautgewebes bis dicht vor die Descemet-Membran durchgeführt werden kann. Diese Bedingung kann nur durch das GTS oder den Hanna Trepan gewährleistet werden, da jegliche Verkippung des Trepans im Schneiden eines Ovals resultiert und gleichzeitig der zirkuläre Schnitt in verschiedene Ebenen gelegt wird [6]. Zusätzlich muß die vorher gewünschte Tiefe sicher ohne das Risiko einer Perforation schneidbar sein.

Die Transplantation von Spendermaterial in voller Dicke in ein identisch dimensioniertes Empfängerbett scheint die Möglichkeit für tiefe lamelläre Keratoplastiken neu zu eröffnen. In Abhängigkeit von transplantierter Scheibe und Ausgangssituation des Empfängers ist bereits nach einigen Wochen ein guter Visus erreichbar. Nach 3 Monaten betrug der durchschnittliche Visus der hier vorgestellten Serie von 6 Patienten mit TLKP ca. 0,4. Im Verlauf zeigte sich ein weiterer Visusanstieg auf ≥ 0,70 bei 3 von 6 Patienten. Erste 6-Jahres-Daten von Patienten mit TLKP zeigen, daß dieser Visus stabil bleibt und nicht mit einem späten Visusabfall gerechnet werden muß. Aus bisher unbekannter Ursache wird jedoch der retinal mögliche Visus bei bis zu 20% der Patienten nicht erreicht. Weitere, insbesondere histologische Untersuchungen des Interfacebereiches sowie Optimierung der Interfacespülung sind erforderlich.

Augrund der vorgestellten Ergebnisse kommen wir zu der Überzeugung, daß die tiefe lamelläre Keratoplastik durchgeführt in der hier vorgestellten Technik perforierende Keratoplastiken in zahlreichen Fällen ersetzen kann.

## Literatur

1. Baikoff G, Bloch D (1985) Optical values of predescemets lamellar grafts. Bull Mem Soc Fr Ophthalmol 96 : 292–295
2. Gabay S, Slomovic A, Jares T (1989) Excimer laser-processed donor corneal lenticules for lamellar keratoplasty. Am J Ophthalmol 107 (1) : 47–51
3. Hanna K, Saragoussi JJ, David T, Pouliquen Y (1988) Lamellar keratoplasty with Barraquer's microkeratome. Preliminary clinical study about 7 cases. J Fr Ophthalmol 11(5) : 419–423
4. Krumeich JH, Knülle A (1990) Non-freeze epikeratophakie. Fortschr Ophthalmol 87 : 20–24
5. Krumeich JH, Swinger CA (1987) Non-freeze epikeratophakia. Am J Ophthalmol 103 : 397–403
6. Krumeich JH, Binder PS, Knülle A (1988) The theoretical effect of trephine tilt on postkeratoplasty astigmatism. CLAO J 14 : 4
7. Price FW (1989) Air lamellar keratoplasty. Refract Corneal Surg 5(4) : 240–243
8. Rich LF, Macrae SM, Fraunfelder FT (1988) An improved method for lamellar keratoplasty. CLAO J 14 (1)42–46

# Morphologie der Basalzellschicht des Hornhautepithels nach photorefraktiver Keratektomie

R. Cadez, B. Früh und M. Böhnke

**Zusammenfassung.** *Hintergrund:* Nach einer PRK zeigt sich häufig eine Verminderung der epithelialen Adhäsion. Mit der konfokalen Mikroskopie der Hornhaut können morphologische Veränderungen der Basalzellen des Epithels am Gesunden und nach PRK dargestellt werden.

*Material und Methoden:* Es wurden vor und bis zu 1 Jahr nach PRK die Basalzellen mit dem konfokalen Spaltmikroskop dokumentiert. Nach digitaler Bildaufbereitung wurden an 6 Augen bei 5 Patienten die Basalzellen des Epithels im Hornhautzentrum morphometrisch analysiert.

*Ergebnisse:* Im Vergleich zum präoperativen Status konnten ein deutlicher Polymegathismus, Pleomorphismus, eine vermehrte Zelldichte und Mitoserate nach PRK beobachtet werden. Die Anomalien persistierten zum Teil bis zu 1 Jahr nach dem Eingriff.

*Diskussion:* Die PRK führt zu einer lang anhaltenden Störung der epithelialen Morphologie im Hornhautzentrum. Mit der konfokalen Mikroskopie können diese Veränderungen dargestellt und quantifiziert werden.

**Summary.** *Background:* After PRK, a reduced epithelial adhesion may occur. With confocal microscopy, the basal layer of the corneal epithelium can be investigated in healthy persons as well as in patients who underwent PRK.

*Material and methods:* The basal cell layer was recorded by confocal microscopy before and up to 1 year after PRK. The recorded video frames were processed and the basal lamina of the epithelium in the optic center of the cornea was morphologically analyzed in six eyes of five patients.

*Results:* In comparison to the preoperative status, a pronounced polymegatism, pleomorphism and an increased density of cells and rate of mitosis could be observed after PRK. Some of the anomalies persisted up to 1 year after surgery.

*Discussion:* PRK leads to a long-lasting change in basal epithelial cell morphology in the center of the cornea. By confocal microscopy, these changes can be shown and quantified.

## Einleitung

Seit Einführung der photorefraktiven Keratektomie mittels Excimerlaser konnte sich dieses Verfahren für die operative Korrektur kleinerer und mittlerer Myopien etablieren [4].

Durch die Abtragung der Bowmann-Membran und des vorderen Stromas bedeutet dieses Verfahren einen nicht unerheblichen Eingriff in die Struktur der Hornhaut. Als langfristige Nebenwirkungen sind bisher Narbenbildung, Verminderung der Kontrastsehschärfe, Regressionen der Korrektur sowie epitheliale Probleme beschrieben worden [2, 5].

D. Vörösmarthy et al. (Hrsg.)
10. Kongreß der DGII 1996

Die basale Zellschicht des Hornhautepithels, deren Adhäsion am Stroma nach der PRK gestört ist, konnte in vivo bisher nicht beobachtet werden. Die konfokale Hornhautmikroskopie erlaubt dank des hohen Auflösungsvermögens die Beurteilung der einzelnen Hornhautschichten [3]. Mit dem konfokalen Mikroskop haben wir in einer prospektiven Studie das Hornhautepithel nach den Kriterien Sichtbarkeit, Morphologie, Morphometrie und Mitosezahl vor und nach PRK untersucht. Das Ziel dieser Studie besteht darin, die durch die Behandlung mittels Excimerlaser verursachten morphologischen Veränderungen des Hornhautepithels zu erfassen und die Langzeitentwicklung der reaktiven Veränderungen zu untersuchen.

## Material und Methoden

### Patienten

An 6 Augen wurden Untersuchungen des Hornhautepithels mittels konfokaler Mikroskopie vor und nach PRK prospektiv durchgeführt. Präoperativ erfolgte jeweils eine Untersuchung; die postoperativen Kontrollen fanden nach 1, 4 und 12 Monaten statt.

### PRK

Die Indikation zur PRK wurde bei allen Patienten aufgrund mittelgradiger Myopie gestellt. Die PRK erfolgte mit dem Schwind-Keratom. Postoperativ erhielten die Patienten Neobacin (Chloramphenicol) Augensalbe für 2 Tage und Voltaren (Indomethacin) Augentropfen 3 mal täglich. Nach Schluß des Epithels wurden für 8 Wochen FML (Fluorometholon 0,1%) Augentropfen verabreicht. Eine Kontaktlinse wurde nach Abheilung der Hornhauterosion nicht mehr getragen.

### Konfokale Mikroskopie

Mit dem konfokalen Mikroskop (Mikrophthal, Firma Hund) haben wir alle Schichten der Hornhaut untersuchen können, das Epithel hinsichtlich zellulärer Veränderungen und des subepithelialen Nervenplexus, das Stroma hinsichtlich Narbenbildung und tiefer Veränderungen sowie das Endothel. Zur Vorbereitung erhielten die Patienten Novesin 0,2% Augentropfen. Zwischen Hornhaut und Objektiv wurde ein Kontaktgel appliziert. Die Untersuchung am Patienten erfolgte mit dem 50fachen Objektiv. Die Fokalebene wurde im PRK-Zentrum in mehreren Passagen durch das Epithel, mindestens 2mal durch das Stroma und falls möglich durch das Endothel geführt. Derselbe Untersuchungsgang wurde mit dem 25fachen Objektiv wiederholt, wobei hier das Endothel besonders gut zu erkennen war. Die Aufnahmen wurden auf S-VHS-Bänder gespeichert, auf einer Optimas-Workstation digitalisiert und nachbearbeitet. Es folgte die direkte manuelle Morphometrie mittels Bio-Optics-Software sowie die digitale Bildarchivierung und -kopie.

## Ergebnisse

Präoperativ beobachteten wir eine weitgehend normale Verteilung der Zellgrößen (Abb. 1). Die mittlere Zelldichte betrug 7500/mm². In unserem Patientengut zeigten sich zusätzliche Veränderungen, wie sie üblicherweise bei Kontaktlinsenträgern auftreten.

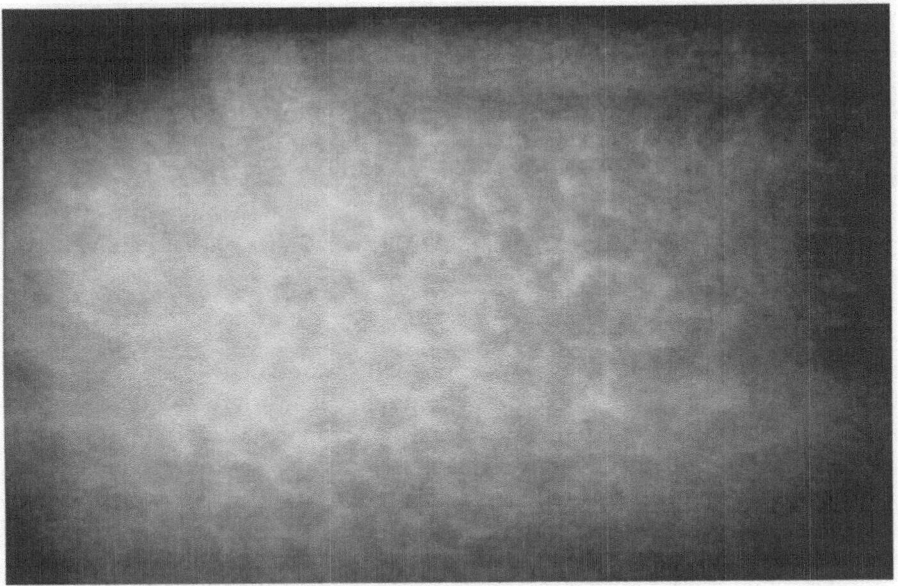

**Abb. 1.** Konfokale Mikroskopie: präoperatives Bild der Basalzellschicht des Hornhautepithels mit regelmäßiger Zellform und homogener Zelldichte

**Tabelle 1.** Zellgröße und Zelldichte in der Basalzellschicht des Hornhautepithels vor sowie 1, 4 und 12 Monate nach PRK

| | Vor PRK | 1 Monat nach PRK | 4 Monate nach PRK | 12 Monate nach PRK |
|---|---|---|---|---|
| Zellgröße | 133 +/−45 | 111 +/−47 | 129 +/−47 | 116 +/−39 |
| Anzahl Zellen pro mm² | 7 518 +/−2 543 | 9 009 +/−3 814 | 7 752 +/−2 824 | 8 620 +/−2 898 |

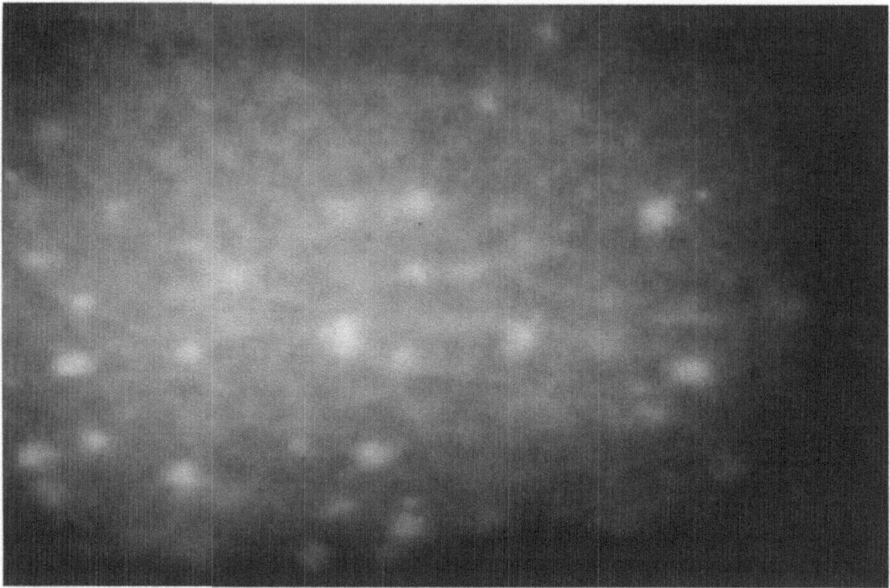

**Abb. 2.** Konfokale Mikroskopie: Basalzellschicht des Hornhautepithels 1 Monat nach PRK mit ausgeprägtem Zellpolymegathismus und zahlreichen Mitosen, die als hochreflektive Elemente imponieren

In den Kontrolluntersuchungen 1 Monat nach PRK waren deutliche Veränderungen des Bildes der Epithelzellschicht zu erkennen. Die mittlere Zelldichte ist von 7500 auf 9000/mm² angestiegen (Tabelle 1). Die Zellen erscheinen unregelmäßiger, große und kleine Zellen sind in Haufen angeordnet. Zahlreiche hochreflektive Elemente können beobachtet werden, die wir als Mitosen interpretieren (Abb. 2).

4 Monate postoperativ ist die Zelldichte wieder auf den Ausgangswert zurückgegangen (s. Tabelle 1).

Bei allen Patienten zeigt sich 1 Jahr nach PRK eine deutliche Annäherung an den präoperativen Befund. Die Zelldichte ist zwar noch mit 8000/mm² leicht erhöht, das Zellbild wirkt jedoch viel homogener. Der ausgeprägte Polymegathismus, der in der frühen postoperativen Phase auffällig war, ist nicht mehr nachzuvollziehen. Eine gegenüber dem präoperativen Zustand noch leicht erhöhte Mitoserate ist dennoch zu beobachten.

## Diskussion

Die photorefraktive Keratektomie ist heutzutage eine klinisch etablierte Methode, um leicht- bis mittgelgradige Myopien zu korrigieren. Wie nach jedem operativen Eingriff, so können auch nach der PRK neben den gewünschten Vorteilen auch kurz- und langfristige Nachteile entstehen. Bekannt sind u.a. Probleme der Anheftung des Epithels an das Stroma, die sich klinisch von Fremdkörpergefühl bis zu rezidivierender Erosio manifestieren können. Dies konnte histologisch weitgehend untersucht und auf die unmittelbar postoperativ fehlende und später suboptimal regenerierte Bowmann-Membran mit den assoziierten Hemidesmosomen sowie der Fibrillen, die der Verankerung dienen, zurückgeführt werden [1, 2]. Die Vermeidung von hieraus resultierenden Folgen ist für den Erfolg der PRK von großer Bedeutung.

Mit dem Verfahren der konfokalen Mikroskopie haben wir eine ausgezeichnete Möglichkeit, gewisse Aspekte der epithelialen Wundheilung nach PRK zu untersuchen. Dabei haben wir uns auf die Basalzellschicht konzentriert, welche mit dem von uns verwendeten Modell des konfokalen Mikroskopes besonders gut in vivo zu sehen ist [3].

In dieser prospektiven Untersuchung konnten wir zeigen, daß die PRK in der frühen postoperativen Phase eine Veränderung der Hornhautstruktur in Richtung auf vermehrte reparative Vorgänge durch Erhöung der Zelldichte, der Polymorphie und der Mitoserate zeigt. Die Befunde der Langzeitkontrollen weisen auf die Tendenz der Hornhaut zur Restitutio ad integrum hin. Die Tatsache, daß 1 Jahr nach PRK die Mitoserate noch leicht erhöht ist, läßt auf einen langdauernden Reparationsvorgang schließen.

Für eine weitergehende Bewertung des Einflusses der PRK auf die Hornhautstruktur sowie der Auswirkungen auf das funktionelle Ergebnis ist die Untersuchung eines größeren Patientenguts über eine längere Beobachtungsperiode wünschenswert.

## Literatur


1. Fountain TR, de la Cruz Z, Green WR, Stark WJ, Azar DT (1994) Reassembly of corneal epithelial adhesion structures after excimer laser keratectomy in humans. Arch Ophthalmol 112 : 967–972
2. Gipson IK, Cintron C, Binder PS (1990) Corneal epithelial und stromal reactions to excimer laser photorefractive keratectomy. Arch Ophthalmol 108 : 1539–1542
3. Masters BR, Thaer AA (1994) Real-time scanning slit confocal microscopy of the in vivo human cornea. Applied Optics 33(4) : 695–701
4. Seiler T, Bende T, Wollensack J (1987) Laserchirurgie der Hornhaut. Fortschr Ophthalmol 84 : 513–518
5. Seiler T, Holschbach A, Derse U, Jean B, Gentle U (1994) Complications of myopic PRK with the excimer laser. Ophthalmology 101 : 153–160

# Quantifizierung photodynamischer Hornhautendothelschädigung durch Excimerlaser-PRK – eine randomisierte In-vitro-Studie

U. Fries, M. Koch, I. Siroulani und C. Ohrloff

**Zusammenfassung.** *Einleitung:* Die photoablative Chirurgie erfährt eine zunehmend weitere Verbreitung zur Myopiekorrektur. In vivo kann das Hornhautendothel hinsichtlich Zellzahl und Zellkonfiguration postoperativ beurteilt werden. Eine definierte Bestimmung der Zellschädigung ist jedoch nicht möglich.

*Methodik:* 80 frische porzine Augen wurden randomisiert 8 Gruppen mit unterschiedlicher jeweils definierter Excimerlaser-PKR-Tiefe zugeteilt (inkl. Leerproben) und 4 Stunden nach Photoablation untersucht. Es erfolgte die Präparation eines zentralen Hornhautscheibchens von 8 mm. Das Endothel wurde mittels Janus-Grün-Technik angefärbt, auflichtmikroskopiert und photodokumentiert.

*Ergebnisse:* Alle Hornhäute zeigten nach Excimerlaser-PRK eine zentrale Zone mit deutlicher Zellschädigung; diese lag unterhalb der Laserzone in direkter topographischer Korrelation. Die Janus-Grün-Photometrie zeigte gegenüber den Leerproben in allen Fällen statistisch signifikant erhöhte Eluatwerte.

*Schlußfolgerung:* Eine direkte Hornhautendothelschädigung durch die Excimerlaser-PRK konnte gegenüber der Leerprobe nachgewiesen werden. Diese Schädigung war topographisch eindeutig unter der Photoablationszone lokalisiert. Das Schädigungsmuster dürfte durch mechanischen (Pulse) und oxidativen (UV) Streß des Endothels begründet sein.

**Summary.** *Introduction:* Excimer laser surgery is becoming increasingly widespread in correcting myopia. The corneal endothelial cells can be examined in vivo regarding postoperative number and shape of cells. A defined determination of cell damage caused by laser surgery is not possible.

*Method:* A total of 80 freshly enucleated porcine eyes were randomised to eight groups with different but well-defined Excimer Laser PRK depth and examined 4 h after photoablation. The central corneal lenticle of 8 mm diameter was trephined. Endothelial microscopy was done with Janus green technique including photodocumentation.

*Results:* All corneas showed a central zone of clear cell damage beneath the laser zone in direct topographical correlation. Janus green photometry showed in all cases a statistical significant increase.

*Conclusion:* A direct Excimer laser induced corneal damage could be proved. This zone of damage was localized direct under the treated corneal region. The scheme of cell damage could be caused by mechanical (pulses) or oxidative (UV) stress to the corneal endothelium.

## Einleitung

Die klinische Anwendung refraktiver photoablativer Excimerlaserchirurgie findet eine zunehmende Verbreitung. In vielen klinischen Studien stehen Indikationen, Operationstechniken, das erzielte Refraktionsergebnis und eventuell auf-

D. Vörösmarthy et. al. (Hrsg.)
10. Kongreß der DGII 1996

getretene subepitheliale Hornhauttrübungen (Haze) im Vordergrund [9, 10, 11, 17]. Die Betrachtung des laserbedingten Endothelschadens kann klinisch erst nach abgeschlossenem Epithelschluß mittels Kontakt- oder Non-Kontaktendothelmikroskopie [4] bzw. konfokaler Scanningmikroskopie [3, 19] erfolgen.

Ziel unserer Arbeit ist es, eine eventuelle Schädigungsrate des Endothels experimentell zu ermitteln und sofern möglich photometrisch zu quantifizieren.

## Material und Methode

Die unversehrten Hornhäute 80 schlachtfrischer junger phänotypisch ähnlicher Schweine wurden 8 Gruppen randomisiert zugeteilt. Diese jeweils 10 Augen umfassenden Gruppen waren:

- Nullprobe (Endothelmikroskopie und Photometrie direkt bei Eintreffen in der Klinik),
- Leerprobe (Untersuchung zeitgleich mit den gelaserten Augen),
- Excimer-PRK mit Ablationstiefen von 250 µm, 500 µm, 750 µm und Perforation,
- 100% Zelltod (Zellzerstörung durch absoluten Alkohol).

Nach randomisierter Zuteilung zu den 8 Gruppen wurde bei den zur Photoablation vorgesehenen Augen jeweils vorsichtig jedoch zügig das Hornhautepithel abradiert und anschließend mit dem ALCON-VISIX 20/20-Excimerlaser die photorefraktive Keratektomie standardisiert in vorgesehener Tiefe durchgeführt. Die Laserparameter waren:

- Laserpulsrate 6 Hz,
- Zielstärke 160 mJ/cm$^2$,
- PTK-Schlitz 6,0 × 6,0 mm,
- Schlitzwinkel 180°,
- stromale Ablationsrate 0,227 µ/Puls.

Anschließend wurden die Augen in gekühltem (+4° C) feuchten Milieu für 2 Stunden aufbewahrt und untersucht.

Zunächst wurde jeweils das korneosklerale Scheibchen präpariert, mit Janus-Grün-Technik [12] vital gefärbt, die Endothelzellkonfiguration mittels Auflichtmikroskopie beurteilt und am Zeiss Photomikroskop dokumentiert, so dann ein 8 mm großer Lentikel unter der Ablationszone trepaniert, dieser in absolutem Alkohol eluiert und diese gewonnenen Eluate zur Quantifizierung des Zellschadens zweitzeitig photometriert.

Die Hornhautuntersuchungen nach Excimer-PRK erfolgten standardisiert im eingespielten Hornhautlaboratorium [7].

## Ergebnisse

Null- (0,082 +/- 0,087) und Leerprobe (0,09 +/- 0,093) zeigten fast identische Werte. Nach Excimer-PRK wurden bei allen Proben deutlich erhöhte Eluatwerte

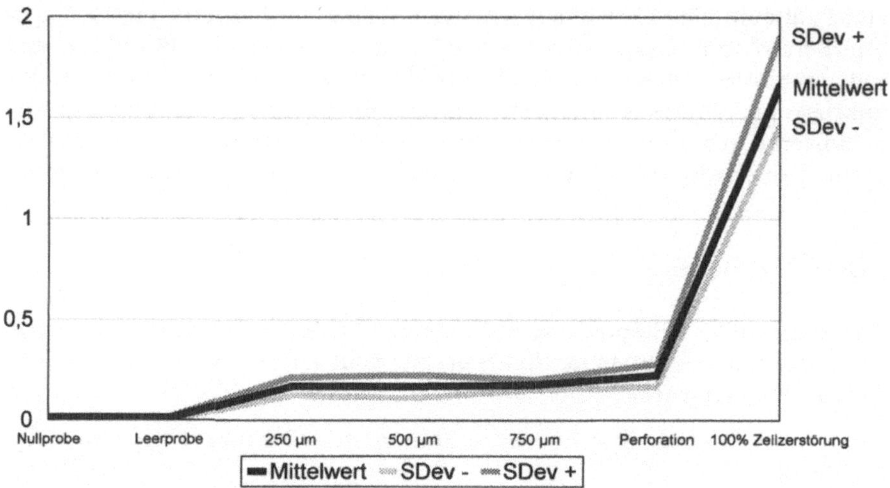


**Abb. 1.** Extinktionen der Janus-Grün-Photometrie

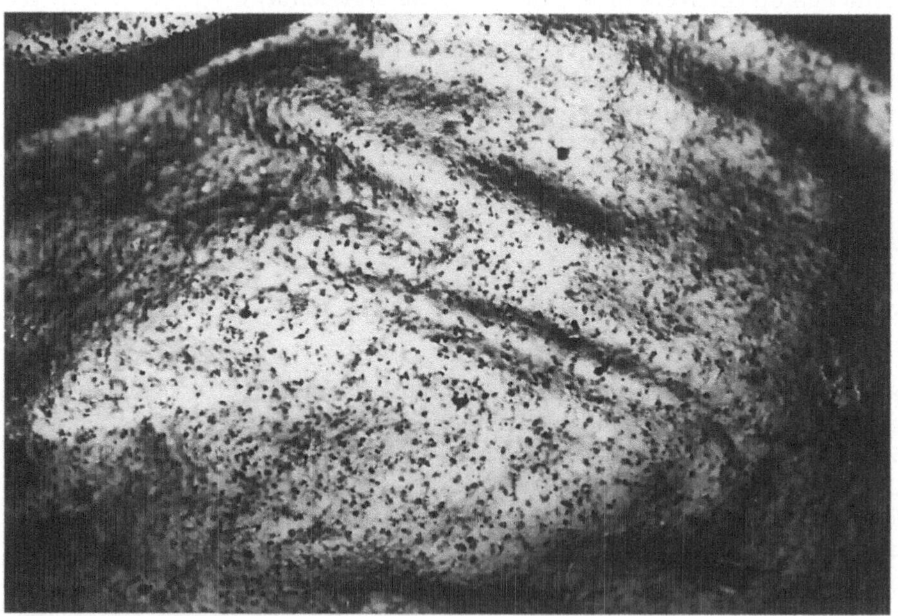

**Abb. 2.** Auflichtmikroskopie des Hornhautendothels (Janus-Grün-Vitalfärbung) im zentralen Bereich unterhalb der Laserzone, 250 µm Ablationstiefe; vereinzelte morphologische Zelldefekte

gefunden. Sie betrugen bei 250 µm Ablationstiefe 0,168 (+/- 0,057), bei 500 µm Ablationstiefe 0,169 (+/- 0,057), bei 750 µm Ablationstiefe 0,176 (+/- 0,025), bei Perforation 0,225 (+/- 0,057). In der 100%-Zelltod-Gruppe wurde eine Extinktion von 1,667 (+/- 0,204) gemessen (Abb. 1). Die Extinktionswerte der Excimer-

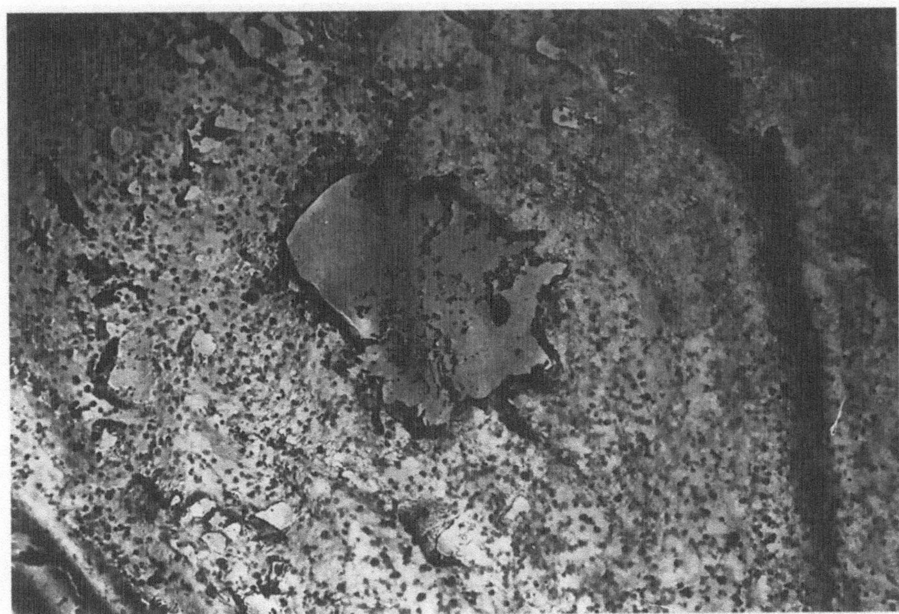

**Abb. 3.** Auflichtmikroskopie des Hornhautendothels (Janus-Grün-Vitalfärbung) im zentralen Bereich unterhalb der Laserzone, 750 µm Ablationstiefe; deutliches „Aufbrechen" des Zellverbundes

PRK-Hornhäute waren auf dem $P = 0{,}05$ – Niveau gegenüber Null- und Leerprobe statistisch signifikant, untereinander jedoch statistisch nicht unterschiedlich. Gegenüber der 100%-Zelltod-Probe waren sie signifikant unterschiedlich.

Die Zellmorphologie zeigte unterhalb der Laserzone deutliche Zeichen einer Zellschädigung in Form von Einzelzellverlusten (250 µm), größeren Zellschädigungsarealen, „Aufbrechen" des Endothelzellverbandes (750 µm) bis hin zu endothelzellfreien Descemet-Arealen (Perforationsgruppe) (Abb. 2 und 3).

## Diskussion

Mittels der Janus-Grün-Photometrie kann kurzfristig (2 Stunden) nach Excimerlaser-PRK im zentralen Hornhautlentikel eine statistisch signifikante Endothelzellverlustrate ermittelt werden. Dieser Verlust zeigte ein Plateau, bei zunehmender Ablationstiefe jedoch keine signifikante Zunahme, was auf eine Sättigung des Testverfahrens hinweist, zumal die morphologischen Veränderungen bei größerer Ablationstiefe deutlicher wurden, d. h. sich reziprok zum belassenen Endothelabstand verhielten.

Die von uns gewählten Ablationstiefen waren deutlich größer, als sie üblicherweise in der refraktiven und therapeutischen Photoablation gewählt werden. Das porzine Auge hat mit etwa 0,9 mm Dicke eine deutlich größere Hornhautdicke als das humane mit etwa 0,55 mm. Unser Anliegen war es zu ermitteln, ob durch photoablative Chirurgie meßbare Endothelzellschäden auftreten, zumal die Literatur erste Hinweise auf eine eventuelle Zellschädigung bei tiefer myoper Ablation bietet [15]. Bei Kaninchen konnten bei tiefer Ablation von 50% bzw. 90% und nachfolgender Enukleation bei 50% moderate, bei 90% hingegen ausgeprägte Zellschädigungen gefunden werden [6]. Dies veranlaßte uns Ablationstiefen von etwa 30, 60, 90% und Perforation zu wählen. Unsere Ergebnisse am Schweineauge entsprechen den am Kaninchen gefundenen Ergebnissen unter der Berücksichtigung der differierenden Dickenverhältnisse. Eine andere Arbeitsgruppe [8] fand am Schweineauge bei Ablationstiefen von 200 und 400 µm keine signifikante Hornhautendothelschädigung, jedoch bei Perforation. Die Vitalfärbung erfolgte mit anderen Farbstoffen (Trypan-Blau und Alazarin-Rot). Die hier bei Perforation gefundenen Zellveränderungen entsprechen unseren Ergebnissen. Eine weitere Arbeitsgruppe [14] fand bei Alazarin-Rot-Färbung nach Excimer-PRK zwischen 130 und 150 µm Abstand der Ablation zum Endothel deutliche, zwischen 200 und 150 µ Endothelabstand umschriebene größere Zellveränderungen. Die Differenzen zu unseren Ergebnissen dürften durch die Wahl eines anderen Vitalfarbstoffes mit höherer Sensitivität begründet sein. Der zeitliche Verlauf begründet keine meßbare Zellverlustrate, was durch die identischen Photometriewerte von Null- und Leerprobe bewiesen wird.

Ein oxidativer Streß bei Photoablation ist klinisch nicht zuletzt durch die Beobachtung des Nervenzelluntergänges vor der Descemet-Membran und späterer Reinnervation in der konfokalen Mikroskopie bewiesen [18]. Die klinisch relevanten Ablationstiefen (bis etwa 150 µm Excimer-PRK) haben zumeist einen Minimalabstand zum Endothel von 400 µm, was übertragen auf den porzinen Versuch einer Ablationstiefe von ca. 500 µm entspricht. Hier zeigte sich Janus-Grün deutlich sensitiver als Alazarin-Rot, photometrisch konnte eindeutig eine signifikante Zellschädigung schon bei niederen Ablationstiefen bewiesen werden. Die auch von einer anderen Arbeitsgruppe [14] tierexperimentell gefundene Zellschädigungsrate des Hornhautendothels in Abhängigkeit vom Restabstand ist insbesondere bei der Anwendung des LASIK-Verfahrens (Laser-in-situ-Keratomileusis) zur Hazevermeidung bei höheren Myopien auch von großem klinischen Interesse.

Die von uns gefundenen Endothelschädigungsraten betrafen die Region des zentralen Hornhautlentikels. Die Zellschädigungsrate des untersuchten zentralen Lentikels beträgt zwischen 10 und 13,5%. Bezogen auf die Gesamtfläche der Hornhaut entspricht dies einer Zellverlustrate von etwa 3 (250 µm) bis 4,5%, welche klinisch mittels Hornhautendothelmikroskopie nach abgeschlossener Zellregeneration und zumeist noch geringerer Ablationstiefe nicht meßbar ist. Die Ergebnisse klinischer Studien [1, 2, 5, 13, 16], welche keine Veränderung der zentralen Endothelzelldichte fanden, stehen nicht im Widerspruch zu unseren Ergebnissen, da die klinisch verfügbare Methodik eine geringere Sensitivität aufweist.

Eine direkte Schädigung des Hornhautendothels durch Excimer-PRK ist mittels Janus-Grün-Technik eindeutig beweisbar; sie ist bei oberflächlicher Photoablation jedoch als vertretbar anzusehen.

## Literatur


1. Algawi K, Goggin M, O'Keefe M (1995) Corneal endothelium after myopic excimer laser photorefractive keratectomy. Arch Ophthalmol 113 : 553
2. Amano S, Shimizu K (1993) Corneal endothelial changes after excimer laser photorefractive keratectomy. Am J Ophthalmol 116 : 692–694
3. Böhnke M, Thaer AA (1994) Untersuchung der Kornea mit einem neuen konfokalen Mikroskop. In: Lund OE, Waubke TN (Hrsg) Bildgebende Verfahren in der Augenheilkunde, Hauptreferate der XXIX. Essener Fortbildung für Augenärzte. Ferdinand Enke Stuttgart. S 47–53
4. Bourne WM, Kaufman HE (1976) Specular microscopy of human corneal endothelium in vivo. Am J Ophthalmol 81 : 319–323
5. Carones F, Brancato R, Venturi E, Morico A (1994) The corneal endothelium after myopic excimer laser photorefractive keratectomy. Arch Ophthalmol 112 : 920–924
6. Dehm EJ, Puliafito CA, Adler CM, Steinert RF (1986) Corneal endothelial injury in rabbits following excimer laser ablation at 193 and 248 nm. Arch Ophthalmol 104 : 1364–1368
7. Fries U, Ohrloff C (1994) Comparison of corneal endothelial viability after long-term storage at +4° C in Optisol™ of central and peripheral parts. Invest Ophthalmol Vis Sci 35/4 : 2108
8. Frueh BE, Böhnke M (1994) Endothelial cell morphology after phototherapeutic keratectomy. German J Ophthalmol 4 : 86–90
9. Hanna KD, Puoliquen YM, Waring GO III (1992) Corneal wound healing in monkeys after repeated excimer laser photorefractive keratectomy. Arch Ophthalmol 110 : 1286–1291
10. Hanna KD, Puoliquen YM, Savoldelli M, Fantes F, Thompson KP, Waring GO III, Samson J (1990) Corneal wound healing in monkeys 18 months after excimer laser photorefractive keratectomy. Refract Corneal Surg 6 : 340–345
11. Hanna KD, Puoliquen YM, Waring GO III, Savoldelli M, Cotter J, Morton K, Menasche M (1989) Corneal stromal wound healing in rabbits. Arch Ophthalmol 107 : 895–901
12. Hartmann C, Rieck P (1989) A new test for endothelial viability. The janus green photometry technique. Arch Ophthalmol 107 : 1511–1515
13. Mardelli PG, Piebenga LW, Matta CS, Hyde LL, Gira J (1995) Corneal endothelial status 12 to 55 months after excimer laser photorefractive keratectomy. Ophthalmology 102 : 544–549
14. Kim K, Kim G, Oh J (1995) Corneal endothelial damage after deep excimer laser ablation. Invest Ophthalmol Vis Sci 36/4 : 298
15. Navea A, Maldonado MJ, Capdevila C, Cisneros AL, Menezo JL (1995) Delayed endothelial response to extreme myopic excimer laser corneal photoablation. Invest Ophthalmol Vis Sci 36/4 : 298
16. Rosa N, Cennamo G, Del Prete A, Pastena B, Sebastini A (1995) Effects on the corneal endothelium six months following photorefractive keratectomy. Ophthalmologica 209 : 17–20
17. Sher NA, Chen V, Bowers RA et al. (1991) The use of the 193-nm excimer laser for myopic photorefractive keratectomy in sighted eyes. Arch Ophthalmol 109 : 1525–1530
18. Slowik C, Somodi S, Thaer AA, Jörgensen JS, Neumann A, Guthoff R (1995) Das Wundheilungsverhalten intrastromaler Hornhautläsionen nach Laser-in-situ-Keratomileusis. In: Rochels R, Duncker G, Hartmann Ch (Hrsg) 9. Kongreß der Deutschsprachigen Gesellschaft für Intraokularlinsen Implantation. Springer, Berlin Heidelberg New York Tokyo. S. 523–531
19. Wiegand W, Thaer A, Kroll P, Geyer O-Chr, Garcia AJ (1993) Optical sectioning of the cornea with a new confocal in vivo slit-scanning video-microscope. Opthalmology 100 : 9A (S), 128

# Radiale Keratotomie mit der Saugbrücke: die Genauigkeit der refraktiven Korrektur

J. H. KRUMEICH und J. DANIEL

**Zusammenfassung.** In einer ersten Studie mit 140 Augen (72 Patienten) und einer Nachbeobachtungszeit von 3 Jahren stellten wir nach radialer Keratotomie (RK) mit der Saugbrücke keinen späten hyperopen Shift fest. Die hier vorliegende Arbeit untersucht die Genauigkeit der refraktiven Korrektur mit der Saugbrücke in o. g. Patientenpopulation.

*Material und Methoden:* Alle Patienten ($n$ = 48, 95 Augen) mit einem präoperativen sphärischen Äquivalent (SE) von –2,00 – –6,00 [dpt] (Mittel = –4,20 dpt) wurden in die Studie einbezogen. Patienten und Reoperationen wurden ausgeschlossen. Alle Operationen wurden durch denselben Chirurgen (JHK) mit der Saugbrücke ausgeführt. Ein Saugring fixiert und stabilisiert das Auge durch limbale Saugung ohne den intraokularen Druck zu erhöhen. Der Saugring besitzt einen zentralen Steg entlang dessen das RK-Messer geführt wird. Die Schnittiefe beträgt 90% der geringsten zentralen Hornhautdicke. Die topische Cortisonantibiose wurde für 4 Wochen postoperativ durchgeführt.

*Ergebnisse:* Der mittlere bestkorrigierte Visus (MBKV) war präoperativ 0,87 und sank 1 Woche postoperativ auf 0,78 ab. Einen Monat postoperativ erreichte der MBKV den präoperativen Mittelwert und war nachfolgend gleich oder höher (3 Jahre 0,92). Das mittlere SE war –0,12 dpt nach 1 Woche und –0,46 dpt nach 1 Monat. In der weiteren Beobachtungszeit trat eine leichte Regression ein und nach 3 Jahren war das mittlere SE –0,61 dpt. Nach 1 Monat wichen 54,8% ≤ ± 0,5 dpt von der Zielrefraktion ab (76,2% ≤ ± 1,0 dpt). Diese Werte blieben stabil bis 3 Jahre postoperativ. In einem Fall trat eine Überkorrektur auf +1,75 dpt auf. Es wurden keine Komplikationen beobachtet.

*Schlußfolgerungen:* Die RK mit der Saugbrücke erlaubt eine sicherere und exaktere Korrektur leichter Myopien bis -6,00 dpt, als wenn diese freihand durchgeführt würden. Die Führung des Messers entlang der Brücke gewährleistet eine stets senkrechte Position des RK-Messers, damit senkrecht zur Hornhautoberfläche stehende gerade sowie symmetrische Schnitte. Durch Anwendung dieser Methode werden sicher reproduzierbare refraktive Ergebnisse erreicht.

**Summary.** In our own observation in 140 eyes of 72 patients operated on with the RK suction bridge with a follow-up of 3 years, we saw no late hyperopic shift (LHS). This present study evaluates the same population in regard to predictability of the refractive outcome.

*Material and Methods:* Alle patients ($n$ = 48, 95 eyes) with a preoperative spherical equivalent of –2.0 to –6.0 D (mean – 4.2 D) were included in this study. All patients with enhancement procedures were excluded. All procedures were performed by the same surgeon (JHK) using the RK suction bridge. A suction ring fixates and stabilizes the eye due to limbal suction without increasing intraocular pressure. The suction ring carries an excentric bridge along which the RK knife is guided. Cutting depth was 90% of lowest pachymetry. Cortisone antibiotic eye drops were administered for 4 weeks postoperatively and were stopped subsequently.

*Results:* The mean best corrected visual acuity was preoperatively 0.87 and dropped to 0.78 at 1 week. One month postoperatively, mean BCVA reached in the preoperative values and was equal or better subsequently (3 years, 0.92). Mean SE was –0.12 D at 1 week and –0.46 D at 1

D. Vörösmarthy et al. (Hrsg.)
10. Kongreß der DGII 1996

month. In the further follow-up, a slight regression occurred, and at 3 years the mean SE was −0.61 D. At 1 month, 54.8% were within ± 0.50 D of emmetropia (76.2% within ± 1.00 D). This ratio remained stable for 3 years. In one case, we achieved overcorrection of 1.75 D. No further complications were observed.

*Conclusions:* Radial keratotomy with the suction bridge allows safe and precise correction of myopia up to −6.00 D. The guidance of the knife by means of the suction bridge ensures perpendicular position of the RK knife, straight cuts, and excellent symmetry. Thus, reproducible refractive results may be achieved.

Nach über 15 Jahren weltweiter Anwendung [5] ist die radiale Keratotomie (RK) zuletzt zunehmend verlassen worden, da dem Verfahren eine ungenügende Genauigkeit des refraktiven Resultats vorgeworfen wird. Das Grundproblem der traditionellen RK liegt in der Tatsache, daß der Chirurg das RK-Messer während der freihändigen Schnittbewegung aus der Senkrechten verkippt, weil die sphärische Oberfläche der Hornhaut keine Referenzpunkte bietet, um das Messer senkrecht halten zu können. Jede Verkippung des Messers bedingt aber eine Verminderung der Schnittiefe, die proportional mit dem Kippwinkel des Messers zunimmt. Neben der Schnittlänge ist die Tiefe der Schnitte entscheidend für den Betrag der Refraktionsänderung. Deshalb resultiert jede Verkippung des Messers zwangsläufig auch in einer Verminderung der refraktiven Korrektur. Um die Ergebnisse der RK unabhängiger vom Chirurgen und damit reproduzierbarer zu machen, wurde die RK-Saugbrücke 1987 durch den Erstautor (JHK) eingeführt.

In einer ersten Studie untersuchten wir die Stabilität des refraktiven Resultats in einer konsekutiven Serie von 140 Fällen mit einem präoperativen sphärischen Äquivalent (SE) von −2,00 – −9,75 dpt, die zwischen 1987 und 1994 mit der RK-Saugbrücke operiert worden waren. Im Gegensatz zur Prospective-Evaluation-of-Radial-Keratotomy-(PERK)-Studie fanden wir bei Anwendung der selben Kriterien nach 3 Jahren nur bei 1,9% der Patienten (PERK-Studie 15,9%) [6] eine Zunahme des SE von mindestens 1 dpt im Vergleich zu den 6-Monats-Daten.

Um die Genauigkeit der Saugbrücken-RK bei der Korrektur von Myopien bis von −2,00 – −6,00 dpt zu untersuchen, extrahierten wir aus der Gesamtheit die Daten von allen Fällen, die diesen Einschlußkriterien entsprachen ($n = 95$).

## Material und Methoden

### Patienten

In einer retrospektiven Studie werteten wir den postoperativen Verlauf einer konsekutiven Serie von 95 Augen (48 Patienten) mit einem präoperativen SE von −2,00 – −6,0 dpt (Mittelwert −4,20 dpt) aus. Patienten mit Reoperationen wurden von der Studie ausgeschlossen. Zwei Patienten hatten sich früher einer Kataraktextraktion unterzogen, bei der eine zu starke Intraokularlinse implantiert worden war. Alle Operationen wurden zwischen 1987 und 1994 mit der RK-Saugbrücke durch den selben Chirurgen (JHK) durchgeführt. Bei allen Patienten wurde postoperativ Emmetropie angestrebt. 63% der Patienten waren weiblichen Geschlechts. Das mittlere Alter betrug 36 Jahre (22–68 Jahre). Der präoperative bestkorrigierte Visus (BCVA) reichte von 0,25–1,25 (Mittelwert 0,87).

## Methodik

Präoperativ wurde die Hornhautdicke mit einem Ultraschallmeßgerät (v = 1640 m/s) an 10 Stellen zentral und parazentral gemessen. Bei allen Operationen wurden die Inzisionen mit 90% der dünnsten, über der gesamten Hornhaut gemessenen Stelle durchgeführt. Die Mehrzahl der Augen (52%) wurde mit 8 radialen

**Tabelle 1.** Nomogramm für RK mit der Saugbrücke (Alle Werte sind gültig für eine Schnittiefe von 90% der geringsten Hautdicke)

| Präop. SÄ [dpt] | Optische Zone [mm] | Schnitte |
|---|---|---|
| -2,0 | 4,25 | 4 |
| -2,5 | 4,00 | 4 |
| -3,0 | 3,50 | 4 |
| -3,5 | 3,25 | 4 |
| -4,0 | 3,00 | 4 |
| -4,5 | 4,00 | 8 |
| -5,0 | 3,50 | 8 |
| -6,0 | 3,25 | 8 |
| -7,0 | 3,00 | 8 |

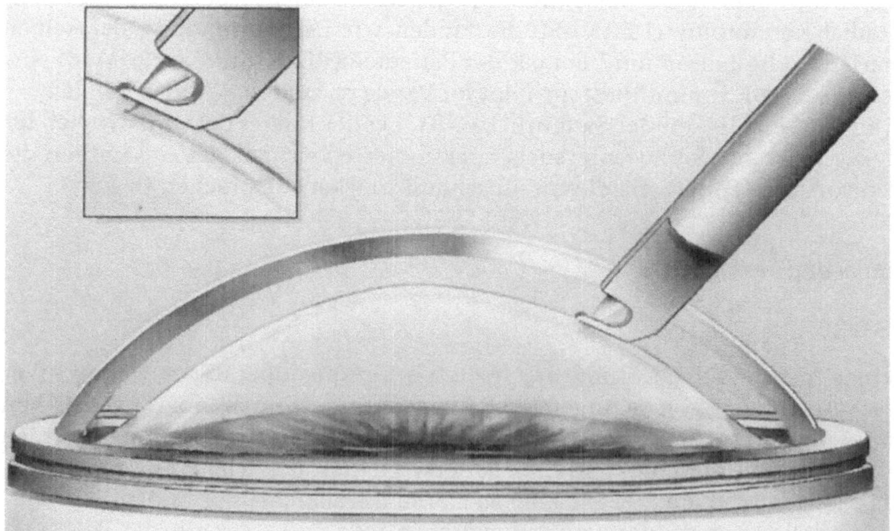

**Abb. 1.** Die neue RK-Brücke. Ein Saugring fixiert den Bulbus durch einen Unterdruck von 800 mbar. Durch das besondere Profil des Ringes wird der intraokulare Druck nicht erhöht. Die exzentrische Brücke führt das Messer während der Schnittbewegung. Die Brücke arretiert in verschiedenen Positionen und erlaubt 4- und 8-Schnitt-RK

Inzisionen behandelt. Alle anderen Fälle (48%) erhielten eine 4-Schnitt-RK. Die optische Zone schwankte von 3,00–4,25 mm (Mittelwert 3,52 mm).

Die Markierung der optischen Achse erfolgte in Miosis mit Hilfe eines Fixierlichtes sowie eines Keratoskoprings, der in die Ebene der Vorderkammer projiziert wurde. Die optische Zone (OZ) wurde mit einer runden epithelialen Indentation von 1 mm Durchmesser markiert. Der Durchmesser der für die Korrektur angewendeten OZ wurde dem Nomogramm (Tabelle 1) entnommen. Alle Schnitte wurden mit der senkrechten Schneide eines RK-Messers durchgeführt. Vor jeder Operation wurde die Mikrometerschraube des RK-Messers kalibriert und die Diamantschneide mikroskopisch kontrolliert. Alle Schnitte wurden unter Schonung des Hornhautlimbus in zentripetaler Richtung ohne nachfolgende Schnittvertiefung ausgeführt.

Die RK-Saugbrücke besteht aus einem vom Geführten-Trepan-System (GTS) abgeleiteten Saugring, der das Auge durch Saugung (800 mbar) fixiert (Abb. 1). Dieser Ring erlaubt im Gegensatz zu den herkömmlichen Saugringen den intraokularen Druck im physiologischen Bereich konstant zu halten. Der Saugring führt einen brückenförmigen Steg, der um den halben Betrag der Messerbreite exzentrisch angebracht ist. Während der Schnittbewegung wird das Messer fest an diese Führungsschiene angelehnt und wie ein Stift entlang eines Lineals durch die Hornhaut bis zur OZ geführt. Für die unterschiedlichen Schnittrichtungen wird der Steg innerhalb des Saurings rotiert, ohne den Saugring vom Auge zu nehmen. Nach erfolgter Rotation rastet der Steg in der gewünschten Position ein.

Präoperativ wurde allen Patienten 1 mg Dormicum (Midazolam) intravenös injiziert. Alle Operationen wurden in parabulbärer Anästhesie durchgeführt (10 ml Xylonest, 150 IU Hyaluronidase). Nach Applikation der Lokalanästhesie

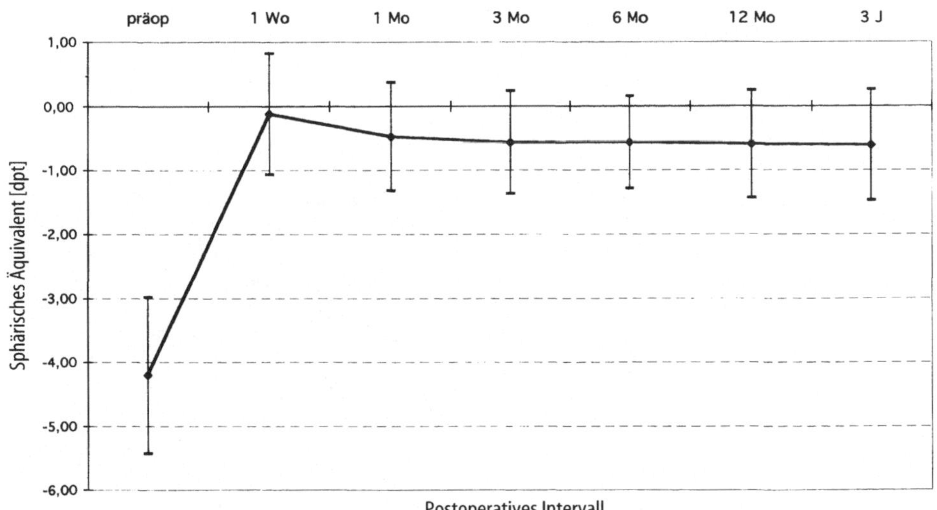


**Abb. 2.** Mittleres sphärisches Äquivalent mit Angabe ± 1 Standardabweichung nach Saugbrücken-RK

wurde eine Okulopression mit 20 mm Hg für ca. 10 min durchgeführt. Postoperativ erhielten die Patienten Cortison-Antibiotika-Augentropfen (Isopto Max AT). Beide Augen wurden bis zur ersten Tropfenapplikation okkludiert. Postoperativ erhielten die Patienten Isopto Max AT 4/die für die 1. postoperative Woche und dann 3/die für 2 weitere Wochen. Danach wurden bei Bedarf künstliche Tränen verordnet.

## Ergebnisse

In der gesamten Patientengruppe sahen wir keine ernsthafte Komplikation. Mikroperforationen wurden in keinem Fall beobachtet. Refraktive Korrektur: Das mittlere SE war präoperativ –4,20 dpt (S = 1,23; $n$ = 95), 1 Woche postoperativ

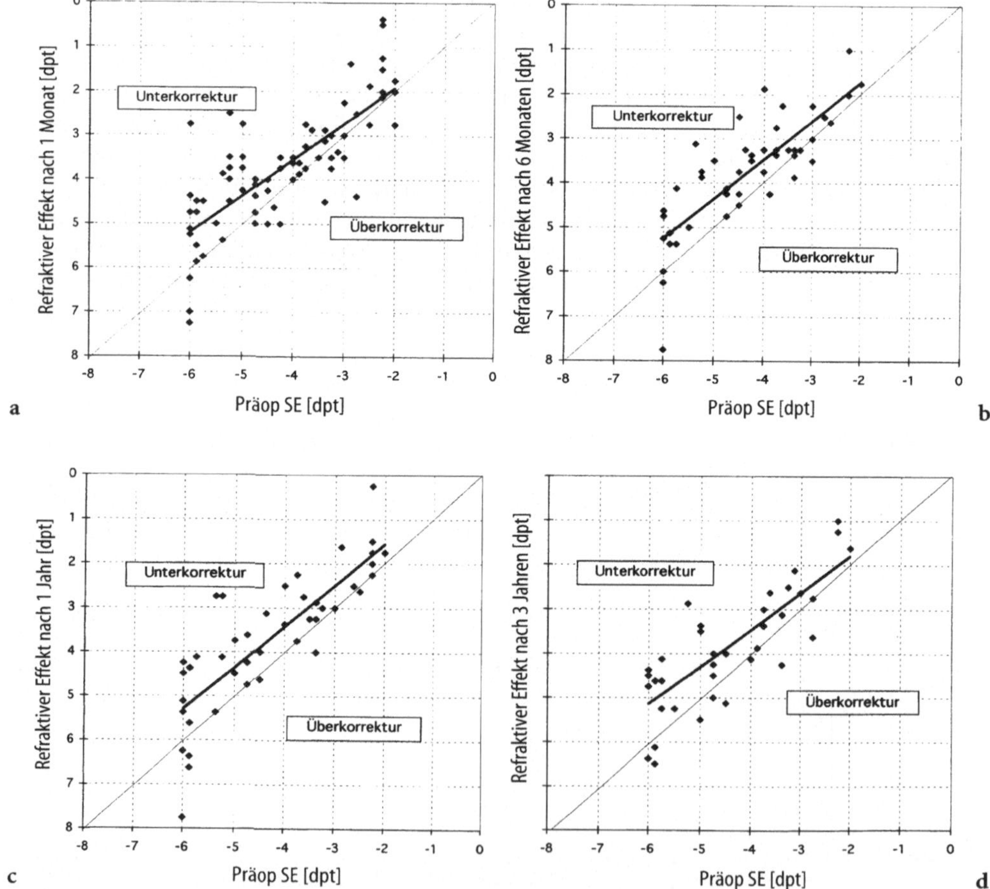


**Abb. 3 a–d.** Scattergramme mit präoperativem sphärischem Äquivalent versus erzielter refraktiver Änderung nach 1 Monat (**a**), 6 Monaten (**b**), 1 Jahr (**c**) und 3 Jahren (**d**)

−0,12 dpt (S = 0,94; $n$ = 92), 1 Monat postoperativ −,47 dpt (S = 0,84; $n$ = 80), 3 Monate postoperativ −0,56 dpt (S = 0,80; $n$ = 61), 6 Monate postoperativ −0,56 dpt (S = 0,72; $n$ = 52), 12 Monate postoperativ −0,59 dpt (S = 0,84; $n$ = 46) und 3 Jahre postoperativ −0,61 dpt (S = 0,87; $n$ = 38) (Abb. 2).

Die Abb. 3 a bis 3 d zeigen Scattergramme, in denen die erzielte refraktive Korrektur der Ausgangsrefraktion gegenübergestellt wurde. In allen Fällen wurde Emmetropie angestrebt. Im 1. postoperativen Monat fanden sich einige überkor-

**Tabelle 2.** Genauigkeit der refraktiven Korrektur nach Saugbrücken-RK

| | 1 Woche | 1 Monat | 3 Monate | 6 Monate | 1 Jahr | 3 Jahre |
|---|---|---|---|---|---|---|
| ± 0,5 dpt | 58,70% | 52,50% | 47,54% | 53,85% | 50,00% | 42,11% |
| ± 1,0 dpt | 76,09% | 75,00% | 75,41% | 75,00% | 67,39% | 71,05% |
| ± 2,0 dpt | 96,74% | 96,25% | 95,08% | 96,15% | 95,65% | 94,74% |

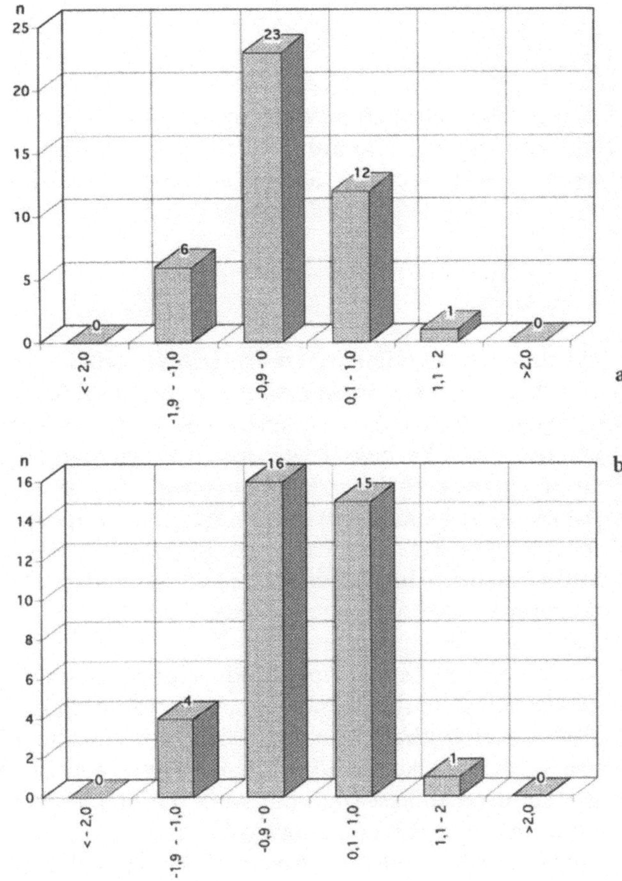


**Abb. 4 a, b.** Stabilität des sphärischen Äquivalents für gepaarte Daten. **a** Refraktionsänderung in dpt 1 Monat versus 1 Jahr, **b** 1 Monat versus 3 Jahre

rigierte Fälle, die jedoch im Zuge einer leichten frühen Regression des refraktiven Effektes mit einer Ausnahme nach 6 Monaten verschwanden. Die Refraktionswerte nach 1 bzw. 3 Jahren zeigen eine gute Stabilität der refraktiven Resultate verglichen mit den 1-Monats-Werten. Aus den Regressionslinien läßt sich eine leichte Tendenz zur Unterkorrektur bei Myopien zwischen -4,50 und -6,00 dpt ableiten.

Tabelle 2 dokumentiert die Genauigkeit des refraktiven Ergebnisses nach Saugbrücken-RK. Nach der 1. postoperativen Woche war bei ca. 75% der Fälle das erzielte postoperative SE max. ± 1 dpt von der Emmetropie entfernt. Bei ca. 50% der operierten Augen wich das SE um ± 0,5 dpt oder weniger vom angestrebten Wert ab. Diese Verteilung blieb während der gesamten Nachbeobachtungszeit von maximal 3 Jahren annähernd konstant.

Zum Ausschluß eines späten hyperopen Shifts (SHS) untersuchten wir anhand gepaarter Daten die Stabilität der Refraktion im postoperativen Verlauf (Abb. 4 a, b). In Anlehnung an die PERK-Studie definierten wir dabei als hyperopen Shift jede Veränderung des SE um 1,0 dpt oder mehr, verglichen aber statt dort mit dem 6-Monats-Wert hier mit dem 1-Monats-Wert.

Nach 1 bzw. 3 Jahren befand sich nur ein Patient, dessen postoperative SE zum Kontrollzeitpunkt mindestens 1 dpt über dem 1-Monats-Wert lag.

### Visus

Der präoperative mittlere korrigierte Visus (BCVA) von 0,87 (S = 0,19) war 1 Woche postoperativ leicht auf 0,78 (S = 22) reduziert. Bereits nach dem 1. postoperativen Monat erreichte der BCVA (0,85; S = 0,19) den präoperativen Wert und war nachfolgend gleich oder besser als der präoperative Visus.

## Diskussion

Zusammenfassend haben wir festgestellt, daß die RK-Saugbrücke das Verfahren der radiären Keratotomie operativ leichter und für den Chirurgen kontrollierbarer macht. Verglichen zur Freihand-RI kann die Reproduzierbarkeit der refraktiven Korrektur verbessert werden. Während der Nachbeobachtungszeit von 1–3 Jahren lagen ca. 50% der Fälle innerhalb ± 5 dpt vom Zielwert bzw. ca. 75% innerhalb 1,0 dpt vom Zielwert. Im frühen postoperativen Intervall fand sich eine leichte Regression des refraktiven Effektes. Ab 1 Monat postoperativ war die Refraktion stabil. Alle Patienten erreichten innerhalb 1 Woche postoperativ den präoperativ bestkorrigierten Visus. Kein Patient äußerte Beschwerden wegen postoperativer Schmerzen.

Wir fanden keinen Anhalt für einen späten hyperopen Shift nach Saugbrücken-RK. Durch die Saugbrücke wird durch den peripheren Ring, der den Bulbus durch limbale Saugung fixiert, ein Einschneiden des Limbus verhindert. Die RK-Saugbrücke gewährleistet eine senkrechte Haltung des RK-Messers in jeder Operationsphase. Dadurch kann die maximale Schnittiefe im Vergleich zur herkömmlichen RK von 100% (bis sogar 110%) [1, 2, 3] auf 90% der dünnsten Hornhautstelle reduziert werden. Die kornealen Inzisionen erfolgen mit fast gleichbleibender Tiefe auf der gesamten Länge des Schnittes. Es ist bekannt, daß bei der Freihand-RK Differenzen der Schnittiefe bis zu 60% des angestrebten Wertes durch die Verkippung entstehen. Dieser Fehler wird bei der Saugbrücken-RK vermieden. Dadurch tritt trotz der geringeren Messereinstellung von 90% keine Abschwächung des refraktiven Effektes auf. Im Gegenteil, bei Anwendung der Saugbrücke sind höhere Korrekturen mit weniger Schnitten bzw. größerer OZ möglich (s. Tabelle 1). In der gesamten Serie haben wir keine Mikroperforation beobachtet, so daß Verletzungen der Descemet-Membran ausgeschlossen werden können. Bisher gibt es keine beweisende Untersuchung über einen möglichen Zusammenhang zwischen Anzahl und Ausdehnung der bei Freihand-RK häufig auftretenden Mikroperforationen einerseits und einem späten hyperopen Shift andererseits. Eine intakte Descemet setzt aber jeder progressiven Verformung eine physikalische Konstante entgegen. Diese Konstante ist bei einer verletzten Descemet nicht mehr gewährleistet, insbesondere wenn wir davon ausgehen, daß bei einer Descemet-Perforation auch das Endothel durchtrennt ist. Es ist dabei anzunehmen, daß wegen des permanent höheren intraokularen Drucks im Vergleich zum Barometerdruck und wegen des fehlenden Gegendrucks der inzidierten Bowman eine insuffiziente Narbe innerhalb der verletzten Descemet entsteht, die einen progressiven Effekt der RK-Inzisionen zuläßt. Wenn zusätzlich die formstabilisierende Wirkung des Limbus durch Einschnitte nicht mehr gegeben ist [4], wird es wahrscheinlich, daß durch die Addition dieser beiden Instabilitätsfaktoren ein SHS ausgelöst wird.

Die RK-Brücke vermeidet beide Instabilitätsfaktoren. Diese Überlegungen zur mechanischen Stabilität werden durch das klinische Bild nach Saugbrücken-RK unterstützt. Es finden sich frühere Stabilität des refraktiven Ergebnisses und subjektiv kaum Tagesschwankungen des Visus.

Die Einführung der Saugbrücke scheint dem Vefahren der radialen Keratotomie bessere Vorhersagbarkeit des erreichbaren Ergebnisses und größere Stabilität der Refraktion zu ermöglichen. Wir halten diese Technik deshalb für eine vorteilhafte Option zur Korrektur von Myopien bis -6,00 dpt.

## Literatur


1. Deitz MR, Sanders DR, Reanan MG (1986) Progressive hyperopia in radial keratotomy. Ophthalmology 93 : 1264–1289
2. Deitz MR, Sanders DR, Raanan MG (1987) A consecutive series (1982–1985) of radial keratotomy performed with the diamon blade. Am J Ophthalmol 103 : 417–422
3. Deitz MR, Donald DR, Raanan MG, DeLuca M (1994) Long-term (5- to 12-year) follow-up of metal blade radial keratotomy. Arch Ophthalmol 112 : 614–620
4. Lindstrom RL (1995) Minimally invasive radial keratotomy: mini-RK. J Cataract Refract Surg 21 : 27–34
5. Waring GO (1992) Development of refractive keratotomy in the United States, 1978–1990. In: Waring GO (ed) Refractive keratotomy for myopia and astigmatism. Mosby-Year Book, St. Louis. pp 237–258
6. Waring GO, Lynn MJ, McDonnell PJ, and the PERK Study Group (1994) Results of the prospective evaluation of radial keratotomy (PERK) study 10 years after surgery. Arch Ophthalmol 112 : 1298–1308

# Langzeitergebnisse nach Kataraktextraktion mit Implantation von Plan- und Minuslinsen bei exzessiver Myopie

H. Kaschube, J. Kammann und W. Haigis

**Zusammenfassung.** In einer retrospektiven Studie wurden 76 Augen von 60 Patienten untersucht, bei denen zwischen 1989 und 1995 eine Katarakt-OP mit Implantation einer Plan- oder Minuslinse durchgeführt worden war. Die Bulbuslängen lagen zwischen 26,6 und 36,9 mm, im Durchschnitt bei 31,8 mm. Die Nachbeobachtungszeit betrug bis zu 6 Jahre und lag im Mittel bei 28 Monaten. Postoperative Komplikationen traten in 6,6% der Fälle auf. Eine Pseudophakieamotio fand sich nur bei 1 Patienten. In 30 Fällen wurde eine Nd:Yag-Lagerkapsulotomie notwendig. Die mittlere Abweichung von der errechneten Zielrefraktion betrug ± 0 bis −0,25 dpt (Standardabweichung ± 1,25). Die Refraktion blieb über den gesamten Beobachtungszeitraum hinweg stabil ($P > 0{,}05$). Zu einer Visusverbesserung kam es in 96,8% der Fälle.

Aufgrund der geringen Komplikationsrate erscheint eine zurückhaltende Einstellung zur Linsenentfernung mit IOL-Implantation als optische Rehabilitation bei exzessiver Myopie nicht angezeigt. Dieses operative Vorgehen könnte daher insbesondere wegen der guten Berechenbarkeit und Stabilität der postoperativen Refraktion auch als „clear lens extraction" eine gleichwertige Alternative zur refraktiven Hornhautchirurgie bei hochmyopen Augen darstellen.

**Schlüsselwörter:** exzessive Myopie, Kataraktextraktion, Phakoemulsifikation, ECCE, Linsenimplantation, Amotio retinae.

**Summary.** In a retrospective study, 76 eyes of 60 patients who had undergone cataract surgery and implantation of a plane or minus IOL between 1989 and 1995 were examined. The bulb lengths were 26.6–36.9 mm, at an average of 31.8 mm. The follow-up period was up to 6 years, at a mean of 28 months. Postoperative complications could be observed in 6,6% of the cases. Pseudophakic detachment was only found in one patient. In 30 cases a Nd : YAG laser capsulotomy had to be carried out. The mean deviation from the calculated target refraction was ± 0 to −0.25 D (S.D. ± 1.25). The fraction remained stable over the entire follow-up period ($P > 0.05$). Vision could be improved in 96.8% of the patients.

Due to the low complication rate, a hesitant attitude towards the application of lens removal and IOL implantation in the optical rehabilitation of patients with excessive myopia does not appear justified. Especially based on the good calculability and stability of the postoperative refraction, this surgical approach could also be an equivalent alternative to refractive surgery in high myopic eyes when applied as clear lens extraction.

**Key words:** excessive myopia, cataract extraction, phacoemulsification, ECCE, IOL implantation, retinal detachment.

D. Vörösmarthy et al. (Hrsg.)
10. Kongreß der DGII 1996

## Einleitung

Die Indikation zur Kataraktextraktion mit IOL-Implantation bei exzessiver Myopie wird aufgrund der Komplikationsmöglichkeiten einerseits kontrovers diskutiert [3, 5, 8, 13–15, 18, 23, 24], andererseits resultiert aus der verbesserten Refraktion gerade bei dieser Patientengruppe ein hohes Maß an postoperativer Zufriedenheit. Daher wurde im Rahmen einer retrospektiven Studie der postoperative Verlauf von exzessiv myopen Patienten untersucht, die sich zwischen 1989 und 1995 in der Augenklinik des St. Johannes-Hospitals in Dortmund einer Katarakt-OP mit Implantation einer Plan- oder Minuslinse unterzogen hatten.

## Patientenauswahl und Methode

Das Krankengut umfaßte 76 Augen (45 re, 31 li) von 60 Patienten (46 ♀, 14 ♂). Das Durchschnittsalter der operierten Patienten lag bei 64 Jahren (41–83).

Der Nachbeobachtungszeitraum betrug im Mittel 28 Monate (6–72). Kontrolliert wurden Begleiterkrankungen, Refraktion, Visus, und Tension. Als Maßzahl für die Sicherheit der Operationsmethoden wurde intra- und postoperative Komplikationen erfaßt. Die Effektivität wurde durch den Vergleich des prä- und postoperativen Visus sowie die Abweichung von der berechneten Zielrefraktion bestimmt. Als statistisches Testverfahren wurde der Students-*t*-Test angewandt.

Die mit Hilfe der Ultraschallbiometrie gemessenen Bulbuslängen betrugen wie in Abb. 1 dargestellt, im Durchschnitt 31,8 mm (26,6–36,9 mm) und entsprachen somit alle der 1987 von Percival [20] eingeführten Definition der hohen Myopie (BL ≥ 26,5 mm). Das sphärische Aquivalent der präoperativen Refraktion lag im Mittel bei –19,5 dpt (–10,5 bis – 36 dpt).

An präoperativen Begleiterkrankungen bestanden bei 69 Augen Strukturveränderungen der Makula, in 8 Fällen mit zentraler Narbenbildung. 12 Augen wiesen ein Staphyloma posticum auf. 7 Augen wurden medikamentös wegen eines

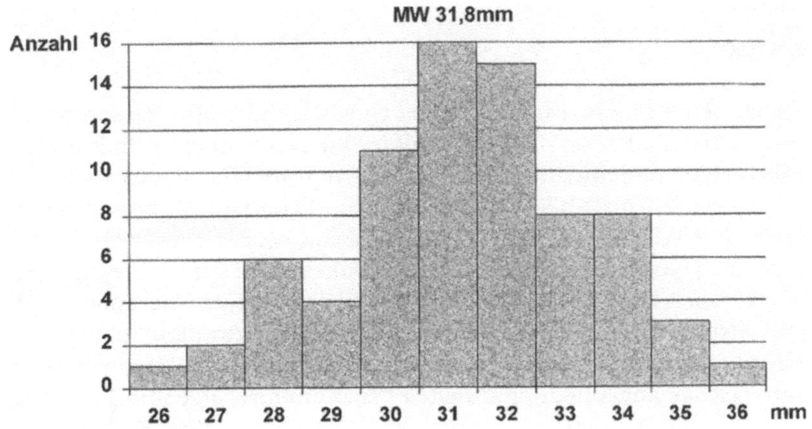


**Abb. 1.** Verteilung der Bulbuslängen

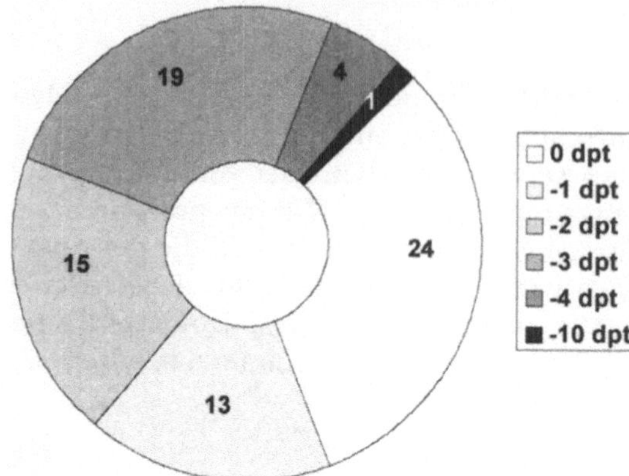


**Abb. 2.** Verteilung der implantierten Linsenstärken

Offenwinkelglaukoms behandelt. 5 Patienten gaben in der Anamnese eine ausgeprägte frühkindliche Refraktionsamblyopie an. In 3 Fällen war der Katarakt-OP bereits eine eindellende Netzhaut-OP bei Amotio retinae vorausgegangen. Darüber hinaus bestanden jeweils in einem Fall eine chronisch-rezidivierende Iritis, eine Retinopathia diabetica, eine schwere Hornhautendotheldystrophie und ein Pseudoexfoliationssyndrom. Ein Auge wies präoperativ eine Linsensubluxation bei Zonulolyse auf.

In 46 Fällen wurde eine Phakoemulsifikation durchgeführt. 28mal erfolgte eine ECCE. Bei 2 Patienten implantierten wir eine sekundäre HKL (5 bzw. 9 Jahre nach extrakapsulärer Kataraktextraktion). Die zu implantierenden Linsenstärken wurden mit dem als „Haigis-Formel" bezeichneten Algorithmus [6], einer Dünne-Linsen-Formel mit regressiver Vorhersage der optischen Vorderkammertiefe, berechnet.

Die implantierte Linsenstärke betrug wie in Abb. 2 dargestellt zwischen 0 und -10 dpt.

## Ergebnisse

Intraoperative Komplikationen traten in 3 Fällen auf. Bei 2 Augen kam es zu einer Ruptur der Linsenkapsel. In einem Fall mußte eine vordere Vitrektomie durchgeführt werden; hier handelte es sich um das Auge mit präoperativer Zonularuptur.

Postoperativ wurde bei 30 Augen aufgrund von Kapselfibrose oder Nachstarbildung eine Nd : YAG-Laserkapsulotomie notwendig Diese wurde im Mittel 17 Monate (± 12) nach dem Eingriff durchgeführt. 3mal kam es zu einer passageren HH-Dekompensation, welche sich unter konservativer Therapie bei allen Patienten vollständig rückbildete. 2mal mußte in einer zweiten Sitzung eine Linsenzentrierung vorgenommen werden. In einem Fall trat 1 Monat postoperativ eine Amotio retinae auf. Wieder handelte es sich um das Auge mit Zonularuptur, bei dem die vordere Vitrektomie durchgeführt werden mußte. Ein zystoides Makulaödem wurde in keinem Fall beobachtet.

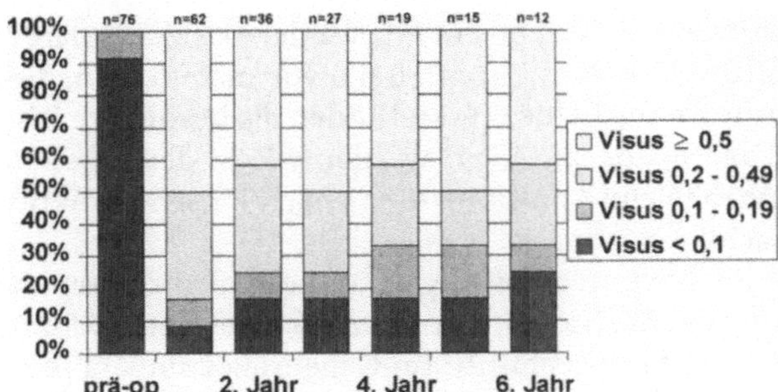


**Abb. 3.** Visusentwicklung

Die mittlere Abweichung von der errechneten Zielrefraktion betrug während der ersten beiden postoperativen Jahre ± 0 dpt und bis zum 6. Jahr lediglich −0,25 dpt (± 1,25 dpt, $P > 0{,}05$).

Zu einer Visusverbesserung kam es in 96,8% der Fälle. 92% der Patienten sahen präoperativ schlechter als 0,1. Postoperativ hatten 50% der Patienten einen Visus von ≥ 0,5 (Abb. 3). Der postoperativ erreichte Visus blieb über den Beobachtungszeitraum im Mittel stabil ($P > 0{,}05$).

## Diskussion

Das Risiko einer Ablatio retinae und die Häufigkeit eines zystoiden Makulaödems [19] werden heute als wichtigste Parameter für die Kompliaktionsrate der modernen Kataraktchirurgie genannt [4, 12, 17, 22, 26]. Es muß jedoch unter-

**Tabelle 1.** Inzidenz der Pseudo- und Aphakieamotio bei Myopie

| Autoren | Inzidenz [%] |
|---|---|
| Menezo et al. (1988) | 0,8 |
| Lyle u. Jin (1996) | 0,9 |
| Gross u. Pearce (1987) | 0,9 |
| Schinz u. Schütte (1991) | 1,1 |
| Hille u. Ruprecht (1995) | 1,5 |
| Colin u. Robinet (1995) | 2,0 |
| Kraff u. Sanders (1990) | 3,6 |
| Liesenhoff u. Kampik (1994) | 3,7 |
| Percival (1987) | 4,1 |
| Smith et al. (1987) | 4,8 |
| Praeger (1979) | 6,1 |
| Barraquer et al. (1994) | 7,3 |
| Eigenes Krankengut | 1,3 |

schieden werden, ob ein intra- oder extrakapsuläres OP-Verfahren durchgeführt wurde [7, 11, 16, 17, 21, 23]. Bei myopen Patienten, die bezüglich retinaler Komplikationen für beide OP-Methoden als besondere Risikogruppe gelten, [2, 4, 7, 10, 13, 14, 19, 20, 21, 25, 27] werden wie in der Tabelle 1 dargestellt in der Literatur Angaben zur Amotioinzidenz nach Linsenextraktion zwischen 0,8 und 7,3% gemacht.

Bei hochmyopen Augen und extrakapsulärem Vorgehen lag die Amotiorate in unserem Krankengut bei 1,3%. Dies entspricht den Langzeitergebnissen von Hille und Ruprecht [8]. Im Gegensatz zum Krankengut dieser Studie mit einem Anteil von 49% myopiebedingter Makulaveränderungen beobachteten wir postoperativ in keinem Fall ein zystoides Makulaödem. Da 92% der von uns untersuchten Augen eine myopiebedingte Makulopathie aufwiesen, stellt sich die Frage, ob sich diese Komplikation überhaupt ausbilden kann, wenn das morphologische Substrat zur typischen Ödemausbildung pathologisch verändert ist [17].

Eine Nd : YAG-Lasertherapie aufgrund ausgeprägter Trübung der hinteren Linsenkapsel war in 39,5% der Fälle notwendig. Die Angaben in der Literatur hierfür liegen zwischen 7,1 und 50% [1, 5, 15, 18, 22, 27].

Die Ursache für die niedrige Amotiorate auch nach Nd : YAG-Laserkapsulotomie sehen wir vor allem in dem Vorliegen einer kompletten hinteren Glaskörperabhebung und -verflüssigung bei diesen Augen, so daß keine Zugkräfte auf die Netzhaut ausgeübt werden. Außerdem bestehen bei fast allen Patienten periphere Netzhaut-Aderhaut-Vernarbungen als zusätzlicher stabilisierender Effekt.

Aus diesem Grunde erscheint eine zurückhaltende Einstellung zur extrakapsulären Linsenentfernung mit IOL-Implantation als optische Rehabilitation bei Kataraktpatienten mit exzessiver Myopie nicht angezeigt. Die Dünne-Linsen-Formel von Haigis hat sich für die Berechnung der IOL niedriger Brechkraft als sicher erwiesen. Dieses operative Vorgehen stellt daher vermutlich auch als „clear lens extraction“ eine gute Alternative zur refraktiven Hornhautchirurgie bei hochmyopen Augen dar.

## Literatur


1. Barraquer C et al. (1994) Incidence of retinal detachment following clear-lens extraction in myopic patients. Arch Ophthalmol 112 : 236–339
2. Clayman HM, Jaffe NS, Light DS, Jaffe MS, Cassady JC (1981) Intraocular lenses, axial length, and retinal detachment. Am J Ophthalmol 92 : 778–780
3. Colin J, Robinet A (1995) Clear lensectomy and implantation of low-power posterior chamber intraocular lens for the correction of high myopia. (Vorgetragen auf dem American Acadamy of Ophthalmology Annual Meeting in Atlanta)
4. Goldberg MF (1987) Clear lens extraction for axial myopia. Ophthalmology 94(5) : 571–582
5. Gross KA, Pearce JL (1987) Modern cataract surgery in a highly myopic population. Br J Ophthalmol 71 : 215
6. Haigis W (1995) Einfluß der Optikform auf die individuelle Anpassung von Linsenkonstanten zur IOL-Berechnung. In: 9. Kongreß d. Deutschen Ges. f. Intraokularlinsen Implant., Kiel 1995. Rochels R, Duncker GIW, Hartman Ch (Hrsg) Springer, Heidelberg Berlin New York Tokyo. S 183–189

7. Heider W, Söllner Th (1985) Netzhautablösung nach extrakapsulärer Kataraktextraktion bei myopen Augen. Fortschr Ophthalmol 82 : 347–348
8. Hille K, Waibel A, Weindler J, Palmowski A, Ruprecht KW (1995): Langzeitergebnisse nach Linsenextraktion bei hochmyopen Augen. (Vorgetragen auf der 92. Tagung der Deutschen Ophthalmologischen Gesellschaft in Mannheim)
9. Hruby K (1985) Das Irvine-Syndrom: Diagnose, Pathogenese und Therapie. Fortschr Ophthalmol 82 : 147–148
10. Hyams SW, Bialik M, Neumann E (1975) Myopia-aphakia I and II. Br J Ophthalmol 59 : 480–485
11. Jaffe NS, Clayman HM, Jaffe MS (1984) Retinal detachment in myopic eyes after intracapsular and extracapsular cataract extraction. Am J Ophthalmol 97 : 48–52
12. Javitt JC, Vitale S, Cannfr JK, Krakauer H, McBean AM, Sommer A (1991) National outcomes of cataract extraction I – retinal detachment after inpatient surgery. Ophthalmology 98 : 895–902
13. Kraff MC, Sanders DR (1990) Incidence of retinal detachment following posterior chamber intraocular lens surgery. J Cataract Refract Surg 16 : 477–480
14. Liesenhoff O, Kampik A (1994) Risiko der Ablatio retinae bei Pseudophakie und axialer Myopie. Ophthalmologe 91 : 807–810
15. Lyle WA, Jin GJC (1996) Phacoemulsification with intraocular lens implantation in high myopia. J Cataract Refract Surg 22 : 238–242
16. McDonnell PJ, Patel A, Green WR (1985) Comparison of intracapsular and extracapsular surgery. Histopathologic study of eyes obtained postmortem. Ophthalmology 92 : 1208–1225
17. Mellin KB, Waubke TN (1986) Ist eine intrakapsuläre Katarakt-Extraktion bei hoher Myopie indiziert? Ergebnisse einer retrospektiven Studie. Fortschr Ophthalmol 83 : 206–207
18. Menezo JL, Cisneros A, Harto M (1988) Extracapsular cataract extraction of a low power lens for high myopia. J Cataract Refract Surg 14 : 409–412
19. Percival SPB (1986) High myopia: new definitions and the significance of IOL-implantation. Eur Implant Refract Surg 4 : 137–140
20. Percival SPB (1987) Redefinition of high myopia: the relationship of axial length measurement to myopia pathology and is relevance to cataract surgery. Dev Ophthalmol 14 : 42–46
21. Percival SPB, Anand V, Das SK (1983) Prevalence of aphakic retinal detachment. Br J Ophthalmol 67 : 43–45
22. Powe NR, Schein OD, Gieser SC, Tielsch JM, Luthra R, Javitt J, Steinberg EP (1994) Synthesis of the literature on visual acuity and complications following cataract extraction with intraocular lens implantation. Arch Ophthalmol 112 : 239–251
23. Praeger DL (1979) Five years' follow-up in the surgical management of cataracts in high myopia treated with the Kelman phacoemulsification technique. Ophthalmology 86 : 2024–2033
24. Schinz H, Schütte E (1991) Aphakieamotiorate bei myopen Augen. Fortschr Ophthalmol 88 : 495
25. Smith PW, Stark WJ, Maumenee AE et al. (1987) Retinal detachment after extracapsular cataract extraction with posterior chamber intraocular lens. Ophthalmology 94 : 495
26. Wilkinson CP (1981) A long-term follow-up study of cystoid macular edema in aphakic and pseudophakic eyes. Trans Am Ophthalmol Soc 79 : 810–839
27. Wollensack J, Zeisberg B, Pham Duy T (1988) Netzhautablösung nach Implantation einer Hinterkammerlinse. Klin Monatsbl Augenheilkd 192 : 1–5

# Verständnis betroffener Patienten von der refraktiven Excimerlaserchirurgie

C. MEYER, G. GEERLING und H. LAQUA

**Zusammenfassung.** Refraktivchirurgische Eingriffe sind in der Regel irreversibel. Bei elektiver Indikation wird daher besonderer Wert auf eine möglichst intensive Aufklärung gelegt. Der Patient soll mit dem eigenen, laienhaften Verständnis den Eingriff, das zu erwartende OP-Ergebnis und möglich unerwünschte Auswirkungen einschätzen können. Unittelbar nach einer standardisiert durchgeführten Aufklärung sowie 1 Monat nach photorefraktiver Keratektomie untersuchten wir 32 Patienten mittels eines Multiple-choice-Fragebogens, wieviel des dargebotenen Aufklärungsinhaltes von den Patienten verstanden und später erinnert wird. Obwohl der geschätzte Intelligenzquotient der behandelten Patienten mit 115 ± 7,23 überdurchschnittlich war und die durchgeführte Aufklärung von nahezu allen Patienten als verständlich bewertet worden war, wurden nur einfache, grundlegende Fakten der PRK unmittelbar nach dem Gespräch als auch 1 Monat postoperativ erinnert. Von 12 möglichen unerwünschten Auswirkungen wurde präoperativ nur 6,4 und postoperativ nur noch 3,9 – überwiegend selbst erlebte Nebenwirkungen – erinnert. Da die Patienten die Möglichkeit schwerwiegender Komplikationen überwiegend negieren, ist aus forensischen Gründen eine maximale Dokumentation von Inhalt und Zufriedenheit des Patienten mit der durchgeführten Aufklärung erforderlich.

**Summary.** Refractive surgery is usually an elective and irreversible procedure. Therefore, comprehensive informed consent is required. Patients should develop a Layman's understanding of the operation, the expected visual results, and possible complications. Before performing PRK, we informed 32 patients on a standardised checklist. In an MC test, we evaluated preoperatively as well as 1 month postoperatively the patients' understanding of the procedure and possible side effects. Although our patients' estimated IQ of 115 ± 7 was above the German average and the given information was assessed as distinctive and clear, their recall was poor immediately after the information talk as well as 1 month later. Out of a list of 12 correct and selectable complications the preoperative retell was 6.4 and postoperatively only 3.9 items. Most of these were especially simple side effects known from the patient's personal experience. Knowing that patients deny the severe complications, a most detailed documentation of the information given and the satisfaction of the patient regarding the consent is needed for legal reasons.

## Einleitung

Refraktive Chirurgie ist oft irreversible Elektivchirurgie. Der Eingriff wird in der Regel an gesunden, lediglich ametropen Augen durchgeführt. Die Entscheidung für oder gegen die Behandlung basiert verstärkt auf dem Wunsch des Patienten, sein Leben ohne Brille komfortabler und sein Erscheinungsbild – subjektiv bewertet – kosmetisch günstiger zu gestalten. Aus forensischer Sicht kommt daher der Aufklärung des Patienten ein besonders hoher Stellenwert zu [4]. Der OP-In-

D. Vörösmarthy et al. (Hrsg.)
10. Kongreß der DGII 1996

teressent soll – wenn auch laienhaft – den Eingriff sowie mögliche Komplikationen und deren Konsequenzen verstehen und einschätzen können, um eine eigene Risiko-Nutzen-Bewertung durchzuführen.

Frühere Untersuchungen an Patienten mit rhegmatogener Amotio [10] konnten zeigen, daß jedoch wesentliche Details der präoperativen Aufklärung, wie z. B. die OP-Indikation und schwere Komplikationsmöglichkeiten, bei Patienten mit höherem Lebensalter oder operativen Notfallindikationen bereits kurz nach dem Eingriff nicht mehr erinnert werden. Da aber für einen refraktiven Eingriff selten eine medizinische Indikation vorliegt und die Kosten vom Patienten selbst zu tragen sind – insgesamt also mehr der Charakter einer Dienstleistung als eine Heilbehandlung vorliegt – kann man vermuten, daß der OP-Willige sich präoperativ verstärkt mit dem Eingriff und seinen Konsequenzen auseinandersetzt und diese auch langfristig besser erinnert. Andererseits würde ein ähnlich undifferenziertes Erinnern des Aufklärungsinhaltes angesichts der besonderen psychosozialen Struktur vieler Refraktionspatienten [2, 3] möglicherweise einen latenten forensischen Sprengstoff darstellen, der ggf. spezielle Aufklärungstechniken erfordern würde.

Daher untersuchten wir an Patienten vor und nach photorefraktiver Keratektomie (PRK), welche Erwartungen gegenüber dem Ablauf und Ergebnis der Behandlung bestehen und inwiefern die Fakten einer detaillierten, laiengerechten Aufklärung kurz- und langfristig erinnert werden.

## Material und Methoden

In die Studie eingeschlossen wurden 32 Patienten mit einer Ausgangsrefraktion von –6,42 ± 3,57 dpt (von –1,75 bis 13,25), bei denen erstmalig eine PRK von maximal 6 dpt mit einem 193-nm-Ar-Fl-Excimerlaser (Keratom, Fa. Schwind) durchgeführt werden sollte. 6 Patienten waren –2,25 bis 15,0 dpt anisometrop/-myop. Bei 3 Patienten war lediglich eine Reduktion der Kurzsichtigkeit angestrebt. Bei 5 der 32 Augen bestand eine Refraktionsamblyopie. Alle Patienten waren älter als 21 Jahre. Postoperativ erhielten die Patienten bis zum Epithelschluß Ofloxacin AS 5mal tgl. und anschließend Prednisolon-21-Acetat 4mal tgl., sowie Polyvinylpolyvidon AT 7mal tgl. in ausschleichender Dosierung über 4 Monate.

Nach dem ersten Beratungsgespräch wurde allen Patienten ein zweiseitiges Aufklärungsschreiben über den Eingriff ausgehändigt. Einige Tage vor der PRK führten wir ein ca. 45minütiges Aufklärungsgespräch anhand einer genormten Checkliste durch (Tabelle 1 und 2), das den Inhalt des Aufklärungsschreibens wiederholte. Mit Hilfe eines anatomischen Modells des Auges wurden einige optische Grundlagen erläutert. Die zuvor erhobenen Refraktionswerte sowie der unkorrigierte und bestkorrigierte Visus wurden dem Patienten mitgeteilt und verschiedene Korrekturverfahren kurz dargestellt. Die Zielgenauigkeit der PRK wurde erläutert und der Patient darauf hingewiesen, daß auch bei beidseitiger Emmetropisierung mit Einsetzen der Presbyopie die Notwendigkeit einer Brillenkorrektur besteht. Weiterhin wurden der Behandlungsablauf und die postoperative Nachbehandlung erklärt und der Patient im Falle einer beidseitigen

**Tabelle 1.** Erster Teil der Checkliste zur standardisierten PRK-Aufklärung: Mit Hilfe eines anatomischen Modellauges wurden grundlegende optische und refraktionschirurgische Begriffe erläutert

| Checkliste zur standardisierten PRK-Aufklärung-Teil I |
|---|
| ☐ Grundlegende optische Begriffe und Aufbau des Auges (Myopie, Hyperopie, Astigmatismus, Dioptrie, Refraktion) am Modell erläutert |
| ☐ Benennen der individuellen Refraktion (unkorrigierter und bestkorrigierter Visus, Refraktion) |
| ☐ Mögliche Fehlsichtigkeiten nach der PRK (Über- und Unterkorrektur, Astigmatismus, passagere Anisometropie, Presbyopie) |
| ☐ Korrekturalternativen (Brille, Kontaktlinse, PRK, RK, LASIK) |
| ☐ Medizinische Erfolgsdefinition und Zielgenauigkeit der PRK (1 Jahr postoperativ ± 1 dpt, unkorrigierter Visus ≥ 0,5, in 85% erreicht) |
| ☐ Prinzip verschiedener Lasertypen (Argon, Nd : YAG, Excimer) |
| ☐ Arbeitsweise des Excimerlasers (oberflächliche Hornhautabtragung < 0,1 mm, maximal 6 dpt Korrektur) |
| ☐ Behandlungsvorgang (Lokalanästhesie, Lichtfixation, Probelauf, Abrasio, PRK) |
| ☐ Postoperative Betreuung (Tropfmedikation über 4 Monate, Kontrolluntersuchungen bis 1 Jahr nach PRK, ggf. Korrektur des Partnerauges wg. Anisometropie nach 6 Monaten erforderlich bei Myopie von ≥ 2,0 dpt) |

**Tabelle 2.** Zweiter Teil der Checkliste zur standardisierten PRK-Aufklärung: mögliche Nebenwirkungen und Komplikationen der PRK und deren Konsequenzen wurden dargelegt

| Checkliste zur standardisierten PRK-Aufklärung-Teil II |
|---|
| ☐ Kurzfristige Nebenwirkungen der Behandlung:<br>Schmerzen, Fremdkörpergefühl, Lidschwellung, Epiphora<br>→*vorübergehende Arbeitsunfähigkeit* |
| ☐ Langfristige Nebenwirkungen der Behandlung:<br>Minderung des Dämmerungs- und Kontrastsehens, vermehrte Blendungsempfindlichkeit, Halowahrnehmungen<br>→*Fahruntauglichkeit* |
| ☐ Mittel- bis langfristige Komplikationen der Heilung/postoperativen Therapie:<br>Hornhautinfektion, -entzündung, -geschwür, -narbe, Augendruckanstieg<br>→*Minderung des bestkorrigierten Visus, bis zur Notwendigkeit der Keratoplastik und Verlust des Auges* |
| ☐ Langfristige Komplikationen der PRK:<br>Central Island, exzentrische Abtragung, Astigmatismus, Über-/Unterkorrektur<br>→*Doppelbildwahrnehmung, ggf. weiter Brille, Kontaktlinse oder erneute Operation erforderlich* |

Myopie von ≥ 2,0 dpt auf die Notwendigkeit zur Behandlung des Partnerauges zur Vermeidung von Anisometropieproblemen hingewiesen.

Die zu erwartenden Nebenwirkungen wurden ebenso wie mögliche Komplikationen in ihrer statistischen Wahrscheinlichkeit genannt und daraus entstehende Konsequenzen ausgesprochen (s. Tabelle 2). Neben Diagnose, Art des Eingriffes und Anästhesieart enthielt das Einwillingungsformular nochmals wesentliche Nebenwirkungen und Komplikationen (Schmerzen, eingeschränkte Vorhersagbarkeit des Ergebnisses, Hornhautnarbenbildung, Minderung des bestkorrigierten Sehvermögens und Dämmerungssehens), die vom Patienten eigenständig handschriftlich auf dem Formular zu wiederholen waren. Abschließend mußte der Patient das Einwilligungsformular durchlesen, versichern, daß er keine weiteren Fragen habe, und unterzeichnen. Dieses Aufklärungsformular wurde von Arzt und Patient unmittelbar vor dem Eingriff ein zweites Mal unterschrieben.

Im Anschuß an das Aufklärungsgespräch sowie im Rahmen einer Kontrolluntersuchung 1 Monat nach PRK erhielten die Patienten einen Multiple-choice-Fragebogen zum eigenständigen ausfüllen. Präoperativ und postoperativ wurden 12 Fragen zum Aufklärungsinhalt gestellt (Fragen zum Behandlungsprinzip oder zur präoperativ vorliegenden Ametropie). Die Befragten konnten aus einer Liste mit je 5 möglichen, richtigen und als Distraktoren eingestreuten falscher Antworten auswählen. Zur Erfassung der erinnerten unerwünschten Wirkungen wurden 16 Antwortmöglichkeiten (12 richtige und 4 falsche Möglichkeiten) vorgegeben. Mehrfachauswahlen waren möglich. Mit Hilfe einer gebräuchlichen Sozialformel [12] wurde zusätzlich aus Alter, Geschlecht, Rasse, Dauer der Schulausbildung und Art des ausgeübten Berufes ein sog. „geschätzter Intelligenzquotient“ errechnet.

## Ergebnisse

Das durchschnittliche Alter der Patienten betrug bei 17 Männern und 15 Frauen 39,0 ± 14,8 Jahre. Der nach der Sozialformel geschätzte Intelligenzquotient lag mit 115 ± 7,23 über dem Bundesdurchschnitt von 100 ± 10.

**Tabelle 3.** Patientenbeurteilung von ausgehändigtem Informationsmaterial und Aufklärungsgespräch

| | Bewertung des Informations-materials [%] | Bewertung des Aufklärungs-gesprächs [%] |
|---|---|---|
| Voll verständlich | 71 | 63 |
| Verständlich | 18 | 30 |
| Neutral | 7 | 7 |
| Eher unverständlich | 4 | 0 |
| Unverständlich | 0 | 0 |

**Tabelle 4.** Patientenbeurteilung des Operationsablaufs prä- und postoperativ

| | „Ablauf verstanden" präoperativ [%] | „Ablauf entsprach der eigenen Vorstellung" postoperativ [%] |
|---|---|---|
| Völlig | 70 | 58 |
| Ziemlich | 26 | 38 |
| Teils teils | 4 | 4 |
| Weniger | 0 | 0 |
| Gar nicht | 0 | 0 |

## Subjektive Bewertung der Aufklärung und Behandlung durch die Patienten

Die Befragten bewerteten die angebotenen schriftlichen Informationen in 89% und das Aufklärungsgespräch in 93% als verständlich (Tabelle 3). Dementsprechend glaubten präoperativ 96% der Patienten den Behandlungsablauf und das zu erwartende Ergebnis richtig verstanden zu haben (Tabelle 4). In der Befragung 1 Monat nach der PRK gaben wiederum 96% der Patienten an, daß das Erleben des Eingriffes, der anschließende Heilungsverlauf und das bisherige refraktive Ergebnis ihren präoperativen Vorstellungen und Erwartungen entsprochen habe.

## Erinnerung des Aufklärungsinhaltes

1 Monat nach dem Eingriff gaben 96% der Patienten korrekt an, daß sie zuvor kurzsichtig gewesen waren. Auch das Behandlungsprinzip der PRK wurden von 76% richtig als oberflächliche Abtragung von Hornhautgewebe erinnert. Ebenfalls 76% der Patienten gaben korrekt an, ob eine Behandlungsnotwendigkeit des zweiten Auges bestand. 24% glaubten fälschlicherweise, daß eine PRK des Partnerauges erforderlich sei, obwohl sie bei Antisometrophie bereits präoperativ auf einem Auge nahezu emetrop waren, oder hielten trotz zuvor ungefähr seitengleicher Myopie eine Behandlung des zweiten Auges nicht für notwendig. Die Zielgenauigkeit der PRK von ± 1 dpt wurde postoperativ von 60% korrekt erinnert (Tabelle 5). Nur 4% der Patienten gingen von einer schlechteren, 36% jedoch von einer besseren Zielgenauigkeit des Verfahrens aus.

Von 12 richtigen Nebenwirkungen und Komplikationen wurden unmittelbar nach dem Aufklärungsgespräch im Mittel 6,4 ± 2,1 (SD) korrekt erinnert (Tabelle 6). 1 Monat nach der PRK nannten die Befragten im Durchschnitt nur noch 3,9 ± 1,8 (SD) Komplikationen. Keiner der Patienten wählte mehr als 9 der 12 richtigen, unerwünschten Wirkungen. An die Möglichkeit eines reduzierten Dämmerungssehens oder einer durch die postoperative Therapie induzierte Tensioerhöhung erinnerte sich bereits präoperativ kein Patient mehr.

Am häufigsten erinnerten sich die Patienten an die Möglichkeit der Hornhautnarbenbildung. 85% kannten diese Komplikation präoperativ. 1 Monat nach

**Tabelle 5.** Postoperative Erinnerung der Patienten an die medizinische Erfolgsdefinition ± 1 dpt Zielgenauigkeit sowie prä- und postoperativ geäußerter persönlicher Wunsch an die Restfraktion

| | Erinnerte Zielgenauigkeit postoperativ [%] | Gewünschte Restrefraktion präoperativ [%] | Gewünschte Restrefraktion postoperativ [%] |
|---|---|---|---|
| 0,25 dpt | 12 | 21 | 30 |
| 0,5 dpt | 24 | 22 | 30 |
| 1,0 dpt | 60 | 40 | 24 |
| 1,5 dpt | 0 | 4 | 4 |
| 2,5 dpt | 4 | 13 | 12 |

**Tabelle 6.** Mögliche Nebenwirkungen, Komplikationsmöglichkeiten und daraus entstehende Konsequezen der PRK: Anteil der Patienten, die sich unmittelbar nach dem Aufklärungsgespräch („präoperativ") und 1 Monat nach der PRK an die Nennung dieser unerwünschten Wirkungen erinnerten (* im Aufklärungsgespräch nicht genannte, aber in der Antwortliste aufgeführte Distraktoren)

| Komplikation/Nebenwirkung | Präoperativ [%] | Postoperativ [%] |
|---|---|---|
| Hornhautnarbenbildung | 83 | 45 |
| Schmerzen über einige Tage | 50 | 74 |
| Eingeschränkte Vorhersagbarkeit | 45 | 38 |
| Blendungsempfindlichkeit | 38 | 48 |
| Minderung des bestmöglichen Sehens | 16 | 8 |
| Hornhautentzündung | 16 | 0 |
| Störung des räumlichen Sehens | 12 | 0 |
| Linsentrübung* | 6 | 8 |
| Erblindung | 6 | 3 |
| Strahlenkranzwahrnehmung um Lichter | 6 | 0 |
| Infektion der Hornhaut | 3 | 0 |
| Schmerzen über Wochen und Monate* | 3 | 0 |
| Vermindertes Dämmerungssehen | 0 | 0 |
| Vermehrtes Dämmerungssehen* | 0 | 0 |
| Netzhautnarbenbildung* | 0 | 0 |
| Augendruckanstieg durch Augentropfen | 0 | 0 |
| Richtig genannte, unerwünschte Wirkung insgesamt | 6,4 | 3,9 |

dem Eingriff wußten jedoch nur noch 45% der Patienten von dieser Komplikationsmöglichkeit. Die Erinnerung an die erosiobedingten Schmerzen nahm von präoperativ 50% auf postoperativ 74% zu. Die eingeschränkte Vorhersagbarkeit des refraktiven Operationsergebnisses war auch direkt nach dem Aufklärungsgespräch nur 45%, 1 Monat später nur 38% der Patienten erinnerlich. Sowohl schwere Komplikationsmöglichkeiten (Erblindung 6%) als auch Distraktoren (Linsentrübung 6%) wurden prä- wie postoperativ nur vereinzelt und deutlich seltener als der Zufallsverteilung entsprechend gewählt.

## Diskussion

Aus der Literatur ist bekannt, daß refraktiv-chirurgische Interessenten bereits vor dem ersten ärztlichen Informations- und Aufklärungsgespräch oft eine laienhafte Vorstellung von der PRK haben [2, 3, 11]. Die Patienten haben zumeist schon längere Zeit den Wunsch „brillenfrei" zu werden und haben sich dementsprechend zu 75% zuvor aus den Printmedien [1, 9] informiert. Es ist wohl bekannt, daß jüngere Menschen oder Patienten mit einem höheren Intelligenzquotient ihnen dargebotene Informationen besser aufnehmen [6, 7] als Menschen höheren Lebensalters und geringeren IQ. PRK-Patienten befinden sich in der Regel – wie auch in unserem Kollektiv – im mittleren Lebensalter. Zudem haben 61% der refraktiv-chirurgischen Patienten nach Kahle [5] eine höhere Schulbildung und kommen aus einer "gehobenen Schicht" [8]. Daher ist prinzipiell ein besseres Erinnerungsvermögen als bei im Durchschnitt älteren Patienten wie z. B. zur Kataraktoperation zu erwarten.

Auch in unserer Studie wiesen die Patienten einen leicht über dem Bundesdurchschnitt liegenden „geschätzten Intelligenzquotient" auf. Die zuvor durchgeführte Aufklärung wurde von nahezu allen Patienten als verständlich bewertet. Im Vergleich zu Patienten mit einem Notfalleingriff – wie z. B. der Amotio retinae [10] – bei denen nur 8% sich postoperativ noch an die OP-Indikation erinnerten, wußten 96% der PRK-Patienten 1 Monat nach dem Eingriff, daß sie zuvor kurzsichtig waren, und konnten in 74% auch den Eingriff grob beschreiben. Dies ist angesichts des zumeist längerfristigen Wunsches nach operativer Refraktionskorrektur bei einem elektiven Eingriff nicht verwunderlich. Dennoch wurden von den präoperativ genannten Komplikationen bereits direkt im Anschluß an das gut 45minütige Aufklärungsgespräch nur etwa 53%, nämlich die wenn auch seltenen, so doch einfach faßbaren Möglichkeiten wie z. B. Hornhautnarbenbildungen korrekt erinnert. 1 Monat nach dem Eingriff erinnerten sich die Patienten immerhin noch an 32% der möglichen unerwünschten Auswirkungen. Dies waren meist selbsterlebte Nebenwirkungen wie Schmerzen und Photophobie oder – wenn auch bereits in reduziertem Maße – eingängige Komplikationen (Hornhautnarbenbildung). Insgesamt fühlten sich die Patienten durch die lange Liste möglicher, unerwünschter Wirkungen nicht beunruhigt. Bedenklich erscheint, daß selbst nach einem intensiven und von den Patienten als verständlich bewerteten Aufklärungsgespräch präoperativ weniger als die Hälfte der Patienten (prä- 45% und postoperativ 38%) weiß, daß der Refraktionsergebnis nach der PRK nicht genau vorhersagbar ist. Offensichtlich besser faßbar ist für die Patienten die numerische Genauigkeit der Behandlung von ± 1 dpt-Abweichung von der Zielrefraktion, die von 60% korrekt erinnert wird.

Ebenfalls kritisch zu werten ist der drastische Wissensverlust der Patienten in bezug auf eine der schwerwiegendsten Komplikationen der PRK, der Entstehung von Hornhautnarbengewebe oder „haze". Waren es präoperativ noch 83%, so erinnerten sich postoperativ nur noch 45% der Behandelten an diese Komplikation. Entsprechend selten gehen PRK-Patienten überhaupt davon aus, daß die durchgeführte Operation ihr Sehvermögen reduzieren könnte (unmittelbar nach Aufklärung 16%). Dies ist umso erstaunlicher, da die Befragung in Form eines Multiple-choice-Fragebogens mit vorgegebenen Antwortmöglichkeiten erfolgte und die Befragten sich nicht aktiv (z. B. in freier schriftlicher Form), sondern nur passiv an die ihnen bei der Aufklärung genannten Komplikationsmöglichkeiten erinnern mußten. Eingebaute Distraktoren wurden deutlich seltener als dem Zufall entsprechend gewählt. Daher kann vermutet werden, daß die Antwortauswahl nicht überwiegend zufällig erfolgte, wie bei passiv vergessenen Fakten zu erwarten wäre, sondern, daß auch der aktive Schutzmechanismus des selektiven Verdrängens [13] eine wesentliche Ursache für die geringe „Erinnerungsrate" der Patienten an schwere Komplikationen wie Erblindung (präoperativ 6%; postoperativ 3%) ist. Mit einer Erinnerungsrate von 32% 1 Monat nach dem Eingriff schneiden die PRK-Patienten im Vergleich noch relativ gut ab. Bei Priluck et al. [10] erinnerten sich die Patienten 4,2 Tage nach Ablatiooperation nur noch an 23% der Komplikationen. Hierbei handelte es sich jedoch in der Regel um Notfalloperationen ohne die für PRK-Patienten typische, längere Vorbereitungszeit. Nach Kataraktoperation konnten sogar nur 4% der allerdigns durchweg älteren Patienten mehr als 1 Komplikation benennen [8].

## Schlußfolgerungen

Trotz überdurchschnittlichen Bildungsgrads erinnern sich PRK-Patienten bereits unmittelbar nach einer detaillierten Aufklärung bzw. 1 Monat nach dem Eingriff oft nur noch an die wesentlichen Fakten der Aufklärung. Die lange Liste möglicher unerwünschter Auswirkungen wirkt auf die OP-Entschlossenen nicht abschreckend, da vermutlich die meisten und schwerwiegendsten Komplikationen verdrängt werden. Im wesentlichen erinnerten sich die Patienten nur an einfache Komplikationen und selbsterlebte Nebenwirkungen. Da also auch eine ausgiebigste Aufklärung bei refraktivchirurgischen Patienten nur ein einfaches, grundlegendes Verständnis des Eingriffes und möglicher unerwünschter Wirkungen erzielt, sollte eher Wert auf eine einfach faßbare als auf eine umfassende Aufklärung gelegt werden. Wesentliche Punkte, wie z. B. die Notwendigkeit zur Behandlung des Partnerauges bei höherametropen Patienten oder die eingeschränkte Vorhersagbarkeit und Minderung des bestkorrigierten Sehvermögens sollten ausführlich schriftlich dokumentiert werden, wenn möglich sogar vom Patienten handschriftlich auf dem Einwilligungsformular selbst fixiert werden. Auch sollte die Aufklärung im zeitlichen Abstand zum Eingriff erfolgen, um das juristische Prädikat „rechtzeitig" zu erhalten. Das selbe Dokument sollte möglichst am Operationstag vom Patienten und Operateur erneut unterzeichnet werden. Aus forensischen Gründen ist insgesamt eine sehr genaue Dokumentation von Inhalt und Zufriedenheit des Patienten mit der durchgeführten Aufklärung zu empfehlen [1].

**Danksagung:** Die Autoren bedanken sich für die freundliche Beratung durch Herrn Dr. R. Eder und Fr. Dipl.-Psych. Stephanie Strunk vom Institut für Medizinische Psychologie und Herrn Dr. T. Kohlmann vom Institut für Sozialmedizin der Medizinischen Universität Lübeck.

## Literatur

1. Bettman JW (1986) Radial keratomy: factors in medicolegal claims. Surv Ophthalmol 30 : 267–269
2. Bourque LB et al. (1984) Psychosocial characteristics of candidates for the prospective evaluation of radial keratomy (PERK) study. Arch Ophthalmol 102 : 1187–1192
3. Erickson DB, Ryan RA, Erickson P, Aquqvella JV (1995) Cognitive styles and personality characteristicy strongly influence the decision to have photorefractive keratectomy. J Refract Corneal Surg 11 : 276–281
4. Gold JA (1993) Informed consent. Arch Ophthalmol 111 : 321–323
5. Kahle G, Seiler T, Wollensack J (1992) Report on psychosocial findings and satisfaction among patients one year after excimer laser photorefractive keratectomy. J Refract Corneal Surg 8 : 286–289
6. Lavelle-Jones C, Byrne DJ, Rice P, Cuschieri D (1993) Factors affecting quality of informed consent. BJM 304 : 885–890
7. Migneco MK, Peposeay JS (1996) Attiudes of successful contact lens weares towards refractive surgery. J Refract Corneal Surg 12 : 128–132
8. Morgan LW, Schwab IR (1986) Informed consent in senile cataract extraction. Arch Ophthalmol 104 : 42–45
9. Nordan LT, Maxwell WA (1992) Refractive surgery and informed consent. Radial keratomy with small optical zone hexagonal keratomy. J Cataract Refract Surg 18 : 420–421
10. Priluck IA, Robertson D, Buettner H (1979) What patients recall of the preoperative discussion after retinal detachment. Am J Ophthalmol 87 : 620–623
11. Tan DT, Tan JT (1993) Will patients with contact lens problems accept laser photorefractive keratectomy? CLAO 19 : 174–177
12. Universität Kiel, Institut für Psychologie (1984) Sozialformel zur Ermittlung eines „geschätzten Intelligenzquotient" (persönliche Mitteilungen)
13. Zimbardo PG (1988) Psychologie Springer, Berlin Heidelberg New York. S 183

# Refraktive Entwicklung nach phototherapeutischer Keratektomie (PTK)

M. Amm und G. I. W. Duncker

**Zusammenfassung.** *Problemstellung:* In der Behandlung von Hornhautnarben und -dystrophien sowie bei der Glättung irregulärer kornealer Oberflächen hat sich der 193-nm-Excimerlaser bewährt. Die Ablationsgenauigkeit im Submikrometerbereich ohne wesentliche Schädigung der angrenzenden Zellstrukturen erzeugt ein regelmäßiges Wundprofil. Neben einer oberflächlichen Trübungsbildung wurden eine Hyperopieentwicklung und die Induktion eines Astigmatismus als unerwünschte Nebenwirkungen nach phototherapeutischer Keratektomie (PTK) beschrieben. Ziel der hier vorgestellten Arbeit ist die Analyse der refraktiven Veränderungen nach PTK.

*Material und Methode:* Alle PTK-Behandlungen wurden mit dem Excimerlaser 193 nm Typ MEL 60 (Aesculap Meditec) durchgeführt. Die Laserapplikation kann bei diesem Gerät im „spot mode" und „scan mode" erfolgen. Bei Nachweis von Oberflächenprotuberanzen kamen maskierende Substanzen zum Einsatz.
Bisher wurden 45 Patienten bis zu 24 Monaten postoperativ nachbeobachtet. In 18 Fällen lagen zentrale Hornhautnarben ursächlich zugrunde; 13 rezidivierende Erosiones, 7 Hornhautdystrophien und 7 Oberflächenirregularitäten wurden diagnostiziert. Zusätzlich zu den Routineuntersuchungen erfolgten eine prä- und postoperative Refraktionsbestimmung subjektiv sowie objektiv mit dem Autorefraktometer. Außerdem wurden Keratometermessungen, Spaltlampenphotografien und Hornhauttopographien veranlaßt.

*Ergebnisse:* Insgesamt 26 Patienten, darunter alle, die im „spot mode" behandelt wurden, zeigten stabile Refraktionsverhältnisse. 13 Patienten entwickelten eine Hyperopie bis zu maximal +4,0 dpt. In 7 Fällen trat eine zusätzliche Astigmatismusänderung ein, jedoch ohne signifikante Achsendrehung. Bei 3 Patienten beobachteten wir eine Myopisierung bis zu −1,5 dpt.

*Schlußfolgerung:* Nach einer phototherapeutischen Keratektomie muß mit Änderungen sowohl der sphärischen wie zylindrischen Refraktionskomponenten gerechnet werden. Die prozentual häufigste refraktive Nebenwirkung ist die Hyperopisierung. Es konnte dabei eine Korrelation zur Ablationstiefe gefunden werden. Günstig für eine mögliche Refraktionskontinuität sind unseres Erachtens: (1) ein großer Behandlungsdurchmesser, (2) ein sog. Polieren am Ende der Lasersitzung, (3) gegebenenfalls ein zweizeitiges Vorgehen zur Vermeidung zu tiefer Ablation.

**Summary.** *Background:* The qualities of the 193 nm excimer laser make it an excellent instrument for lamellar corneal surgery. Thin tissue layers can be removed with submicron precision and with minimum damage to adjacent cell structures, resulting in a very smooth postablation surface. Phototherapeutic keratectomy (PTK) does have some side effects. One of the most important, besides corneal scarring, may be the induction of anisometropia, hyperopia or astigmatism. The aim of this study was to evaluate refractive error changes post PTK.

*Material and methods:* For all treatments, an MEL 60 excimer laser (Aesculap Meditec) was used. To even out the peaks and valleys of irregular surfaces, modulating agents were applied. The study presents the data of 45 patients with different preoperative corneal diseases: central

D. Vörösmarthy et al. (Hrsg.)
10. Kongreß der DGII 1996

scars (18 patients), recurrent erosions (13 patients), corneal dystrophies (7 patients), and surface irregularities (7 patients). The pre- and postoperative examinations included subjective and objective refraction, keratometry, slit lamp photography and corneal topography. The follow-up period so far has been 24 months.

*Results:* A total of 26 patients showed stable postoperative refraction. In all, 13 patients developed a hyperopic shift, with the highest observed amount being +4,0 D. In seven patients the astigmatic error increased, no significant change of axis was measured. Three patients had a myopic shift.

*Conclusion:* After PTK, all types of refractive change can occur. The greatest risk is that of a hyperopic shift. There is a correlation between the development of hyperopia and the ablation depth. Possible methods for preventing such changes are: (1) a large treatment zone, (2) use of a polishing program involving a low viscosity fluid at the end of the laser procedure and, (3) a two-step treatment in selected cases to avoid too deep ablation.

## Einleitung

Die physikalischen Eigenschaften des Excimerlasers der Wellenlänge 193 nm ermöglichen seinen idealen Einsatz in der definierten Abtragung kornealen Gewebes. Durch die hohe Energie des einzelnen Photons von 6,4 eV erreicht diese Photoablation eine Genauigkeit im Submikrometerbereich bei geringer Eindringtiefe [18]. Die Pulsdauer von 10 bis 20 ns begrenzt die Schädigung der angrenzenden Zellstrukturen; ein Ausmaß von 0.08–0,3 µm wurde mit dem Transmissionselektronenmikroskop gefunden [2, 13]. Resultat der Laserqualitäten ist direkt postoperativ eine sehr regelmäßige Wundoberfläche.

Anerkannte Indikationen der phototherapeutischen Keratektomie (PTK) sind:

- rezidivierende Erosio corneae,
- Hornhautnarben (postoperativ und posttraumatisch),
- anteriore Hornhautdystrophien und
- Oberflächenirregularitäten.

Einzelberichte über eine erfolgreiche Reduktion von Hornhautnarben und -irregularitäten bei unterschiedlichen kornealen Grunderkrankungen erwähnen teilweise erhebliche postoperative Refraktionsverschiebungen, zumeist eine Hyperopisierung, oft bis zu +8,0 dpt [6, 8, 10].

Wir untersuchten deshalb an einem größeren Patientenkollektiv, mit welchen refraktiven Effekten nach anatomisch erfolgreicher PTK gerechnet werden muß.

## Material und Methode

Alle Laserbehandlungen wurden mit dem Excimerlaser 193 nm der Firma Aesculap Meditec Typ MEL 60 durchgeführt. Dieses Gerät verfügt über zwei verschiedene Laserapplikationsmodi: „spot mode“ und „scan mode“.

Im „spot mode“ kann bei 3–5 Hz eine punktförmige Energieübertragung gezielt erfolgen. Diese Arbeitsweise wird v. a. bei rezidivierenden kornealen Erosiones zur Behandlung des randständigen Epithels genützt: An der Epithel-Erosio-Grenze setzt man mit maximaler Energie je nach Größe des Defektes zwischen 30 bis 100 Laserherde in überlappender Technik [4].

Zur flächigen Entfernung von pathologischem Gewebe wird der „scan mode" bei einer Frequenz von 20 Hz verwendet. Um Oberflächenprotuberanzen bei der homogenen Excimerablation nicht unverändert nur in tiefen Hornhautschichten zu reproduzieren; ist es notwendig, mit maskierenden Substanzen zu arbeiten. Bei der sog. „sight-and-sound-Technik" wird der Laservorgang nach dem Fluoreszenzverhalten und der akustischen Reflexion der blockierenden Flüssigkeit gesteuert [19]. Gewebespitzen werden auf das Niveau tieferliegender, durch Flüssigkeit geschützter Hornhaut abgetragen. Polyacrylsäure (Vidisic Gel, Molekulargewicht 40 Mio.) in steigender Verdünnung hat sich in eigenen Versuchen als ausreichend viskös erwiesen, um tiefere Hornhautebenen längerfristig abzudecken; zudem ist es flüssig genug, um rasch die Oberflächenerhabenheiten freizugeben [1].

Tabelle 1 verdeutlicht unsere Laserparameter.

Der PTK im „scan mode" ging stets eine Abrasio mit dem Hockeymesser voraus.

In diese Analyse gehen die Daten von 45 Patienten ein. Folgende präoperative Grunderkrankungen lagen vor:

- rezidivierende Erosio corneae (13 Patienten);
- zentrale Hornhautnarben (inges. 18 Patienten)
  postoperativ (4 Patienten),
  postinfektiös (5 Patienten),
  posttraumatisch (9 Patienten);
- Hornhautdystrophien (insges. 7 Patienten)
  bröcklige D. (1 Patient),
  makuläre D. (1 Patient),
  granuläre D. (3 Patienten),
  Thiel-Behnke-D. (2 Patienten);
- Oberflächenirregularität (7 Patienten).

Neben der Routinediagnostik (subjektive Refraktion unkorrigiert und mit bester Korrektur, Tensio, Spaltlampenmikroskopie, Fundusuntersuchung) veranlaßten wir bei allen Patienten prä- und postoperativ eine objektive Refraktionsbestimmung (Autorefraktometer Topcon), eine Keratometrie (Zeiss-Keratometer), eine

**Tabelle 1** Technische Daten des 193-nm-Excimerlasers (Aesulap Meditec, MEL 60)

| „spot mode" | | „scan mode" | |
|---|---|---|---|
| Fleckdurchmesser: | 1,5 mm | Balkenbreite: | 1 × 7 mm |
| Energiedichte: | 500–1000 mJ/cm² | Energiedichte: | 250 mJ/cm² |
| Frequenz: | 3–5 Hz | Frequenz: | 20 Hz |
| Abtragungsrate: | 1–2 µm/spot | Abtragungsrate: | 1,0 µm/scan |

Spaltlampenphotografie und eine Hornhauttopographie (TMS-System). Je nach Grunderkrankung war es oftmals präoperativ schwierig bis unmöglich eine objektive Refraktionsbestimmung und eine Keratometrie wegen der Oberflächenveränderungen genügend verläßlich durchzuführen.

Die postoperative Nachsorge beinhaltete antibiotische und die Hornhaut pflegende Salben bis zum Epithelschluß. Nach vollständiger Reepithelialisierung wurden bei Patienten mit tiefergehender Ablation lokale Kortikosteroide über 3 Monate in absteigender Dosierung verabreicht.

Unsere Nachbeobachtung umfaßt mittlerweile einen Zeitraum bis zu 24 Monaten, im Mittel 6 Monate.

## Ergebnisse

### 1) Visusentwicklung

Bei keinem Patienten und zu keinem Nachbeobachtungszeitpunkt trat eine Verschlechterung der Visusverhältnisse nach PTK auf. 9 von 45 Patienten, entsprechend 20% der Fälle, zeigten keine Änderung im bestkorrigierten Visus. 36 von 45 Patienten, das entspricht 80% der Fälle, verbesserten sich oft beträchtlich, bis zu 7 logarithmischen Visusstufen.

### 2) Refraktionsentwicklung

Alle 13 Patienten, behandelt im „spot mode" bei rezidivierender Erosio corneae, zeigten prä- und postoperativ unverändert stabile Refraktionswerte.

Nach „scan mode" (stets unter Gabe von maskierenden Substanzen) ergaben sich folgende Verschiebungen der sphärischen und zylindrischen Korrektur:

- Von den 32 Patienten blieben 13 refraktionsstabil.
- Ebenfalls 13 Patienten entwickelten eine Hyperopie. Die Höhe des hyperopen Shifts reichte von +0,5 bis +4,0 dpt, durchschnittlich +1,7 dpt.
- Eine Astigmatismuszunahme, maximal 2,75 cyl. dpt, beobachteten wir in 7 Fällen.

Nach subjektiver Refraktionsbestimmung konnte dabei keine wesentliche Änderung der vorbestehenden Achse festgestellt werden. Der Vergleich zwischen prä- und postoperativer Hornhauttopographie offenbarte Abweichungen bis zu 30°. Einen durch die PTK induzierten Astigmatismus erlitt kein Patient. Auch wurde nie ein regulärer Astigmatismus nach der PTK irregulär.

Eine Myopisierung bis maximal −1,5 dpt entwickelten 3 Patienten.

Nach ca. 6 Monaten war die Refraktion in den meisten Fällen stabil. Über diesen Zeitpunkt hinaus kamen wesentliche refraktive Schwankungen nicht mehr vor. Ausnahme bildeten die Patienten, die aufgrund postinfektiöser Hornhautnarben behandelt worden waren.

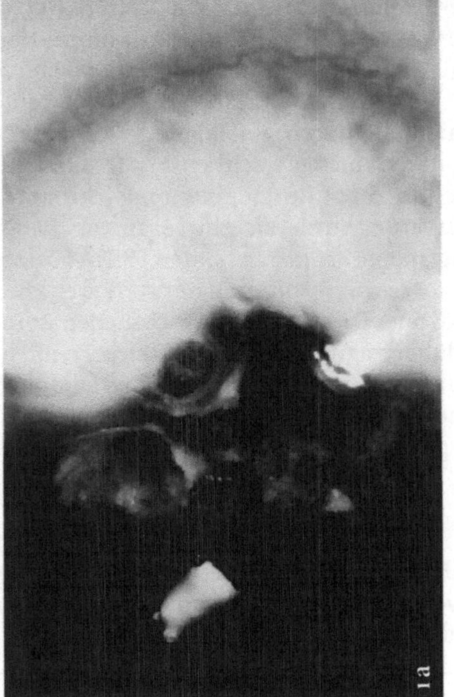


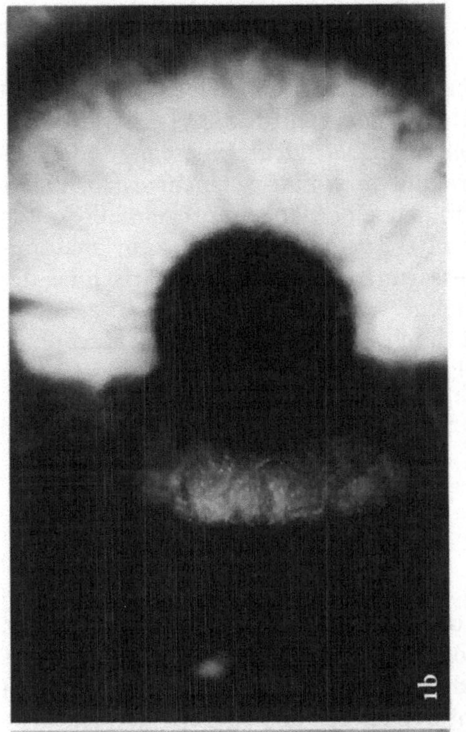


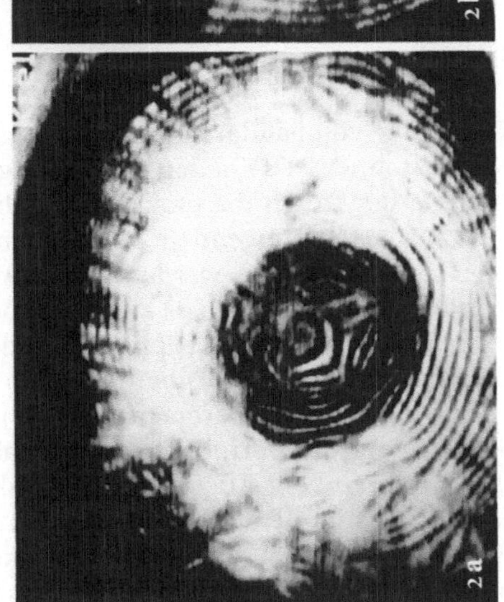


**Abb. 1 a.** Präoperativer Befund einer makulären Hornhautdystrophie, 26jähriger Patient, Visus sc 0,1; **b** Hornhautbefund 6 Monate nach PTK: Zunahme von Hornhauttransparenz und -glätte, Visus +3,0 sph = 0,7

**Abb. 2 a.** Präoperatives Keratoskopbild des obigen Patienten, **b** zugehöriges Keratoskopbild 6 Monate postoperativ. Die Placidoringe spiegeln sich konzentrisch und in regelmäßigen Abständen auf der geglätteten Hornhaut

Die haze-Ausprägung reichte bis maximal 1,5 (beurteilt in Anlehnung an die Einteilung nach Fantes [5]).

Abbildung 1 a) zeigt den präoperativen Befund eines 26jährigen Patienten mit einer makulären Hornhautdystrophie. Unkorrigiert wurde die Visusstufe 0,1 erreicht; Gläser besserten das Sehvermögen nicht. Nach PTK im „scan mode" unter Verwendung von Polyacrylsäure erkennt man eine vermehrte Hornhauttransparenz; die wirbel- und fleckförmigen Oberflächenunregelmäßigkeiten konnten ausgeglichen werden (s. Abb. 1 b). Korrespondierend zum anatomischen Erfolg stellte sich eine Visusverbesserung ein: mit +3,0 sphärisch las der Patient die Zeile 0,7 auf der Fernvisustafel.

Abbildung 2 a) und b) zeigen die prä- und 6 Monate postoperativ aufgenommenen Keratoskopbilder. Postoperativ lassen sich die Placidoringe regelmäßig und in symmetrischen Abständen zueinander auf der geglätteten Hornhautoberfläche abbilden.

## Diskussion

Eine Reihe von Falldarstellungen belegt die Effizienz der phototherapeutischen Keratektomie (PTK) in der Behandlung oberflächlicher Hornhauterkrankungen [1, 3, 14, 16]. Durch die präzise und schonende Gewebeabtragung kann oftmals eine ansonsten notwendige perforierende Keratoplastik zeitlich hinausgezögert oder sogar vermieden werden. Einige Autoren fanden postoperativ beträchtliche Refraktionsänderungen, v. a. eine Hyperopisierung bis maximal +8,0 dpt [3, 9, 10, 16]. Eine britische Gruppe sah in der möglichen zentrifugalen Kontraktion der oberflächlichen Hornhautlamellen nach Excimer-Einwirkung einen Hauptfaktor für die Hyperopisierung [7]. Als weitere Erklärung wurde eine Schwächung der peripheren Laserstrahlanteile durch aufsteigende Abbauprodukte während der Ablationsphase diskutiert. Auch ein schräges Auftreffen des Laserstrahls an den Behandlungsgrenzen, bedingt durch eine ungleichmäßige Energieverteilung und die Hornhautkurvatur, wurde als ein verantwortlicher Mechanismus zur Hyperopieentwicklung angeführt [7]. In beiden Fällen könnte ein Ablationsprofil ähnlich einer Myopiekorrektur resultieren mit stärkerer Photoablation zentral im Vergleich zur Randzone. Diese möglichen Ursachen kommen allerdings nur bei einem Ganzfeldübertragungssystem in Betracht, nicht aber bei eine Energieapplikation im Spalt („scan mode"). Andere Überlegungen machen einen multizonalen Ablationsmodus für die Hyperopieentstehung verantwortlich. Eine weitere Theorie zur Hyperopieinduktion betont die Konkavität der Oberflächenstruktur durch die Kapillarkräfte der maskierenden Substanzen an der Behandlungsgrenze. Dies könnte eine vermehrte Gewebeabtragung zentral begünstigen.

Die Befunde einer besonders an der Übergangszone ausgeprägten Epithelhyperplasie mögen auch zu einem konkaven Hornhautprofil und damit zu einer Hyperopisierung beitragen [11]. Ebenfalls mit einer Epithelhyperplasie, allerdings im Bereich der optischen Zone, erklären einige Autoren die beobachtete postoperative Myopie [15].

Hervorzuhebendes Ergebnis unserer Untersuchung ist, daß bei der Behandlung rezidivierender Erosiones („spot mode") keine Refraktionsabweichungen auftraten. Bei dieser Technik wird sehr oberflächlich gearbeitet und in der Regel das Niveau der Bowman-Membran nicht überschritten.

Postoperative Veränderungen sowohl von sphärischer wie zylindrischer Komponente waren nur nach flächiger Behandlung im „scan mode" zu beobachten. Die prozentual häufigste refraktive Nebenwirkung war bei uns, übereinstimmend mit anderen Berichten, die Hyperopie: Sie trat in 41%, bezogen nur auf die im „scan mode" therapierten Fälle, auf und war gleichrangig zur Anzahl der Patienten mit Refraktionsstabilität.

Es bestand eine direkte Korrelation zur Ablationstiefe [8]. Alle Patienten, die spaltlampenmikroskopisch tieferreichende, stromale Pathologien und schließlich postoperativ eine relativ klare optische Zone aufwiesen, entwickelten eine höhere Hyperopie bis maximal +4,0 dpt.

Währenddessen fanden sich die meisten Patienten mit sehr oberflächlich gelagerten Veränderungen und damit verbunden geringer notwendiger Gewebeabtragung in der Gruppe ohne Refraktionsverschiebung.

Es ist bekannt, daß die einzelnen Hornhautschichten (Epithel, Bowman-Membran, Stroma) wie auch pathologisch verändertes Gewebe unterschiedliche Ablationsraten besitzen [12]. Dadurch sowie durch die Verwendung maskierender Substanzen war es nicht möglich, eine genaue intraoperative Ablationstiefe anzugeben. Allgemein gilt eine auf 50 bis maximal 100 µm Hornhautdicke beschränkte Abtragungstiefe als am besten geeignet und bezüglich Refraktion und haze-Bildung nebenwirkungsarm [18]. Wir versuchten, durch spaltlampenmikroskopische Schätzung dieses geeignete Patientengut herauszufiltern. Eine objektivere und bessere Tiefenlokalisation kornealer Veränderungen bietet allerdings die präoperative Meßmethode der optischen Pachymetrie mit dem Haag-Streit-Gerät [17]. Vielversprechend erscheint die kontinuierliche Non-Kontakt-interferometrische Schichtdickenmessung.

Empfohlene Vermeidungsstrategien der unerwünschten Hyperopisierung sind die Kombination einer myopen Ablation mit einer anschließenden hyperopen Laserabflachung [16] oder die Durchführung einer Keratektomie in der mittleren Peripherie vor dem eigentlichen Glättungsvorgang [6].

Unsere Ansätze einer Minimierung der Refraktionsverschiebung sind:

1) Ein möglichst großer Behandlungsdurchmesser. Das Einbeziehen einer ausgedehnten Hornhautfläche in den homogenen Ablationsprozeß verhindert sowohl das „Einschleifen" einer refraktiv wirksamen „Linse" in die Hornhaut als auch die Entstehung von Gewebestufen, die einen Proliferationsanreiz im Heilungsprozeß darstellen.
2) Ein sog. Polieren: Diese abschließende Laserbehandlung über den gesamten Hornhautdurchmesser von nur wenigen Mikrometern dient ebenfalls der Vermeidung abrupter Gewebeübergänge. Wir verwenden meist dazu isotone Kochsalzlösung als Modulierungsfaktor.
3) Bedenkt man die Beziehung zwischen Refraktionsentwicklung und Ablationstiefe, so ist gegebenenfalls ein zweizeitiges Vorgehen zu diskutieren. Oft-

mals genügt bereits eine Hornhautglättung ohne vollständige Trübungsentfernung, um den Visus anzuheben. Eine unnötig tiefe Ablation kann so vermieden werden.

## Literatur

1. Amm M, Duncker GIW (1995) Phototherapeutische Keratektomie als primäre Option vor perforierender Keratoplastik. Klin Monatsbl Augenheilkd 206 : 250–254
2. Arcon-Rosa DS, Boulnoy JL, Carré F, Delacour J, Gross M, Lacour M, Olivo JC, Timsit JC (1986) Excimer laser surgery of the cornea: qualitative and quantitative aspects of photoablation according to the energy density. J Cataract Refract Surg 12 : 27–33
3. Campos M, Nielsen S, Szerenyi K, Garbus JJ, McDonnell PJ (1993) Clinical follow-up of phototherapeutic keratectomy for treatment of corneal opacities. Am J Ophthalmol 115 : 433–440
4. Dausch D, Landesz M, Klein R, Schröder E (1993) Phototherapeutic keratectomy in recurrent corneal epithelial erosion. Refract Corneal Surg 9 : 419–424
5. Fantes FE, Hanna KD, Waring III GO, Pouliquen Y, Thompson KP, Savoldelli M (1990) Wound healing after excimer laser keratomileusis (photorefractive keratectomy) in monkeys. Arch Ophthalmol 108 : 665–675
6. Förster W, Grewe S, Busse H (1993) Klinischer Einsatz des Excimer-Lasers zur Behandlung oberflächlicher Hornhauttrübungen. Klin Monatsbl Augenheilkd 202 : 126–129
7. Gartry D, Kerr Muir M, Marshall J (1991) Excimer laser treatment of corneal surface pathology: a laboratory and clinical study. Br J Ophthalmol 75 : 258–269
8. Heinz P, Wiegand W, Kroll P (1995) Phototherapeutische Keratektomie bei Rezidiven einer granulären Hornhautdystrophie nach Keratoplastik. Klin Monatsbl Augenheilkd 206 : 184–187
9. Hersh PS, Spinak A, Garrana R, Mayers M (1993) Phototherapeutic keratectomy: strategies and results in 12 eyes. Refract Corneal Surg (suppl) 9 : 90–95
10. Lawless MA, Cohen P, Rogers C (1993) Phototherapeutic keratectomy for Reis-Bückler's dystrophy. Refract Corneal Surg (suppl) 9 : 96–98
11. Liu C (1992) Hyperopic shift and the use of masking agents in excimer laser superficial keratectomy. Br J Ophthalmol 76 : 62–63
12. Ludwig K (1991) Konsequenzen unterschiedlicher Ablationsraten in der Bowman-Membran und Hornhautstroma für die photorefraktive Keratektomie. Fortschr Ophthalmol 88 : 777–780
13. Marshall J, Trokel S, Rothery S, Schubert H (1985) An ultrastructural study of corneal incisions induced by the excimer laser at 193 nm. Ophthalmology 92 : 749–758
14. Niesen U, Thomann U, Schipper I (1994) Phototherapeutische Keratektomie. Klin Monatsbl Augenheilkd 205 : 187–195
15. O'Brart DPS, Kerr Muir M, Marshall J (1994) Phototherapeutic keratectomy for recurrent corneal erosions. Eye 8 : 378–383
16. Sher NA, Bowers RA, Zabel RW, Frantz JM, Eiferman RA, Brown DC, Rowsey J, Parker P, Chen V, Lindstrom RL (1991) clinical use of the 193-nm excimer laser in the treatment of corneal scars. Arch Ophthalmol 109 : 491–498
17. Stark WJ, Gilbert ML, Gottsch JD, Munnerlyn C (1990) Optical pachometry in the measurement of anterior corneal disease: an evaluative tool for phototherapeutic keratectomy. Arch Ophthalmol 108 : 12–13
18. Thompson V (1995) Excimer laser phototherapeutic keratectomy. Clinical and surgical aspects. Ophthalmic Surg Lasers 26 : 461–472
19. Thompson V, Durrie D, Cavanaugh T (1993) Philosophy and technique for excimer laser phototherapeutic keratectomy. Refract Corneal Surg (suppl) 9 : 81–85

# Stabilitätsuntersuchungen an Hornhäuten nach photorefraktiver Keratektomie

S.-E. Rosenow, J. Németh, J. Werner und R. Guthoff

**Zusammenfassung.** Ein mathematisches Verfahren zur Bestimmung des Festigkeitsverlustes von Hornhäuten nach photorefraktiver Keratektomie zur Myopiekorrektur wird vorgestellt. Voraussetzung für diese Simulation war die Ermittlung der Materialkennwerte von Hornhaut und Sklera. Diese Strukturen sind durch ein viskoelastisches Materialverhalten gekennzeichnet, welches sich durch das Zener-Modell beschreiben läßt. Es wurden Zugversuche an Gewebeproben von Schweineaugen unter Annahme eines einachsigen Spannungszustandes bei zeitkonstanter Dehnung durchgeführt. Die Komponenten des Zener-Modells wurden bestimmt mit:

$G_1$ = 639,4 kPa; $G_2$ = 305,0 kPa; $\eta$ = 21,7 MPas für Hornhaut und $G_1$ = 6521,7 kPa; $G_2$ = 6990, 1 kPa; $\eta$ = 108,1 MPas für Skleragewebe.

Mit Hilfe der Finiten-Elemente-Methode wurde das numerische Modell eines Auges generiert, an dem Exzisionen von insgesamt 100 µm Tiefe im zentralen Bereich der Hornhaut (D = 5 mm) in Schichten von jeweils 10 µm simuliert wurden. Bedingt durch einen Festigkeitsverlust in der Hornhaut konnte nach den einzelnen Exzisionsschritten eine nach außen gerichtete Verformung ermittelt werden. Sie betrug 30 µm im Scheitelpunkt der Hornhaut bei einer maximalen Exzisionstiefe von 100 µm.

**Schlüsselwörter:** photorefraktive Keratektomie, Hornhautstabilität, viskoelastisches Materialverhalten, Finite-Elemente-Methode.

**Summary.** A mathematical model for evaluation of stiffness loss of the cornea after photorefractive keratectomy is described. For this simulation, an estimation of the material behavior of cornea and sclera was necessary. These structures are characterized by viscoelastic properties, which can be described by the viscoelastic model of Zener body. The biomechanical tests were carried out using the assumption of uniaxial stress under time-constant strain conditions. The components of Zener body were estimated by:

$G_1$ 639.4 kPa; $G_2$ = 305.0 kPa; $\eta$ = 21.7 MPas for cornea and $G_1$ = 6521.7 kPa; $G_2$ = 6990.1 kPa; $\eta$ = 108.1 MPas for scleral tissue.

Using the finite element method, a numerical model of an eye was generated. Excisions of a total depth of 100 µm in steps of 10 µm in the central area of cornea (d = 5 mm) were simulated. Due to stiffness loss of the cornea an outside deformation was evaluated after the several excision steps. By a maximal excision depth of 100 µm, a deformation of 30 µm in the center of cornea could be detected.

**Key words:** photorefractive keratectomy, corneal stiffness, viscoelastical material behavior, finite element method

Eine der möglichen spätpostoperativen Komplikationen der photorefraktiven Keratektomie (PRK) zur Myopiekorrektur ist eine Veränderung der Refraktion nach erfolgreicher Behandlung. Das Auftreten solcher Komplikationen ist

D. Vörösmarthy et al. (Hrsg.)
10. Kongreß der DGII 1996

schlecht vorhersagbar, steigt allerdings mit zunehmender Stärke der Korrektur. Annahmen über Ursachen dieser Refraktionsänderungen sind unterschiedlich [3, 6, 7].

In dieser Studie werden Veränderungen im Spannungs- und Verformungszustand einer als homogen angenommenen Hornhaut, bedingt durch den Gewebsverlust, untersucht. Der differenzierte Aufbau der Hornhaut, der unterschiedliche Beitrag der einzelnen Strukturen zur Gesamtfestigkeit sowie Wundheilungsprozesse oder Veränderungen in der Gewebestruktur wurden nicht berücksichtigt. Ziel dieser Untersuchung war es, einen Beitrag zur Klärung der Vorgänge nach photorefraktiver Keratektomie zu leisten.

## Material und Methode

### Bestimmung der viskoelastischen Materialeigenschaften von Hornhaut und Sklera

Voraussetzung für die Entwicklung eines mathematischen Modells für das Auge ist die Kenntnis der Geometrie sowie der Materialeigenschaften ihrer Komponenten. Für eine sinnvolle Modellbildung wurde die Struktur des Auges auf seine äußere Hülle reduziert, wobei die gewählten Abmessungen den anatomischen Vorgaben entsprachen. Die hinsichtlich ihrer Materialeigenschaften zu untersuchenden Gewebe beschränkten sich somit auf Hornhaut und Sklera.

### Materialmodell

Biologische Materialien lassen sich im allgemeinen durch ein viskoelastisches Verhalten charakterisieren. Das einfachste Werkstoffmodell für solche Materialien ist der Zener-Körper [5]. Er kann als eine Reihenschaltung einer elastischen Komponente (Feder) mit einer Parallelschaltung einer elastischen und einer viskosen (Dämpfer) Komponente beschrieben werden (Abb. 1).

Der Zusammenhang zwischen der Spannung $\sigma$ und der Dehnung $\varepsilon$, welcher das Materialverhalten darstellt, wird durch die folgende Differentialgleichung beschrieben:

$$\left(1+\frac{G_1}{G_2}\right)\sigma+\frac{\eta}{G_1}\dot{\sigma}=2G_2\,\varepsilon+2\eta\dot{\varepsilon}\,. \tag{1}$$

In Abhängigkeit von der Art der Belastung erzeugt dieses System unterschiedliche Antworten (Abb. 2). Belastet man das System mit einer zeitlich konstanten Dehnung $\varepsilon = \varepsilon_1 + \varepsilon_2 =$ konst., dann erhält man eine sich zeitlich verändernde Spannungsantwort $\sigma = \sigma(t)$ (Relaxation). Belastet man das System hingegen mit einer zeitlich konstanten Spannung $\sigma =$ konst., dann antwortet das System mit einer sich zeitlich verändernden Dehnung $\varepsilon = \varepsilon(t)$ (Retardation). Gewöhnlich ist

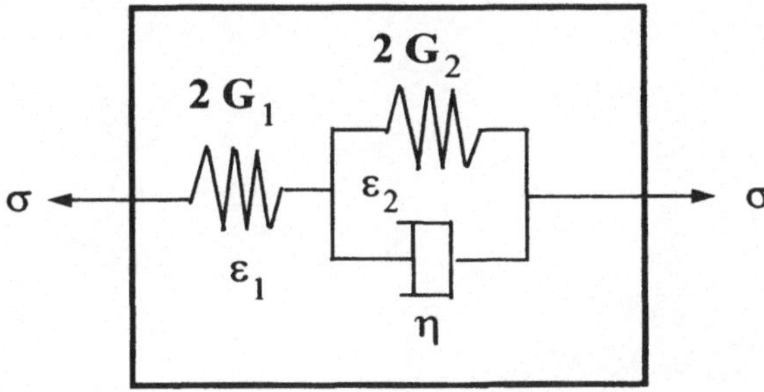


**Abb. 1.** Zener-Körper

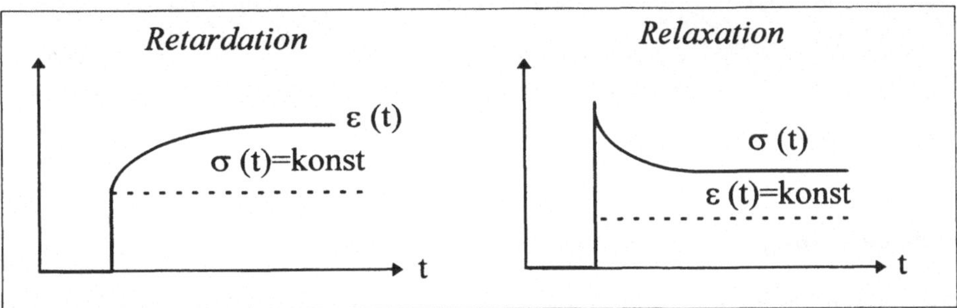


**Abb. 2.** Antworten des Zener-Körpers auf eine aufgebrachte zeitlich konstante Spannung (Retardation) und Dehnung (Relaxation)

das Systemverhalten eine Superposition beider Fälle mit relaxierenden und retardierenden Anteilen.

Der hier verwendete Meßaufbau zur Bestimmung der Werkstoffkennwerte gestattete das Aufbringen einer während der Relaxation konstanten Dehnung auf eine Gewebeprobe und die Ermittlung des zeitlichen Spannungsverlaufes. Da während der Relaxationsphase die Dehnung konstant war, vereinfachte sich die Gleichung (1) zu:

$$\left(1+\frac{G_1}{G_2}\right)\sigma+\frac{\eta}{G_1}\dot{\sigma}=2G_2\,\varepsilon\,. \tag{2}$$

Der Zusammenhang zwischen Dehnung, Spannung und Zeit läßt sich somit auch darstellen als:

$$\sigma(t)=2\Delta\varepsilon G_1-2\Delta\varepsilon\left(G_1-\frac{G_1+G_2}{G_1 G_2}\right)\left(1-e^{-\left(\frac{G_1\left(1+\frac{G_2}{G_1}\right)}{\eta}t\right)}\right). \tag{3}$$

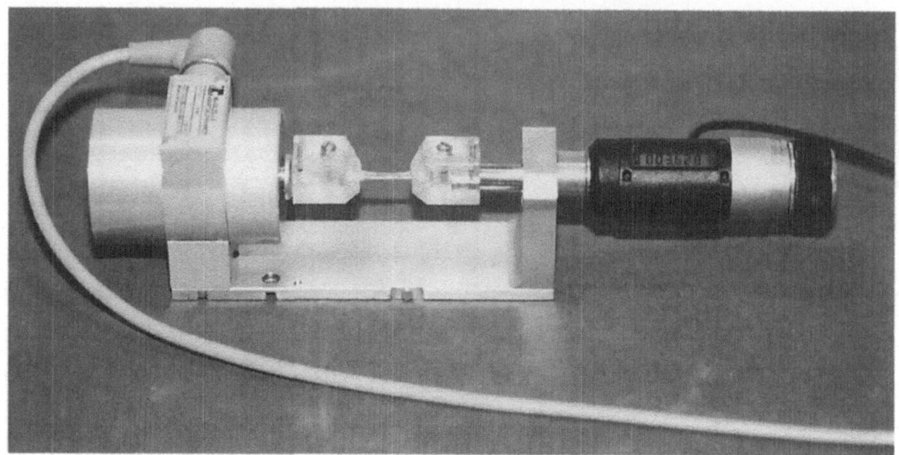

**Abb. 3.** Meßaufbau zur Bestimmung der Werkstoffkennwerte

## Meßeinrichtung

Die verwendete Meßeinrichtung setzte sich zusammen aus einer Kraftmeßdose (Q11/10g Hottinger Baldwin Meßtechnik) und einer Mikrometerschraube (Mauser Digitalmeßtechnik). Beide Sensoren kommunizierten mit einem PC über die RS232-Schnittstelle, eine spezielle Software ermöglichte die Darstellung und Aufzeichnung der Spannungs-Dehnungs- und Spannungs-Zeit-Verläufe. Speziell entwickelte Halterungen gewährleisten eine sichere Aufnahme der Gewebeproben (Abb. 3).

## Gewebeproben

Jeweils 30 Hornhaut- und Skleraproben von frisch enukleierten Schweineaugen (2–4 Stunden) wurden untersucht. Die Proben hatten eine Länge von 15 mm und

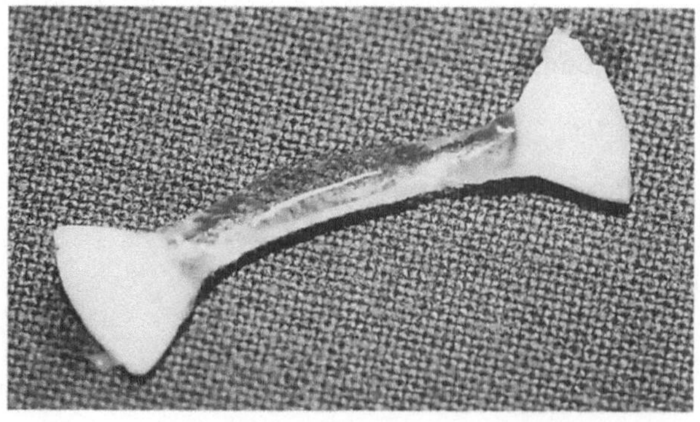

**Abb. 4.** Hornhautprobe

eine Breite von 1,5 mm. Die Dicke wurde vor der Präparation mit Hilfe eines Ultraschallmikroskopes bestimmt. Die Proben wiesen an den Einspannstellen einen vergrößerten Querschnitt auf, um den Einfluß der Einspannung auf das Meßergebnis zu minimieren. Die Skleraproben wurden parallel zum Augenäquator, die Hornhautproben zentral von Limbus zu Limbus präpariert (Abb. 4). Zur Vermeidung von Dehydrierung wurden die Gewebeproben während der gesamten Messung mit physiologischer Kochsalzlösung benetzt. Die Umgebungstemperatur betrug 24° C.

## Meßverfahren

Die einzelnen Gewebeproben wurden in einem spannungsfreien Zustand in die Klemmen eingesetzt und fixiert. Der Ablauf des Meßverfahrens ließ sich in zwei Phasen einteilen, das Aufbringen einer Dehnung und das anschließende

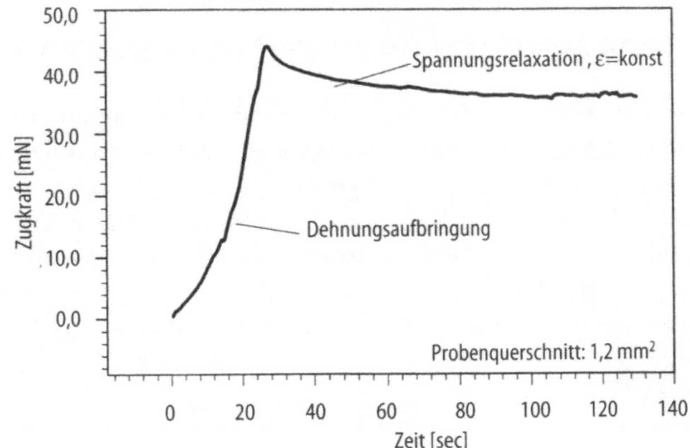


**Abb. 5.** Kraft(Spannung)-Zeit-Verlauf einer Hornhautprobe

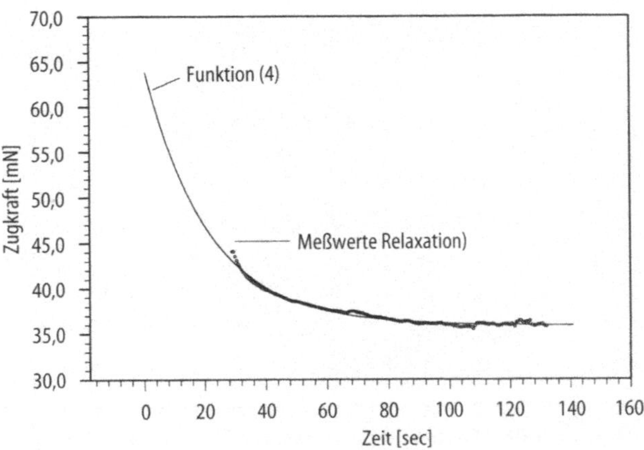


**Abb. 6.** Approximation der Meßwerte

Relaxieren der Gewebeprobe bei konstant gehaltener Dehnung. Die Dehnung wurde so aufgebracht, daß die in der Probe auftretende Spannung ca. 30% über dem durchschnittlich in der Augenhülle auftretenden Spannungszustand lag. Nach Erreichen dieser Grenze wurde die Dehnung konstant gehalten und der Relaxationsvorgang in einem Zeitbereich von $\Delta t = 120$ s aufgezeichnet (Abb. 5).

Für das weitere Vorgehen war es notwendig, die diskret abgetastete Relaxationskurve durch eine Funktion der Form

$$F(t)=a-b\left(1-e^{\frac{-1}{c}}\right) \tag{4}$$

anzunähern [2]. Durch Betrachtungen der Funktionen (3) und (4) zu den Zeitpunkten $t = 0$ und $t = \infty$ war es möglich, die Materialkennwerte $G_1$, $G_2$ und $\eta$ zu bestimmen (Abb. 6).

## Berechnung des Spannungs- und Verformungszustandes in der Hornhaut

Die Finite-Elemente-Methode ist ein in den Ingenieurwissenschaften verbreitetes Verfahren zur näherungsweisen Lösung komplexer struktur- und fluidmechanischer Problemstellungen [1].

Mit Hilfe der FE-Software ADINA wurde das numerische Modell eines Auges generiert. Zur Modellbildung wurden die Bestandteile des Augens auf die äußeren Strukturen reduziert und nach anatomischen Vorgaben dimensioniert. Aus dem 3dimensionalen Modell des Auges konnte aufgrund der Rotationssymme-

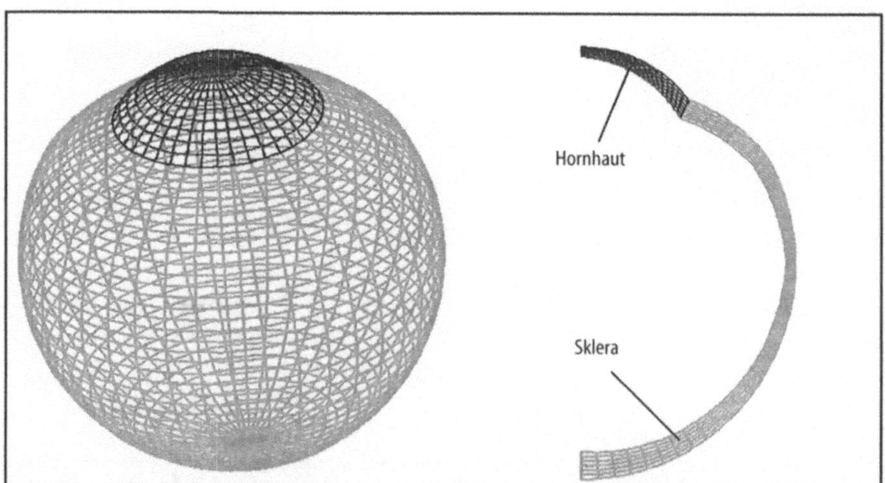


**Abb. 7.** 3D- und 2D-rotationssymmetrisches Modell des Auges

trie ein 2dimensionales rotationssymmetrisches Modell hergeleitet werden, wodurch sich der erforderliche Rechenaufwand minimierte (Abb. 7).

Im Inneren des Auges wurde ein Druck von $P = 20$ mm Hg aufgebracht. Die erste Berechnung erfolgte an einem nichtmodifizierten Modell. Für die darauf-

**Tabelle 1.** Werkstoffparameter des Zener-Körpers für Hornhaut und Sklera

| Parameter | Hornhaut / SD | Sklera / SD |
|---|---|---|
| $G_1$ [kPa] | 639,4 / 133,3 | 6521,7 / 873,5 |
| $G_2$ [kPa] | 305,0 / 128,7 | 6990,1 / 1112,2 |
| $\eta$ [MPas] | 21,72 / 4,01 | 108,1 / 18,76 |
| n | 30 | 30 |

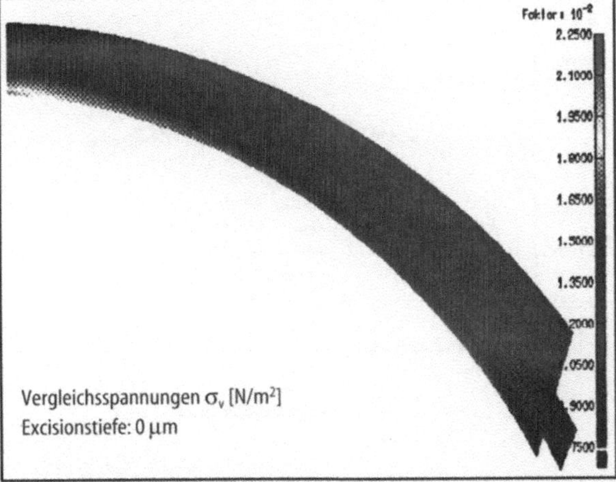


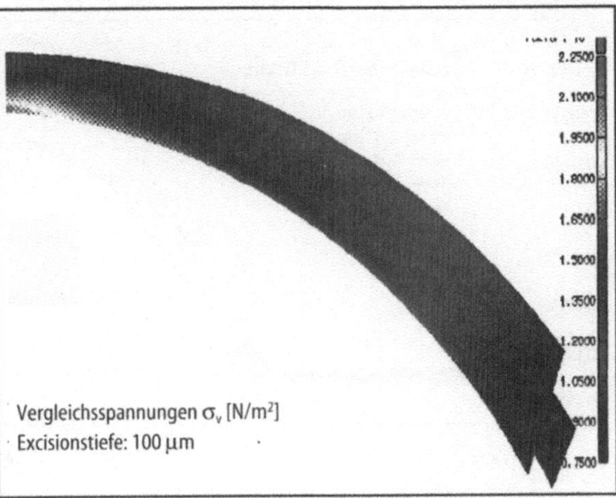


**Abb. 8.** Spannungsverteilung in der Hornhaut bei unterschiedlichen Exzisionstiefen

folgenden Berechnungen wurden am Modell im zentralen Bereich der Hornhaut, in einem Durchmesser von d = 5,0 mm, je 10 Exzisionen mit einer Schichtdicke von 10 μm bis zu einer Gesamttiefe von 100 μm simuliert. Das viskoelastische Werkstoffmodell wurde dabei so implementiert, daß die Berechnungen nach einer Relaxionsphase von t = 120 s durchgeführt wurden. Spannungsverläufe und Verformungen im Bereich der Hornhaut wurden ermittelt.

## Ergebnisse

Für Hornhaut und Sklera von frisch enukleierten Schweineaugen wurden unter Berücksichtigung des verwendeten Werkstoffmodells die in Tabelle 1 dargestellten Werkstoffkennwerte ermittelt.

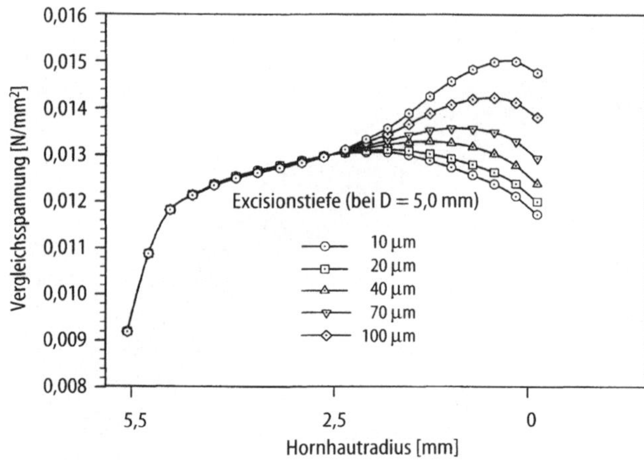


**Abb. 9.** Nach außen gerichtete Verformungen der Hornhaut bei unterschiedlichen Exzisionstiefen

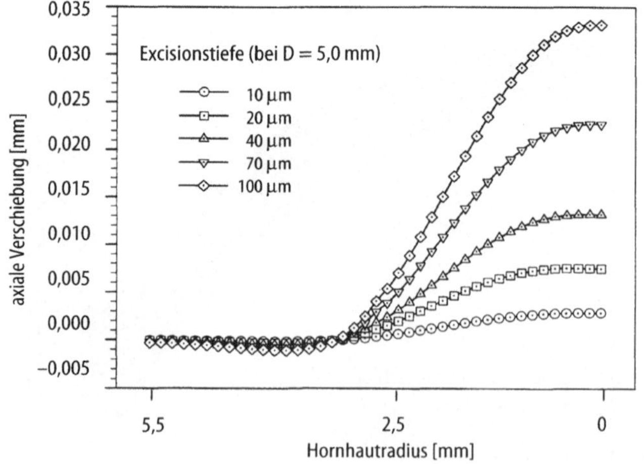


**Abb. 10.** Vergleichsspannungen in der Hornhaut

Mit Hilfe des numerischen Berechnungsverfahrens unter Verwendung eines viskoelastischen Werkstoffmodells und der ermittelten Kennwerte für Hornhaut und Sklera wurden die Spannungen (Abb. 8) und Verformungen (Abb. 9) in der Hornhaut für die einzelnen Exzisionsschritte berechnet. Die Berechnungen haben ergeben, daß es bedingt durch die abnehmende Hornhautdicke zu einer Spannungserhöhung im zentralen Bereich und somit zu einer nach außen gerichteten Verformung der Hornhaut kommt. Diese Verformungen führen zu einer Verringerung der angestrebten Refraktionsänderung. Bei einer maximalen Exzisionstiefe von 100 µm konnte im Scheitelpunkt der Hornhaut eine entgegengerichtete Verformung von 30 µm ermittelt werden (Abb. 10).

## Diskussion

Die ermittelten Kennwerte für das viskoelastische Werkstoffmodell von Hornhaut und Sklera beziehen sich auf Gewebeproben von Schweineaugen und können somit von denen humaner Gewebeproben abweichen. Untersuchungen an humanem Hornhaut- und Skleragewebe sind geplant. Bei der Bewertung der Ergebnisse ist ebenfalls zu beachten, daß die Konstanten bei einer Umgebungstemperatur von 24° C und unter Annahme einer homogenen Gewebestruktur ermittelt wurden, welche real nicht existiert. Differenzierte Untersuchungen unter physiologischen Bedingungen sind mit dem derzeitigen Meßaufbau nicht möglich.

Die Berechnungen haben ergeben, daß es durch eine Abnahme der Hornhautdicke infolge photorefraktiver Keratektomie zu einer nach außen gerichteten Verformung der Hornhaut kommt. Dies hat zur Folge, daß die durch Gewebeablation gewünschte Refraktionsänderung nicht erzielt wird. In dieser Studie wurde das Verhalten des „mechanischen Systems Auge" untersucht. Das Auftreten der hier ermittelten Verformungen und somit Veränderungen der gewünschten Refraktion tritt postoperativ bei behandelten Patientenaugen aber relativ zufällig und schlecht vorhersagbar auf. Es liegt die Vermutung nahe, daß Wundheilvorgänge und Veränderungen in der Gewebestruktur großen Einfluß auf das Festigkeitsverhalten der Hornhaut haben können.

Untersuchungen zum Einfluß der Bowman-Membran auf die Festigkeit der Hornhaut haben bislang keinen signifikant höheren Festigkeitsbeitrag ergeben [8]. Deren erhöhter Festigkeitseinfluß wird aber gerade als Faktor für die refraktionsstabileren Ergebnisse bei LASIK-Behandlungen im Vergleich zur PRK diskutiert [4]. Möglicherweise liegt die Ursache für die refraktionsstabileren Ergebisse der LASIK ebenfalls in veränderten Wundheilvorgängen bei der Anwendung dieser Technik im Vergleich zur PRK.

## Literatur


1. Bathe K-J (1990) Finite-Elemente-Methoden. Springer, Berlin Heidelberg New York Tokyo
2. Czichos H (1991) Die Grundlagen der Ingenieurwissenschaften. Springer, Berlin Heidelberg New York Tokyo
3. Fagerholm P, Hamberg-Nyström H, Tengroth B (1994) Wound healing and myopic regression following photorefractive keratektomie. Acta Ophthalmol 72 : 229–234
4. Pallikaris IG, Papatzanaki ME, Stathi EZ, Frenschock O, Georgiadis A (1990) Laser in situ keratomileusis. Lasers Surg Med 10 : 463–468
5. Reißmann C (1992) Grundlagen der Kontinuumsmechanik. Studienheft, Universität Rostock
6. Seiler T, Wollensack J (1992) Komplikationen der Laserkeratomileusis mit dem Excimerlaser (193 nm). Klin Monatsbl Augenheilkd 200 : 648–653
7. Seiler T, Wollensack J (1993) Results of a prospective evaluation of photorefractive keratectomy one year after surgery. German J Ophthalmol 2 : 135–142
8. Seiler T, Matallana M, Sendler S, Bende T (1992) Does Bowmans's layer determine the biomechanical properties of the cornea? Refract Corneal Surg 8 : 139–142

# Refraktive Ergebnisse nach PRK-Behandlungen bei geringgradiger Myopie und geringgradiger Hypermetropie

Z. Z. Nagy, I. Süveges, J. Németh und Á. Füst

**Zusammenfassung.** *Hintergrund:* Die refraktiven Ergebnisse 12 Monate nach photorefraktiver Keratektomie (PRK) wurden untersucht im Falle von geringgradiger Myopie (Gruppe I 0 –6,0 dpt) und geringgradiger Hypermetropie (Gruppe II 0 +6,0 dpt).

*Patienten und Methoden:* Die PRK-Behandlungen wurden durchgeführt in jeweils 15–15 Patienten mit dem Aesculap Meditec MEL of 60 ArF Excimerlaser. Unkorrigierte Sehschärfe, bestkorrigierte Sehschärfe, Refraktionsbedarf (Brillenkorrektur), postoperative subepitheliale Narbenbildung (Haze) wurden untersucht und verglichen vor und 12 Monate nach PRK-Behandlungen in beiden Gruppen.

*Ergebnisse:* Die durchschnittliche präoperative Korrektur in der geringgradigen myopischen Gruppe lag bei –4,65 ± 1,24 dpt, und es war –0,17 ± 0,56 dpt 12 Monate nach PRK. In der geringgradigen hypermetropischen Gruppe lag die präoperative Refraktion bei +3,9 ± 0,93 dpt, und es war +1,23 ± 1,59 dpt 12 Monate nach PRK. In der geringgradigen myopischen Gruppe lag die unkorrigierte Sehschärfe bei mindestens 0,5 oder besser, in der hypermetropischen Gruppe war bei 4 Augen die unkorrigierte Sehschärfe schlechter als 0,5. In der Gruppe I waren 86,6% der Augen im ± 1,0 dpt-Refraktionsbereich, in der Gruppe II nur 46,7% der Augen. Es gab keinen statistischen Unterschied zwischen subjektiven Beschwerden, der prä- und postoperativ bestkorrigierten Sehschärfe, Reepithelisationszeit und durchschnittlichem postoperativen Hazephänomen.

*Schlußfolgerung:* Beide Methoden sind in der Lage, die Brechkraft der Hornhaut zu verändern und Emmetropia zu verursachen. Die Prediktabilität war höher bei geringgradiger Myopie. Deswegen ist im Falle von Myopie die obere Grenze der PRK-Behandlungen sicherlich höher als –6,0 dpt, dagegen ist sie im Falle von Hypermetropie momentan nicht höher als +6,0 dpt (zwischen +4,25 und +6,0 dpt).

**Schlüsselwörter:** photorefraktive Keratektomie, geringgradige Myopie, geringgradige Hypermetropie, Prediktabilität.

**Summary.** *Objective:* Evaluation of the 12-month results of photorefractive keratectomies (PRK) performed in low myopic (group I, 0–6.0 D) and low hyperopic (Group II; 0 +6.0 D) eyes.

*Patients and methods:* Myopic and hyperopic PRK treatments were performed with the Aesculap Meditec MEL 60 ArF excimer laser. During the study, 15 eyes were evaluated in each group. The change in uncorrected visual acuity, best corrected visual acuity, refraction required and the postoperative subepithelial haze were compared before PRK and at the 12th postoperative month.

*Results:* The average preoperative correction in the low myopic eyes was –4.65 ± 1.24 D, which decreased to –0.17 ± 0.56 D during the follow-up. In mild hyperopic eyes the preoperative averaged refraction was +3.9 ± 0.93 D and decreased to +1.23 ± 1.59 D post-PRK. In the low myopic group, all eyes had 20/40 or better uncorrected visual acuity, whereas in low hyperopic eyes four eyes had a worse than 20/40 uncorrected visual acuity 12 months post-PRK. In group

D. Vörösmarhty et. al. (Hrsg.)
10. Kongreß der DGII 1996

I, 86.6% of the eyes were within ± 1.0 D of the intended refraction at 12 months postoperatively. In group II, 46.7% of the eyes were within ± 1.0 D final refraction. There was no statistical difference concerning the subjective complaints, pre- and postoperative best corrected visual acuity, time of reepithelization, and average postoperative haze.

*Conclusions:* Both methods are able to alter the refractive power of the cornea toward emmetropia. The predictability of the method was found to be higher in cases of mild myopia than in mild hyperopia. The upper PRK limit of myopia is certainly above -6.0 D; on the other hand with the present technique in hyperopia the upper limit is certainly below +6,0 D (between +4,25 and +6.0 D).

**Key words:** photorefractive keratectomy, mild myopic refractive error, mild hyperopic refractive error, predictability.

Mit der Erfindung des Excimerlasers, der in der Lage ist, die Brechkraft der Hornhaut mit 1 µm Präzision zu verändern, begann eine neue Ära in der refraktiven Chirurgie. Am Anfang der 90er Jahre war die Excimer-Photorefraktive-Keratektomie (PRK) dazu geeignet, um geringgradige Myopien zu behandeln. In der letzten Zeit wurden neue Masken zur Entwicklung gebracht, deswegen können heutzutage Hypermetropie und Astigmatismus auch behandelt werden [1, 2]. Die Anzahl der Artikel in der Literatur ist sehr groß über die refraktiven Ergebnisse nach myopischen PRK-Behandlungen [4, 5, 7–10], dagegen über hypermetropische Fälle sehr gering [1, 2]. Es gibt auch andere chirurgische Methoden, um hypermetropische Refraktionsprobleme zu korrigieren [3], deswegen ist es sehr wichtig, die höhere Behandlungsgrenze kennenzulernen, um die beste Methode für jeden Patient zu finden.

## Patienten und Methoden

In dieser prospektiven Studien hatten wir 15 geringgradige myopische Patienten (präoperative Refraktion zwischen 0 und -6,0 dpt) und 15 geringgradige hypermetropische Patienten (präoperative Refraktion zwischen 0 und +6,0 dpt) mit dem Aesculap Meditec MEL 60 ArF Excimerlaser behandelt. Das Ziel dieser Studie war, die postoperativen Ergebnisse in beiden Gruppen zu vergleichen.

In der Gruppe I lag die durchschnittliche unkorrigierte Sehschärfe präoperativ bei 0,13 ± 0,098; zum bestkorrigierten Visus brauchten sie durchschnittlich -4,65 ± 1,24 dpt Korrektur. Das Durchschnittsalter der Patienten war 23,11 ± 3,22 Jahre (Tabelle 1). In der Gruppe II lag präoperativ die unkorrigierte Sehschärfe bei 0,19 ± 0,1; die Patienten brauchten +3,9 ± 0,93 dpt Korrektur, um die beste Sehschärfe zu erreichen. Das Durchschnittsalter war 40,9 ± 7,7 Jahre. In beiden Gruppen war der bestkorrigierte Visus in jedem Auge präoperativ 1,0 (Tabelle 2).

Die Verlaufszeit war zwischen 14 und 24 Monaten, die Ergebnisse sind 12 Monate post-PRK ausgewertet. Bevor die Patienten behandelt wurden, haben wir die folgenden Untersuchungen durchgeführt: unkorrigierte Sehschärfe, bestkorrigierte Sehschärfe, objektive Refraktionsmessungen (Skiaskopie, automatisierte Refraktionsmessung), Spaltlampenbiomikroskopie (Haag-Streit, Switzerland),

**Tabelle 1.** Geringgradig myopische Augen

| No. | Alter | Unkorrig. Visus | Korrekturbedarf (D) Bestkorrig. Visus | | Tag 1 | Tag 5 | Monat 1 | Monat 6 | Monat 12 | Postop. Korrektur-bedarf | Haze | Postop. bestkorrig. Visus |
|---|---|---|---|---|---|---|---|---|---|---|---|---|
| 1. | 21 | 0,07 | −5,05 | D = 1,0 | 0,2 | 1,0 | 1,0 | 1,0 | 1,0 | 0 | 0 | 1,0 |
| 2. | 21 | 0,06 | −5,5 | D = 1,0 | 0,1 | 1,0 | 1,0 | 1,0 | 1,0 | 0 | 0 | 1,0 |
| 3. | 21 | 0,02 | −6,0 | D = 1,0 | 0,06 | 0,8 | 0,8 | 0,9 | 0,9 | −1,5 D | 0,5 | 1,0 |
| 4. | 21 | 0,3 | −6,0 | D = 1,0 | 0,4 | 1,0 | 1,0 | 1,0 | 1,0 | 0 | 0 | 1,0 |
| 5. | 22 | 0,08 | −5,0 | D = 1,0 | 0,15 | 1,0 | 1,0 | 1,0 | 1,0 | 0 | 0 | 1,0 |
| 6. | 22 | 0,08 | −5,0 | D = 1,0 | 0,1 | 1,0 | 1,0 | 1,0 | 1,0 | 0 | 0 | 1,0 |
| 7. | 21 | 0,25 | −2,0 | D = 1,0 | 0,25 | 0,5 | 0,5 | 1,0 | 1,0 | 0 | 0 | 1,0 |
| 8. | 24 | 0,07 | −5,5 | D = 1,0 | 0,1 | 1,0 | 1,0 | 1,0 | 1,0 | 0 | 0 | 1,0 |
| 9. | 24 | 0,07 | −5,5 | D = 1,0 | 0,04 | 1,0 | 1,0 | 1,0 | 1,0 | 0 | 0,25 | 1,0 |
| 10. | 27 | 0,3 | −2,75 | D = 1,0 | 0,2 | 1,0 | 1,0 | 1,0 | 1,0 | 0 | 0,5 | 1,0 |
| 11. | 27 | 0,15 | −3,75 | D = 1,0 | 0,6 | 1,0 | 1,0 | 0,6 | 0,7 | −1,75 D | 1,0 | 1,0 |
| 12. | 29 | 0,05 | −4,5 | D = 1,0 | 0,4 | 1,0 | 1,0 | 1,0 | 1,0 | 0 | 0 | 1,0 |
| 13. | 29 | 0,1 | −3,5 | D = 1,0 | 0,6 | 1,0 | 1,0 | 1,0 | 1,0 | 0 | 0 | 1,0 |
| 14. | 24 | 0,25 | −3,75 | D = 1,0 | 0,2 | 1,0 | 1,0 | 1,0 | 1,0 | 0 | 0 | 1,0 |
| 15. | 19 | 0,04 | −6,0 | D = 1,0 | 0,07 | 1,0 | 1,0 | 1,0 | 1,0 | +0,5 D | 1,0 | 1,0 |

**Tabelle 2.** Geringgradig hypermetropische Augen

| No. | Alter | Unkorrig. Visus | Korrekturbedarf (D) | Bestkorrig. Visus | Tag 1 | Tag 5 | Monat 1 | Monat 6 | Monat 12 | Postop. Korrektur-bedarf | Haze | Postop. bestkorrig. Visus |
|---|---|---|---|---|---|---|---|---|---|---|---|---|
| 1. | 39 | 0,5 | +4,0 | D = 1,0 | 0,25 | 0,6 | 0,9 | 0,9 | 1,0 | 0 | 0,5 | 1,0 |
| 2. | 40 | 0,15 | +2,75 | D = 1,0 | 0,15 | 0,9 | 0,9 | 0,5 | 0,05 | +1,5 D | 0 | 1,0 |
| 3. | 40 | 0,25 | +3,5 | D = 1,0 | 0,6 | 0,7 | 0,5 | 0,5 | 0,5 | +2,0 D | 0,5 | 1,0 |
| 4. | 28 | 0,15 | +4,0 | D = 1,0 | 0,25 | 0,7 | 0,8 | 0,4 | 0,25 | +4,0 D | 0 | 1,0 |
| 5. | 28 | 0,25 | +4,0 | D = 1,0 | 0,25 | 0,7 | 0,6 | 0,6 | 0,7 | +2,5 D | 0 | 1,0 |
| 6. | 42 | 0,35 | +3,5 | D = 1,0 | 0,2 | 1,0 | 1,0 | 1,0 | 1,0 | 0 | 0 | 1,0 |
| 7. | 42 | 0,3 | +2,5 | D = 1,0 | 0,3 | 0,6 | 1,0 | 1,0 | 1,0 | 0 | 0 | 1,0 |
| 8 | 55 | 0,2 | +4,5 | D = 1,0 | 0,2 | 0,5 | 0,5 | 0,6 | 0,5 | −0,5 D | 1 | 0,6 |
| 9. | 45 | 0,2 | +3,5 | D = 1,0 | 0,1 | 0,2 | 0,25 | 0,25 | 0,25 | +1,5 D | 0 | 1,0 |
| 10. | 37 | 0,15 | +5,5 | D = 1,0 | 0,3 | 0,3 | 0,4 | 0,3 | 0,2 | +2,5 D | 0,5 | 1,0 |
| 11. | 44 | 0,1 | +6,0 | D = 0,9 | 0,15 | 0,3 | 0,3 | 0,1 | 0,1 | +4,0 D | 0,5 | 0,8 |
| 12. | 49 | 0,1 | +4,0 | D = 1,0 | 0,6 | 0,4 | 0,7 | 0,6 | 0,5 | −1,0 D | 0 | 1,0 |
| 13. | 49 | 0,15 | +4,25 | D = 1,0 | 0,08 | 0,3 | 0,9 | 0,9 | 0,9 | 0 | 0,5 | 0,9 |
| 14. | 43 | 0,1 | +3,0 | D = 1,0 | 0,1 | 0,4 | 1,0 | 1,0 | 1,0 | 0 | 0 | 1,0 |
| 15. | 31 | 0,2 | +3,5 | D = 0,6 | 0,4 | 0,7 | 0,5 | 0,5 | 0,5 | +2,0 D | 0 | 0,6 |

Goldmann-Applanationstonometrie, Hornhauttopographie (TSM-1 Topographic Modeling System, USA), Ultraschallhornhautpachymetrie (Humphrey Pachometer Model 855, USA) Die folgenden Erkrankungen bildeten eine Kontraindikation: „Trockenes-Auge-Syndrom", korneale Dystrophien, Keratokonus, Keratoglobus, Blepharitis, Lagophthalmus, progressive Myopie (mehr als 15% jährlich); Alter unter 18 Jahren.

Das Behandlungsprotokoll: lokale Anästhesie mit Tetracain Augentropf, nach der Behandlung lokal Tobramycin für 4 Tage, lokal Fluorometholon 3mal täglich für 3 Monate.

## Ergebnisse

### Subjective Beschwerden

In beiden Behandlungsgruppen haben sich die Patienten über Schmerz, Fremdkörpersensation, Epiphora beschwert. Nach den ersten 24 Stunden reduzierten sich diese subjektiven Beschwerden in beiden Gruppen, nach 4 Tagen gab es kein subjektives Problem mehr.

### Reepithelisation

Die Reepithelisationszeit dauerte 3–4 Tage, es gab keinen Unterschied zwischen den Gruppen, jedoch kleine zentrale epitheliale Irregularitäten, die 4–5 Tage länger in der hypermetropischen Gruppe (Topograph Bild) dauerten.

### Unkorrigierte Sehschärfe

Gruppe I: die durchschnittliche präoperativ 0,13 ± 0,98 (min. 0,01; max. 0,4) unkorrigierte Sehschärfe verbesserte sich zu 0,97 ± 0,1 (min. 0,5; max. 1,0). Der Unterschied zwischen prä- und postoperativ unkorrigierter Sehschärfe war statistisch signifikant ($P < 0{,}001$) (s. Tabelle 1).

Gruppe II: die durchschnittliche präoperative 0,19 ± 0,1 (min. 0,1; max. 0,5) unkorrigierte Sehschärfe verbesserte sich zu 0,59 ± 0,31 (min. 0,1; max. 1,0). Der Unterschied zwischen prä- und postoperativen Werten ist statistisch auch signifikant ($P < 0{,}01$). Bis +4,25 dpt meistens hatten die Augen einen 1,0 postoperativen Visus oder er war korrigierbar bis 1,0. Über +4,25 dpt Brechkraft hatte kein Auge einen unkorrigierten Visus von 1,0, in 2 Augen hat sich die bestkorrigierte Sehschärfe mit 1 Snellen-Linie vermindert (s. Tabelle 2).

In Gruppe 1 gab es eine Regression nur in 2 Augen, in Gruppe II wurde in 7 Augen eine geringgradige Regression gefunden.

### Bestkorrigierte Sehschärfe

In der geringgradig myopischen Gruppe waren 80,0% (12/15) der Augen emmetropisch; 86,6% lagen bei ± 1,0 dpt postoperativ. Es gab eine Regression bei zwei Augen (–1,5 dpt präop. –6,0 dpt; das andere –1,75 dpt, präop. –3,75 dpt). Ein Auge zeigte eine +0,5 dpt hypermetropische Verschiebung (hyperopic shift). Die best korrigierte Sehschärfe war 1,0 in jedem Auge (s. Tabelle 1).

In der geringgradig hypermetropischen Gruppe wurden 20,0% (3/15) der Augen emmetropisch 12 Monate nach PRK, 46,4% lagen im ± 1,0-dpt-Refraktionsbereich. Um bei 26,26% der Fälle (4/15) die bestkorrigierte Sehschärfe zu erreichen, brauchte es eine ± 2,0-dpt-Korrektur, bei 13,3% (2/15) der Fälle ± 3,0 dpt und bei 13,3% (2/15) ± 4,0 dpt. In zwei Fällen haben wir eine myopische Verschiebung (–0,5 dpt und –1,0 dpt) gefunden. 12 Monate nach PRK war in 11 Augen die bestkorrigierte Sehschärfe unverändert 1,0, aber in 3 Augen verminderte sie sich mit 1 Snellen-Linie, in 1 Auge mit 2 Snellen-Linien (s. Tabelle 2).

### Postoperative Refraktion

In Gruppe I verminderte sich der durchschnittliche präoperative –4,65 ± 1,24-dpt-Korrekturbedarf zu –0,17 ± 0,56 dpt (min. +0,5 dpt; max. –0.75 dpt) während der Verlaufszeit.

In Gruppe II war der durchschnittliche präoperative +3,9 ± 0,93-dpt-Korrekturbedarf +1,23 ± 1,59 dpt (min. –1,0 dpt, max. +4,0 dpt) 12 Monate nach PRK.

### Postoperative subepitheliale Narbenbildung (Haze)

In Gruppe I: betrug der durchschnittliche subepitheliale Haze 0,22 ± 0,36 12 Monate nach PRK in Hanna-Scale [6]. Zwei Augen (13,1%) zeigten sich Haze-graded 1,0; drei Augen (20,0%) 0,5. Die Form war ringförmig in der 5,5 mm zentralen Hornhaut, mit retikulärer oder flokkulärer Struktur (s. Tabelle 1).

Gruppe II: durchschnittlich 0,23 ± 0,32 1 Jahr nach PRK. Zwei Augen (13,1%) zeigten sich ebenso Haze-graded 1,0 wie in der geringgradig myopischen Gruppe, in 5 Augen lag es bei 0,5. Die Form war zirkular, das zentrale Gebiet war immer klar (s. Tabelle 2).

Es gab keinen statistischen Unterschied zwischen beiden Gruppen ($P = 0{,}65$). In der geringgradigen Gruppe haben wir keine Korrelation gefunden im Vergleich der Behandlungsdioptrien und des 12monatigen Hazephänomens.

## Diskussion

Die Ergebnisse zeigen, daß beide Methoden (myopische und hypermetropische PRK) in der Lage sind, die Brechkraft der Hornhaut zu verändern. Es gab keinen Unterschied zwischen der Gruppe subjektiver Beschwerden, Reepithelisationszeit und subepithelialer Narbenbildung.

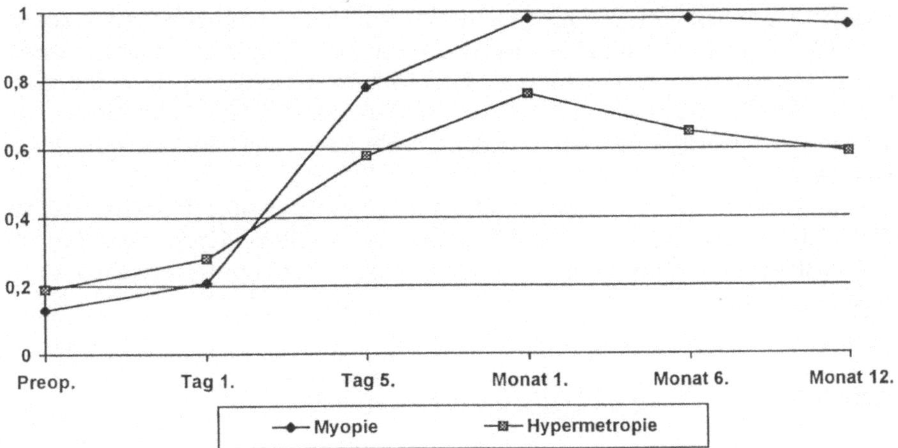


**Abb. 1.** Unkorrigierter Sehschärfenverlauf bei geringgradiger Myopie und geringgradiger Hypermetropie

Die durchschnittliche postoperative bestkorrigierte Sehschärfe war statistisch nicht unterschiedlich von den präoperativen Werten in beiden Gruppen, obwohl es in Gruppe II 4 Augen gab, bei denen sich die bestkorrigierte Sehschärfe geringgradig vermindert hat.

Bei 80,0% der geringgradig myopischen Augen brauchte es keine optische Korrektur, um den besten Visus (1,0) zu erreichen. 86,6% der Augen war im ± 1,0-dpt-Refraktionsbereich 12 Monate nach PRK. So war die Prediktabilität (± 1,0 dpt) 86,6% in der geringgradigen Myopie-Gruppe. Bei den geringgradig hypermetropischen Fällen waren nur 20,0% der Augen 1 Jahr nach PRK emmetropisch, 46,4% der Augen waren im ± 1,0-dpt-Refraktionsbereich. Deswegen war die Prediktabilität bei geringgradiger Myopie signifikant höher als bei geringgradiger Hypermetropie. Dausch hat über 80,0% Prediktabilität berichtet [2] bei hypermetropischen Fällen (PRK-Behandlung bis +7,0 dpt). Unsere Ergebnisse waren so hoch nur bei geringgradig myopischen Fällen.

12 Monate nach PRK war die unkorrigierte Sehschärfe durchschnittlich mit 4 Snellen-Linien besser in Gruppe I als in Gruppe II. Es war auch interessant, daß die myopische unkorrigierte Visuskurve konstant über die hypermetropische Kurve nach dem 1. postoperativen Tag lief (Abb. 1). Der postoperative Korrektionsbedarf war auch höher bei hypermetropischen Augen (min. -1,0 dpt; max. +4,0 dpt) als bei myopischen (min. +0,5 dpt; max. -1,75 dpt).

Das Durchschnittsalter bei den geringgradig myopischen Fällen lag bei 23 Jahren, dagegen bei hypermetropischen Fällen bei ungefähr 40 Jahren. Es ist klar, daß die myopischen Patienten jung sind; sie wollen eine kosmetische Korrektur (keine Brille tragen); die hypermetropischen Patienten kommen später, nach der Manifestation von latenter Hypermetropie, und sie wollen eine optische Rehabilitation (keine Brille zum Fernsehen und keine Brille zum Lesen). Deswegen sind objektive Methoden (Skiaskopie und automatisierte Refraktionsmessungen) sehr wichtig, um bei hypermetropischen Fällen die latente Hypermetropie zu beweisen. Wenn der Patient noch etwas Akkomadationsfähigkeit hat, ist es besser, noch einige Jahre abzuwarten, bis die Akkomodationsfähigkeit nicht mehr möglich ist. Wenn diesen Patienten mit beschränkter Akkomodationsfähigkeit nicht abgeraten wird, werden sie nicht mit den Ergebnissen nach ein paar Jahren zufrieden sein.

Die refraktiven Ergebnisse zeigen, daß im Falle von Myopie der obere Grenzbereich sicherlich höher als -6,0 dpt ist, dagegen im Fall von Hypermetropie mit dieser Maske und technischem Design der obere Grenzbereich zwischen +4,25 und +6,0 dpt ist.

## Literatur


1. Dausch D, Klein R, Landesz M, Schröder E (1994) Photorefractive keratectomy to correct astigmatism with myopia or hyperopia. J Cataract Refract Surg 20 (Suppl) 252–257
2. Dausch D, Klein R, Schröder (1993) Excimer laser photorefractive keratectomy for hyperopia. Refract Corneal Surg 9 : 20–28
3. Durrie DS, Schumer DJ, Cavanaugh TB (1994) Holmium YAG laser thermokeratoplasty for hyperopia. J Refract Corneal Surg 10 (Suppl) 277–280
4. Ehlers N, Hjortdal JO (1992) Excimer laser refractive keratectomy for high myopia. Six-months follow-up of patients treated bilaterally. Acta Ophthalmol 70 : 578–586
5. Epstein D, Fagerholm P, Nyström HH, Tengroth B (1994) Twenty-four months follow-up of excimer laser photorefractive keratectomy for myopia. Refractive and visual acuity results. Ophthalmology 101 : 1558–1564
6. Hanna KD, Pouliquen YM, Waring GO, Savoldelle M, Fantes F, Thompson KP (1992) Corneal wound healing in monkeys after repeated excimer laser photorefractive keratectomy. Arch Ophthalmol 110 : 1286–1291
7. Nagy ZZ, Németh J, Süveges I, Füst Á (1995) Experiences with the excimer laser in highly myopic eyes. Szemészet 132 : 147–152
8. Seiler T, Wollensack (1991) Myopic photorefractive keratectomy with an excimer laser – one-year follow-up. Ophthalmology 98 : 1556–1563
9. Sher NA, Barak M, Daya S, De Marchi J (1992) Excimer laser photorefractive keratectomy in high myopia. A multicenter study. Arch Ophthalmol 110 : 935–943
10. Sher NA, Hardten DR, Fundingsland B, De Marchi J, Carpel E, Doughman DJ et al. (1994) 193 nm excimer photorefractive keratectomy in high myopia. Ophthalmology 101 : 1575–1582

# Holmium : YAG-Laserthermokeratoplastik zur Hyperopiebehandlung

T. Kohnen, R. Villarreal, A. Abarca, R. F. Menefee, M. J. Berry, P. J. McDonnell und D. D. Koch

**Zusammenfassung.** Mittels Thermokeratoplastik wird eine Zunahme der Hornhautbrechkraft durch eine hitzebedingte Schrumpfung von Kollagenfasern erzielt. Die vorliegende Studie bewertet die Wirksamkeit und Sicherheit des Holmium : YAG-Laserverfahrens für die Hyperopiekorrektur. Mittels eines „noncontact" Holmium : YAG-Lasers (Sunrise Technologies) wurde an 17 Augen von 17 hyperopen Patienten (+1,94 ± 0,69 dpt) in Mexiko und an 28 Augen von 28 Patienten (+2,21 ± 0,89 dpt) in den USA eine Laser-Thermokeratoplastik (LTK) vorgenommen. Die Operation wurde mit 1 oder 2 symmetrisch angeordneten Ringen (Innendurchmesser 6 mm bzw. 6 und 7 mm) aus 8 Laserherden, 10 Laserpulsen und einer Energie von 159–242 mJ durchgeführt. Die ersten 15 behandelten Augen in Mexiko zeigten nach 2 Jahren Beobachtungszeit eine mittlere Hyperopiekorrektur von 0,8 ± 0,7 dpt. Bei den 10 erfolgreich behandelten Patienten kam es zu einer Regression von 0,2 dpt zwischen 2 Wochen und 2 Jahren postoperativ. In der US-Studie lag die Hyperopiereduktion der 8 Patienten mit Doppelringbehandlung nach 1 Jahr bei 1,6 ± 0,6 dpt und das unkorrigierte Sehvermögen stieg von 0,16 auf 0,4 an. Blendempfindlichkeits- und Kontrastsehuntersuchungen zeigten, daß die peripheren Hornhauttrübungen den Visus nicht beeinträchtigten. Die computergesteuerte Videokeratographie verdeutlichte, daß die Laserbehandlung eine periphere Hornhautabflachung bewirkt, wogegen im Hornhautzentrum die Krümmung zunimmt. Der mittlere induzierte Astigmatismus lag unter 0,5 dpt. Mit diesen Behandlungsparametern kann die „noncontact" Holmium : YAG-LTK als sicheres und effektives Verfahren zur Reduktion niedriger Hyperopien eingesetzt werden.

**Summary:** Laser thermal keratoplasty (LTK) alters corneal refractive power by thermal shrinkage of stromal collagen. The purpose of this study was to assess the efficacy and safety of a noncontact holmium : YAG laser device for the correction of hyperopia. Using the Sunrise Technologies holmium : YAG LTK was performed on 17 eyes of 17 hyperopic patients (+1.94 ± 0.69 D) in Mexico and on 28 eyes of 28 patients (+2.21 ± 0.89 D) in the USA. Treatment parameters include one or two symmetrical rings of eight spots per ring with centerline diameters of 6 mm (one ring) or 6 and 7 mm (two rings), ten pulses of laser light and pulse energy of 159–242 mJ. In the first 15 sighted eyes treated, mean correction of hyperopia 2 years postoperatively was 0.8 ± 0.7 D. In ten eyes with successful treatment, regression between 14 days and 2 years was only 0.2 D. In the USA Phase II trials at 1 year, eight patients treated with two rings had a mean reduction in hyperopia of 1.6 ± 0.6 D and improvement in uncorrected distance visual acuity from 20/120 to 20/40. No patients in either series lost over one line of best corrected acuity. Glare and contrast sensitivity testing indicate that the peripheral opacities do not degrade vision. As measured by computerized videokeratography, treatments produced peripheral corneal flattening

[1] Unterstützt durch Stipendien des Research to Prevent Blindness, Inc., New York, USA, Sunrise Technologies, Fremont, CA, USA und der Deutschen Forschungsgemeinschaft DFG-Ko 1595/1-1 und 1-2.

D. Vörösmarthty et al. (Hrsg.)
10. Kongreß der DGII 1996

in the treated regions and central corneal steepening. Mean change in astigmatism was less than 0.5 D. With these treatment parameters, Ho : YAG LTK is a safe and effective procedure for reduction of small amounts of hyperopia.

## Einleitung

Vor ungefähr 100 Jahren machte Lans die Entdeckung, daß es nach nichtperforierenden Korneawunden zu Refraktionsänderungen des Auges kommt [10]. Aus diesen Erkenntnissen hat sich später das Prinzip der Thermokeratoplastik (TK) entwickelt, bei der durch Wärmeapplikation die Brechkraft der Hornhaut verändert wird. Zur Zeit liegen die erfolgversprechensten Verfahren in der Anwendung von Laserenergie, um hierdurch korneales Gewebe zu erhitzen und eine Schrumpfung von Kollagenfasern zu erzielen (Laserthermokeratoplastik, LTK). Der Holmium : YAG-Laser hat bis heute die besten klinischen Ergebnisse demonstrieren können. Die ersten Versuche mit diesem Laser führten Seiler et al. Ende der 80er Jahre mit einem Kontaktverfahren durch [14]. In der vorliegenden Arbeit werden über Ergebnisse mit einem „non-contact" (kontaktfreien) Holmium : YAG-Laser berichtet.

## Material und Methoden

### Patienten

Es wurden zwei Patientengruppen mit einer präoperativen Hyperopie von bis zu 3,88 dpt behandelt. Einschlußkriterien waren normaler Augeninnendruck, normale Hornhautdicke, stabile Refraktion 6 Monate vor dem Eingriff, keine Augenpathologie (wie z. B. Hornhauterkrankungen, Katarakt, Glaukom oder Makulaleiden), die das bestkorrigierte Sehvermögen hätten beeinträchtigen können, keine vorhergehenden augenchirurgischen Eingriffe oder Astigmatismus von maximal 1 dpt. In Gruppe A wurden 17 Patienten (12 weibliche, 7 männliche) in Monterrey, Mexiko, in Gruppe B 28 Patienten (21 weiblich, 7 männlich) in Houston and Los Angeles, USA, behandelt. Das Durchschnittsalter lag in beiden Gruppen bei 55 ± 7 Jahren. Das präoperative sphärische Äquivalent (SÄ) der subjektiven manifesten Refraktion (SMR) in Gruppe A betrug +1,94 ± 0,69 dpt, in Gruppe B +2,21 ± 0,89 dpt.

### Laserbehandlung

Bei allen in der Studie behandelten Patienten wurde ein „non-contact" Holmium : YAG-Laser (Sunrise Technologies Corneal Shaping System) verwendet. In Gruppe A wurde eine Einzelringbehandlung mit einem Durchmesser von 6 mm, in Gruppe B eine Einzelringbehandlung mit einem Durchmesser von 6 mm (20 Patienten) und eine Doppelringbehandlung mit einem Durchmesser von 6 und

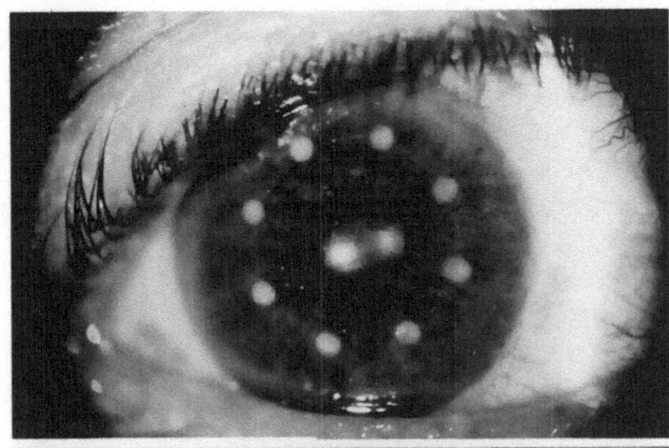

1a

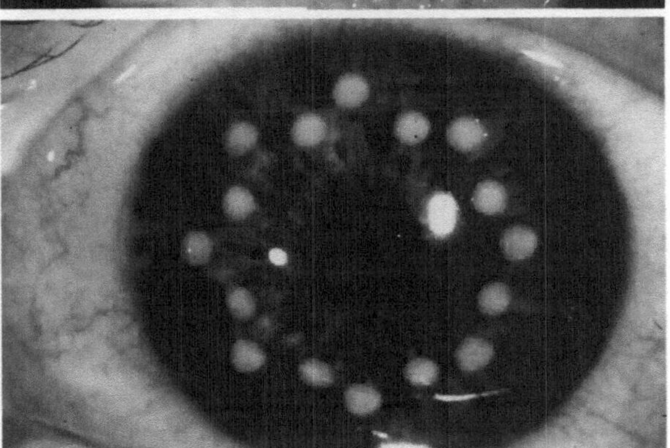

1b

**Abb. 1 a, b.** Spaltlampenphotographie 1 Woche nach Einzelring - (**a**) und Doppelring- (**b**) Holmium : YAG-Laserthermokeratoplastik. (Reprint with the permission from the May 1996 issue of the Journal of Cataract and Refractive Surgery (Vol. 22, No. 4; p. 431) © Journal of Cataract and Refractive Surgery)

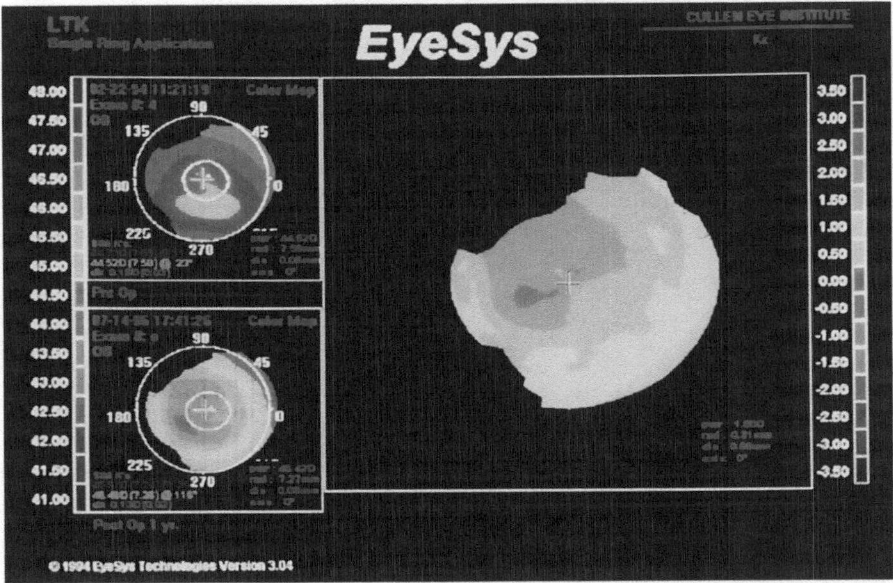


**Abb. 4.** Computergesteuerte Videokeratographie und Einzelring-Holmium : YAG-Laserthermokeratoplastik. *Oben links* präoperativ; *unten links* 1 Jahr postoperativ; *rechts* Differenz zwischen prä- und postoperativer Videokeratographie; es wurde eine Zunahme der Hornhautbrechkraft von 1,8 dpt erzielt

7 mm (8 Patienten) durchgeführt (Abb. 1). Pro Ring wurden 8 Laserherde mit 10 Laserpulsen und einer Energie zwischen 159–242 mJ verwendet (Abb. 2). Der Eingriff wurde bei allen Patienten unter Verwendung von Tropfanästhesie und Anlegen eines Lidsperrers an dem Spaltlampen-Applikationssystem durchgeführt. Die postoperative Behandlung bestand in antibiotikahaltigen Augentropfen für ca. 1 Woche. Kortikosteroide wurden nicht appliziert.

## Ergebnisse

Die Nachbeobachtungszeit betrug 2 Jahre in Gruppe A (15 Patienten, 88%) und 1 Jahr in Gruppe B (26 Patienten, 93%).

### Refraktionsänderungen

Bei den 15 Augen der Gruppe A verringerte sich das sphärische Äquivalent von präoperativ 1,96 dpt auf postoperativ 0,53 dpt am 1. Tag, stieg nach 3 Monaten wieder auf 1,24 dpt an, stabilisierte sich hiernach und veränderte sich nach 2 Jahren um −0,79 ± 0,74 dpt (Abb. 3 a). Nach 2 Jahren zeigten 11 der 15 Patienten dauerhafte Refraktionsänderungen (zwischen −0,38 und −2,63 dpt), wogegen bei 4 Patienten keine Änderung eintrat (± 0,25 dpt). Drei dieser vier Patienten wurden mit niedrigen Laserenergien behandelt. Der mittlere induzierte Astigmatismus lag bei 0,18 ± 0,38 dpt. Die Refraktionsänderung in Zykloplegie entsprach mit −0,77 ± 0,81 etwa der der SMR. In Gruppe B änderte sich das SÄ am 1. postoperativen Tag nach der Einzelringbehandlung um −1,42 ± 0,6 dpt, nach der Doppelringbehandlung um −3,97 ± 1,77 dpt. Diese Werte betrugen nach 6 Monaten −0,53 ± 0,36 dpt und −1,92 ± 0,71 dpt, nach 1 Jahr −0,55 ± 0,33 und −1,64 ± 0,61 dpt (Abb. 3 b). Nach 1 Jahr zeigten 10 der 17 Patienten mit Einzelringbehandlung (59%) dauerhafte Refraktionsänderungen von −0,79 ± 0,21 dpt, wogegen bei 7 Patienten keine Änderung eintrat (± 0,25 dpt). In der Doppelring-Gruppe hatten 6 von 8 Patienten eine stabile Refraktionsänderung von −1,92 ± 0,39, 2 Augen zeigten nur Korrekturen von −0,75 und −0,88 dpt. 2 der 7 Einzelringbehandlungen

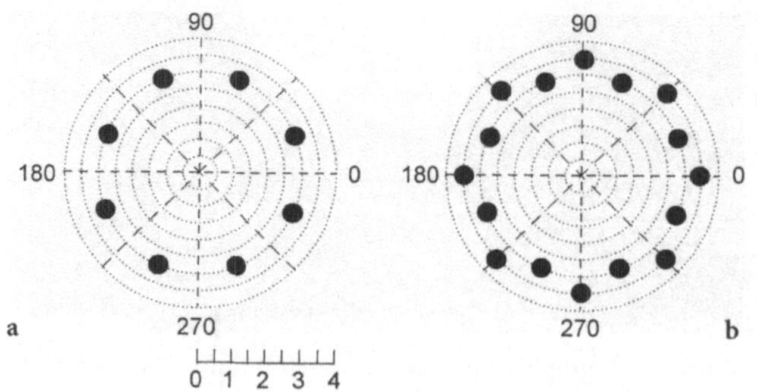


**Abb. 2 a, b.** Schematische Darstellung der angewendeten Behandlungsmuster. **a** Einzelringbehandlung mit 6 mm Durchmesser, **b** Doppelringbehandlung mit Ringdurchmessern von 6 und 7 mm, wobei der äußere Ring um 22,5° zum inneren rotiert wurde

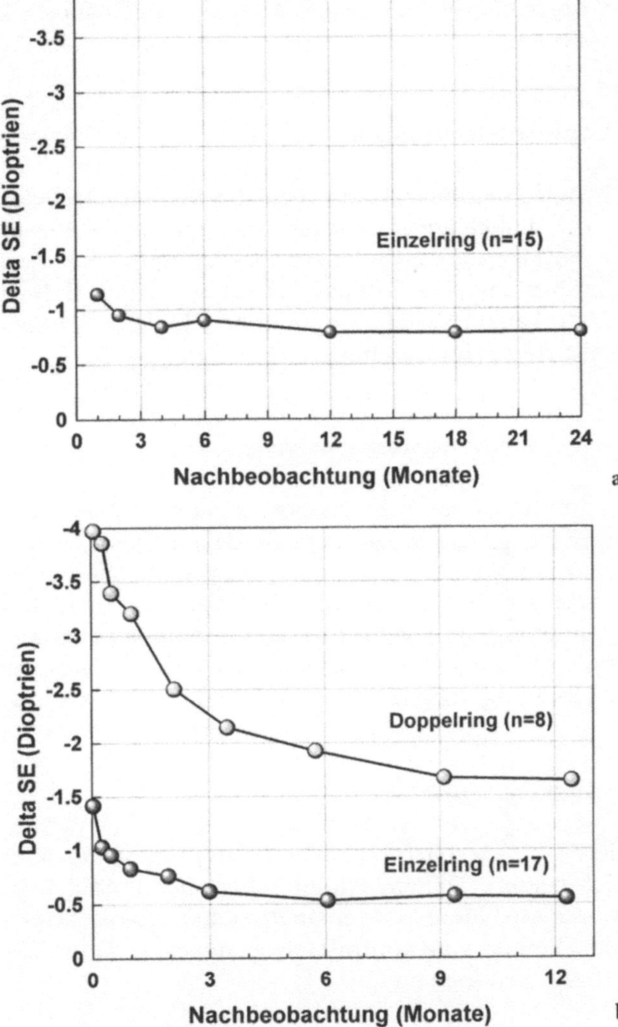


**Abb. 3 a, b.** Änderung des sphärischen Äquivalents nach Holmium : YAG-Laserthermokeratoplastik. **a** 15 Patienten mit Einzelringbehandlung und einer Nachbeobachtungszeit von 24 Monaten. **b** 17 Patienten mit Einzelringbehandlung und 8 Patienten mit Doppelringbehandlung und einer Nachbeobachtungszeit von 12 Monaten

und beide Doppelringbehandlungen waren mit niedrigen Laserenergien durchgeführt worden. Der induzierte Astigmatismus lag für die beiden Gruppen bei 0,25 ± 0,29 und 0,47 ± 0,53 dpt. Auch in Gruppe B zeigte die Refraktionsänderung in Zykloplegie ähnliche Werte wie der SMR.

## Sehvermögen

In Gruppe A stieg das unkorrigierte Sehvermögen von 20/125 (0,16) auf 20/50 (0,4) nach 2 Jahren, in Gruppe B von 20/60 (ca. 0,32) auf 20/30 (ca. 0,6) für die

Einzelring-Gruppe und von 20/125 (0,16) auf 20/50 (0,4) für die Doppelring-Gruppe. Sowohl in Gruppe A als auch in Gruppe B stieg der unkorrigierte Nahvisus an.

### Kontrastsehvermögen

Im allgemeinen trat kein Verlust des Kontrastsehvermögens von mehr als 1 Linie auf, lediglich ein Patient verlor 2 Linien in der Regan-Tafel (96%, 50%, 25% oder 11% Kontrast) und 1 Patient 3 Linien in der 11% Regan-Tafel. Die Untersuchung der Blendempfindlichkeit, die nur bei Gruppe B durchgeführt wurde, zeigte nach 1 Jahr keinen Verlust von mehr als 1 Linie (Brightness Acuity Tester von Mentor, mittlere Prüfeinstellung).

### Vorderabschnittsuntersuchung

Unmittelbar nach der Laserbehandlung trat bei allen Patienten ein Epitheldefekt im Bereich der Behandlungsherde auf. Diese Defekte waren jedoch in den meisten Fällen nach 3 Tagen wieder zugeheilt. Die kornealen Eindellungen in der Peripherie riefen eine ummittelbare zentrale Ansteilung der Hornhaut hervor. Dies konnte durch Oberflächenanalyse mittels computergestützter Videokeratographie ebenfalls verdeutlicht werden [9]. Die Aufnahmen zeigten eine periphere Abflachung und eine zentrale Zunahme der kornealen Brechkraft (Abb. 4).

### Komplikationen

Für 1–3 Tage nach der Behandlung wurde von einigen Patienten über leichte Schmerzen, Tränen, Photophobie oder Fremdkörpergefühl berichtet, die sich durch die kleinen Hornhauterosionen erklären ließen. Ansonsten traten bis auf den Verlust von Kontrastsehvermögen in einer Tafel bei zwei Patienten keine Komplikationen auf.

## Diskussion

Der Holmium : YAG-Laser sendet Licht mit einer Wellenlänge von 2,1 μ aus. Die korneale Absoprtion dieser Wellenlänge ist für 35°–75° C temperaturabhängig [4] und korrespondiert mit einer durchschnittlichen Penetrationstiefe in der Kornea von 480–530 μm. Der Ho : YAG-Laser produziert eine intrastromale Erhitzung ohne Verletzung des Endothels.

Zur Zeit werden sowohl kontakt – (Laserapplikation per Glasfaser) [2, 3, 13–16] als auch kontaktlose Verfahren (Laserapplikation über ein Spaltlampensystem) [1, 5, 6, 8, 11, 12] erforscht. Die Wirksamkeit des kontaktlosen Verfahrens zur Korrektur geringer Hyperopien wurde in dieser Studie mit Korrekturen von

-0,79 ± 0,74 dpt (Gruppe A) und -0,55 ± 0,33 dpt (Gruppe B) für die Einzelringbehandlungen und mit -1,64 ± 0,61 dpt für die Doppelringbehandlung gezeigt. In unserem Patientengut traten keine schwerwiegenden Komplikationen auf und damit kann die Non-contact-LTK als sicheres refraktives Verfahren eingestuft werden. Der anfänglichen Regression folgte in allen Gruppen eine relative stabile Phase nach 3-6 Monaten, wobei weitere Studien zur Langzeitstabilität notwendig sind. Um das Verfahren weiter zu verbessern, werden zur Zeit neue Behandlungsparameter und Untersuchungen der Wundheilungsprozesse durchgeführt [7].

## Literatur


1. Ariyasu RG, Sand B, Menefee R et al. (1995) Holmium laser thermal keratoplasty of 10 poorly sighted eyes. J Refract Surg 11 : 358-365
2. Durrie DS, Schumer J, Cavanaugh TB (1994) Holmium laser thermokeratoplasty for hyperopia. J Refract Corneal Surg 10 : 277-280
3. Durrie DS, Seiler T, King MC, Sacharoff AC, Hunkeler JD, Muller DF (1992) Application of the holmium : YAG laser for refractive surgery. Proc SPIE 1644 : 56-60
4. Jansen ED, van Leeuwen TG, Motamedi M et al. (1994) Temperature dependence of absorption coefficient of water for midinfrared laser irradiation. Lasers Surg Med 14 : 258-268
5. Koch DD, Abarca A, Menefee RF, Berry MJ (1993) Ho : YAG laser thermal keratoplasty: in vitro experiments. Invest Ophthalmol Vis Sci 34 : 1246
6. Koch DD, Berry MJ, Vassiliadis A, Abarca AA, Villarreal R, Haft EA (1994) Non-contact Holmium : YAG laser thermal keratoplasty. In: Salz JJ (ed) Corneal laser surgery. Mosby-Year Book, Philadelphia. p 247-254
7. Koch DD, Kohnen T, Anderson JA et al. (1996) Histopathological changes and wound healing response following 10-pulse noncontact holmium : YAG laser thermal keratoplasty. J Refract Corneal Surg 12 : 621-634
8. Koch DD, Padrick TD, Menefee RL, Berry MJ, Sperling HG (1992) Laser photothermal keratoplasty: non human primate results. Invest Ophthalmol Vis Sci 33 : 768
9. Kohnen T, Husain SE, Koch DD (1996) Corneal topographic changes after noncontact holmium : YAG laser thermal keratoplasty to correct hyperopia. J Cataract Refract Surg 22 : 427-435
10. Lans LJ (1898) Experimentelle Untersuchungen über Entstehung von Astigmatismus durch nicht-perforirende Corneawunden. Graefes Arch Ophthalmol 45 : 117-152
11. Parel JM, Ren Q, Simon G (1994) Noncontact laser photothermal keratoplasty I: Biophysical principles and laser beam delivery system. J Refract Corneal Surg 10 : 511-518
12. Schmidt W (1996) Der Holmium : YAG-Laser in der refraktiven Hornhautchirurgie - Einsatzmöglichkeiten bei der Korrektur der Hyperopie, Myopie und des Astigmatismus. In: Dunker G, Rochels R, Hartmann C, Menapace R (Hrsg) 9. Kongreß der Deutschsprachigen Gesellschaft für Intraokularlinsen Implantation und refraktive Chirurgie. Springer, Berlin Heidelberg New York Tokyo. S 451-456
13. Seiler T (1992) Ho : YAG laser thermokeratoplasty for hyperopia. Ophthalmology Clinics of North America 5 : 773-780
14. Seiler T, Matallana M, Bende T (1990) Laser thermokeratoplasty by means of a pulsed holmium : YAG laser for hyperopic correction. J Refract Corneal Surg 6 : 335-339
15. Thompson VM, Seiler T, Durrie DS, Cavanaugh TB (1993) Holmium : YAG laser thermokeratoplasty for hyperopia and astigmatism: an overview. J Refract Corneal Surg 9 : 134-137
16. Thompson VM, Durrie DS, Hunkeler JD et al. (1993) Application of the Ho : YAG laser for refractive surgery: an update of clinical progress. Proc SPIE 1877 : 52-56

# Vor- und Nachteile der Holmiumthermokeratoplastik gegenüber anderen hornhautchirurgischen Verfahren

D. H. Holzwig und P.-D. Steinbach

**Zusammenfassung.** *Einleitung:* Ziel der Studie ist die Wirksamkeit der Holmiumlasermethode, deren Vorteile und Nachteile darzustellen.

*Material und Methoden:* Mit dem Holmiumlaser wurden Patienten mit einer Hyperopie bis zu 8 dpt und Patienten mit einem Astigmatismus zwischen 1–15 dpt operiert.

*Ergebnisse:* Bei allen Patienten verringerten sich postoperativ die Refraktionswerte. Im Vergleich zu anderen refraktiven Verfahren zeigt sich eine sichere Dosierbarkeit bei maximaler Hornhauteindringtiefe insbesondere bei der Behandlung der Hyperopie. Im Mittel wurden 3,14 dpt Hyperopie beseitigt.

*Schlußfolgerung:* Die noch geringe Anzahl von Operationen läßt eine allgemeingültige Aussage nicht zu. Die ersten Ergebnisse sind ermutigend.

**Summary.** Advantages and disadvantages of holmium thermokeratoplasty compared with other cornea surgical procedures.

*Background:* Aim of the study is to demonstrate the effectiveness of the holmium laser technique and its advantages and disadvantages.

*Material and techniques:* Patients up to 8 dioptries and patients with a astigmatism between 1 and 15 underwent operation with the Holmium laser.

*Results:* We could reach a reduction of preoperative refraction values in any treated case. In comparison with other refractive surgery, we have a maximum of corneal penetration depth particularly at the treatment of hyperopia. A mean of 3.14 Dioptries hyperopia were removed.

*Conclusion:* The number of operations is still low and thus doesn't allow a general statement. The first results are encouraging.

## Einleitung

Es werden unsere Ergebnisse der refraktiven Chirurgie vorgestellt, die wir mit dem Holmiumlaser, der speziell für die Behandlung der Hyperopie und des Astigmatismus entwickelt wurde, erzielt haben, um nachfolgend die Vorteile und Nachteile dieses Verfahrens zu erläutern.

## Material und Methode

Mit dem Holmium-25 Plus-Laser der Firma Technomed wurde die refraktive Hornhautchirurgie durchgeführt. Während man bei der Behandlung der Myopie und dem Excimer bemüht ist, die Hornhaut abzuflachen, wird bei der Korrektur

D. Vörösmarthy et al. (Hrsg.)
10. Kongreß der DGII 1996

der Hyperopie die Wölbung der Hornhaut verstärkt. Die Energieumwandlung des Laserpulses in der Hornhaut in Wärme führt zur Kontraktion von Kollagenfibrillen. Bei dieser Behandlung ist es wichtig, bei einer Hornhautdicke von ca. 500 µm, eine erforderliche Eindringtiefe bis zum hinteren Stroma zu erreichen. Durch die Laserkoagulation bilden sich Streßfalten zwischen den Laserherden aus, die unter der Spaltlampe gut zu sehen sind. Über diese thermisch verursachte Straffung wird die gezielte Korrektur der Hornhaut bewirkt.

## Gerät

Es handelte sich um ein Gerät der Gefahrenklasse 4. Die Laserstrahlung wird über eine flexible Lichtleiterfaser in ein kugelschreiberähnliches Handstück geführt. Die Fokussierungsspitze mit einer Optik dient zur Anpassung des Strahlenverlaufes an die anatomischen Gegebenheit der Hornhaut und übernimmt die erforderliche Fokussierung.

## Operationsmethode

### *A) Hyperopiekorrektur: Wie wird operiert?*

Nach Engstellung der Patientenpupille wurde ein Lokalanästhetikum getropft. Unter dem Mikroskop wurde am liegenden Patienten die Hornhautmitte markiert und anschließend um die Hornhautmitte im vorher empirisch ermittelten Abstand zwei Ringe gesetzt. Dann wurde mit einem sternförmigen Marker eine radiäre Kennzeichnung vorgenommen. Die Hornhautoberfläche wurde mit einem Tupfer getrocknet. Das aktivierte Laserhandstück wurde manuell gesteuert und entlang der gekennzeichneten Punkte zur Thermokeratoplastik direkt senkrecht auf die Hornhaut gesetzt. Durch Betätigen eines Fußschalters wurden die genau definierten Koagulationsherde gesetzt.

Selten setzten wir erst einen Ring mit 8 Effekten. Bei den meisten Operationen erweiterten wir die Laserbehandlung der Hyperopie mit einer erneuten 8-Herde-Therapie, die in einem größeren Abstand zur Hornhautmitte gesetzt wurden, um so stabilere Ergebnisse zu erhalten.

### *B) Astigmatismuskorrektur*

Nach Engstellung der Patientenpupille und Tropfen eines Lokalanästhetikums wurde die Hornhautmitte markiert, ein oder zwei Ringe gewählt, die Achsen markiert und eine Laserkoagulation durchgeführt. Bei der Astigmatismuskorrektur orientierten wir uns an den Brillenrefraktionswerten. In der schwächerbrechenden Achslage wurde jeweils um 10° von der gewählten Achslage versetzt laserkoaguliert.

### Patientenauswahl

Zum einen wurden Patienten operiert, die eine Amblyopie hatten, zum anderen operierten wie die, die mit ihrer Brille nicht zurecht kamen. Es wurden Patienten mit dem Holmium gelasert, die ihre Kontaktlinsen nicht vertragen konnten.

## Ergebnisse

### Hyperopie

In den Abb. 1 und 2 ist zu sehen, wie sich der prä- und postoperative Wert verändert.

60% unserer Patienten hatten einen präoperativen subjektiven Ausgangswert zwischen 2–4 dpt. Wir haben Patienten bis zu 8 dpt operiert und waren postoperativ nach einem Beobachtungszeitraum von mehreren Monaten mehr als 2 dpt im Mittel besser als vor der Operation. Da eine Regression von fast 2 dpt nach 4 Monaten auftrat, haben wir bei den ersten Patienten postoperativ immer noch eine leichte Hyperopie zurückbehalten. Bei annähernd 30% der Operierten

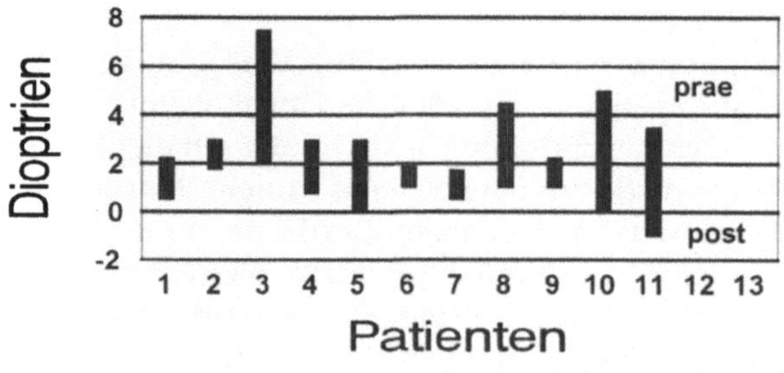


**Abb. 1.** Hyperopie prä- und postoperativ

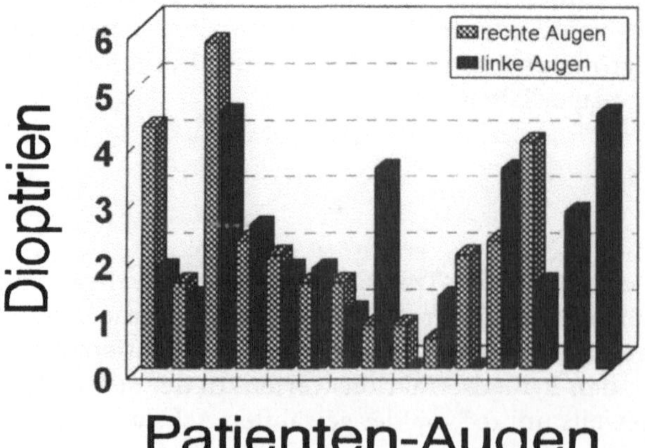


**Abb. 2.** Sphäre, tatsächlicher Effekt in Dioptrien

zeigte sich postoperativ ein Astigmatismus bis zu 2 dpt. Dieser Astigmatismus wurde aber von keinem der Patienten subjektiv als negativer Visus beeinträchtigend wahrgenommen. Bei keinem unseren Patienten verschlechterten sich die Brillenausgangswerte.

## Astigmatismus

Zur Korrektur der Astigmatismuspatienten wurden immer die Brillenausgangswerte zugrundegelegt, um auch den evtl. Linsenastigmatismus zu berücksichtigen.

Die Tabelle 1 berücksichtigt lediglich die zylindrischen Werte mit Achslage. Die sphärischen Werte wurden nicht dargestellt. Hier läßt sich deutlich erkennen am Patient 1, daß sich die Achslage um 90° drehte. Betrachtet man bei Patient 4 die Javalausgangswerte, so zeigt sich, daß bei der Korrektur eines hohen Astigmatismus eine Werteverbesserung von mehr als 4 dpt erreicht wurde. Der Beobachtungszeitraum ist zur Zeit in einigen Fällen fast 1 Jahr postoperativ.

Die Abb. 3 zeigt Patienten mit 6 dpt Ausgangsrefraktion. Nach ca. einen halben Jahr war eine stabile Refraktion eingetreten.

**Tabelle 1.** Astigmatismus präoperativ und postoperativ

| Patient | Präop. | Achse | Postop. | Achse |
|---|---|---|---|---|
| 1 | -2,5 | 110 | -1 | 20 |
| 2 | -1,5 | 55 | 0 | |
| 3 | -4,5 | 110 | -1,5 | 20 |
| 3 | -4 | 10 | 0 | |
| 5 | -4 | 165 | -2 | 130 |
| 6 | -3 | 144 | -0,5 | 146 |
| 7 | -4 | 0 | -3 | 35 |

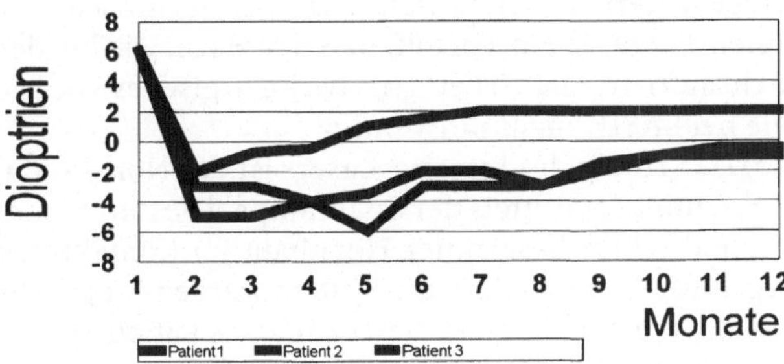


**Abb. 3.** Astigmatismus, zylindrische Refraktionswerte

## Diskussion – Vergleich mit anderen Verfahren

### Vorteile der Holmiumthermokeratoplastik

Die Vorteile der Holmiumthermokeratoplastik zeigen sich auf verschiedenen Ebenen. Zum einen handelte es sich um eine patientenschonende Therapie, bei der nicht in der optischen Mitte operiert wird. Die Behandlung läßt sich einfach wiederholen. Zum anderen ist die Operationstechnik einfach und die OP-Zeit einschließlich der Vorbereitungszeit kurz. Zuletzt unter Berücksichtigung der Wirtschaftlichkeit ist das Verfahren auch in den Folgekosten erheblich günstiger als andere Verfahren.

### Nachteile der Holmiumthermokeratoplastik

Ein sehr großes Problem der Thermokeratoplastik ist die schlechte Voraussagbarkeit des zu erwartenden Refraktionswertes. Insbeondere beim Astigmatismus fällt es schwer, dem Patienten eine Ergebniswahrscheinlichkeit unter 1 dpt Genauigkeit zu präsentieren. Wird die eine Ebene der Hornhaut verändert und der schwächere Meridian gestärkt, also die Hornhaut mehr aufgestellt, so ändert sich der stärkere Meridian ebenfalls. Die Astigmatismuskorrektur hat Einfluß nicht nur auf den zylindrischen Wert, sondern auch auf die sphärischen Refraktionswerte. Multikausale Zusammenhänge, wie das Alter des Patienten, die Dicke und der Durchmesser der Hornhaut lassen gerade der Holumiumlaserchirurigie, so einfach sie technisch durchzuführen ist, zu einem noch schwierig voraussehbaren Ereignis werden.

Bei der einfachen Hyperopiekorrektur sind die Ergebnisse allerdings schon wesentlich stabiler. Hier lassen sich die zu erwartenden postoperativen Refraktionswerte in der Größenordnung 1dpt voraussagen. Bei der Hyperopiekorrektur scheint um Patientenklientel bis zu maximal 4,5 dpt geeignet zu sein, um zufriedenstellende Ergebnisse zu erzielen.

### Vorteile der HTK gegenüber anderen Verfahren

Vergleicht man dieses Verfahren mit anderen refraktiven Operationsmethoden, so ist sicherlich neben dem geringen technischen Aufwand und der schmerzfreien Therapie ein Vorteil, daß der Haze, wie bei der Excimertherapie bekannt, nicht auftritt. Auch ist ein mikrochirurgisches Vorgehen durch Bilden eines Flaps wie bei LASIK nicht notwendig.

Das Prinzip des Sunrise-Lasers ist das Non-Kontakt-Laserverfahren mit dem Holmiumlaser mittels der Spaltlampe. Die durch uns angewandte Methode führt durch direktes Lasern der Hornhaut im Kontaktverfahren zu den gewünschten Ergebnissen. Beim Sunrise-System werden innerhalb von 2 s 8 Herde auf einmal gesetzt, die bei kleinster Bewegung des Patienten zur Dezentrierung aller Herde führen kann. Auch ist die Eindringtiefe bei dem Kontakt-Laserverfahren der Firma Technomed tiefer und erreicht mehr als 90% der Hornhautdicke.

### Nachteile der HTK gegenüber anderen Verfahren

Die Nachteile sind sicherlich noch begründet in der mangelnden Erfahrung und den noch zu geringen Patientenzahlen. Auch fehlt noch ein Maskensystem, daß die Operation standardisieren könnte.

## Schlußfolgerung

Abschließend läßt sich feststellen, daß die noch geringe Anzahl von Operationen nach dieser Methode eine allgemeingültige Aussage nicht zuläßt. Die ersten Ergebnisse sind jedoch ermutigend.

## Literatur

1. Aquavella J (1974) Thermokeratoplasty. Ophthalmic Surg 4 : 39–4
2. Mester U (1995) Operative Behandlung des Astigmatismus. Ophthalmo-Chirurgie 6 : 173–179
3. Schirner G, Huber A, Wördemann A, Dröge G, El-Hifnawi E, Birngruber R, Brinkmann R (1994) Experimentelle Untersuchungen zur Wirkung des Er : Glas- und Cr: Tm: Ho: YAG-Lasers bei der Thermokeratoplastik Opthalmologe 91 : 638–645
4. Seiler T (1995) Recent developments in refractive corneal surgery. Current Opinion Ophthalmol 3 : 482–487
5. Seiler T, Matallana M, Bende T (1990) Laser thermokeratoplasty by means of a pulsed holmium : YAG laser for hyperopic correction. Refract Corneal Surg 6 : 335–339
6. Seiler T, Matallana M, Bende T (1991) Laserkoagulation der Hornhaut mit einem Holmium : YAG-Laser zur Hyperopiekorrektur. Fortschr Ophthalmol 88 : 121–124

# Probleme beim ersten klinischen Einsatz der photorefraktiven Keratektomie mit dem Erbium-YAG-Laser

A. Holschbach, M. Kaiser, K. Nordwald, C. Wirbelauer und J. Wollensak

**Zusammenfassung.** *Problemstellung:* Der Erbium-YAG-Laser ($\lambda$ = 2,94 µm) ist eine zukünftige Alternative zum Excimerlaser für die photorefraktive Keratektomie, weil das potentiell kanzerogene Risiko ultravioletter Strahlung entfällt. Ein zusätzlicher Vorteil des Erbium-YAG-Lasers im Fundamentalmodus ist die kompakte Bauweise als Festkörperlaser. Im vorliegenden Fall wurde bei 2 Patienten eine Myopiekorrektur der Hornhaut vorgenommen. Die klinischen Befunde beider Augen und die Histologie eines Auges werden gezeigt; Probleme werden diskutiert.

*Methodik:* Der 1. Patient (männlich, 82 Jahre alt) hat ein Aderhautmelanom mit Sekundärglaukom. Eine vorhergegangene Bestrahlung mit einer Ruthenium-106-Plombe war erfolglos. Die Ablation der Hornhaut wurde mit einem Erbium-YAG-Laser (Fundamentalmodus, 275 mJ/Puls, Repetitionsrate 2 Hz, Pulsdauer 200 µs) durchgeführt. 8 Tage nach der photorefraktiven Keratektomie wurde das Auge enukleiert und die Hornhaut morphologisch mit Licht- und Rasterelektronenmikroskopie untersucht. Der 2. behandelte Patient hatte eine vorhergehende Bulbusruptur am amblyopen Auge.

*Ergebnisse:* Das korneale Stroma blieb in beiden Fällen postoperativ klar, jedoch war die Oberfläche nicht so glatt wie bei einer Ablation mit dem Excimerlaser. Es zeigten sich ringförmige Oberflächeninhomogenitäten. Das Epithel schloß sich komplett nach einigen Tagen. Die histologische Aufarbeitung der Hornhaut zeigte vergrößerte epitheliale Zellen mit hypochromatischen Kernen und geringen thermischen Schäden im angrenzenden Stroma. Die korneale Topographie ergab eine durchschnittliche refraktive Änderung von 0,34 dpt/Puls.

*Schlußfolgerung:* Heilungsverhalten und Ablationsverhalten des Erbium-YAG-Lasers in den vorliegenden ausgewählten Fällen ähneln der Photoablation mit dem Excimerlaser, jedoch gibt es noch ungeklärte Ablationsinhomogenitäten, deren optische Auswirkung bisher unklar ist.

**Summary.** *Objective:* The Erbium-YAG laser (2,94 µm) is a possible alternative to excimer laser photorefractive keratectomy. It offers case of use, especially when operated in the fundamental mode (Gaussian-curved fluence). In this study an Er-YAG laser was used for myopic correction in two human corneas (patients). Eight days after surgery, one eye was enucleated. The clinical and histological findings are herewith presented, problems discussed.

*Materials and methods:* The patient (male, 82 years old) suffered from intraocular malignant melanoma of the choroid. After radiation therapy (Ruthenium 106) failed, the patient's cornea was treated with an Er-YAG laser operated in fundamental mode delivering 275 mJ at a repetition rate of 2 Hz and a pulse duration of 200 µs. Keratometry was measured using computerized corneal topography. The eye was enucleated eight days after surgery. After histological preparation, the cornea was examined morphologically using light microscopy and scanning electron microscopy. The second patient had a bulbus rupture before laser treatment.

*Results:* The corneal stroma remained clear after laser surgery, although the surface was not as smooth as after excimer laser use. Small circular inhomogenities were observed. The epithelium completely overgrew the central ablated area of the cornea. Histologically the epithelium

D. Vörösmarthy et al. (Hrsg.)
10. Kongreß der DGII 1996

exhibited enlarged cells with hypochromatic nuclei with minor thermal damage in adjacent stroma. Corneal topography (C-Scan) revealed an average refractive change of 0.4 dpt/pulse.

*Conclusion:* Although the Er-YAG laser has none of the potential risks of UV light, there are still unsolved problems with respect to precision, interference and the final optical results in blind eyes.

## Einleitung

Der Excimerlaser nimmt in der photorefraktiven Keratektomie und zur Modellierung der Hornhaut einen festen Platz ein [11, 20, 21]. Der Erbium-YAG-Laser, der keine potentielle kanzerogene ultraviolette Strahlung, sondern infrarotes Laserlicht emittiert, eine sehr kompakte Bauweise als Festkörperlaser besitzt und preisgünstiger ist, gilt als eine Alternative zum Excimerlaser. Im Fundamentalmodus ($TEM_{00}$) [26] wird einerseits die hohe Ablationsrate (Masse/Puls) des Lasers im Vergleich zum Excimerlaser wirksam, andererseits treten stärkere thermische Nebeneffekte auf [1, 5, 27]. Beim ersten klinischen Einsatz eines Erbium-YAG-Lasers ($\lambda$ = 2,94 µm) für die photorefraktive Keratektomie, zeigten sich einige spezielle Probleme. Im vorliegenden Fall wurde bei 2 Patienten eine Myopiekorrektur der Hornhaut vorgenommen. Die klinischen Befunde beider Augen und die Histologie eines Auges werden diskutiert.

## Material und Methoden

### Erbium-YAG-Laser

Es handelt sich um einen experimentellen Erbium-YAG-Laser [vgl. 6], der frei laufend im Fundamentalmodus (= Grundschwingungsmodus) arbeitet. Die maximale Leistung des Lasers beträgt 1200 mJ/Puls, die Wellenlänge 2,94 µm und die Repetitionsrate 2–8 Hz. Der Strahl ist gering divergent ($\alpha \approx 0{,}0007$ rad), so daß die Energiedichte [$J/m^2$], auch Fluence [$J/cm^2$] genannt, mit dem Abstand variiert werden kann. Der Laserstrahl wird mit einem Spiegel auf das Joulemeter bzw. auf die Hornhaut umgelenkt.

### Bestimmung des Energieprofils

Das Energieprofil wurde 230 cm vom Auskopplungsspiegel entfernt bestimmt. Zur Messung diente ein Joulemeter (Soliton, gentec ED 200). Es wurden keine zusätzlichen Quarzlinsen zur Strahlaufweitung verwendet, um diffraktive Fehler zu minimieren. Die Meßwerte wurden auf die Laserleistung pro Puls normalisiert und einem gaußförmigen Profil gemäß der Gleichung $f(r) = c \cdot e^{(-2 \cdot r^2/w^2)}$ angepaßt.

### Patienten

Der 1. Patient (männlich, 82 Jahre alt) hatte ein Aderhautmelanom mit Sekundärglaukom. Eine vorhergegangene Bestrahlung mit einer Ruthenium-106-

Plombe war erfolglos, und der Patient entwickelte ein Neovaskularisationsglaukom, das eine Enukleation nötig machte. Vor der Laserung bestand ein geringes Hornhautödem und ein Hyphäma. Wegen des erhöhten Augeninnendrucks (45 mm Hg) erhielt der Patient zum Zeitpunkt und im Anschluß an die Laserung 500 mg Acetazolamid p. o. (Diamox) jeden 2. Tag. Der 2. behandelte Patient (weiblich, 61 Jahre alt) hatte eine vorhergehende Bulbusruptur am amblyopen Auge erlitten und war in unserer Poliklinik im folgenden betreut worden. Die Patienten wurden über die geplante Laserung ausführlich gemäß den DOG-Richtlinien aufgeklärt.

Oxybuprocaine 0,4% (Novesine Dispera/Ciba Vision Inc., Germering) wurde präoperativ als Lokalanästhetikum getropft, das Epithel wurde mit einem Hockeymesser entfernt, und die Laserpulse appliziert. Nach der Behandlung wurden die Augen gesalbt (Ofloxacin 3 mg/g; Floxal, Dr. Mann Inc. Berlin) und mit einem Monokulus abgedeckt.

Die Ablation der Hornhäute wurde mit dem oben beschriebenen Erbium-YAG-Laser durchgeführt. Acht Tage nach der photorefraktiven Keratektomie wurde im Fall des 1. Patienten das Auge enukleiert. Nach der Enukleation wurde die Hornhaut am Rand mit dem Laser perforiert, um die Ablationsrate pro Puls zu bestimmen. Die Hornhautdicke wurde dazu mit einem Ultraschallpachymeter gemessen (Corneo Scan, Storz, St. Louis, MO, USA). Die Hornhaut wurde vom Bulbus getrennt, geteilt und morphologisch mit Licht- (LM, Hematoxylin-Eosin = H&E staining) und Rasterelektronenmikroskopie untersucht. Im Fall der Rasterelektronenmikroskopie (Zeiss Gemini, Oberkochen) wurde die Hornhaut in Phosphatpuffer mit 2,5% Gluataraldehyd gegeben, postfixiert in $OsO_4$ (2%), dehydriert in einer Alkoholreihe (70%–100%), getrocknet mit Hexamethyldisilayane (Sigma, Deisenhofen) und mit Gold gesputtert.

Das 2. operierte Auge wurde nicht enukleiert.

### Keratometrie, korneale Topographie

Das Autorefraktometer gab keine sinnvollen Ergebnisse, da die optischen Medien in beiden Fällen getrübt waren. Zur Auswertung konnten manuelle Keratometrie (Zeiss, Oberkochen) und korneale Topographien (C-Scan, Technomed mbH, Baesweiler; Eye Sys Technologies Inc., Houston, Texas, USA) verwendet werden. Die Befunde wurden an der Spaltlampe (Zeiss, Oberkochen) fotodokumentiert.

## Ergebnisse

### Epithelium (Spaltlampenmikroskopie)

Unmittelbar nach dem Laserpuls konnte man eine weißliche Verfärbung der Hornhaut erkennen, die augenblicklich verschwand. Die Ablationszone war leicht dezentriert. Abb. 1 zeigt den schmalen bräunlichen Ring, die die Ablati-

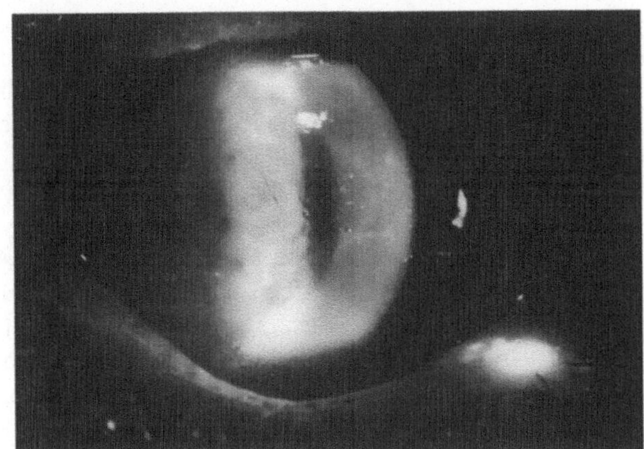

**Abb. 1.** Befund am 4. postoperativen Tag. Die zentrale Hornhaut blieb im abladierten Bereich durchsichtig und die postoperative epitheliale Heilung war langsam.

**Tabelle 1.** Patientendaten

| Gefundene Korrektur [dpt] | Ablation pro Puls (gemäß Topographie) (Gesamtkorrektur) | Astig. prae | Astig. post | Leistung [mJ/Puls] | Beobachtungszeit |
|---|---|---|---|---|---|
| 1. Patient | 0,34 dpt (7,8) | +1,0/100° | +1,25/100° | 275 | Enukleation nach 8 Tagen |
| 2. Patient | – | +1/60° | +4,5/0° | 360 | Phthisis bulbi (nach Bulbusruptur) |

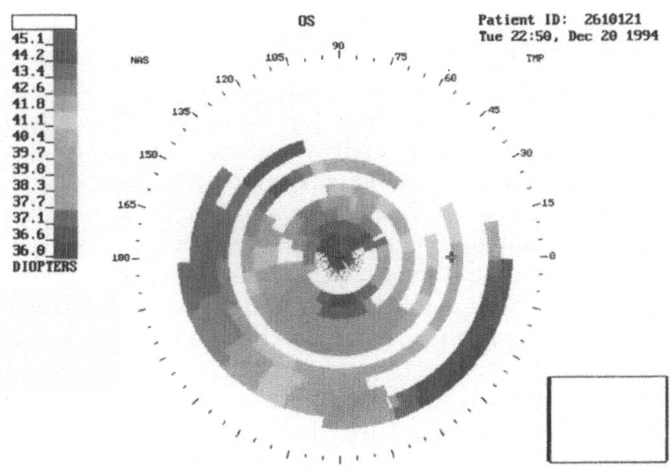


**Abb. 2.** Postoperative korneale Topographie (1. Patient) mit dezentriertem Ablationsherd

onszone umgibt und den Bereich beinhaltet, in dem die Fluence unterschwellig ist. Die abladierte Oberfläche war nicht so glatt wie bei einer Ablation mit dem Excimerlaser. Die zentrale Hornhaut blieb im abladierten Bereich durchsichtig und die postoperative epitheliale Heilung war langsam, was wahrscheinlich am erhöhten Augeninnendruck lag (50 mm Hg) (Abb. 1, Patient 1). Am 4. Tag wurde das locker gebundene Epithel nochmals zentral mit einem Wattetupfer abradiert und schloß sich bis zum 7. Tag komplett.

Die keratometrischen Werte für beide Patienten sind in Tabelle 1 dargestellt. Vernünftige Werte ergaben sich nur mittels kornealer Topographie. Je nach dem verwendeten System (Eye Sys/C-Scan) ergaben sich unterschiedliche Werte. Ein Beispiel ist in Abb. 2 gezeigt (Eye-Sys), das die postoperative Hornhaut wiedergibt, und man erkennt die etwas dezentrierte Ablationszone. Die refraktiven Änderungen sind ebenfalls in der Tabelle 1 angegeben.

### Histologie

Im Fall des 1. Patienten war der Ablationsherd histologisch vom Epithel wieder komplett gedeckt. Es zeigen sich allerdings mehrere Zellschichten, die Zellen waren teilweise vergrößert und mit hypochromatischen Kernen. Im angrenzenden Stroma kam es nur zu geringen thermischen Schäden.

## Diskussion

Verschiedene Lasersysteme wurden in der Vergangenheit für die photorefraktive Keratektomie vorgeschlagen. Einerseits hat sich der Excimerlaser (ArF, 193 nm) in den letzten Jahren zu einem Standard entwickelt, weil er die Möglichkeit bietet, korneales Gewebe in feinen Stufen (0,1 µm pro Puls) abzutragen, ohne tiefe thermische Nebenwirkungen auf das umliegende Gewebe zu zeigen [11, 17, 20, 21, 25]. Excimerlaser sind technisch betrachtet jedoch wartungsintensive Großgeräte mit hohen Kauf- und Unterhaltungskosten. Außerdem verwenden sie das potentiell kanzerogene und möglicherweise auch kataraktogene ultraviolette Licht, das durch Flureszenz Sekundärstrahlung erzeugen kann [4, 7, 9]. Andererseits eignet sich der Erbium-YAG-Laser zur effizienten Ablation von kornealem Gewebe [3, 8, 12, 13, 17, 22–24]. Ein mutagenetisches Risiko wurde bisher nicht nachgewiesen, obwohl denkbar ist, daß die hochenergetische Laserstrahlung mit der Wellenlänge 3,0 µm in der Lage ist, freie Radikale im Gewebe zu induzieren.

Ein prinzipielles Problem des Erbium-YAG-Lasers ist die reduzierte Oberflächengüte. Das infrarote Licht wird hauptsächlich vom Wasser absorbiert [10, 27]. Die Absorptionstiefe von ca. 12,5 µm führt zu geringen thermischen Nebeneffekten [12, 22, 30, 31, 33]. Die Größe der thermischen Zone im Gewebe wird in der Literatur für den frei laufenden Laser (Pulsdauer 200 µs) zwischen 15 und 45 µm angegeben [19, 30, 31]. Wir fanden Werte um 45 µm [17]. Auch die mikroskopisch gefundene Zone mit stromaler Vakuolisierung korrespondiert zu den von anderen Autoren gefundenen Werten [2, 24, 27]. Zwar ist bekannt, daß eine Reduktion der Pulslänge zu einer Verbesserung der Oberflächenqualität führt (die Verkürzung der Pulslänge auf wenige µs (Q-switch) kann die Zone mit thermischen Gewebeschäden auf wenige µm reduzieren), aber die derzeit verfügbaren Gesamtenergien reichen bei weitem nicht aus, um eine Myopiekorrektur im Fundamentalmodus zu erreichen [13, 28]. Das Problem der Rauhigkeit der abladierten Oberfläche beim Erbium-YAG-Laser im Vergleich zum Excimerlaser ist also derzeit technisch nicht lösbar. Trotzdem bleibt abzuwarten, ob dies den klinischen Einsatz des Lasers einschränken wird, da das Epithel und letztlich der Tränenfilm für die optische Qualität der Hornhaut entscheidend sind [1, 16]. In den von uns untersuchten blinden Augen, konnten wir jedenfalls keinen verstärkten Haze feststellen.

Ein anderes Problem, das bei unseren Untersuchungen auftrat, war die Bildung von ringförmigen Unregelmäßigkeiten im Ablationsherd auf Schweinehornhäuten. Modulationen im Profil, die zuerst zu diskutieren sind, scheinen nicht mehr naheliegend, da Profilmessungen mit einer pyroelektrischen CCD-Kamera ein fast perfektes pulsstabiles Gaußprofil zeigten. Interferenzen als Ursache für die regelmäßig geformten Unebenheiten lassen sich nicht komplett ausschließen, sind aber unwahrscheinlich, da ein Irisdiaphragma nicht benötigt wird [14]. Es ist derzeit noch nicht abschließend geklärt, ob die ringförmigen Gebilde bei den hier verwendeten Ablationstiefen überhaupt eine Bedeutung haben, weil sie an Schweinehornhäuten in der Regel erst ab 18–20 Pulsen sichtbar werden und in den Hornhäuten der hier behandelten Patienten nicht sichtbar waren.

Probleme machte die Voraussagbarkeit der Refraktionsänderung. Die Werte für die Fluence an der Ablationsschwelle werden in der Literatur zwischen 0,75 $J/cm^2$ und 1 $J/cm^2$ angegeben [27, 31, 32], und die hier gefundenen Werte liegen an der oberen Grenze von 1 $J/cm^2$. Vorausgegangene Studien an Schweineaugen zeigten, daß das gaußförmige Fluenceprofil ein parabolisches Ablationsprofil erzeugen kann, aber die Ablationsraten unter den theoretisch erwarteten Werten bleiben [2, 14]. In den hier berichteten Fällen war dieser Effekt sogar noch verstärkt. Allerdings könnte der Effekt mit der mangelnden Fähigkeit der kornealen Topographiegeräte zusammenhängen, reale Keratometerwerte im zentralen Bereich bei kleiner Zone anzugeben. Beim 2. Patienten wurde ein verbesserter Laserprototyp verwendet, der genug Energie pro Puls hat, um auch Ablationsherde mit einem Durchmesser von bis zu 6 mm zu erstellen. Er bietet damit erstmals die Möglichkeit, einen klinisch relevanten Ablationsdurchmesser zu erzeugen, was bisher immer Scanningtechniken erforderte.

Ein zusätzliches Problem ist, daß die ganzflächige Photoablation zu Schockwellen mit intraokularen Druckwellen hoher Amplitude führt. Nach vorläufigen eigenen Ergebnissen sind diese höher als im Fall einer typischen Excimerlaserablation, auch wenn sie unter denen anderer üblicher Nd-YAG-Laser liegen [18]. Diese sind insbesondere in bezug auf Endothelschäden von Bedeutung und werden zur Zeit untersucht.

Operative Komplikationen können selbstverständlich auch beim Erbium-YAG-Laser auftreten. Der in Abb. 2 vorgestellte Patient zeigt einen dezentrierten Ablationsherd. Im vorliegenden Fall liegt dies jedoch an der mangelnden Fixationsfähigkeit des an dem Auge erblindeten Patienten. Das intraoperative Dezentrierungsrisiko ist insgesamt eher niedriger einzuschätzen, weil zur vollständigen Myopiekorrektur nur wenige Pulse (1/10–1/20) benötigt werden.

Zusammenfassend bedürfen die hier vorgestellten Probleme der klinischen Verifizierung mit einer größeren Patientenzahl im Rahmen einer Pilotstudie.

## Literatur


1. Bende T, Kriegerowski M, Seiler T (1989) Photoablation in different ocular tissues performed with an Erbium : YAG laser. Lasers Light Ophthalmol 2 : 263–9
2. Bende T, Benedikt J, Matallana M et al. (1992) Wet areal ablation with the erbium : YAG laser ($\lambda$ = 2,94 μm): first results. Lasers Light Ophthalmol 5 : 39–44
3. Buchelt M, Kutschera HP, Katterschafka T et al. (1992) Erb : YAG and Hol : YAG laser ablation of meniscus and intervertebral discs. Lasers Surg Med 12 : 375–81
4. Costagliola C, Balestrieri P, Fioretti F et al. (1994) ArF 193 nm excimer laser corneal surgery as a possible risk factor in cataractogenesis. Exp Eye Res 58 : 453–57
5. Choy DS, Altman PA, Case RB, Trokel SL (1991) Laser radiation at various wavelengths for decompression of intervertebral disk. Experimental observations on human autopsy specimens. Clin Orthop 267 : 245–50
6. Dietrich C, Krahner M, Eichler J (1995) Optical properties of zirkonium-fluorid fibers for an erbium : YAG laser ($\lambda$ = 2,94 μm). Internet Ophthalmology R1 : 950001 (at http://www.ukrv.de/IO)
7. Ediger MN (1991) Excimer laser induced fluorescence of rabbit cornea: radiometric measurement through the cornea. Lasers Surg Med 1 : 93–8
8. Gailitis RP, Patterson SW, Samuels MA et al. (1993) Comparison of laser phacovaporization using the Er-YAG and the Er-YSGG laser. Arch Ophthalmol 111 : 697–700
9. Green H, Boll J, Parrish JA et al. (1987) Cytotoxicity and mutagenicity of lwo intensity, 248 and 193 nm excimer laser radiation in mammalian cells. Cancer Res 47 : 410–413
10. Hale GM, Querry MR (1973) Opitical constance of water in the 200 nm to 200 μm wavelength region. Appl Opt 12 : 555–563
11. Hanna KD, Pouliquen Y, Waring GO III et al. (1989) Corneal stromal wound healing in rabbits after 193-nm excimer laser surface ablation. Arch Ophthalmol 107 : 895–901
12. Hill RA, Le MT, Yashiro H et al. (1993) Ab-interno erbium (Er) : Yag laser sclerostomy with iridotomy in Dutch cross rabits. Lasers Surg Medicine 13 : 559–64
13. Hill RA, Stern D, Lesiccki ML et al. (1993) Effects of pulse width on erbium : Yag laser photothermal trabecular ablation (1. TA). Lasers Surg 13 : 440–46
14. Holschbach A, Derse M, Seiler T et al. (1995) Charakterisierung der Ablationsraten und des Ablationsprofils eines Erbium-Yag-Laser im Fundamentalmode. 9. Kongress der DGII. Springer, Berlin Heidelberg New York. S 495–503
15. Jean B, Kriegerowski M, Matallana M, Bende T (1995) Correction of myopia with er : YAG laser fundamental mode photorefractive keratectomy. J Refr Surg 11 : 392–6
16. Kahle G, Daqun X, Seiler T et al. (1991) Wundheilung der Kornea von Neuweltaffen nach flächiger Keratektomie: Er : YAG-Excimerlaser. Fortschr Ophthalmol 88 : 380–5
17. Kaufmann R, Hartmann A, Hibst R (1994) Cutting and skin-ablative properties of pulsed mid-infrared laser surgery. J Dermatol Surg Oncol 20 : 112–8
18. Kermani O, Lubatschowski JI (1991) Struktur und Dynamik photoakustischer Schockwellen bei der 193 nm Excimerlaserphotoablation der Hornhaut. Fortschr der Ophthalmol 88 : 748–53

19. McKenzie AL (1989) An extension of the three-zone model to predict depth of tissue damage beneath Er : YAG and Ho : YAG laser excisions. Phys Med Biol 34(1) : 107–14
20. Marshall J, Trokel S, Rothery S, Schubert H (1985) An ultrastructural study of corneal incisions induced by an excimer laser at 193 nm. Ophthalmology 9 : 749–58
21. Marshall J, Trokel SL, Rothery S, Krueger RR (1988) Long-term healing of the central cornea after photorefractive keratectomy using an excimer laser. Opthalmology 95 : 1411–21
22. Margolis TI, Farnath DA, Destro M, Puliafito CA (1989) Erbium-YAG laser surgery on experimental vitreous membranes. Arch Opthalmol 107 : 424–428
23. Nelson JS, Yow J, Liwa Lh et al. (1988) Ablation of bone and methacrylate by a prototype mid-infrared erbium : YAG laser. Lasers Surg Med 8 : 494–500
24. Peyman GA, Badaro RM, Khoobehi B (1989) Corneal ablation in rabbits using an infrared (2,9 μm) erbium : YAG laser. Ophthalmology 96 : 1160–70
25. Seiler T, Wollensak J (1991) Myopic photorefractive keratectomy with the excimer laser. One-year follow-up. Opthalmology 98 : 1156–63
26. Seiler T, Wollensak J (1993) Fundamental mode photoablation of the cornea for myopic correction. 1. Theoretical background. Lasers Light Ophthalmol 5 : 199–203
27. Seiler T, Marshall J, Rothery S, Wollensak J (1986) The potential of an infrared hydrogen fluoride (HF) laser (3,0 μm) for corneal surgery. Lasers Ophthalmol 1 : 49–60
28. Stern D, Puliafito CA, Dobi ET et al.(1988) Infrared laser surgery of the cornea. Studies with a Raman shifted Neodymium : YAG laser at 2,80 and 2,92 μm. Ophthalmology 95(10) : 1434–1441
29. Taylor DM, l.'Esperance FA Jr, Del Pero RA et al. (1989) Human excimer laser lamellar keratectomy. A clinical study. Ophthalmology 96 : 654–64
30. Walsh JT Jr, Deutsch TF (1989) Er : YAG laser ablation of tissue: measurements of ablation rates. Lasers Surg Med 9 : 327–37
31. Walsh JT Jr, Flotte TJ, Deutsch TF (1989) Er : YAG laser ablation of tissue: effect of pulse duration and tissue type on thermal damage. Lasers Surg Med 9 : 314–26
32. Tsubota K (1990) Applications of erbium : YAG laser in ocular ablation. Ophthalmologica 200 : 117–22
33. Li Z-Z, Reinisch J, Van de Merwe WP (1992) Bone ablation with ER : YAG and $CO_2$ laser: study of thermal and acoustic effects. Lasers Surg Med 12 : 79–85

# Poster

# EDV-Voraussetzungen für die prospektive Auswertung großer Operationszahlen am Beispiel der Kataraktchirurgie – 10 Jahre Erfahrung

A. Händel, U. Schönherr, M. Küchle, G. Michelson und G. O. H. Naumann

**Zusammenfassung.** Eine standardisierte, prospektiv angelegte und EDV-unterstützte Dokumentation, die die Klinikroutine begleitet, dient nicht nur der gesetzlich vorgeschriebenen Leistungserfassung und Qualitätssicherung, sondern stellt auch ein probates Hilfsmittel zur Identifikation von Risikofaktoren bei der Kataraktchirurgie dar. An der Augenklinik mit Poliklinik der Universität Erlangen-Nürnberg, Erlangen, wurden 1986 die „Erlanger Augenblätter" als EDV-unterstützte standardisierte Patientenakte entwickelt. Sie ermöglichen die prospektive Erfassung der Anamnese-, Diagnose, Operations- und Verlaufsdetails aller Kataraktextraktionen. Diese standardisierte Dokumentation ist mittlerweile in ein Netz mit derzeit 80 Personalcomputern integriert und verknüpft mit dem regionalen Rechenzentrum der Universität. Die Anzahl der bisher erfaßten Kataraktextraktionen beträgt 11.000. Zu diesen Operationen gehören 50.000 Einzeldiagnosen und 20.000 postoperative Verlaufsuntersuchungen.

**Summary.** A prospective standardized computer based documentation of all relevant features in clinical routine forms the basis for repeatable statistical analysis in view of identification of risk factors in cataract surgery. It is also an essential support to face the challenges of the new legal requirements which increased dramatically since the new Gesundheitsstrukturgesetz (health reform law from 1992) was introduced in Germany. At the department of Ophthalmology, University Erlangen-Nürnberg, Erlangen, Germany, the "Erlanger Augenblätter" were developed as computer-based standardized patient records in 1986. The documentation provides entries for patient diagnosis, preoperative data, intraoperative details and postoperative follow-up. The standardized documentation is based on a network of 80 personal computers with connections to other departments and to the central computer system of the University of Erlangen (RRZE). Up to now 11 000 cataract operations accompanying 20 000 postoperative follow-up examinations and about 50 000 individual diagnosis have been electronically recorded.

## Material und Methode

Im Zeitraum von 1986 bis 1988 wurden an unserer Klinik in enger Zusammenarbeit mit Ärzten, Statistikern und medizinischen Dokumentaren die „Erlanger Augenblätter" zur prospektiven Erfassung aller Anamnese-, Diagnose-, Operations- und Verlaufsdetails aller Kataraktextraktionen, Keratoplastiken und Glaukomoperationen entwickelt [3]. Sie basieren auf einer standardisierten einheitlichen Nomenklatur entsprechend dem Standardwerk der Histophatologie des Auges [4] und sind Bestandteil der konventionellen Patientenakte. Dies vermeidet eventuelle zusätzliche Fehler, die beim Übertrag in einen gesonderten Erhe-

Gefördert durch die DFG-Nau 55-4/1,2.

D. Vörösmarthy et al. (Hrsg.)
10. Kongreß der DGII 1996

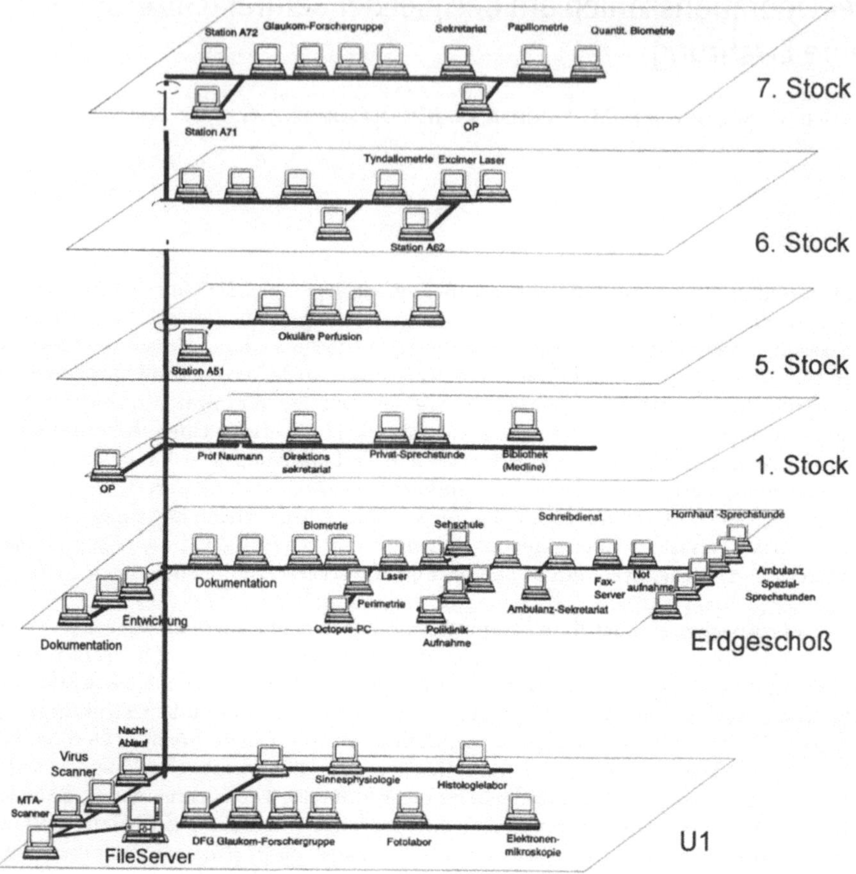


**Abb. 1.** Novell-Netzwerk der Augenklinik mit Poliklinik der Universität Erlangen-Nürnberg

bungsbogen auftreten können. Seit 1988 werden die „Erlanger Augenblätter" EDV-technisch erfaßt [5]. Die Operationsdaten werden direkt vom Operateur im Anschluß an die durchgeführte Operation in ein maskengesteuertes Menüsystem eingegeben und der Operationsbericht wird vom Computer erstellt [1, 6, 7]. Die Patientenstammdaten werden „online" von der Verwaltung übernommen. Die Anamnese- und Verlaufsdaten werden auf den Stationen bzw. in der Ambulanz erfaßt. Die Biometriedaten und patientenbezogenen Daten anderer Speziallabore können über das Netzwerk der Augenklinik (Novell-Netzwerk, derzeit 80 PC angeschlossen) in die Datenbank transferiert werden (Abb. 1).

## Ergebnisse

Bisher wurden 11.000 Kataraktextraktionen mit je 242 operativen Details pro einzelner Operation erfaßt. Zu diesen Operationen gehören insgesamt 50.000 Ein-

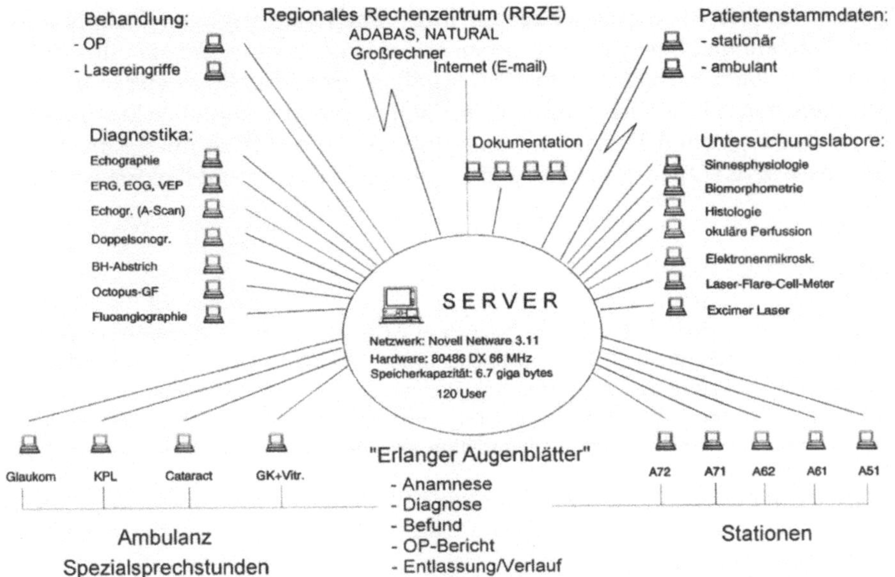


**Abb. 2.** Integration der einzelnen Leistungsstellen im Klinikkommunikationssystem (AKS) der Augenklinik mit Poliklinik der Universität Erlangen-Nürnberg

zeldiagnosen und 20.000 postoperative Verlaufsuntersuchungen. Die Qualität der Daten wurde durch die Direkteingabe durch den Operateur unter Plausibilitätskontrolle deutlich verbessert. Die statistische Auswertung der Daten ermöglicht eine permanente Qualitätskontrolle der durchgeführten Operationen. Das Zusammenführen von Daten unterschiedlicher Leistungsstellen wird durch das Netzwerk der Augenklinik ermöglicht (Abb. 2).

## Schlußfolgerungen

Mit Hilfe der EDV-unterstützten Dokumentation sind die aktuellen Zahlen jederzeit schnell verfügbar und statistische Auswertungen sowie graphische Dar-

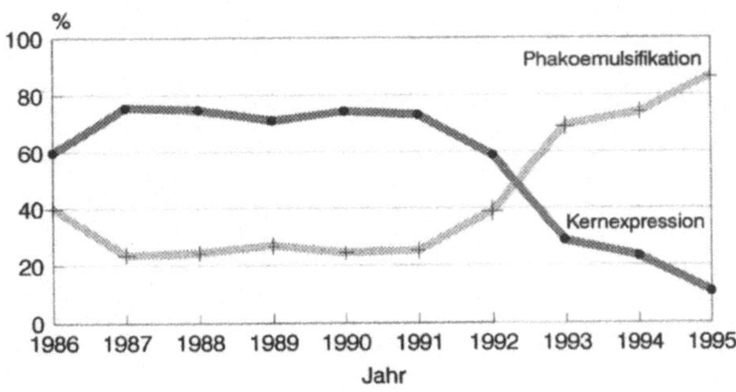


**Abb. 3.** Beispielauswertung Verhältnis Phako/Expression

stellungen von Leistungsentwicklungen, intra- und postoperativen Komplikationen und Verlaufsbeobachtungen können mit geringem Aufwand erstellt werden (Abb. 3). Die Datenbanken stellen die Grundlage für prospektive wissenschaftliche Studien dar [2]. Schließlich ist die schnelle Verfügbarkeit aller leistungsbezogenen chirurgischen Daten eine unerläßliche Hilfe für die im Gesundheitsstrukturgesetz (GSG) vorgeschriebene Leistungserfassung und Dokumentation.

## Literatur

1. Händel A, Schönherr U, Jünemann A, Naumann GOH (1995) Praktische Erfahrungen mit dem computerunterstützten Operationsbuch auf der Grundlage des „Erlanger Ophthalmologischen Operationsschlüssels". Poster 40. Jahrestagung der GMDS Bochum
2. Martus P, Schönherr U (1993) Statistische Methoden zur Prüfung der mittleren Achsenlage des Astigmatismus bei Keratoplastik. Ophthalmologe 90 : 148–149 (Suppl) 1, German J Ophthalmol 2 373–374
3. Naumann GOH, Guggenmoos-Holzmann I, Händel A, Jonas J, Koniszewski G, Lang GK, Naumann L, Nöding H, Ruprecht KW (1987) „Erlanger Augenblätter". Klin Monatsbl Augenheilkd 190 : 447–449
4. Naumann GOH (unter Mitarbeit von Apple DJ sowie Domarus D von, Hinzpeter EN, Ruprecht KW, Völcker HE, Naumann LR) (1980) Pathologie des Auges. In: Doerr-Seifert-Uehlinger (Hrsg) Spezielle Anatomische Pathologie Bd 12. Springer Berlin Heidelberg New York Tokyo
5. Riepl K, Schönherr U, Dieckmann U, Händel A, Naumann GOH und die „Erlanger Augenblättergruppe" (1990) Dokumentation der kompletten Patientenkrankengeschichte in der Augenmikrochirurgie basierend auf einem PC-Netz. Poster 35. Jahrestagung der GMDS Berlin
6. Schönherr U, Dieckmann U, Riepl K, Händel A, Naumann GOH (1992) Computerunterstütztes Operationsbuch im Rahmen eines Augenklinik-Kommunikations-Systems (AKS). Poster 37. Jahrestagung der GMDS Mainz
7. Schönherr U, Riepl K, Lang GK, Naumann GOH und die „Erlanger Augenblätter-Gruppe" (1990) Automatischer Linsen-Operationsbericht. In: Freyler H, Skorpik Ch, Grasl M (Hrsg) 3. Kongreß der Deutschen Gesellschaft für Introkularlinsen Implantation. Springer, Wien New York. S 229–234

# Katarakt und Miterkrankungen

E. TIBOLDI und I. TORNAI

**Zusammenfassung.** Die Autoren bearbeiteten Daten von 1000 Patienten, die wegen Kataraktoperation und Kunstlinseneinpflanzung zwischen dem 1. Januar 1994 und dem 31. Dezember 1995 in ihrer Abteilung lagen. Meistens handelte es sich um Altersstar, der oft von Allgemeinkrankheiten begleitet wurde. Die Autoren analysierten die Miterkrankungen und suchten Zusammenhänge zwischen der Behandlungszeit, den angewandten Medikamenten und der Häufigkeit und den Typen der Katarakt.

**Summary.** Authors worked up data of 1000 patients who had been in their department for cataract extraction and IOL implantation between 1 January 1994 and 31 December 1995. They had mostly cataracta senilis which was often accompanied by other illnesses. Authors analysed joint diseases and searched for relations between time of treatment, drugs applied, and frequency and type of cataract.

## Fragestellung

Daten von 1000 Patienten wurden verarbeitet, die wegen Kataraktoperation und Kunstlinseneinpflanzung zwischen dem 1. Januar 1994 und den 31. Dezember 1995 in unserer Abteilung lagen.

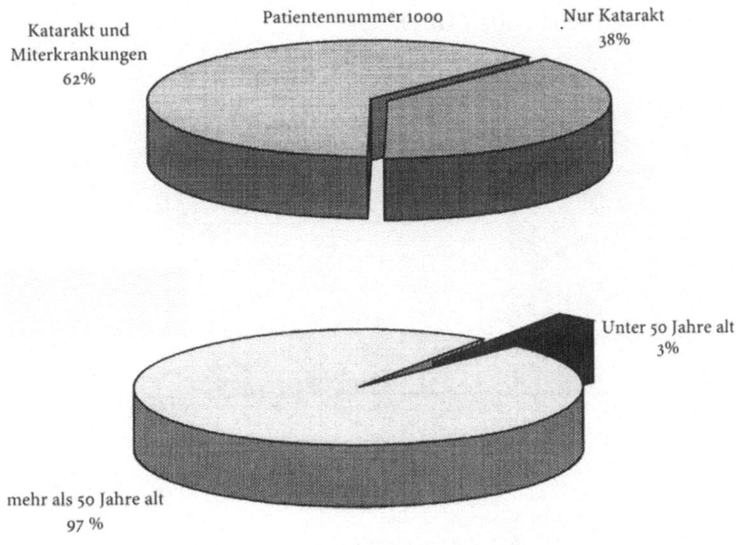


**Abb. 1**

D. Vörösmarthy et al. (Hrsg.)
10. Kongreß der DGII 1996

97% der Patienten waren über dem 50. Lebensjahr (970 Patienten) und nur 3% waren jünger (30 Patienten) (Abb. 1). Meistens handelte es sich um Altersstar, der jedoch oft von Allgemeinkrankheiten begleitet wurde.

Objekt unserer Untersuchungen waren die Häufigkeit der Katarakt und der Miterkrankungen und die mögliche kataraktinduzierende Wirkung der angewandten Medikamente im Spiegel der internationalen Fachliteratur [5–9, 11].

## Methodik und Ergebnisse (Abb. 2, 3, 4, 5, 6)

**Gruppen von Medikamenten, die bei den einzelnen Krankheiten von uns untersucht wurden:**

- Diabetes Mellitus:
  Orale antidiabetische Medikamente,
  Sulfanylureaderivate,
  Biguanide,
  Rekombinantes menschliches Insulin.
- Ischämische Herzerkrankungen:
  Antiarrhythmische Behandlung (Gruppe I. A-B-C)
  β-Rezeptorenblocker,
  Diuretika,
  Ca-Kanalblocker mit direkter Herzwirkung.
- Hypertonie:
  Ca-Kanalblocker,
  ACE (Angiotensin Converting Enzyme) Inhibitoren,
  Arzneimittel mit antiadrenergischer Wirkung, auf die glatte Muskulatur der Arteriolen wirkende Mittel.

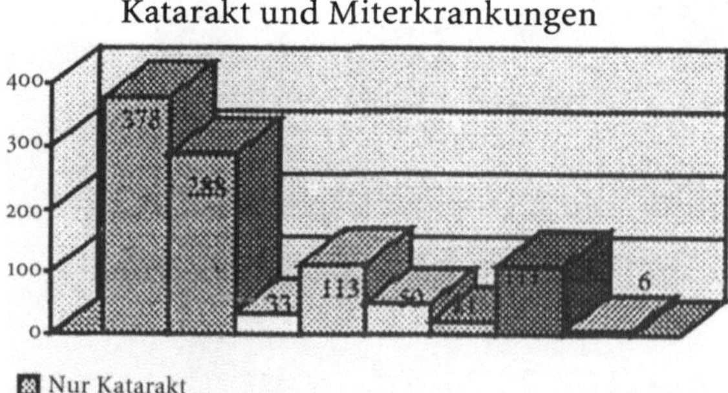


**Abb. 2**

- Bewegungskrankheiten:
  Kortikosteroide,
  NSAID (non steroid antiinflammatory drugs).

## Typen der Katarakt (s. Abb. 3)

*Altersstar*:

Cataracta incipiens,
Cataracta progrediens,
Cataracta matura,
Cataracta hypermatura;

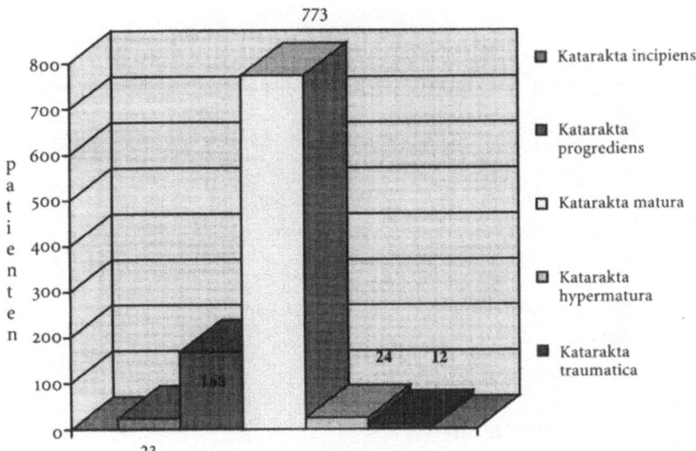


Abb. 3

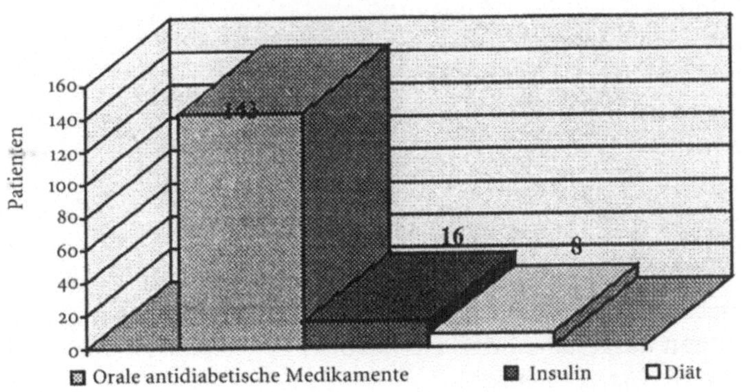


Abb. 4

Behandlung der Bewegungskrankheiten (71 Patienten)

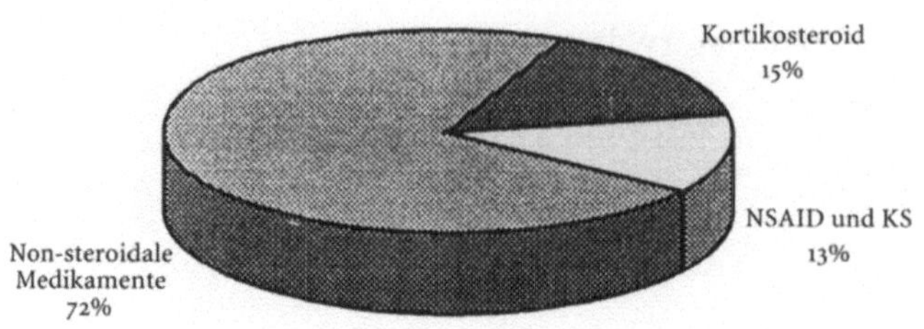


**Abb. 5**

Katarakt und ischaemische Herzerkrankungen

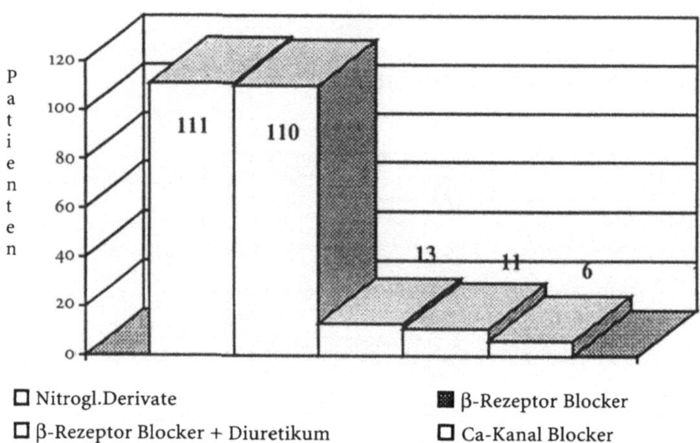


**Abb. 6**

*Starbildung von Allgemeinleiden*:
Cataracta diabetica,
Cataracta tetanica,
Cataracta myotonica,
Cataracta syndermatotica;
*Starbildung durch Vergiftungen*,
*Starbildung durch Medikamente*,
*Starbildung durch äußere Einwirkung*:
Cataracta traumatica,
*komplizierter Star*

## Schlußfolgerung

Im Zusammenhang mit der Fachliteratur [1, 12, 17] ist es im Laufe unserer Untersuchungen aufgefallen, daß ein besonders großer Teil der Patienten eine Hypertonie hatte (422 Patienten).

*Daraus:*

259 (61,37%) Patienten haben selektive Ca-Kanalblocker eingenommen,
153 (36,25%) Patienten nahmen ACE-Inhibitoren ein,
205 (48,57%) Patienten bekamen Tranquillantien und
111 (26,30%) Patienten wurden mit Nitratderivaten und β-Rezeptorenblockern behandelt.

Nach *Burgess* und *Sowers* [2] gibt es einen engen Zusammenhang zwischen der Hypertonie, den antihypertensiven Arzneimitteln und Linsentrübungen. Die Hypertonie erhöht das Risiko der cataracta subcapsularis posterior. Wenn die Hypertonie auch mit Diabetes mellitus vorkommt, wird das Risiko noch größer [12]. Linsentrübungen entstehen bei dicken Frauen mit Hypertonie und Hyperlipidämie früher als bei ihren Zeitgenossen mit normaler Konstitution [18].

Mehrere Autoren werfen die kataraktinduzierende Rolle folgender Medikamente auf: Nifedipin [5]. Phenothiazin als Psychopharmaka, Miotika auf cholinergischer Basis, Benzodiazepine zur Blutdrucksenkung, Dimethylsulfoxyd, photosensitive Substanzen wie Amiodaron oder Chlorpromazin, Enzyminhibitoren, z. B. das Lovastatin, das die Cholesterinsynthese hemmt, Kortikosteroide [7, 13, 14], Spironolactone [5, 9], Allopurinol [3], Gichtmedikamente, krebsbekämpfende Chemotherapeutika wie Busulphan [8, 11], und viele mehr.

Es sieht so aus, daß unsere Daten den internationalen Trend bestätigen. Hinsichtlich der günstigen heutigen Situation der Kataraktchirurgie wird in der Behandlung der kardiovaskulären und der anderen Alterskrankheiten die Möglichkeit eröffnet, die bisherigen therapeutischen Prinzipien weiterzufolgen. Der als Nebenwirkung entstehende graue Star kann mit der Kataraktoperation gut geheilt werden.

## Literatur


1. Bíró Zs, Tarjányi T, Kovács B (1995) Szürkehályogmütétre kerülö betegek általános preoperativ vizsgálatával szerzett tapasztalataink. Congress Of The Hungarian Ophthalmological Society, Szolnok 1995.
2. Burgess CA, Sowers M (1992) Systemic hypertension and senile cataracts: An epidemiologic study. Optom Vis Sci 69 : 320
3. Clair WK, Chylack LT jr, Cook EF et al. (1989) Allopurinol use and the risk of cataract formation. Br J Ophthalmol 73 : 173
4. Clayton RM, Cuthbert J et al. (1980) Analysis of individual cataract patients and their lenses: A progress report. Exp Eye Res 31 : 553
5. Facsko A, Süveges I (1992) Changes in the age of patients admitted for cataract surgery between 1982 and 1991: The role of environmental effects in the pathogenesis of senile cataract. Szemészet 129 : 24–26
6. Freyler H (1995) Katarakt 2000 – eine Zukunftsvision. Ophthalmos 6 : 3–5
7. Fryer JP, Granger DK, Leventhal JR et al. (1994) Steroid-related complications in the cyclosporine era. Clin Transplant 8 : 224
8. Gittinger JW jr (1984) Ophthalmology
9. Jagat R, Pandav SS, Beli R, Arora FC (1994) Systemic diseases in age related cataract patients. Int Ophthalmol 18 : 121–125

10. Harding JJ, Heyningen RV (1988) Drugs, including alcohol, that act as risk factors for cataract, and possible protection against cataract by aspirin-like analgesics and cyclopenthiazide. Br J Ophthalmol 72 : 809
11. Kanski JJ Clinical Ophthalmology(1994) Butterworths, London, Boston, p 289
12. Klein BE, Klein R, Jensen SC, Linton KL (1995) Hypertension and lens opacities from the Beaver Dam eye study. Am J Ophthalmol 119 : 640
13. Lugossy Gy (1980) Endogen uveitisek. S 360
14. Lumme P, Laatikainen L (1994) Sociodemographic aspects and systemic diseases of cataract patients. Acta Ophthalmol 72 : 79–85
15. Müller F, Pietruschka G (1976) Lehrbuch der Augenheilkunde. S 255
16. Spalton DJ, Hitchings RA, Hunter PA (1980) Atlas der Augenkrankheiten. Thieme, Stuttgart, New York, S 211
17. Szmyd L jr, Schwarz B (1989) Association of systemic hypertension and diabetes mellitus with cataract extraction. Ophthalmology 96 : 1248
18. Tavani A, Negri E, La Vecchia C (1995) Selected diseases and risk of cataract in women. Ann Epidemiol 5 : 234

# Komplikationen der Hinterkammerlinsenimplantationen beim Pseudoexfoliationsyndrom sowie Pseudoexfoliationsglaukom

P. Sziklai und A. S. Boros

**Zusammenfassung.** Operative Komplikationen und Hinterkammerlinsenimplantation treten häufiger bei Patienten mit Pseudoexfoliationssyndrom (PEX) und Pseudoexfoliationsglaukom (PEG) auf als bei Patienten mit einem einfachen Altersstar. Die Autoren haben im Laufe von 2 Jahren bei verschiedenen Patienten einen Vergleich zwischen intra- und postoperativen Komplikationen durchgeführt.

*Methode:* Es wurden Daten von 1062 Kataraktoperationen ausgewertet. Von der Studie wurden Patienten mit Augenverletzungen bzw. Uveitis ausgeschlossen. Bei 82 von den untersuchten Patienten konnte ein PEX beobachtet werden, 28 Patienten (34%) aus dieser Gruppe wiesen ein Glaukom auf. Die Kataraktoperationen wurden ausschließlich mittels extrakapsulärer sowie „letter-box-Technik" durchgeführt.

*Ergebnisse:* Bei einem Fall aus der PEX-Gruppe (1,8%), drei Fällen aus der PEG-Gruppe (10,7%) sowie vier Fällen aus der Kontrollgruppe (0,4%) kam es intraoperativ zu einem Hinterkapselriß mit Glaskörperverlust - in diesen Fällen sah man von einer Linsenimplantation ab. Postoperative Fibrinausschwitzung wurde in sechs Fällen (11,1%) aus der PEX-Gruppe, in sieben Fällen (25%) aus der PEG-Gruppe und in 19 Fällen (1,9%) aus der Kontrollgruppe beobachtet.

*Schlußfolgerung:* Nach unseren Ergebnissen traten Komplikationen am häufigsten bei Patienten aus der PEG-Gruppe auf. Die Fibrinausschwitzung beeinflußte die spätere Sehschärfe nicht.

**Summary.** The intra- and postoperative complications of ECCE with posterior chamber lens implantation are more frequent in patients with pseudoexfoliation syndrome (PEX) without and with glaucoma than with normal aged cataractous patients.

On the basis of 2 years of cataractous patient material, the intra- and postoperative complications were compared by the authors.

*Method:* The data of 1062 cataract operation were analysed. The caratactous cases with uveitis or trauma were excluded. Glaucoma was found in 28 of 82 patients (34.1%) with PEX. The standard ECCE surgery method was the letter-box technique.

*Results:* Intraoperative zonulodialysis or rupture of the posterior lens capsule occurred in one case (1.8%) from PEX group, 3 cases (10.7%) from PEG group and four cases (0.4%) from the control, no lens implantation was performed in these cases. Fibrinoid reaction in postoperative period was observed in six cases (11.1%) from PEX group, in seven cases (25.0%) from PEG group and 19 cases (1.9%) in the controls.

*Conclusions:* On the basis of our results, complications occurred from frequently in the PEG group. In the late postoperative period, visual acuity was not influenced by the fibrinoid reaction.

D. Vörösmarthy et al. (Hrsg.)
10. Kongreß der DGII 1996

## Einleitung

Katarakte treten nach der einschlägigen Literatur häufiger bei Patienten mit PEX auf, insbesonders wenn gleichzeitig ein Glaukom vorliegt [8, 11]. Es ist erwiesen, daß bei diesen Patienten extrakapsuläre Kataraktextraktionen (ECCE) mit Hinterkammerlinsenimplantationen (HKL) wegen der nachstehenden Risikofaktoren besonders schwierig sind. Die Fragilität der Zonulafasern verursacht dabei häufig eine partielle oder vollständige Zonulolyse, meistens verbunden mit einem Glaskörpervorfall [2, 4]. Die rigide Pupille erschwert die richtige Ausführung des operativen Eingriffs [7]. Die intra- und postoperative Pigmentdispersion sowie die operativ bedingte Reduktion der Hornhautendothelzellen stellen entgegen unseren bisherigen theoretischen Annahmen in der Praxis kein Problem dar.

## Patienten und Methoden

Wir haben die Daten von 1062 Patienten der Jahre 1991 bis 1993 ausgewertet, die alle einer ECCE unterzogen wurden.

Ausschlußkriterien dieser Studie waren angeborene und traumatische Katarakt, primäres Offenwinkel- und Winkelblockglaukom und uveitische Katarakt. Bei Patienten mit beidseitiger Katarakt wurde nur ein Auge in die Studie einbezogen. 82 der untersuchten 1062 Patienten hatten ein PEX. Bei weiteren 28 Patienten dieser Gruppe wurde ein PEG beobachtet. Die PEX-Diagnose erfolgte bei maximal erweiterten Pupillen am Spaltlampenmikroskop. Bei den Untersuchungen wurden drei verschiedene Typen der Linsentrübungen festgestellt: Alterskernstar, kortikale Katarakt und Cataracta matura. Die Patientenanamnese beinhaltete frühere Augenerkrankungen und operative Eingriffe sowie lokale und allgemeine medikamentöse Behandlungen.

25 der 28 Patienten mit einem PEG hatten präoperativ einen Augeninnendruck von weniger als 20 mm Hg. Dies wurde bei 9 Patienten durch eine Lasertrabekuloplastik oder medikamentös, bei 16 Patienten aus der gleichen Gruppe durch eine Trabekulektomie erreicht. Bei den übrigen 3 Patienten aus der PEG-Gruppe betrug der Augeninnendruck trotz maximaler Glaukomtherapie über 26 mm Hg. In diesen Fällen haben wir eine „triple procedure“ (Trabekulektomie, ECCE und HKL-Implantation) durchgeführt.

Die extrakapsuläre Kataraktextraktion wurde bei allen Patienten unter örtlicher Betäubung (retrobulbäre oder peribulbäre Anästhesie) durchgeführt. Nach Eröffnung der Vorderkammer wurde Healon injiziert. Nach der Kapsulotomie („letter-box-Technik“) haben wir eine Hydrodissektion durchgeführt. Die Kernexpression wurde nur in den Fällen vorgenommen, bei denen eine leichte Rotation des Kernes festgestellt wurde. Für die Aspiration des Kortex wurde ein ERBE-Aspimat (Irrigator-Aspirator-Gerät) verwendet.

Bei der Mehrzahl der Patienten wurde eine „Single-piece“ Medicontur-HKL implantiert. Dabei wurde in der Regel versucht, in den Kapselsack zu implantieren. Wenn jedoch eine Zonulolyse oder eine Ruptur der Hinterkapsel ohne Glaskörpervorfall vorlag, haben wir in den Sulkus implantiert. Bei einem Glaskörperprolaps verzichteten wir auf die IOL-Implantation. Vorderkammerlinsenimplantationen (VKL) wurden bei der PEK-Gruppe zur Vermeidung von Komplikationen nicht durchgeführt.

Postoperativ wurden den Patienten subkonjunktival Antibiotika (Brulamycin) und Steroide (Celeston, DiAdreson-F aquosum) injiziert.

Postoperativ wurden bei allen Patienten nach 6 Wochen, 6 Monaten, 1, 2, 3 und 4 Jahren das bestkorrigierte Sehvermögen sowie der Augeninnendruck gemessen. Ferner wurden auch die intra- und perioperativen Besonderheiten festgehalten. Die ermittelten statistischen Daten wurde mit Hilfe der korrigierten Chi-square-Testmethode ausgewertet.

## Ergebnisse

Unsere Untersuchungsergebnisse zeigten deutlich, daß bei der PEX-Gruppe, vor allem wenn diese Patienten auch zur PEG-Gruppe gehörten, signifikant häufiger ($P < 0{,}0001$) Hinterkapselrupturen und Zonulolysen mit Glaskörpervorfall auftraten (Tabelle 1). In den Fällen einer Pupillenerweiterung, die kleiner oder gleich 5 mm war, mußten wir signifikant häufiger ($P < 0{,}001$) eine Sektoriridotomie durchführen als bei den untersuchten PEX- oder PEG-Gruppen. Fibrinreaktionen traten signifikant häufiger sowohl bei der PEX-Gruppe ($P < 0{,}05$) als auch bei der PEG-Gruppe ($P < 0{,}001$) auf. Diese Reaktionen traten am 1. oder 2. postoperativen Tag, und hielten trotz der Steroidtherapie 1–3 Wochen an (Tabelle 2). Die postoperativen Reizreaktionen hatten auf die endgültige Sehschärfe keinen wesentlichen Einfluß. Auch 1 Jahr nach der Operation zeigten die bestkorrigierten Sehschärfen keinen Unterschied zwischen der PEX-Gruppe und der Kon-

**Tabelle 1.** Häufigkeit intraoperativer Komplikationen

| | PEX<br>*n* (%) | PEG<br>*n* (%) | K<br>*n* (%) |
|---|---|---|---|
| Kapselriß oder Zonulolyse (mit Glaskörperverlust) | 1 (1,8) | 3 (10,7) | 4 (0,4) |
| Kapselriß oder Zonulolyse (ohne Glaserkörperverlust) | 0 | 2 (7,1) | 5 (0,5) |
| Kammerwinkelblutung während der Implantation | 0 | 2 (7,1) | 8 (0,8) |
| Rigide, engePupille, Iridotomie | 9 (16,6) | 10 (35,7) | 29 (2,95) |

*n*: Zahl der Augen.

**Tabelle 2.** Häufigkeit postoperativer Komplikationen nach Hinterkammerlinsenimplantationen

| | PEX $n$ (%) | PEG $n$ (%) | K $n$ (%) |
|---|---|---|---|
| Früheres Hornhautödem | 3 (5,5) | 3 (10,7) | 3,9 (3,9) |
| Flache Vorderkammer | 0 | 0 | 28 (2,8) |
| Hyphäma | 2 (3,7) | 2 (7,1) | 26 (2,6) |
| Fibrinöse Reaktionen | 6 (11,1) | 7 (25,0) | 19 (1,9) |
| Hintere Synechien | 6 (11,1) | 8 (28,5) | 51 (5,2) |
| Zysteroides Makulaödem | 2 (3,7) | 1 (3,5) | 21 (2,1) |

**Tabelle 3.** Visuswerte der verschiedenen Patientengruppen (12 Monate nach der Implantation)

| Visusveränderungen | PEX $n$ (%) | PEG $n$ (%) | K $n$ (%) |
|---|---|---|---|
| 0,8–1,0 | 49 (90,7) | 16 (57,1) | 796 (81,2) |
| 0,5–0,7 | 4 (7,4) | 4 (14,28) | 126 (12,85) |
| 0,2–0,4 | 1 (1,85) | 5 (17,85) | 49 (5,0) |
| ≤ 0,1 | – | 3 (10,7) | 9 (0,9) |

$n$ = Zahl der Augen.

**Tabelle 4.** Visusveränderung nach 4 Jahren

| | PEX $n$ (%) | PEG $n$ (%) | K $n$ (%) |
|---|---|---|---|
| Keine Veränderung | 10 (86,95) | 13 (65,0) | 699 (83,2) |
| Visusverminderung | 6 (13,0) | 7 (35,0) | 57 (16,8) |

223 Augen (3 mit PEX, 8 mit PEG und 212 Kontrollaugen) konnten nicht weiter untersucht werden.

trollgruppe (Tabelle 3). In beiden Gruppen wurden wegen des Nachstares in 12–14% aller Fälle innerhalb 1 Jahres eine YAG-Laserkapsulotomie durchgeführt. Wie bereits vor der Operation vermutet, verschlechterte sich dagegen bei der PEG-Gruppe die Sehschärfe wegen der Exkavation des Sehnerves und der damit verbundenen Einschränkung des Gesichtsfeldes. 4 Jahre nach der Operation veränderte sich die bestkorrigierte Sehschärfe bei 86,9% der PEX-Gruppe und bei 83,2% der Kontrollgruppe nicht (Tabelle 4). Die Ursachen der Visusverschlechterung dieser Gruppe waren: Makuladegenerationen verschiedener Typen, Zentralvenenthrombose und proliferative diabetische Retinopathie. Hauptursache

**Tabelle 5.** Postoperativer Augeninnendruck > 20 mm Hg (12 Monate nach der Implantation)

| | *n* | [%] |
|---|---|---|
| PEX | 1 | 1,8 |
| PEG | 3 | 10,7 |
| K | 3 | 0,3 |

*n*: Zahl der betroffenen Augen.

einer späteren Sehverschlechterung war in der PEG-Gruppe ein progredierender Ausfall des Gesichtsfeldes bei normalem Augeninnendruck. Wir zeigen in Tabelle 5 das Vorkommen der Fälle, wo der Augeninnendruck in der spätpostoperativen Phase über 20 mm Hg war. In allen Fällen war der Augeninnendruck entweder mit 0,5% Timolol 2mal täglich oder durch Lasertrabekuloplastik dauerhaft normalisiert (s. Tabelle 5).

## Diskussion

Das Vorkommen der Kataraktfälle, die sich mit PEX assoziierten, ist different in der Statistik verschiedener Länder. Die Häufigkeit ist in Südungarn besonders hoch. Aus der Literatur ist gut bekannt, daß die ECCE-Operation bei den PEX- und PEG-Patienten wegen der bekannten Ursachen eine schlechtere Prognose hat: schlecht dilatierbare Pupille, schwache Zonulafasern, dünne Hinterkapsel, schwache Blut-Kammerwasser-Barriere und spontane Subluxation der Linse [4, 7, 9, 10]. Die schwersten Komplikationen sind während der ECCE-Operation bei PEX-Patienten die Hinterkapselruptur und der Glaskörperverlust. Diese wurden von Naumann et al. in 11,1% [4], von Lumme u. Laatikainen in 7,4% [3] und von Orhan et al. in 4,4% [5] beobachtet. Unsere Ergebnisse sind vergleichbar: 1,8% bei der PEX-Gruppe und 10,7% bei der PEG-Gruppe. Nach unseren Erfahrungen kommt die Zonulolyse am häufigsten während der Kernexpression vor, hauptsächlich wenn die Pupille nicht genug dilatiert und der Linsenkern hart ist. Nach der sorgfältigen Kernexpression (wo früher eine radiäre Iridotomie gemacht wurde) kam nie ein Glaskörperverlust vor. Aufgrund der letzten wissenschaftlichen Artikel sieht es so aus, als daß die Phakoemulsifikation die sicherere Methode ist, damit kann die Häufigkeit der Hinterkapselruptur und des Glaskörperverlustes weiter vermindert werden [1, 6]. Die andere auffällige Komplikation bei den PEX-Fällen ist die fibrinöse Reaktion, die hier bei 11% der PEX-Patienten und bei 25% der PEG-Patienten vorkam. Unsere Ergebnisse sind mit Angaben von Walinder et al. [11] vergleichbar. Die Häufigkeit ist höher als in der Literatur erwähnt [5, 12, 13].

Wahrscheinlich kann die Abweichung damit erklärt werden, daß bei unseren Patienten früher auch eine Trabekulektomie durchgeführt wurde und bei diesen Fällen die Irisvaskulopathie bereits fortgeschritten war. Unsere korrigierten Visusergebnisse weisen darauf hin, daß die Kataraktoperationen bei den PEX-Patienten bessere Ergebnisse haben als früher theoretisch erwartet wurde. Die intra- und postoperativen Komplikationen können durch die Entwicklung der operativen Technik wesentlich vermindert werden. Unserer Meinung nach sind die Patienten mit Pseudoexfoliation – trotz dieser Ergebnisse – nur nach sorgfältiger Auswahl für eine „one-day-surgery" Kataraktoperationsmethode geeignet.

## Literatur

1. Becker HU, Pham DT, Wollensak J (1991) Kapselhäutchen. Ein Risikofaktor für die Kataraktoperation. Fortschr Ophthalmol 88 : 271–273
2. Guzek JP, Holm M, Cotter JB, Cameron JA, Rademaker WJ, Wissinger DH, Tonjum AM, Sleeper LA (1987) Risk factors for intraoperative complications in 1090 extracapsular cataract cases. Ophthalmology 94 : 461–466
3. Lumme P, Laatikainen L (1993) Exfoliation syndrome and cataract extraction. Am J Ophthalmol 116 : 51–55
4. Naumann GVH, Kuche M, Schönherr U, Erlanger Augenhatter Gruppe (1989) Pseudoexfoliation syndrome als Risikofaktor für Glaskörperverlust bei der extrakapsulären Kataraktextraktion. Fortschr Ophthalmol 86 : 543–545
5. Orhan M, Karadeniz S, Erdener U, Irkec M (1995) Complications of extracapsular cataract extraction in patients with pseudoexfoliation syndrome. Eur J Implant Refract Surg 7 : 2–5
6. Osher RH, Oconni RJ, Gimbel HV, Crandall AS (1993) Cataract surgery in patients with pseudoexfoliation syndrome. Eur J Implant Refract Surg 5 : 46–50
7. Raitta C, Setala K (1986) Intraocular lens implantation in exfoliation syndrome and capuslar glaucoma. Acta Ophthalmol (Kbh) 64 : 130–133
8. Rouhiainen H, Terasvirta M (1992) Presence of pseudoexfoliation on clear and opacified crystaline lenses in an aged population. Ophthalmologica 204 : 67–70
9. Ruotsalainen J, Tarkkanen A (1987) Capsule thickness of cataractous lenses with and without exfoliation syndrome. Acta Opthalmol (Kbh) 65 : 444–449
10. Tarkkanen A (1990) Exfoliation syndrome. In: Fraunfelder ET, Roy FH (eds) Current ocular therapy, 3rd edn. Saudners, Philadelphia. p 543–545
11. Walinder PEK, Olivius EDP, Nordell SI, Thornburn WE (1989) Fibrinoid reaction after extracapsular cataract extraction and relationship to exfoliation syndrome. J Cataract Refract Surg 15/5 : 526–530
12. Zetterström C, Lundvall A, Olivestedt G (1992) Exfoliation syndrome and heparin surface modified intraocular lenses. Acta Ophthalmol (Kbh) 70 : 91–95
13. Zetterström C, Olivestedt G, Lundevall A (1992) Exfoliation syndrome and extracapsular cataract extraction with implantation of posterior chamber lens. Acta Ophthalmol (Kbh) 70 : 91–95

# Postoperative Verträglichkeit von Kollagenshields nach Phakoemulsifikation

F.-D. Engelbrecht und K.-H. Emmerich

**Zusammenfassung.** Die sehr schnell auflösenden Kollagenlinsen, wie die getestete Surgilens, sind subjektiv gut und ohne Nebenwirkungen verträglich. Ursache hierfür ist die geringe Antigenität des Kollagens an sich. Als Trägerstruktur für Medikamente ist die Dauer der Formstabilität und die definierte Absorption sowie die Freigabe der Wirksubstanzen wichtig. Die Resorptionszeit wird technisch vom Vernetzungsgrad (cross over) der Tropokollagenfasern bestimmt (Fa. Chiron Adatomed) und ist durch den geringen Tragekomfort der sich langsam auflösenden Linsen begrenzt. Die Freisetzung der Wirksubstanz wird von der Proteinbindung derselben bestimmt [5]. So ist vorstellbar, daß eine länger formstabile Kollagenlinse als die hier getestete, mit z. B. Gentamycin und Dexamethason getränkt, die unmittelbar postoperative Therapie vereinfacht.

**Summary.** The very fast disintegratable collagenous lenses, as the tested Surgilens, are subjectively well and without side effects tolerable. Cause for that is the low antigenicity of the collagen itself.

Important for the carrier-structure of drugs is the duration of the form-stability, the defined absorption and as well the release of the active substance. The time of absorption is technically determined by the cross over of the tropo-collagenous fibre (Chiron-Adatomed) and is limited to the low carrier comfort of the slowly disintegratable lenses. The release of the active substance is defined by its protein binding.

Thus, it is imaginable, that a collagenous lens, which is more formstable as the tested lens and which is for example soaked in gentamycin and dexamethasone, might immediately simplify the postoperative treatment.

## Einleitung

Die Grundstruktur des Kollagens, einer Dreifachhelix aus Polypeptiden, das Tropokollagen, ist in den am häufigsten vorkommenden Kollagenarten ebenso identisch wie der Abbau durch die Kollagenase. Kollagenlinsen aus tierisch gewonnenem Kollagen werden in einer Größe von 14–16 mm und 0,15–0,19 mm Dicke angeboten [3]. Kollagenlinsen werden zur Zeit im Rahmen von Studien als Hornhautschutz [1, 4] oder Medikamententräger, insbesondere hydrophiler Substanzen, verwendet und getestet [2].

Um die Verträglichkeit von Kollagenlinsen zu untersuchen wurde bei 40 Patienten nach Phakoemulsifikation eine Kollagenlinse aufgesetzt und der Hornhautbefund, der Vorderkammerreizzustand und der Visus mit einer Kontrollgruppe von 40 Patienten verglichen.

D. Vörösmarthy et al. (Hrsg.)
10. Kongreß der DGII 1996

## Methode

Es wurde in einer prospektiven klinischen Studie bei 40 Patienten unmittelbar nach Phakoemulsifikation eine rehydrierte Kollagenlinse, Surgilens (Firma Chiron Adatomed, Dornach), auf die Hornhaut aufgesetzt. Postoperativ wurden, 24 und 48 Stunden der Visus, das Hornhautepithelödem und die Descemet-Fältelung sowie der Vorderkammerreizzustand anhand einer Einteilung in schwache, mäßige und starke Ausprägung von einem Untersucher beurteilt. Der Zustand der Kollagenlinse wurde beschrieben und alle Werte mit der einer demographisch gleichen Kontrollgruppe von 40 Patienten verglichen.

## Ergebnis

Alle Kollagenlinsen wurden gut vertragen und waren nach 8 Stunden teilweise bzw. vollständig resorbiert und ausnahmslos nicht mehr als Kontaktlinse erhalten. Kein Patient klagte über Fremdkörpergefühl. Im Vergleich mit der Kontrollgruppe konnten wir, bezogen auf den gesamten Beobachtungszeitraum, keinen Unterschied bezüglich des Hornhautödems, der Descemet-Fältelung, des Vorderkammerreizzustandes oder des Visus feststellen.

## Literatur


1. Marquardt R, Pillunat LE (1988) Klinische Erfahrungen mit einer therapeutischen Kollagenkontaktschale. Klin Monatsbl Augenheilkd 193 : 350–355
2. Phinney RB, Mondino BJ (1988) Collagen-shield deliverty of gentamycin and vancomycin. Arch Ophthalmol 106 : 1599–1604
3. Pleyer U, Grammer J, Bachmann W, Thiel H-J (1995) Kollagenlinsen. Aktuell Augenheilkd 20 : 173–182
4. Sawusch MR, Gotsch DJ (1988) Use of collagen-shields in the treatment of bacterial keratitis. Am J Opthalmol 106 : 279–281
5. Schmidt M, Lanzel I (1993) Klinische Erfahrung mit Kollagenlinsen. Z Prakt Augenheilkd 14 : 95–99

# Der „Rucksackschnitt“ – Sklerokorneale Eröffnungstechnik zur ambulanten Versorgung mit großem IOL-Design

E. Mitschischek

**Zusammenfassung.** Der „Rucksackschnitt“ bildet den dritten Teil unserer langjährigen Bemühungen, die Vorteile großer und steifer IOL-Designs einerseits sicher kapselsackfixiert zu implantieren, andererseits eine äußere Schnittechnik vorzustellen, die sicheren Wundschluß erlaubt und damit ambulantes oder halbambulantes Vorgehen risikoarm hält. Eine schnelle optische Rehabilitation ist ebenfalls gewährleistet.

**Summary.** The “Rucksackschnitt” (“rucksack cut”) means a sclero-corneal opening of the eye and is the last step of a special conception: large and stiff design of the IOL, diagonally-shaped linear capsulotomy technique in extracapsular cataract extractions, and „Rucksackschnitt“. After many years of follow-up, we are convinced of the advantage over other methods: local stability of the implant amelioriation of the outflow in the chamber angle, and the possibility of optic rehabilitation after 2 or 3 weeks. Furthermore, it is a safe procedure to carry out cataract extractions on an outpatient or semioutpatient basis.

## Einleitung

Offene Ambulanz mit dem Vorteil postoperativer Kontrollen über Jahre hinweg dämpft oft genug die Freude und schärft den Blick für Probleme zwischen Ästhetik und funktionellem Desaster: z. B. Dislokationen der IOL mit kleiner Optik und schwächlichen Prolenebügelchen. Aus diesem Grunde entwickelten wir die

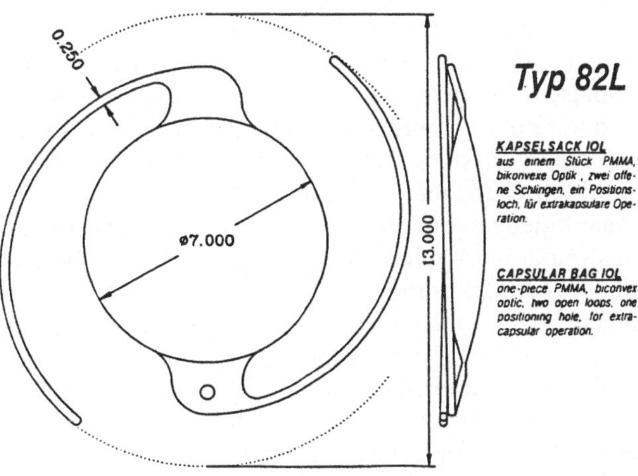


**Abb. 1.** Technische Daten der von uns 1988 entwickelten HKL, kapselsackfixiert: große, fast steife, zirkulär den Kapselsack ausspannende Haptik, große Optik (7 mm) und posteriore Abwinklung von 15° (Kapselsack-IOL, Typ 82 L, Fa. Morcher, Stuttgart)

D. Vörösmarthy et al. (Hrsg.)
10. Kongreß der DGII 1996

HKL 82 L, Fa. Morcher, Stuttgart [4]: 7-mm-Optik, steife, fast zirkuläre Haptik mit 15°-Winkel (Abb. 1). 1990 stellten wir auf der DOG Leipzig unseren „Diagonalschnitt zur Kapselsackeröffnung" vor [3] – sichere Kapselsackfixierung großer Implantate und unter dem Druck von „Wirtschaftlichkeit" suchten wir nach einem sicheren Außenschnitt für ambulantes und halbambulantes Procedere: so entstand vor 2 Jahren der „Rucksackschnitt". Diese „Triologie" einer Großschnittmethode erfordert die Erwähnung aller drei Komponenten – auch im operativen Vorgehen. Deshalb- und wegen limitierten Raumes sind Eigenzitationen unvermeidlich und müssen zugunsten der Verständlichkeit angebracht sein.

## Material und Methode

Seit Beginn 1994 haben wir über 500 Augen unterschiedlichster Voraussetzungen mit dem „Rucksackschnitt" versorgt, in Verbindung mit IOL-Design Morcher Typ 82 L und dem „Diagonalschnitt". Die Abb. 2 zeigt schematisiert den Gang des Vorgehens:

Nach limbusnaher Eröffnung der Bindehaut (seit einigen Monaten präparieren wir die Tenon als zusätzlichen Sicherheitsfaktor separat) gehen wir mit der abgewinkelten Phakolanze ca. 3 mm vom Limbus entfernt flach in die Sklera ein (A). Bei richtigem Vorgehen unter Sicht landet die Lanze in der Vorderkammer unter Belassung eines Hornhautsporns, der unabdingbar für die Unversehrtheit des Kammerwinkels ist. Durch den so entstandenen „Tunnel" füllen wir viskoelastisches Material in die VK (B) (Wir bevorzugen ausschließlich „Adatocel" nach Fechner, weil dies durch seine hohe Viskosität noch einmal eine totale Stabilität der Vorderkammer intraoperativ gewährleistet, andererseits vermeiden wir Blutstillung, weil das intakte Gefäßmuster eine optimale Wundadaptation gestattet (Adatocel verhindert zudem perfekt die Vermischung mit Blut oder Kammerwasser in der VK!). Zudem wird der Eingriff auch bei engem Kammerwinkel problemlos. Der Tunnelschnitt wird sodann nach beiden Seiten limbusnah und lamellär auf 9–11 mm (bei erwartet hartem Linsenkern bis zu 13 mm) erweitert (C). Hernach wird von temporal oben mittels ONG-Schere der „Diagonalschnitt" gelegt. Um die nachgezogene „Kapsulorhexis" vorzubereiten, gehen wir noch in beide Richtungen ein, so daß ein „T-Schnitt" in die vordere Linsenkapsel entsteht (D). Nach Bereinigung des Kapselsacks – nach welcher Methode auch immer – füllen wir diesen wiederum mit „Adatocel" und führen eine Plastikgleitschiene in die untere Hälfte des Sackes (E). Auf dieser lassen wir nun das Implantat nach 6 Uhr gleiten, wobei der obere Haptikbügel zunächst außen bleibt (F). Mit dem Positionshäkchen gehen wir sodann in das einzige Positionsloch ein und drehen diesen Haptikanteil in 6-Uhr-Position (G). Sodann kommt unser „Universalgerät" zum Einsatz: eine „gestopfte" Knopfkanüle-(Storz, Heidelberg), die wie eine Gelenkpfanne funktioniert: Diese wird (Leerspritze als Halterung) ans Ende der noch freiliegenden Haptik „angedockt" und ebenfalls nach links bewegt – OD wie OS gleichermaßen! (H). Unter sensibler Retraktion der Gleitschiene wird die obere Kapselsacklefze nach oben „mitgenommen" und erlaubt so ein Eintauchen des Bügels in den oberen Kapselsack.

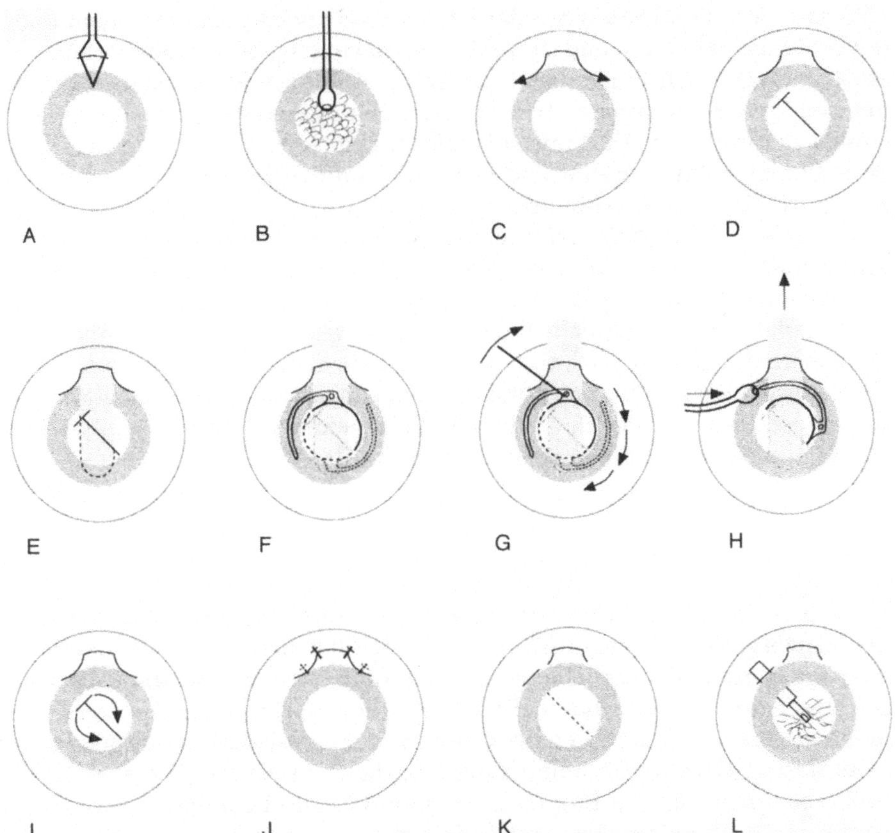


**Abb. 2 a–l.** Operatives Procedere bei Großschnittchirurgie: **A** Nach konventioneller BH-Eröffnung Eingehen mit der Phakolanze – flach, ca. 4 mm vom Limbus entfernt – in die VK bei 12 Uhr; **B** Einbringen viskoelastischer Substanzen; **C** flachschnittige Erweiterung nach beiden Seiten auf 11–13 mm; **D** Anlegen des „Diagonalschnitts zur Kapselsackeröffnung" – jeweils von temporal -oben nach nasal-unten mittels gerader ONG-Schere; **E** Nach Entfernung des Kataraktmaterials und Auffüllen des leeren und sauberen Kapselsacks mit viskoelastischer Substanz Einführen einer Plastikgleitschiene; **F** Einbringen der IOL mit Positionsloch oben in den unteren Anteil des Kapselsacks. Jeweils bleibt der rechtsseitige Haptikbügel zunächst außen vor – gleichgültig, ob rechtes oder linkes Auge. **G** Mit dem Positionierungshäkchen gehen wir in das Positionsloch ein und drehen diesen Haptikanteil im Uhrzeigersinn nach unten ein. **H** Mit der von uns entwickelten Technik der „gestopften Knopf-Kanüle" (Fa. Storz/Heidelberg) „docken" wir am Ende der noch freiliegenden Haptik an und drehen diese – unter sensiblem Entfernen der Gleitschiene – wiederum im Uhrzeigersinn und versenken sie hinter dem Irisniveau bzw. hinter der oberen Lefze des vorderen Kapselsackanteils. **I** Mit der nachgezogenen Kapsulorhexis werden die Anteile des vorderen Kapselsacks zirkulär entfernt. **J** Nach medikamentöser Pupillenverengung wird der „Rucksacklappen" an seinen Enden diagonal mit Einzelknopfnähten fixiert. Bei erhöhtem Sicherheitsbedürfnis können peripher ebenfalls noch 2 Einzelknopfnähte angebracht werden. **K** Bei Einsatz von Phakoemulsifikation gilt der gleiche Eingangsschnitt (a, b). Jeweils temporal oben wird dann die Öffnung für den Phakotip angelegt, durch die sich problemlos – wieder mittels ONG-Schere – der „Diagonalschnitt" vollziehen läßt. **L** Mit dem „Phako" können wir dann vom „Diagonalschnitt" ausgehend, nach allen Seiten problemlos arbeiten. Nach Säuberung des Kapselsacks sollte dann der Erweiterungsschnitt die „Phako"-Inzision treffen.

Sodann werden mittels Iris- oder Kapselpinzette die angeschnittenen Enden der Vorderkapsel gefaßt und zirkulär eine nachgezogenen Kapsulorhexis bewerkstelligt (I). Nach Einbringen miotischer Substanzen bleibt das Anbringen einer oder zweier peripherer Iridektomien Ermessenssache. Die Tunnellefzen werden sodann fixiert (J). Zumeist ist dies für sicheren Verschluß ausreichend. Zusätzliche Einzelknopfnähte sind Probleme von Belieben. Sodann werden Tenon und BH fixiert – getrennt oder zusammen.

Das Procedere mit Phako erfordert eine gesonderte Variante: Wir machen den Tunnelschnitt (A) mit Einfüllen von Adatocel (B) und gehen dann jeweils temporal oben mit der Phakolanze derart ein, daß dieser im späteren Erweiterungsschnitt landet (K). Die nämliche Inzision ist groß genug, um von dort aus mittels ONG-Schere den Diagonalschnitt zu machen. Mit dem Phakotip ist nun leichtes Agieren nach allen Richtungen hin möglich: nicht nur, daß die bis zuletzt intakte Vorderkapsel bestmöglichen Endothelschutz gewährt, „Phako-Pupillar-Fraßspuren" sind derart ebenfalls nicht zu erwarten (L).

## Ergebnisse

Die Qualität der Untertitelerwartung wird bestimmt von der Kongruenz zwischen Zielvorgabe und Ergebnislage. Ganz bewußt haben wir statistische Analysen einer Sonderstudie vorbehalten: einmal sollte es ein rein methodischer Entwurf sein, andererseits sind mehrfach aus den Vorarbeiten Statistiken veröffentlicht, die hier im Rahmen des Gesamtkonzepts wiederholt werden sollen.

Ziel Nr. 1: Sicherheit für ambulantes oder halbambulantes Vorgehen scheint erfüllt; nach mehr als 500 Eingriffen erlebten wir nur Tage oder Wochen postoperativ 3 Wundsprengungen mit jeweils erinnertem Kontusionstrauma. Die beiden anderen Hauptprobleme: Postoperativer Astigmatismus und Kammerwinkelabfluß wurden bereits in den Vorstufen der Methodik statistisch dargestellt und veröffentlicht [4, 5].

Soviel läßt sich jetzt schon überblicksweise berichten: lag der Durchschnittswert für postoperativen Astigmatismus nach 2 Wochen [4] in den Größenordnungen 0–0,75 dpt (25%), 1,0–1,75 dpt (42%) und 2,0–2,75 dpt (30%), so haben wir nach erstem Durchgang in Sachen „Rucksackschnitt" die Erkenntnis, daß ein postoperativer Astigmatismus bis zu 1,0 dpt im 50%-Level realistisch ist! Ein anderer, für uns wichtiger Paramter ist das Abflußverhalten im Kammerwinkel: In einer gesonderten Studie [5] konnten wir darstellen, daß nach Implantation der HKL 82 L die hydrodynamischen Werte bei über 60% der „chronischen Offenwinkelglaukome" normalisiert werden konnten, sprich: Therapiefreiheit!

## Diskussion

Der Veröffentlichungsraum läßt keine Möglichkeit, einerseits bekannte, andererseits noch kaum angesprochene Probleme, die zu unserem Vorgehen führten, ausführlich zu diskutieren. Der Trend – jetzt eher der Zwang – zu ambulanten

Kataraktoperationen wird über Medien gesteuert, deren Berichte ausschließlich in Metropolen recherchiert wurden, wo eine in jeder Hinsicht intakte Infrastruktur existiert. Wie aber sieht es in der Provinz aus, wo oft genug Hochbetagte die einsame Freiheit der eigenen vier Wände als unverzichtbare „Lebensqualität“ verteidigen, wo morgens ein Bus in die Kreisstadt fährt, abends wieder aufs Dorf zurück – in den Schulferien oft gar nicht?! Und: das Auge ist nunmal „Sozialorgan Nr. 1“: wenn sich einer nicht mehr bewegen, sich nichts mehr merken und nichts hören kann, nimmt man das realistisch als eben „das Alter“...! Aber in gewohnter Umgebung, dem Haushalt, nichts mehr zu erkennen, im Notfall auch keine Telefonnummer entziffern können: das erfolgte Minute für Minute rund um die Uhr.

Das Bemühen um patientengerechte Versorgung auch im ländlichen Raum einerseits, wissenschaftliche Ernsthaftigkeit andererseits hat uns innerhalb der letzten 8 Jahre zum hier dargestellten Procedere geführt: im Zusammenhang mit der Fibrosierungs- und Dislokationsproblematik [1, 6] entwickelten wir zuerst die von Morcher, Stuttgart produzierte HKL Typ 82 L.

Der Konzeption des großen, fast steifen und zirkulären Haptikdesigns lag eine Spekulation zugrunde, die wir aus Mangel der „Mittel“ nicht beweisen können, deren offenbare Stimmigkeit sich aber indirekt und retrospektiv an der Ergebnislage ablesen läßt: einmal die bekannte Fibrosierung und Dislokation kleiner, schwacher Designs und andererseits die Resultate nach HKL 82 L: Mit der Entfernung der Naturlinse schaffen wir am „Augenskelett“ einen „Locus minoris resistentiae“ durch die Schwächung des HK/VK-Diaphragmas. Zum anderen bleibt der sinnlos gewordene Akkomodationsmechanismus weiterhin bestehen.

In Erinnerung an „i. c.-Zeiten“: intraoperativ zeigte sich zumeist (am liegenden Patienten selbstredend) ein tiefes Loch hinter der Pupille, beim aufrechten Patienten und beim Ideal einer intakten Grenzmembran) „pilzte“ der GK dann in die VK, je nach Pupillenweite mehr oder weniger, von den Verhältnissen bei zerstörter Membran nicht zu sprechen. Will heißen: bei Kenntnis einfachster Grundschulphysik dürfte verständlich sein, daß je nach Lage und Alter des Patienten die Kraftvektoren des Glaskörpers variieren dürften. (Wir haben das schon 1991 in einem Nebensatz angesprochen [3]). Einfaches Experiment: man fülle einen Luftballon halb mit Wasser: das ergibt keine Kugel, sondern eine „Birne“. Grund: der physikalisch dichtere Anteile unten hat mehr symmetrisch wirksame Vektorenkraft, als die Luft – ein nicht hinkendes Paradigma für Glaskörperverhalten – bekanntlich beinhaltet die Altersdegeneration eine Trennung von dichteren Einheiten, die den unteren Bereich anfüllen und der leichteren, wäßrigen Fraktion im oberen Bereich. Abgesehen davon, daß sich am liegenden Patienten jede IOL leicht zentrieren läßt – ob mit oder ohne dem Etikett „memory“..., am Aufrechten liegen die Verhältnisse dann – notabene – sehr viel anders. In der Tat: wir waren früher mehr als genug deprimiert, wenn sich biometrische Träume im jahrelangen Follow-up nicht erfüllten. Betrachtet man aber die Ergebnisse mit Kleindesigns einerseits, und hat man – aufgrund schwerpunktmäßig betriebener Netzhaut- und Glaskörperchirurgie schon wirklich einmal die destruktiven Fibrosierungskräfte in der eigenen Hand „gespürt“, dann sind zunächst Horror und Hilflosigkeit angesagt! Jede IOL, jede Netzhautplombe und jeder Granatsplitter aus dem Krieg – werden unterschiedslos vom lebendigen Geschehen abgestoßen oder via Fibrosierung isoliert. Und wenn man dann den nämlichen Vorgang nach Jahren an schwächlichen IOL registriert, dann ist es immer das gleiche Bild: an Stellen mit schwacher oder gar keiner Resistenz des Implantats ist die Fibrosierung, einschließlich Dislokation, am kräftigsten ausgebildet. Und dann stelle man sich einfach vor: Fremdkörper im empfindlichen Organ „Auge“, Glaskörperdruck und Akkomodationspersistenz: wollen wir lieber ein großes Implantat wagen – immerhin steht die kolportierte Kongreßäußerung von Sundmacher, Düsseldorf, im Raum: „Lieber groß und steif als klein und schwach“ – und anschließend: ein postoperativer Astigmatismus von 4 dpt würde ihn nicht stören.“ So haben wir dann die sichere Kapselsackfixation veröffentlicht [3]. Und jetzt eben den Rucksackschnitt. Und das alles bestätigt uns immer wieder, was die Richtigkeit unseres Vorgehens betrifft.

Betrachten wir zusätzlich die Astigmatismusdiskussion bei verschiedenen Schnittechniken, zuletzt Liesenhoff etc. [2], so sind wir mehr denn je überzeugt, daß sich diese Werte nicht an „Mini- oder Kleinschnitt“ entscheiden, sondern an erster Stelle an der Rehabilitation des Hinterkammer/Vorderkammer-Diaphragmas, das durch Entfernung der Naturlinse funktionell und kräftevektoriell entscheidend involviert ist.

## Literatur

1. Hartmann C, Krieglstein GK (1990) Morphologie und Kapselsackschrumpfung in Abhängigkeit von der Kapseleröffnungstechnik, vom Linsendesign und von der Sulcus/Saccus-Fixation. Klin Monatsbl Augenheilkd 197 : 303–310
2. Haubrich T et al. (1996) Vektoranalyse des chirurgisch induzierten Astigmatismus bei Kataraktoperation mit 4 Tunnel-Schnitt-Techniken. Ophthalmologe 93 : 12–16
3. Mitschischek E (1991) Der Diagonalschnitt zur Kapselsackeröffnung zur extrakapsulären Katarakt-Extraktion. Klin Monatsbl Augenheilkd 199 : 406–408
4. Mitschischek E (1993) Erste Erfahrungen mit der IOL Morcher Typ 82 L. In: Neuhann T, Hartmann C, Rochels H (Hrsg) 6. Kongreß der DGII. Springer, Berlin Heidelberg New York Tokyo. S 533–538
5. Mitschischek E (1993) Gibt es eine „antiglaukomatöse“ IOL? In: Robert YCA, Gloor B, Hartmann Ch, Rochels R (Hrsg) 7. Kongreß der DGII. Springer, Berlin Heidelberg New York Tokyo. S 307–312
6. Rochels R, Nover A (1988) Untersuchung zur Häufigkeit und Entstehung der Dezentrierung kapselsackfixierter Hinterkammerlinsen. Klin Monatsbl Augenheilkd 193 : 585–588

# REM-Untersuchungen an Kunststoffen in der Ophthalmochirurgie

M. E. Reich und G. Schuhmann

**Zusammenfassung.** Kunststoffe sind aus dem Spezialgebiet der Augenheilkunde nicht mehr wegzudenken. So stellen sich die Fragen: welche Anwendungsgebiete gibt es, welche Materialien werden verwendet und wie reagiert der Körper darauf? In der Ablationschirurgie werden Silikonschaumstoffplomben verwendet. Das Silastikmaterial ist chemisch inert.

Ophthalmochirurgische Eingriffe wären ohne entsprechendes Nahtmaterial (NM) nicht möglich. Es muß von gleichbleibender Elastizität sein, darf keinen negativen Einfluß auf die Wundheilung haben; außerdem muß eine gute Handhabung und hohe Reißfestigkeit gegeben sein. Dies alles bei einer Fadenstärke zwischen 60 und 100 µm. In der Hornhautchirurgie spielt Nylon, der Grundstoff des NM, bei Keratoplastik sowie Wundversorgung eine erhebliche Rolle. Implantierte Kunststofflinsen jeglicher Art stellen für das Auge einen Frremdkörper dar, mit dem es sich auseinandersetzen muß. VKL und HLK unterschiedlichen Designs und Haptiken werden aus verschiedenen Materialien wie PMMA (Polymethylmethacrylat)-Hydrogel oder Silikon implantiert. In der Tränenwegschirurgie bestehen die verwendeten Kunststoffröhrchen ebenso aus Silikon. Das Auge kann auf Kunststoffe mit Fremdkörperreaktionen, bakteriellen Infekten oder Trauma reagieren.

**Summary.** The widespread and increasing use of implants in all fields of ocular surgery (sutures, implants in retinal surgery, lacrimal surgery, implant lenses) poses a lot of questions concerning the biocompatibility of the materials used.

Scanning electron microscopy offers a variety of possibilities, some of which are shown in examples.

In conclusion, scanning electron microscopy is a potent tool for quality control in the field of ocular implant surgery.

## Einleitung

Die Kunststoffersatzteilchirurgie hat seit nahezu 4 Jahrzehnten einen festen Platz in der Medizin. So auch in der Augenheilkunde [3, 7, 8, 10–13, 19, 21, 23], wo im Bereich der Netzhautchirurgie, der Hornhautchirurgie sowie Tränenwegschirurgie und besonders in dem letzten Jahrzehnt vor allem in der Kataraktchirurgie [4, 6–8, 14, 24, 28] Kunststoffe eingesetzt werden. Über Reaktionen auf Kunststofflinsen wurde in verschiedenen rasterelektronenmikroskopischen Arbeiten berichtet [1, 2, 5, 10, 15–18, 20, 25–27, 29].

Wir möchten einen Überblick anhand rasterelektronenmikroskopischer Untersuchungen an Kunststoffen in der Ophthalmochirurgie bringen.

D. Vörösmarthy et al. (Hrsg.)
10. Kongreß der DGII 1996

## Material und Methode

Bei den von uns untersuchten Materialien handelt es sich um Nahtmaterial aus Nylon eines Polyamidabkömmlings, Silikonschaumstoffplomben, Linsen aus PMMA (Polymethylmethacrylat) Silikon und Hydrogel (Hydroxyäthylmethacrylat) und um Silikonröhrchen. Die bei der Operation entnommenen Materialien wurden in 4% Glutardialdehyd fixiert, anschließend in Cacodylatpuffer aufbewahrt. Nach 1% Osmiumtetroxyd-Nachfixierung erfolgte die Entwässerung in aufsteigender Alkoholreihe.

Im Exsikkator wurde nach Aufbringen des Kunststoffmaterials auf metallische Probetischchen (stubs) mittels Leitsilber die weitere Trocknung durchgeführt. Nach Besputterung mit einer 200 Å dicken Goldschichte wurden die Präparate in einem REM Jeol-T200 betrachtet.

## Ergebnisse

In der Ablatiochirurgie werden Silikonschaumstoffplomben verwendet. Viele Silikonelastomere zeigen geringe Fremdkörperreaktionen und sind gut verträglich. Das Silasticmaterial der Schwammplomben, ein weicheres Silikon, ist chemisch inert. Dementsprechend ist die Gewebereaktion rein mechanisch bedingt. Rauhe Oberflächen und Hohlräume haben eine stärkere Fremdkörperreaktion zur Folge als glatte. Natürlich können Hohlräume Brutplätze für Keime werden.

Abb. 1 zeigt die Oberfläche der Plombe mit Granulationsgewebe, während Abb. 2 die Hohlräume darstellt.

Ophthalmochirurgische Eingriffe wären ohne entsprechendes Nahtmaterial nicht möglich. Es muß von gleichbleibender Elastizität sein, darf keinen negativen Einfluß auf die Wundheilung haben, außerdem muß eine hohe Reißfestigkeit gegeben sein. Dies alles bei einer Fadenstärke zwischen 60 und 100 µm.

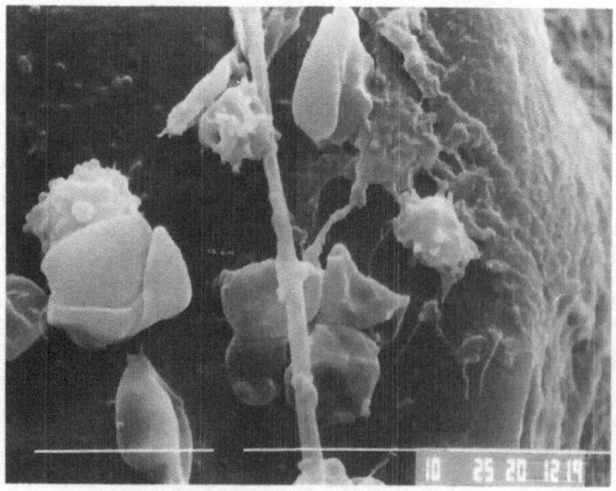


**Abb. 1.** Oberfläche einer Silikonschaumstoffplombe mit Granulationsgewebe (REM 3500 ×)

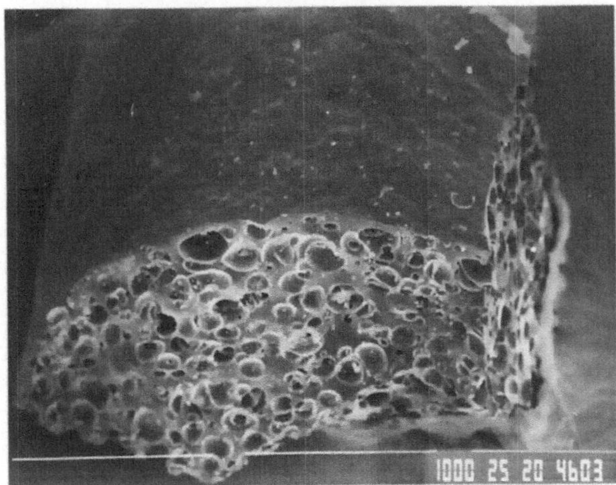


**Abb. 2.** Silikonschaumstoffplombe, Hohlräume (REM 35 ×)

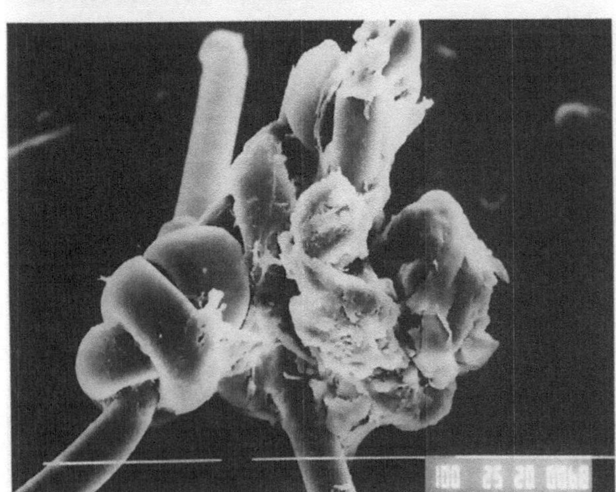


**Abb. 3.** Nylonfadenknoten 34 Tage nach Wundversorgung entfernt (REM 350 ×)

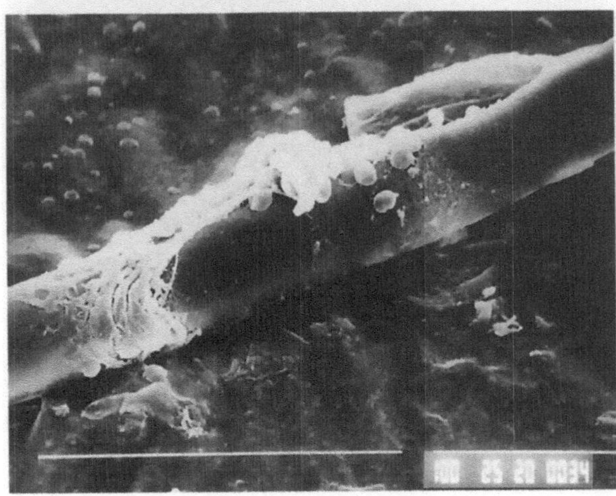


**Abb. 4.** Nylonfaden von einer Keratoplastik nach 52 Tagen entfernt (REM 750 ×)

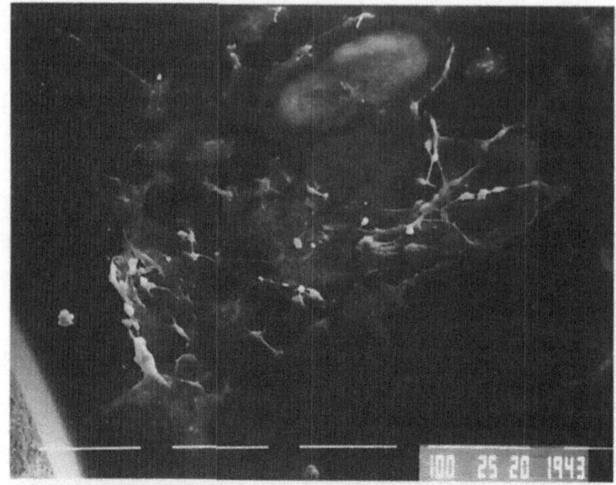


**Abb. 5.** Fremdkörperriesenzellen mit ausgedehntem Protoplasma (REM 200 ×)

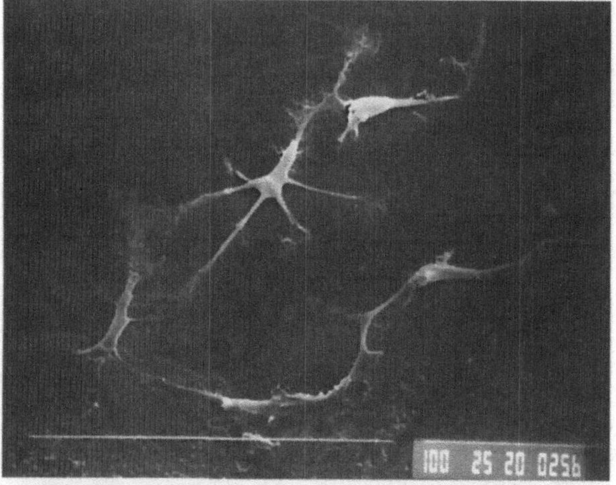


**Abb. 6.** Makrophagen in ihrer fibroplastischen Erscheinung (REM 750 ×)

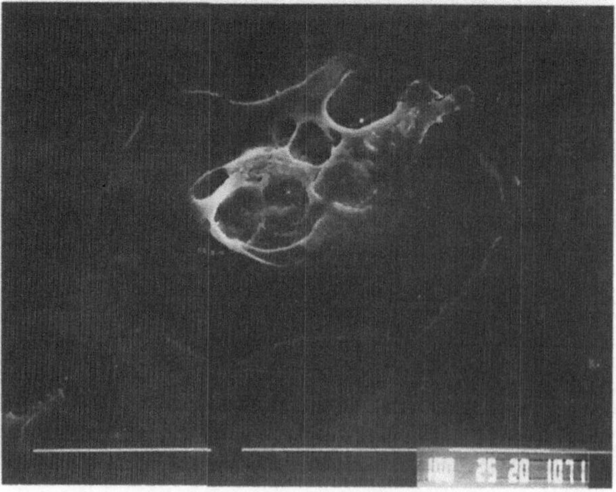


**Abb. 7.** Amöboide Riesenzelle (REM 350 ×)

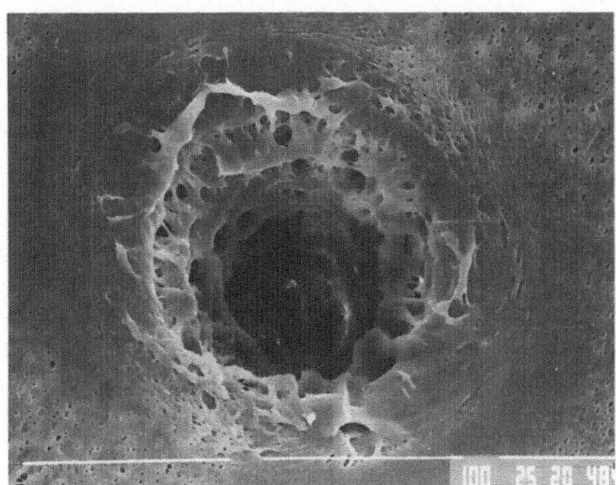


**Abb. 8.** Linse und Positionsloch mit einer dichten Membran (REM 350 ×)

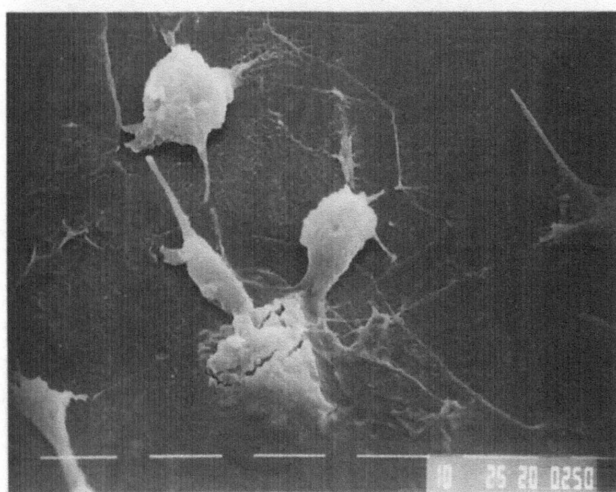


**Abb. 9.** Degranulierte Mastzellen (REM 1500 ×)

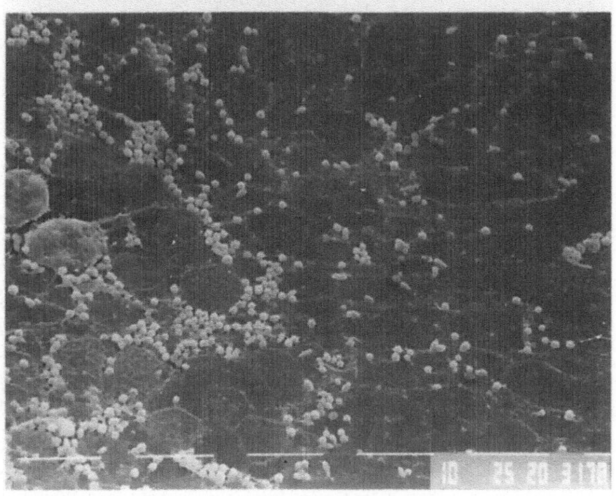

**Abb. 10.** Fibrinnetz mit Staphylococcus aureus (REM 1500 ×)

Die in der Hornhautchirurgie verwendeten Nylonfäden sollen für die Wundversorgung sowie für die perforierende Keratoplastik optimale Knüpf- und Fadenstabilitätseigenschaften aufweisen, um eine Abstoßungsreaktion bzw. Fremdkörperreaktion, die vom Bindegewebe ausgeht, zu verhindern. Da die Hornhaut nicht vaskularisiert ist, kann es vor allem zur Reaktion vom Epithel der Conjunctiva kommen.

In Abb. 3 wird ein Knoten nach 34 Tagen nach Wundversorgung entfernt und die epitheliale Abwehrreaktion sichtbar. Abb. 4 zeigt einen Nylonfaden von einer Keratoplastik nach 52tägiger Tragdauer.

Ein Fortschritt der modernen Ophthalmologie ist mit der Entwicklung und Implantation von Intraokularlinsen gelungen. Die Entwicklung führt in den letzten 40 Jahren über die Vorderkammerlinsen zu den vor allem gebräuchlichen Hinterkammerlinsen unterschiedlichsten Designs und Materialien wie PMMA,

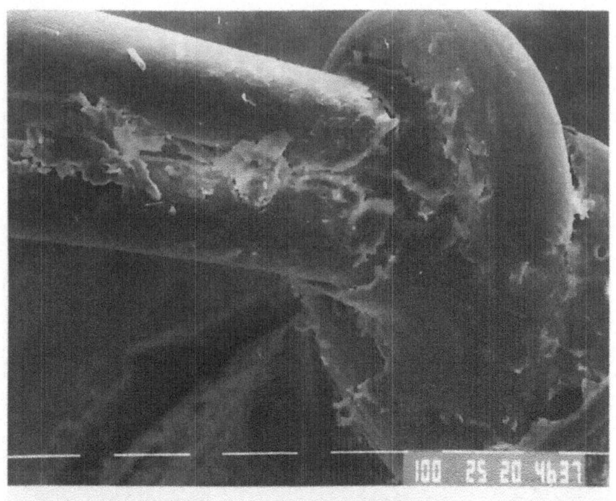


**Abb. 11.** Silikonröhrchen von starkem Zellverband umgeben (REM 150 ×)

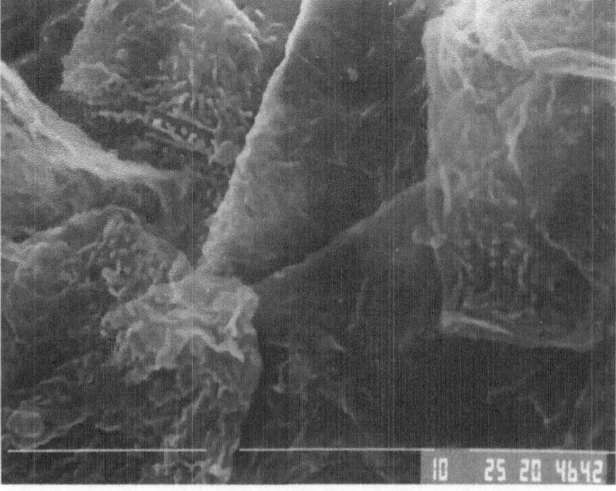


**Abb. 12.** Schleimhautzellen (REM 3500 ×)

Silikon oder Hydrogel. Implantierte Kunstlinsen jeglicher Art stellen für das Auge einen Fremdkörper dar, mit dem es sich auseinandersetzen muß. Es kommt zu einer Fremdkörperreaktion, die in drei Phasen abläuft, wie bekannte Autoren wie z. B. Wenzel oder Wolter [30, 31] sie beschrieben haben. Die Erfahrung zeigte jedoch, daß in der Mehrzahl der Fälle die Implantate nach klinischen Gesichtspunkten „komplikationslos" vertragen werden, d. h. letztlich ein stabiler Zustand durch eine membranöse Umhüllung der IOL erreicht wird. Die Verweildauer der mit dem REM untersuchten Linsen erstreckte sich von 1 Tag bis zu 30 Jahren. Aus unterschiedlichen Gründen ist eine Linsenentfernung angezeigt, wie z. B. Unverträglichkeit, die zu extremer Reizung führen kann, Dislokation oder Luxation, aber auch intraokulare Infektion.

Abb. 5 bis 10 geben Reaktionen unterschiedlicher Genese auf IOL wieder. Abb. 5 zeigt Fremdkörperriesenzellen mit ausgedehntem Protoplasma; Abb. 6 gibt Makrophagen in ihrer fibroplastischen Erscheinung wieder. Abb. 7 zeigt amöboide Riesenzellen. In Abb. 8 sind Linse und Positionsloch mit einer dichten Membran überzogen. Degranulierte Mastzellen finden sich auf Abb. 9. Abb. 10 zeigt Fibrinnetz mit Staphylococcus an der Linse und weist auf eine Infektion hin. Optimale Herstellungsqualität der gebräuchlichen Linsen ist unumgänglich und kann z. B. auch mittels REM geprüft werden. Materialfehler können natürlich zu Unverträglichkeitsreaktionen führen. Silikon ist der Kunststoff, der in der Tränenwegschirurgie in Verwendung ist. Wir untersuchten Kunststoffröhrchen, die 4,5 und 6 Monate im Canalis nasolacrimalis verblieben waren. Nach 5monatiger Tragdauer und anschließender Entfernung war um das Tränenröhrchen ein zum Teil starker Zellverband (Abb. 11) ersichtlich. In Abb. 12 lassen sich bei stärkerer Vergrößerung Schleimhautzellen erkennen.

Durch die moderne Forschung und Entwicklung von Kunststoffen stehen uns in der Augenheilkunde Hilfsmittel zur Verfügung, um die Patienten optimal zu versorgen. Die rasterelektronenmikroskopische Untersuchung ist ein unumgänglicher Faktor in der Durchforschung von implantierten, respektive explantierten Materialien.

## Literatur

1. Apple DJ, Mamalis N, Brady SE et al. (1984) Biocompatibility of implant materials: A review and scanning electron microscopic study. Am Intra-Ocular Implant Soc J 10 : 53
2. Apple DJ, Mamalis N, Loftfield K et al. (1988) Complication of intraocular lenses. A historical and histopathological review. Surv Ophthalmol 29 : 1
3. Bucher PJM, Faggioni R (1988) Weiche Intraokularlinsen. Klin Monatsbl Augenheilkd 192 : 430
4. Dannheim H (1956) Vorderkammerlinse mit elastischen Halteschlingen. Berichte Deutsch Opthalmol Ges 60 : 267
5. Daiker B (1984) Perilentale Gewebsveränderungen an komplikationslos getragenen Intraokularlinsen. Klin Monatsbl Augenheilkd 184 : 419
6. Dilly PN (1989) Surface features of intraocular lenses. Eur J Implant Refract Surg 1 : 249
7. Doden W, Schaudigel O-E, Welt R (1983) Erfahrungen mit verschiedenen Kunststofflinsen. Klin Monatsbl Augenheilkd 182 : 263

8. Draeger J, Burk R (1984) Überlegungen zum physiologischen Implantationsort von Kunstlinsen. Klin Monatsbl Augenheilkd 185 : 200
9. Drews RC (1983) Polypropylene in the human eye. J Am Intra-Ocular Implant Soc 9 : 137
10. Drews RC, Smith ME, Okum N (1978) Scanning electron microscopy of intraocular lenses Ophthalmology 85 : 415
11. Ehrlich W (1978) Zur biologischen Verträglichkeit von vernetzem Polyurethan (PUR). Graefes Arch Klin Exp Opthalmol 205 : 237
12. Ehrich W (1987) Biologische Verträglichkeit von Kunststoffen. Annales, Forschungsmagazin der Universität des Saarlandes 1 : 10
13. Ehrich W, Höh H (1989) IOL-Materialien in Vorderkammerimplantationstest. Klin Monatsbl Augenheilkd 194 : 101
14. Fjodorow S (1980) 3000 cases of sputnik-style lens-implantation. AIOIS 6 : 37
15. Isenberg RA, Apple DJ et al. (1986) Histopathologic and scanning electron microscopic study of one type of intraocular lens. Arch Ophthalmol 104 : 683
16. Jongebloed WL, Worst JFG (1986) Degradation of polypropylene in the human eye: A sem-study. Documenta Ophthalmol 64 : 143
17. Kappelhof JP, Vrensen GFJM, De Jong PTVM et al. (1986) Cytology of human intraocular lenses: a scanning electron microscopic study. Ophthalmic Res 18 : 75
18. Kincaid MC, Apple DJ et al. (1985) Histopathologic correlative study of Kelman-style flexible anterior chamber intraocular lenses. Am J Ophthamol 99 : 159
19. Kothe H-W (1985) Die biologische Verträglichkeit von Polyurethan-Weichschaum (SY Spur). Folia Ophthalmol 10 : 55
20. Krey H, Jakobi KW (1978) Oberflächenstrukturen künstlicher Linsen im Rasterelektronenmikroskop. Ber Dtsch Ophthalmol Ges 75 : 47
21. Lieb WA, Geeraets WJ (1958) Die Verwendung plastischen Materials in der Augenchirurgie. Klin Monatsbl Augenheilkd 133 : 305
22. Mullaney I, Lucas DR, Condon PI (1985) Successful intraocular lens implantation: A histological and scanning electron microscopic study of four cases. Acta Ophthalmol 63 (Suppl)
23. Ramselaar JAM, Beekhuis WH et al. (1992) Mersilene (Polyester), a new suture for penetrating keratoplasty. Documenta Ophthalmol 82 : 89
24. Ridley H (1952) Intra-ocular acrylic lenses. A recent development in the surgery of cataract. Br J Opthalmol 36 : 113
25. Schemann JF (1987) Scanning electron mikroskopic study of an anterior chamber intraocular lens: Latent endophthalmitis. Ophthalmologica 195 : 7
26. Siepser SB, Kline OR (1983) Scanning electron microscopy of removed intraocular lenses. Am Intraocul Implant Soc J 9 : 176
27. Sievers H, von Domarus D (1984) Foreign-body reaction against intraocular lenses. Am J Opthalmol 97 : 74
28. Skorpik CH (1988) Klinische und experimentelle Ergebnisse nach Implantationen von Hinterkammerlinsen aus Silikonmaterial. Spekt Augenheilkd 2 (Suppl) : 3
29. Sugar J, Burnett J, Forstat SL (1978) Scanning electron microscopy of intraocular lenses and endothelial cell interaction. Am J Ophthalmol 86 : 157
30. Wenzel M, Reim M (1987) Zellen auf intraokularen Linsen. Klin Monatsbl Augenheilkd 191 : 279
31. Wolter JR (1985) Pathologie der Linsenimplantation. Fortschr Ophthalmol 82 : 334

# Memory- versus Acrylat-IOL: Vergleichsstudie faltbarer Materialien beim selben Patienten

S. Harrer, M. Rossmann, M. Brandstetter, W. Burgmüller und K. Rigal

**Zusammenfassung.** Bericht über eine seit 6 Monaten laufende prospektive Studie, bei der zwei verschiedene faltbare IOL-Materialien (HEMA/MMA-IOL Memory-Lens und Acrylat-Metacrylat-IOL Acrysof) im Augenpaar desselben Patienten anhand folgender Parameter verglichen werden: biomikroskopischer Befund inklusive IOL-Oberflächenzytologie, Vorderkammertiefe, Zentrierung, Visus, Kontrastsensitivität, Blendungsempfindlichkeit und Pseudoakkommodation.

Beide IOL-Typen führten in der Beobachtungszeit zu ausgezeichneten Ergebnissen.

Bei den Parametern Kontrastsehen mit und ohne Blendung sowie Pseudoakkommodation ist tendenzmäßig eine Überlegenheit der Acrysof im Vergleich zur Memory-Lens zu verzeichnen. Diese könnte durch unterschiedliche Materialeigenschaften (im wesentlichen durch den höheren Berechnungsindex der Acrylat-IOL) erklärt werden.

Die unterschiedlichen Testergebnisse – im intraindividuellen Vergleich – führen zu keinerlei subjektiv wahrnehmbaren Störungen der visuellen Funktionen im täglichen Leben.

Die beiden getesteten IOL-Materialien können in das Augenpaar desselben Patienten implantiert werden, d. h. der Kataraktchirurg des zweiten Auges kann sich ohne weiteres für ein anderes IOL-Material entscheiden, als er im erstoperierten vorfindet.

**Summary.** In a randomized prospective study of 28 eyes (14 patients), two different foldable IOL materials were tested.

Following uncomplicated phacoemulsification through a self-sealing posterior limbal tunnel incision, we implanted a HEMA/MMA IOL (Memory-Lens) in one eye and later a Acrylat/Metacrylat IOL (Acrysof) in the other eye of the same patient.

The results of biomicroscopy anterior chamber depth, decentration, visual acuity, contrast sensitivity, glare and pseudoaccommodation were compared:

Both IOL types brought excellent results. The acrylic lenses showed – in intraindividual comparison with the Memory Lens – slightly better contrast vision and pseudoaccommodation. The differences proved not to disturb visual function in everyday life.

## Einleitung

Kataraktchirurgische Verfahren mit Inzisionsweiten zwischen 3 und 4 mm sind besonders sinnvoll, wenn faltbare IOL implantiert werden. Daher ist die Entscheidung für ein bestimmtes IOL-Material durch das zunehmende Angebot (Silikon, Acrylat, thermoplastisches Material) nicht immer leicht. Studien über den Einfluß von Materialeigenschaften auf visuelle Funktionen im *interindividuellen* Vergleich haben nur bedingte Aussagekraft. Beim *selben Patienten* mit unterschiedlichen IOL-Materialien im rechten und linken Auge brauchen interindivi-

D. Vörösmarthy et al. (Hrsg.)
10. Kongreß der DGII 1996

duelle Unterschiede bei der Bewertung psychophysischer Tests nicht berücksichtigt zu werden.

## Ziel der Studie

1) Intraindividueller Vergleich zweier faltbarer Linsenmaterialien HEMA/MMA (Memory-Lens) und Acrylat (Acrysof).
2) Beantwortung der Frage, ob unterschiedliche IOL-Materialien im Augenpaar eines Patienten toleriert werden.

## Methode

Bei bisher 14 Kataraktpatienten (Durchschnittsalter 75,6 ± 7,2 Jahre) wurde nach Kleinschnittchirurgie ein Auge mit einer HEMA/MMA-Linse (Memory-Lens) versorgt und zu einem anderen Zeitpunkt bei analoger Operationstechnik in das Partnerauge eine Acrylatlinse (Acrysof) implantiert. Die mittlere Nachbeobachtungszeit betrug 4 Monate.

Der Vergleich zwischen den beiden IOL-Materialien im Augenpaar desselben Patienten wurde anhand folgender Untersuchungen durchgeführt: Biomikroskopie inklusive IOL-Oberflächenzytologie, Vorderkammertiefe (Koinzidenzokular für Spaltlampe der Fa. Haag-Streit), Zentrierung (Ophthalmometer nach Littmann), Visus, Kontrastsensitivität (Visionkontrasttestsystem nach Ginsburg: VCTS 6500), Blendungsempfindlichkeit (Brightness Acuity Tester der Fa. Mentor) und Pseudoakkommodation (R.A.F. Akkommodationsmeßstab, Clement Clarke International LTD).

Die exakte Beschreibung der Versuchsanordnungen sowie der verwendeten Untersuchungsgeräte ist bei Rossmann et al. [4] zu finden.

### Operation

1) Kleinschnittechnik mit Inzisionsweiten zwischen 3,5–4 mm, tunnelförmige Wundkonfiguration ohne Naht. Der Zugang zum Tunnel erfolgte durchwegs über die Sklera (posterior limbal);
2) Kapsulorhexis,
3) Phakoemulsifikation,
4) die Implantation der Memory-Lens erfolgte mittels einer Fadenpinzette unter Healon.

Die Acrysof wurde vor dem Einsetzen auf Körpertemperatur erwärmt, unter Healon auf einem speziellen Metallblock (nach Klaas) gefaltet und mittels einer Cross-action-Pinzette implantiert.

Patienten mit ausgeprägter Makulopathie, mit visusrelevanten Keratopathien und solche mit fortgeschrittenen Glaukomschäden wurden aus der Studie ausgeschlossen.

**Tabelle 1.** Unterschiedliche Materialeigenschaften (Memory-Lens und Acrysof)

| | | Memory-Lens | Acrysof |
|---|---|---|---|
| Material | Optik | HEMA/MMA/EGDMA | Acrylat/Metacrylat |
| | Haptik | 4-0-Polypropylene | PMMA |
| UV-Schutz | (chemisch gebunden) | MOBP | Benzodiazolderivat |
| Hydrophil | | ja | nein |
| GTT | (Glasübergangstemperatur) | 29° C | 18,5° C |
| Refraktionsindex | (37° C, 550 nm) | 1,472 | 1,554 |
| Mittendicke | (+21,0 dpt) | 1,06 mm | 0,75 mm |

Die beiden IOL-Typen sind bezüglich Design fast identisch, weisen aber erhebliche Materialunterschiede auf (Tabelle 1).

*Gemeinsames Design* (Memory-Lens, Acrysof): 3-Stück-IOL, bikonvex, modifiziertes C-Schlingendesign mit 10° nach vorgewinkelter Haptik, Optikdurchmesser 6,0 mm, Haptikdurchmesser 13,0 mm.

## Ergebnisse

Alle Operationen verliefen komplikationslos.

### Oberflächenbeschaffenheit, intralentale Veränderungen

a) Memory-Lens: Bei einem Patienten war eine rillenähnliche Veränderung der hinteren IOL-Oberfläche, bei einem anderen Patienten eine Kratzspur auf der IOL-Vorderfläche zu sehen.
b) Acrysof: 2 Patienten zeigten Kratzspuren an der Vorderfläche der IOL. Bei 2 weiteren Patienten waren zahllose punktförmige, glitzernde intralentale Veränderungen nachweisbar. Eine IOL wies eine quer über das Zentrum verlaufende „Biegespur" auf, die vermutlich durch die Faltung entstand.

Weitere Ergebnisse siehe Tabellen 2 bis 5.

**Tabelle 2.** Vorderkammertiefe: Mittelwerte und Standardabweichungen

| | Memory-Lens | Acrysof |
|---|---|---|
| mm | 3,9 (± 0,2) | 4,1 (±0,3) |
| min/max | 3,5/4,2 | 3,6/4,7 |

**Tabelle 3.** Denzentrierung: Mittelwerte und Standardabweichungen

| | Memory-Lens | Acrysof |
|---|---|---|
| 1 Meßeinheit (ME) = 0,12 mm | 7,2 ME (± 2,8) | 7,0 ME (± 2,5) |

**Tabelle 4.** Postoperative korrigierte Sehschärfe

| Visus | Memory-Lens | Acrysof |
|---|---|---|
| 0,8–1,0 | 13 | 13 |
| 0,7 | – | 1 |
| 0,6 | 1 | – |

**Tabelle 5.** Pseudoakkommodation ($n = 8$): Mittelwerte und Standardabweichungen

| | Memory-Lens | Acrysof |
|---|---|---|
| cm | 24,7 (± 4,9) | 27,7 (± 5,3) |

### Kontrastsehen

Mit beiden geprüften Linsentypen waren die Normwerte der Kontrastsensitivität erreichbar (Abb. 1 a).

### Kontrastsehen unter Blendung

Tendenzmäßige Überlegenheit der Acrysof im Vergleich zur Memory-Lens (Abb. 1 b).

Eine genaue statistische Berechnung der Ergebnisse erfolgt nach Beendigung der laufenden Studie.

## Diskussion

### Implantationstechnik

Beide IOL-Typen wurden unter Healon implantiert, wobei besonders darauf geachtet wurde, daß kein Instrument die zentralen Optikanteile der IOL berührte. Die Acrysof wurde der besseren Faltbarkeit wegen vor der Implantation auf Kör-

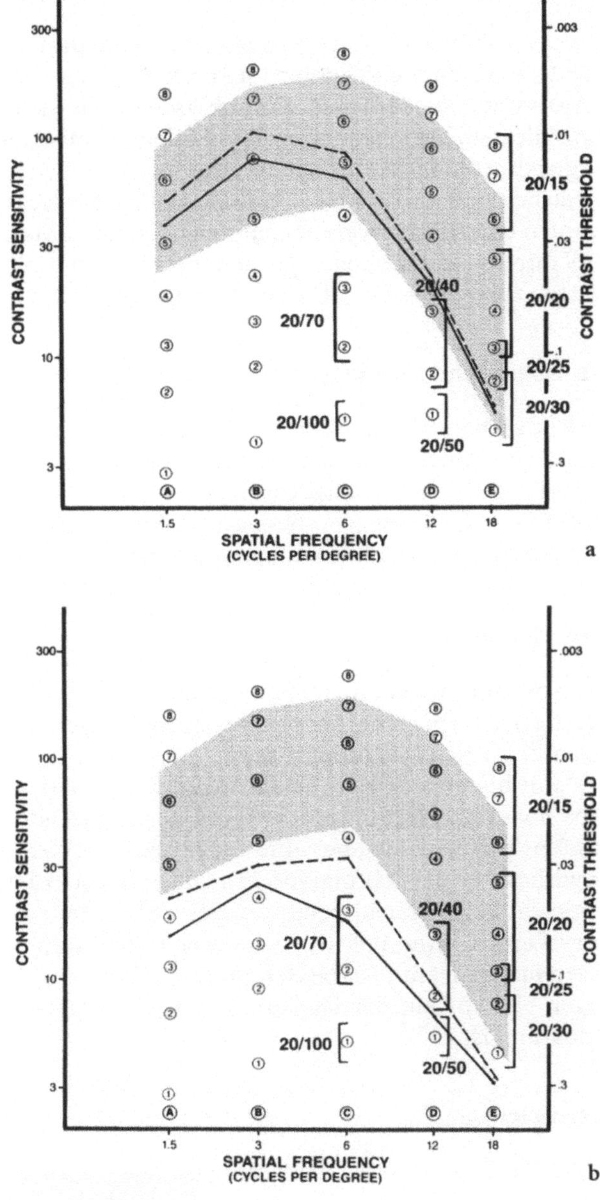


**Abb. 1 a.** Kontrastvisus (––––– Memory-Lens, - - - - Acrysof), **b** Kontrastvisus mit Blendung (––––– Memory-Lens, - - - - Acrysof)

pertemperatur erwärmt. Der Faltblock nach Klaas ermöglicht eine besonders schonende, gleichmäßige Faltung der Acryl-IOL. Um ein Imprimieren von an den Falt- bzw. Implantationspinzetten haftenden sterilen Ablagerungen (z. B. Fibrin, Pigment usw.) zu vermeiden, wurden die Pinzetten vor der Verwendung einer Ultraschallreinigung zugeführt.

## Materialeigenschaften

In zwei Fällen (Acrysof) waren zahlreiche punktförmige, im Spaltlicht glitzernde, intralentale Vakuolen nachweisbar. Laut Firmenauskunft handelt es sich dabei um harmlose Wasserdampfbläschen, die sich nach einer Phase der Sättigung nicht mehr vermehren. Die Patienten merkten keinerlei Unterschied im Vergleich zum anderen Auge mit der Memory-Lens, insbesondere war das Kontrastsehen mit und ohne Blendung subjektiv nicht vermindert. Auch die genannten Oberflächenveränderungen bei beiden Materialien, die bei vorsichtiger Implantation mit sauberen, glatten Instrumenten zunehmend seltener auftraten, führten zu keinerlei subjektiven Störungen.

## IOL-Oberflächenzytologie

Bei keiner der 28 implantierten IOL zeigte sich eine Zellbesiedelung des Implantates. Niemals beobachteten wir Synechienbildungen. Sowohl die hydrophile Memory-Lens als auch die hydrophobe Acrysof weist eine hervorragende Biokompatibilität auf. Dies ist von Bedeutung, weil hydrophoben IOL-Oberflächen eine geringere Verträglichkeit nachgesagt wird [1].

## Vorderkammertiefe

Der Abstand zwischen Hornhautendothel und IOL-Vorderfläche (Vorderkammertiefe) war bei den Acrylatlinsen im Vergleich zu den Memory-Linsen um durchschnittlich 0,15 mm größer.

Dafür bieten sich zwei Erklärungen an: erstens weisen Acrylat-IOL aufgrund ihres höheren Brechungsindex geringere Mittendicken auf (s. Tabelle 1), und zweitens verfügen sie über eine vermutlich stabilere PMMA-Haptik, die die Optik wirksamer in Richtung hintere Linsenkapsel zu drücken imstande ist als die vergleichsweise flexibleren, weniger formstabilen Proleneschlingen der Memory-Lens. Dünne IOL-Optiken lassen auch weniger innigen Kontakt mit der Iris erwarten. Damit ist die Gefahr von „iris chafing“ und hinteren Synechien geringer, ein Vorteil, der bei kombinierten Katarakt-Glaukom-Operationen von Bedeutung ist.

## Dezentrierung

Beide IOL-Typen wiesen nur geringgradige Dezentrierungen (max. 1,6 mm) auf. Das geringfügig bessere Zentrierungsverhalten der Acrysof könnte auf die relativ stabile PMMA-Haptik zurückzuführen sein.

## Visus, Kontrastsehen

Alle Patienten erreichten ein zufriedenstellendes Sehvermögen [3]. Der mittlere Logarithmus der Kontrastempfindlichkeit auch nach Blendung (Abb. 1) lag bei der Acrysof höher als bei der Memory-Lens. Dies könnte durch die optischen Qualitäten der Acryl-IOL (höherer Brechungsindex, dünnere Optik, geringere optische Aberrationen), aber auch durch die bessere Zentrierung im Kapselsack mittels PMMA-Haptiken erklärt werden. Die Memory-Lens verfügt derzeit nur über etwas weniger stabile 4-0-Prolenebügel.

Allerdings bemerkten die Patienten auch bezüglich Kontrastsehen keinerlei Unterschied zwischen den geprüften IOL-Materialien.

Je kleiner der Durchmesser und je stärker das Ausmaß der Dezentrierung einer IOL, desto schlechter ist das Kontrastsehen bzw. desto höher ist die Blendempfindlichkeit [5]. Unsere Ergebnisse sprechen dafür, daß Optikdurchmesser von 6 mm ausreichen, um Streuungs- oder Beugungsphänomene des IOL-Randes oder der verlöteten peripheren Kapselbätter zu minimieren.

### Pseudoakkommodation

8 Patienten wiesen nach der Operation rechts und links gleich weite Pupillen auf. Nur bei ihnen wurde der Pseudoakkommodationsbereich gemessen und verglichen, wobei die Augen mit implantierter Acrysof im Vergleich zu denen mit Memory-Lens Versorgten etwas besser abschnitten. Es ist bekannt, daß der Pseudoakkommodationsbereich pseudophaker Augen dem Pupillendurchmesser und der Vorderkammertiefe indirekt proportional ist und im wesentlichen als eine Funktion der Tiefenschärfe betrachtet wird [2, 6].

Die Acrysof scheint optische Qualitäten zu besitzen, die trotz durchschnittlich tieferer Vorderkammer einen relativ größeren Pseudoakkommodationsbereich ermöglichen. Trotzdem bevorzugte keiner der Patienten den einen oder anderen Intraokularlinsentyp.

## Schlußfolgerungen

1) Bei den Parametern Kontrastsehen mit und ohne Blendung sowie Pseudoakkommodation ist tendenzmäßig eine Überlegenheit der Acrysof im Vergleich zur Memory-Lens zu verzeichnen. Diese könnte durch unterschiedliche Materialeigenschaften (im wesentlichen durch den höheren Brechungsindex der Acrylat-IOL) erklärt werden.
2) Die unterschiedlichen Testergebnisse – im intraindividuellen Vergleich – führen zu keinerlei subjektiv wahrnehmbaren Störungen der visuellen Funktionen im täglichen Leben.
3) Die beiden getesteten IOL-Materialien können in das Augenpaar desselben Patienten implantiert werden, d. h. der Kataraktchirurg des zweiten Auges kann sich ohne weiteres für ein anderes IOL-Material entscheiden als er im erstoperierten vorfindet.

## Literatur

1. Amon M, Menapace R, Radax U, Freyler H (1995) Der Einfluß unterschiedlicher Oberflächeneigenschaften intraokularer Implantate aus PMMA auf deren Biokompatibilität. Spektrum Augenheilkd 9/1 : 30–35
2. Mitsuru N, Kiyoshi O (1983) Apparent accommodation in pseudophakic eyes after implantation of posterior chamber intraocular lenses. Am J Ophthalmol 96 : 435–438
3. Oshika T, Suzuki Y, Kizaki H, Yaguchi S (1996) Two year clinical study of a soft acrylic intraocular lens. J Cataract Refract Surg 22 : 104–109
4. Rossmann M, Harrer S, Rigal K, Wetzel C (1995) Pseudophakie beidseits mit verschiedenen Linsenmaterialien im rechten und linken Auge. Spektrum Augenheilkd 9/6 : 253–257
5. Vass C, Menapace R, Amon M, Strenn K (1993) Kontrastsensitivität und Blendungsemfindlichkeit von Intraokularlinsen mit 5 mm und 7 mm Durchmesser. Spektrum Augenheilkd 7/6 : 258–263
6. Watanabe K, Kawai K, Amano H et al (1984) Pseudoaccommodation in pseudophakia. Jap J Clin Ophthalmol 38 : 161–164

# Langzeitergebnisse der Cataracta secundaria nach Implantation von Polyfluorocarbon-(PFC)-beschichteten Intraokularlinsen

G. U. Auffarth, M. Ries, M. R. Tetz, U. Faller und H. E. Völcker

**Zusammenfassung.** *Hintergrund:* Oberflächenmodifikation von Intraokularlinsen sollen die Biokompatibilität erhöhen und Zelladhäsion vermindern. Die folgende Studie ging der Frage nach, ob polyfluorocarbonbeschichtete Hinterkammerlinsen (PFC-HKL) Vorteile in bezug auf die Nachstarentwicklung bieten im Vergleich zu Standard-PMMA-HKL.

*Patienten und Methoden:* In einer prospektiven randomisierten Studie wurde bei insgesamt 48 Augen von 48 Patienten unter standardisierten Bedingungen eine Kataraktextraktion mit Hinterkammerlinsenimplantation durchgeführt. 25 Patienten erhielten eine polyfluorocarbonbeschichtete Hinterkammerlinse (Alcon Surgical Cilco Model AR50BZ) und 23 Patienten eine Kontroll-HKL des gleichen einstückigen PMMA-Designs (Style CVC1U0) ohne Beschichtung. Die Ermittlung der Nachstarausprägung erfolgte mittels einer standardisierten, photographischen Bildanalysetechnik nach 1 Jahr und nach 4 Jahren.

*Ergebnisse:* Nach 4 Jahren konnten bisher 24 Patienten nachuntersucht werden (14 PFC, 10 Kontrollen). Die Patientengruppen unterschieden sich nicht bezüglich des Alters (78,1 ± 8,14 Jahre vs. 75,3 ± 7,69 Jahre) und des Nachbeobachtungszeitraumes (46,7 ± 2,13 Monate vs. 47,4 ± 6,52 Monate). Der korrigierte Fernvisus lag in beiden Gruppen bei 0,6–0,7. Der Nachstarwert stieg von 0,31 im 1. postoperativen Jahr auf 1,5 nach 46 Monaten (PFC-HKL) bzw. von 0,31 auf 1,2 (Kontroll-HKL) ($P = 0{,}58$).

*Schlußfolgerungen:* PFC-HKL erbrachten vergleichbare funktionelle Ergebnisse wie Standard-PMMA-HKL. Ein Unterschied in der Nachstardichte läßt sich bisher nicht nachweisen.

**Summary.** *Background:* Surface modifications of intraocular lens (IOL) optics have been developed in order to enhance biocompatibility and prevent cell adhesion. In this study, we tested whether polyfluorocarbon-coated IOLs (PFC-IOL) have an influence on the development of posterior capsule opacification (PCO).

*Patients and methods:* In a prospective, randomised trial, 48 eyes of 48 patients underwent cataract surgery with implantation of either PFC IOLs (Alcon Surgical Cilco Model AR50BZ) ($n = 25$) or standard PMMA IOLs (Style CVC1U0) ($n = 23$) of equal design. PCO formation was evaluated using a standardized photographic image analysis system 12 and 46 months after surgery.

*Results:* Twenty-four patients could be examined 4 years postoperatively (14 PFC; ten controls). The two patient groups did not show any differences in term of mean age (78.1 ± 8.14 years versus 75.3 ± 7.69 years) or postoperative follow-up time (46.7 ± 2.13 months versus 47.4 ± 6.52 months). Average corrected distance acuity was between 0.6 and 0.7 for both groups. The mean PCO score increased from 0.31 in the first postoperative year to 1.5 after 45 months (PFC-IOL) and from 0.31 to 1.2 (control-IOL) ($P = 0.58$), respectively.

*Conclusions:* Patients with PFC IOLs presented with equal functional results compared to those with standard PMMA IOL. A difference in PCO formation could not be detected.

D. Vörösmarthy et al. (Hrsg.)
10. Kongreß der DGII 1996

## Einleitung

Oberflächenmodifikationen von Intraokularlinsen sollen die Biokompatibilität erhöhen und Zelladhäsion vermindern. In den letzten 10 Jahren hat die Fertigungsqualität von Intraokularlinsen einen hohen Standard erreicht [1, 2, 3, 5]. Eine Vielzahl von neuen Kunstlinsenmaterialien wurden entwickelt und z. T. mit speziellen Oberflächenmodifikationen versehen [1, 5, 14, 19]. Die folgende Studie ging der Frage nach, ob polyfluorocarbonbeschichtete Hinterkammerlinsen (PFC-HKL) Vorteile in bezug auf die Nachstarentwicklung bieten im Vergleich zu Standard-PMMA-HKL.

## Patienen und Methoden

In einer prospektiven Studie wurde 1991 und 1992 bei insgesamt 48 Augen von 48 Patienten unter standardisierten Bedingungen eine Kataraktextraktion mit Hinterkammerlinsenimplantation durchgeführt. 25 Patienten erhielten eine polyfluorocarbonbeschichtete Hinterkammerlinse (Alcon Surgical Cilco Model AR50BZ) (PFC-HKL) und 23 Patienten eine Kontroll-HKL des gleichen einstückigen PMMA-Designs (Style CVC1UO) ohne Beschichtung. Die Patienten wurden nach 4–6, 10–14 und 46–52 Monaten postoperativ in Hinblick auf die Nachstarentwicklung untersucht [9, 14]. Die Ermittlung der Nachstarausprägung erfolgte mittels einer standardisierten, photographischen Bildanalysetechnik, welche von Tetz et al. entwickelt wurde [18]. Hierzu werden bei maximaler medikamentöser Mydriasis nach einem standardisierten Photografieschema klinische Aufnahmen des Augenvorderabschnittes an einer Zeissphotospaltlampe Modell 40 SL/P angefertigt. Der Nachstarwert ergibt sich aus der Multiplikation der getrübten Fläche hinter der IOL-Optik (0–100% = 0–1,0) mit einem graduierten Nachstarwert (0–4). Die statistische Auswertung erfolgte mit Hilfe von Errechnung der Mittelwerte und Standardabweichungen, der Varianzanalyse sowie der Kruskall-Wallis-Analysis of Variance für non-parametrische Stichproben mittels der Statistikprogramme Microsoft Excel 5.0 und Systat 5.03 for Windows.

## Ergebnisse

Nach 4 Jahren konnten 24 Patienten nachuntersucht werden (14 PFC, 10 Kontrollen). Die Patientengruppen unterschieden sich nicht bezüglich des Alters, des Nachbeobachtungszeitraumes und des korrigierten Fernvisus (Tabelle 1). Der Nachstarwert stieg von 0,31 im 1. postoperativen Jahr auf 1,5, nach 46 Monaten (PFC-HKL) bzw. von 0,31 auf 1,2 (Kontroll-HKL) (Abb. 1 und 2). Die Unterschiede zwischen beiden Linsentypen bezüglich der Nachstarausprägung waren zu keinem der Nachbeobachtungszeiträume signifikant (Tabelle 1 und Abb. 2). Die Verteilung der Nachstarwerte nach 4 Jahren zeigte eine erhebliche Schwankungsbreite von 0–3,6 für beide Gruppen (Abb. 3). Eine Nd : YAG-Laserkapsulo-

**Tabelle 1.** Patientendaten PFC-Studie

| | PFC-Gruppe | Kontroll-Gruppe | Signifikanz |
|---|---|---|---|
| Anzahl | 14 | 10 | – |
| Alter (Jahre) | 78,1 ± 8,14 | 75,3 ± 7,69 | $P = 0{,}95$* |
| Post-OP-Zeit (Monate) | 46,7 ± 2,13 | 47,4 ± 6,52 | $P = 0{,}72$* |
| Visus | 0,6 ± 0,33 | 0,7 ± 0,41 | $P = 0{,}54$* |
| Nachstarwert | 1,5 ± 1,02 | 1,2 ± 0,83 | $P = 0{,}58$* |

* nicht signifikant

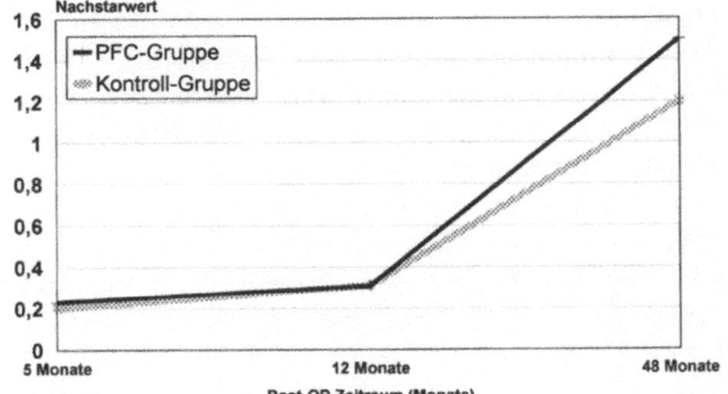


**Abb. 1.** Entwicklung der Cataracta secundaria über 4 Jahre postoperativ

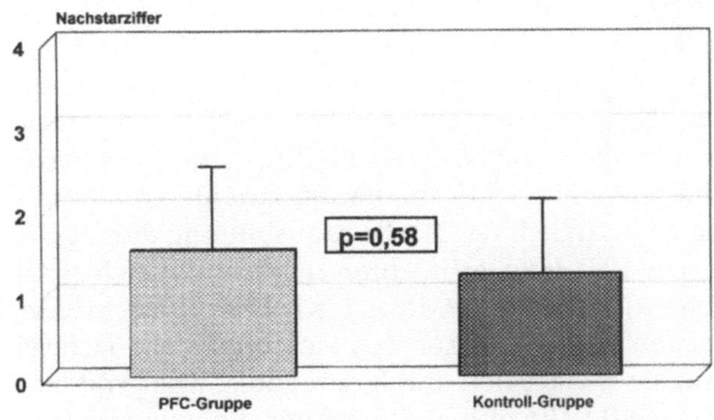


**Abb. 2.** Mittelwerte der Nachstarziffern 4 Jahre nach Kataraktoperation. Der Unterschied zwischen PFC- und Kontrollgruppe war statistisch nicht signifikant ($P = 0{,}58$, Mann-Whitney-U-Test)

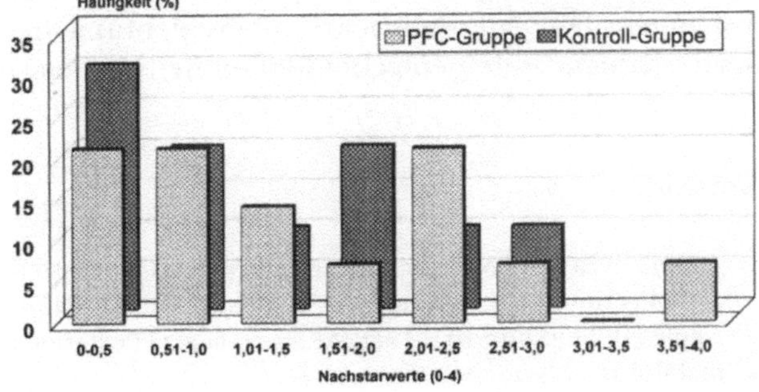


**Abb. 3.** Verteilung der Nachstarwerte 4 Jahre nach Kataraktoperation. Es findet sich eine gleichmäßige Verteilung der Nachstarwerte von PFC- und Kontroll-HKL in einem Bereich von 0–3,6

tomie war bei 2/14 Patienten mit PFC-Linsen und bei 1/10 Patienten der Kontrollgruppe durchgeführt worden.

## Diskussion

Die Cataracta secundaria stellt die wichtigste Langzeitkomplikation nach extrakapsulärer Kataraktextraktion mit Hinterkammerlinsenimplantation dar [1, 2, 5]. Die Häufigkeitsangaben zum Nachstar nach extrakapsulärer Technik variieren zwischen 3 und 50% bei Nachbeobachtungszeiträumen von 2–5 Jahren [2, 6–15]. Ursachen für schwankende Häufigkeitsangaben bezüglich des Nachstars liegen u. a. in unterschiedlichen Nachuntersuchungszeiträumen und Altersgruppierungen der untersuchten Patienten. Desweiteren wird häufig der Einfluß von okulären und extraokulären systemischen Faktoren auf den Nachstar nicht ausreichend berücksichtigt und unterschiedliche Bewertungskriterien der Nachstarausprägung herangezogen [18].

Daß durch die Implantation einer HKL in den Kapselsack schon ein nachstarreduzierender Effekt erzielt wird, ist bekannt [2, 6, 7, 8, 10, 11, 13, 15, 17]. Weiterhin wurde nachgewiesen, daß ein bikonvexes Optikdesign und ein guter Kontakt zwischen Optikrückfläche und Hinterkapsel die Entwicklung der Cataracta secundaria hemmt [2, 6–8, 10, 11, 13, 15].

In der vorliegenden Studie wurde das von Tetz et al. entwickelte, untersucherunabhängige, standardisierte Nachstarbewertungsschema benutzt, um in einer Langzeitstudie den Einfluß der PFC-Oberflächenmodifikation auf die Nachstarentstehung zu untersuchen [18]. Da die Patienten der PFC- und der Kontrollgruppe strukturgleich bezüglich der Altersverteilung und des postoperativen Nachbeobachtungszeitraumes waren und keine nachstarbeeinflussenden Erkrankungen, wie Diabetes mellitus [16], Pseudoexfoliationssyndrom [19]. Retinits pigmentosa [4] etc. hatten, konnte vom Studiendesign her ein guter Vergleich bezüglich der Nachstarausbildung durchgeführt werden.

Die PFC-HKL erbrachten insgesamt gleichwertige, gute funktionelle Ergebnisse wie Standard-PMMA-HKL. Ein Unterschied in der Nachstardichte ließ sich bei den bisher untersuchten Patienten nicht nachweisen. Die geringe Kapsulotomierate erklärt sich durch den guten Visus von 0,6–0,7. Eine auf die HKL übertragene Beschichtung, die bei gleichguten optischfunktionellen Resultaten eine Nachstarreduktion bewirken könnte, wäre eine elegante Lösung des Nachstarproblemes. Die Polyfluorocarbonbeschichtung der Optikoberflächen konnte hierfür jedoch keinen entscheidenden Beitrag liefern.

## Literatur

1. Apple DJ, Kincaid MC, Mamalis N, Olson RJ (1989) Intraocular Lenses. Evolution, designs, complications, and pathology. Williams & Wilkins, Baltimore
2. Apple DJ, Solomon KD, Tetz MR et al. (1992) Posterior capsule opacification. Surv Ophthalmol 37 : 73–116

3. Auffarth GU, Schmidt JA, Wesendahl T, Recum Av, Apple DJ (1993) Surface characteristics of intraocular lens implants: An evaluation using scanning electron microscopy and three dimensional topographical profilometry. J Long-Term Effects Implants 3(4) : 321–332
4. Auffarth GU, Tetz MR, Krastel H, Völcker HE (1996) Erhöhte Nachstarrate nach Kataraktoperation bei Retinitis pigmentosa? Klin Monatsbl Augenheilkd 208 : 22
5. Auffarth GU, Wesendahl TA, Assia EI, Apple DJ (1995) Pathophysiology of modern capsular surgery. In: Steinert RF (ed) Cataract Surgery: technique, complications, and management. Saunders, Philadelphia. p 314–324
6. Born C, Ryan D (1990) Effect of intraocular lens optic design on posterior capsular opacification. J Cataract Refract Surg 16 : 188–192
7. Davis P, Hill P (1989) Inhibition of capsule opacification by convex surface posterior three-piece all PMMA C-loop lenses: A fellow eye and same lens study. Eur J Implant Refract Surg 1 : 237–240
8. Davis PL, Hill P, Coffey A (1991) Convex posterior PMMA implans: Do PMMA vs prolene haptics alter capsular opacity? Eur J Implant Refract Surg 3 : 127–130
9. Faller U, Tetz M, Blum M, Greiner C, Völcker HE (1994): Endothelzellverlust bei Polyfluorocarbon beschichteten Intraokularlinsen. In: Pham DT, Wollensak J, Rochels R, Hartmann C (Hrsg) 8. Kongreß der Deutschsprachigen Gesellschaft für Intraokularlinsen Implantation (DGII) in Berlin. Springer, Berlin Heidelberg New York Tokyo. S 336–339
10. Götting J, Knorz MC, Seiberth V, Münch D (1991) Nachstarrate mit bikonvenxen und konvexplanen IOL – Eine prospektive Studie. In: Wenzel M, Reim M, Freyler H, Hartmann C (Hrsg) 5. Kongreß der Deutschen Gesellschaft für Intraokularlinsen Implantation (DGII). Springer, Berlin Heidelberg New York Tokyo. S 698–703
11. Hansen SO, Solomon KD, McKnight GT et al. (1988) Posterior capsular opacification and intraocular lens decentration. Part I: Comparison of various posterior chamber lens designs implanted in the rabbit model. J Cataract Refract Surg 14 : 605–613
12. Morrell AJ, Pearce JL (1989) Cataract surgery with posterior chamber lens implantation in patients aged 20–45. Eur J Implant Refract Surg 1 : 85–87
13. Nishi O (1986) Incidence of posterior capsule opacification in eyes with and without posterior chamber intraocular lenses. J Cataract Refract Surg 12 : 519–522
14. Tetz M, Greiner C, Blum M, Faller U, Völcker HE (1993) Zellbesiedlung und Hinterkapseltrübung bei Polyfluorocarbon beschichteten Hinterkammerlinsen – erste klinische Ergebisse. In: Robert, Gloor, Hartman, Rochels (Hrsg) 7. Kongreß der Deutschsprachigen Gesellschaft für Intraokularlinsen Implantation (DGII) in Zürich. Springer, Berlin Heidelberg New York Tokyo. S 344–350
15. Tetz M, Imkamp E, Hansen S et al (1988) Experimentelle Studie zur Hinterkapseltrübung und optischen Dezentrierung verschiedener Hinterkammerlinsen nach intrakapsulärer Implantation. Fortschr Ophthalmol 85 : 682–688
16. Tetz MR, Lehrer I, Klein U, Völcker HE (1994) Cataracta secundaria bei Diabetes Mellitus. In: Pham DT, Wollensack J, Rochels R, Hartmann C (Hrsg) 8. Kongreß der Deutschen Gesellschaft für Intraokularlinsen Implantation (DGII). Springer, Berlin Heidelberg New York Tokyo. S 398–406
17. Tetz M, O'Morchoe DJC, Gwin T et al. (1988) Posterior capsular opacification and intraocular lens decentration. Part II: Experimental findings on a prototype circular intraocular lens design. J Cataract Refract Surg 14 : 614–623
18. Tetz MR, Sperker M, Blum M, Auffarth GU, Völcker HE (1996) Klinische Nachstarbewertung in pseudophaken Augen: Methodik und Reproduzierbarkeit. Ophthalmologe 93 : 33–37
19. Zetterström C (1993) Incidence of posterior capsule opacification in eyes with exfoliation syndrome and heparin-surface-modified intraocular lenses. J Cataract Refract Surg 19 : 344–347

# Endokapsuläre Endophthalmitis durch Ochrobactrum anthropi

M. Braun, J. B. Jonas, U. Schönherr und G. O. H. Naumann

## Einleitung

Eine chronische, niedriggradige Endophthalmitis ist eine seltene, aber schwere Komplikation nach unkomplizierter Kataraktextraktion. Bisher wurden als infektiöse Agentien bestimmte Bakterien (Staphylococcus epidermidis, Propioni acnes) und Pilze (Candida albicans, Rhodococcus luteus) beschrieben [5]. Wir berichten über eine chronische Endophthalmitis durch Ochrobactrum anthropi nach unkomplizierter Kataraktextraktion.

## Patient

Bei einem 66jährigen Patienten in gutem Allgemeinzustand entwickelte sich am rechten Auge 11 Tage nach externer, unkomplizierter, stationär am Oculus melior über einen temporalen kornealen Zugang durchgeführter extrakapsulärer Kataraktextraktion und Implantation einer Silikonfaltlinse in den Kapselsack eine niedriggradige Endophthalmitis. Am 11. postoperativen Tag hatte der Patient Schmerzen bei einem niedriggradigen intraokularen Reizzustand ohne Hypopyon. Er erhielt Prednisolon-Acetat 1% 8mal täglich und Ofloxacin 4mal täglich. 6,5 Wochen postoperativ stellte sich der Patient mit einem Fernvisus von 0,2 erstmals in unserer Ambulanz vor. Neben einer grenzwertigen Hornhautendothelepitheldekompensation fand sich ein niedriggradiger Vorderkammerreizzustand mit Zellen und Tyndallphänomen, die gut zentrierte Silikonfaltlinse wies feine Beschläge, die intakte hintere Linsenkapsel eine weißliche Trübung auf. Nach Umstellen der Lokaltherapie auf Tobramycin und Colistin/Erythromycin und intravenöser Gave von Cefotiam und Netilmicin verstärkte sich die Endophthalmitis, so daß eine Pars-plana-Vitrektomie und die Entfernung der Intraokularlinse mit der Linsenkapsel notwendig wurde. Der Glaskörper war stark infiltriert mit Entzündungszellen, die Netzhaut erschien unbeteiligt. Am Ende der Operation wurde der Vitrektomiespülflüssigkeit Vancomycin zugesetzt. Bis zum Ergebnis des Antibiogramms wurde die Therapie fortgesetzt. In der Kultur des Glaskörperaspirates, der Intraokularlinse und der Linsenkapsel wurde Ochrobactrum anthropi nachgewiesen. Das Bakterium war resistent gegen Penizilline, Cephalosporine, Tobramycin und Cotrimoxazol, sensitiv auf Amikacin, Imipenem, Ciprofloxacin und Tetrazyklin. Folgend wurde die intravenöse Anti-

D. Vörösmarthy et al. (Hrsg.)
10. Kongreß der DGII 1996

biose auf 400 m Ciprofloxacin 2mal täglich umgestellt und die intraokuläre Entzündung klang ab. 2 Wochen posteropativ betrug der Visus c.c. 0,6.

## Diskussion

Ochrobactrum anthropi, ein nichtfermentatives, gramnegatives Stäbchen, vor 1988 als „Achromobacter" Gruppe CDC Vd bezeichnet [2], gilt erst seit den 80er Jahren als potentiell humanpathogen. Dieses Bakterium ist mehrfach als Sepsiserreger und zweimal als Erreger einer Keratitis beschrieben worden [1–4]. Eine chromosomal erworbene Resistenz gegen Penizilline und Cephalosporine könnte die anfängliche Ineffektivität unserer Medikation erklären. Besondere Erwähnung verdient der gute Allgemeinzustand unseres Patienten. Bisher wurden Ochrobactrum-anthropi-assoziierte Erkrankungen lediglich bei Immunsupprimierten beschrieben.

## Schlußfolgerung

Die natürliche Resistenz von Ochrobactrum anthropi gegen gebräuchliche Antibiotika sollte in der Behandlung von niedriggradigen Endophthalmitiden nach unkomplizierter Kataraktextraktion mit Hinterkammerlinsenimplantation berücksichtigt werden. Ochrobactrum anthropi sollte bei einer niedriggradigen Endophthalmitis in die Differentialdiagnose der Erreger einbezogen werden.

## Literatur


1. Haditsch M, Binder L, Tschurtschenthaler G, Watschinger R, Zauner G, Mittermayer H (1994) Bacteremia caused by Ochrobactrum anthropi in an immunocompromised child. Infection 22 : 291–292
2. Holmes B, Popoff M, Kiredejian M, Kersters K (1988) Ochrobactrum anthropi gen. nov., sp. nov. from human clinical specimens and previously known as group Vd. Int J Syst Bacteriol 38 : 406–416
3. Kent HD, Cohen EJ, Laibson PR, Arentsen JJ (1990) Microbial keratitis and corneal ulceration associated with therapeutic soft contact lenses. CLAO J 16 : 49–52
4. Siganos DS, Tsellentis IG, Papatzanaki ME, Tsilimbaris MK, Pallikaris IG (1993) Achromobacter xylosidans keratitis following penetrating keratoplasty. J Refract Corneal Surg 9 : 71–73
5. Wenkel H, Rummelt V, Knorr H, Naumann GOH (1993) Chronic postoperative endophthalmitis following cataract extraction and intraocular lens implantation. German J Ophthalmol 2 : 419–425

# Zuverlässigkeit der klassischen Keratometrie gegenüber computergestützter Hornhauttopographie bei hohem postoperativem Astigmatismus nach perforierender Keratoplastik

S. Spang, J. Weindler und K. W. Ruprecht

**Zusammenfassung:** Es sollte untersucht werden, ob mit klassischer Keratometrie (Zeiss-Ophthalmometer) oder mit computergestützter Hornhauttopographie (Eye Sys) eine zuverlässige Identifizierung von Patienten mit hohem postoperativem Astigmatismus nach perforierender Keratoplastik möglich ist. 43 Messungen nach perforierender Keratoplastik wurden ausgewertet, bei denen mit dem Zeiss-Ophthalmometer ein Astigmatimus über 4 dpt bestimmt wurde. Höhe und Achsendifferenz des bestehenden Zylinders wurden verglichen, sowie die Zylinderasymmetrie mit Hilfe der Hornhauttopographie ausgewertet. Die Astigmatismuswerte der klassischen Keratometrie (8,1 ± 2,7 dpt) waren signifikant höher als die der computergestützten Hornhauttopographie (6,1 ± 2,2 dpt). Die Differenz der Astigmatismusachse zwischen klassischer Keratometrie und Eye Sys betrug 19° ± 23°. Bei einem Vergleich der Astigmatismushöhe zeigte sich ein Korrelationskoeffizient von 0,82. Bei 26% der Messungen betrug die Differenz der Achse der beiden steilen Hemimeridiane (3-mm-Zone) mehr als 30°. Eine Identifizierung von Patienten mit hohem postoperativem Astigmatismus nach perforierender Keratoplastik scheint mit klassischer Keratometrie zuverlässig möglich.

**Summary:** We studied whether there is a reliable identification of patients with high postoperative astigmatism following penetrating keratoplasty with standard keratometry (Zeiss Ophthalmometer) or computer-assisted corneal topography (Eye Sys). Forty-three measurements after penetrating keratoplasty with an astigmatism > 4 D measured by standard keratometry were analyzed. The astigmatism value and axis were compared, and the asymmetry of the corenal cylinder was analyzed by corneal topography. The astigmatism values measured by standard keratometry (8.1 ± 2.7 D) were significantly higher than the values measured by the computer-assisted corneal topography (6.1 ± 2.2 D). The difference of the cylinder axis measured by standard keratometry and Eye Sys was 19° ± 23°. The comparison of the astigmatism values showed a correlation coefficient of 0.82. In 26% of all measurements, the axis difference of both steep hemimeridians (3 mm zone) was more than 30°. It seems reliable to identify patients with high postoperative astigmatism following penetrating keratoplasty by standad keratometry.

## Einleitung

Erst die Entwicklung der computergestützten Hornhauttopographie im letzten Jahrzehnt hat eine zuverlässige individuelle Darstellung der gesamten Hornhautoberfläche ermöglicht [2, 4]. Als unentbehrliches Hilfsmittel für refraktiv-chirurgisch tätigte Augenärzte ist dieses Verfahren – wegen der relativ hohen Anschaffungskosten – in erster Linie Kliniken und größeren Praxen vorbehalten. Im Gegensatz dazu ist die klassische Keratometrie mit dem Zeiss-Ophthalmometer weit verbreitet und ein einfaches Verfahren, wobei die Bestimmung der zentra-

D. Vörösmarhty et. al. (Hrsg.)
10. Kongreß der DGII 1996

len kornealen Brechkraft mit nur 4 Meßpunkten erfolgt. Bei hohem irregulärem Astigmatismus nach perforierender Keratoplastik besteht jedoch die Gefahr, den Astigmatismus nicht zuverlässig zu messen. Um die Wertigkeit der klassischen Keratometrie zur Identifizierung eines hohen postoperativen Astigmatismus nach perforierender Keratoplastik gegenüber der computergestützten Hornhauttopogaphie zu erhalten, verglichen wir beide Verfahren.

## Methodik

In die Untersuchung wurden konsekutiv 43 Messungen nach perforierender Keratoplastik aufgenommen, die bei der Bestimmung des postoperativen kornealen Astigmatismus mit dem Zeiss-Ophthalmometer einen Astigmatismus über 4 dpt hatten. Zusätzlich wurde eine computergestützte Hornhauttopographie (Eye-Sys-Corneal-Analysis-System) durchgeführt. Höhe und Achsendifferenz des bestehenden Zylinders wurden verglichen. Als Meßwerte der Hornhauttopographie wurden die simulierten Keratometerwerte verwendet [5]. Zur Charakterisierung der Asymmetrie des Zylinders wurde die Größe der Achsendifferenz der beiden steilen Hemimeridiane (3-mm-Zone) der Hornhauttopographie bestimmt.

Die statistische Auswertung mit dem Programm SPSS für Windows beinhaltete Mittelwertberechnung mit Standardabweichung, U-Test und Korrelationsquotientenberechnung. Ein Wahrscheinlichkeitsniveau von $P < 0{,}05$ wurde als statistisch signifikanter Unterschied angenommen.

## Ergebnisse

Insgesamt wurden 43 Messungen vor und nach refraktiver Hornhautchirurgie bei 22 Patienten durchgeführt. Das Durchschnittsalter der 10 Männer und 12 Frauen betrug 57 ± 20 Jahre. Die mittlere Höhe des kornealen Astigmatismus betrug 8,1 ± 2,7 dpt bei der klassischen Keratometrie und 6,1 ± 2,2 dpt bei der com-

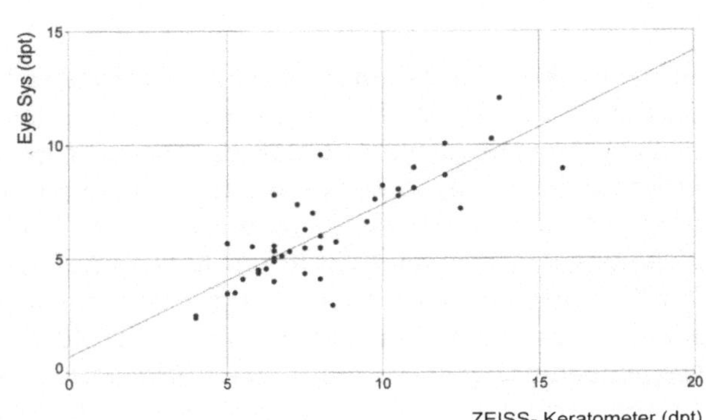


**Abb. 1.** Astigmatismushöhe: Korrelation der einzelnen Meßwerte von Zeiss-Ophthalmometer und Eye Sys (Streudiagramm)

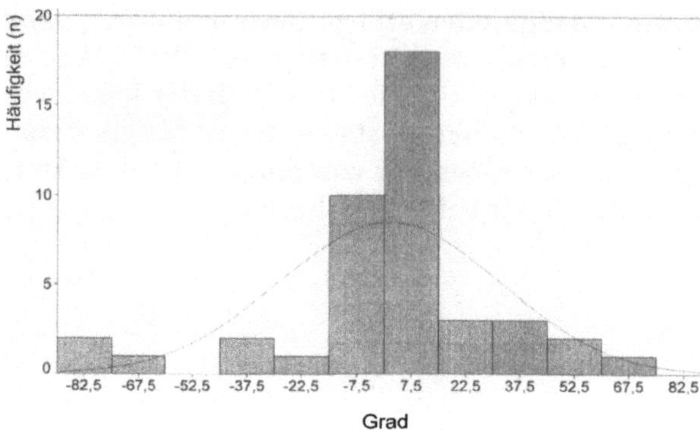


**Abb. 2.** Verteilung der Achsenabweichung (kleinster Betrag) der Eye-Sys-Meßwerte von den Meßwerten des Zeiss-Ophthalmometer mit Normalverteilungskurve (*Minuswerte* Achsenabweichung gegen den Uhrzeigersinn; *Pulswerte* Achsenabweichung im Uhrzeigersinn)

**Tabelle 1.** Achsendifferenz der beiden steilen Hemimeridiane (Eye Sys, 3-mm-Zone)

| Achsendifferenz [°] | > 10 | > 15 | > 20 | > 30 |
|---|---|---|---|---|
| Gesamt ($n = 43$) | 66% | 52% | 48% | 26% |

putergestützten Hornhauttopographie. Die Werte der klassischen Keratometrie waren signifikant höher ($P < 0{,}01$) als bei der Eye-Sys-Untersuchung. Durchschnittlich wurden mit der Hornhauttopographie um 1,5–2,0 dpt niedrigere Werte ermittelt. Bei dem Vergleich der Astigmatismushöhe beider Methoden wurde ein Korrelationsquotient von 0,82 ermittelt (Abb. 1). Die höchste ermittelte Differenz betrug 6,1 dpt (Zeiss-Ophthalmometer 15,75 dpt; Eye Sys 9,57 dpt). Die Differenz der Zylinderachse zwischen Zeiss-Ophthalmometer und der Hornhauttopographie betrug 19° ± 23° (Abb. 2). Bei der Charakterisierung der Asymmetrie des Astigmatimus anhand der Differenz der Achse der beiden steilen Hemimeridiane zeigte sich, daß bei 52% der Messungen die Achsen der steilen Hemimeridiane um mehr als 15° und bei 26% der Messungen über 30° differierten (Tabelle 1).

## Diskussion

Bei ca. 10–20% der Patienten nach perforierender Keratoplastik ist aufgrund eines hohen persistierenden Astigmatismus eine visuelle Rehabilitation durch Anpassung einer Brille oder Kontaktlinse schwierig [6, 7]. In diesen Situationen ist ein refraktiver Eingriff zur Reduktion des hohen Zylinders sinnvoll [1, 3, 8]. Um diese Patienten in der Praxis identifizieren zu können, ist eine zuverlässige Bestimmung der Hornhautbrechkraft notwendig. Bei der Messung mit dem Zeiss-Ophthalmometer wird die Brechkraft der zentralen Hornhaut mit nur 4 Meßpunkten bestimmt, und somit besteht die Möglichkeit bei hohem Hornhautastigmatismus, insbesondere bei vorliegender Asymmetrie, unzuverlässige Werte zu erhalten. Unsere Ergebnise zeigen, daß beim Vergleich von klassischer

Keratometrie und computergestützter Hornhauttopographie in bezug auf die Astigmatismushöhe eine gute Korrelation vorliegt. Wurde mit der klassischen Keratometrie ein hoher Astigmatismus gemessen, so konnte auch bei der computergestützten Hornhauttopographie ein hoher Zylinder nachgewiesen werden. Im Gegensatz zur Astigmatismushöhe ist die Zuverlässigkeit der Achsenbestimmungen eingeschränkt. Dies ist vermutlich auf die häufig vorliegende Astigmatismusasymmetrie zurückzuführen.

Aufgrund dieser Ergebnisse scheint eine Identifizierung von Patienten mit hohem postoperativem Astigmatismus nach perforierender Keratoplastik mit der klassischen Keratometrie zuverlässig möglich. Vor refraktiven Eingriffen sollte jedoch eine computergestützte Hornhauttopographie durchgeführt werden, um eine Differenzierung von flachen bzw. steilen Hemimeridianen zu gewährleisten.

## Literatur

1. Barner SS (1976) Surgical treatment of corneal astigmatism. Ophthalmic Surg 7 : 43–47
2. Busin M, Wilmanns I, Spitznas M (1989) Automated corneal topography: Computerized analysis of photokeratoscope images. Graefes Arch Clin Exp Ophthalmol 227 : 230–236
3. Buzard KA (1991) Paired relaxing incisions for the control of astigmatism. Corena 10 : 38–43
4. Frangieh GT, Kwitko S, McDonnell PJ (1991) Prospective corneal topographic analysis in surgery for postkeratoplasty astigmatism. Arch Ophthalmol 109 : 506–510
5. Holladay JT (1995) Understanding corneal topography. User's guide and tutorial, version 3.03–3.11. Eye Sys Technologies, Houston
6. Jacobi PC, Hartmann C, Severin M, Bartz-Schmidt K-U (1994) Relaxing incisions with compression sutures for control of astigmatism after penetrating keratoplasty. Graefe's Arch Clin Exp Ophthalmol 232 : 527–532
7. Seitz B, Naumann GOH (1993) Limbus-parallel keratotomies and compression sutures in excessive astigmatism after penetrating keratoplasty. German J Ophthalmol 2 : 42–50
8. Troutman RC, Swinger C (1980) Relaxing incision for control of posteroperative astigmatism following keratoplasty. Ophthalmic Surg 11 : 117–120

# Memory- versus Silikon-IOL: Vergleichsstudie faltbarer Linsenmaterialien beim selben Patienten

M. ROSSMANN, S. HARRER, M. BRANDSTETTER und G. MATH

**Zusammenfassung.** Für die Kleinschnittkataraktchirurgie bieten sich mit der HEMA/MMA-Linse (Memory-Lens U 940 A) und der Silikonlinse (STAAR AA 4203 VF) vergleichbare, faltbare Intraokularlinsen an. Eine aussagekräftige Beurteilung der Materialeigenschaften erlaubt die Untersuchung der Partneraugen des mit beiden der genannten Linsenmodelle versorgten Patienten. Individuelle Unterschiede kommen dadurch bei der Auswertung psychophysischer Tests nicht zum Tragen. Im Rahmen einer seit September 1995 laufenden prospektiven Studie wurde bis dato 20 Patienten (40 Augen) in einem Auge eine HEMA/MMA-IOL und im anderen Auge eine Silikonlinse implantiert. Die vergleichenden Kontrolluntersuchungen beinhalteten Biomikroskopie, Bestimmung von Vorderkammertiefe, Zentrierung, Visus, Kontrastsensitivität, Blendungsempfindlichkeit und Pseudoakkommodation.

Die im überblickbaren Untersuchungszeitraum durchwegs hervorragenden Ergebnisse der jeweils am selben Patienten geprüften Linsentypen zeigen weitestgehende Übereinstimmung. Spezifische Unterschiede bei der Vorderkammertiefe, Kontrastsensitivität, Blendungsempfindlichkeit und Pseudoakkommodation führten zu keiner subjektiv merklichen Unterlegenheit eines Linsenmaterials in bezug auf das andere.

**Summary.** The HEMA/MMA IOL (Memory Lens U 940 A) and the silicone IOL (STAAR AA 4203 VF) are comparable, foldable, posterior chamber lenses for small-incision cataract surgery. The study of patients receiving different IOL material in the right and left eye is sensible to assess the property of different IOL material.

In a prospective study, we implanted in 20 patients (40 eyes) a HEMA/MMA IOL in one eye and a silicone lens in the other. The results of biomicroscopy, anterior chamber depth, decentration, visual acuity, contrast sensitivity, glare, and pseudoaccommodation were compared. Lens-specific differences in anterior chamber depth, contrast sensitivity, and pseudoaccommodation proved not to be disturbing.

## Einleitung

Die Untersuchung unterschiedlicher Intraokularlinsenmaterialien im Augenpaar derselben Patienten egalisiert personenspezifische Besonderheiten der subjektiven Wahrnehmung und minimiert anatomische und physiologische Abweichungen – der Vergleich erfolgt jeweils am selben Individuum mit der identischen Reizaufnahme, Erregungsleitung und zentralen Verarbeitung.

D. Vörösmarthy et. al. (Hrsg.)
10. Kongreß der DGII 1996

## Patienten und Methodik

Bisher wurde 20 Patienten im Durchschnittsalter von 73,2 Jahren (SD ± 7,6 Jahre) mittels Kleinschnittkataraktchirurgie im zuerst operierten Auge abwechselnd eine HEMA/MMA-IOL oder eine Silikon-IOL implantiert, bei der nach frühestens 4 Wochen folgenden Operation des zweiten Augens die jeweils andere Intraokularlinse gewählt. Patienten mit ausgeprägter Makuladegeneration, visusrelevanter Keratopathie und fortgeschrittenem Glaukomschaden wurden von der Studie ausgeschlossen.

Das Operationsverfahren erfolgte in standardisierter Weise: 3,5–4 mm breiter Sklerakornealtunnel von einer geraden Inzision in 2-mm-Abstand vom Limbus ausgehend, Kapsulorhexis, bimanuelle Phakoemulsifikation, Rindenabsaugung, Implantation der Memory-Lens mittels Fadenpinzette, der Silikonlinse mittels Injektor in den Kapselsack, nahtloser Wundverschluß.

Die folgenden Befunde wurden 4–6 Wochen nach der Operation erhoben:

- Visus mit bester Korrektur,
- Kontrastsensitivität: Vision-Contrast-Testsystem nach Ginsburg VCTS 6500 (3m),
- Kontrastempfindlichkeit mit Blendung: Wiederholung des Untersuchungsvorganges VCTS 6500 unter maximaler Blendung mit dem Brightness-Acuity-Tester (Fa. Mentor) auf Stufe III (1320 cd/m$^2$),
- Pupillendurchmesser mittels Vergleichsschablone bei standardisierter Leuchtdichte auf 0,25 mm genau geschätzt,
- Vorderkammertiefe mittels optischer Meßvorrichtung an der Spaltlampe (Fa. Haag Streit),
- Pseudoakkommodationsbereich in cm mit dem R.A.F.-Akkommodationsmeßstab (Clement Clarke International Ltd) bei jenen 13 Patienten mit rechts und links gleicher Pupillenweite (Nahzusatz +2,5 dpt),
- Dezentrierung mittels Meßokular am Ophthalmometer nach Littmann (Fa. Zeiss), Ausmaß und Richtung der Abweichung der Koinzidenz-Purkinje-Reflexbilder voneinander auf der Hornhaut und IOL-Vorderfläche [4].

Tabelle 1 gibt einen Überblick über die Eigenschaften der beiden verwendeten Intraokularlinsen.

**Tabelle 1.** Eigenschaften der untersuchten Intraokularlinsen

| | Memory Lens U 940 A | STAAR AA 4203 VF |
|---|---|---|
| Material | HEMA/MMA/EGDMA | Silikon |
| Design | 3-Stück | 1-Stück-Kahn-Design |
| Haptik | 10° gewinkelte C-Schlingenhaptik (Prolene) 13 mm | 0° gewinkelte Plattenhaptik (Silikon) 10,5 mm |
| Optik | 6 mm | 6 mm |
| Hydrophil | ja | nein |
| Refraktionsindex (37°, 550 nm) | 1,47 | 1,41 |

**Tabelle 2.** Sehschärfe mit Korrektur

| Visus | HEMA/MMA | Silikon |
|---|---|---|
| ≥ 0,8 | 17 | 17 |
| 0,7 | 1 | – |
| 0,6 | 2 | 1 |

**Tabelle 3.** Pupillendurchmesser

| | HEMA/MMA | Silikon |
|---|---|---|
| Pupillendurchmesser | 2,6 mm (SD ± 0,8) | 2,8 mm (SD ± 0,8) |
| min/max | 1,75 mm/4,25 mm | 1,75/4,75 mm |

**Tabelle 4.** Ausmaß der Dezentrierung

| | HEMA/MMA | Silikon |
|---|---|---|
| 1 Meßeinheit ≙ 0,12 mm | 7,2 ME (SD ± 2,7) | 7,5 ME (SD ± 2,7) |

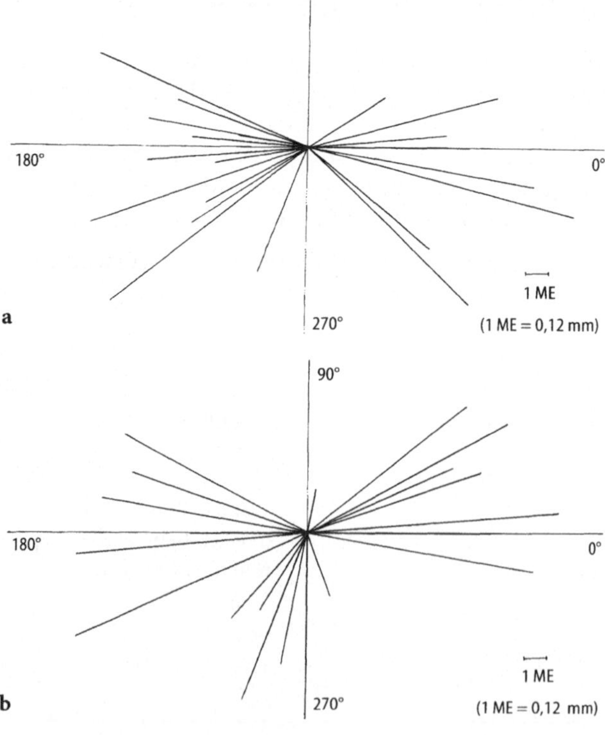


**Abb. 1.** Ausmaß und Richtung der Dezentrierung der 20 Memory-Linsen, **b** Ausmaß und Richtung der Dezentrierung der 20 STAAR-Linsen

**Tabelle 5.** Pseudoakkommodationsbereich bei Isokorie ($n = 13$)

| | HEMA/MMA | Silikon |
|---|---|---|
| Pseudoakkommodation | 24,9 cm (SD ± 5,0) | 23,6 cm (SD ± 5,1) |

**Tabelle 6.** Vorderkammertiefe

| | HEMA/MMA | Silikon |
|---|---|---|
| Vorderkammertiefe | 3,9 mm (SD ± 0,3) | 3,7 mm (SD ± 0,3) |
| min/max | 3,5 mm/4,3 mm | 3,4 mm/4,2 mm |

## Ergebnisse

Biomikroskopisch bestätigte sich, daß alle Linsen mit Haptik und Optik im Kapselsack lagen. Bei drei HEMA/MMA-Linsen zeigten sich oberflächliche Kratzspuren, bei den Silikonlinsen war eine deutliche Fibrosierung des Rhexisrandes die Regel. Eine Zellbesiedlung oder Synechienbildung war in keinem Fall zu beobachten. Weitestgehend übereinstimmende Ergebnisse der beiden geprüften Linsentypen fanden wir beim Visus mit bester Korrektur (Tabelle 2), beim Pupillendurchmesser (Tabelle 3) und beim Dezentrierungsverhalten (Tabelle 4, Abb. 1).

Eine trendmäßige Überlegenheit der HEMA/MMA-Linse gegenüber der Silikon-IOL (die statistische Auswertung erfolgt nach Abschluß der noch laufenden Studie) zeigte sich beim Kontrastsehen (Abb. 2 a), Kontrastsehen mit Blendung (Abb. 2 b) und beim Pseudoakkommodationsbereich (Tabelle 5). Die Vorderkammertiefe war bei der Memory-Lens trendmäßig größer als bei der STAAR – Linse (Tabelle 6).

## Diskussion

Beide studierten Intraokularlinsenmaterialien gewährten eine hervorragende postoperative visuelle Rehabilitation. Die höhere Vorderkammertiefe bei der Memory-Lens gegenüber der STAAR – Linse kann durch den höheren Brechungsindex und der daraus resultierenden geringeren Mittendicke (bei gleicher Dioptrienstärke), sowie die gewinkelte Schlingenoptik gegenüber der nichtgewinkelten Plattenhaptik erklärt werden. Die damit geringere Wahrscheinlichkeit der Kontaktaufnahme von Irisrückfläche und IOL-Vorderfläche ist als Vorteil zu werten.

Die Kontrastsensitivität und Blendungsempfindlichkeit ist in hohem Maße vom Lebensalter abhängig [3, 11]. Dieser Tatsache trägt unser Studienkonzept optimal Rechnung (Vergleich am selben Individuum – identisches Kollektiv für

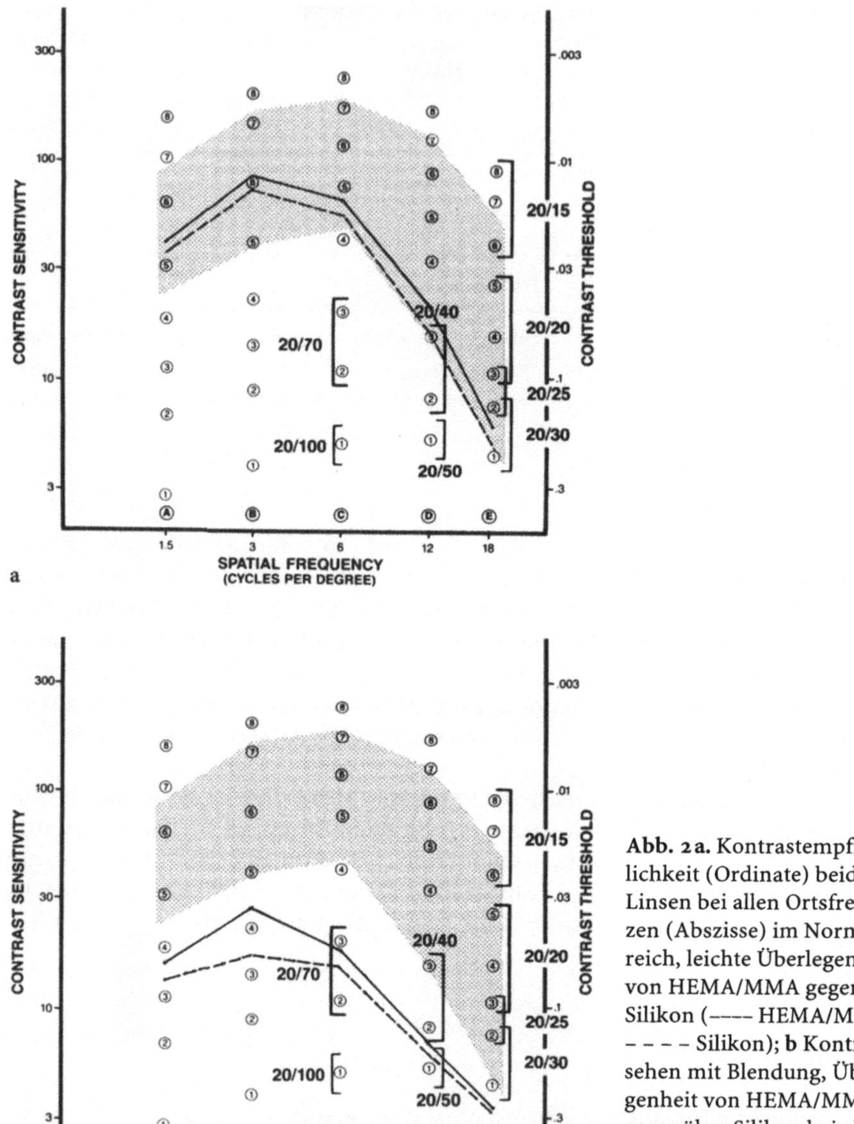


**Abb. 2a.** Kontrastempfindlichkeit (Ordinate) beider Linsen bei allen Ortsfrequenzen (Abszisse) im Normbereich, leichte Überlegenheit von HEMA/MMA gegenüber Silikon (—— HEMA/MMA, - - - - Silikon); **b** Kontrastsehen mit Blendung, Überlegenheit von HEMA/MMA gegenüber Silikon bei allen Ortsfrequenzen (—— HEMA/MMA, - - - - Silikon)

beide geprüften Linsen). Es zeigten sich in diesen Punkten bessere Ergebnisse bei der HEMA/MMA-Linse als bei der Silikonlinse. (Zwischen PMMA- und Silikonintraokularlinsen findet Skorpik [9] keine signifikanten Unterschiede der Kontrast- und Blendungsempfindlichkeit, Kohnen [3] Vorteile von PMMA gegenüber Silikon).

Laut Mitsuru Nakazawa [7] ist der Pseudoakkommodationsbereich pseudophaker Augen nach Implantation einer Hinterkammerlinse in erster Linie dem Pupillendurchmesser und in zweiter Linie der Vorderkammertiefe indirekt proportional und im wesentlichen als eine Funktion der Tiefenschärfe zu verstehen. Daß wir nur bei rechts und links gleich weiter Pupille die Pseudoakkommodation bestimmten, berücksichtigt den beschriebenen Sachverhalt. Der Befund des größeren Pseudoakkommodationsbereiches bei der Memory-Lens mit der größeren Vorderkammertiefe als bei der Silikonlinse war demnach nicht zu erwarten.

Trotz des grundlegend verschiedenen Haptikdesigns der beiden Intraokularlinsen differierte das Ausmaß der Dezentrierung (ein für die Kontrastempfindlichkeit bedeutsamer Wert [5, 6, 10]) nur gering. Abb. 1 a, b läßt die Bevorzugung der Abweichung von der Koaxialposition nach horizontal, schräg und unten erkennen. Eine Dezentrierung nach oben war bei keiner Memory-Lens und nur bei einer STAAR-Linse festzustellen. Die insgesamt gute Zentrierung der untersuchten Hinterkammerlinsen wurde durch die ideale Positionierung aller Haptiken im Kapselsack gewährleistet [1, 2].

Die Frage nach Wahrnehmungsunterschieden zwischen rechtem und linkem Auge wurde von einigen Patienten dahingehend beantwortet, daß eines besser für die Ferne und das andere besser für die Nähe geeignet sei – je nach Refraktionsverhältnissen (und auch Arbeits- und Lesegewohnheiten bzw. Ausgangsrefraktion).

In keinem Fall konnten jedoch subjektiv feststellbare oder gar störende Abweichungen der visuellen Leistung zwischen den Partneraugen und damit den verglichenen Intraokularlinsen erarbeitet werden. Es bestätigte sich, daß es zulässig ist, einem Patienten im rechten und linken Auge Kunstlinsen unterschiedlicher Materialien zu implantieren [8].

## Literatur


1. Amon M, Menapace R, Papapanos P, Radax U, Vass C (1992) Klinisch morphologische Ergebnisse mit drei unterschiedlichen PMMA-Hinterkammerlinsen für die Kleinschnitt-Kataraktchirurgie. Spektrum Augenheilkd 6/6 : 273–277
2. Apple DJ, Park SB, Merkley KH, Brems RN, Richard SC, Langley KE, Piest KL, Isenbeg RA (1986) Posterior chamber intraocular lenses in a series of 75 autopsy eyes, part I: Loop location. J Cataract Refract Surg 12 : 358–362
3. Kohnen S, Ferrer A, Brauweiler P (1996) Visuelle Funktionen nach der Implantation von PMMA-, Silikon- und Acryl-Intraokularlinsen. Ophthalmo-Chirurgie 8 : 19–23
4. Kulnig W, Stangler-Zuschrott E (1985) Messung der Koaxialposition bei Linsenimplantaten. Klin Monatsbl Augenheilkd 187 : 432–433
5. Kumar S, Miller D (1990) Effect of intraocular decentration retinal image contrast. J Cataract Refract Surg 16 : 712–714
6. McDonnel PJ, Spalton DJ, Falcon MG (1990) Decentration of the posterior chamber lens implant: the effect of optic size on the incidence of visul aberrations. Eye 4 : 132–137
7. Nakazawa M, Ohtsuki K (1983) Apparent accomodation in pseudophakic eyes after implantation of posterior chamber intraocular lenses. Am J Opthalmol 96 : 435–438

8. Rossmann M, Harrer S, Rigal K, Wetzel C (1995) Pseudophakie beidseits mit verschiedenen Linsenmaterialien im rechten und linken Auge. Spektrum Augenheilkd 9/6 : 253–257
9. Skorpik C, Gottlob I, Weghaupt H (1989) Comparison of contrast sensitivity between posterior chamber lenses of silicone and PMMA material. Graefe's Arch Clin Exp Ophtalmol 227 : 413–416
10. Van der Berg TJTP (1986) Importance of pathological intraocular light scatter for visual disability. Doc Ophtalmol 61 : 327–333
11. Wolf E (1960) Glare and age. Arch Ophthalmol 64 : 502–514

## Videos

# Mechanische vordere Kapsulektomie und Implantation einer faltbaren IOL bei kindlicher Katarakt

S. Pavlovic, B. Dick und K. W. Jacobi

**Zusammenfassung.** Die Kataraktchirurgie und Intraokularlinsenimplantation bei Kindern wird aufgrund der besonderen Eigenschaften des kindlichen Auges kontrovers diskutiert. Neue chirurgische Techniken und moderne hochqualitative Intraokularlinsen führen zu einer zunehmenden Verbreitung.

Unsere Technik der Entfernung der kindlichen Katarakt mit nachfolgender Hinterkammerlinsenimplantation wird vorgestellt. Ein Vitrektom mit einem Durchmesser von 0,6 mm wurde für die vordere Kapsulektomie verwendet. Die manuelle kontinuierliche zirkuläre Kapsulorhexis (CCC) ist bei Kleinkindern im Vergleich zu der bei Erwachsenen aufgrund der enormen Elastizität der Kapsel, des erhöhten Glaskörperdrucks und des kleinen Auges schwieriger durchzuführen.

Die mechanische zirkuläre Kapsulektomie erfüllt die Anforderungen an eine ideale vordere Kapsulektomietechnik bei kindlichen Augen, bei denen die manuelle CCC schwierig zu kontrollieren ist.

Die getrübte Linse wird über zwei Parazentesen mit dem bimanuellen Irrigations-Aspirations-System nach Brauweiler entfernt. Die Durchführung der vorderen Kapsulektomie und Linsenentfernung im geschlossenen System über die zwei Parazentesen wirkt dem Glaskörperdruck entgegen und ermöglicht die Aufrechterhaltung der Vorderkammer während der gesamten Operation. Nach Auffüllen der Vorderkammer mit Viskoelastikum wird der 3,5 mm breite 2-Stufen-Hornhauttunnel angelegt, und eine dreistückige bikonvexe Silikon-IOL in den Kapselsack implantiert.

Diese Methode der Entfernung der kindlichen Katarakt ist nach unserer klinischen Erfahrung sehr sicher und atraumatisch. Alle operierten Augen wiesen eine niedrige postoperative Enzündungsreaktion und klinisch gut zentrierte Intraokularlinsen auf. Die mechanische vordere Kapsulektomie ist einfach vorzunehmen und weist einen hohen Widerstand gegenüber radiären Einrissen während der IOL-Implantation auf. Die Operation im geschlossenen System ermöglicht die Aufrechterhaltung der Vorderkammer, was einen Schutz des Hornhautendothels und der Iris während der chirurgischen Manipulationen impliziert.

Die beschriebene chirurgische Technik führt zu einer größeren Sicherheit der primären Hinterkammerlinsenimplantation bei Kindern.

**Summary.** Cataract surgery and intraocular lens implantation in the infants and young children still remains controversial due to the unique characteristics of the child's eye. With newer surgical techniques and modern high quality lenses it has become more popular. Our technique of pediatric cataract extraction followed by posterior chamber IOL implantation is presented.

A vitrector with a diameter of 0.6 mm and side-port cutting capability was used to perform anterior capsulectomy. While manual continuous curvilinear capsulorrhexis (CCC) is easy to perform in adults, in infants and young children it is more difficult because of the extreme elasticity of the capsule, increased intravitreal pressure, and small eye size. The mechanized cir-

D. Vörösmarthy et al. (Hrsg.)
10. Kongreß der DGII 1996

cular capsulectomy appears preferable to meet the standards of an ideal anterior capsulectomy technique in pediatric eyes in which manual CCC may be difficult to control.

The opaque lens is removed through the two paracenteses using the Brauweiler bimanual irrigation/aspiration device. Performing anterior capsulotomy and lens removal in the closed eye – through the two paracentesis – counteracts vitreal pressure and enables manintenance of the deep anterior chamber during the whole procedure. After filling the anterior chamber with viscoelastics, a 3.5-mm wide clear-corneal tunnel was created, followed by the implantation of a three-piece biconvex silicone-IOL into the capsular bag. This method of pediatric cataract extraction is in our clinical experience very safe and atraumatic to the eye. All operated eyes demonstrated low postoperative inflammatory reaction and clinically well-centered IOL. Mechanized anterior capsuloectomy is easy to perform and shows high resistance against radial tearing during IOL implantation. The operation in the closed eye facilitates maintenance of the deep anterior chamber during the whole procedure, thus protecting corneal endothelium and iris during surgical manipulations.

The refinement of surgical techniques has greatly enhanced the safety of primary posterior chamber IOL implantation in children.

## Einleitung

Die Kataraktchirurgie und Intraokularlinsenimplantation bei Kindern wurde in den letzten Jahrzehnten weiter verbessert. Sie wird jedoch weiterhin aufgrund der speziellen Eigenschaften des kindlichen Auges teilweise sehr kontrovers diskutiert [7, 8, 10]. Mit der Entwicklung neuer chirurgischer Techniken und moderner hochqualitativer Intraokularlinsen findet sie immer mehr Verbreitung [16, 20, 22]. Die Behandlung der kindlichen Katarakt stellt für viele Ophthalmochirurgen eine Herausforderung dar.

## Operationstechnik

Für die Technik der Entfernung einer kindlichen Katarakt mit nachfolgender Hinterkammerlinsenimplantation werden zuerst zwei Parazentesen bei 9 und 3 Uhr mit dem Blumenthalmesser angelegt. Das Auffüllen der Vorderkammer mit Healon GV (Fa. Pharmacia, Erlangen) wirkt dem Glaskörperdruck entgegen und erleichtert das Einführen der Instrumente in die Vorderkammer. Ein Vitrektom (Fa. Dorc) mit einem 0,6 mm Durchmesser wurde für das Anlegen der vorderen Kapsulotomie verwendet. Die Irrigation erfolgte mittels des Brauweiler-Irrigationansatzes über die zweite Parazentese. Die manuelle runde kontinuierliche Kapsulorhexis ist bei Kindern im Vergleich zu der bei Erwachsenen aufgrund der hohen Elastizität der Kapsel, des hohen Glaskörperdrucks und des kleinen Auges bedeutend schwieriger [3, 5, 9]. Es muß mehr Zug aufgebracht werden, damit die führende Ecke des kontinuierlichen Risses weiterläuft. Eine Ecke neigt dazu, leicht nach außen auszureißen [2, 18, 21]. Die Größe der Kapsulotomie ist also schwieriger zu kontrollieren. Die mechanische Kapsulektomie bewirkt normale leichte bogenförmige Ränder, die nicht scharfkantig oder spitzwinklig sind. Alle Kapselzipfel zeigen zum Zentrum der Kapsulekto-

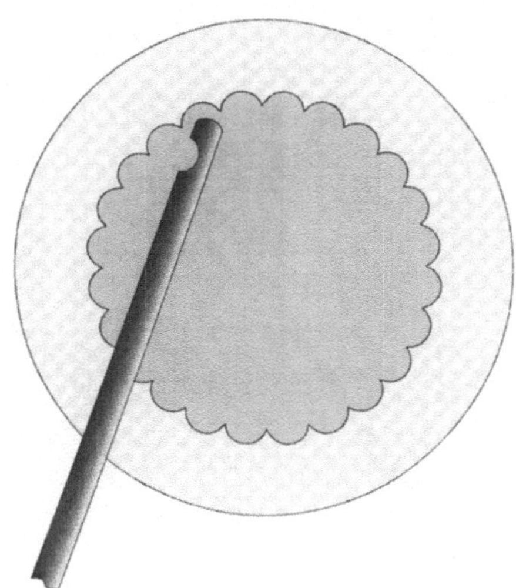

**Abb. 1.** Bogenförmige, nicht spitzwinklige Vorderkapselränder mit zum Zentrum der Kapsulektomie zeigenden Kapselzipfeln nach mechanischer Kapsulektomie mit dem Vitrektom

mie und weisen eine glatte halbrunde geformte Basis auf (Abb. 1). Wilson und Mitarbeiter zeigten in einer experimentellen Arbeit, daß diese Form einem radiären Einriß entgegenwirkt [21]. Ein Einriß kann darüber hinaus durch die behutsame Aufrechterhaltung der zirkulären Kapsulektomieform mit dem Vitrektor vermieden werden. Nach unserer klinischen Erfahrung bleibt diese Konfiguration der vorderen Kapsulektomie während der nachfolgenden Chirurgie sehr stabil.

Nach der vorderen Kapsulektomie wird der Linsenkern mit dem Vitrektor unter Vereinigung von Schneidefunktion und Aspiration entfernt. Die Kortexreste werden mit dem bimanuellen Irigation-Aspirations-System (I/A) nach Brauweiler (Fa. Geuder, Heidelberg) über die zwei Parazentesen entfernt. Dieses bimanuelle System erwies sich als eine sichere Methode, die hervorragende Sichtverhältnisse bietet und eine Kortexaspiration durch eine kleine Vorderkapselöffnung ermöglicht. Durch den Wechsel des Aspirations- und Irrigationsansatzes ist der Kortex von jeder Position her erreichbar und absaugbar. Dann wird die Kapsulektomie auf den beabsichtigten Durchmesser erweitert. Die mechanische zirkuläre Kapsulektomie erfüllt die Anforderungen an eine ideale vordere Kapsulektomietechnik bei kindlichen Augen, bei denen eine manuelle zirkuläre Kapsulorhexis schwierig ist. Die vordere Kapsulotomie und Linsenentfernung im geschlossenen System über die beiden Parazentesen wirkt dem Glaskörperdruck entgegen und ermöglicht eine Aufrechterhaltung der Vorderkammer während der gesamten Operation.

Die Injektion eines Viskoelastikums in den Kapselsack bewirkt ein Auswärtsrollen des bogenförmigen Kapsulotomierandes, wodurch glatte Kanten entstehen, die einen radiären Einriß vermeiden (Abb. 2). Bei kindlichen Augen ist die mechanische zirkuläre Kapsulektomie einfacher vorzunehmen als die manuelle CCC und ruft weniger radiäre Einrisse hervor. Nach Markierung der Schnittbreite mittels Zirkel wird die Präparation des Zwei-Stufen-Hornhauttun-

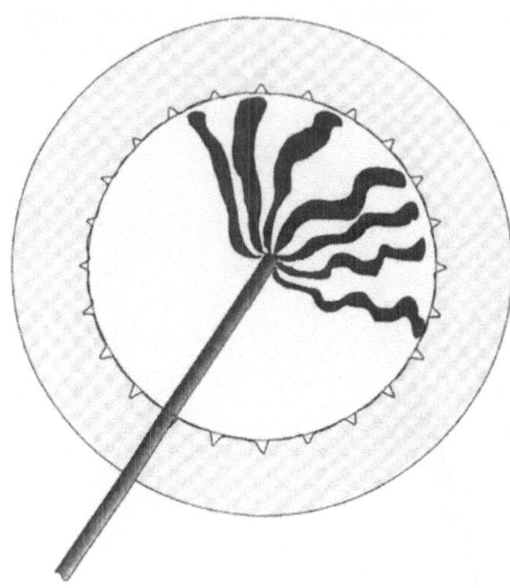

**Abb. 2.** Auswärtsrollen des bogenförmigen Kapsulotimierandes durch die Injektion eines Viskoelastikums in den Kapselsack

nels mit einer 0,3 mm tiefen und 3,5 mm langen Inzision mittels Schnittiefendiamant am superioren kornealen Limbus begonnen. Mit einem Clear-cornea-Diamantphakomesser wird der Zwei-Stufen-Hornhauttunnel mit Eintritt in die Vorderkammer vollendet [11]. Eine dreistückige bikonvexe Silikon-IOL wird gefaltet und unter Viskoelastikum durch den Hornhauttunnel in den Kapselsack implantiert. Der obere Bügel wird in den Kapselsack mittels Lesterhäkchen hineingedreht und die IOL durch Rotation zentriert.

Auch in der Kleinschnittchirurgie empfehlen wir bei Kindern den Wundverschluß mit Naht. Wir empfehlen, immer eine hintere Kapsulektomie durchzuführen. Die hintere Kapsulektomie wird mit einer zentralen vorderen Vitrektomie mit dem Vitrektor nach der Hinterkammerlinsenimplantation kombiniert. Eine Hinterkapseltrübung trat in bis zu 100% bei Kindern nach Kataraktchirurgie auf [1, 12, 15]. Die primäre Kapsulektomie in Verbindung mit der vorderen Vitrektomie wird von zahlreichen Autoren zur Vorbeugung der Hinterkapseltrübung im kindlichen Alter empfohlen [4, 5, 13, 14]. Metge und Mitarbeiter zeigten, daß eine posteriore Kapsulektomie ohne zentrale vordere Vitrektomie die Entwicklung einer Nachstarmembran nicht verhinderte. Die Nachstarrate wurde durch die alleinige posteriore Kapsulektomie nicht signifikant gesenkt [13]. Der Zeitpunkt der vorderen Vitrektomie, ob vor oder nach der IOL-Implantation, ist umstritten, wobei eine Vitrektomie nach IOL-Implantation tendenziell Vorteile bot [17, 19].

Gegen Ende des Eingriffs wird das Viskoelastikum über die Parazentesen entfernt. Nach der Miostatinjektion führte die Hydrotamponade mittels BSS zum Verschluß der Parazentesen. Bei Bedarf können die Parazentesen auch genäht werden.

## Zusammenfassung

Diese Methode der Entfernung der kindlichen Katarakt ist nach unserer klinischen Erfahrung sehr sicher und atraumatisch. Alle operierten Augen wiesen eine niedrige postoperative inflammatorische Reaktion und eine klinisch gut zentrierte IOL auf. Die mechanische vordere Kapsulektomie ist einfach vorzunehmen und weist einen großen Widerstand gegenüber radiären Einrissen auch während der IOL-Implantation auf. Die Operation im geschlossenen System ermöglicht eine permanente Aufrechterhaltung der Vorderkammer, was einen Schutz des Hornhautendothels und der Iris impliziert [6]. Diese chirurgische Technik führt zu einer Verbesserung der Sicherheit der primären Hinterkammerlinsenimplantationen bei Kindern.

## Literatur


1. Apple DJ, Solomon DK, Tetz MR et al (1992) Posterior capsule opacification. Surv Ophthalmol 37 : 73–116
2. Assia EI, Apple DJ, Barden A et al. (1991) An experimental study comparing various anterior capsulectomy techniques. Arch Ophthalmol 109 : 642–647
3. Assia EI, Apple DJ, Tsai JC et al. (1991) The elastic properties of the lens capsule in capsulorhexis. Am J Ophthalmol 111 : 628–632
4. Buckley EG, Klombers LA, Seaber JH et al. (1993) Management of the posterior capsule during pediatric intraocular lens implantation. Am J Ophthalmol 115 : 722–728
5. Dahan E, Salmenson BD (1990) Pseudophakia in children: precautions, techniques, and feasibility. J Cataract Refract Surg 16 : 75–82
6. Dick HB, Kohnen T, Jacobi F, Jacobi KW (1996) Long-term endothelial cell loss following phacoemulsification through a temporal clear corneal incision. J Cataract Refract Surg 22 : 63–71
7. Ellis FD (1992) Intraocular lenses in children. J Pediatr Ophthalmol Strabismus 29 : 71–72
8. Gimbel HV, DeBroff BM (1994) Posterior capsulorhexis with optic capture: Maintaining a clear visual axis after pediatric cataract surgery. J Cataract Refract Surg 20 : 658–664
9. Gimbel HV, Ferensowicz M, Raanan M, DeLuca M (1993) Implantation in children. J Pediatr Ophthalmol Strabismus 30 : 69–79
10. Hoyt CS (1986) The optical correction of pediatric aphakia. Arch Ophthalmol 104 : 651–652
11. Kohnen T, Dick B, Jacobi KW (1995) Comparison of induced astigmatism after temporal clear corneal tunnel incision of different sizes. J Cataract Refract Surg 21 : 417–424
12. McDonnell PJ, Zarbin MA, Green WR (1983) Posterior capsule opacification in pseudophakic eyes. Ophthalmology 90 : 1548–1553
13. Metge P, Cohen H, Chemila JF (1990) Intracapsular implantation in children. Eur J Implant Refract Surg 2 : 319–323
14. Parks MM (1983) Posterior lens capsulectomy during primary cataract surgery in children. Ophthalology 90 : 344–345
15. Sinskey RM, Amin P, Stoppel J (1994) Long-term results of intraocular lens implantation in pediatric patients. J Cataract Refract Surg 18 : 405–408
16. Tablante RT, Cruz EDG, Lapus JV, Santos AM (1988) A new technique of congenital cataract surgery with primary posterior chamber intraocular lens implantation. J Cataract Refract Surg 14 : 149–157

17. Wang X-H, Wilson ME, Bluestein EC, Auffarth G, Apple DJ (1994) Pediatric cataract surgery and intraocular lens implantation techniques: A laboratory study. J Cat Refract Surg 20 : 607–609
18. Wasserman D, Apple DJ, Castaneda VE et al. (1991) Anterior capsular tears and loop fixation of posterior chamber intraocular lenses. Ophthalmology 98 : 425–431
19. Wilson ME, Bluestein EC, Wang X-H (1994) Current trends in the use of intraocular lenses in children. J Catarct Refract Surg 20 : 579–583
20. Wilson ME, Apple DJ, Bluestein EC, Wang X-H (1994) Intraocular lenses for pediatric implantation: Biomaterials, design, and sizing. J Cataract Refract Surg 20 : 584–591
21. Wilson ME, Bluestein EC, Wang X-H, Apple DJ (1994) Comparison of mechanized anterior capsulectomy and manual continuous capsulorhexis in pediatric eyes. J Cataract Refract Surg 20 : 602–606
22. Zetterström C, Kugelberg U, Oscarson C (1994) Cataract surgery in children with capsulorhexis of anterior and posterior capsules and heparin-surface-modified intraocular lenses. J Cataract Refract Surg 20 : 599–601

# Tripelprozedur beim okulären Pemphigoid: Keratoprothese, ECCE und Hinterkammerlinse

M. Jähne

**Zusammenfassung.** Die Keratoprothetik kann eine 200jährige Geschichte nachweisen. Den ersten Gedanken zum alloplastischen Ersatz einer getrübten Hornhaut äußerte der französische Wundarzt Pellier de Quengsy (1751–1835) im Jahre 1789. Mitte des vorigen Jahrhunderts befaßte sich Johann Nepomuk Nussbaum (1829–1890) in München mit einer Cornea artificialis in Tierversuchen.

Eine Indikation für eine Keratoprothese ist das okuläre Pemphigoid.

Der Videofilm zeigt die folgenden operativen Schritte etappenweise: Lösung des Symblepharons und Präparation der Mundschleimhaut, welche 4 Monate zuvor transplantiert wurde, Kapsulotomie, extrakapsuläre Kataraktextraktion und Implantation einer Hinterkammerlinse, Trepanation der Kornea, epikorneale Befestigung der nach Cardona modifizierten Keratoprothese mit einer lyophilisierten Fremdsklera, anschließend Schleimhautplastik.

Die Sehschärfe verbesserte sich bei der 74jährigen Patienten am einzigen Auge von defekter Lichtscheinprojektion auf cc. 0,4 p.

**Summary:** The history of keratoprosthesis is 200 years old. The French surgeon Pellier de Quengsy (1751–1835) first had the idea of alloplasty compensation of an opaque cornea. In the middle of the last century Johann Nepomuk Nussbaum (1829–1890) carried out animal experiments with an artificial cornea.

One indication for a keratoprosthesis is the ocular pemphigoid.

The film shows the following surgical steps: detachment of the symblepharon and preparation of the mouth mucosa which was transplanted 4 months previously, capsulotomy, extracapsular cataract extraction and PC IOL implantation, trephination of the cornea, epicorneal attachment of the modified keratoprosthesis according to Cardona using a lyophilized sclera transplant and finally plastics of the conjunctiva.

The visual acuity of a 74-year-old woman rose in the single eye from defective light projection to 0.4 p.

## Einleitung

Der alloplastische Ersatz der Hornhaut ist für solche Krankheitsfälle vorbehalten, bei denen eine Keratoplastik nicht mehr möglich ist.

Die Keratoprothetik hat eine 200jährige Geschichte. Den ersten Gedanken zum künstlichen Ersatz einer trüben Hornhaut beschrieb der französische Wundarzt Guillaume Pellier de Quengsy (1751–1835) in Montpellier 1789 [2]. In der Mitte des vorigen Jahrhunderts befaßte sich Johann Nepomuk Nussbaum (1829–1890) in München mit der Cornea arteficialis in Tierversuchen [4].

D. Vörösmarthy et al. (Hrsg.)
10. Kongreß der DGII 1996

## Material und Methode (Videofilm)

Bei einer 74jährigen Patientin besteht beiderseits ein okuläres Pemphigoid. Das rechte Auge zeigt eine Phthisis bulbi mit Amaurose nach zwei Keratoplastiken, Katarakt- und Entropiumoperation. Links finden wir bei defekter Lichtscheinprojektion das Stadium IV mit vollständiger Keratinisierung und Ankyloblepharon. Früher wurden wegen Trichiasis mehrere Kryoepilationen durchgeführt.

Bei dieser Autoimmunerkrankung sind Augenlider, Bindehaut und Hornhaut befallen. Wegen des ausgeprägten Symblepharons erfolgte bereits 4 Monate vor der Keratoprothesenimplantation eine Mundschleimhautplastik am linken Auge. Die transplantierte Schleimhaut wird schonend von der Bulbusoberfläche gelöst. Nacheinander werden alle vier geraden Augenmuskeln dargestellt und mit einer Zügelnaht angeschlungen, um für die spätere Skleradeckung nach Girard [1] der Hornhautprothese genügend Platz zu haben. Narbige Verwachsungen werden gelöst, die Hornhautoberfläche wird geglättet. Nach der Kauterisation erfolgt die Kennzeichung und das Antrepanieren des Zentrums bei der getrübten und vaskularisierten Kornea. Diese Zentrierung bei nichteröffnetem Bulbus ist wichtig.

Bei phaken Augen muß bei einer Keratoprothesenimplantation in jedem Falle die Linse vorher oder simultan entfernt werden, da sonst die Katarakt zunimmt [7]. Schritt für Schritt folgen die Phasen der extrakapsulären Kataraktextraktion mit einem großen sklerokornealen Schnitt, um bei Kapsulotomie, Hydrodissektion, Kernexpression und Saugspültechnik eine bessere Übersicht zu haben. Durch Aufklappen der Hornhaut läßt sich die One-piece-Hinterkammerlinse gut implantieren. Aus Sicherheitsgründen wird der sklerokorneale Schnitt mit zahlreichen Einzelknopfnähten mit Nylon $10 \times 0$ verschlossen.

Nach Tonsisierung des Bulbus geschieht die Anpassung einer lyophilisierten Fremdsklera [6]. An der Stelle des Optikuseintrittes erfolgt die Trepanation mit einem Durchmesser von 2,5 mm. Für diese Sklera wird in jedem Quadranten eine doppelt armierte Naht mit Suturamid $4 \times 0$ vorgelegt. Erst jetzt wird die sehr dünne Hornhaut der Patientin ebenfalls mit einem Handtrepan 2,5 mm trepaniert und das Foramen mit einem Diamantmesser vollendet.

Nach Auffüllung der Vorderkammer mit Healon wird die Keratoprothese mit einer Spezialpinzette nach Deutschmann implantiert und mittels der lyophilisierten Sklera epikorneal fixiert. Nun werden die vorgelegten Suturamidfäden geknüpft und die Zügelnähte gelöst. Abschließend wird die Schleimhaut für den vorderen optischen Zylinder der Keratoprothese perforiert, subtil genäht und an der Fremdsklera befestigt.

## Ergebnis

Wegen der Retraktion der Mukosa um den optischen Zylinder waren in den ersten beiden Monaten nach dieser Tripelprozedur nochmals zwei Bindehautplastiken erforderlich. Danach heilt die Keratoprothese fest ein.

7 Jahre war die Patientin praktisch blind. Der Fernvisus verbesserte sich unmittelbar postoperativ von defekter Projektion auf 0,2 p. Jetzt, 14 Monate nach dieser außergewöhnlichen Operation beträgt die Sehschärfe mit -0,5 dpt sph. 0,4 p. Es resultiert ein zentrales Gesichtsfeld von 25°. Die Keratoprothese sitzt fest. Ophthalmoskopisch findet man eine temporal etwas blasse Papille.

## Diskussion

Die Therapie der Wahl beim fortgeschrittenen okulären Pemphigoid mit Katarakt kann nur der alloplastische Ersatz der Hornhaut mittels Keratoprothese und simultaner extrakapsulärer Kataraktextraktion und Hinterkammerlinsenimplantation sein.

Es gibt zwei Möglichkeiten der optischen Rehabilitation: Entweder die Berechnung der Optik der Keratoprothese für ein aphakes Auge oder eine Hinterkammerlinse mit Refraktion der Hornhautprothese für ein pseudophakes Auge. Bei einer Bulbuslänge von 24,39 mm entschieden wir uns für eine Hinterkammerlinse von 19 dpt für eine geplante Emmetropie. Danach wurde die Optik der Keratoprothese berechnet.

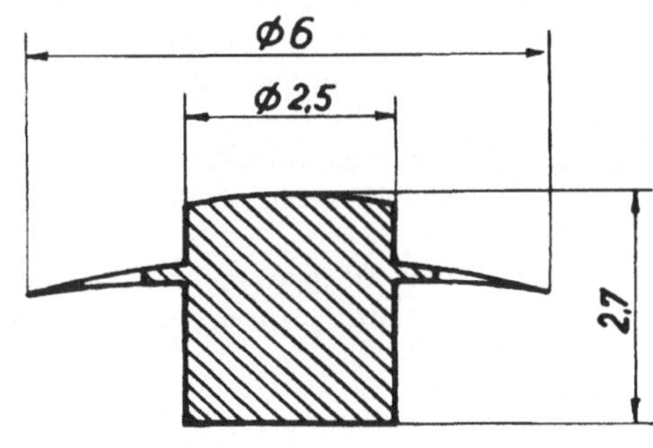


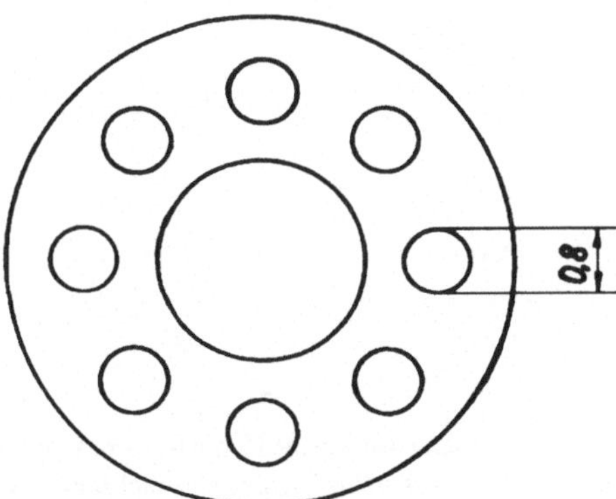


**Abb. 1.** Modifizierte Keratoprothese nach Cardona. Maßangabe in mm nach S. Deutschmann

Die graphische Darstellung (Abb. 1) zeigt seitlich und in der Aufsicht die modifizierte Keratoprothese nach Cardona[1]. Der Haptikdurchmesser ist 6,0 mm, der Tragrand besitzt acht Perforationen. Die Gesamtlänge des optischen Zylinders wird nach der pachymetrisch ermittelten Dicke der Hornhaut, der Fremdsklera und der Schleimhaut berechnet. Der Durchmesser des Zylinders beträgt 2,5 mm. Für eine intrakorneale Verankerung war die Hornhaut der Patientin zu dünn.

Die Größe des Gesichtsfeldes wird maßgeblich durch die Breite des optischen Zylinders bestimmt und entspricht den Literaturangaben [3, 8].

## Literatur

1. Girard LJ, Moore CD, Soper JA, O'Bannon W (1969) Prosthetosclerokeratoplasty: Implantation of a keratoprosthesis using full-thickness onlay sclera and sliding conjunctival flap. Trans Am Acad Ophthalmol Otolaryng 73 : 936–961, (Ref. in: Zbl Ges Ophthalmol (1969/1970) 103 : 551
2. Hirschberg J (1912) Geschichte der Augenheilkunde. Die Augenheilkunde der Neuzeit. In: Graefe A, Saemisch T (Hrsg) Handbuch der gesamten Augenheilkunde, 14. Band, 2. Buch, 92–106. Engelmann, Leipzig
3. Jähne M (1993) Zum Problem der Keratoprothetik – Komplikationen und histopathologische Befunde. Sitzungsbericht der 155. Versammlung des Vereins Rheinisch-Westfälischer Augenärzte 1993. Zimmermann, Balve. S 99–103
4. Lund O-E (1972) Kunststoff-Keratoplastik (Cornea arteficialis), Vergangenheit und Gegenwart. Münch Med Wochenschr 114 : 1115–1125
5. Remky H (1992) Nunt Doc Annot 2 : 8–12 (Mitteilungsblatt der Julius-Hirschberg-Gesellschaft)
6. Sommer G (1975) Keratoprothetik. Klin Monatsbl Augenheilkd 167 : 806–817
7. Sommer G (1984) Keratoprothetik. Teil I–III. Folia Ophthalmol (Leipzig) 8 : 129–138, 189–202, 285–292
8. Sommer P, Jähne M (1990) Epikritische und kritische Betrachtungen zur Keratoprothetik in einer Langzeitstudie. Vortrag zum 16. Kongreß der Gesellschaft der Augenärzte der DDR, Rostock

[1] Diese nach Cardona modifizierte Keratoprothese wurde von Siegfried Deutschmann, Feinmechanikermeister in Zittau, Deutschland, berechnet und hergestellt.

# Simultane Entfernung der im Glaskörperraum luxierten Linse und Implantation einer sulkusfixierten Hinterkammerlinse

J. Nawrocki und W. Omulecki

**Zusammenfassung.** *Fragestellung:* Die Vitrektomietechniken erlauben eine sichere Entfernung der im Glaskörperraum luxierten Linse. Diese Arbeit demonstriert unsere Erfahrungen bei der Entfernung der luxierten Linse mit simultaner transskleraler Sulkusnahtfixation der Hinterkammerlinse.

*Material und Methode:* Bei 15 Augen wurde eine luxierte Linse mit Vitrektomie mobilisiert und durch den Limbusvorderkammerzugang exprimiert. Dann erfolgte eine ab externo transsklerale Sulkusnahtfixation der Hinterkammerlinse.

*Ergebnisse:* Postoperativ betrug die Sehschärfe im Mittelwert 0,84 (0,5–1,0). Der intraokulare Druck wurde bei allen Augen normalisiert. Man beobachtete keine wesentlichen Komplikationen während der Beobachtungszeit von 3–14 Monaten.

*Schlußfolgerung:* Trotz der komplizierten Operationstechnik ist eine simultane Entfernung der im Glaskörperraum luxierten Linse und Implantation einer sulkusfixierten Hinterkammerlinse sicher und ermöglicht gute anatomische und funktionelle Ergebnisse.

**Summary.** *Purpose:* The pars plana vitrectomy technique provides a safe method of posteriorly dislocated lens removal. This paper shows our experience in the removal of posteriorly dislocated lens with simultaneous transscleral suture fixation of posterior chamber IOL.

*Material and method:* In 15 eyes a posteriorly dislocated lens was mobilised with the vitrectomy technique und removed through the limbal incision. Then the transscleral suture fixated posterior chamber IOL was implanted.

*Results:* The average postoperative visual acuity was 0.84 (0.5–1.0). The intraocular pressure was normalised in all cases during the follow-up time of 3–14 months.

*Conclusion:* Despite complicated surgical technique, the simultaneous removal of posteriorly dislocated lens with implantation of transscleral suture fixation posterior chamber IOL is safe and allows good anatomical and functional outcome.

## Einleitung

Die Entfernung der luxierten Linse mit der Pars-plana-Vitrektomie stellt die komplikationsärmste Operationstechnik dar [5]. Es bleibt aber das Problem des operativen Ausgleichs der Aphakie. Eine anerkannte Methode der Versorgung von Augen ohne ausreichende Kapselsackstrukturen ist die transsklerale Nahtfixierung von Hinterkammerlinsen im Sulcus ciliaris [1, 2, 4]. Diese Methode wird oftmals bei komplizierten Kataraktoperationen mit Glaskörperverlust und bei der Aphakie als Sekundärimplantation angewendet [2, 4].

Die Ergebnisse einer simultanen Entfernung der im Glaskörperraum luxierten Linse und die Implantation einer sulkusfixierten Hinterkammerlinse in dem

D. Vörösmarthy et al. (Hrsg.)
10. Kongreß der DGII 1996

vitrektomierten Auge wurden bisher nicht publiziert. Unsere Arbeit zeigt die von uns angewendete Operationstechnik und die ersten Ergebnissen bei 15 Augen.

## Material und Methode

Im Zeitraum von Dezember 94 bis November 95 wurden 15 Augen bei 12 Patienten mit Luxation/Subluxation der Linse behandelt. Es handelte sich um 2 Frauen und 10 Männer im Alter von 28–67 Jahren (der Mittelwert betrug 55 Jahre). Der intraokulare Druck war präoperativ bei 5 Augen erhöht.

Die Operationstechnik war in allen 15 Fällen identisch. Es wurden zwei Skleralappen bei 2 Uhr 30 und 8 Uhr 30 bei dem rechten Auge und bei 3 Uhr 30 und 9 Uhr 30 bei dem linken Auge bei der Limbus vorpräpariert. Dann erfolgte ein nicht durchbohrender Schnitt im oberen Limbus. Die Pars-plana-Vitrektomie wurde zur Mobilisierung der Linse und zur Reduktion der Inzidenz der glaskörperbedingten Komplikationen durchgeführt. Die Linse wurde in die Pupillarebene mit dem Vitrektom und Lichtleiter angehoben. Dann öffnete der zweite Operateur die Vorderkammer am Limbus und exprimierte die Linse. Dann wurden zwei 9/0-Polypropylennähte in die zwei dünnen Einmalnadeln eingeführt. Der intraokulare Druck wurde durch Infusionskanüle erhöht. Die Nadeln wurden unter den vorpräparierten Skleralappen, 1 mm hinter dem korneoskleralen Limbus, in das Auge eingeführt. Die Nähte wurden aus dem Auge mit McPherson-Pinzette durch den Limbus ausgezogen. Die Nadeln wurden auch ausgezogen. Die freien Enden der Polipropylennähte wurden zu den Hinterkammerlinsen bei den Löchern in Haptiken gebunden. Es wurden die Intraokularlinsen von Dr. Schmidt MSF 707, Ophtec PC 279Y and Storz P 366 UV angewendet. Dann erfolgt die Implantation der Linse in Sulcus ciliaris. Die Polypropylennähte wurden unter den Skleralappen zusammengebunden. Limbuszugang wurde mit 10/0-Nylonnaht geschlossen. Am Ende entfernt man die Infusionskanüle, die Skleralappen, Sklerotomien und Konjunktiva werden geschlossen. Wir benutzen keinen Flieringa-Ring. Viskoelastische Substanzen oder Perfluorodekaline werden auch nicht angewendet. Alle Eingriffe wurden in lokaler Anästhesie durchgeführt. Die postoperative Beobachtungszeit betrug 3–14 Monate.

## Ergebnisse

Der Mittelwert der Sehschärfe vor dem Eingriff war 0,54 (0,06–1,0). Postoperativ betrug der Mittelwert der Sehschärfe 0,84 (0,5–1,0).

Der intraokulare Druck hat sich bei allen 5 Augen mit präoperativer Druckerhöhung normalisiert. Bei 2 von diesen 5 Augen war zusätzlich eine medikamentöse Behandlung der Glaukom notwendig.

Als Komplikation beobachtete man eine leichte Blutung bei einem Auge. Diese Blutung wurde mit dem Vitrektom entfernt. Während der Beobachtungszeit (3–14 Monate) hat man keine postoperativen Komplikationen beobachtet. Eine posttraumatische Mydriasis persistierte bei 3 Augen.

## Diskussion

Moderne bimanuelle Vitrektomietechnik erlaubt eine sichere operative Entfernung der luxierten Linse [5]. Bei der Mehrheit von diesen Patienten bleibt das Problem der einseitigen Aphakie mit fehlender Linsenkapsel. Es gibt zwei Verfahren zum operativen Ausgleich der Aphakie: eine kammerwinkelgestützte Vorderkammerlinse oder eine sulkusnahtfixierte Hinterkammerlinse. Die modernen Vorderkammerlinsen sind einfach zu implantieren und werden von vielen Operateuren bevorzugt [2]. Die Komplikationen der Vorderkammerlinse sind bekannt, so z. B. wie die Endothelzellschonung und das Hornhautödem, geringe Störungen der Blut-Kammerwasser-Schranke, das Sekundärglaukom, die Uveitis, das Hyphäma und die Störungen der Pupillarfunktion [3]. Die Sulkusnahtfixation der Hinterkammerlinse ist eine technisch schwierigere und zeitlich längere Operation. Unsere guten Ergebnisse zeigen, daß diese Methode auch bei vitrektomierten Augen fast komplikationslos durchgeführt werden kann. Eine Tonisierung des Auges durch Infusion erlaubt eine gute Kontrolle der richtigen Stelle der ab-externo-Sulkuspunktion. Dadurch kann die Punktion des Ziliarkörpers vermieden werden. Vitrektomietechnik erlaubt auch eine sichere Entfernung der intraokularen Blutung während der Operation. Die weiteren bekannten Komplikationen wie die Kippung oder die Dezentrierung der Linse, fibrinöse Vorderkammerreaktion, die Punktion des Ziliarkörpers, Aderhautamotio und die Hornhautdekompensation [2] haben wir bisher nicht beobachtet.

Unserer Meinung nach konnte die Sulkusnahtfixation der Hinterkammerlinse nach der Entfernung der luxierten Linse bevorzugt werden. Trotz der komplizierten Operationstechnik ist diese Methode sicher und ermöglicht gute anatomische und funktionelle Ergebnisse.

## Literatur

1. Althaus C, Sundmacher R (1994) Einnähung von Hinterkammerlinsen. In: Wollensak J et al. (Hrsg) 8. Kongreß der DGII. Springer, Berlin Heidelberg New York Tokyo
2. Deutsch S, Kohnen S, Brauweiler HP (1994) Ergebnisse sulkusnahtfixierter Hinterkammerlinsen als Routineimplant nach intrakapsulärer Kataraktoperation. In: Wollensak J et al. (Hrsg) 8. Kongreß der DGII. Springer, Berlin Heidelberg New York Tokyo
3. Lorusso V, Moramarco A, Pacella E, Balacco-Gabrieli C (1990) Intraocular lens complications. Ann Ophthalmol 22 : 377–381
4. McCluskey P, Harrisberg B (1994) Long-term results using scleral-fixated posterior chamber intraocular lenses. J Cataract Refract Surg 16 : 691–696
5. Nawrocki J, Omulecki W, Szusterowska-Martin E, Sempińska-Szewczyk J (1994) Zur Problematik der Entfernung luxierter Linsen. In: Wollensak J et al. (Hrsg) 8. Kongreß der DGII. Springer, Berlin Heidelberg New York Tokyo

# Einsatz des Plasminogenaktivators zur Fibrinolyse nach intraokularer Chirurgie – molekularbiologische und therapeutische Aspekte

B. Dick, N. Pfeiffer, D. Eisenmann, S. Pavlovic und K. W. Jacobi

**Zusammenfassung.** Die Fortschritte in der lokalen fibrinolytischen Therapie bedingen eine verbesserte Prognose bei der Behandlung einer postoperativen Fibrinexsudation nach intraokularer Chirurgie. In den letzten Jahren zog besonders der rekombinante Tissue-Plasminogenaktivator (rt-PA) die Aufmerksamkeit in der Ophthalmologie auf sich. Rt-PA ist eine katalysierende Serinprotease, die Plasminogen in Plasmin konvertiert.

Die gentechnologische Synthese, molekularbiologische Mechanismen der Fibrinolyse und die Komplikation von rt-PA in der Ophthalmochirurgie werden aufgezeigt. Im Rahmen einer prospektiven multizentrischen Studie stand das sterile rt-PA (10 μg/100 μl) uns als lyophilisiertes Pulver in speziellen Ampullen zur Verfügung, ohne daß eine weitere Verdünnung oder spezielle Aufbewahrung erforderlich war.

Dieser Artikel gibt einen Überblick über die basalen Prinzipien der rt-PA-induzierten Fibrinolyse nach intraokularer Chirurgie, einschließlich molekularbiologischer Aspekte und aktueller therapeutischer Konzepte. Darüber hinaus werden Erklärungsmöglichkeiten dargestellt, warum sich die niedrigdosierte rt-PA-Behandlung zur Fibrinolyse auch bei schwerer Fibrinmembranbildung nach Kataraktchirurgie als effizient erwies.

**Summary.** Recent advances in local fibrinolytic therapy have resulted in an improved prognosis of postoperative fibrin exsudation after intraocular surgery. In the last few years, recombinant tissue plasminogen activator (rt-PA), a catalyzing protease that converts plasminogen in plasmin, has attracted attention in ophthalmology.

The genetic synthesis, molecular mechanisms of fibrinolysis and the complications of rt-PA are demonstrated. In the course of a prospective multicenter trial, sterile, previously dispensed rt-PA (10 μg/100 μl) is available as a lyophilized powder for reconstitution in vials without the need for dilution or special storage.

This article reviews the basic principles, including molecular biological aspects, and current therapeutic concepts of this rt-PA-induced fibrinolysis after intraocular surgery. Moreover, possible causes are discussed why low-dose rt-PA application is also efficient for rapid fibrinolysis even in cases with severe fibrin clot formation after cataract surgery.

## Einleitung

Die intraokulare Injektion von rekombinantem menschlichem Tissue-Plasminogenaktivator (rt-PA) erwies sich als eine effiziente Methode der Fibrinauflösung bei der Behandlung postoperativen Fibrins nach Katarakt- oder Glaukomoperationen, penetrierender Keratoplastik oder glaskörperchirurgischen Eingriffen [21, 29, 33, 40, 47]. Darüber hinaus beschleunigte rt-PA die Reabsorption von Hyphaemata im Tiermodell und nach Trauma beim Menschen. Es führte zur erfol-

D. Vörösmarthy et al. (Hrsg.)
10. Kongreß der DGII 1996

greichen Auflösung retinaler Venenverschlüsse und ermöglichte z. B. die Wiedereröffnung eines verschlossenen Moltenoschlauchs nach Glaukomchirurgie [22, 37, 43]. Darüber hinaus erleichtert es die Entfernung subretinaler Blutungen im Rahmen der Vitrektomie [3, 49].

Aufgrund der kornealen Toxizität rief die intraokulare Behandlung von Fibrinmembranen mit verschiedenen Fibrinolytika wie Urokinase, Streptokinase oder Plasmin keine akzeptablen Ergebnisse hervor [8, 31, 35]. Kürzlich wurde der erste Bericht über positive Ergebnisse nach der intraokularen Instillation von gereinigter Streptokinase ohne jegliche Nebenwirkung oder Unverträglichkeitsreaktion veröffentlicht [2]. Die Fibrinreaktion wird als schwer beurteilt, wenn das Fibrin die Pupille vollständig verdeckt, wohingegen eine mäßige Fibrinreaktion vorliegt, wenn Stränge sich über die Pupille erstrecken, aber die Pupille nicht vollständig verdeckt ist [14].

## Molekularbiologische Aspekte

Rt-PA ist eine Serinprotease, die aus 527 Aminosäuren, drei Zuckerresten und 17 Disulfidbrücken besteht, die die Formation von zwei Doppelschleifen ähnlich wie beim Plasminogen bewirken. Es besitzt ein Molekulargewicht von etwa 65.000 Dalton (Abb. 1). Das N-terminale Ende ist für die Substratspezifität verantwortlich, während das aktive Zentrum des rt-PA, nämlich Histidin 322, Asparagin 371 und Serin 478, am C-terminalen Ende lokalisiert ist. Rt-PA kann im Kammerwasser wie auch in der Tränenflüssigkeit nachgewiesen werden [39, 42, 45, 50].

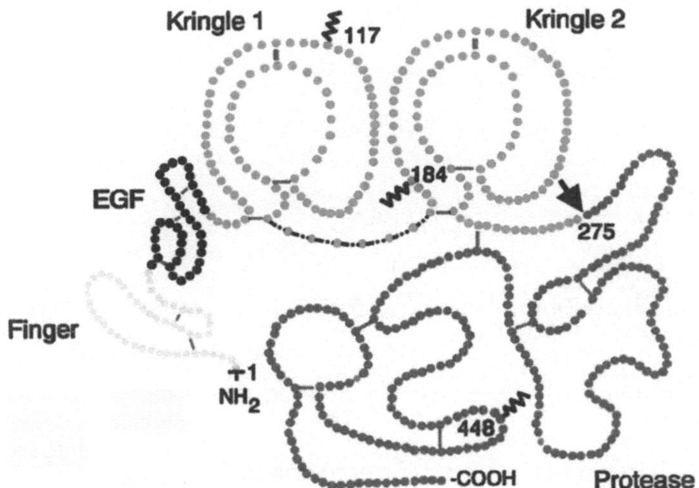


**Abb. 1.** Sekundärstruktur von rt-PA, das aus 527 Aminosäuren und 17 Disulfidbrücken besteht. Diese Disulfidbrücken tragen zur charakteristischen Doppelschleifenkonfiguration (Kringle 1&2) bei. Rt-PA ist eine Serinprotease mit einem Molekulargewicht von 65.000 Dalton mit drei Zuckerresten. Die verschiedenen Graustufen zeigen Peptide, die nach einer Spaltung durch Trypsin entstehen

Rt-PA konvertiert nach Komplexbildung mit Fibrin das Plasminogen in Plasmin, einer Protease, die daraufhin Fibrin wie auch Faktor I (Fibrinogen), V, VII (extrinsic system) und XII (intrinsic system) in lösliche Spaltprodukte auflöst (Abb. 2). Es hat also auch einen inhibitorischen Effekt auf einige Vorläufer der Fibrinogenese und wirkt ausschließlich in der Gegenwart von Fibrin mit einer hohen Affinität für Plasminogen [13]. In zahlreichen Studien erwies sich rt-PA als effektiv und sicher bei der arteriellen und koronaren Thrombolyse [46, 48].

Die drei Proteine α2-Antiplasmin, das Plasminogen und sein Aktivator, das rt-PA, dienen der kontrollierten Fibrinolyse. Der Vorläufer des Fibrins ist das Fibrinogen, ein großes Molekül aus der Gruppe der β-Globuline, das aus drei Paaren von Polypeptidketten, die durch Disulfidbrücken zusammengehalten werden, und einem Molekulargewicht von ca. 330.000 Dalton besteht. Fibrinogen wird in der Leberzelle produziert und gelangt in den Blutstrom zum Schutz des Organismus bei Gefäßläsionen oder Blut-Kammerwasser-Schranken-

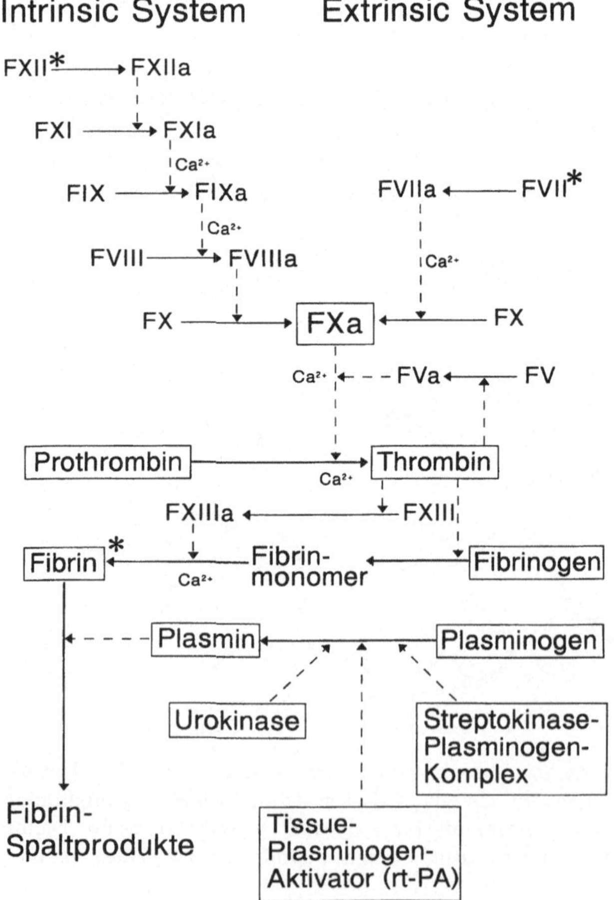


**Abb. 2.** Schema der Koagulationskaskade und des fibrinolytischen Systems einschließlich verschiedener Fibrinolytika, die Plasminogen zu Plasmin konvertieren und somit die Auflösung des Fibrins in Spaltprodukte bewirken. Rt-PA wirkt nicht nur auf Fibrin*, sondern auch auf einige Vorläufer der Fibrinogenese (FXII und FVII*)

störung. Sie führen zur Polymerisation der Fibrinogenmoleküle unter Bildung von Wasserstoffbrücken und Knüpfung heteropolarer Bindungen, woraufhin der Faktor 13 anschließend kovalente Bindungen knüpft (s. Abb. 2). Es bildet sich das Fibrinnetz, das zu verschiedenen Folgeschäden wie Visusbeeinträchtigung oder Synechierung führen kann. Bereits in dieses Netz mit eingebaut ist das Plaminogen, das sich initial unauffällig verhält und zur Aktivierung das rt-PA bedarf. Das rt-PA wird aus den umliegenden Endothelzellen ausgeschieden und steuert gezielt auf eine Fibrinfaser zu, wozu sog. Ketten- und Konformationsstrukturen dienen. Die Abfolge der 527 Aminosäuren in den Ketten sichert den festen Halt an der Fibrinfaser, und die Disulfidbrücken geben den Ketten ihre besondere räumliche Konformation. Außerdem stellen sie eine zuverlässige Bindung zum aktiven Molekülbereich des rt-PA her. Rt-PA und Plasminogen können ausschließlich durch die Bindung an das Fibrin miteinander reagieren. Das Plasminogen besitzt insgesamt fünf ringförmige Kettenstrukturen, mit welchen es sich genau so fest an das Fibrin anlagert wie das rt-PA. Zuerst besteht das gesamte Molekül aus einer einzigen zusammenhängenden Kette, und das Plasminogen ist inaktiv. Der benachbarte Aktivator, das rt-PA, spaltet an einer genau festgelegten Stelle die Aminosäurekette des Plasminogens, wodurch nur noch zwei Schwefelbrücken die beiden Kettenteile verbinden und die untere Kettenhälfte so deutlich beweglicher wird. Rt-PA aktiviert Plasminogen zu Plasmin, welches dann Fibrin lysiert. Plasmin hat noch eine weitere Funktion: es trennt auch die durchgehende Kette des rt-PA in zwei Teile, wodurch nur noch eine einzige Schwefelbrücke den aktiven Bereich am Halteapparat zurückhält. Der aktive Bereich des rt-PA wird so noch beweglicher, und die Aktivität dadurch gesteigert. Dies könnte ein Grund dafür sein, weshalb niedrigdosierte rt-PA-Therapie in einer Dosis von 10 µg auch schwere postoperative Fibrinbildungen oder ein endocapsuläres Hämatom (Robert Osher; persönliche Mitteilung) auflöst. Sollte Plasmin in den Blutstrom gelangen, heftet sich das $\alpha$-2-Antiplasmin, ein Serumprotein der $\alpha$-2-Globulinfraktion, blitzschnell an das Plasmin, blockiert die Ketten und den aktiven Bereich des Plasmins, so daß eine systemische Lysis ausgeschlossen wird. Fibrinolyse und Koagulation stehen im gesunden Organismus im Gleichgewicht. Zahlreiche pathogenetische Faktoren lassen jedoch die Fibrinbildung überwiegen, so daß das körpereigene Lysesystem häufig überfordert ist. Die exogene Zufuhr von rt-PA hilft bei der Wiederherstellung des Gleichgewichts.

## Pharmakodynamik

Viele Tierxerperimente und klinische Untersuchungen über die Effektivität von rt-PA weisen auf eine empfehlenswerte Dosis von 25 µg rt-PA zur Injektion in die Vorderkammer oder den Glaskörperraum als am effektivsten zur Auflösung von Fibrinmembranen ohne toxische Nebenwirkungen hin [7, 16, 23, 28, 32]. Die Zeitspanne bis zur vollständigen Auflösung schwankte von einigen Minuten bis wenigen Stunden [15, 20]. Zirkulierendes nicht an Fibrin gebundenes rt-PA wird innerhalb weniger Minuten in der Leber abgebaut. Die kurze Halbwertszeit erlaubt somit eine adäquat steuerbare Therapie.

## Komplikationen

Im Vergleich mit anderen Fibrinolytika zur intraokularen Applikation ist die Toxizität von rt-PA relativ gering [11]. Jedoch traten auch einige Komplikationen wie z. B. Endothelzellverlust nach sehr rascher Fibrinolyse, Hornhautstromaverdickung oder irreversible Hornhauteintrübung, Vorderkammerhämorrhagie oder eine intraokulare Blutung, die wohl die häufigste Komplikation zu sein scheint, bei einer Dosis von 25 μg oder höher auf [4, 9, 14]. McDermott et al. fanden bei einer rt-PA-Dosis von 25 μg keinen toxischen Effekt auf das Hornhautendothel [27]. Eine Hämorrhagie als die häufigste Komplikation nach der rt-PA-Anwendung trat meistens bei Diabetikern nach Verabreichung von 25 μg auf.

## Synthese und Herstellung

Rt-PA findet sich in den Geweben menschlicher Organe oder in den Körperflüssigkeiten nur in Nanogrammkonzentration, woraus sich keine therapeutisch einsetzbaren Mengen gewinnen lassen. Die chemische Synthese des rt-PA scheitert derzeit an der Komplexität des Moleküls. Am verläßlichsten werden derart komplizierte humane Proteine von den Kulturen höherentwickelter Eukaryonten produziert, die für die rt-PA-Herstellung unerläßlich sind.

Die Erbinformation für die Proteine liegt aufgereiht im Zellkern in Form der chromosomalen DNA. Zur Synthese eines bestimmten Proteins muß zuerst die DNA des Kerns in eine RNA transskribiert werden. Diese RNA verläßt als Messenger-RNA (mRNA) den Zellkern und verbindet sich im Zytoplasma mit einem Ribosom.

Die genetische Information für das rt-PA-Molekül läßt sich durch die Isolierung der mRNA gewinnen. Im Reagenzglas wird der RNA-Strang enzymatisch zum komplementären DNA-Strang ergänzt. Dieser DNA-Einzelstrang wird daraufhin zur vollständigen DNA, also zur Doppelhelix, komplettiert, so daß nun tatsächlich das Gen für rt-PA isoliert vorliegt. Um eine Zelle dazu zu überlisten, rt-PA bevorzugt zu produzieren, bedient man sich eines Vektors, also eines geschlossenen Chromosomenstückes mit nur wenigen Genen. Vektoren vermehren sich unabhängig von der übrigen Chromosomenmasse und können in andere Zellen übertragen werden. Ein solcher Vektor wird aufgetrennt, und das isolierte duplizierte Gen wird ihm eingefügt. Der so modifizierte Vektor wird anschließend in eine geeignete Zelle eingeschleust, die das Gen für rt-PA genau so behandelt wie jede andere Erbinformation. Als Konsequenz produziert die Zelle somit das gewünschte rt-PA.

## Diskussion

Die Therapie einer intraokularen serofibrinösen Exsudation nach intraokularem Eingriff bleibt eine Herausforderung für jeden Augenarzt. Die postoperative therapeutische Strategie bei der Behandlung von Fibrin in der Vorderkammer zielt auf die Suppression der Inflammation durch die lokale Applikation von Antiprostaglandinen, Antibiotika und Kortikosteroiden ab, um die Störung der Blutkammerwasser-Schrankenfunktion zu beseitigen. In einigen Fällen dauert die vollständige Auflösung des Fibrins jedoch sehr lange.

Die postoperative Fibrinbildung ruft Komplikationen wie z. B. eine reaktionslose Pupille, ein Pupillarblockglaukom, ein Nichterreichen des beabsichtigten chirurgischen Ziels oder eine herabgesetzte Sehschärfe vorher. Die Verabreichung lokaler und systemischer Kortikosteroide als ein Teil der konventionellen Therapie ist oft erforderlich. Manchmal ist diese Therapie insuffizient oder bewirkt Komplikationen durch die Nebenwirkungen der Steroide, wie z. B. Anstieg des IOD, Suppression des Immunsystems oder systemische Effekte.

Darüber hinaus ist die Applikation systemischer Kortikosteroide aufgrund präexistenter Erkrankungen des Patienten möglicherweise kontraindiziert. Der chirurgischen Entfernung einer Fibrinmembran in der Puillarebene folgt häufig eine spontane Fibrinneubildung aufgrund des chirurgischen Iristraumas.

Während die Behandlung mit intraokular applizierter Streptokinase, Urokinase oder Plasmin selber u. a. aufgrund der kornealen Toxizität schlechte Ergebnisse lieferte, erwies sich der Plasminogenaktivator bei der Degradation und Auflösung von ausgeprägten Fibinnetzen als sehr effektiv. Die Fibrinspezifität von rt-PA und ansteigende Aktivität bei gleichzeitiger Präsenz von Fibrin führte dazu, daß rt-PA das wohl am meisten akzeptierte Fibrinolytikum wurde. Nach Komplexbildung mit Fibrin aktiviert es Plasminogen zu Plasmin, was zur Degradation des Fibrins in lösliche Spaltprodukte führt.

Für das okuläre Gewebe sind Fibrin und seine Degradationsprodukte, welche die Chemotaxis und Degranulation von Monozyten und Leukozyten stimulieren, toxisch [38]. Endotheliale Zellen, die bereits durch eine chronische systemische Erkrankung kompromittiert wurden, können somit irreparabel geschädigt werden. Die Dosisreduktion von 25 auf 10 μg führt zu einer Minimierung des Blutungsrisikos, verringert die potentielle retinale Toxizität und bietet eine größere therapeutische Sicherheit, da es keine Möglichkeit gibt, den Effekt des rt-PA aufzuhalten.

Augen mit proliferativer diabetischer Retinopathie sowie einer generalisierten okulären Mikrovaskulopathie neigen in einem erheblichen Maße zum Zusammenbruch der Blut-Kammerwasser-Schranke. Eine Schädigung der Perizyten und Endothelzellen, die die Blutgefäßwand auskleiden, z. B. durch langjährigen Diabetes mellitus oder auch systemischen Bluthochdruck, bewirken den Durchtritt von chemischen Verbindungen mit kleinem und größerem Molekulargewicht.

Die wohl wichtigste und schwerste Nebenwirkung nach der rt-PA-Verabreichung ist die hämorrhagische Komplikation. Alle sieben Augen von Diabetikern erlitten hämorrhagische Komplikationen nach der Behandlung mit 25 μg rt-PA [4]. Wichtig zu erwähnen ist hierbei jedoch, daß in diesen Fällen die Fibrinbildung erst 16–64 Tage postoperativ auftrat.

Jaffe und Mitarbeiter berichteten, daß bei allen Augen, die ein Hyphäma entwickelten, eine Rubeosis iridis vorlag, aber die meisten Augen mit Rubeosis kein Hyphäma entwickelten [14].

Starck et al. berichteten über Behandlungserfolge bei der Anwendung von niedrigdosiertem rt-PA zur Fibrinolyse 48–72 Stunden nach einer initialen Verletzung. Rt-PA erwies sich als eine hervorragende Alternative bei der Behandlung eines posttraumatischen Hyphämas und beschleunigte die Hyphämaauflösung mit einem verminderten Risiko einer erneuten Blutung [41].

Eine rechtzeitige Auflösung der Fibrinmembran reduzierte Komplikationen durch das Fibrin, aber eine frühzeitige rt-PA-Applikation erhöht das Blutungsrisiko [18, 19, 44]. Eine Irisneovaskularisation, ein aufgelöstes Gefäßgerinnsel, chirurgisch traumatisierte Gefäße oder vordere fibrovaskuläre Proliferationen stellen potentielle Blutungsursachen nach der rt-PA-Applikation dar [52].

Im Falle einer Gasinsufflation oder Silikonölinstillation ist aufgrund der Reduktion des Verteilungsvolumens eine Dosisreduktion zur Vermeidung einer retinalen Toxizität unbedingt erforderlich.

Nur wenige Berichte über eine Fibrinolyse mit rt-PA im Kindesalter wurden veröffentlicht. Natürlich müssen die Vorteile des Verzichts auf einen weiteren Eingriff sorgfältig mit den möglichen Risiken einer Komplikation durch die chirurgische Intervention – besonders im Kindesalter – abgewogen werden, da Langzeitergebnisse über das Toxizitätsrisiko noch unbekannt sind.

Alternative Wege der rt-PA-Applikation wie über Kontaktlinsen aus Kollagen und die subkonjunktivale Injektion heben möglicherweise die Erfolgsrate und Behandlungssicherheit an [26, 30, 34].

Die Applikation von *niedrigdosiertem* rt-PA zur Fibrinolyse erwies sich in unseren Fällen mit *schwerer* Fibrinbildung nach intraokularer Chirurgie als wirksam, wodurch die therapeutische Breite von rt-PA vergrößert wird [6]. Rt-PA ist hilfreich bei Patienten mit schwerer postoperativer Fibrinreaktion, die den chirurgischen Erfolg zu schmälern droht, da es die Anforderungen an ein effizientes Fibrinolytikum erfüllt:

- echte Fibrinspezifität,
- rascher Wirkungseintritt,
- hohe fibrinolytische Effektivität,
- adäquate Steuerbarkeit (Halbwertszeit 3–5 min),
- keine antigenen Eigenschaften (wiederholte Anwendung möglich),
- keine Verdünnung oder spezielle Zubereitung erforderlich und
- keine systemische Wirkung.

Als steriles Lyophilisat steht rt-PA (Fibrisol, Fa. Basotherm) nunmehr speziell für die Fibrinolyse in der Ophthalmologie kommerziell zur Verfügung, ohne daß eine spezielle Verdünnung, Präparation oder besondere Aufbewahrung erforderlich ist [12].

Nicht nur die Strategie bei der Behandlung einer Fibrinakkumulation, sondern besonders auch die Erforschung der Möglichkeit zur Vorbeugung einer Fibrinexsudation sind von besonderer Bedeutung [5, 17].

Die Autoren haben kein kommerzielles oder finanzielles Interesse an irgendeinem Gegenstand, der in diesem Artikel erwähnt wurde.

## Literatur


1. Boldt HC, Abrams GW, Murray TG, Han DP, Mieler WF (1992) The lowest effective dose of tissue plasminogen activator for fibrinolysis of postvitrectomy fibrin. Retina 12 : 75–79
2. Cherfan GM, Maghraby AE, Tabbara KF et al. (1991) Dissolution of intraocular fibrinous exsudate by streptokinase. Ophthalmology 98 : 870–874
3. Coll GE, Sparrow JR, Marinovic A, Chang S (1995) Effect of intravitreal tissue plasminogen activator on experimental subretinal hemorrhage. Retina 15 : 319–326
4. Dabbs CK, Aaberg TM, Aguilar HE, Sternberg P Jr, Meredith TA, Ward AR (1995) Complications of tissue plasminogen activator therapy after vitrectomy for diabetes. Am J Ophthalmol 110 : 354–360
5. Dick B, Kohnen T, Jacobi KW (1994) Der Einfluß von Heparin auf die postoperative Entzündungsreaktion nach Phakoemulsifikation durch einen Hornhauttunnel. In: Berneaud-Kötz G (Hrsg) Sitzungsbericht der 156. Versammlung des Vereins Rheinisch-Westfälischer Augenärzte. S 97–101
6. Dick B, Eisenmann D, Jacobi FK, Pavlovic S, Jacobi KW (1996) Intraocular fibrinolysis of fibrinous membranes with low-dose recombinant tissue plasminogen activator. British J Ophthalmology (im review)
7. Fourman S, Vaid K (1989) Effects of tissue plasminogen activator on glaucoma filter blebs in rabbits. Ophthalmic Surg 20 : 663–667
8. Friedman MW (1952) Streptokinase in ophthalmology. Am J Ophthalmol 35 : 1184–1187
9. Funk J, Wollensak G, Meyer JH, Löffler KU (1995) Corneal complications after injection of recombinant tissue plasminogen activator (rt-PA). Invest Ophthalmol Vis Sci 36 : 42
10. Gerding PA Jr, Eurell TE (1993) Evaluation of intraocular penetration of topically administered tissue plasminogen activator in dogs. Am J Vet Res 54 : 836–839
11. Glasser DB, Edelhauser HF (1989) Toxicity of surgical solutions. Int Ophthalmol Clin 29 : 179–187
12. Grewing R, Mester U, Löw M (1992) Clinical experience with tissue plasminogen activator stored at -20 degrees C. Ophthalmic Surg 23 : 780–781
13. Hoylaerts M, Rijken DC, Lijnen HR, Collen D (1982) Kinetics of the activation of plasminogen by human tissue plasminogen activator: role of fibrin. J Biol Chem 257 : 2912–2919
14. Jaffe GJ, Abrams GW, Williams GA, Han DP (1990) Tissue plasminogen activator for postvitrectomy fibrin formation. Ophthalmology 97 : 184–189
15. Jaffe GJ, Lewis H, Han DP, Williams GA, Abrams GW (1989) Treatment of postvitrectomy fibrin pupillary block with tissue plasminogen activator. Am J Ophthalmol 108 : 170–175
16. Jaffe GJ, Green GD, McKay BS, Hartz A, Williams GA (1988) Intravitreal clearance of tissue plasminogen activator in the rabbit. Arch Ophthalmol 106 : 969–972
17. Johnson RN, Balyeat E, Stern WH (1987) Heparin prophylaxis for intraocular fibrin. Ophthalmology 94 : 597–601
18. Johnson MW, Olsen KR, Hernandez E et al. (1990) Retinal toxicity of recombinant tissue plasminogen activator in the rabbit. Arch Ophthalmol 108 : 91–91
19. Kimura M, Eguchi S, Araie M, Akahoshi T, Kohda F (1992) Anticoagulant and fibrinolytic therapies for anterior chamber fibrin following cataract surgery in the rabbit eye. Acta Soc Ophthalmol Jpn 96 : 1240–1247
20. Körner F, Böhnke M (1992) Clinical use of recombinant plasminogen activator for intraocular fibrinolysis. German J Ophthalmol 1 : 354–360
21. Koutsandrea C, Apostolopoulos M, Theodossiadis P (1993) The use of tissue plasminogen activator in postvitrectomy cases. Int Ophthalmol 17 : 95–100
22. Kreutzer A, Brunner R, Schäfer HJ, Sickel W, Auel H, Hossmann V (1988) Thrombolytic therapy with recombinant tissue-type plasminogen activator in patients with branch or central vein occlusion of the retina. Fortschr Ophthalmol 85 : 511–513

23. Lambrou FH, Snyder RW, Williams GA, Lewandowski M (1987) Treatment of experimental intravitreal fibrin with tissue plasminogen activator. Am J Ophthalmol 104 : 619–623
24. Liebman SD, Pollen A, Podos SM (1962) Treatment of experimental total hyphema with intraocular fibrinolytic agents. Arch Ophthalmol 68 : 72–78
25. Lim JI, Fiscella R, Tessler HH, Gagliano DA, Chaques-Alepuz V, Mohler MA (1991) Intraocular penetration of topical tissue plasminogen activator. Arch Ophthalmol 109 : 714–717
26. Lim JI, Maguire AM, John G, Mohler MA, Fiscella RG (1993) Intraocular tissue plasminogen activator concentrations after subconjunctival delivery. Ophthalmology 100 : 373–376
27. McDermott ML, Edelhauser HF, Hyndiuk RA, König SB (1989) Tissue plasminogen activator and the corneal endothelium. Am J Ophthalmol 108 : 91–92
28. Min WK, Kim YB (1990) Resolution of experimental intravitreal fibrin by tissue plasminogen activator. Korean J Ophthalmol 4 : 58–65
29. Moon J, Chung S, Myong Y, Chung S, Park C, Baek N, Rhee S (1992) Treatment of postcataract fibrinous membranes with tissue plasminogen activator. Ophthalmology 99 : 1256–1259
30. Murray TG, Jaffe GJ, McKay BS, Han DP, Burke JM, Abrams GW (1992) Collagen shield delivery of tissue plasminogen activator: functional and pharmacokinetic studies of anterior segment delivery. Refract Corneal Surg 8 : 44–48
31. O'Rourke JF (1955) An evaluation of intraocular streptokinase. Am J Ophthalmol 39 : 119–136
32. Ozment RR, Laiw Z-C, Latina MA (1992) The use of tissue plasminogen activator in experimental filtration surgery. Ophthalmic Surg 23 : 22–30
33. Pastor SA, Schumann SP, Starita RJ, Fellmann RL (1993) Intracameral tissue plasminogen activator: management of a fibrin clot occluding a Molteno tube. Ophthalmic Surg 24 : 853–854
34. Piltz JR, Starita RJ (1994) The use of subconjunctivally administered tissue plasminogen activator after trabeculectomy. Ophthalmic Surg 25 : 51–53
35. Rakusin W (1971) Urokinase in the management of traumatic hyphema. Br J Ophthalmol 55 : 826–832
36. Ramsby ML, Kreutzer DL (1993) Fibrin induction of tissue plasminogen activator expression in corneal endothelial cells in vitro. Invest Ophthalmol Vis Sci 34 : 3207–3219
37. Richards DW (1991) Intracameral tissue plasminogen activator to treat blocked glaucoma implants. Ophthalmic Surg 24 : 854–855
38. Rowland FN, Donovan MJ, Gillies C, O'Rourke J, Kreotzer DJ (1985) Fibrin. Mediator of in vivo and in vitro injury and inflammation. Curr Eye Res 4 : 537
39. Smalley DM, Fitzgerald JE, Taylor DM, Cone RE, O'Rourke J (1994) Tissue plasminogen activator activity in human aqueous humor. Invest Ophthalmol Vis Sci 3 : 48–53
40. Snyder RW, Sherman MD, Allinson RW (1990) Intracameral tissue plasminogen activator for treatment of excessive fibrin response after penetrating keratoplasty. Am J Ophthalmol 109 : 483–484
41. Starck T, Hopp L, Held KS, Marouf LM, Yee RW (1995) Low-dose intraocular tissue plasminogen activator treatment for traumatic total hyphema, postcataract, and penetrating keratoplasty fibrinous membranes. J Cataract Refract Surg 21 : 219–224
42. Steinkamp GW, Hattenbach LO, Heider HW, Scharrer I (1993) Plasminogen activator and PAI. Detection in aqueous humor of the human eye. Ophthalmologe 90 : 73–75
43. Steinkamp GW, Hattenbach LO, Scharrer I, Ohrloff C (1993) Front-loading-rt-PA-Lysetherapie bei Zentral- oder Venenastverschlüssen der Netzhaut. Ophthalmologe 91 : 280–282
44. Sternberg P Jr, Aguilar HE, Drews C, Aaberg TM (1990) The effect of tissue plasminogen activator on retinal bleeding. Arch Ophthalmol 108 : 720–722
45. Stevens JD, Marshall JM, Benjamin L, Cederholm-Williams SA, Bron AJ (1992) Plasminogen activator in human tears. Eye 6 : 653–658

46. The TIMI Study group (1985) Special report. The thrombolysis in myocardial infarction (TIMI) trial. Phase 1 findings. N Engl J Med 312 : 932–936
47. Tripathi RC, Tripathi BJ, Park JK et al. (1991) Intracameral tissue plasminogen activator for resolution of fibrin clots after glaucoma filtering procedures. Am J Ophthalmol 111 : 247–248
48. Van de Werf, Ludbrook PA, Bergmann SR et al. (1984) Coronary thrombolysis with tissue-type plasminogen activator in patients with evolving myocardial infarction. N Engl J Med 310 : 609–613
49. Vander JF (1992) Tissue plasminogen activator irrigation to facilitate removal of subretinal hemorrhage during vitrectomy. Ophthalmic Surg 23 : 361–363
50. Wang Y, Taylor DM, Smalley DM, Cone RE, O'Rourke J (1994) Increased basal levels of free plasminogen activator activity found in human aqueous humor. Invest Ophthalmol Vis Sci 35 : 3561–3566
51. Williams DF, Bennett SR, Abrams GW, Han DP, Mieler WF, Jaffe GJ, Williams GA (1990) Low-dose intraocular tissue plasminogen activator for treatment of postvitrectomy fibrin formation. Am J Ophthalmol 109 : 606–607
52. Williams DF, Han DP, Abrams GW (1990) Rebleeding in experimental traumatic hyphema treated with intraocular tissue plasminogen activator. Arch Ophthalmol 108 : 264–266

# Ein neues Glaukomoperationsverfahren bei Phaken und Pseudophaken, also kombinierte Verfahren

A. R. Kia, P. Gregor und E. Innocenti

**Zusammenfassung.** Wir haben seit Mai 1993 eine neue Operationsmethode für Glaukomoperationen entwickelt, die sowohl bei phaken als auch bei kombinierten Katarakt-Glaukom-Operationen Anwendung findet.

Als Grundlage dieser Operationsmethode ist eine Modifikation der Clear-cornea-Technik (CCI) Operationsmethode. Ziel war, durch diese Methode eine zweizeitige Operation zu vermeiden.

Als Ergebnis dieses Eingriffes entsteht durch die besondere Architektur der Schnittführung ein dynamisches, künstliches Ventil zur Druckregulierung.

Die Intention, eine dauerhafte Drucksenkung ohne die bekannten Begleiterscheinungen der klassischen Glaukomoperationen (z. B. flache Vorderkammer, Aderhautamotio etc.) durchzuführen, wurde bis auf 6 Fälle von 87 jedesmal erreicht. In diesen 6 Fällen wurde eine erfolgreiche Revision durchgeführt.

**Summary.** Since May 1993, we have developed a new method of glaucoma surgery which can be used in phake and combined cataract-glaucoma operations.

The basis of this new method of surgery is a modification of the known clear-cornea (CCI) surgery technique. The goal was to avoid, by this new method, an operation at two different times.

The result of this intervention is a dynamic artificial valve regulating the pressure, which is obtained by the architecture of the incision line.

The intention, a long-term reduction in the eye pressure without the known side effects of the classical glaucoma operations (e.g. flat anterior chamber, or amotion of the choroid), was obtained in 81 of 87 of the cases here analysed. In the two other cases, a successful revision was carried out.

## Kasuistik

28 phake Glaukompatienten im Alter zwischen 45 und 77 Jahren (im Mittel 68 Jahre). 59 aphake Patienten, d. h. kombinierte Eingriffe, bei einem Patientengut im Alter zwischen 58 und 75 Jahren (im Mittel 64 Jahre). Die Ausgangsdruckwerte lagen zwischen 26 und 40 mm Hg (im Mittel bei 34 mm Hg). Bei allen Patienten bestanden progrediente, glaukomatöse Gesichtsfeldveränderungen.

Der postoperative Beobachtungszeitraum liegt bisher bei zunehmender Operationsfrequenz im Durchschnitt bei ca. 6 Monaten (2–24 Monate).

D. Vörösmarthy et al. (Hrsg.)
10. Kongreß der DGII 1996

## Operatives Vorgehen

Der Eingriff kann sowohl als reine Glaukomoperation als auch in Kombination mit einer Phakoemulsifikation durchgeführt werden.

### Operatives Vorgehen bei phaken Augen

Zuerst sorgfältiges Eröffnen der Bindehaut, danach, falls erforderlich, eine minimale Kauterisation. Anschließend 1–1,5 mm limbusfern Vorritzen der Inzisionsstelle mit dem Diamantmesser, danach modifizierter CCI-Schnitt wie bei einer Clear-cornea-Schnittführung mit dem Diamantmesser, 3,0 mm breit; Eindringen in die klare Hornhaut ca. 2,5 mm, hierdurch ergibt sich eine Gesamttunnellänge von ca. 4,0–4, 5 mm. Es ist wichtig, keine komplette Perforation mit der vollen Breite des Diamantmessers in die Vorderkammer durchzuführen, sondern lediglich mit der Spitze des Diamantmessers in einer Breite von 1,5–2 mm zu perforieren.

Danach Tonisierung und Auffüllen der Vorderkammer mit Healon. Daraufhin unmittelbar unterhalb der 1. Schnittebene eine 2. Markierung mit dem Diamantmesser, um einen 2. Schnitt durchführen zu können (Abb. 1).

Hierbei ist es wichtig, daß diese 2. Schnittführung *leicht* divergent (also nicht parallel) zu der 1. Schnittebene in Richtung angenommener Pupillenmitte verläuft. Bei phaken, als auch pseudoaphaken Augen ist es auch hier wiederum wichtig, daß *keine* komplette Perforation mit der vollen Breite des Diamantmessers in die Vorderkammer erfolgt, sondern lediglich, wie oben beschrieben, nur mit der Spitze perforiert wird. Hierbei ist es von besonderer Bedeutung, daß auch der 2. Schnitt eine ausreichende Tunnellänge hat, welche skleral beginnt und korneal endet (Tunnellänge ca. 3,0–3,5 mm).

Zwischen diesen 2 Schnitten entsteht eine korneosklerale Lamelle, aus der nun ein Dreieck ausgeschnitten wird (Triangel Cut). Dieses Triangelstück hat die Länge des unteren, also 2. Schnittes.

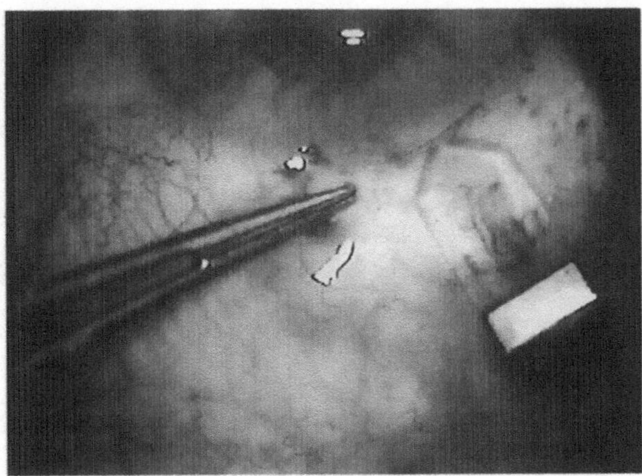

**Abb. 1.** Markierung der zweiten Schnittebene unmittelbar unter dem ersten cci-Schnitt

Aufgrund dieser Schnittarchitektur bleibt der korneale Anteil der so entstandenen inneren Lamelle stehen. Dieses ausgeschnittene Triangelstück beginnt skeral und endet korneal.

Bei phaken Augen zeigt unsere Erfahrung, daß eine präoperative Laseriridektomie evtl. an der Stelle, wo die Schnittführungen durchgeführt werden sollen, von Vorteil ist. Eine Iridektomie kann aber auch postoperativ oder intraoperativ durchgeführt werden. Auf jeden Fall sollte bei phaken Augen eine Iridektomie in der Operationsabsicht beinhaltet sein und grundsätzlich durchgeführt werden.

Am Ende der Operation wird die Bindehaut unter Spannung vernäht. Die Spannung der Bindehaut über der oberen Schnittebene bewirkt ein Widerlager für das Dach des Ausschnittes. Sie unterstützt damit diesen Ventilmechanismus.

## Operatives Vorgehen bei pseudophaken Augen bzw. kombinierten Operationen

Wiederum wird ebenfalls sorgfältig die Bindehaut eröffnet.

Darauf erfolgt 1–15 mm limbusfern die Vormarkierung der 1. Schnittebene mit dem Diamantmesser, sodann ein normaler, mit der vollen Breite des Diamantmessers durchgeführter CCI-Zugang (Abb. 2). Hier ist selbstverständlich die volle Perforation notwendig, um eine saubere, vollständige Phakoemulsifikation in der üblichen Weise mit Implantation einer Faltlinse oder einer PMMA-Linse (dementsprechend muß der Schnitt erweitert werden) durchführen zu können.

Nach der Implantation wird die Vorderkammer zwecks Tonisierung und Vertiefung mit Viskoelastikum aufgefüllt.

Danach erfolgt die Markierung der 2. Schnittebene mit wiederum divergenter Schnittführung, wie oben geschildert. Genau wie bei Phaken ist es auch hierbei von Bedeutung, nicht in voller Breite des Diamantmesser zu perforieren (Abb. 3). Dann Ausschneiden eines Triangelstücks aus dieser entstandenen kor-

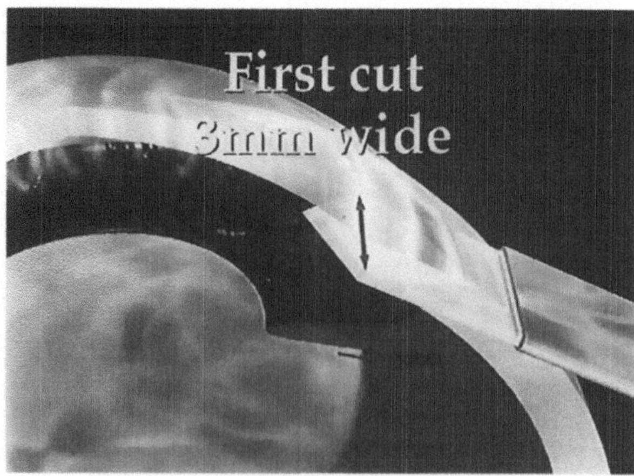


**Abb. 2.** Erste Schnittebene 3 mm breit zur Phakoemulsifikation, Länge 4.0 bis 4.5 mm

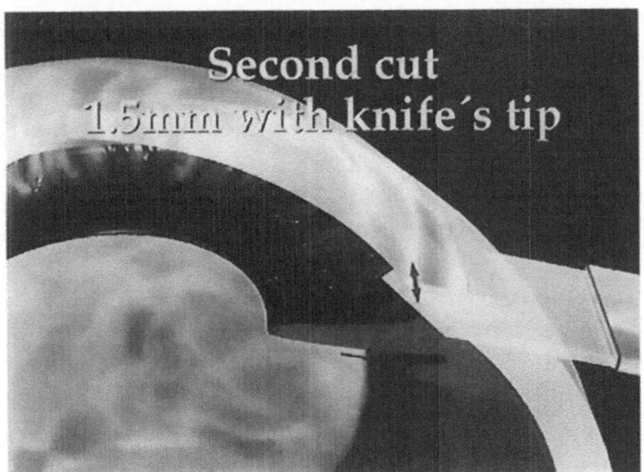


**Abb. 3.** Zweiter, divergenter Zugang – inkomplette Perforation in die Vorderkammer

neoskleralen Lamelle, wie oben beschrieben. Bindehautverschluß mit Einzelknüpfnähten.

Sowohl bei phaken als auch bei pseudoaphaken Augen bildet sich am Ende der Operation ein flaches Sickerkissen aus. Die Vorderkammer war bisher nie abgeflacht.

Unsere Erfahrung hat gezeigt, daß das Belassen von etwas Luft in der Vorderkammer für den postoperativen Verlauf günstig ist.

### Deutung des physikalischen Effektes

Durch die *schmale* Spitze des bis in der Vorderkammer reichenden Triangelausschnittes und durch das seitliche sklerale Gewebe, welches wie ein Brückenpfeiler funktioniert, und aufgrund der schmalen Architektur dieser Dreieckbasis am Ausgang (Schnittansatz) entsteht wegen dieser oben beschriebenen Verhältnisse ein hoher Outflow des Kammerwassers, so daß eine Bindehautgranulation verhindert wird.

Durch die höhere Elastizität der kornealen Anteile in Relation zu den skeralen Anteilen entsteht am kornealen Ende der inneren (freien) Lamelle je nach Druckverhältnissen ein „dynamischer" Ventilmechanismus.

Hierbei ist es von Bedeutung, daß die Bindehaut stramm über der 1. Schnittebene vernäht wird. Dadurch bildet sich ein Widerlager der oberen skeralen Lamelle, die physikalisch an der Basis dieses Dreiecks den Effekt des hohen Outflows begünstigt.

## Ergebnisse

Bei keiner der seit Anfang 1993 durchgeführten Operationen fand sich postoperativ eine flache Vorderkammer oder eine Aderhautamotio.

Auch wenn wir nicht glauben ein absolut perfektes System gefunden zu haben, möchten wir festhalten, daß die oben beschriebenen Komplikationen, aber auch andere Komplikationen, die den Glaukomoperateuren bekannt sind, bei dieser Methode signifikant weniger zu beobachten sind.

## Vorteile dieser Operationsmethode

1. Keine Präparationen der Sklera,
2. keine Nähte im korneoskleralen Bereich,
3. absolut astigmatismusneutrale Schnittführung,
4. weniger zeitaufwendig als vergleichbare Operationen,
5. keine zusätzlichen oder diffizilen Instrumentarien notwendig,
6. leichte Durchführbarkeit von Revisionen:
   a) bei zu hohem Outflow Verkleinerung der oberen Schnittebene mit der Basis der unteren durch Naht möglich,
   b) bei zu niedrigem Outflow Vergrößerung des Dreieckausschnittes jederzeit möglich,
7. keine Vernarbungsmöglichkeit, da die Gewebe durch den Ausschnitt auseinandergehalten werden,
8. signifikant weniger flache Vorderkammern (bisher keine beobachtet!),
9. signifikant weniger Aderhautamotiones (bisher keine gesehen!),
10. keine Vorderkammerblutungen, da intraokular kein Gewebe zusätzlich tangiert wird,
11. wichtig für den Erfolg: Lernkurve der Schnittführung.

Die durchschnittliche Drucksenkung in den ersten 5 postoperativen Tagen betrug 7–12 mm Hg.

Im Gesamtschnitt aller Fälle kam es ca. 2 Wochen postoperativ zu einem leichten Druckanstieg, der sich jedoch innerhalb des Normbereiches bewegte. Danach pendelte sich der Intraokulardruck bis auf 6 Fälle von insgesamt 59 aphaken und 28 phaken Augen auf Werte im Mittel von 17 mm Hg (14–23 mm Hg) ein.

Bei zwei Patienten im Alter von 63 und 67 Jahren mit präoperativem Katarakt und Offenwinkelglaukom kam es zu einem postoperativen Druckanstieg, der eine Revision erforderlich machte.

Alle Revisionen lagen zeitlich ca. 3–5 Wochen nach dem Ersteingriff. Sie waren einfach durchzuführen, da die vorhandene Architektur ohne Probleme mit einem Spatel einfach dargestellt werden konnte. Es wurde lediglich der bestehende Triangelschnitt vergrößert.

In einem Fall kam es zu einer leichten Vorderkammerabflachung, so daß wir diese Lippe mit einer Einzelknüpfnaht verengten.

In keinem Fall kam es zu einer postoperativen Hypotonie oder Chloriodalamotio.

## Diskussion

Wir glauben, mit dieser Methode ein Verfahren entwickelt zu haben, durch das wir im Ergebnis ein künstliches Ventil erhalten, das eine dauerhafte Drucksenkung ohne Vernarbungstendenzen und ohne die bekannten Begleiterscheinungen einer klassischen Glaukomoperation ermöglicht.

An dieser Stelle darf nicht unerwähnt bleiben, daß wir anfänglich die entstandene Lippe lediglich durchgeschnitten haben (also kein Triangelstück ausgeschnitten haben). Bei diesen so operierten 5 Patienten kam es innerhalb von ca. 6 Wochen zu einer Vernarbung dieses Schnittes, so daß wir diese Vorgehensweise verworfen haben und die Idee mit dem Triangelschnitt entwickelten.

Um unser Verfahren zu standardisieren, haben wir eine Stanze entwickelt (wie in der Videoanimation zu sehen), die von der Firma Geuder und Storz demnächst auf den Markt gebracht wird.

Unser Dank gilt besonders den Kollegen, die uns mit Ideen und eigenen Erfahrungen weitergeholfen haben, und auch den niedergelassenen Kollegen, die bei der Nachsorge der uns zugewiesenen Patienten kooperiert haben. Da wir diese Technik anhand eines Videos bereits im Juni 1993 vorgeführt haben, fanden sich schnell einige Kollegen, die diese Methode (teilweise modifiziert) übernommen haben. Darüber freuen wir uns sehr. Dies beweist, daß wir auf dem richtigen Weg sind.

# Die Serviceparazentese

T. LAUBE und H.-R. KOCH

**Zusammenfassung.** Wir fanden heraus, daß eine Parazentese bei 6 Uhr hervorragend dazu geeignet ist, eine postoperative Druckentlastung vorzunehmen oder Kammerwasserbeimengungen zu entfernen. Mit der Seviceparazentese haben wir gute Erfahrungen sammeln können, und bei der Vorderabschnittschirurgie ist sie bei uns zum Standard geworden.

**Summary.** We found that a 6-o'clock paracentesis can be very useful for postoperative IOP reduction and for removal of residual viscoelastics or blood in the aqueous humor. We therefore use a 6-o'clock service paracentesis in all intraocular procedures that may be complicated by hyphemas or postoperative IOP increases.

## Einleitung

In den letzten 4 Jahren haben wir zunehmend unsere Katarakte von temporal operiert und wegen der Verwendung des bimanuellen Irrigations-Aspirations-Systems bei 6 und 12 Uhr zwei „seitliche" Parazentesen angelegt. Es zeigte sich, daß die 6-Uhr-Parazentese hervorragend dazu geeignet ist, eine postoperative Druckentlastung vorzunehmen und dabei verbliebenes viskoelastisches Material abzulassen.

## Methode

Diese Erfahrungen haben uns gelehrt, bei der Vorderabschnittschirurgie – auch mit Zugang von 12 Uhr – grundsätzlich eine Serviceparazentese bei 6 Uhr anzulegen. Die 6-Uhr-Parazentese kann dazu verwendet werden, postoperativ eine sofortige Druckentlastung oder ein Ablassen von Kammerwasserbeimengungen vorzunehmen. Dazu wird mit einer sterilen Einmalkanüle die periphere Lefze der Parazentese leicht eingedrückt. Da die Injektionsnadel nicht in die Parazentese eindringt, besteht keine Infektionsgefahr. Aufgrund des höheren Augeninnendrucks erfolgt der Fluß von innen nach außen. Ein Einstrom in umgekehrter Richtung ins Auge ist nicht möglich.

D. Vörösmarthy et al. (Hrsg.)
10. Kongreß der DGII 1996

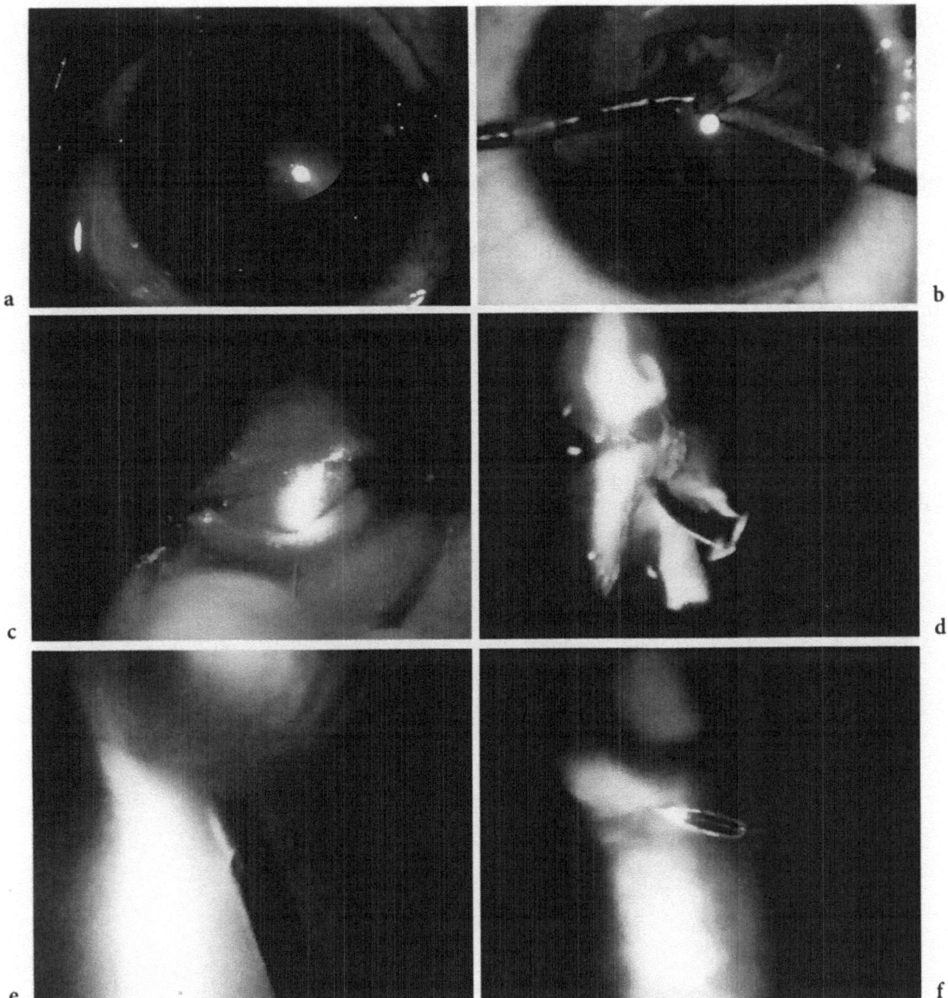


**Abb. 1 a.** Anlegen einer Parazentese bei 6 Uhr, der Operateur sitzt temporal; **b** bimanuelle Irrigation und Aspiration nach Brauweiler; **c** Öffnung der Parazentese mit einer Einmalkanüle, Übersichtsaufnahme von der Seite; **d** Ablassen von Luft; **e** Entlasten von Kammerwasser und viskoelastischen Materials; **f** Ablassen eines Hyphämas

## Ergebnisse

Viskoelastisches Material, ein Hyphäma oder auch Reste von Perfluorocarbon sammeln sich aufgrund ihrer gegenüber dem Kammerwasser höheren Dichte bei 6 Uhr in der Vorderkammer an. Durch die untere Parazentese können diese Stoffe leicht abgelassen werden. In den seltenen Fällen, in denen (z. B. bei einer Descemet-Ablederung) Luft in die Vorderkammer eingefüllt wurde, kann diese durch eine Serviceparazentese bei 12 Uhr leicht abgelassen werden. In allen Fällen, in denen mit der Möglichkeit eines Hyphämas zu rechnen ist (Glaukomchirurgie, periphere Iridektomie), kann dieses durch eine 6-Uhr-Parazentese problemlos an der Spaltlampe abgelassen werden.

## Schlußfolgerungen

Aufgrund unserer guten Erfahrungen ist die 6-Uhr-Serviceparazentese bei der Vorderabschnittschirurgie bei uns zum Standard geworden. Bei einer Katarakt-operation von temporal wird sie sowieso angelegt. Bei Eingriffen bei 12 Uhr legen wir eine zusätzliche Parazentese bei 6 Uhr an. Sie ist die Voraussetzung für eine einfache Behandlung zahlreicher unmittelbarer postoperativer Komplikationen.

## Literatur

1. Brauweiler HP (1996) Bimanual aspiration of cortex. Letter to the editor. J Cat Refract Surg (im Druck)
2. Laube T, Koch HR, Cubuk H, Kohnen T (1994) Druckentlastung nach Staroperation. Sitzungsbericht der 156. Versammlung des Vereins Rheinisch-Westfälischer Augenärzte. Zimmermann, Balve

# Springer und Umwelt

Als internationaler wissenschaftlicher Verlag sind wir uns unserer besonderen Verpflichtung der Umwelt gegenüber bewußt und beziehen umweltorientierte Grundsätze in Unternehmensentscheidungen mit ein. Von unseren Geschäftspartnern (Druckereien, Papierfabriken, Verpackungsherstellern usw.) verlangen wir, daß sie sowohl beim Herstellungsprozess selbst als auch beim Einsatz der zur Verwendung kommenden Materialien ökologische Gesichtspunkte berücksichtigen.
Das für dieses Buch verwendete Papier ist aus chlorfrei bzw. chlorarm hergestelltem Zellstoff gefertigt und im pH-Wert neutral.

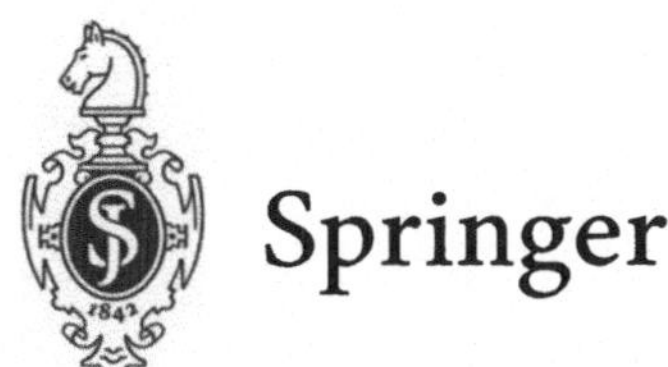